Traditionelle Heilpflanzenkunde und Phytotherapie

»Die Kräuter bieten einander den Duft ihrer Blüten:

Ein Stein strahlt seinen Glanz auf die anderen,

und jedwede Kreatur hat einen Urtrieb nach liebender Umarmung.

Die ganze Welt steht ja dem Menschen zu Diensten,

und in diesem Liebesdienst legt sie ihm freudig ihre Güter ans Herz (...).

Und so bin ich, die Barmherzigkeit,

in Luft und Tau und in aller gründenden Frische ein liebliches Heilkraut.

Übervoll ist mein Herz, jedwedem Hilfe zu schenken. (...)

Der Hartherzigkeit indes ist jenes heilsame Wesen verschlossen,

während ich mit liebendem Auge alle Lebensnöte berücksichtige

und mich so mit allem verbunden fühle.

Den Gebrechlichen helfe ich auf und führe sie zur Gesundung.

Heilsamer Balsam bin ich für jedes Weh, und meine Worte tun wohl.«

(Hildegard von Bingen über die Barmherzigkeit, zit. n. Heinrich Schipperges, 1997)

Olaf Rippe
Margret Madejsky

Traditionelle Heilpflanzenkunde und Phytotherapie

Kräuterwissen im Geist des Paracelsus

- Naturphilosophie
- Pflanzenporträts
- Therapeutische Anwendungen

at VERLAG

Wichtiger Hinweis für den Leser

Trotz sorgfältiger Überprüfung sind die im Buch aufgeführten Hinweise, Rezepte, Dosierungsangaben und Applikationsformen ohne Gewähr; eine Garantie bzw. Haftung übernehmen daher weder der Verlag noch die Autoren. Jeder Benutzer ist angehalten, durch Prüfung der Beipackzettel verwendeter Handelspräparate und gegebenenfalls nach Rücksprache mit einem Arzt oder Heilpraktiker festzustellen, ob die Empfehlungen für Dosierungen oder die angeführten Kontraindikationen gegenüber den Angaben in diesem Buch abweichen. Jede Dosierung oder Applikation erfolgt auf eigene Gefahr und muss in jedem Fall individuell abgewogen werden. Geschützte Warennamen (Warenzeichen) sind nicht gesondert kenntlich gemacht. Aus dem Fehlen eines solchen Hinweises kann nicht geschlossen werden, dass es sich um einen freien Warennamen handelt. Sämtliche vorgeschlagenen Therapiehinweise und Rezepte haben ausschließlich einen modellhaften Charakter. Sollten Sie weder Heilpraktiker, Arzt noch Apotheker sein, bedenken Sie bitte bei einer Selbstmedikation, dass hierfür ausreichende Kenntnisse der Heilkunst erforderlich sind.

Dieses Buch ist eine aktualisierte Neuauflage des unter dem Titel »Die Kräuterkunde des Paracelsus« im AT Verlag erschienenen Werks.

5. Auflage, 2022

AT Verlag AG, Aarau und München
Lektorat: Barbara Imgrund, Heidelberg
Umschlagbilder: Olaf Rippe, Margret Madejsky
Druck und Bindearbeiten: Firmengruppe APPL, aprinta druck, Wemding
Printed in Germany

ISBN 978-3-03902-006-5

www.at-verlag.ch

Der AT Verlag wird vom Bundesamt für Kultur für die Jahre 2021–2024 unterstützt.

Inhalt

Vorwort

Nun fügen wir dem Bücherberg, der sich bereits rund um Paracelsus auftürmt, also noch ein weiteres Werk hinzu! Doch im Gegensatz zu den vielen eher medizinphilosophisch oder biografisch gehaltenen Schriften, die über Paracelsus verfasst wurden, ist unser Anliegen vor allem, einen umfassenden Einblick in seine Kräuterkenntnisse zu ermöglichen und diese in die Praxis zu übertragen. Bislang wurden nur Teilaspekte seiner Kräuterkunde hervorgehoben. Natürlich konnten auch wir nicht vollständig sein, aber es ist uns hoffentlich gelungen, einen Großteil des paracelsischen Heilkräuterschatzes für die heutige Zeit nutzbar zu machen.

Um im Sinne des Paracelsus zu handeln, haben wir uns redlich bemüht, vor allem jene Aussagen und Kräutererkenntnisse in den Vordergrund zu stellen, die für uns in der Natur nachvollziehbar und in der Praxis oder am eigenen Leib erfahrbar waren. Wie einst Paracelsus trauen auch wir den »papiernen Büchern« ebenfalls nur bedingt und halten das gezielte Erproben von Gehörtem, Gelesenem und Überliefertem für die Basis der Heilkunst.

Außerdem sind wir gemäß der Forderung des Paracelsus so oft wie möglich »durch der Natur Examen gegangen«. Wir haben unsere Freizeit den Natur- und Signaturstudien gewidmet und sind während unserer Urlaube auf den Spuren des Paracelsus gewandelt.

Seit vielen Jahren integrieren wir seine Sichtweise, vor allem die Signaturenlehre, in unsere Lehrtätigkeit und berücksichtigen seine Heilpflanzenerkenntnisse in unserer Naturheilpraxis. Nur so war es uns überhaupt möglich, die im Gesamtwerk zerstreuten Informationen über Heilpflanzen sinnvoll zu bündeln, was bei einigen tausend Seiten nicht immer leicht war. Denn schon C. G. Jung bemerkte so treffend: »Alles ist bei ihm (Paracelsus) übertrieben. Lange dürre Wüsten wilden Geschwätzes wechseln ab mit Oasen überquellenden Geistes, dessen Leuchtkraft erschüttert und dessen Reichtum so groß ist, dass man das leidige Gefühl, irgendwo habe man die Hauptsache übersehen, nie mehr loswird« (2001).

Oft genug war es auch für uns erschütternd, während der Recherche die philosophische Tiefe seiner Weltvorstellung zu erkennen und die universelle Gültigkeit seiner Erkenntnisse zu ahnen. Emil Schlegel nannte ihn treffend einen »Wahrheitsforscher« – und Wahrheit hat eben kein Verfallsdatum.

Natürlich war es uns bereits zu Beginn dieses Buchprojekts klar, dass es mehrerer Leben bedurft hätte, um die Werke des Paracelsus vollständig zu durchleuchten und all seine Weisheiten unmittelbar zu erfahren und zu erforschen. Doch wir wollten uns weder durch unsere eigenen Ansprüche noch durch die Ansprüche anderer lähmen lassen, denn das Heilkräuterwissen des Paracelsus soll endlich einer breiteren Leserschaft zur Verfügung gestellt werden, so wie es mit der Klostermedizin und speziell mit der Hildegard-Medizin bereits geschehen ist. Natürlich kannte Paracelsus die in den Klostergärten gezogenen Heilpflanzen und die Klostermedizin seiner Zeit. Seine Kräuterkunde umfasst jedoch ein viel breiteres Spektrum, das unter anderem herbalmagische Kenntnisse der alten Kräuterweiber und der Fahrenden, Erfahrungen der Bauerndoktoren, aber auch alchimistisches Wissen berücksichtigt und den Umgang mit exotischen Heilpflanzen einschließt. Mit unserem Buch *Paracelsusmedizin* haben wir vor einigen Jahren den Anfang gemacht, die Gedanken des Paracelsus einer breiten Leserschaft vorzustellen; mit dem vorliegenden Titel wollen wir dieses Bestreben nunmehr fortsetzen.

Paracelsus erweist sich immer wieder als unerschöpfliche Wissensquelle, und seine Botschaften sind auch nach 500 Jahren keineswegs veraltet. Was er uns in Bezug auf Heilkräuter kundtat, kann in den meisten Fällen den modernsten wissenschaftlichen Untersuchungen standhalten – man denke dabei etwa nur an die Psychoregulation mit Johanniskraut, deren Vater er war. Aber auch seine Pest- und Wundarzneien, die Heilkräuter für Magen und Darm, seine Konzepte zur Entgiftung oder seine Lebenselixiere können auch heute noch die Naturheilkunde wesentlich bereichern. Paracelsus ist und bleibt eine ewige Quelle der Inspiration für alle, die

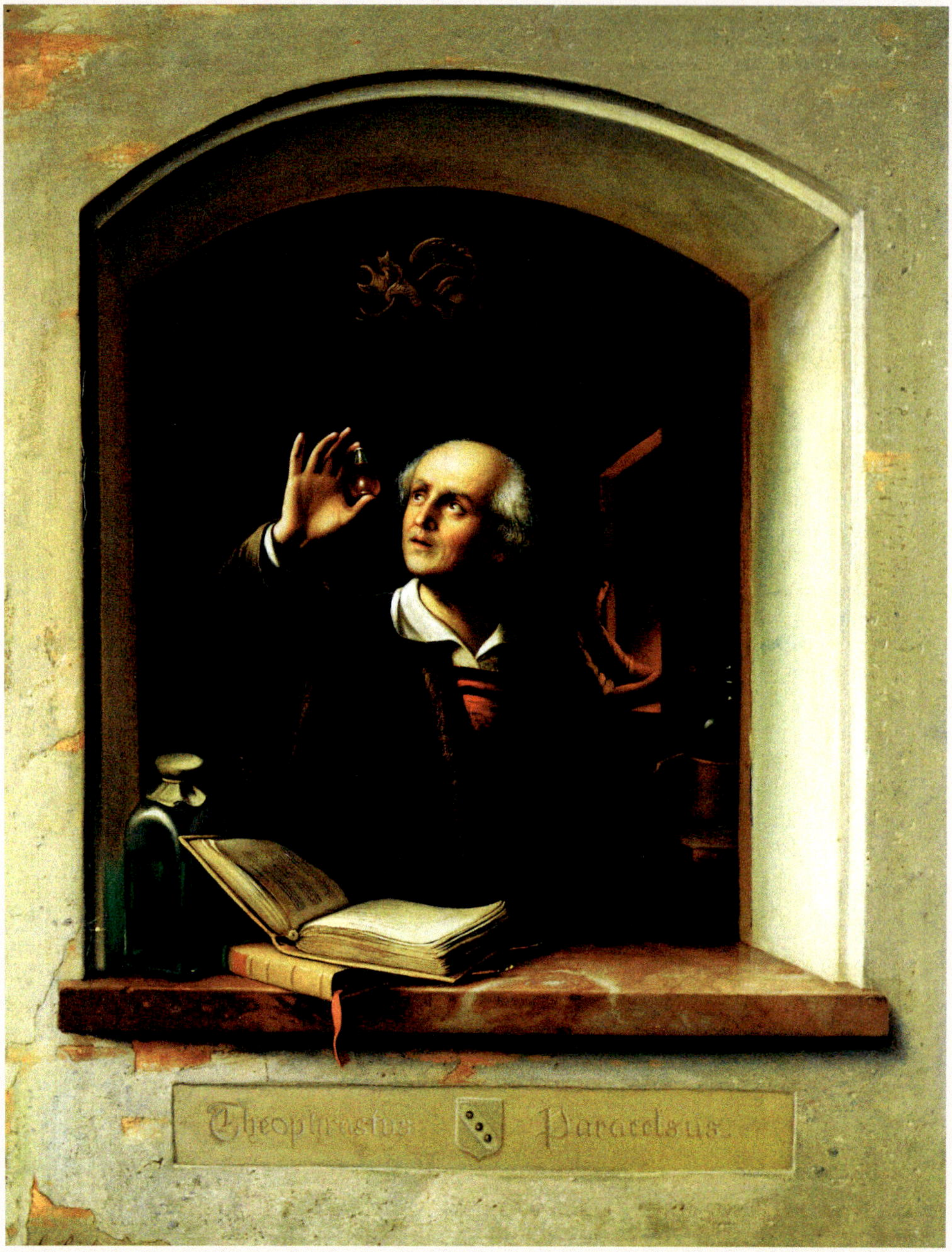

Paracelsus betrachtet die »rubinrote Tinktur« zur Stärkung des Lebensgeistes. Ölbild von Sebastian Stief, 1881; Museum Carolino Augusteum, Salzburg.

sich für Pflanzenheilkunde interessieren. Bei keinem anderen findet man einen so breiten Fächer der Heilpflanzenbetrachtung, denn er scheute sich nicht, sein Wissen aus allen erdenklichen Quellen zu schöpfen, die sich sogar bis zu den ägyptischen Mysterienkulten zurückverfolgen lassen.

Altes Wissen ist nicht veraltet, sondern die Wurzel unseres heutigen Denkens und Handelns. Wohin die Reise geht, ist jedoch wesentlich davon abhängig, ob man diese Wurzeln in Ehren hält oder nicht – denn was ist eine Pflanze ohne ihre Wurzeln und was ist eine Kunst ohne ihre Lehrmeister? In diesem Sinne würden wir uns wünschen, mit diesem Buch dazu beizutragen, dass man sich zum Wohl der Kranken und Bedürftigen wieder mehr an die Weisheit dieses Meisters der Heilkunst erinnert und sein Wissen auch anwendet, welches im Wesentlichen noch heute die Grundlage der Naturheilkunde bildet.

> *»Es bedarf eines langen Studiums, um zu erkennen, dass die paracelsischen Anweisungen nicht Vergangenheitswert haben, sondern zukunftstragend sind, wenn man erst einmal einsieht, was seine Begriffe und Worte bedeuten, die dem naturwissenschaftlichen Bewusstsein ganz fremd erscheinen und oft auch verlacht wurden. Oft mutet es an, als spräche aus Paracelsus ein ganz modernes, geisteswissenschaftlich geschultes Bewusstsein, für das die damalige Sprache noch nicht die Mittel zum Ausdruck besaß.« (W. Chr. Simonis, 1981)*

Zur Quellenlage und zur Sprache des Paracelsus

Sofern nicht anders angegeben, sind sämtliche Paracelsuszitate in diesem Buch unter Angabe von Band (I bis IV) und Seitenzahl der Übertragung von Bernhard Aschner entnommen (siehe Literatur).

Die meisten Werke des Paracelsus wurden erst nach seinem Tod veröffentlicht – vor allem von Johannes Huser, der zwischen 1589 und 1605 die Schriften des Paracelsus sammelte und als Gesamtwerk herausgab. Es versteht sich von selbst, dass dieses Werk nicht leicht zugänglich ist. So muss man etwa zu seinem Studium Bibliotheken besuchen, Fraktur lesen können, Latein beherrschen und sich mit einem für unsere Zeit völlig ungewöhnlichen Stil auseinandersetzen. Bis zur Übertragung der Schriften durch Karl Sudhoff zwischen 1922 und 1933 war die Husersche Ausgabe die einzige Quelle, und selbst die Sudhoff-Ausgabe ist immer noch schwer lesbar. Für geschulte Leser und für Philologen ist sie sicher die beste Grundlage, um sich die komplexen Weltvorstellungen zu erarbeiten; doch dies erfordert sehr viel Zeit und Mühe.

So verwundert es nicht, dass die Werke des Paracelsus nur von wenigen gelesen wurden. Dies wäre sicher so geblieben, wenn sich nicht Bernhard Aschner parallel zu Karl Sudhoff ebenfalls an eine Übertragung gewagt hätte, mit der er das Werk für die Praxis nutzbar machen wollte. Er wurde hierfür von Paracelsusforschern sehr angegriffen, doch »nur durch eine leicht lesbare sinngemäße Übersetzung des Hohenheimschen Gesamtwerkes kann (...), unbeschadet vereinzelter Unklarheiten, ein Einblick in die bisher der Allgemeinheit so gut wie ganz verschlossene Schatzkammer der paracelsischen Geisteswelt gewonnen werden« (B. Aschner, 1930/1993; II/910).

Wir sind derselben Meinung wie Bernhard Aschner und haben uns daher entschlossen, seine vierbändige Ausgabe der Paracelsuswerke als Grundlage zu verwenden, denn ein Buchprojekt dieser Art, das sich an ein breites Leserpublikum wendet, würde sein Ziel verfehlen, wenn es nicht versuchen würde, so verständlich wie möglich zu sein. Von den alten Kräuterbüchern (Bock, Fuchs oder Tabernaemontanus) und auch von vielen Schriften zur Alchimie liegen allerdings keine Übertragungen vor, so dass wir hier die Originaltexte verwendet haben.

Zum Studium des Paracelsus gibt es zahlreiche Sekundärwerke. Besonders lohnend sind die Schriftenreihen der Schweizerischen Paracelsusgesellschaft (Nova acta Paracelsica) und der Internationalen Paracelsus Gesellschaft (Salzburger Beiträge zur Paracelsusforschung), siehe Literaturverzeichnis.

Wir sind uns sehr wohl darüber im Klaren, dass die Ausgabe von Aschner nicht vollkommen ist. Und so wäre es natürlich wunderbar, wenn sich ein sachkundiger Geist erneut an das Martyrium einer sprachlichen Überarbeitung wagen würde.

Olaf Rippe, Margret Madejsky
München, Juni 2006

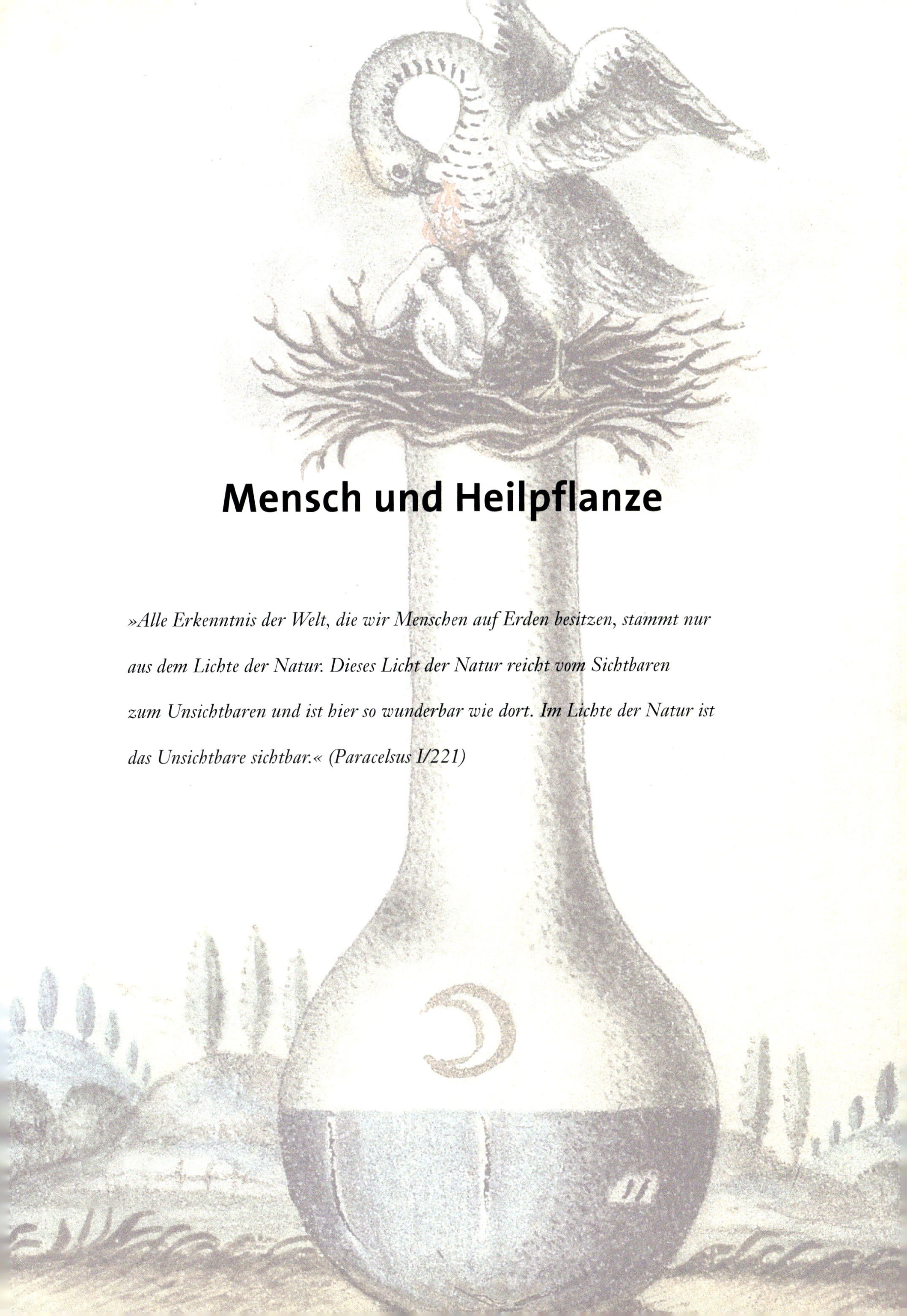

Mensch und Heilpflanze

»Alle Erkenntnis der Welt, die wir Menschen auf Erden besitzen, stammt nur aus dem Lichte der Natur. Dieses Licht der Natur reicht vom Sichtbaren zum Unsichtbaren und ist hier so wunderbar wie dort. Im Lichte der Natur ist das Unsichtbare sichtbar.« (Paracelsus I/221)

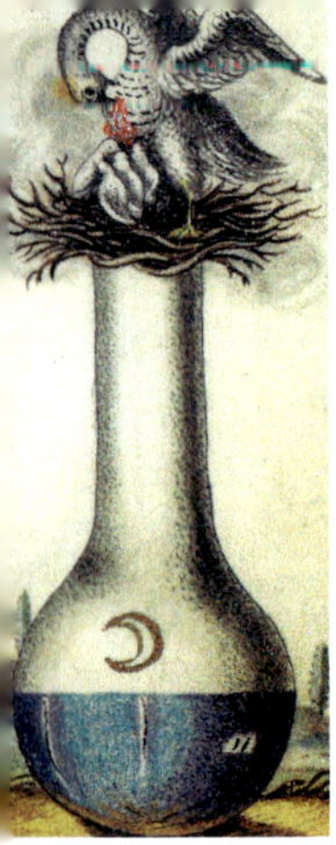

Vom Zauberglauben zum Wirkstoffkult
Paracelsus und die Geschichte der Kräuterheilkunde

»Den Heiden ist die älteste Arznei gegeben worden,

diese sind die ältesten Ärzte.«

(Paracelsus I/498)

Der Grenzgänger Paracelsus

Theophrast Bombast von Hohenheim, der sich selber Paracelsus nannte, war nicht nur einer der bedeutendsten Ärzte und Medizinreformatoren in der Geschichte der abendländischen Heilkunde, er war auch ein begnadeter Naturforscher, ein tiefsinniger Philosoph und ein profunder Kenner der Heilpflanzenwelt. In seinem umfangreichen Werk erwähnte er immerhin um die 400 Pflanzen (O. Nowotny, 1997). Leider blieb sein Vorhaben, ein eigenes Kräuterbuch zu schreiben, unvollendet. Man findet in seinen Schriften daher kaum Monografien, sondern vor allem therapeutische Hinweise zum Umgang mit Heilpflanzen, aber auch umfangreiche philosophische Betrachtungen zu Natur und Pflanzenwelt.

Vergleicht man seine Texte zu Heilpflanzen mit den berühmten Kräuterbüchern des 16. Jahrhunderts, z.B. von Fuchs, Bock oder Tabernaemontanus, so erscheinen sie auf den ersten Blick nicht sehr umfangreich, vor allem was botanische Anmerkungen angeht. Doch diese Sicht täuscht, denn insgesamt dürften seine Ausführungen zur Therapie mit Heilpflanzen viele hundert Seiten umfassen, nur sind sie über das ganze Werk verstreut. Bei Paracelsus stand nie die Pflanze selbst im Mittelpunkt der Betrachtung, sondern immer das Naturverständnis sowie natürlich der kranke Mensch und damit die Therapie mit Pflanzenarzneien. Aus der Sicht des Praktikers sind allein die zahlreichen und unermesslich wichtigen therapeutischen Anregungen Grund genug für ein Buch dieser Art.

Natürlich zitieren wir in diesem Buch auch die Kräuterbücher seiner Zeitgenossen oder seiner Schüler. Sie sind nicht nur ein bibliophiler Genuss, der seinesgleichen sucht, sondern auch in praktischer Hinsicht sehr nützlich. Die Sprache mag in vielen Fällen etwas antiquiert erscheinen; wenn man sie aber zeitgemäß interpretiert, dann zeigt sich meistens, dass die angegebenen Indikationen nicht Fantasiegebilde sind, sondern auf Erfahrungen beruhen, die immer noch ihre Gültigkeit haben. Wir haben jedenfalls feststellen müssen, dass man die Bücher auch in ihren kuriosen Aussagen ernst nehmen sollte. Sie entsprechen wesentlich mehr dem therapeutischen Alltag als die »spartanischen« Angaben in neuzeitlichen Büchern. Diese mögen zwar wissenschaftlich abgesegnet sein und man sollte sie selbstverständlich berücksichtigen,

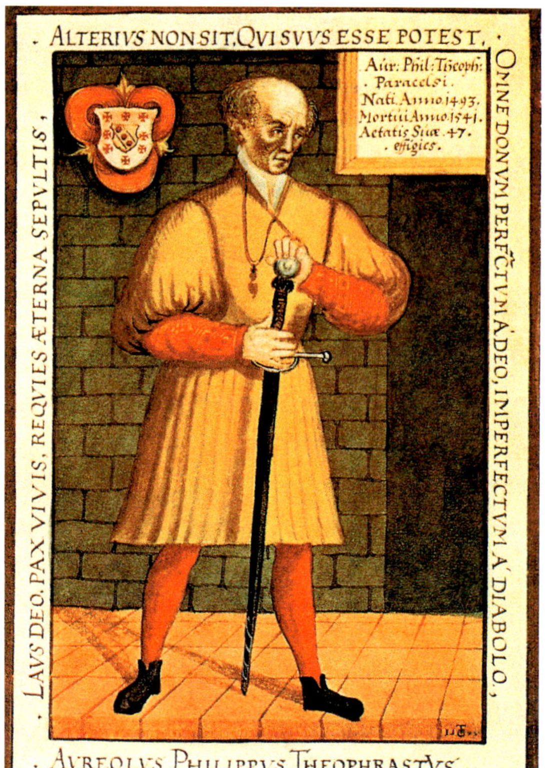
ALTERIVS NON SIT, QVI SVVS ESSE POTEST.
Aur: Phil: Theoph: Paracelsi.
Nati Anno 1493.
Mortui Anno 1541.
Aetatis Suae 47.
effigies.
OMNE DONVM PERFECTVM A DEO, INPERFECTVM A DIABOLO,
LAVS DEO. PAX VIVIS. REQVIES ÆTERNA SEPVLTIS,
AVREOLVS PHILIPPVS THEOPHRASTVS,

Paracelsus mit seinem Schwert, in dessen Knauf sich das Elixier des Lebens befunden haben soll. Universitätsbibliothek Leiden, um 1560.

die daraus abgeleitete Praxis ist aber oft wenig überzeugend, da sie der Individualität und Vielfalt von Krankheiten in keiner Weise gerecht wird.

Liest man dagegen Paracelsus, dann strotzt jede Seite nur so vor Erfahrung, und die zahlreichen praktischen Tipps zeigen einem ungeahnte therapeutische Möglichkeiten. Abgesehen davon sind die Texte unterhaltsam, und immer ist die Therapie aus einem philosophischen Verständnis abgeleitet

Die Kräuterkunde des Paracelsus ist eine faszinierende Mischung aus volksmedizinischem und eigenem Erfahrungswissen, antiker Medizinphilosophie, uralter heidnischer und hermetischer Weisheit sowie Kenntnissen der »empirischen Weiber«, wie man die kräuterkundigen Frauen zu jener Zeit nannte. Gleichzeitig öffnet sich mit Paracelsus die Tür zu einem neuartigen wissenschaftlichen Weltverständnis und zu einer modernen Medizin mit Heilpflanzen. So gilt Paracelsus auch als Begründer der Iatrochemie (also der Anwendung chemischer Kenntnisse zur Herstellung von Arzneimitteln) – und er war ein Meister der Alchimie.[1]

Sein Weltbild beruhte auf den unterschiedlichsten mystischen, magischen und heilkundlichen Traditionen, die sich bis zu den ägyptischen Mysterienkulten zurückverfolgen lassen. Ähnlich der engsten Stelle einer Sanduhr fließen im Gedankengebäude des Paracelsus sämtliche Zeitströme der Vergangenheit zusammen. In seinem Geist verschmolz das alte Wissen mit seinen eigenen Erfahrungen, und heraus kam ein geistiges Destillat, das als etwas völlig Neues die Heilkunst für alle Zeiten verändert hat.

Das Neuartige und Ungewöhnliche seiner Ideen wird jedoch erst verständlich, wenn man ihre historischen Wurzeln genauer betrachtet. In seinem Weltbild integrierte er einerseits magische Techniken, andererseits aber auch das Wissen der Priesterärzte und Medizinphilosophen antiker Mysterienkulte; er schätzte ferner die christliche Mystik und die verschlungenen Gedankenpfade der Adepten der Alchimie, und nicht zuletzt war er auch ein Freund humanistischer Geistesgrößen wie Erasmus von Rotterdam.

Paracelsus war nicht nur ein großartiger Arzt, sondern auch einer der bedeutendsten Denker der beginnenden Renaissance. Es war eine Zeit des gesellschaftlichen Umbruchs und der geistigen Neuorientierung. Alte spirituelle Werte wurden in Zweifel gezogen, und unser heutiges naturwissenschaftliches Weltbild entstand. »Der Mensch war nicht mehr nur Ziel und Zentrum in einem großartig erdachten Weltsystem, in dem, wie in der gnostischen Lehre, das Personale hinter dem Kosmischen zurücktrat und der Einzelne ein verschwindendes Teilchen in einem erdrückenden Kosmos war. Er wurde in der Renaissance in seiner Einmaligkeit und Verantwortung zu einem Individuum, und die Medizin begann bei Paracelsus zu einer Wissenschaft vom Menschen zu werden« (G. Stille, 1994).

Paracelsus war jedoch ein Grenzgänger. Mit einem Bein stand er noch im »abergläubischen« Mittelalter, mit dem anderen bereits weit in einer »aufgeklärten« Zukunft. Einerseits vertrat er ein pantheistisches mystisches Weltbild, das von Fabelwesen und Engeln belebt war, andererseits erforschte er die Natur mit den Augen eines modernen Chemikers und Pharmazeuten.

Heute befinden wir uns wieder an einem entscheidenden Wendepunkt. Das verkrustete reduktionistische Weltbild unserer Zeit löst sich langsam auf, denn es bietet schon länger keine Antworten mehr auf die sozialen, ökonomischen und vor allem ökologischen Probleme unserer Zeit. Auf der Suche nach Alternativen ist es auf jeden Fall sinnvoll, auch in die Vergangenheit zu schauen. Altes Wissen ist nicht veraltet, sondern es ist die Wurzel unseres heutigen Denkens. Vielleicht ist es auch der Schlüssel zu einer philosophisch orientierten Heilkunst, in der man die Weisheit der Eingeweihten aus alter Zeit endlich wieder genauso berücksichtigen wird wie naturwissenschaftliche Erkenntnisse.

> *»Uralt-Heidnisches, schlimmsten Aberglauben des untersten Volkes vortäuschend, brachte er (Paracelsus) herauf. Der christliche Spiritualismus verwandelte sich in seine prähistorische Vorstufe, in den Animismus des Primitiven, und die scholastische Geistesbildung des Paracelsus erzeugte daraus eine Philosophie, die sich keinem christlichen Vorbild, sondern vielmehr dem Denken der bestgehassten Feinde der Kirche, der Gnostiker, annäherte.« (C. G. Jung, 2001)*

1 Andere Schreibweisen sind Alchemie oder Alchymie.

Naturverehrung als Quelle der Weisheit

Paracelsus war Arzt, folglich hatte er die zu seiner Zeit üblichen akademischen Hürden mehr oder weniger erfolgreich gemeistert. Bevor man sich dem Medizinstudium widmen konnte, musste man damals zunächst eine geisteswissenschaftliche Schulung absolvieren. Hatte man endlich das Vorstudium geschafft, stand allerdings das Büffeln der Schriften alter Meister auf dem Lehrprogramm – und nicht die praktische Erfahrung am Krankenbett.

Man leitete in der Medizin des ausgehenden Mittelalters noch jedes Phänomen vom antiken Weltbild der Säftelehre ab. Die Ideen der antiken Ärzte galten als heilig und unantastbar. Eigene Vorstellungen waren unerwünscht, und jegliche Kritik wurde unterdrückt.

So enthielt beispielsweise noch im Jahre 1676 die Stiftungsurkunde der ersten protestantischen Universität zu Helmstedt den Passus: »dass, wer sich erkühne, einen eigenen neuen Gedanken zu verfolgen, oder wer gar seine Lehre denen der Alten überzustellen sich unterfange und deren Lehren entgegenzutreten sich herausnehme, der sei ein Verächter der Heiligen und als lächerlich zu erachten; denn solche Anmaßung könne allein ihren Grund haben in Unkenntnis der Lehren des Altertums, in Beschränktheit und Stumpfsinn« (zit. n. Strebel, 1948).

Der Missmut des Paracelsus über seine Ausbildung ist daher kein Wunder. Seiner Meinung nach war »noch nie ein Arzt von den Hohen Schulen hervorgegangen, auch nie einer, der imstande gewesen wäre, mit wahrem Wissen die Ursache der wenigsten Krankheiten darzulegen« (I/339). »Es gibt genug Lehrmeister, die den Arzt lehren, aber nicht auf den Hochschulen. Dort sind auserwählte Narren und Büffel und niemand darf sie weise machen, denn sie haben Bullen und Statuten, dass sie bei ihrem Eid nicht witziger werden dürfen, und so werden die Hochschulen von solchen freiherrlichen Narren beherrscht« (II/322). Die in seinen Augen völlig unerfahrenen Hochschulärzte nannte er fantasievoll »Schwaderlappen« (II/328), »Lumpel-Ärzte« (II/368), »Doktor Fürtzlein«, »Meister Läusejäger«, »Meister Kratzer«, (II/515), »Plärrärzte« (II/520) oder »Schmierdoktoren« (II/521).

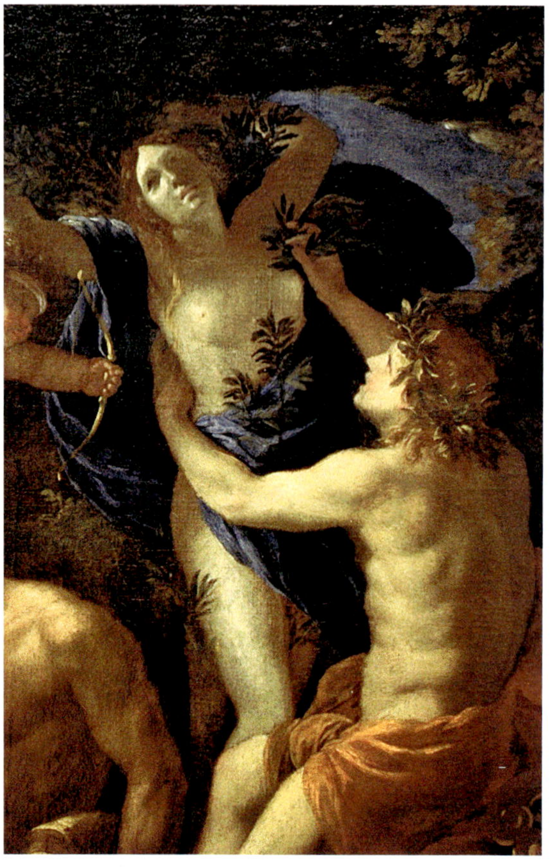

Der römische Dichter Ovid beschreibt in seinen *Metamorphosen* die Pflanzenwelt als verwunschenes Reich der Götter und Geister, so z.B. in der Geschichte von Apollon und Daphne. Die Nymphe verwandelte sich aus Verzweiflung vor der Zudringlichkeit des Sonnengottes in einen Lorbeerbaum. Im Orakelkult zu Delphi spielte der lichte Baum, den man im Griechischen auch *mantikos* (Hellsehkraut) nannte, eine wichtige Rolle. »Apollo und Daphne« (Detail), Ölbild von Nicolas Poussin, um 1627; Alte Pinakothek, München.

Als unruhiger Geist, der eigentlich niemals ein wirkliches Zuhause fand, wanderte Paracelsus nach seinem Studium jahrelang durch ganz Europa, um die nötigen Erfahrungen zu sammeln. Er nahm sogar an mehreren Kriegen als Feldarzt teil. Dadurch hatte er genug Gelegenheit, wirklich erfahrenen Heilern über die Schulter zu schauen. Seine Schule war vor allem das gemeine Volk. Wie er selber sagte, lernte er bei alten Weibern, Zigeunern, Schwarzkünstlern, Landfahrern, alten Bauersleuten und anderen »unachtsamen« Leuten mehr als auf den hohen Schulen, die er besucht hatte (IV/325).

Die Erfahrungen der Volksmedizin baute er völlig hemmungslos in sein Denksystem ein, selbst wenn es noch so abwegig erschien. Alles, was der Heilung diente, war ihm willkommen. Was er durch seinen Umgang mit dem einfachen Volk lernte, war jedoch teilweise so kurios, dass es ihm bald den Ruf eines Magiers und Scharlatans einbrachte. Dass er nicht wie Dutzende seiner Schüler auf dem Scheiterhaufen landete, grenzt eigentlich an ein Wunder. Seine Schriften wimmeln nur so von Beispielen angewandter Hexenkunst, die im Volk damals noch weit verbreitet war. In der Krankenbehandlung scheute er nicht vor Voodoopuppen, Beschwörungen oder dem Gebrauch von Amuletten zurück. Wie er meinte, sollte man jede Art von Zauberei nach dem homöopathischen Prinzip mit Zauberei heilen, und Schadenszauber war damals ein durchaus alltägliches Phänomen in der Praxis.

Seit Urzeiten glaubte man im Volk außerdem an Geistwesen als Ursache von Krankheiten. Zahlreiche Stellen im Werk des Paracelsus zeigen, dass auch er von dämonischen Mächten überzeugt war. Um diese Sichtweise zu verstehen, muss man sich in die Vorstellungswelt des mittelalterlichen Menschen einfühlen. Tiere, Pflanzen, selbst Mineralien waren für unsere Vorfahren und auch für Paracelsus noch sichtbarer Ausdruck einer geistigen Welt. Die Unterscheidung zwischen belebter und unbelebter Natur ist eine ausgesprochen neuzeitliche und nach alter Vorstellung eine völlig absurde Behauptung. Nach jener heilen nämlich keine Stoffe, sondern höhere Mächte, die mit einer Substanz in Beziehung stehen. Für Paracelsus war jedes Heilmittel noch ein Träger göttlicher Energie.

Dieses uralte Wissen wurde über Jahrtausende in Mythen weitergegeben. Bei dem römischen Dichter Ovid (43 v. Chr.–17 n. Chr.) kann man nachlesen, dass Bäume in Wahrheit verwunschene Wesen sind und dass sich im Rauschen der Blätter und im Knistern des Räucherwerks die Götter dem Menschen offenbaren. Und auch für unsere keltischen und germanischen Vorfahren waren Pflanzen noch ein Ausdruck göttlicher Macht. So zeigte sich der Donnergott Thor in der kraftvollen Gestalt der Eiche und die Liebesgöttin Freya im lieblichen Duft der Linde. Verwendete man nun einen Teil eines solchen Baumes zum Heilen, dann war es die Gottheit selbst, die half, nicht etwa die Rinde oder die Blüte.

Im Volk ist man bis heute von der magischen Wirkung der Kräuter und Bäume überzeugt. Das Verbohren von Krankheiten ist beispielsweise immer noch Brauch, den auch Paracelsus erwähnte (IV/325). Vor allem in alten Weiden, in Holunderbüschen, aber auch Eschen und Eichen findet man manchmal Haare oder Fingernägel von Kranken, meistens zusammen mit Zaubersprüchen. Der Geist der Krankheit wird dabei vom Baumgeist besiegt. Magischem Wissen begegnet man außerdem gehäuft im Brauchtum. Vielerorts stellt man noch Marienfiguren an Quellen oder in Bäumen auf, und das geweihte Würzbüschel zu Mariä Himmelfahrt oder der Palmbuschen sind Relikte, die von der einstigen Naturverbundenheit unserer heidnischen Vorfahren zeugen.

Diese Weltsicht kann man nur nachvollziehen, wenn man eine geistige Welt jenseits des Sichtbaren für möglich hält. Was wir sinnlich wahrnehmen, ist nur ein kleiner Ausschnitt der Wirklichkeit. Dahin-

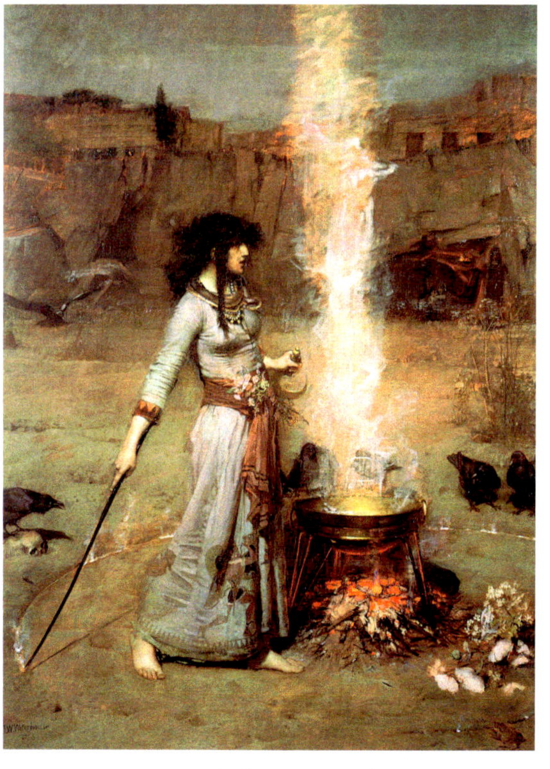

Eine Heilpriesterin beschwört den Geist der Erde. Wie er selbst immer wieder betonte, lernte Paracelsus mehr vom gemeinen Volk als auf höheren Schulen. Er kannte sich in der Hexenmedizin, die damals noch weit verbreitet war, bestens aus und nutzte die verschiedensten magischen Techniken für seine Heilkunst, wie Räucherungen, Amulette und Zauberpuppen. »The Magic Circle«, Ölbild von J. W. Waterhouse, 1886; Tate Gallery, London.

ter verbirgt sich eine Welt, die für unsere normalen Sinne zu fein ist. Diese »Anderswelt« kann man nicht naturwissenschaftlich beweisen, sondern nur durch einen nichtalltäglichen Bewusstseinszustand erfahren, z.B. mit Hilfe von psychoaktiven Substanzen oder Trancetechniken wie ekstatischem Tanz, Atemübungen oder Kontemplation.

Wer die geistige Welt und ihre Gesetze nicht kennt, kann sich über sie allerdings auch kein Urteil erlauben. Nur wenige Wissenschaftler haben den Mut zum Selbstversuch. Meistens genügt ihnen die Beobachtung, ein Tierversuch oder die Betrachtung einer chemischen Formel. Die gewonnenen Erkenntnisse halten sie dann für die wahre Wirklichkeit. Haben sie jedoch einmal den Mut zur Erfahrung, ändert sich meistens ihr Blickwinkel vollständig, wenn das Wunderbare ihre Seele berührt hat.

Paracelsus war der Überzeugung, dass alles Existierende gleichzeitig auf einer unsichtbaren, rein geistigen Ebene spiegelbildlich vorhanden ist. Diese Welten sind nicht getrennt, sondern miteinander verschlungen und befinden sich in Wechselwirkung. In dieser Anderswelt existieren jedoch auch Fabelwesen wie der Basilisk, dessen Blick einen zu Stein erstarren lässt, oder Zwerge, die die Metalle und Erze behüten. Während heute Elementarwesen nur noch Märchen für Kinder sind, waren sie für Paracelsus eine Gegebenheit und, was noch viel wichtiger ist, sinnlich fassbar. Er wusste noch, wie man das Übersinnliche schauen kann; der moderne Mensch sieht mit seinen Augen dagegen nur noch den äußeren Schein. Für Paracelsus waren die Augen eben kein Sinnesorgan mit rein physikalischen Funktionen, sondern eine Sonne, die in das Reich jenseits des Sichtbaren leuchtet.

> *»Ich weiß, dass die meisten Leute dieser Art Arianer sind und die Gottheit Christi leugnen. (...) Ich selber habe sie im Verdacht, Nachfahren der Druiden zu sein, welche bei den alten Kelten an unterirdischen Orten während einiger Jahre von den Dämonen unterrichtet wurden.«*
> *(Cunrat Geßner, 1516–1565, über Paracelsus, zit. n. C.G. Jung, 2001)*

Urwege der Erkenntnis

Besonders begabte Heiler waren in den Augen des Paracelsus fähig, über die Pflanzengeister zu gebieten; er nannte diesen Heilertyp »Spiritualis« (*spiritus* = Geist). Sein Weg der Heilung ist ein magischer und kann nur mit Hilfe von Geistwesen geschehen, die die Pflanzenwelt beseelen. Diese Geister sind es auch, die ihm in Visionen die notwendigen Heilmittel offenbaren.

In der geistigen Welt des Paracelsus beseelen übersinnliche Wesenheiten nicht nur die Natur, sie sind auch Lehrer für denjenigen, der die Gabe des Sehens hat. Allerdings führen diese Wesen bei Paracelsus kein losgelöstes Dasein, sondern sind von einer höchsten geistigen Instanz durchdrungen. Paracelsus schrieb: »Wie könnten wir die Erde bebauen und sie zu beherrschen verstehen, wäre nicht ein übermenschliches Licht da, das uns lehrte? (...) Damit sie uns aber dieses spenden, müssen wir vor allem das Streben danach besitzen. Besitzen wir dieses Verlangen, so befiehlt Gott einem Engel oder Geist, uns das oder jenes zu lehren, damit wir diese oder jene Gabe besitzen« (I/290).

Eine »engelhafte« Gabe ist das intuitive Wahrnehmen verborgener Heileigenschaften der Natur. Das Erkrankte und das Heilende müssen auf der geistigen Ebene eine Verwandtschaft zueinander haben, sie müssen einander ähnlich sein, sich sympathisch sein bzw. eine Affinität besitzen. Diese Ähnlichkeiten oder Sympathien kann man durch Signaturen (*signum* = Zeichen) wie Form, Farbe oder Geschmack erahnen. Wer die Gabe des »Sehens« besitzt, nimmt diese Verwandtschaft mehr oder weniger direkt mit seinem inneren Auge wahr. Dann gibt es keinen Zweifel mehr daran, woher die Engelwurz ihren Namen hat – man sieht plötzlich in ihr einen Schutzengel und nicht nur eine magenstärkende Aromapflanze unter den Doldenblütlern. Inzwischen gilt die Signaturenlehre als Aberglauben, und in Wissenschaftskreisen macht man sich, falls man sich überhaupt noch damit befasst, bestenfalls darüber lustig. Vielleicht stimmen aber folgende Worte von Rudolf Steiner den modernen Forscher etwas nachdenklicher: »Durch den Verlust der intuitiven Fähigkeiten herrschte eine große Unsicherheit und Verwirrung, die sich auch in der Me-

Der Johannisbrotbaum gilt wegen seiner süßen Früchte als Symbol der Fruchtbarkeit. Bänder sollen Kindersegen bewirken. »Wunschbaum« in Paphos auf Zypern. Foto: Margret Madejsky.

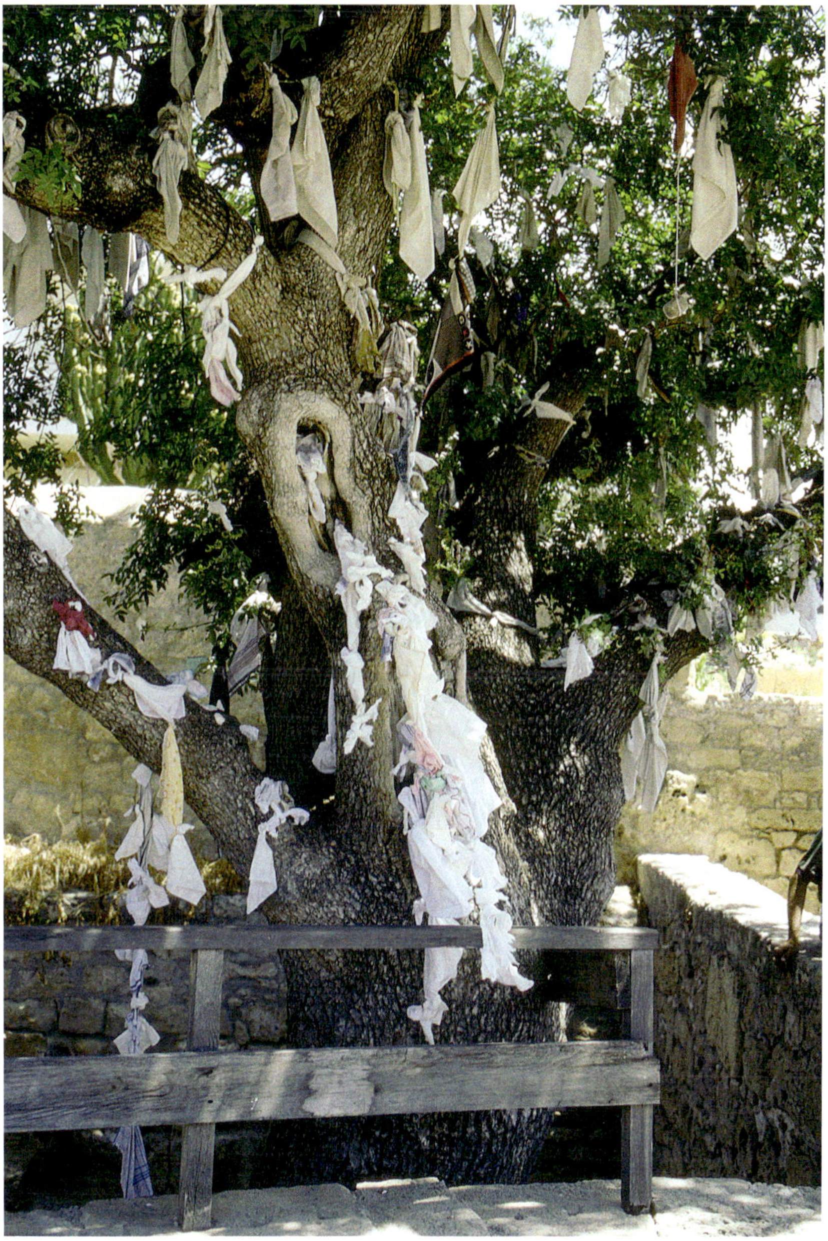

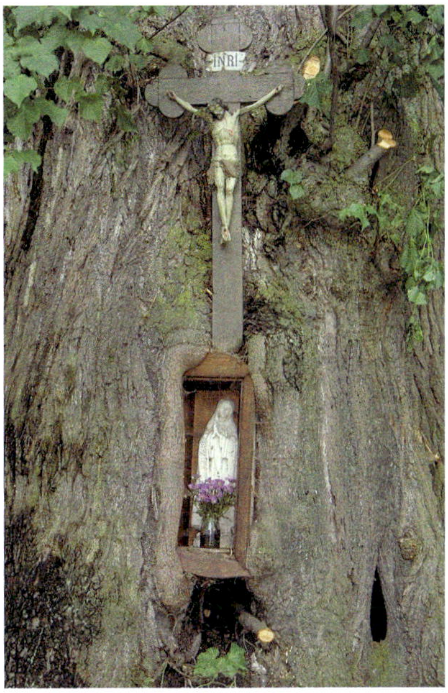

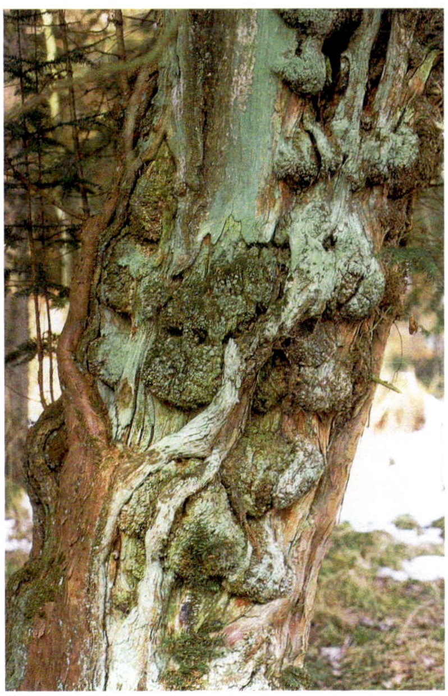

Noch heute verehrt man die Linde als Sinnbild der Kraft von Mutter Erde. Bei den Germanen galt der lichte Baum als Verkörperung der Liebesgöttin Freya; nach der Christianisierung verwandelte sich diese in Maria. 800 Jahre alte Marienlinde in Linden bei Weilheim, Oberbayern. Foto: Margret Madejsky.

Für unsere Vorfahren galt die Eibe als Tor zur Geister- und Totenwelt. Bei Ovid heißt es: »Abwärts senkt sich der Weg, von trauernden Eiben umdüstert, führt er durch Schweigen, stumm, zu den unterirdischen Sitzen.« Baumgesichter in einer alten Eibe, aufgenommen im Eibenwald bei Paterzell, Oberbayern. Foto: Olaf Rippe.

dizin unserer Zeit findet, indem der Zusammenhang des Menschen mit der Natur völlig abhanden gekommen ist. Man bekämpft den alten Aberglauben, aber man ahnt nicht, dass sich der Aberglaube nur gewandelt hat« (R. Steiner, 1906, zit. n. W. Daems, 2001).

Um das Stoffliche mit Röntgenaugen bis zur atomaren Struktur durchdringen zu können, musste der Mensch scheinbar metaphysisch taub und blind werden. Doch inzwischen wird vielen bewusst, wie einsam es in einem aufgeklärten Kosmos eigentlich ist. Die alten Götter sind aus den Bäumen verbannt, und Pestizide haben die Elfen von den Wiesen vertrieben. Nur noch in Randgebieten der Zivilisation, in fernen Ländern, in Sümpfen oder einsamen Bergregionen kann man eine Ahnung davon bekommen, wie reich doch die Welt für unsere Vorfahren gewesen sein muss.

Im Gegensatz zu heute musste Paracelsus allerdings nicht Tausende von Kilometern reisen, um in Afrika, Asien oder Südamerika die letzten Schamanen und Hexen bei der Arbeit zu beobachten. Er konnte diese Reise noch zu Fuß machen. Obwohl die Inquisition bereits seit Generationen unter Heiden und Freigeistern gewütet hatte, gab es zu seiner Zeit noch zahlreiche Menschen, die nur tagsüber brave Christen waren. Nachts gingen sie zu Bäumen, Quellen, Höhlen, Felsen und anderen heiligen Stätten in der Natur, um ihre alten Götter zu verehren. Wer dies nicht mehr wagte, fand im Marienkult eine Möglichkeit der ursprünglichen Naturverehrung, da man zu Maria häufig an den alten Kultplätzen in der Natur betete.

Paracelsus war ebenfalls ein Marienverehrer (P. Meier, 1993). Für ihn war die Natur kein Ding, sondern die *magna mater*, die große Mutter, das Urweibliche, das Mysterium des Lebens. Er sah in ihr grundsätzlich etwas Heiliges, und ihre Verehrung war für ihn der einzig mögliche Weg zu Gesundheit und Glück. Will man das Göttliche ehren, muss man den Tempel der Natur besuchen – Paracelsus nannte dies »durch der Natur Examen gehen« (I/64).

Ähnlich wie die christlichen Mystiker des Mittelalters sah Paracelsus in der Liebe zur Erdenmutter den Schlüssel zur Gotteserkenntnis. Ist der Mensch krank, dann besonders deshalb, weil er sich von der Natur und damit vom Göttlichen abgewendet hat. Aufgabe des Heilers ist es daher vor allem, dem Kranken die Augen für die Schönheit dieser Welt zu öffnen.

Viele beschäftigen sich heute wieder mit dem alten Wissen und versuchen es in ihren Alltag zu integrieren. Dabei handelt es sich in der Regel nicht um romantische Spinner, sondern um Menschen, die sich dessen bewusst geworden sind, dass religiöse Intoleranz, wissenschaftliche Ignoranz, Selbstsucht und Profitstreben auf Kosten der Allgemeinheit sowie die mangelnde Liebe zur Natur die wirklichen Ursachen für die Probleme unserer Gesellschaft sind. Besonders interessant ist dabei auch das große Interesse an schamanischen Kulturen, in denen das alte Wissen immer noch lebendig ist. Durch den Schamanismus können wir wieder ein Bewusstsein für unsere eigenen kulturellen Wurzeln entwickeln. Hierdurch kann die Erkenntnis reifen, dass die »heidnische« Naturverehrung ein geeignetes Heilmittel gegen die Nöte unserer technisierten Kultur ist. Hierzu schrieb Rudolf Steiner: »Das Sprechen der ganzen Natur müssen wir wieder verstehen lernen. Wir müssen durchdringen lernen durch das abstrakte Anschauen der Natur zu einem konkreten Anschauen der Natur. Unser Christentum muss erweitert werden durch ein Sich-Durchdringen (...) mit einem gesunden Heidentum« (Vortrag vom 29. 3. 1919, Gesamtausgabe, Band 190).

> *»Denn der Himmel ist der Mensch und der Mensch ist der Himmel und alle Menschen ein Himmel und der Himmel nur ein Mensch.«*
> *(Paracelsus I/370)*

Das Zeitalter der Mysterien

Die intuitive Sicht der Natur geht bis in die Urzeit menschlicher Kultur zurück. Die Medizingeschichte beginnt somit eigentlich bereits mit dem Neandertaler. Weil er heute noch verwendete Heilpflanzen, z.B. Beifuß, als Grabbeigaben gebrauchte, kann man davon ausgehen, dass er diese Pflanzen auch zu medizinischen Zwecken genutzt hat. Wahrscheinlich war der Neandertaler sogar der erste Lehrer des modernen Menschen. Wenn man bedenkt, dass beide über Jahrtausende nebeneinander lebten, ist dies nicht auszuschließen. Vielleicht ist der Kentaur Chiron, der sein Kräuterwissen an den Heilgott Asklepios weitergab, eine Anspielung auf diese uralte Zeit. Halb Tier und halb Mensch, war Chiron noch ganz in der Welt der Elementarwesen gefangen. Er hatte aber dadurch einen unmittelbaren, instinktiven Zugang zum Wissen. Einige der wichtigsten Heilpflanzen tragen noch heute seinen Namen, so etwa das Tausendgüldenkraut (Erythraea centaurium), eines der Lieblingsmittel des Paracelsus.

Die Frühzeit unserer Kultur kann man auch als »magische Zeit« bezeichnen. In der indigenen Heilkunst der Völker dauert sie bis heute an, und unsere Märchen, Mythen und Sagen erzählen von der verlorenen Zeit, als noch Kentauren und Riesen wie Rübezahl durch unsere Wälder streiften.

Manche spirituelle Lehrer, darunter auch Rudolf Steiner, vermuten als Wurzel der Heilkunst das sagenumwobene Atlantis, eine Kultur der Weisen. Nach deren Untergang gründeten die Überlebenden an verschiedenen Stellen der Erde Mysterienzentren, so z.B. in Indien, wo es zur Entwicklung der vedischen Kultur kam. Auch Menhirkultstätten wie Stonehenge sollen nach dieser Auffassung von Nachfahren der Atlantier stammen. In einer Zeit, in der man nur auf Fakten schaut, ist eine solche visionäre Sicht der Geschichte natürlich umstritten. Sie schlägt jedoch eine geistige Brücke in eine Zeit, aus der uns außer Steinen nichts überliefert ist; wenn man diese verstehen will, muss man eben zuweilen auch einen »okkulten Blick« in die Vergangenheit wagen.

In der magischen Kulturepoche übten Schamanen, die meistens Einzelgänger waren, die Heilkunst aus. In der nachatlantischen Zeit kam es dagegen zur Herausbildung von Priesterkasten. Was der Schamane und mit ihm seine Sippe noch spontan übersinnlich erlebten, erforderte nun eine Einweihung und Schulung. War der Schamane noch ein Berufener gewesen, so wurde der Priester nun zum Adepten, der den Weg der Weisheit gehen wollte.

Es begann das Zeitalter der Mysterien, und Priesterärzte erschufen eine neue Sicht der Welt. Hinter dem scheinbar unbeherrschbaren Chaos der Naturgewalten vermuteten sie eine höhere ordnende Kraft. Für sie war das Mysterium der Schöpfung eine göttliche Sphärensinfonie, in der kosmische Kräfte das Leben auf der Erde prägten. Aus dieser Zeit stammt das astrologische Weltbild. Es hat seine Wurzeln in der urpersischen, ägyptischen und indischen Kultur und ist damit mindestens 5000 Jahre alt, wobei die meisten heute noch gültigen astrologischen Ideen aus der klassischen Antike

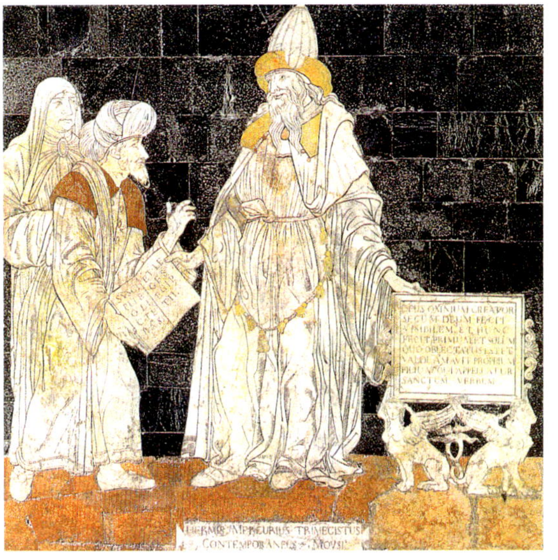

Der ägyptische Eingeweihte Hermes Trismegistos gilt als sagenumwobener Gründer der hermetischen Wissenschaften. Bodenmosaik in der Kathedrale von Siena, 1488.

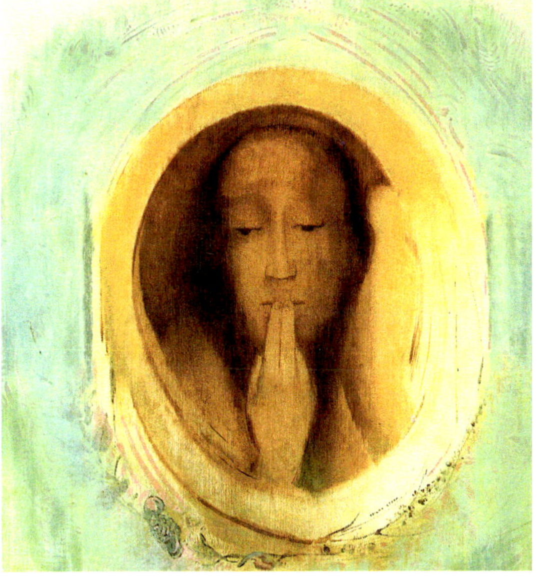

Harpokrates, der Gott des mystischen Schweigens. Das Gesetz der Initiation lautete früher: »Wisse, wage, wolle und schweige«. Odilon Redon, 1911; Museum of Modern Art, New York.

überliefert sind. Bereits in babylonischer Zeit befasste man sich auch mit der Zuordnung von Krankheiten und Heilmitteln zu Planeten. Ähnliche Ideen finden wir bei Paracelsus, der in der Astrologie eine der Säulen der Heilkunst sah; dementsprechend werden auch wir uns an vielen Stellen dieses Buches mit der astrologischen Weltsicht befassen.

Eines der bedeutendsten spirituellen Zentren der alten Zeit war über Jahrtausende Ägypten. Dort soll ein Eingeweihter namens Hermes Trismegistos gelebt und gelehrt haben. Dieser »war in das Geheimnis eingeweiht, dass hinter allem Physischen ein Geistiges steht, dass die ganze physische Welt eine Schrift der Götter ist« (W. Daems, 2001). In den Kreisen der Eingeweihten ist Hermes Trismegistos mit Thot identisch, dem ägyptischen ibisköpfigen Gott der Weisheit. Seine Insignien sind das Ankh, Symbol des ewigen Lebens, und die Barke, auf der er die Toten durch die jenseitige Welt begleitet. Die Reise in die Unterwelt ist gleichbedeutend mit dem todesähnlichen Zustand und der geistigen Wiedergeburt während der Initiation. Deshalb gilt Thot auch als Hüter aller Weisheitssuchenden. Die Griechen nannten ihn Hermes, die Römer Merkur. Thot brachte den Menschen die Schrift und lehrte sie Philosophie, Musik, Dichtung, Astrologie, Alchimie und Heilkunst.

Der wohl bekannteste unter den Lehrsätzen des Hermes lautet: »In Wahrheit, gewiss und ohne Zweifel: Das Untere ist gleich dem Oberen und das Obere gleich dem Unteren, zu wirken die Wunder eines Dinges.« Mikrokosmos und Makrokosmos sind also Spiegelbilder und in Wahrheit eine Entität. Sie stehen miteinander in dynamischer Wechselwirkung und sind voneinander abhängig.

Immer wieder findet man in den Schriften des Paracelsus ähnliche Gedanken, zum Beispiel: »Ein Gleiches ist im Himmel, das auf der Erde sein Gleiches hat und auf der Erde ist ein Gleiches, das im Himmel sein Gleiches hat. Denn das könnte nicht sein, dass der Saturnus auf der Erde regieren könnte, wenn nicht auf der Erde ein Saturnus wäre (...). Der auf der Erde ist die Nahrung desjenigen im Himmel, und der im Himmel ist die Nahrung desjenigen auf der Erde« (II/216).

Auch Paracelsus stellte sich das Zusammenwirken von Mikro- und Makrokosmos wie eine übersinnliche Sphärensinfonie vor, in der alles miteinander auf harmonische Weise verbunden ist. Gesundheit war für ihn das Mitschwingen im Rhythmus der Natur. Krankheit verstand er dagegen als eine Disharmonie in der Beziehung des Menschen zu seiner materiellen und spirituellen Umwelt. Eine Heilung konnte in seinen Augen nur eine Rückkehr zur Harmonie auf einer bewussteren Ebene sein. Die Krankheit war also die Grundvoraussetzung für den Weg zur Erkenntnis. Nur wer vom »rechten«, dem richtigen Weg abgekommen ist, kann eine Vorstellung vom Verlust der Harmonie bekommen, und er kann seine Spiritualität nur weiterentwickeln, indem er sich auf die Suche begibt. Arzneien sind in diesem Sinne wie »engelhafte« Freunde, die einem die Kraft für die notwendige geistige Entwicklung geben, während der Heiler den Weg weisen sollte.

Das heilige Land am Nil gilt ebenfalls als die Wiege der Alchimie, die man auch die Wissenschaft des Schwarzen Landes, »Cham«, nennt. Die Alchimie diente damals hauptsächlich noch der Gewinnung und Bearbeitung von Erzen und Metallen und weniger der Herstellung von Arzneimitteln. Für Paracelsus, der die Arzneikunst nach alchimistischen Gesichtspunkten propagierte, war die Alchimie die Mutter aller Wissenschaften und die edelste und höchste Kunst, die der Mensch erlernen kann, da der Alchimist das schöpferische Werk Gottes vollendet.

In den alten Kulturen wurde man in die hermetischen Wissenschaften noch durch geheime Riten eingeweiht, über die man bei Todesdrohung zu schweigen hatte. Zur Zeit des Paracelsus lernte man Magie, Astrologie und Alchimie entweder in geheimen Bruderschaften, oder man bekam seine Unterweisungen direkt von einem Meister. Das heilige Gesetz »Wage, wisse, wolle und schweige« galt aber noch immer. Auch Paracelsus hielt sich an das Schweigegebot, allerdings häufig mehr im übertragenen Sinne, da er gern in für Uneingeweihte unverständlichen Bildern sprach: »Wir wollen nur mit den Unseren reden, und für diese ist es genügend verständlich geschrieben. Wir schreiben es nicht für die Allgemeinheit der Völker. Wir wollen nämlich unseren Sinn, unsere Gedanken, unser Herz und unser Gemüt nicht den Tauben zeigen und geben; deshalb schließen wie sie mit einer guten Mauer und einem Schlüssel ab« (III/3; Anspielung auf die Salomonischen Schlüssel = hermetische Lehre).

Ob auch Paracelsus Mitglied einer geheimen Bruderschaft war, ist unklar. Vom Charakter her war er sicher mehr ein Einzelgänger. Merkwürdig ist jedoch, dass er an mehreren Stellen anmerkte, dass es ihm verboten sei, weitere Informationen preiszugeben (z.B. III/313). Auch wenn sich diese Frage nicht klären lässt, fühlte sich Paracelsus zutiefst mit den alten Mysterienkulten und ihren Traditionen verbunden. Einige seiner Reisen sollen ihn sogar nach Ägypten oder zum Heiligtum des Asklepios nach Kos und zu den Tempeln des Apollon in Delphi geführt haben. Natürlich waren diese Stätten zu seiner Zeit bereits verlassen und von christlichen Eiferern zerstört, doch der Genius Loci, der Geist dieser Orte, kann selbst für heutige Besucher noch ausgesprochen erleuchtend sein.

»Angesichts des rund zweitausend Jahre umfassenden Kontinuums der antiken Phytotherapie dürfte feststehen, dass viele der über diesen Zeitraum verwendeten pflanzlichen Drogen nicht nur über eine spezifische Wirkung verfügen, sondern auch von riskanten Nebenwirkungen frei sind. Sie wären sonst niemals über so viele Epochen und Kulturen hinweg so hartnäckig tradiert worden. Wer sich dieser Einsicht nicht anschließen kann, mag 50 Generationen von Ärzten (...) als beklagenswerte Opfer des Placebo-Effektes ansehen.«
(Jost Benedum/Dieter Loew/Heinz Schilcher, 2000)

Als Nachfolger des Hermes sah sich Paracelsus in der Tradition der Priesterärzte und der Mysterienschulen des alten Ägypten, in denen nicht nur Moses, sondern auch noch ein Hippokrates sein Wissen erlangt hatte. Wie Rudolf Steiner schrieb, bekam man «in den Mysterienschulen einen wissenschaftlich okkulten Unterricht. Darin wurde dem Schüler klar gemacht, wie der Geist sich ausgestaltet hat. Man dachte sich einen schlafenden Gott im Stein, dann einen Gott, der etwas mehr Bewusstsein hat in der Pflanze usw. Der Weltengeist wachte dann vollends im Menschen auf. (...) Es wurde da gezeigt, wie der Weltengeist heruntersteigt in die Körperwelt, sich verkörpert, und wie er in der Materie auflebt, wie er im Menschen dann seine höchste Stufe erreicht und seine Auferstehung feiert. (...) So konnte ich auch zeigen, dass, wenn man richtig Paracelsus versteht, man erkennen kann, dass seine Heilkunde ein Wiederaufleben dessen ist, was in den Tempeln des alten Ägypten gelehrt wurde« (R. Steiner, zit. n. W. Daems, 2001).

Die Medizinphilosophie der Antike

Die griechische Antike ist ein weiterer Meilenstein in der Geschichte der Heilkunst, der auch Paracelsus stark beeinflusste. Im heutigen Geschichtsbewusstsein gilt die Antike als die Wiege der modernen Kultur, durchaus zu Recht, denn in dieser Zeit vollzog sich der vielleicht bedeutendste Umbruch im Denken des Menschen, der in vielen Bereichen bis heute nachwirkt.

Der antike Mensch kannte noch die Götter und Geistwesen, deren Heimat die Natur war. Nahm man Pflanzen oder andere Substanzen als Heilmittel ein, dann heilten nicht Stoffe, sondern etwas Geistartiges wirkte durch die Substanz, und in komplexen Ritualen versetzte man sich in einen veränderten Bewusstseinszustand, um den Willen der Götter zu verstehen. Wie im alten Ägypten wurde man auch noch an Mysterienstätten in die Geheimnisse der Götter eingeweiht und brachte Opfergaben dar, um sich ihres Wohlwollens zu vergewissern.

Krankheiten behandelte man in den Tempelstätten des Heilgottes Asklepios. Der Heilsuchende bekam dort einen Trank, der ihn in den Tempelschlaf versetzte. Wahrscheinlich gebrauchte man hierzu eine Mischung aus Schlafmohn, Bilsenkraut und Alraune. Diese Pflanzen verehrte man als göttlich und heilig. Bis in unsere Tage werden Präparate aus diesen Pflanzen verwendet, vor allem zur Schmerzbehandlung (siehe auch Seite 407).

Der berauschende Trank sollte den Kranken aber weniger betäuben, vielmehr wollte man durch die geistbewegende Wirkung die Sinne für die Welt des Astralen öffnen. In aller Regel erschien dem Kranken in Visionen der Heilgott selbst und überbrachte dem Träumenden eine Botschaft, worin die Ursache seines Leidens lag und durch welche Handlungen er wieder gesund werden konnte.

Die Therapie entsprach also mehr einer Initiation als einer medizinischen Behandlung nach unserem heutigen Verständnis. Wichtig war die Erkenntnis, in welcher Weise man seine Lebensführung zu korrigieren hatte, um die Krankheit selbstverantwortlich zu überwinden. Die Diätetik galt als die wichtigste Säule der Medizin. Darunter verstand man damals aber nicht nur das Essen, sondern sämtliche Bereiche des Daseins, also auch Bewegung, Schlaf, Sexualität oder geistige Betätigungen. Ferner entwickelte man ein komplexes musisches Therapiesystem. Bildende Kunst, Tanz oder Theater waren damals nicht selten wichtiger als die Anwendung von Arzneimitteln.

Zur Zeit des Hippokrates (460–377 v. Chr.) war dies die übliche Behandlungsform von Krankheiten. Dieser vielleicht berühmteste Arzt des Abendlandes war noch in den ägyptischen Mysterienschulen ausgebildet worden und hatte daher wie Paracelsus auch »die Begabung, seinen Patienten ohne Berührung beurteilen zu können« (W. Daems, 2001).

In gewisser Weise waren die alten Ärzte noch hellsichtig. Doch Hippokrates steht bereits am Ende einer langen Entwicklung, mit ihm begann etwas völlig Neues. »In den Jahrhunderten von Homer an bis etwa 300–250 v. Chr. tritt im Bewusstsein des Menschen eine entscheidende Wandlung ein: Von dem mythologischen Gott-Mensch-Natur-Erleben über die Idee der von Gott geschaffenen Mensch-Natur-Einheit kommt es nun allmählich zum gedanklichen Ergreifen der Welt, der Natur außerhalb des Menschen. Bilderleben wird zum Gedankenerleben. Nicht mehr ausschließlich in den Imaginationen, sondern in den Gedanken ist die Wirklichkeit zu finden« (W. Daems, 2001).

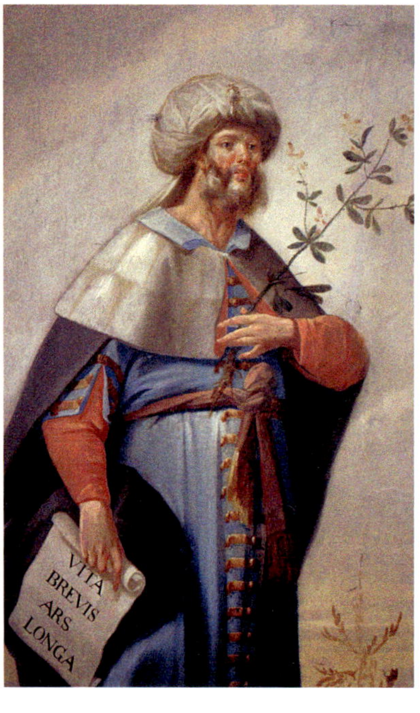

Der Arzt Hippokrates; Gemälde auf Holz, wahrscheinlich Tür eines Arzneischrankes der Innsbrucker Hofapotheke. Um 1740, Pharmaziehistorisches Museum, Basel.

Es war die Zeit der großen Denker, und mit ihnen entstand eine rationale Medizinphilosophie, die langsam, aber sicher die magische Medizin der alten Zeit ablöste. Das antike Weltbild basierte nicht mehr nur auf dem Wirken der Götter. Der griechische Arzt und Philosoph Empedokles (492 bis 432 v. Chr.) entwickelte das System der vier Elemente Erde, Wasser, Luft und Feuer. Er sprach noch von göttlichen Wurzelkräften, erst Platon führte den Begriff Elemente ein. Der Schwiegersohn des Hippokrates, Polybos, entwickelte aus diesen Ideen die Lehre von den vier Säften, die Humorallehre (*humor* = Saft): »Die vielfältigen im Körper steckenden Stoffe verursachen Krankheiten, wenn sie sich gegenseitig naturwidrig erhitzen oder abkühlen, austrocknen oder feucht machen. (...) das Warme, Kalte, Trockene, Feuchte müssen in einem angemessenen und gleichen Verhältnis einander gegenüberstehen; beim Tode des Menschen muss sich jeder Grundstoff (...) zurückentwickeln. (...) Der Körper des Menschen enthält in sich Blut, Schleim, gelbe und schwarze Galle, und diese machen die Natur des Körpers aus, und wegen dieser (Säfte) ist er krank beziehungsweise gesund« (Polybos, zit. n. W. Daems, 2001).

Mit diesen Gedanken war der geistige Umbruch vollzogen. Es war die Geburtsstunde der »rationalen Medizin«. Die Ursache von Krankheiten waren nicht mehr Götter und Geister, sondern die menschliche Natur entschied über das Maß an Gesundheit. Der Mensch war nun mehr oder weniger unabhängig vom Rest der Welt, und man konnte ihn ohne metaphysischen Ballast auf »vernünftige« Weise betrachten.

Entsprechend der Säftelehre veränderte sich auch die Art der Pflanzenbetrachtung. Man beachtete nun wesentlich weniger die schutzmagischen oder Dämonen bannenden Wirkungen von Pflanzen, sondern viel eher die Eigenschaften entsprechend den Elementenqualitäten. Wichtig war nun, ob die Pflanze eine anfeuchtende, zusammenziehende, austrocknende, kühlende oder erwärmende Wirkung hatte und ob sie einen krank machenden Saft ausleiten konnte. Der gedankliche Schwerpunkt verlagerte sich von der spirituellen Natur einer Pflanze hin zu ihrer Stofflichkeit.

Es entstanden die ersten Kräuterbücher, die dieses neue Denken berücksichtigten. Berühmt sind die Schriften des Theophrast von Eresos (ca. 372 bis 287 v. Chr.), des bedeutendsten Schülers des Aristoteles. In seiner *Historia naturalis* führte Theophrast nicht nur die Heilwirkungen sämtlicher damals verwendeter Pflanzen auf, sondern er ordnete sie bereits nach botanischen Gesichtspunkten.

Das wichtigste Kräuterbuch des Altertums stammt aus dem ersten Jahrhundert (ca. 50 n. Chr.). Verfasser ist der griechischen Arzt und Botaniker Dioskurides. Seine Arzneimittellehre *De materia medica libri quinque* ist die »wichtigste Quelle für die Geschichte der Heilmittel: Sie liefert zahllose Pflanzensynonyme, botanische Beschreibungen, geobotanische Details, Qualitätsaspekte, Informationen über Zubereitung und therapeutische Anwendungen« (W. Daems, 2001). Das Buch umfasst die Heilwirkung nach den Gesichtspunkten der Humorallehre von ca. 600 Pflanzen, ca. 100 Mineralien und einigen Tieren. Bis zur Zeit des Paracelsus war es *das* Standardwerk der Kräuterheilkunde und Vorbild für sämtliche Kräuterbücher bis zur Renaissance. Natürlich kannte auch Paracelsus das Buch. Seine Meinung über Dioskurides war aber nicht die beste. Er beschimpfte ihn als »Schwätzer« (III/573), doch zahlreiche seiner Angaben stimmen mit denen des Dioskurides überein. Was Paracelsus ärgerte, war die Reduzierung auf die Säftelehre und dass Astrologie und Signaturen von Dioskurides und seinen Anhängern überhaupt nicht berücksichtigt wurden.

Ebenfalls bedeutend waren die Schriften des griechischen Arztes Galenos von Pergamon (129 bis ca. 200 u. Z.). »Galenos war Eklektiker und übernahm von allen Systemen das Beste, um es zu einem eigenen System zu machen« (W. Daems, 2001). Besonders wichtig waren seine Angaben zur Herstellung von Arzneien, die man nicht ohne Grund noch heute »Galenik« nennt. Noch größeren Einfluss hatte aber sein Postulat, dass die Säftelehre auch auf den Geist des Menschen anzuwenden sei. So geht die Idee der Temperamentenlehre, also die Einteilung in Sanguiniker (Luft), Choleriker (Feuer), Phlegmatiker (Wasser) und Melancholiker (Erde), auf ihn zurück.

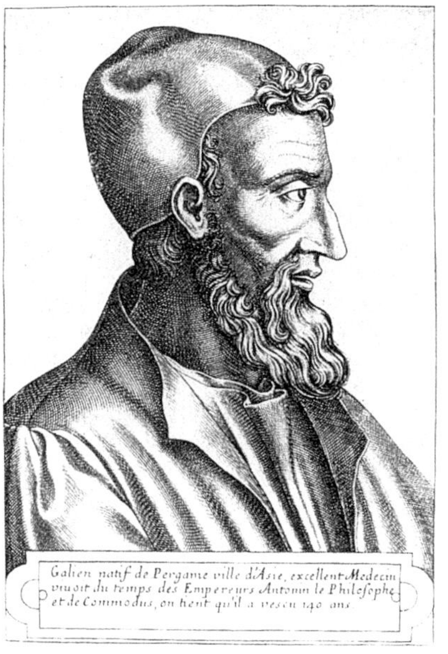
Galien natif de Pergame ville d'Asie, excellent Medecin
viuoit du temps des Empereurs Antonin le Philosophe
et de Commodus, on tient qu'il a vescu 140 ans

Die griechische Arzt Galen gilt als Begründer der Temperamentenlehre. Er führte auch die Graduierung von Heilpflanzen nach den Elementenqualitäten ein. Seine Lehre wurde 1500 Jahre lang als absolute medizinische Autorität angesehen, und erst Paracelsus wagte eine Kritik. Kupferstich, 17. Jahrhundert.

Um die Wirkungen der Heilmittel besser klassifizieren zu können, führte er außerdem ein Graduierungssystem ein. Er unterteilte die Wirkung von Heilmitteln in vier Grade. Im ersten Grad wirken sie nur schwach, im zweiten (»anderen«) Grad intensiv, im dritten Grad extrem und im vierten Grad toxisch. »Mit Galen bekommt das System (der Elementenlehre) seine höchste Ausfeilung, ja, es wird gewissermaßen kanonisiert und trägt damit gleich die Keime des Dogmatismus, der Erstarrung und schließlich der Dekadenz in sich« (W. Daems, 2001).

Über zwei Jahrtausende sollte die antike Elementenlehre das beherrschende Denksystem des Abendlandes zur Erklärung des Weltgefüges bleiben. Die antike Humorallehre und die Ideen des Galen prägten die Medizin bis in die Neuzeit. Erst Paracelsus wagte eine erste Kritik. Allerdings schüttete er nicht selten das Kind mit dem Bade aus, indem er mehr oder weniger jeglichen Ansatz einer Humorallehre verdammte. Was er ablehnte, war aber eigentlich nicht die Säftelehre als solche, sondern nur die dogmatische Engstirnigkeit, mit der man diese Anschauung zur Erklärung jeder Krankheit heranzog. Er selbst benutzte die Elementenlehre sehr häufig zur Darstellung seiner alchimistischen Ideen; sie diente ihm außerdem zur Erklärung des Weltgefüges, und selbst humoralpathologische Ansätze findet man bei ihm oft. Doch als alleiniges Denksystem in der Medizin war die Elementenlehre in seinen Augen unbrauchbar. Es gab schließlich auch noch Geister und Gestirne als mögliche Krankheitsursache und nicht nur krankhafte Säfte.

»Die Weisheit und die Prophetie Hohenheims, die mächtige Belebung des religiösen Gefühls durch seine Philosophie sind Heilmittel für unsere Zeit: Weltangst, Schicksal und Verzweifelung verflüchtigen sich, wo der starke Luftzug seines Geistes rauscht und den Dienst am Ewigen als unseren eigentlichen Beruf zum Bewusstsein bringt.« (Emil Schlegel, 1922)

Von der Mystik zur Wissenschaft

Nach dem Zusammenbruch Roms begann ein besonders düsteres Kapitel abendländischer Geschichte. Im frühen Mittelalter kam es vor allem in Mitteleuropa zur völligen Auflösung der bestehenden Gesellschaftsordnung. Es herrschten Anarchie, Gewalt, Chaos und Hunger.

Kulturell kam es zu einem absoluten Stillstand, vor allem durch die ablehnende Haltung der alles beherrschenden katholischen Kirche gegenüber Andersdenkenden. Im Jahre 529 verbot der damalige Kaiser Justinian sogar sämtliche antiken Wissenschaften. Dies führte zu einem Massenexodus der damaligen Geistesgrößen. Ihre neue Wahlheimat wurde die wesentlich tolerantere arabische Welt, und nur wenige Jahrzehnte später kam es zu den bahnbrechenden Errungenschaften der islamischen Kultur. Während Europa eine geistige Dürrezeit durchlebte, entstanden im Osten vergleichsweise paradiesische Zustände.

Der geistige Verfall führte in Europa auch zum Niedergang jeder Gesundheitsfürsorge. Es gab praktisch keine Abschriften von antiken Heilkundigen mehr und keine geregelte Ausbildung, so dass nur noch das mündlich überlieferte Wissen aus der Volksmedizin vorhanden war. Zwischenzeitlich war es sogar Kirchendoktrin, dass man Krankheiten nicht mehr behandeln durfte, weil dies bedeutete, gegen den Willen Gottes zu handeln.

Das Einzige, was damals in Europa wirklich blühte, war die Kriegskunst – es war die Sternstunde missionarischer Eiferer, die gegen Heiden und Ketzer wetterten. Nachdem sich Europa um das Jahr 1000 politisch wieder etwas gefestigt und man die letzten Heiden zwangsbekehrt oder getötet hatte, begannen die Kreuzzüge gegen die islamischen Völker. Hierdurch wurde aber auch ein kultureller Austausch eingeleitet, der das geistige Europa aus seinem Dornröschenschlaf erwecken sollte. In den islamischen Ländern hatte man über die Jahrhunderte das Wissen der Antike bewahrt, zahlreiche Handschriften übersetzt und archiviert und durch eigene Anstrengungen das Vorhandene gemehrt. Berühmte Heilkundige wie Avicenna oder Geber hinterließen selbst Schriften von unschätzbarem Wert, vor allem zu Themen wie Philosophie, Alchimie und Astrologie. Viele dieser Schriften waren Paracelsus bekannt und flossen in sein Werk ein.

Arabische Ärzte verfügten über einen riesigen Arzneischatz, der durch ayurvedische Arzneien aus Indien wesentlich bereichert wurde. Außerdem kannte man ausgeklügelte Operationstechniken und hatte ein Spitalwesen geschaffen, von dem der Rest der Welt nur träumen konnte. Nachdem man im christlichen Europa das alte Wissen gierig aufgesaugt hatte, kam es auch hier sehr bald zu einer kulturellen Blüte. Im medizinischen Bereich entwickelte sich die Klostermedizin, und die ersten Universitäten nach antikem Vorbild wurden gegründet, z.B. in Salerno oder Montpellier. Grundlage der Medizin war aber immer noch die antike Säftelehre. Wirkliche Neuerungen hatte es also seit über 1000 Jahren nicht gegeben.

Das Mittelalter war jedoch auch der Höhepunkt christlicher Mystik. Mit dieser Kulturepoche verbunden sind Namen wie Hildegard von Bingen (1098–1179), Albertus Magnus (ca. 1200–1280) oder Meister Eckhart (ca. 1260–ca. 1327). Paracelsus schätzte vor allem den visionären Geist der Hildegard von Bingen, die man auch *prophetissa teutonica* nannte. Er schrieb: »Warum der Hildegard dies träumte und einem anderen etwas anderes, das hat die Ursache, dass der Geist dazu erleuchtet wird, wozu er die Liebe der Hildegard hat. So hat diese eine Lust gehabt, zu dienen ohne Abgötterei. (...) Darum hat Hildegard auf phantastische Art geredet« (IV/402). Die Offenbarungen durch höhere Wesenheiten, die nur wahrhaft Berufenen wie Hil-

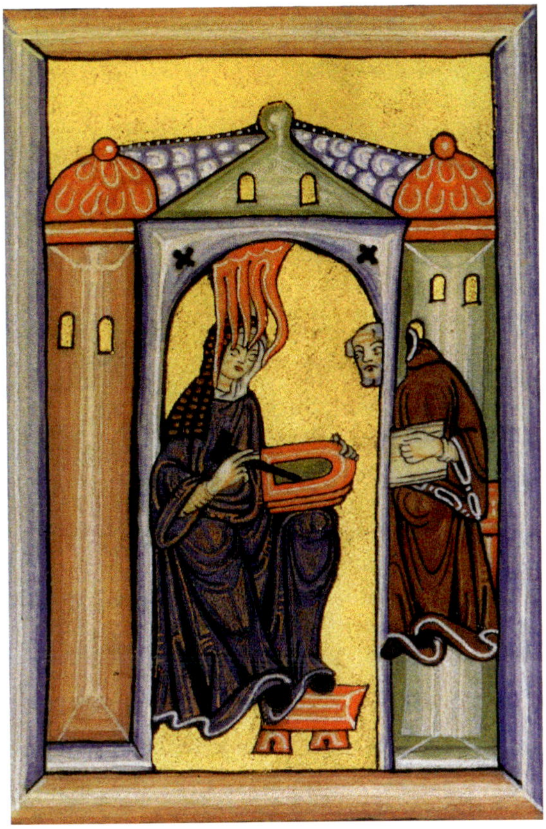

Hildegard von Bingen empfängt eine göttliche Offenbarung als flammenden fünffachen Strahl. Der Mönch Volmar steht ihr hilfreich zur Seite. Buchillustration aus dem *Liber Scivias* (Wisse die Wege), um 1180.

degard widerfuhren, waren für Paracelsus der höchste Weg zur Erkenntnis. Ganz in der Tradition christlicher Mystik verhaftet, sah auch er in der Natur ein Geschenk Gottes. Der Mensch lebt eigentlich in einem Paradies, doch der Normalsterbliche verschließt seine Augen für die Schönheit dieser Welt und lebt dadurch in einem selbstgestrickten Fegefeuer aus Sünde und Verdammnis.

Hildegard, deren Heilkunde heute wieder viel beachtet wird, genoss zu Lebzeiten allerdings lange nicht so viel Aufmerksamkeit, wie man heute vielleicht annimmt. Der damalige Bestseller im Bereich Kräuterkunde war nicht ihre *Physica*, sondern der *Macer floribus*, der im 12. Jahrhundert geschrieben wurde (siehe Tabelle). Heute existieren von diesem Buch noch zahlreiche Abschriften, während es von der *Physica* nur vereinzelt Originale gibt; beide Werke stehen in der Tradition des Dioskurides und des Galen.

Neben diesen und den wenigen antiken Quellen gab es zur Zeit des Paracelsus nur sehr wenige weitere Werke über Heilpflanzen, darunter den *Gart der Gesundheit* (1485) oder das *Destillierbuch* des Hieronymus Brunschwyck (1500), die Paracelsus sicher beide gekannt hat. Der Meister widmete sich daher zwangsweise den mittelalterlichen und antiken Schriften, sein *Herbarius* aus dem Jahre 1525 befasst sich z.B. besonders ausführlich mit dem *Macer floribus*.

Im Spätmittelalter erlebten schließlich apokalyptische Visionen eine regelrechte Hochkonjunktur. Katastrophale Wetterveränderungen läuteten im 14. Jahrhundert Hungersnöte von nie gekanntem Ausmaße ein; mit Mutterkorn verseuchtes Getreide führte zu regelrechten Epidemien von »Antoniusfeuer« und zu kollektiven Wahnvorstellungen.[2] Mit dem Hunger kam zudem die Pest, die ganze Landstriche entvölkerte, in einem Europa, das ohnehin nur dünn besiedelt war: So starb im Zuge der ersten großen Pestepidemie etwa ein Drittel der europäischen Bevölkerung. Es war ein kultureller Schock ohnegleichen, und noch heute lösen Seuchen irrationale Ängste aus – man denke nur an die kollektive Hysterie beim Thema Vogelgrippe.

Der Medizinhistoriker Heinrich Schipperges schrieb dazu: »Kritische Situationen und Beschwer-

2 Mutterkorn (Secale cornutum) ist ein meist auf Roggen vorkommender Pilz. Er enthält verschiedene Alkaloide. Der Genuss führt schon in relativ geringer Dosierung zum Verschluss der peripheren Gefäße und einer dadurch bedingten Gewebenekrose. Der Betroffene »verfault« regelrecht unter erheblichen brennenden Schmerzen, daher der Name »Antoniusfeuer« (der hl. Antonius galt als Schutzpatron, und der Orden der Antoniter kümmerte sich besonders um Betroffene). Die Giftwirkung führt in vielen Fällen auch zu Halluzinationen und/oder extremen Krämpfen. In der Homöopathie ist Secale heute ein wichtiges Mittel zur Behandlung von Hypertonie, Sklerose und Migräne (D6). Es ist Bestandteil von »Secale/Bleiglanz« (Globuli, Ampullen von Wala) und »Metaginkgo« (Tropfen von Meta-Fackler); beide Mittel eignen sich zur Therapie arterieller Durchblutungsstörungen. Albert Hofmann extrahierte in den dreißiger Jahren des 20. Jahrhunderts den Wirkstoff aus Mutterkorn und verwandelte ihn in eine Substanz namens Lysergsäurediäthylamid, kurz LSD genannt. Ab 1949 gab es das Präparat Delysid (LSD 25) als Medikament zur wissenschaftlichen Erprobung; als Indikationen wurden genannt: a) »Zur seelischen Auflockerung bei analytischer Psychotherapie besonders bei Angst- und Zwangsneurosen / b) Delysid vermittelt dem Arzt im Selbstversuch einen Einblick in die Ideenwelt des Geisteskranken.« Die Erfolge waren phänomenal. Die repressive Drogenpolitik, vor allem in den USA, führte aber schließlich weltweit zum Verbot, das bis heute anhält. Während wir diese Textstelle schreiben, feiert der begnadete Al-Chemiker des Bewusstseins gerade seinen 100. Geburtstag – herzlichen Glückwunsch!

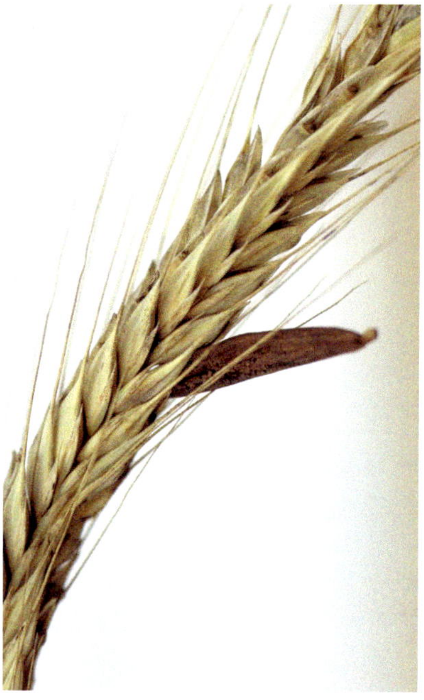

In alter Zeit verwendeten Hebammen Mutterkorn bereits als Wehenmittel. Erste schriftliche Erwähnungen als Heilmittel findet man im *Kräuterbuch* des Adam Lonitzer (1557/1962). Foto: Margret Madejsky.

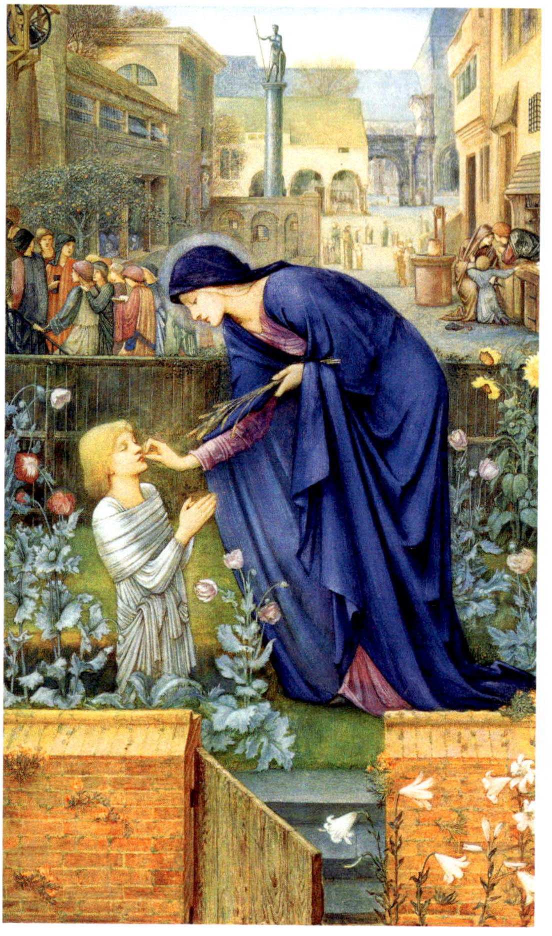

Der Adept empfängt von der Kornmutter Demeter, hier als Maria dargestellt, eine Substanz zur Initiation; es dürfte sich um Mutterkorn handeln, das zusammen mit Schlafmohn wahrscheinlich in den Eleusinischen Mysterien zur mystischen Schau verabreicht wurde. Ölbild von Edward Burne-Jones, 1865–1898, Delaware Art Museum, Wilmington.

nisse mancherlei Art hatten die Menschen früherer Zeiten vielleicht weitaus mehr zu verkraften als in unseren Tagen. Das Mittelalter ist voll von Klagen über die Nöte der Zeit: Kriegszüge und Hungersnöte und Epidemien aller Art. Dürrezeiten und Überschwemmungen, Pest und Kriege wirken sich weitaus unmittelbarer aus, schließen sich oft zu einem nahezu ausweglosen Circulus vitiosus von Seuchenzügen und Hungersnöten zusammen: Nicht zuletzt infolge von Unterernährung konnte sich der ›Schwarze Tod‹ über ganz Europa ausdehnen (...). Krankheit erscheint in der Welt des Mittelalters nicht als zufälliger Defekt oder vorübergehender Funktionsausfall und schon gar nicht als rasch zu behebende Panne, sondern als das Schicksal des Menschen« (H. Schipperges, 1985).

Das göttliche Inferno führte schließlich im 15. Jahrhundert zu einem radikalen kulturellen Umbruch – die Renaissance begann. Die Impulse einer geistigen Erneuerung kamen vor allem aus Italien. Heute denken wir dabei sicher zunächst an Künstler wie Michelangelo oder Botticelli. Aber auch in den Naturwissenschaften begann ein vollständiges Umdenken, und mit Martin Luther brach schließlich sogar die Einheit der Kirche auseinander.

Der Renaissancemensch wagte es zum ersten Mal, die Welt vom Standpunkt Gottes aus zu betrachten. Man strebte nicht länger nach Gottgefälligkeit und schaute auch nicht mehr demütig in das Weltall, sondern versuchte die Geheimnisse des Lebens zu lüften. Der Astronom Nikolaus Kopernikus entdeckte das heliozentrische Weltbild und ermöglichte dadurch eine völlig neue Sicht des Universums. Aber auch die Natur und der Körper des Menschen standen nun im Mittelpunkt der Betrachtung. Man betrieb intensive anatomische Studien und entdeckte neben den Organen auch schon bald die komplexen Stoffwechselvorgänge.

Besonders deutlich zeigt sich der geistige Wandel dieser Zeit in der Kunst. Einige Zeitgenossen

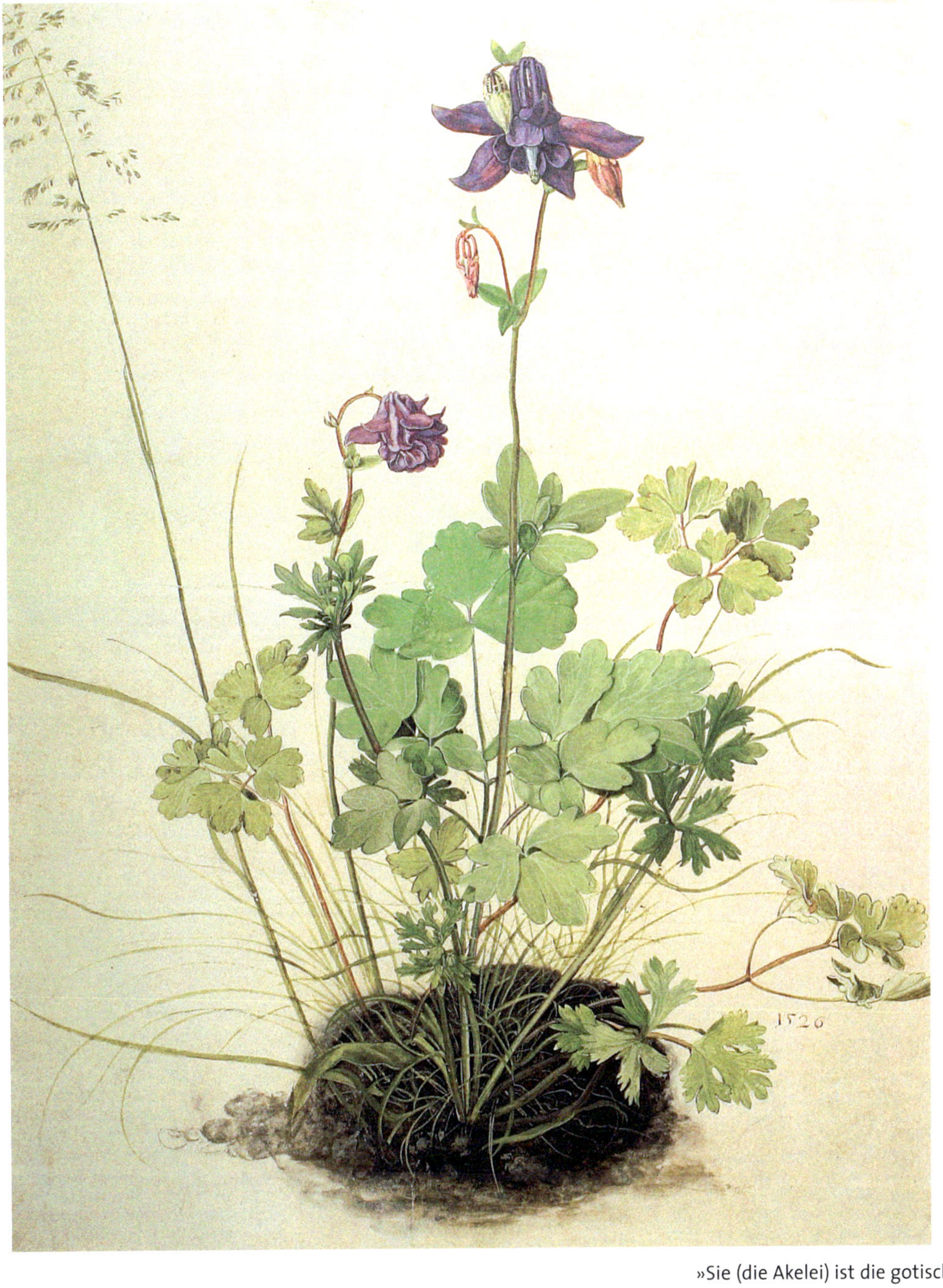

»Sie (die Akelei) ist die gotische Pflanze. Sowohl ihre Symbolik wie Zahlenmystik und Geometrie fordern zu abstrahierenden Darstellungen heraus. Da ist zuerst das zweimal dreigeteilte Blatt an den Blütentrieben, dann aber das grundständige Blatt, das (...) ein gleichseitiges Dreieck in einem Kreis ergibt. Diese Dreiteilung verbindet sich zum Symbol der göttlichen Dreifaltigkeit. Die Blüte ist ebenfalls mathematisch zu beschreiben und geometrisch als regelmäßiges Fünfeck darstellbar. Ihr Diagramm folgt dem Goldenen Schnitt, der Göttlichen Proportion« (E. Gallwitz, 1996). Aquarell und Deckfarbe, 1526, vermutlich aus der Schule von Albrecht Dürer; Graphische Sammlung Albertina, Wien.

des Paracelsus gelten heute als die bedeutendsten Künstler der europäischen Geschichte, so z.B. Albrecht Dürer, Lucas Cranach, Hans Holbein oder Matthias Grünewald. Mit besonderer Hingabe und Sorgfalt und noch nie zuvor gekannter Exaktheit widmeten sich diese Künstler insbesondere auch pflanzlichen Darstellungen. Meistens waren es Bilder von Heiligen, Märtyrern, Kirchenfürsten, Königen und vor allem biblische Geschichten, bei denen man Pflanzen als scheinbar schöne Zierde am Rand der Gemälde, manchmal aber auch an zentraler Stelle verwendete.

Bis ins frühe Mittelalter legten die Künstler noch wenig Wert auf Exaktheit, sie wollten vielmehr die Natur im Allgemeinen als liebevolles Werk Gottes darstellen. In der Renaissance wechselte man jedoch im wahrsten Sinne des Wortes die Perspektive, indem man die Zweidimensionalität der Gotik, in der nur Gott und unter ihm der Mensch existierte, gegen eine Dreidimensionalität austauschte, die aus Kosmos, Mensch und Natur besteht. Der Renaissancekünstler wollte nun nicht mehr durch Ornamentik, sondern durch Detailtreue den Geist Gottes begreifen, der sich für ihn vor allem in Farbe und Form offenbarte. Die Pflanze wurde dadurch zum Symbolträger – mit ihrer Darstellung wollte man nunmehr vor allem bestimmte Eigenschaften der Hauptfiguren verdeutlichen. So sollten Rosen, Maiglöckchen, Madonnenlilie oder Gänseblümchen beispielsweise die Lieblichkeit Marias ausdrücken, während das Johanniskraut die balsamische Tugend von Johannes dem Täufer darstellte oder die Akelei den Heiligen Geist symbolisierte.

Sehr oft malte man auch Pflanzengemeinschaften, die man oftmals auch gemeinsam zu therapeutischen Zwecken verwendete. Ein berühmtes Beispiel ist der Isenheimer Alter von Matthias Grünewald, auf dem man Wegerich, Pfingstrose, Mohn oder Nachtschatten findet – alles Kräuter, die man früher zur Behandlung von Besessenheit und dem Antoniusfeuer verwendete. Wie eine Reliquie oder eine Heiligenfigur galt die gemalte

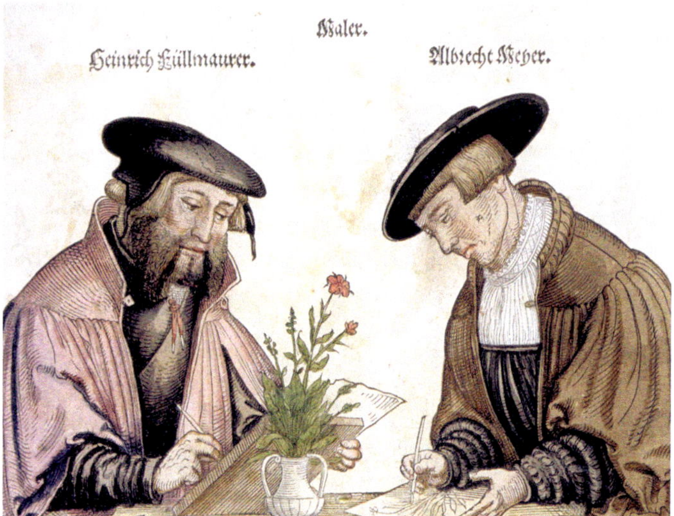

Künstler beim Illustrieren. Kolorierter Holzschnitt aus dem Kräuterbuch des Leonhart Fuchs, 1543.

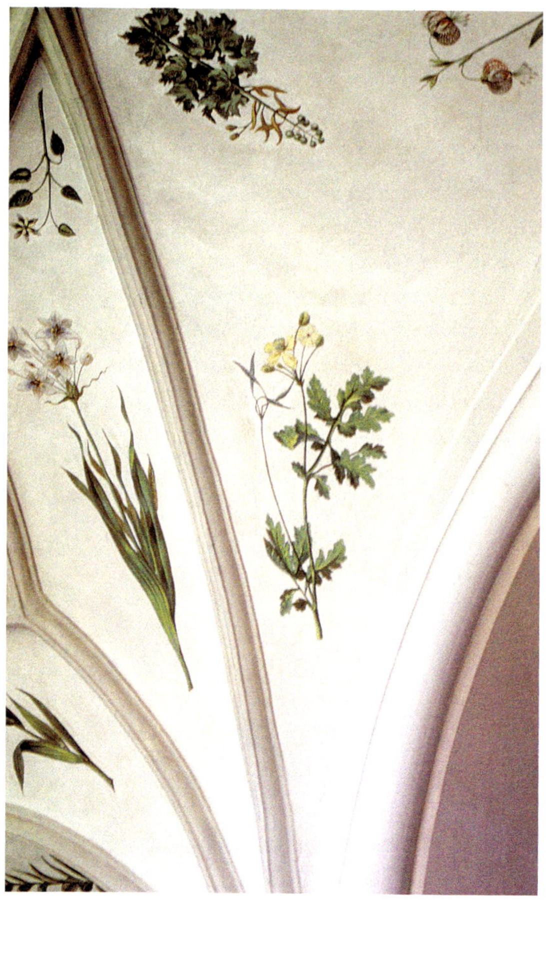

Schöllkraut und andere Heilpflanzen. Detail des »Himmelsgartens« an der Decke von St. Michael in Bamberg. Insgesamt kann man dort 578 Bilder von Pflanzen bewundern, die seit 1614 die Kirche zu einem Juwel ohnegleichen machen. Foto: Olaf Rippe.

Pflanze selbst als heilend. Man wollte also keineswegs Heilkräuterbücher ersetzen, vielmehr war man der Überzeugung, dass die bloße Betrachtung am geweihten Ort durch die Imagination heilende Wirkung haben konnte – und der mittelalterliche Mensch war ein imaginativer Mensch!

Viele der damaligen Maler und Bildhauer waren außerdem in die geheimen Künste Alchimie und Astrologie eingeweiht, so mancher war ebenfalls ein Kenner der Magie. Mit Sicherheit trafen sich die Adepten auch, um ihr Wissen auszutauschen. Man weiß, dass Paracelsus einige berühmte Künstler und Philosophen persönlich kannte, z.B. Hans Holbein und Erasmus von Rotterdam, mit dem er einen regen Briefverkehr unterhielt und der einer seiner Patienten war. Albrecht Dürer erwähnte er ebenfalls in seinem Werk (IV/491). Er war also direkter Zeuge der künstlerischen Revolution seiner Zeit.

»Wie können wir die Teile eines organisierten Wesens und ihre Wirkungen entwickeln und begreifen, wenn wir es nicht als ein (...) Ganzes beobachten?« (Johann Wolfgang von Goethe)

»Wir heute müssen wieder lernen, überhaupt wahrzunehmen, was die Natur, die Schöpfung ist (...). Wir müssen wieder sehen lernen. Sehen, was wichtig ist und von was wir eigentlich leben: von der Natur oder von der Maschine, von der Technik? (...) Allein der Aufbau und die Planung der Organismen ... die Schöpfung, das ist das Thema des Chemikers, man schaut tief hinein in die Schöpfung, und man sieht dort unerhörte Wunder. Wenn der Naturwissenschaftler kein Mystiker wird, ist er kein Naturwissenschaftler.« (Albert Hofmann, zit. n. Mathias Broeckers/Roger Liggenstorfer, 2006)

Die Pflanze als Wirkstoffträger

In der Renaissance bahnte sich jedoch bereits die Entmystifizierung der Natur hin zu einem reduktionistischen, unbeseelten Kosmos unserer Tage an. Für Geister und Elfen war eigentlich schon zu dieser Zeit kaum noch Platz. Es mussten nur einige Jahrzehnte nach Paracelsus Tod vergehen, und René Descartes (1596–1650) verbannte in seinem Werk *Traité de l'homme* den Geist und die Magie

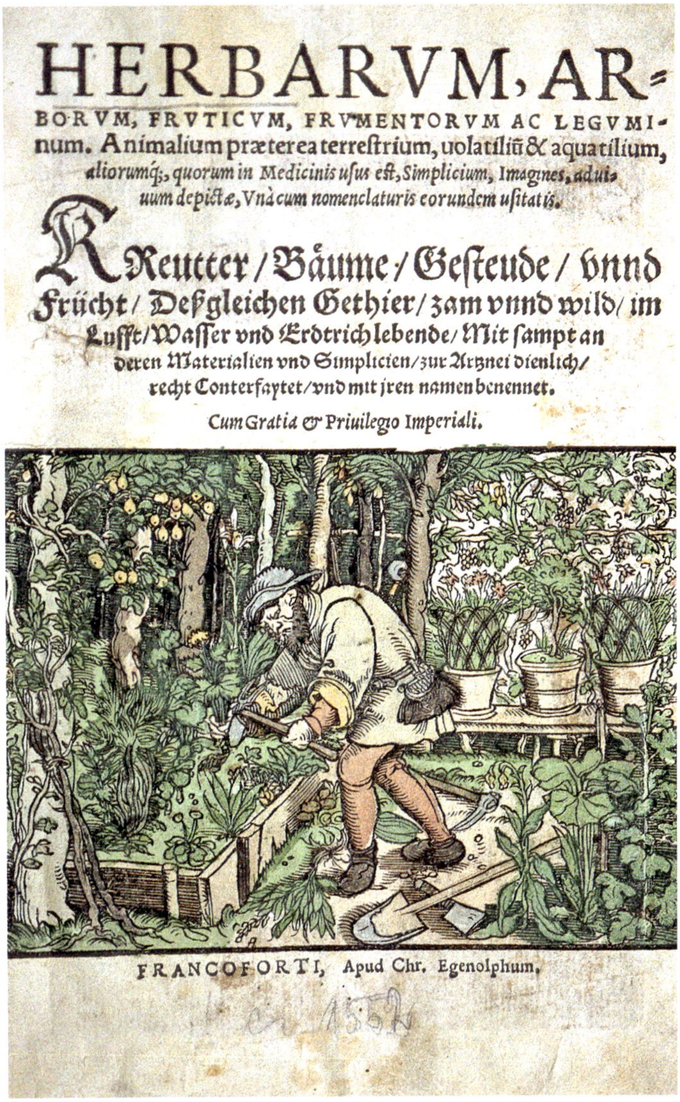
HERBARVM, ARBORVM, FRVTICVM, FRVMENTORVM AC LEGVMInum. Animalium præterea terreſtrium, uolatiliũ & aquatilium, aliorumq́; quorum in Medicinis uſus eſt, Simplicium, Imagines, ad uiuum depictæ, Vnà cum nomenclaturis eorundem uſitatis.

Kreutter/Bäume/Geſteude/vnnd Frücht/Deßgleichen Gethier/zam vnnd wild/im Lufft/Waſſer vnd Erdtrich lebende/Mit ſampt an deren Materialien vnd Simplicien/zur Artznei dienlich/ recht Conterfaytet/vnd mit jren namen benennet.

Cum Gratia & Priuilegio Imperiali.

FRANCOFORTI, Apud Chr. Egenolphum.

Titelbild *Herbarium* von Engenolph, 1552, kolorierter Holzschnitt.

vollständig aus der Natur. »Die Philosophie wandte sich mit Descartes der Phänomenologie zu; sie fragte nicht mehr zu welchem Zweck und zu welcher Bestimmung etwas wäre, sondern was geschähe und wie es geschähe« (G. Stille, 1994). Nochmals einige Jahre später konnte der Arzt Hermann Boerhaave (1668–1738) folgende unglaubliche Behauptung aufstellen: »Es ist eine Tatsache, dass der menschliche Körper eine Maschine ist.«

Durch das mechanistische Weltbild entlockte man der Natur zwar so manches Geheimnis, doch wirklich verstehen konnte man die Schöpfung nicht. Nicht eine der wirklich bedeutenden Fragen konnte die Wissenschaft (bis heute) befriedigend beantworten, also begann man damit, das Unlösbare aus der Fragestellung auszuklammern. Was sich nicht beweisen ließ, dem sprach man einfach sein Existenzrecht ab. Da man sich inzwischen vollständig von allem hermetischen Beiwerk in der Medizin befreit hatte, machte sich zu Beginn der Neuzeit ein ausgesprochener Nihilismus breit.

Seit der Antike hatte man darüber gegrübelt, warum eine Pflanze heilt und was sie im Körper bewirkt. Höhere Mächte klammerte man nun aus, also blieb das philosophische Konzept der Säftelehre, das aber ebenfalls überholt war. Dann kam Paracelsus, der davon sprach, dass jeder Substanz eine Tugend innewohne, die es zu extrahieren gelte. Allerdings fügte er auch hinzu, dass diese Kraft ohne Gewicht und unsichtbar sei. Unter Tugend verstand er das Licht des Göttlichen im Stofflichen und nicht etwas Materielles.

Im Jahr 1805 entdeckte Adam Sertürner (1783 bis 1841) schließlich durch Analyse des Opiums den ersten »Wirkstoff« in der Medizingeschichte, den er später Morphium nannte.

Die heilige Pflanze, die den Ratsuchenden im Tempel des Asklepios einst das Göttliche sehen ließ, war nun eine messbare Substanz und auf eine chemische Formel reduziert worden. Mit dieser Entdeckung begann eine Entwicklung, die bis heute nicht abgeschlossen ist und schließlich zur Herstellung synthetischer Arzneien führte. Durch die Möglichkeit der Extraktion wurde das Pflanzenreich »zum Steinbruch der Chemie, aus dem man einzelne bekannte Wirkstoffe herausbricht, um diese in der Retorte nachzubauen« (G. Stille, 1994). Nun war man endgültig von Gott unabhängig. Die modernen Alchimisten glaubten, endlich den Stein der Weisen gefunden zu haben – sie hatten jedoch vergessen, dass dieser Stein in Wahrheit ohne Gewicht und nicht zu messen ist.

Man erfährt durch die Analyse der Substanzen zwar einiges über stoffliche Strukturen, aber nichts über die Kräfte, die Substanzen bilden, und auch nur wenig über das heilende Potenzial. Es gibt nicht selten Pflanzen, in denen oft Dutzende von zum Teil völlig entgegengesetzt wirkenden Stoffen gefunden wurden. Die Pflanze auf ein messbares Prinzip zu reduzieren kann immer nur einen Teil ihres Wesens offenbaren, niemals aber der Schlüssel zu ihrem wahren Wesen sein. Ein solches analytisches Vorgehen gleicht dem Versuch, den Inhalt dieses Buches durch Analyse des Papiers, auf dem es gedruckt wurde, begreifen zu wollen, anstatt es zu lesen.

Mit Entdeckung der Wirkstoffe führte man zu deren Beurteilung außerdem im 19. Jahrhundert den Tierversuch ein. Wie Rudolf Steiner treffend bemerkte, würde im Mittelalter »kein Mensch daran gedacht haben, und in alter Zeit würde es jeder Arzt für den größten Unsinn gehalten haben, das Leben zu zerstören, um das Leben kennen zu lernen, denn wahr ist es, dass noch im Mittelalter ein großer Teil der Menschen hellsehend war und die Ärzte den Menschen durchschauen konnten und sahen, was in ihm beschädigt war und was ihm fehlte. So z.B. Paracelsus; er durchschaute den physischen Leib. Aber die Zeit der materiellen Kultur musste kommen, wo das Hellsehen verloren ging. Namentlich bei den heutigen Ärzten und Naturforschern sehen wir dies, und die Vivisektion[3] war eine Folge davon« (R. Steiner, 1906, zit. n. W. Daems, 2001). Inzwischen wurden wahrscheinlich Milliar-

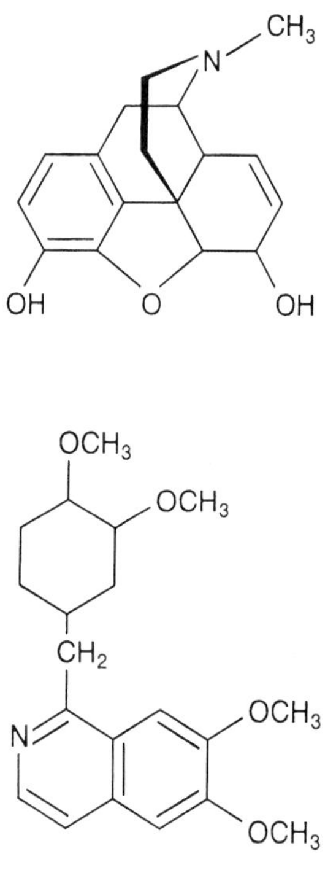

Strukturformeln von Morphin und Papaverin.

3 Als Vivisektion gilt laut Duden jeder operative Eingriff am lebenden Tier zu wissenschaftlichen Zwecken.

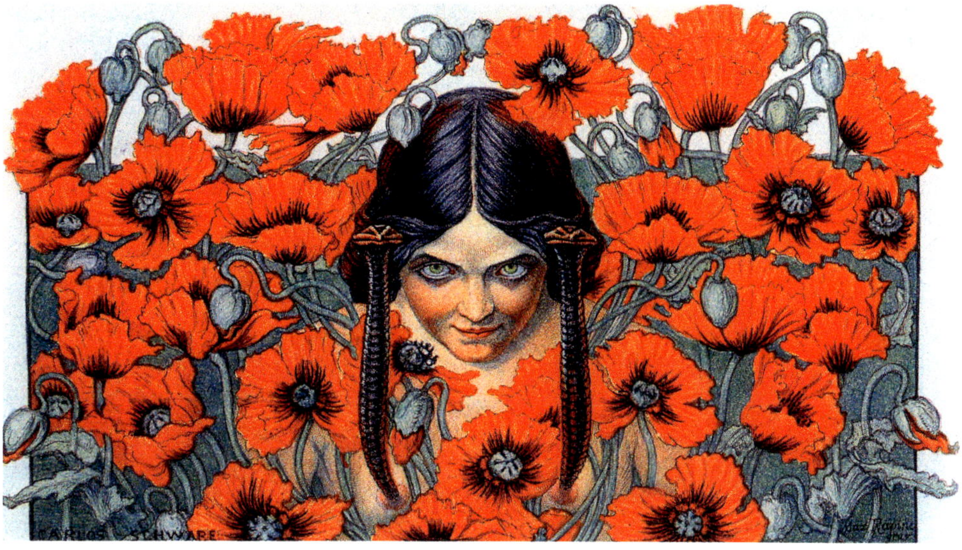

Schlafmohn ist heute wie kaum eine andere Pflanze umstritten. Opiate sind die wirksamsten Schmerzmittel überhaupt, und entsprechend häufig wurde Opium von Paracelsus verwendet. Parallel zur Isolierung der Wirkstoffe begann jedoch auch ein zwiespältiges Kapitel der Medizingeschichte, denn Morphium und später Heroin sind auch extrem potente Suchtstoffe. Buchillustration zu *Les Fleurs du Mal* von Charles Baudelaire; Carlos Schwabe, 1896–1899.

den Tiere im Namen der Wissenschaft auf bestialische Weise gequält, oft bis zum Tode. Wer einer »rationalen« Therapie anhängt und »wissenschaftliche Beweise« für die Wirkung von Heilpflanzen einfordert, sollte bedenken, dass eine moderne pharmazeutische Forschung praktisch immer mit Tierversuchen einhergeht, die sogar sehr häufig gesetzlich vorgeschrieben sind.

Im 19. Jahrhundert begann zudem die Industrialisierung der Medizin – schon bald zählte vor allem eines: der Profit. Inzwischen setzt die Medizinbranche allein in Deutschland jährlich ca. 240 Milliarden Euro um, Tendenz steigend. Mit Recht kann man sich daher heute die Frage stellen »ob die Arzneiwissenschaft nicht Gefahr läuft, in weiten Bereichen ihrer Arbeit einmal nur noch den elitären Anforderungen der Forschung und den existentiellen Bedürfnissen der Forscher zu dienen, aber nicht mehr den Erfordernissen der Heilkunde« (G. Stille, 1994).

Die vollständige Ausklammerung der Spiritualität aus der Wissenschaft führte seit der Renaissance langsam, aber sicher zu einer vollständigen Verdinglichung der Natur und damit auch zu einer Entfremdung von den kulturellen Wurzeln. Hierdurch sollte es zwar zu enormen Fortschritten in Wissenschaft, Technik und Wirtschaft kommen, zu tiefgreifenden Veränderungen der Lebensweise wie der Urbanisierung, teilweise auch zu erheblicher Erhöhung des Lebensstandards und der Lebenserwartung, gleichzeitig führten diese Veränderungen aber auch zu Überbevölkerung, Artensterben, Umweltzerstörung und zu einem unfassbaren Elend in den meisten Teilen der Welt.

Nun soll die Gentechnik richten, was man mit herkömmlichen Mitteln nicht schaffen konnte. Der Wissenschaftler, aber auch der Arzt, werden damit vollends zum Stellvertreter Gottes, doch solange kein hermetischer Geist in den Labors herrscht, dürften die Ergebnisse nicht sehr erfreulich sein – Dr. Frankenstein und Dr. Mengele lassen grüßen.

»Es gibt keinen Sinn, der das Unendliche sieht. (...) Denn das Unendliche kann nicht Gegenstand der Sinne sein. Und daher ist, wer es mittels der Sinne zu erkennen verlangt, wie einer, der die Substanz und die Essenz mit Augen sehen will. Und wer etwa deshalb ihre Existenz abstritte, weil sie nicht fühlbar oder sichtbar ist, käme dahin, sein eigenes Sein und Wesen zu leugnen.« (Giordano Bruno, 1584, zit. n. Gerhard Wehr, 1999)

Das Geistartige der Arznei

Wie immer gibt es aber nach dem Gesetz der Synchronizität auch eine Gegenbewegung. Im Jahre 1810, also nur fünf Jahre nach der bahnbrechenden Entdeckung des Morphiums durch Sertürner, verfasste der Arzt Samuel Hahnemann sein *Organon der Heilkunst*, in dem er seine Grundgedanken zur Homöopathie formulierte.

Hahnemann, der durch seine Mitgliedschaft in der Freimaurerloge mit der hermetischen Gedankenwelt bestens vertraut und auch alchimistisch sehr bewandert war, hatte eine völlig andere Vorstellung von der Wirkung einer Arznei. Er entwickelte die Gedankenwelt des Paracelsus weiter und postulierte drei entscheidende Schritte zur Arzneiwirkung:

1.) Es bedarf nur einer geringen Menge, um eine erhebliche Wirkung zu erzielen. Hahnemann reduzierte schrittweise die Dosis üblicher Arzneien bis zur Minimaldosis. Paracelsus hatte ebenfalls bereits die Frage der Dosierung in den Mittelpunkt gestellt und war stets darauf bedacht gewesen, möglichst geringe und grundsätzlich untoxische Mengen zu verabreichen.

2.) Jedes potenzielle Heilmittel muss in einer anderen Dosierung die zu behandelnde Krankheit auch erzeugen können. Berühmt ist Hahnemanns Selbstversuch mit der Chinarinde, einem Heilmittel bei Malaria. Nach Einnahme der Substanz stellte er fest, dass er Symptome ähnlich einer Malaria bekam, die nach Absetzen aber wieder aufhörten. Experimente mit anderen Stoffen führten regelmäßig zu vergleichbaren Ergebnissen. Er erstellte daraufhin zahlreiche Arzneimittelbilder ausschließlich am »gesunden« Menschen. Tierversuche waren und sind in der Homöopathie unnötig und unüblich.

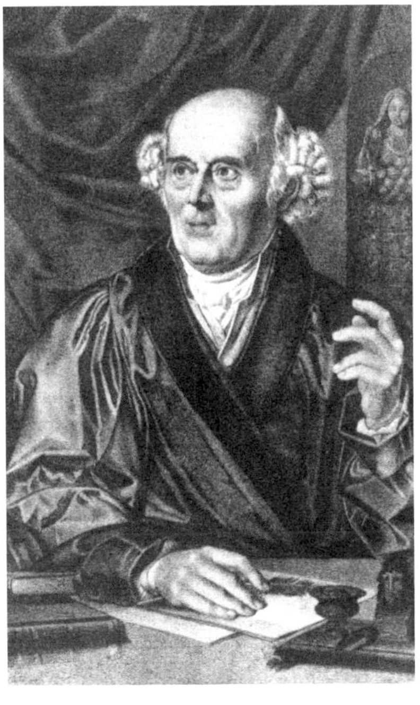

Samuel Hahnemann (1755–1843) begründete die Homöopathie auf der Lehre von der Heilung nach den Gesichtspunkten der Sympathie. Dank seinen umfangreichen alchimistischen Kenntnissen konnte er die Verfahren der Vergeistigung eines Stoffs wesentlich weiter entwickeln. Kupferstich, 18. Jahrhundert.

Das Gesetz der Homöopathie lautet: »Similia similibus curantur« (Ähnliches wird durch Ähnliches geheilt). Dies entspricht der Vorstellung einer Therapie nach den Regeln der Sympathie im Gegensatz zur antipathischen Therapie nach der Regel »Contrarii contrariis« (nur das Gegensätzliche heilt). Praktisch identische Vorstellungen findet man auch bei Paracelsus.

Seine therapeutischen Konzepte sind konsequent auf dem Gesetz der Homöopathie aufgebaut, nur die Vorgehensweise ist anders. Paracelsus erkannte die notwendigen Heilmittel durch die Signaturen und durch astrologische Bezüge. Hahnemann stellte dagegen die Wirkung einer Substanz in den Vordergrund und enthielt sich metaphysischer Spekulationen, was ganz dem damaligen Zeitgeist des Positivismus entsprach.

3.) Damit eine Substanz nach dem Gesetz der Sympathie heilen kann, muss man ihre Grobstofflichkeit durch alchimistische Verfahren auflösen und verwandeln. Hierdurch wird die »Tugend« befreit, und die Substanz verliert vollständig ihre Giftigkeit. Nunmehr braucht man anreichernde Verfahren, ähnlich einer Destillation, um die Schwingung zu verfeinern.

Für Hahnemann waren »Arzneistoffe (...) nicht tote Substanzen in gewöhnlichem Sinne; vielmehr ist ihr wahres Wesen bloß dynamisch geistig – ist lautere Kraft, die durch jenen so merkwürdigen Prozess des Reibens nach homöopathischer Art bis an die Grenzen der Unendlichkeit potenziert werden kann« (S. Hahnemann, 1987). Diese Anschauung ist ebenfalls identisch mit den Ansichten des Paracelsus, nur das galenische Verfahren unterschied sich ein wenig davon.

Wie Paracelsus war auch Hahnemann der Ansicht, dass die feinstoffliche Arznei eine Anregung der Selbstheilungskräfte erzeugen soll. Dadurch wird die dumpfe Schwingung einer Krankheit in die feinstoffliche der Gesundheit verwandelt. Homöopathisches Heilen gleicht also einer Erlösung und entspricht in gewissem Sinne der alchimistischen Transmutation von Blei (Krankheit) in Gold (Gesundheit).

Wenn es um die Quellen seines Wissens ging, war der Freimaurer Hahnemann allerdings dem Schweigegebot unterworfen, so dass heute viele der Meinung sind, er hätte die Homöopathie erfunden.

Er hat sie zweifelsfrei zu dem gemacht, was sie heute ist, doch Willem Daems weist in seinen Schriften deutlich nach, dass er sich hierzu alchimistischer Kunstgriffe bediente, die schon lange vor ihm bekannt waren.

Es dürfte nicht verwundern, dass die Philosophie Hahnemanns zu seiner Zeit einen Aufschrei der Entrüstung hervorrief, der bis heute in den Kreisen der »wissenschaftlich-rationalen« Medizin nachhallt.

Obwohl die Wirkung inzwischen wissenschaftlich bewiesen und nicht mehr zu leugnen ist, weiß man immer noch nicht, warum ein Homöopathikum wirkt. Wie sollte man auch? Es handelt sich hier schließlich um etwas Geistartiges, das wirkt, und nicht um einen messbaren Stoff. Man kann das Göttliche zwar bei der Arbeit beobachten, doch den Sinn der Schöpfung und ihre Gesetzmäßigkeiten versteht man nur auf metaphysische Weise.

Der ewige Streit, ob nun der Stoff besser wirkt oder der Geist, ist ein ideologischer. Darüber sollte ein Heiler, der das Interesse seiner Patienten im Auge hat, erhaben sein.

Es geht nicht um ein »Entweder-oder«, sondern um ein »Sowohl-als-auch«. Jede Form der Therapie hat in einem bestimmten Kontext ihre Berechtigung. Die hermetische Wahrheit »Alle Wahrheiten sind nur halbe Wahrheiten« sollte man sich vor allem als Therapeut zu Herzen nehmen.

Kräuterbücher von der Antike bis heute

2000–1500 v. Chr.	**Papyri und Keilschriften** aus der Tempelmedizin. Besonders berühmt ist der sog. Papyrus Ebers (Ägypten) mit ca. 800 Rezepten und Angaben zu zahlreichen pflanzlichen Heilmitteln.
400 v. Chr.	**Hippokrates** (460–340 v. Chr.): *Corpus Hippocraticum* (allgemeine Texte zur Heilkunst und zu Heilmitteln; nur wenige stammen von Hippokrates selbst). Erste Texte zu einer Heilkunde nach der Elementenlehre.
300 v. Chr.	**Theophrast von Eresos** (ca. 372–287 v. Chr.): Schüler des Aristoteles, gilt als »Vater der Botanik«. Er verfasst ca. 200 Abhandlungen über Pflanzen, u.a. *Causae* und *Historia plantarum*.
1. Jahrhundert	**Pedanios Dioskurides** (genaue Lebensdaten unbekannt): *De materia medica* (Von der Heilkunde), Angaben zur Verwendung von 813 pflanzlichen, 101 tierischen und 102 mineralischen Heilmitteln. Originale sind verschollen. Berühmt ist die bebilderte Abschrift *Wiener Dioskurides* aus dem 6. Jh., die allerdings im Gegensatz zum Original nicht mehr nach Verwandtschaft, sondern alphabetisch sortiert ist. Die Originaltexte waren sicher unbebildert, da Dioskurides der Meinung war, dass es nicht möglich sei, Pflanzen in ihrem zeitlichen Gestaltwandel darzustellen. 1500 Jahre lang, bis zur Zeit des Paracelsus, galt Dioskurides als absolute Autorität.
	Plinius Secundus, Gaius, der Ältere (ca. 23–79): *Naturalis historiae XXXVII*; Naturkunde in 37 Büchern.
2. Jahrhundert	**Galen** oder **Galenos von Pergamon** (129–ca. 199): fasste das Wissen seiner Zeit in einer »Arzneimittellehre« (*Opera Galeni*) zusammen. Seine Schriften haben die Pharmazie bis in die Neuzeit beeinflusst. Noch heute nennen wir die unterschiedlichen Verfahren zur Heilmittelherstellung Galenik. Er führte die Graduierung von Arzneien ein, um die einzelnen Wirkungen besser differenzieren zu können, und unterschied dabei vier Grade, von schwach wirksam (1. Grad) bis toxisch (4. Grad). Auf Galen geht auch die Zuordnung der Körpersäfte zu den Temperamenten zurück. Erst Paracelsus wagte eine Kritik.
5. Jahrhundert	***Pseudo-Apuleius:*** spätantike Sammlung in Anlehnung an Dioskurides, die u.a. Walahfried Strabo zu seinem *Hortulus* inspirierte. Berühmt ist die Wiener Handschrift 93 aus der ersten Hälfte des 13. Jahrhunderts; die erste Druckausgabe erfolgte 1481.
7./8. Jahrhundert	***Lorscher Arzneibuch:*** Das älteste erhaltene Werk der Klostermedizin stammt aus der Reichsabtei Lorsch bei Worms.

825 **Walahfried Strabo** (ca. 808–849): Sein *De cultura hortorum* (Über den Gartenbau) versammelt botanische Lehrgedichte, die auch als *Hortulus* bekannt wurden. Die erste Druckausgabe stammt aus dem Jahr 1510.

1030 **Ibn Sina**, genannt **Avicenna** (980–1037): *Canon medicinae*. Paracelsus und einige seiner Schüler nährten 1527 als Symbol für die Zeitenwende in der Medizin mit diesem Werk das Johannesfeuer.

11. Jahrhundert **Odo von Meung** aus Meung-sur-Loire (genaue Lebensdaten unbekannt): *De viribus herbarum* (Von der Kraft der Kräuter), auch bekannt als *Macer floribus*. Die erste Druckversion stammt aus dem Jahr 1477. Das beliebteste Kräuterbuch des Mittelalters beeinflusste auch Paracelsus – so liegen uns seine Kommentare zu den Versen des *Macer* als Mitschriften seiner Schüler vor.

1150–1160 **Hildegard von Bingen** (1098–1179): *Physica* oder *Liber subtilitatum diversarum naturarum creaturarum* (Schriften zur Heilkunde und zu Arzneien). Die Druckausgabe erschien 1533. Zu ihrer Zeit nur wenig beachtet, erfreut sich die »Hildegardmedizin« heute größter Beliebtheit. Paracelsus schätzte ihre Schriften durchaus. Er glaubte, dass Hildegard ihr Wissen auf träumerische Weise als Offenbarung direkt vom höchsten Signator (= Gott) erhalten habe. Die Wissensvermittlung durch Eingebung von Geistwesen und Engel war auch für Paracelsus der wichtigste Weg zur Naturerkenntnis.

1256 **Albertus Magnus** (ca. 1200–1280): *De vegetabilibus* (Von den Kräutern). Ein Klassiker, der noch zu Zeiten des Paracelsus viel beachtet wurde. Berühmt ist auch das *Buch der Heimligkeiten*. Spätere Druckausgaben aus dem 16. Jh. sind illustriert und mit astrologischen Abbildungen versehen, was keineswegs typisch für damalige Kräuterbücher ist.

1350 **Konrad von Megenberg** (1309–1374): *Buch der Natur* oder *Buch von den natürlichen Dingen*. Der Bestseller der mittelalterlichen Literatur erlebte selbst in der Renaissance noch viele Auflagen. Leitgedanke Megenbergs, wie auch schon Hildegards von Bingen, war eine mystische Sicht der Natur als Offenbarung Gottes. Die Schöpfung ist ein Zeichen göttlichen Wollens und seiner Liebe zum Menschen. Diese Sichtweise nimmt Paracelsus wieder auf.

1450 **Johannes Hartlieb** (1410–ca. 1467): *Kreutterbuch*. Einziges bisher bekanntes, durchgehend illustriertes Kräuterbuch in deutscher Sprache vor der Einführung des Buchdrucks. Berühmt wurde auch sein *Buch aller verbotenen Künste* über die Hexenmagie.

1485 **Johannes Wonnecke von Cube** (um 1430–ca. 1494 od.1504): *Hortus sanitatis* oder *Gart der Gesundheit*. Erstes gedrucktes Kräuterbuch in Deutsch und Vorbild für alle späteren Bücher dieser Art; mit einer Beschreibung von 368 Pflanzen, 25 Tieren und 28 Mineralstoffen sowie vielen Abbildungen. Ein »Bestseller« seiner Zeit.

1500 **Hieronymus Brunschwyck** (1430–1512/13): *Das Buch der rechten Kunst zu distillieren*. Berühmtes Destillierbuch, das auch von Paracelsus erwähnt wird, mit ausführlicher Angabe der damals bekannten Indikationen zu den erwähnten Heilpflanzen.

1532 **Otto Brunfels** (1488–1534): *Contrafayt Kreuterbuch*. Die Pflanzen sind nicht mehr alphabetisch, sondern nach botanischer Verwandtschaft geordnet. Mit diesem Buch beginnt der Siegeszug einer wissenschaftlichen Illustration von Büchern, die bis dahin eigentlich nur unter künstlerischen Gesichtspunkten erfolgte. Ein Krankheitsregister erlaubte zum ersten Mal eine Selbstbehandlung.

1539 **Hieronymus Bock** (1498–1554): *Kreütterbuch*. Das originellste unter den drei Büchern der »Väter der Botanik«, vor allem wegen der Anmerkungen zur Herbalmagie und den Abbildungen mit Fabelwesen. Es erschien zuerst in deutscher Sprache und wurde erst 13 Jahre später ins Lateinische übertragen.

1543 **Leonhart Fuchs** (1501–1566): *New Kreutterbuch*. Besonders beeindruckend sind die hervorragenden Abbildungen, die die Pflanzen zum ersten Mal nicht nur naturgetreu abbilden, sondern auch in ihrem zeitlichen Werden darstellen; bei der Bildgestaltung soll sogar Hans Holbein mitgewirkt haben. Inhaltlich ist das Werk nicht sehr umfangreich, dennoch erfreute es sich seinerzeit größter Beliebtheit. Brunfels, Bock und Fuchs bezeichnet man auch als »Väter der Botanik«. Die Pflanzenbeschreibungen

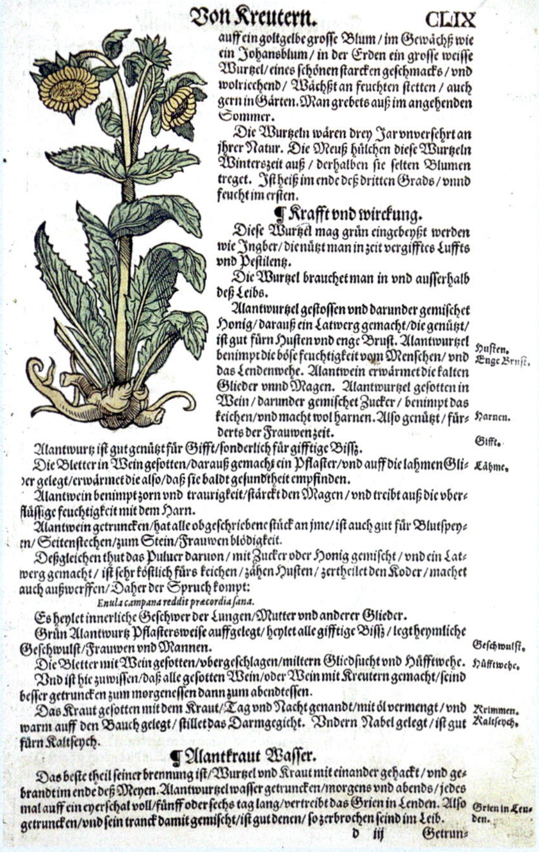
Von Kreutern. CLIX

auff ein goltgelbe grosse Blum / im Gewächß wie ein Johansblum / in der Erden ein grosse weisse Wurtzel / eines schönen starcken geschmacks / vnd wolriechend / Wächßt an feuchten stetten / auch gern in Gärten. Man grebets auß im angehenden Sommer.

Die Wurtzeln wären drey Jar vnversehrt an jhrer Natur. Die Meuß hülchen diese Wurtzeln Winterszeit auß / derhalben sie selten Blumen treget. Ist heiß im ende deß dritten Grads / vnnd feucht im ersten.

¶ Krafft vnd wirckung.

Diese Wurtzel mag grün eingebeyßt werden wie Jngber / die nützt man in zeit vergifftes Luffts vnd Pestilentz.

Die Wurtzel brauchet man in vnd ausserhalb deß Leibs.

Alantwurtzel gestossen vnd darunder gemischet Honig / darauß ein Latwerg gemacht / die genützt / ist gut fürn Husten vnd enge Brust. Alantwurtzel benimpt die böse feuchtigkeit vom Menschen / vnd das Lendenwehe. Alantwein erwärmet die kalten Glieder vnnd Magen. Alantwurtzel gesotten in Wein / darunder gemischet Zucker / benimpt das keichen / vnd macht wol harnen. Also genützt / fürderts der Frauwenzeit. — Husten. Enge Brust. Harnen.

Alantwurtz ist gut genützt für Gifft / sonderlich für gifftige Bissz. — Gifft.

Die Bletter in Wein gesotten / darauß gemacht ein Pflaster / vnd auff die lahmen Glieder gelegt / erwärmet die also / daß sie baldt gesundtheit empfinden. — Lähme.

Alantwein benimpt zorn vnd traurigkeit / stärckt den Magen / vnd treibt auß die vberflüssige feuchtigkeit mit dem Harn.

Alantwein getruncken / hat alle obgeschriebene stück an jme / ist auch gut für Blutspeyen / Seitenstechen / zum Stein / Frauwen blödigkeit.

Deßgleichen thut das Puluer daruon / mit Zucker oder Honig gemischt / vnd ein Latwerg gemacht / ist sehr köstlich fürs keichen / zähen Husten / zertheilet den Koder / machet auch außwerffen / Daher der Spruch kompt:

Enula campana reddit præcordia sana.

Es heylet innerliche Geschwer der Lungen / Mutter vnd anderer Glieder.

Grün Alantwurtz Pflastersweise auffgelegt / heylet alle gifftige Bissz / legt heymliche Geschwulst / Frauwen vnd Mannen. — Geschwulst.

Die Bletter mit Wein gesotten / vbergeschlagen / miltern Gliedsucht vnd Hüfftwehe. — Hüfftwehe.

Vnd ist hie zuwissen / daß alle gesotten Wein / oder Wein mit Kreutern gemacht / seind besser getruncken zum morgenessen dann zum abendtessen.

Das Kraut gesotten mit dem Kraut / Tag vnd Nacht genandt / mit öl vermengt / vnd warm auff den Bauch gelegt / stillet das Darmgegicht. Vndern Nabel gelegt / ist gut fürn Kaltseych. — Krimmen. Kaltseych.

¶ Alantkraut Wasser.

Das beste theil seiner brennung ist / Wurtzel vnd Kraut mit einander gehackt / vnd gebrandt im ende deß Meyen. Alantwurtzel wasser getruncken / morgens vnd abends / jedes mal auff ein eyerschal voll / fünff oder sechs tag lang / vertreibt das Grien in Lenden. Also getruncken / vnd sein tranck damit gemischt / ist gut denen / so zerbrochen seind im Leib. — Grien in Lenden.

D iij Getrun-

Darstellung von Alant, einem altbewährten Tonikum und Heilmittel bei chronischen Lungenleiden, aus dem Kräuterbuch des Adam Lonitzer, 1783 (Erstausgabe 1557).

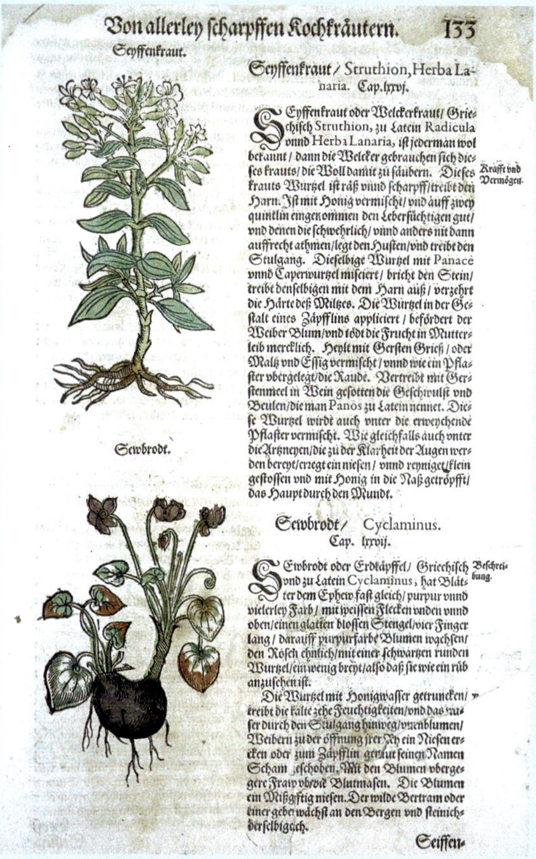
Von allerley scharpffen Kochkräutern. 133

Seyffenkraut.

Seyffenkraut / Struthion, Herba Lanaria. Cap. lxxvj.

SEyffenkraut oder Welckerkraut / Griechisch Struthion, zu Latein Radicula vnnd Herba Lanaria, ist jederman wol bekannt / dann die Welcker gebrauchen sich dieses krauts / die Woll damit zu säubern. Dieses krauts Wurtzel ist räß vnnd scharpff / treibt den Harn. Ist mit Honig vermischt / vnd auff zwey quintlin eingenommen den Lebersüchtigen gut / vnd denen die schwehrlich / vnnd anders nit dann auffrecht athmen / legt den Husten / vnd treibt den Stulgang. Dieselbige Wurtzel mit Panace vnnd Caperwurtzel misceirt / bricht den Stein / treibt denselbigen mit dem Harn auß / verzehrt die Härte deß Miltzes. Die Wurtzel in der Gestalt eines Zäpfflins appliciert / befördert der Weiber Blum / vnd tödt die Frucht in Mutterleib mercklich. Heylt mit Gersten Grieß / oder Maltz vnd Essig vermischt / vnnd wie ein Pflaster vbergelegt / die Raude. Vertreibt mit Gerstenmeel in Wein gesotten die Geschwulst vnd Beulen / die man Panos zu Latein nennet. Diese Wurtzel wirdt auch vnter die erweychende Pflaster vermischt. Wie gleichfalls auch vnter die Artzneyen / die zu der Klarheit der Augen werden bereyt / erregt ein niesen / vnnd reyniget / klein gestossen vnd mit Honig in die Naß getröpfft / das Haupt durch den Mundt. — Krafft vnd Vermögen.

Sewbrodt.

Sewbrodt / Cyclaminus. Cap. lxxvij.

SEwbrodt oder Erdtäpffel / Griechisch vnd zu Latein Cyclaminus, hat Blätter dem Ephew fast gleich / purpur vnnd vielerley Farb / mit weissen Flecken vnden vnnd oben / einen glatten blossen Stengel / vier Finger lang / darauff purpurfarbe Blumen wachsen / den Rösch ehnlich / mit einer schwartzen runden Wurtzel / ein wenig breyt / also daß sie wie ein rüb anzusehen ist. — Beschreibung.

Die Wurtzel mit Honigwasser getruncken / treibt die kalte zehe Feuchtigkeiten / vnd das wasser durch den Stulgang hinweg / Weibern zu der öffnung jrer ... ein Niesen ... oder zum Zäpfflin ... seinen Namen Scham ... geschoben. Mit den Blumen ... Blutmasen. Die Blumen ein Mißgftig niesen. Der wilde Bertram oder ... wächßt an den Bergen vnd steinich ... derselbigach.

Seiffen-

Seite aus dem Kräuterbuch des Dioskurides mit altkolorierten Holzschnitten von Seifenkraut und Alpenveilchen, die Paracelsus bei Asthma und anderen Lungenleiden verwendete. Seit der Antike erfreute sich das Kräuterbuch des Dioskurides grösster Beliebtheit; die erste gedruckte Ausgabe in deutscher Sprache stammt von 1610.

und Abbildungen sind ein besonders eindrucksvolles Zeugnis für eine moderne wissenschaftliche Betrachtungsweise der Natur, die in der Renaissance ihren Ursprung hatte. Ihre Werke machten die Botanik zu einem eigenen Studiengebiet und bildeten die Grundlage für die botanische Systematik Carl von Linnés (1707–1778). Paracelsus wurde von ihnen nur wenig erwähnt; sicher unter anderem, weil zu dieser Zeit nur wenige Schriften des Paracelsus bekannt waren. Themen wie Signaturenlehre oder Astrologie waren aber ohnehin keine Schwerpunkte in diesen Büchern. Es handelt sich vielmehr um eine Zusammenfassung bisher bekannter Heilindikationen nach den Vorstellungen des Dioskurides und des Galen, die von Paracelsus aber vehement abgelehnt wurde.

1557 **Adam Lonitzer (oder Lonicer;** 1528–1586): *Kreuterbuch*. Mit seinen über 1300 Holzschnitten und seiner Informationsfülle gehört dieses Buch zu den besonders interessanten seiner Zeit. Wichtig sind auch seine Ausführungen zur Kunst der Destillation. Wie schon die »Väter der Botanik« verzichtet auch Lonitzer weitgehend auf metaphysische Zusammenhänge, Signaturenlehre oder Astrologie. Die Elementenqualitäten werden dagegen berücksichtigt.

1562 **Pier Andrea Mattioli** (1500–1578): Leibarzt von Ferdinand I. Seine Kommentare zu Dioskurides und sein *Kreuterbuch* machten ihn berühmt.

1578 **Leonhardt Thurneysser** (1531–1596): *Historia vnd Beschreibung Jnfluentischer/Elementischer vnd Natürlicher Wirckungen/Aller fremden vnd Heimischen Erdgewechssen/auch jrer Subtiliteten/sampt warhafftiger vnd Künstlicher Conterfeitung.* Als Schüler des Paracelsus berücksichtigte Thurneysser in seinem eigenwilligen Werk, das sich ausschließlich mit der Familie der Umbelliferen (Doldenblütler) befasst, nicht nur die Heilkunde, sondern vor allem auch astrologische Zusammenhänge. So sind zu den einzelnen Pflanzen individuelle Horoskope zum Wesenhaften der Pflanze, Sammelhoroskope und astrologische Signaturbeschreibungen aufgeführt.

1588 **Jakob Theodor** (nannte sich nach seinem Heimatort Bergzabern **Tabernaemontanus**, ca. 1520 bis 1590): *Kreutterbuch.* Bis heute eines der umfangreichsten und schönsten Kräuterbücher überhaupt (1660 Seiten, ca. 3000 Monografien mit 2500 Holzschnitten); allein der Index umfasst ca. 100 Seiten.

1589 **Johannes Huser** (1545–ca. 1600) beginnt mit der Herausgabe der Schriften des Paracelsus, darunter auch die Schriften über Heilpflanzen; Basel 1589–1591 und Straßburg 1605.

1606 **Bartholomäus Carrichter** (genaue Lebensdaten unbekannt): *Horn deß heyls Menschlicher Blödigkeit oder. Kreutterbuch, darinn die Kräuter des Teudschenlands aus dem Licht der Natur nach rechter Art der himmlischen Einfließungen beschriben.* Ganz nach paracelsischer Tradition werden nicht nur die Heilwirkungen diverser Pflanzen beschrieben, sondern auch die astrologischen Zuordnungen und das Sammeln in Abhängigkeit von kosmischen Konstellationen. Sein Werk verstand Carrichter als Gegengewicht zu den »Vätern der Botanik«, für die astrologische Zusammenhänge kaum eine Rolle spielten.

1610 Erste gedruckte Ausgabe des ***Dioskurides*** in Deutsch durch Peter Uffenbach in Frankfurt am Main.

1649 **Nicholas Culpeper** (1616–1654): *Complete Herbal.* Nicht ohne Grund nennt man Culpeper auch den »englischen Paracelsus«. Die astrologischen Ausführungen machen sein Kräuterbuch zu einer der wichtigsten Schriften der hermetischen Kräuterkunde. Obwohl es seit seinem Erscheinen ununterbrochen aufgelegt wurde, hat man es bis heute leider nicht ins Deutsche übersetzt.

1696 **Theodor Zwinger** (1658–1724): *Theatrum botanicum.* Umfangreiches Kräuterbuch nach dem Botaniker Bernhard Verzascha. Die Auflage von 1744 wurde von seinem Sohn Friedrich Zwinger erheblich erweitert.

1751 **Carl von Linné** (1707–1778): *Systema naturae* (1735), *Bibliotheca botanica* (1736), *Philosophia botanica* (1751). Begründer der botanischen Systematik nach der Struktur der Blütenorgane und Einführung der binären Nomenklatur (der erste Name gibt die Gattung an, der zweite die Art). Es war seine Überzeugung, dass eine weltweite Bestandesaufnahme aller Arten eine Erkenntnis des göttlichen Schöpfungsplans bedeuten würde.

1882 **A. Husemann, A. Hilger** und **T. Husemann** veröffentlichen eine Sammlung des gesamten Wissens über *Die Pflanzenstoffe in chemischer, physiologischer und toxikologischer Sicht.* Mit 1571 Seiten war es das erste Lexikon der »rationalen Phytotherapie«.

1938 **Gerhard Madaus** (1890–1942): *Lehrbuch der biologischen Heilmittel.* Zahlreiche historische Kräuterbücher sind integriert. Besonders wichtig sind die Bezüge zu Paracelsus mit Angabe der Zitatstellen aus der Aschner-Ausgabe.

1958 **Wilhelm Pelikan** (1893–1981): *Heilpflanzenkunde.* Nach paracelsischen und anthroposophischen Gesichtspunkten verfasstes Kräuterbuch.

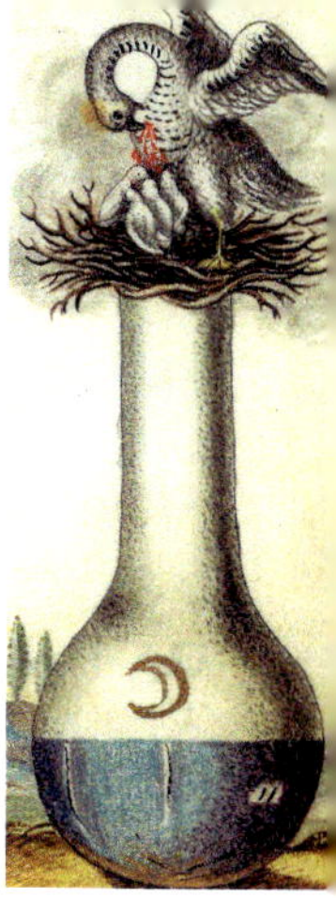

Das Licht der Natur
Philosophie als Grundlage der Heilkunst

»Also ist die Philosophie die Mutter der Arznei,

so dass man die Natur erkennen soll.« (Paracelsus I/359)

Die Freiheit des Menschen

Philosophie und Heilkunst bildeten für Paracelsus eine untrennbare Einheit. Er schrieb: »Geraten die Mediziner in Widerspruch mit der Philosophie, so sind sie sich über den Gegenstand ihrer Wissenschaft nicht klar. Man muss einsehen, dass alles, was die Ärzte tun, verfehlt und vergebens ist, wenn sie nicht in Einklang mit der Philosophie sind und wenn sie philosophischen Erörterungen aus dem Wege gehen« (I/133).

Als Freigeist gab er sich jedoch nicht mit den dogmatischen Vorstellungen seiner Zeit zufrieden, in der man jede Frage stereotyp mit der antiken Elementenlehre oder mit der Kirchendoktrin beantwortete. Vielmehr suchte er nach neuen Antworten auf grundlegende philosophische Fragen, wie etwa die nach den Gesetzmäßigkeiten, die in der sinnlich wahrnehmbaren und unsichtbaren Welt wirken: Was ist Gesundheit und was Krankheit, und woher stammt die Heilkraft einer Substanz? Woran kann man die heilenden Eigenschaften einer Pflanze erkennen, und welche Therapiemethoden, Bewusstseinszustände oder Lebensweisen fördern bzw. hemmen den Heilungsprozess? Paracelsus war also nicht nur Arzt, sondern vor allem auch ein »Wahrheitsforscher« (E. Schlegel, 1915). Im medizinischen Bereich verstand sich Paracelsus als Nachfolger des Hippokrates. Philosophisch gesehen trat er dagegen in die Fußstapfen des Hermes Trismegistos, dessen Gedankenwelten auch die seinen waren (III/227ff, III/316).

Von besonderer Bedeutung für das Verständnis der hermetischen Vorstellungen des Paracelsus wie z.B. die Idee der Beziehung von Makro- und Mikrokosmos sind die philosophischen Schulen der Neuplatoniker und Gnostiker in den ersten Jahrhunderten unserer Zeitrechnung. Aus dieser Zeit stammen wohl auch zahlreiche Schriften, die man Hermes zuschreibt. In der Renaissance wurden diese Gedanken wieder aufgegriffen, vor allem von italienischen Philosophen wie Marsilio Ficino (1433–1499) und Giovanni Pico della Mirandola (1463–1494), deren humanistische Ideen damals viele fortschrittliche Denker, darunter auch Paracelsus, beeinflussten. Sie suchten nach einer Einheit zwischen Reli-

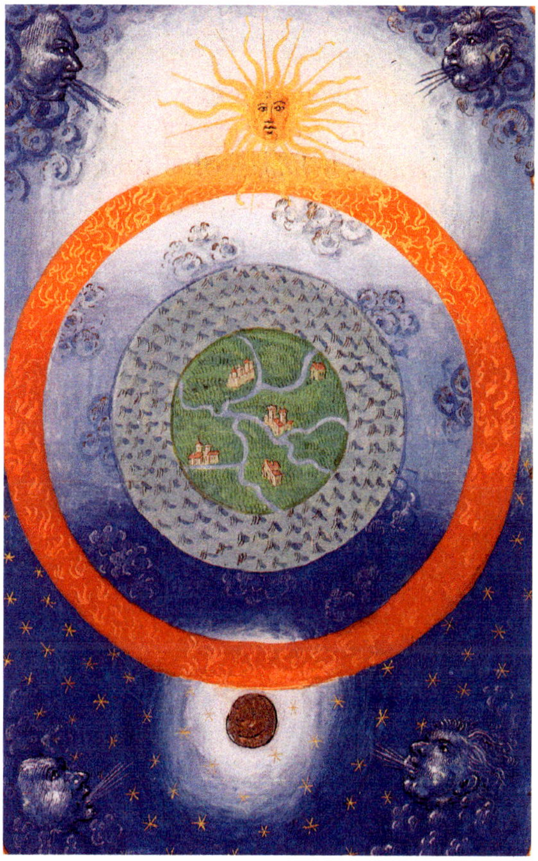

Die Elementenkräfte, umgeben von der Polarität der zwei Lichter Sonne und Mond und den vier Winden, die zeigen, dass die Elemente ursprünglich der Astralsphäre entstammen. In der Mitte zeigt sich die Erde mit Gebäuden, Flüssen und der grünen Natur, umgeben vom Element Wasser, dann folgt das Element Luft und schließlich das Feuer, das mit den Gestirnen identisch ist. Über allem thront das göttliche Licht. Aquarell, frühes 15. Jahrhundert.

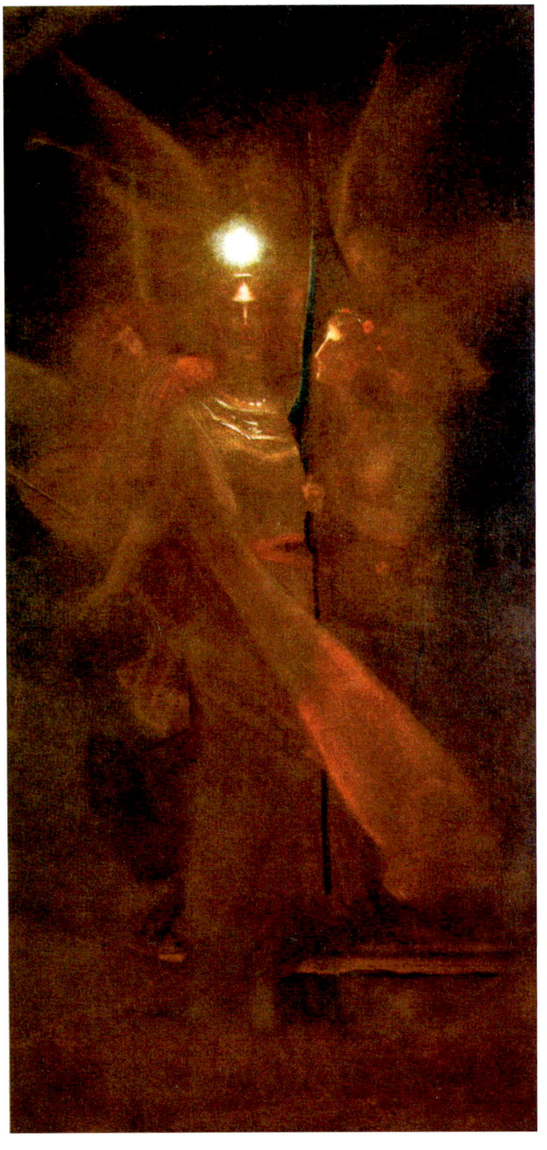

Die Natur zu erforschen war für Paracelsus eine Einweihung in das Licht der Natur. »Initiation«, Ölbild von Charles Sellier, 1880.

gion und Philosophie, wobei antike Mysterien und Philosophie oder christliche Mystik genauso Beachtung fanden wie magisches und kabbalistisches Wissen.

Grundgedanke ist eine Weltenharmonie, die man sich als fünfgliedrige Hierarchie des Seins vorstellte; die einzelnen Hierarchiestufen sind: das Göttliche, die Sphäre der Engel, die Seele und die materiellen Körper sowie deren Eigenschaften, die man damals mit den Qualitäten warm, kalt, feucht und trocken beschrieb. Die allerhöchste göttliche Macht verstand man als einen geistigen Lichtstrahl, der die sinnlich wahrnehmbare Welt durchdringt und ihr Schönheit und Harmonie verleiht.

Philosophen und Künstler waren berufen, diese Schönheit zu beschreiben und darzustellen, während Wissenschaftler ihre Gesetzmäßigkeiten erforschen und verständlich machen sollten.

Die Welt als göttliche Sphärensinfonie sollte in all ihrer Schönheit im Menschen die Liebe zum Schönen und zur Natur erwecken, um ihn wieder zum Göttlichen zurückzuführen. Die Seele des Menschen ist dabei das Vermittelnde zwischen Gott, Kosmos und Natur, da sie einerseits Spiegelbild des Göttlichen, andererseits aber auch mit der sinnlichen Welt verbunden ist.

Die Besonderheit des Menschen im Gegensatz zu den anderen ihn umgebenden Naturreichen besteht in seinem freien Willen, sich entweder zum göttlichen Sein, d. h. zur Gesundheit, zu entwickeln oder aber den Leidenschaften und damit der Krankheit anzuhaften.

Selbsterkenntnis und Ethik galten daher als oberste Gebote, während man gesellschaftliche Zwänge weitgehend ablehnte, denn nur ein selbstbestimmtes Individuum hat die Freiheit zur Wahl. Wie Mirandola in seinem Traktat *Über die Würde des Menschen* anmerkte, sind wir »geboren worden unter der Bedingung, dass wir das sein sollen, was wir sein wollen« (G. Pico della Mirandola, 1496/1997).

Auch Paracelsus vertrat die Ansicht einer gottgewollten Freiheit, damit wir durch eigenes Bemühen den Weg zur Vollkommenheit finden. Zur Orientierung auf dem Weg zu Glück und Gesundheit muss man jedoch eine Vorstellung von den unsichtbaren Kräften haben, die in der Natur und auch im Menschen wirken.

> *»Was könnte wohl mehr zur wahren Religion, zur Verehrung Gottes antreiben als die ständige Betrachtung der Wunder Gottes? Wenn wir diese in der natürlichen Magie wohl durchforscht haben, dann werden wir umso brennender auch zur Verehrung und zur Liebe des Künstlers getrieben werden.« (Giovanni Pico della Mirandola, Über die Würde des Menschen, 1496/1997)*

Das Staunen über das Wunderbare

Für den hermetisch denken Paracelsus war die gesamte Natur vom göttlichen Geist durchdrungen und belebt. Mit dieser Vorstellung kann man ihn zu den Vertretern des Hylozoismus[4] zählen. Anhänger dieser Lehre sind der Ansicht, dass Empfindung, Triebhaftigkeit und Bewusstsein Eigenschaften der Materie sind. Berühmte Vertreter waren beispielsweise Thales von Milet (624–um 547 v. Chr.), der den Magnetismus als Seele des Eisens bezeichnete, da seiner Meinung nach Bewegung Bewusstheit voraussetzt. Von ihm stammt auch der berühmte Satz: »Der Ursprung aller Dinge ist das Wasser.« Der Philosoph Anaximenes (ca. 585–525 v. Chr.) sah dagegen im Element Luft das beseelende Weltprinzip. Bei Paracelsus wandelte sich diese Idee zum alles durchdringenden göttlichen Chaos, das in allen Substanzen wirkt. Der Paracelsist Johan Baptista van Helmont (1579–1644) führte dafür den Begriff Gas ein, wobei unter den Begriffen Luft, Chaos und Gas auch moderne Begriffe wie Information, Schwingung oder Resonanz zu verstehen sind.

Die höchste Instanz wirkt auch im Inneren des Körpers. Paracelsus nannte sie abwechselnd *archeus*, innerer Alchimist oder *spiritus vitalis*. Aufgrund der geistartigen Beschaffenheit des Archeus postulierte Paracelsus die These, dass auch das Heilmittel geistartig zu sein habe, um tiefgreifend wirken zu können. Sein Schüler van Helmont übernahm diese Idee und erdachte ein Schlüssel-Schloss-System. Er glaubte, dass in der Heilsubstanz und im Körper eine ähnliche Kraft existiert, die beide zueinander führt, ähnlich dem Gesetz der Affinität. Diese Kraft nannte er *sapor specificus* (spezifischer Geschmack) und Bote des Archeus. Dies war ein durchaus moderner Gedanke, der spätere Entwicklungen im Bereich der Pharmakodynamik vorwegnahm (G. Stille, 1994).

Für Paracelsus bestand die Natur aber noch nicht aus Elementarteilchen und Biokatalysatoren. Die Natur war für ihn der wahre Garten Eden, und selbst das kleinste Geschöpf sah er von göttlicher Liebe erfüllt. Alles war Teil des großen Ganzen, nichts ohne Belang. Sämtliche Naturreiche waren auf wunderbare Weise vom höchsten Sein zu einem großen Ganzen miteinander verwoben. Als Ebenbild Gottes und Mittelpunkt der Welt war der Mensch dazu berufen, das Wechselspiel der Schöpfungskräfte zu erkennen. Er ist das letzte Glied der Schöpfung und besteht aus sämtlichen Bausteinen des Universums. Er ist Gestirn, Mineral, Pflanze, Tier und darüber hinaus ein vernunftbegabtes Wesen mit engelhaften Zügen, das mit Hilfe seines Geistes die Zusammenhänge zwischen den Existenzformen erkennen kann.

Die unterschiedlichen Naturreiche verglich Paracelsus mit einzelnen Buchstaben, während der Mensch für ihn das daraus gebildete Wort verkörperte (IV/428). Weil der Mensch die ganze Existenz in sich trägt, kann auch alles mit ihm in Wechselwirkung sein. Alles kann für den Menschen dabei giftig und schädlich oder aber nützlich und heilend sein, je nach Dosis und Zeitpunkt der Einwirkung. Als Alchimist erkannte Paracelsus, dass im Gift die größte Heilkraft liegt und dass der Unterschied zwischen Gut und Böse nur ein gradueller ist, was damals ein durchaus ketzerischer Gedanke war.

Das Begreifen des Kräftespiels der Natur, ihrer Rhythmen und Qualitäten war für ihn die Grundvoraussetzung für eine erfolgreiche Heilkunde. Die Kenntnis von diesen Zusammenhängen nannte er *philosophia adepta:* »Sie lehrt die Kraft und Eigenschaft der Dinge« (II/513). Für ihn musste der Arzt »ein Naturforscher sein (...), bevor er ein Arzt wird. Da die Natur selbst durch ihre Kunst (...) Arcana (wahrhafte Arznei) macht und nicht durch die Kunst der Menschen, empfehle ich es der Natur und der Arzt soll erfahren, was die Natur zusammensetzt, kocht und bereitet. Der Arzt soll diese Apotheke besichtigen (...), soweit die Welt ist, in den Bergen, in den Felsen, in Steinen, im Sand und überall« (I/603).

»Hinaus in die Natur« lautet also die Devise! Wer eine Pflanze als Heilmittel nutzen will, der sollte sie zuerst an ihrem Wachstumsort studieren, der sollte wissen, wo und wann und in welcher Gesellschaft sie gedeiht, der sollte ihre sinnlichen Qualitäten wie Farbe, Geschmack, Geruch oder Konsistenz erfahren. Sämtliche beobachtbaren Phänomene sind bedeutsam und müssen mit dem Menschen in Beziehung gebracht werden. Je mehr Zusammenhänge dieser Art dem Einzelnen präsent

4 Griechisch *hyle* = Materie, und *zoé* = Leben.

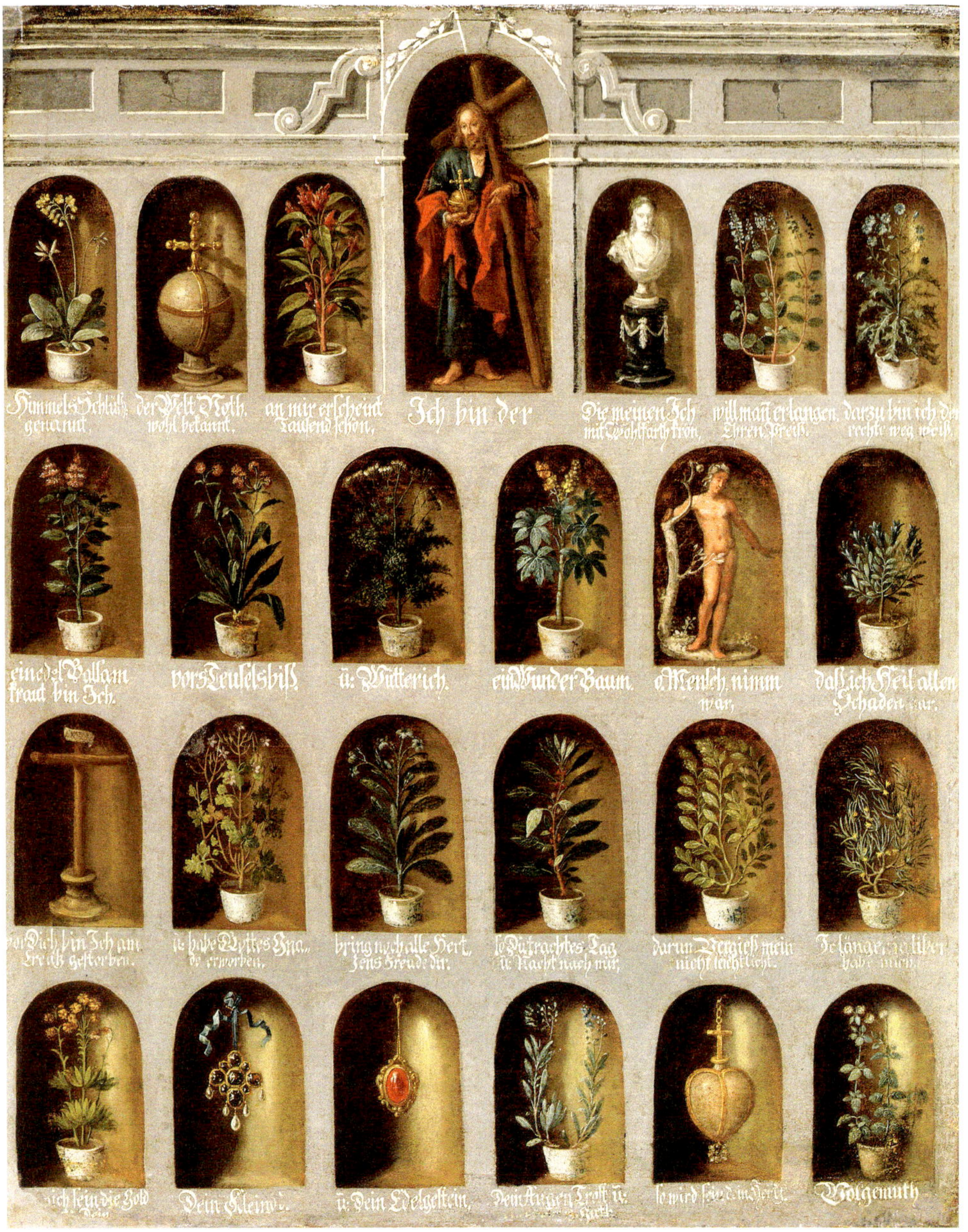

Jesus als Heiler inmitten symbolträchtiger Heilpflanzen: Himmelsschlüssel (Primula veris), Reichsapfel als Symbol für die Materie und das Antimon, Tausendschön (Amaranthus paniculatus), Büste mit der Bezeichnung Wolfahrt, Ehrenpreis oder Heil aller Schäden (Veronica officinalis), Wegwartenblüte (= den Weg weisend, Cichorium intybus), Blätter der Mariendistel (Silybum marianum), Balsamkraut (Impatiens balsamina), Teufelsabbiss (Succisa pratensis), Wütterich (Conium maculatum), Wunderbaum (Ricinus communis), Feige (Ficus Sycomorus), Kreuzenzian (= Heil aller Schäden, Gentiana cruciata), symbolisches Kreuz (= Weinstock), Storchschnabel (= Gottes Gnad, Geranium robertianum), Borretsch als Herzensfreude (Borago officinalis), Glaskraut (Parietaria officinalis), Vergissmeinnicht (Myosotis arvense), Schlagkräutlein als Jelängerjelieber (Ajuga chamaetipys), Goldwurz (= Türkenbundlilie, Lilium martagon), Kleinod aus Edelsteinen, blutroter Edelstein, Augentrost (Euphrasia officinalis), in Gold gefasstes Herz und als letzte Pflanze der Dost oder Wohlgemut (Origanum vulgare). Öltafelbild, um 1700, Germanisches Nationalmuseum, Nürnberg.

sind, desto tiefer ist seine philosophische Erkenntnis. Auf diese Weise entdeckt der aufmerksame Beobachter auch die in Frage kommenden Heilmittel, die eine möglichst große Ähnlichkeit mit dem Geschehen im Körper aufweisen müssen. Wenn die Medizin aber nicht auf der Philosophie beruht, dann ist sie »nichts als eine dürre, geruchlos gewordene Zimtrinde, die einem im Maul zergeht wie ein Filzhut« (Paracelsus I/211).

Leider kam es im Laufe der Geschichte zur Trennung von Geistes- und Naturwissenschaft. Wenn man heute mit Naturwissenschaftlern über das Geistartige in der Welt der Erscheinungen philosophieren möchte, erntet man oftmals nur einen fragenden Blick oder ein mildes Lächeln. Wie Rudolf Hauschka treffend bemerkte, ist in der modernen Wissenschaft leider »der Erlebnisinhalt eines Phänomens verkümmert und wird auf einige registrierfähige Faktoren reduziert. (...) In diesem Streben wird alles Qualitative, das nicht durch Maß, Zahl und Gewicht erfassbar scheint, ausgeschaltet. (...) In der heutigen Zeit haben wir allen Kontakt mit der übersinnlichen Welt verloren; das Einzige, was uns noch davon erhalten blieb, ist eine dumpfe Erinnerung, welche Form gefunden hat in den religiösen Dokumenten, Legenden, Mythen und Sagen« (R. Hauschka, 1965).

Wissenschaft ohne Naturverbundenheit und Spiritualität schafft aber letztlich nur Zerstörung und Chaos. Der Preis für unseren technischen Fortschritt ist eine verwüstete Natur. Um keinen Zweifel aufkommen zu lassen, erzeugt man so lange Angst vor der Wildheit der Natur, bis man froh ist über jeden Fortschritt. Die Natur wird als permanente Gefahr interpretiert – überall lauern Zecken und Fuchsbandwürmer, Vogelgrippe und Malaria. Wie wunderbar ist es doch, dass es da die keimfreie Welt der Wissenschaftler in ihren Reinraumanzügen gibt, die einem Sicherheit und Gesundheit in einer domestizierten und sterilen Welt vorgaukelt. Es herrscht Krieg gegen die ungezähmte Natur; wir alle sind Teil eines globalen Vernichtungsfeldzuges, der erst enden wird, wenn der letzte Urwaldriese zu Sperrholz verarbeitet wurde.

Doch langsam dämmert es vielen, dass wir auf dem besten Wege sind, aus dem Garten Eden ein Tor zur Hölle zu machen. Nur: Wo soll man anfangen? Eine geistige Neuorientierung beginnt mit der Überprüfung unserer Einstellung zur Natur und damit zu uns selbst. Vielleicht sollten wir als Erstes wieder lernen, über diese Welt zu staunen. Wenn wir die Natur wieder als etwas Wunderbares sehen könnten, hätte die Erde vielleicht etwas von ihrer einstigen Freiheit zurückgewonnen, was vielleicht auch unsere Seelen von Angst und Depression befreien würde. Der notwendige Bewusstseinswandel wird möglich, wenn wir begreifen, dass der individuelle Weg zur Heilung auch darin besteht, das Ganze zu heilen. Was wir wieder lernen müssen, ist die Einheit von Naturverehrung und Heilkunst. Die Erfolge der Wissenschaft sollten nicht daran gemessen werden, inwiefern sie uns Vorteile verschaffen, sondern ob sie nützlich und heilsam für das Ganze sind.

Wer zudem nur auf das Messbare und sinnlich Fassbare achtet, der hat das Staunen verlernt. Ihm werden sich die wahren Geheimnisse der Natur niemals wirklich offenbaren. »Wenn wir allein auf das Vergängliche sehen, so sind wir blind. Denn da wir an diesem hängen, haben wir zum Ewigen keine Beziehung. Wenn aber unsere Augen weiter sehen, dann werden uns die Wunderwerke Gottes offenbart« (Paracelsus IV/569).

»Die Weisheit hat keinen Feind, nur den, der sie nicht versteht.«
(Paracelsus III/614)

Das Unsichtbare in der sichtbaren Welt

Im Gegensatz zum modernen physikalischen Weltbild war Paracelsus von einer höheren Macht überzeugt, die auch im kleinsten Teil der Schöpfung vorhanden ist. Er schrieb: »Das sollen wir wissen, dass Gott am Anfang und bei der Schöpfung von allen Dingen keinen einzigen Körper ohne Geist geschaffen hat, den der Körper verborgen in sich führt« (III/239).

Die alles belebende göttliche Kraft ist den Sinnen nicht ohne weiteres zugänglich, sie ist unvorstellbar, grenzenlos und physikalisch nicht zu messen. Erst wenn man alle möglichen Ausdrucksformen der Existenz gleichzeitig bewusst wahrnehmen könnte, würde man eine ungefähre Ahnung vom höchsten Sein bekommen. Dies ist, wenn überhaupt, nur auf mystische Weise möglich. Weil der wissenschaftliche Nachweis einer geistigen Urkraft unmöglich ist, kann man jedoch nicht behaupten, dass diese geistige Welt nicht existiert. Wie Giordano Bruno (1548–1600) meinte, gibt es »keinen Sinn, der das Unendliche sieht. (...) Denn das Unendliche kann nicht Gegenstand der Sinne sein. Und daher ist, wer es mittels der Sinne zu erkennen verlangt, wie einer, der die Substanz und die Essenz mit Augen sehen will. Und wer etwa deshalb ihre Existenz abstritte, weil sie nicht fühlbar oder sichtbar ist, käme dahin, sein eigenes Sein und Wesen zu leugnen« (G. Bruno, zit. n. G. Wehr, 1999).

Die geistige Kraft in der Welt der Erscheinungen nannte Paracelsus das »Licht der Natur«. Diesem Licht galt seine ganze Verehrung, es war seine Religion – er sprach tatsächlich selbst von seiner Philosophie als »Religion der Arznei« (I/543). Öffentliches religiöses Gehabe, Reliquienkult oder Heiligenverehrung lehnte er dagegen vehement ab. »Seine geheimste und tiefste Leidenschaft, seine schöpferische Sehnsucht gehörte dem *lumen naturae* (Licht der Natur), dem in der Finsternis begrabenen Gottesfunken, dessen Todesschlaf auch selbst die Offenbarung des Gottessohnes nicht zu überwinden vermochte« (C. G. Jung, 2001).

Während wir heute davon ausgehen, dass die Welt weitgehend von physikalischen Gesetzmäßigkeiten bestimmt wird, war Paracelsus der Überzeugung, dass diese Gesetze nur eine Seite der Medaille darstellen. Auf einer viel subtileren, geistartigen Ebene war für ihn jede Form auch von einem Geistfluidum durchdrungen, das mit naturwissenschaftlichen Gesetzen nicht zu beschreiben ist; diesen unsichtbaren Leib kann man auch als Astralkörper oder Seelenleib bezeichnen. In allem wirkt dieser feinstoffliche Körper, also auch in sämtlichen Heilmitteln. Die unsichtbaren astralen Kräfte bewirken die Eigenschaften der natürlichen Dinge, sie sind aber auch Träger unserer individuellen Wesens- und Willensnatur.

Die astralen Eigenschaften der Substanzen bezeichnete Paracelsus als Tugenden. Sie sind in jedem Teil der Schöpfung mehr oder weniger enthalten. Diese Eigenschaften können giftig und schädlich, aber auch nützlich und damit heilend sein. Im Gegensatz zur Seelennatur des Menschen sind die Tugenden der restlichen Natur vorherbestimmt. Sie wurden in weiser Voraussicht bereits vor dem Menschen geschaffen, um menschliches Leid zu lindern: »Ferner sollt ihr wissen, dass wir in allen Dingen von der Natur zu verstehen haben, dass die Gehäuse Herbergen der Tugenden sind und dass die verschiedenen Formen Zeichen dafür sind, um eine jede suchen zu können, und dass Gott diese Kräfte und Tugenden in die Natur gegossen hat, wie die Seele in den Menschen« (Paracelsus IV/123).

Um die Tugenden der Natur zu entdecken, muss man auf sinnlich wahrnehmbare Details wie Form und Farbe achten, die eine Aussage über das innere Wesen ermöglichen; doch die Naturerkenntnis des Paracelsus geht weit darüber hinaus. In der mystischen Schau verwischen sich die Grenzen zwischen subjektiver Wahrnehmung und dem Objekt der Beobachtung: Betrachtet man die Mineralien, ent-

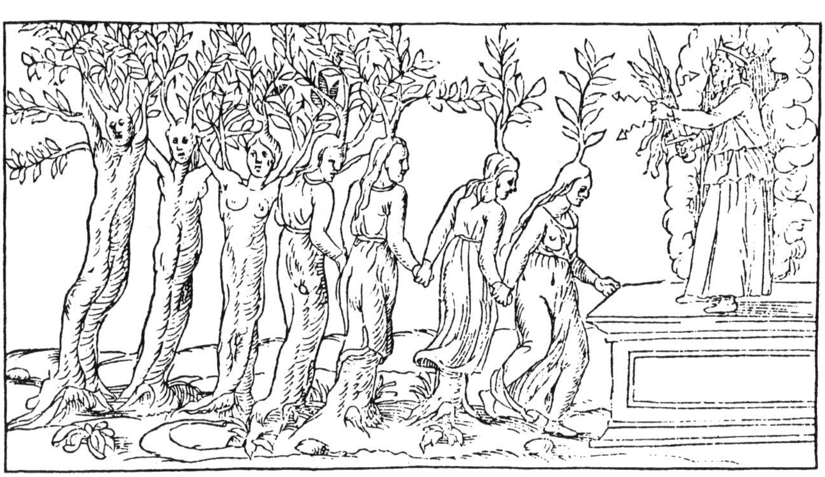

Zeus beobachtet die Metamorphose von der Pflanze zum Menschen über sieben Stufen analog den sieben Planetenkräften. Holzschnitt um 1600.

deckt man in den Kristallformen die heilige Geometrie der Natur, betrachtet man die Pflanzen, bekommt man eine Vorstellung von der Lebenskraft, während einem die Tierwelt die Empfindungsseele bewusst macht. Die Selbsterkenntnis des Menschen ist schließlich das Tor zum göttlichen Wesen. Hierbei ging es Paracelsus aber nicht nur um eine tiefe Versenkung gleich einem Yogi, der seinen Blick auf seine Innenwelt richtet, sondern auch um die Beobachtung der Erscheinungen in der realen Welt, um das Unsichtbare im Sichtbaren zu begreifen. »Auf der Stufe der höchsten Erkenntnis strebt Paracelsus durchaus danach, das einheitliche Urwesen der Welt lebendig mit seinem Geiste zu verschmelzen. Er weiß aber, dass der Mensch die Natur in ihrer Geistigkeit nur erkennen kann, wenn er mit ihr in unmittelbaren Verkehr tritt. (..) Paracelsus sucht daher nicht Gott oder den Geist in der Natur; sondern die Natur, wie sie ihm vor Augen tritt, ist ihm ganz unmittelbar göttlich« (R. Steiner, zit. n. W. Daems, 2001).

Nur vor diesem Hintergrund wird deutlich, dass der Alchimist Paracelsus bei der Arzneiherstellung nicht an etwas Stofflichem interessiert war. Er war auf der Suche nach dem Stein der Weisen – das ist das Licht *in* der Natur. Dieses wollte er extrahieren und als Heilmittel nutzen. Das Licht ist jedoch rein spiritueller Natur. Überhaupt wird seine Heilkunst erst verständlich, wenn man sich den Stoff als Träger geistiger Energien vorstellt. Hieraus die Geburt der modernen Wirkstoffidee abzuleiten ist nur bedingt richtig. Anders verhält es sich dagegen z.B. mit der Homöopathie, die durch diese Gedanken überhaupt erst verständlich wird: Denn »wesentlich zum Verständnis der medizinischen und alchimistischen Lehren des Paracelsus ist es, dass er nur mit Kräften operierte. Der Stoff und das Medikament an sich wirken nur insofern, als sie Träger astraler Kräfte sind und in sich die Quinta essentia (Umschreibung für den Weltgeist) des betreffenden Stoffes bergen« (B. Aschner, 1926).

»Denn in uns ist das Licht der Natur und das Licht ist Gott. Daraus folgt denn, dass wir göttliche Weisheit in sterblichem Leibe tragen.« (Paracelsus IV/499)

Das fantastische Reich der Elementar- und Fabelwesen

In alter Zeit war die Welt nicht nur ein Spiegelbild göttlicher Kräfte, sie war auch beseelt von Fabelwesen wie dem Kentauren, dem Basilisken oder dem Einhorn. Unsere Vorfahren erlebten die Natur noch als fantastisches Reich der Geister, die im Herdfeuer leben oder den Acker fruchtbar machen. Sie verehrten die Götter in den Bäumen, im Wind und im Donner. Der Wacholder galt als Tor zu den Zwergenwelten, und im Holunder sah man die gütige Frau Holle. Die Natur galt als heilig, und niemand wäre damals auf die Idee gekommen, dass man zur Verehrung der Götter ein Haus bauen müsste. Ihr Tempel war der heilige Hain. Mit dem Aufkommen des Christentums verschwand dieser Glaube langsam, aber sicher. Wo dies nicht freiwillig geschah, wendete man rohe Gewalt an. Die Naturverehrung war schon bald in ganz Europa unter Androhung der Todesstrafe verboten. Nur im Marienkult blieb etwas davon erhalten. Geistwesen sind in unserer rationalen aufgeklärten Welt inzwischen nur noch im Märchen zu Hause, oder sie treiben in der Welt von Harry Potter ihr Unwesen.

Die Kirche hatte mit ihrer Strategie leider ausgesprochen großen Erfolg. Sie führte jedoch nicht nur zum Untergang der heidnischen Naturreligionen, sondern auch zu einem hemmungslosen Umgang mit der Natur. Wenn die Natur nichts Göttliches mehr in sich trägt, verletzt man auch kein Tabu,

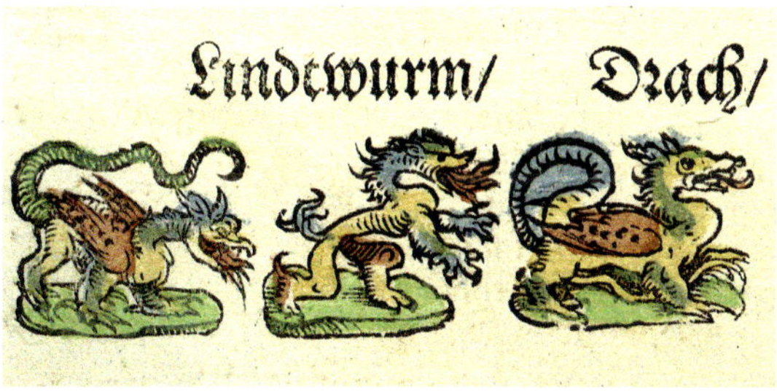

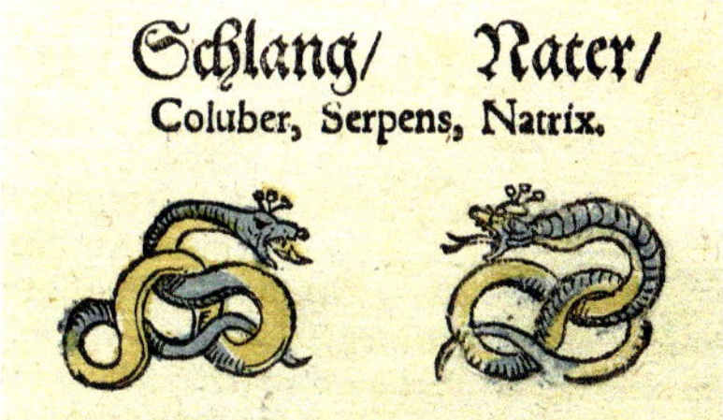

Fabelwesen aus dem Kräuterbuch des Adam Lonitzer (1557).

indem man sie gnadenlos schändet. Durch diese Entweihung der Natur konnte es geschehen, dass für viele heute ein Auto ein größeres Heiligtum darstellt als ein tausendjähriger Baum. C. G. Jung brachte dies auf den Punkt, als er schrieb: »Bald wird die Welt der Undinen und Sylphiden ihr Ende erreichen, und erst im Zeitalter der Seele werden sie wieder ihre Auferstehung feiern, wo man sich alsdann wundern wird, wieso man so alte Wahrheiten je vergessen konnte. Aber es ist natürlich viel einfacher, wenn man annimmt, dass das, was man nicht versteht, gar nicht existiere« (C. G. Jung, 2001).

Dass es auch in einer modernen Welt anderes gehen kann, zeigt sich in Island, wo es staatliche Sonderbeauftragte für Naturwesen gibt. Paracelsus hätte diese Aufgabe sicher gern ausgeübt, denn er war der festen Überzeugung, dass jeder Bereich der uns umgebenden Natur auch ein Wohnort von Geistern ist. Er schrieb sogar ein eigenes Buch zu diesem Thema.[5]

Paracelsus sah in Geistwesen menschenähnliche, aber seelenlose Wesenheiten, die über Naturprozesse und die Heilkräfte der Natur besondere Kenntnisse besitzen. Auf diese Weise wurden sie sogar zu fähigen Lehrern, allerdings waren sie in der Auswahl ihrer Schüler recht wählerisch: »Die Geister, die in den Elementen sind, denen ist alles bekannt, was in der Natur zu erfahren möglich ist. (...). Wenn der Mensch mit diesen Geistern reden kann und ihnen sehr angenehm ist, so offenbaren sie es ihm« (IV/75). Für Paracelsus war die Geisterwelt eine erfahrbare Realität und kein Ammenmärchen. Woher hatte er aber solche konkreten Vorstellungen? Hatte er vielleicht zu viel Wein getrunken oder war er einfach verrückt? Paracelsus lehnte Rauschmittel jedoch weitgehend ab, auch wenn böse Zungen anderes behaupteten; und verrückt war er sicher nicht so sehr, wie seine Feinde glaubten.

Er muss also noch einen anderen Zugang zu dieser Wirklichkeit gekannt haben. Je länger man sich mit Paracelsus beschäftigt, desto mehr wird einem bewusst, dass er sein Wissen nicht nur auf gewöhnlichem Wege gewonnen haben kann. Er selbst sprach immer wieder davon, dass er Offenbarungen empfing oder Unterweisungen von Engeln und anderen Geistwesen erhielt. Wie Hildegard träumte er vielleicht sein Wissen oder er kannte noch das Geheimnis des »okkulten Sehens« (R. Steiner). Wie Paracelsus schrieb, kommt es vor, »dass Gott den Menschen viel im Schlaf wissen lässt, dass er dem angeborenen Geist die Kabbala[6] eröffnet und sie durch Verhängnis Gottes dem Menschen verständlich wird« (II/511). »Groß ist der, dessen Träume richtig sind, denn er lebt und schwebt recht in diesem kabbalischen angeborenen Geist« (II/512).

Sicher hatte er auf seinen jahrelangen und oftmals einsamen Wanderungen ausreichend Zeit für eine Zwiesprache mit der Natur. Zeit und Geduld benötigt man nämlich – zwischen zwei hektischen

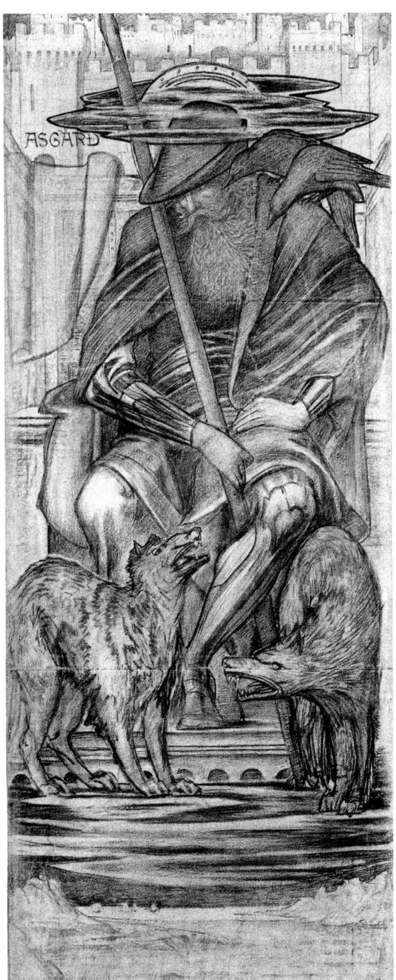

Der Glaube an Naturwesen als Lehrer des Menschen stammt aus heidnischer Zeit. Damals galten Tiere noch als Boten der Götter, Quellnymphen offenbarten die Zukunft, und im Rascheln der Blätter glaubte man, die Stimmen der Götter zu vernehmen. Das Bild zeigt Allvater Odin mit seinen zwei Raben Hugin und Munin, die Denken und Erinnerung symbolisieren, sowie den zwei Wölfen Geri und Freki als seinen magischen Wächtern. Bleistiftzeichnung von Edward Burne-Jones, 1883; Birmingham Museums and Art Gallery.

5 *Das Buch von den Nymphen, Sylphen, Pygmaeen, Salamandern und den übrigen Geistern*. Sehr lesenswert ist die Faksimileausgabe und Übertragung von Gunhild Pörksen, 1996.

6 Jüdische Mystik, in der die Kunst der Zuordnungen und das Denken in Analogien besonders berücksichtigt wird. Paracelsus sah in dieser Kunst die höchste Schule der Weisheit.

Handytelefonaten im Wald zeigen sich Naturwesen garantiert nicht. Wir sehen heute außerdem mit unseren rational verblendeten Augen auf die Natur und vergessen dabei ganz, dass wir diese Art des Sehens nicht zum Maßstab aller Dinge erheben dürfen. Wenn wir Paracelsus verstehen wollen, dann müssen wir mit seinen Augen in die Natur schauen; davor aber scheuen viele zurück. »Das Haupthindernis ist die Angst, die der Mensch vor der geistigen Welt hat« (W. Pelikan, 1958) – sie verleitet ihn dazu, den Geisterglauben lächerlich zu machen. Wer sich jedoch frei von Vorurteilen in das Wunderland begibt, der wird diese Welt schon bald als Selbstverständlichkeit empfinden.

Es ist nicht einmal besonders schwer, einen Zugang zu den Naturgeistern zu finden. Derjenige, dessen Sinne nicht völlig eingerostet sind, merkt sofort, wenn er an einem besonderen Ort ist: Vielleicht wird man von der Schönheit ergriffen sein oder den Platz als unheimlich und abstoßend empfinden. Indem man auf die Stimmung achtet, die ein Ort verursacht, hat man bereits den ersten wichtigen Schritt getan. Als Nächstes achtet man auf besondere Details wie Naturgebilde oder den Bewuchs. Zusammen mit der Atmosphäre sind sie ein Spiegelbild des Genius Loci, des Geistes eines Ortes. Natürlich ist auch die mentale Haltung wichtig: »Da handelt es sich vor allem darum, durch hingebungsvolle Versenkung bestimmte Sinneseindrücke in moralische Eindrücke zu verwandeln« (R. Steiner, 1972), womit die Integration der Sinneserfahrung in das Ich-Bewusstsein gemeint ist.

Es ist auch eine Entdeckungsreise in eine andere Welt, wenn man auf Überlieferungen achtet oder auf besondere Namen, diese ernst nimmt und nicht als Folklore abtut. Im Volk kennt man vielleicht noch die eine oder andere Geschichte – dass dort Erscheinungen oder Wunderheilungen geschahen oder ein Spuk umgeht. So bezeichnen auch Namen wie Teufelsschlucht oder Hexenagger immer einen interessanten Ort.

Meistens sind es einsame, wilde, ungezähmte Gegenden, an denen Geistwesen leben. Je urbaner ein Gebiet, desto weniger Geister wird man wahrnehmen können – wobei es inzwischen sicher auch »mutierte« Elfen in städtischen Parkanlagen geben mag.

»Es ist eine törichte Meinung, dass wir uns für das edelste Geschöpf halten sollen, da mehr Welten sind als wir allein. Es ist eine noch größere Torheit, dass wir die, die aus unserem Element stammen und auch Leute sind, nicht erkennen, wie die Nachtgeister und die Gnomen.« (Paracelsus III/785)

Von Nymphen, Sylphen, Zwergen und Salamandern

Doch selbst in den einsamsten Bergtälern gibt es keine Garantie, dass einem Naturgeister erscheinen. Elementarwesen leben zwar wie wir auf dieser Erde, jedoch in einer unsichtbaren parallelen Welt. Unsere Gesetze sind in der Anderswelt unbekannt. Wie man es eben von Geistern kennt, können sie über Wasser gehen, und auch Materie stellt kein Hindernis für sie dar: So gehen die Bergmännlein »durch Mauern und Felsen und Gesteine wie ein Geist« (Paracelsus IV/49).

Quellen, Tümpel und Flüsse sind das Zuhause der Nymphen. Sie behüten der Sage nach wertvolle Schätze, die den Menschen jedoch nicht selten mehr Unglück als Vergnügen brachten – man denke nur an das Rheingold in der Nibelungensage. Dennoch sind Nymphen oft sehr hilfreich. Als Dankesopfer schätzen sie – wie soll es anders sein – das Mondmetall Silber, ist doch der Mond Herrscher über das Element Wasser.

Es sind die Nymphen, die für die Heilkraft einer Quelle verantwortlich sind, nicht irgendwelche chemischen Inhaltsstoffe. Ja, viele wertvolle Heilquellen sind oft sogar relativ arm an besonderen Inhaltsstoffen. Was aber auffällt, ist, dass sie fast immer an verwunschenen Orten entspringen und oft von einer Aura der Andacht und Stille umgeben sind. An vielen Quellen klappert und scheppert es heute jedoch ohne Unterbrechung, weil zahlreiche Besucher dort inzwischen ihr Trinkwasser herholen. Doch sollte man dabei bedenken, dass man gutes Trinkwasser zwar in Flaschen abfüllen und mitnehmen kann, jedoch keine Nymphe. Ihre magische Präsenz spürt man nur vor Ort. Deshalb muss man zur Quelle pilgern, damit die eigentliche Heilung geschehen kann.

Paracelsus hat sich sehr intensiv mit Heilquellen auseinandergesetzt; viele davon wurden überhaupt zum ersten Mal von ihm untersucht. Mit seinen Schriften kann man ihn durchaus als einen Pionier auf diesem Gebiet bezeichnen. Da er noch keine genauen chemischen Analysen durchführen konnte, wohl aber einen Eindruck von der Heilkraft hatte, verglich er die Wirkung der Bäder am liebsten mit Heilpflanzen. So meinte er z. B. von Bad Pfäfers in der Schweiz, dass es der Melisse gleichen würde; weitere Beispiele sind Pfingstrose und Beifuß bei Oberbaden, Kamille bei Niederbaden, Bittersüß bei Bad Plumers, Melisse und Drachenwurz beim österreichischen Bad Gastein oder Beinwell für Walschbrunn (III/728ff).

Auch in der Alchimie spielt Wasser eine wichtige Rolle. Es macht einen erheblichen Unterschied, ob man Quellwasser, Regenwasser bei Gewitter (»Donnerwasser«) oder Tau zur Herstellung einer Arznei verwendet. Immer ist es chemisch gesehen Wasser, aus alchimistischer Sicht bewirken jedoch die Umstände der Entstehung jeweils eine andere Qualität. Besonders beliebt bei Alchimisten ist der »Maientau«, den man in den Morgenstunden im Wonnemonat Mai von den Wiesen sammelt. Er trägt die Lebenskraft des Sternzeichens Stier und die regenerativen Eigenschaften der Venus in sich; als »Tereniabin« wurde er von Paracelsus oft erwähnt und verwendet. Eine besonders lebendige Kraft hat auch das Guttationswasser des Frauenmantels, der schließlich nicht ohne Grund Alchemilla heißt (M. Madejsky, 2000). Wenn man die Tropfen am Blattrand des Alchimistenkrauts sieht, möchte man meinen, sie wären von Zauberhand entstanden.

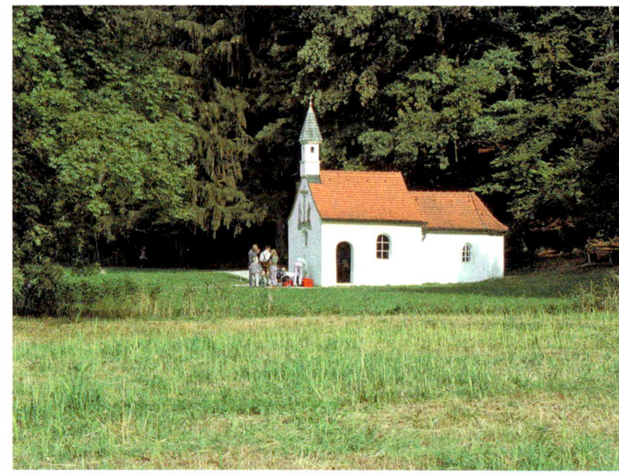

Das Fraunbrünnl bei Glonn, südöstlich von München, wird seit Jahrhunderten rege besucht, doch der verwunschenen Atmosphäre konnte dies nicht schaden. Wenn es regelmäßig getrunken wird, soll das Wasser die »Wiedervervollkommnungsgenesung« bewirken, vor allem bei Altersgebrechlichkeit und bei Augenleiden; außerdem gilt es als heilkräftig bei Infektionen. Foto: Olaf Rippe.

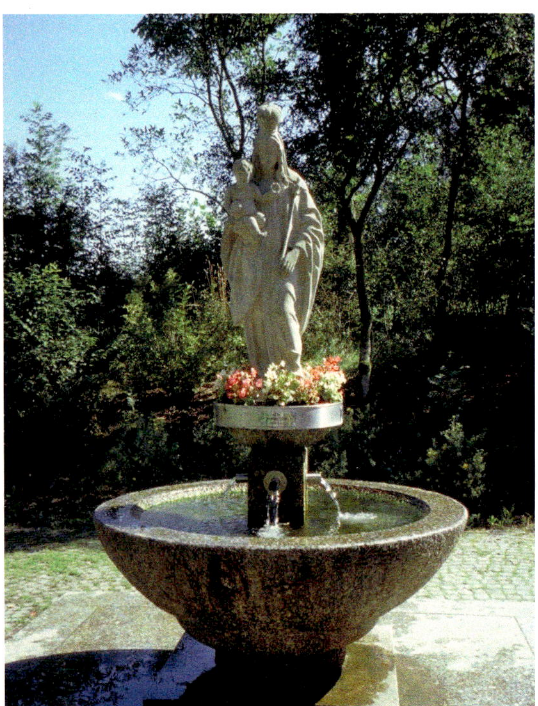

Heiligenbrunn bei Passau gilt als besonders heilkräftiger Jungbrunnen. In alter Zeit verehrte man an Quellen Naturgottheiten, heute sind Heilquellen fast immer Maria geweiht. In der Nähe solcher Plätze findet man auch besondere Heilpflanzen – in diesem Fall ist es ein verzauberter Erlenhain. Foto: Olaf Rippe.

Als Kind hat man uns noch erzählt, dass Elfen darin baden würden. Sie beschrieb Paracelsus als lufthafte Wesen, die mit den Kräutern in der Wildnis und in den Wäldern verbunden sind. »Sie haben Kleidung, kennen die Scham, haben Zucht und Orden und eine Obrigkeit wie die Bienen, sie schlafen und wachen wie der Mensch, sie kennen Krankheiten wie der Mensch« (IV/52).

Im Volksglauben sind zahlreiche Pflanzen mit Elfen verbunden. So spricht der Volksmund von der Akelei als Elfenhandschuh; weitere Beispiele sind Betonie, Salomonssiegel, Einbeere, Knabenkraut oder Engelwurz. Findet man größere Bestände dieser Pflanzen, sollte man unbedingt eine Zeitlang dort verweilen, vielleicht geschieht ja das Wunder, und man sieht die kleinen Wesen einmal vorbeihuschen. Es sind »Glücksplätze« oder »Orte des Heils«, die man nur mit größtem Respekt betreten sollte. Im Volk weiß man auch noch, dass das Sammeln an solchen Orten einen Tabubruch darstellt und nur mit dem Einverständnis der ortsansässigen Geister geschehen darf – sonst braucht man sich über anschließendes Unglück nicht wundern.

Es gibt aber auch Orte des Unheils, von denen meistens Spukgeschichten überliefert sind. Oft sind es bizarr geformte unheimliche Naturgebilde oder Ruinen und abseits gelegene, verlassene Häuser. So gibt es in der Nähe von Wasserburg am Inn ein einsames Haus, in dem sich bereits mehrere Bewohner das Leben genommen haben sollen; inzwischen steht es leer. Wenn man sich dort aufhält, spürt man förmlich, wie sich einem die Nackenhaare aufstellen. Eigentlich ist es ein unscheinbarer Ort. Das Haus liegt aber in Hanglage, mitten in einem Sumpfgebiet mit Quellaustritten, was wohl der schlechteste Baugrund überhaupt ist. Auffällig viel Riesenschachtelhalm, Wasserdost und vor allem Efeu ist in der unmittelbaren Nähe zu sehen – alles Pflanzen, die auf »Störzonen« hindeuten, an denen eine den Menschen krank machende Schwingung vorherrscht. Auf solche Orte deuten auch Ameisenhügel hin – andere Hautflügler wie Biene und Hornisse gelten ebenfalls als Störzonenanzeiger. Weitere Pflanzen, die auf Störzonen hinweisen, sind z.B. Hexenkraut, Holunder, Misteln, Schlehe und sämtliche Nachtschattengewächse wie Bittersüß oder Tollkirsche, aber auch Verwachsungen oder Drehwuchs von Bäumen. Es ist schon bemerkenswert, wie unterschiedlich die Kräfte der Natur auf Lebewesen einwirken: Was dem einen schadet und wie ein Gift wirkt, ist für den anderen eine Wohltat.

Störzonenflora wie der Holunder oder Tiere wie die Ameise werden nicht nur von der für uns schädlichen Energie dieser Orte genährt, man kann sie manchmal auch als ein Heilmittel des Genius Loci betrachten, denn durch das Auftreten dieser Geschöpfe werden energetische Ungleichgewichte in der Natur teilweise ausgeglichen. Für uns sind sie indes ein Fingerzeig, auf der Hut zu sein.

Interessant ist das Phänomen, dass die Pflanzen, die sich auf Störzonen wohl fühlen, für jene Menschen ein Heilmittel darstellen, die energetisch ausgelaugt sind, unter zehrenden Krankheiten leiden oder deren Immunsystem angeschlagen ist; oft leben und schlafen diese Menschen auch auf Störzonen oder Wasseradern. Typische Krankheiten bzw. Symptome wären Rheuma, Allergien, Anfälligkeit für Infektionen, Schlafstörungen, Neuralgien und oft auch Krebs. Der Schlaf an solchen Orten ist betäubend und wenig erholsam, oder er stellt sich erst gar nicht ein, und man leidet unter Schlaflosigkeit. Auf folgende Weise kann man einen solchen Schlafplatz eventuell entstören: Man legt vier Ampullen Viscum album D6 an den vier Eckpunkten unter das Bett. Zuvor klopft man sie mehrmals

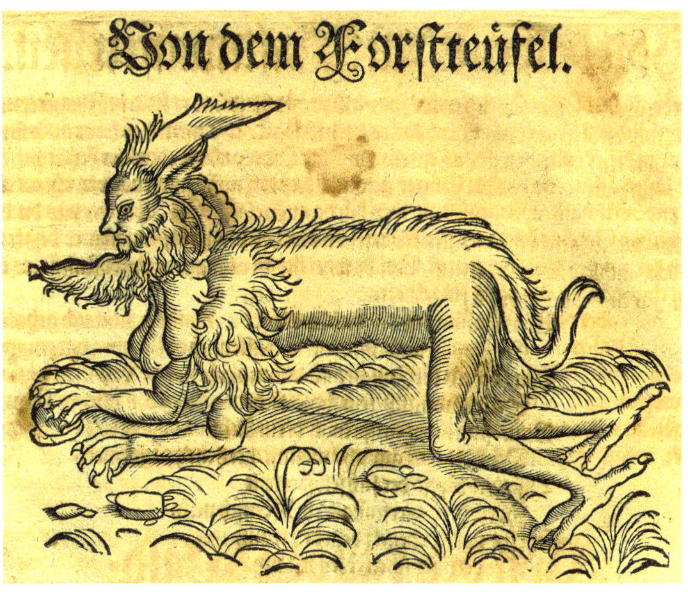

In alter Zeit war der Wald noch von Geistwesen beseelt wie dem Forstteufel, den man 1531 bei Salzburg gesichtet hatte: »Wiewol dieses Thier von niemands mehr gesehen worden/dan eben zu unsern zeiten/und gefangen im jahr nach Christi geburt 1531 ohn zweifel ein erschröckliche/bedeutliche wundergeburt gewesen: hat es auch kein besonderen namen/hab ich es ein Forstteufel genand/dieweil es scheußlich seiner Gestalt/den gemalten teufflen nicht ungleich sicht (.). Nun dieses thier ist im Bisthumb zu Salzburg/im Hanßberger Forst/under anderem gejägt gefangen worden/von farb gleich salbgäl/ganz wild (.)«. »Von dem Forstteufel«, Holzschnitt, Mitte 16 Jahrhundert.

Licht und Schatten der Natur

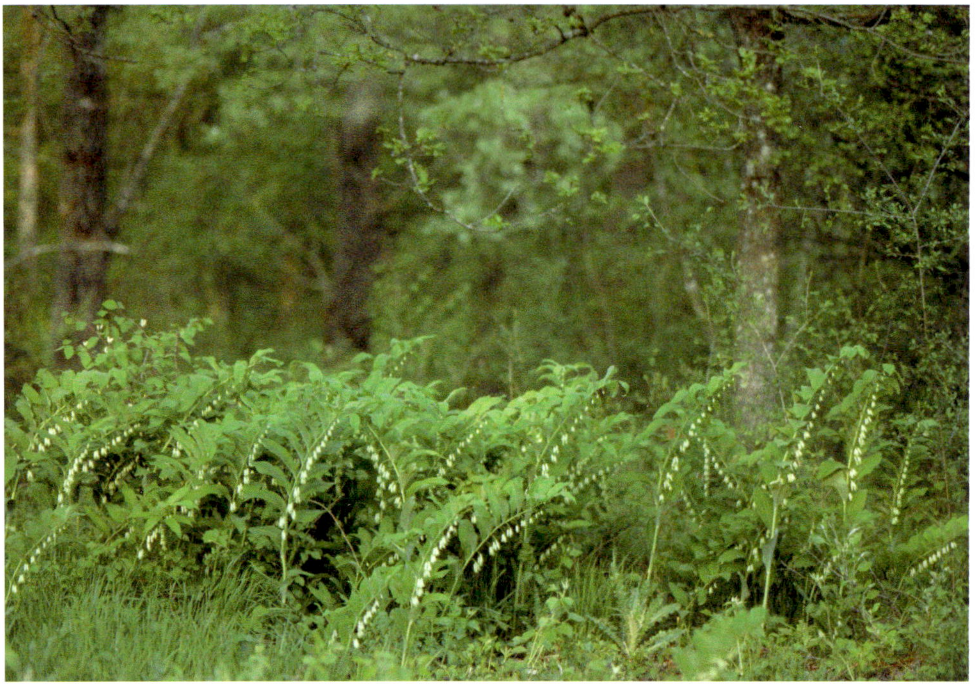

Elfentanzplatz mit Salomonssiegel; Auenwald an der Amper, Nähe Dachau. Foto: Olaf Rippe.

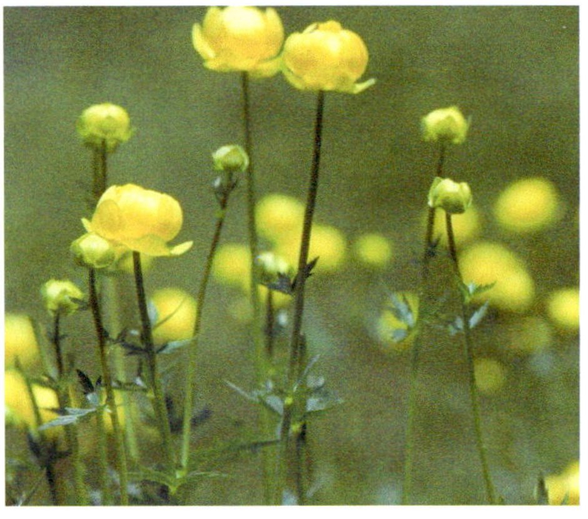

Trollblumen deuten auf Orte mit wohlwollenden Naturwesen hin. Als Anzeiger für Feuchtgebiete zeigen sie eine Sympathie zu Krankheiten wie Rheuma. Aufgenommen am Geburtsort des Paracelsus. Foto: Olaf Rippe.

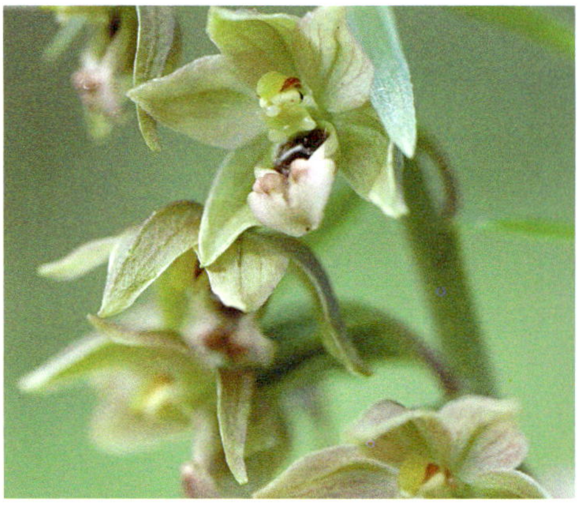

In fast allen Orchideenarten kann selbst der Ungeübte Blumenelfen entdecken – hier etwa im Sitter. Foto: Margret Madejsky.

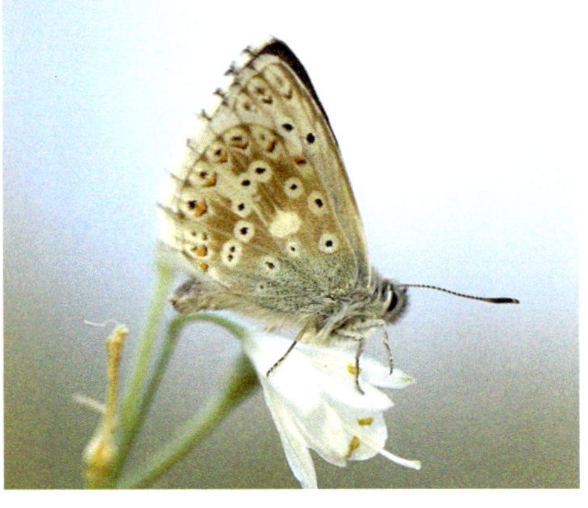

Orte, an denen Graslilie gedeiht, vermitteln das Gefühl, als ob dort Elfen tanzen würden. Foto: Margret Madejsky.

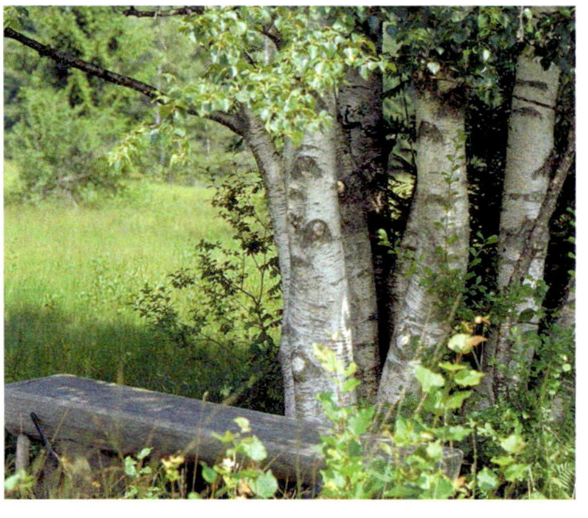

Birkenhaine galten bei den Kelten als heilige Orte und als Ausdruck lichthafter Naturwesen. Aufgenommen am Geburtsort des Paracelsus. Foto: Olaf Rippe.

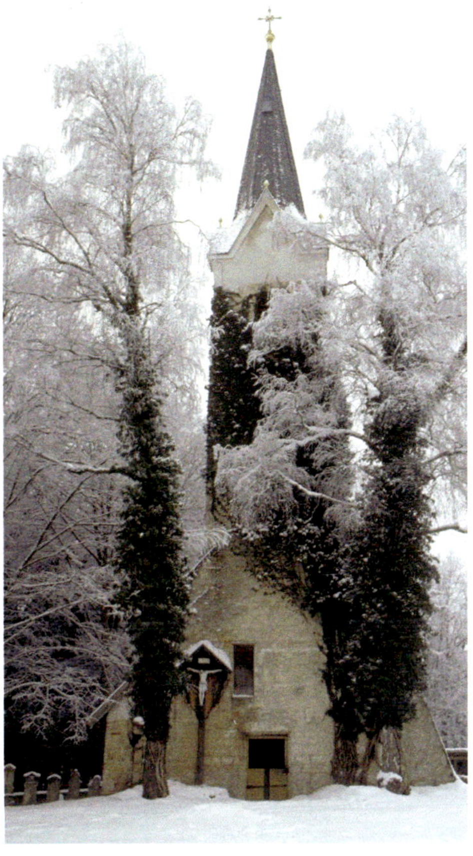

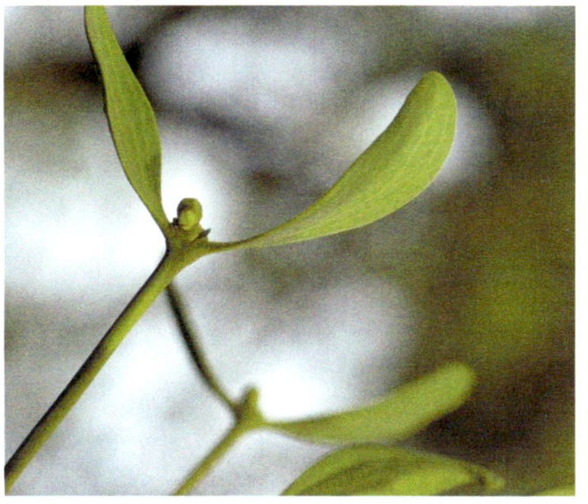

Efeu wächst besonders gern an Orten, die eine Tür zu anderen Welten bilden. Die Ausstrahlung dieser Orte ist für Menschen eher schädlich und führt nicht selten zu auszehrenden Krankheiten, für die Efeu allerdings wiederum ein Heilmittel ist. Kirchenruine in Jakobsbaiern südöstlich von München. Foto: Olaf Rippe.

Mit einem Mistelzweig öffnete Persephone die Tore zur Unterwelt. Im Germanischen nannte man dieses eigentümliche Gewächs guidhel, was man mit »Führer zur Göttin Hel« übersetzen könnte. Bäume mit Mistelbewuchs gelten als »Störzonen«. Foto: Margret Madejsky.

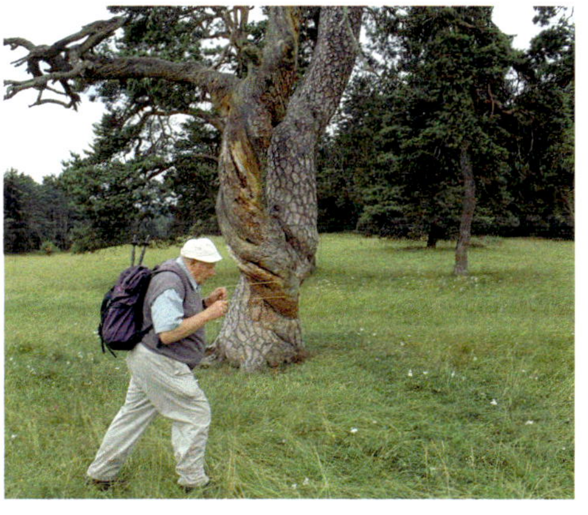

An bizarren Wachstumsformen wie dem Drehwuchs dieser uralten Kiefer bei Mantlach nördlich von Eichstätt kann der Geübte geomantische Besonderheiten erkennen. Max Amann beim Rutengehen. Foto: Olaf Rippe.

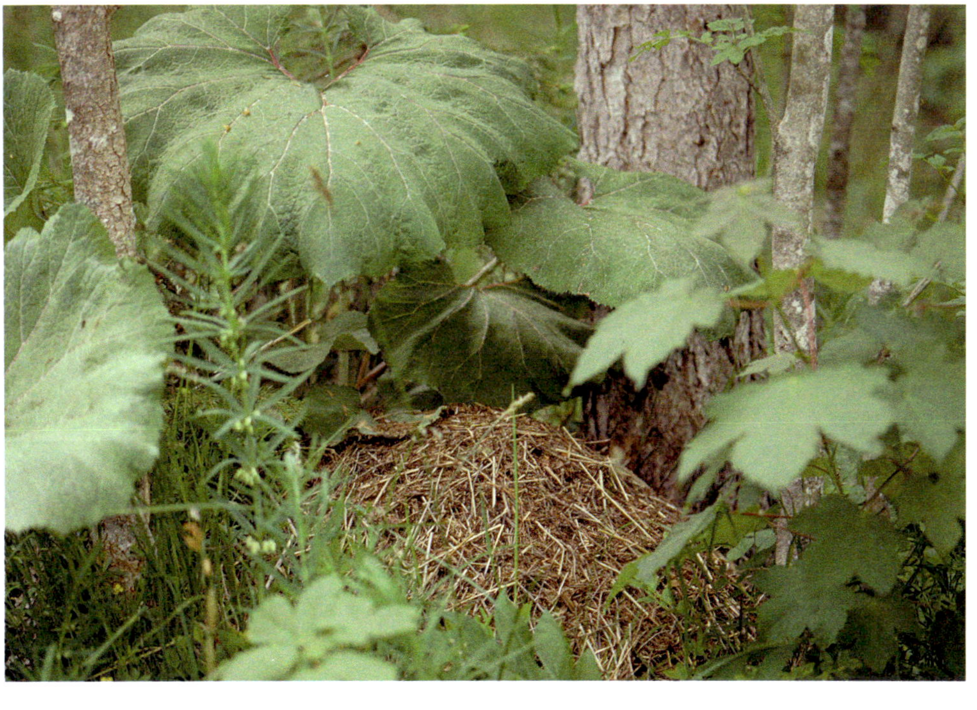

Ameisenhaufen, aber auch Pflanzen wie die Pestwurz sind Anzeiger für »Reizstreifen« und Störzonen. Foto: Olaf Rippe.

leicht auf kalkhaltiges Gestein, z.B. einen Calcit, wobei man sich eine Belebung der Schwingung durch das Klopfen vorstellt; aber auch ein Gebet kann aufladend wirken. Mistelzweige im Raum, vor allem von Tanne, Weißdorn und Kiefer, haben ebenfalls eine »entstörende« Wirkung.

In alter Zeit galt vor allem der Wald als ein besonders unheimlicher Ort. Er war das Reich der wilden Naturgottheiten und war beseelt von den Dryaden, Baumgeistern, über die nur der Druide oder die Hexe gebieten konnte. Manchmal begegnete einem dort auch der Holz- oder Forstteufel, eine unheimliche Zwittergestalt aus Tier und Mensch (siehe Abbildung). Einzelne, besonders mächtige Bäume gelten aber auch als Wohnorte von gutmütigen Wesen: So sollen etwa in den drei 2000 Jahre alten Urlärchen im Südtiroler Ultental die Saligenfräulein leben; dabei handelt es sich um die dreigesichtige Erdenmutter. Besondere Verehrung genießt auch die Linde. Sie ist einerseits Gerichtsbaum, andererseits aber auch ein Versammlungsbaum der Sippe – so manche Tanzlinde ist bis heute ein Ort des Vergnügens. An einigen alten Linden findet man sogar Marienfiguren, und dies sicher nicht, weil dafür in der Kirche kein Platz gewesen wäre, sondern weil in der Linde eine verehrungswürdige weibliche Urkraft lebt.

Wer ein Bewusstsein für diese Kräfte hat, hat natürlich auch einen ganz anderen Bezug zu Arzneien aus solchen »besonderen« Pflanzen. Ein Trank aus Holunderblüten ist dann von Frau Holle beseelt und ein Lindenblütentee von der Heilkraft Marias. Die edelsten Arzneien findet man jedoch als Metalle oder Kristalle im Inneren der Erde. Sie entstammen dem Reich der Zwerge, Bergwichtl oder Bergmanderl, die eifersüchtig über ihre Schätze wachen (IV/68).

Die Zwerge oder Gnome sind »Wesenheiten, die man verwandt findet mit allem, was nach Dauer, nach Festigkeit, nach Schwere drängt. Man kann sie auch als Erdseelen bezeichnen« (R. Steiner, 1972). Sie sind der lebendige Ausdruck des Sal-Prinzips (siehe Seite 63). Wer im Berg arbeitet und Erze schürft, der muss, so der Volksglaube, eine besonders gute Beziehung zu diesen Elementarwesen haben, damit er überhaupt etwas findet und ihm kein Unglück zustößt, wenn er seinen Fund mit ans Tageslicht nimmt. Paracelsus hatte durch seinen Vater, der sich in der Erzgewinnung und der Metallverarbeitung bestens auskannte, aber auch dank seiner Lehrjahre in den Betrieben der Fugger reichlich Gelegenheit für Einblicke in die Zwergenwelt. Hiervon zeugt seine Schrift über die Bergsucht, in der er ausführlich auf die Berufskrankheiten in der Metallverarbeitung eingeht.

Alchimisten müssen einen besonderen Bund mit den Zwergen schließen, sonst haben sie keine Macht über die Metalle. Um Arzneimittel aus Antimon oder Arsen herzustellen, muss der Alchimist in übertragenem Sinn in das Innere der Erde zu den Zwergen gehen, um den Stein der Weisen zu finden – nicht ohne Grund ist es ein Stein, der die höchste Weisheit enthält, und keine Pflanze oder irgendein Tier.

In den Kristallformen der Mineralwelt kann man das Geheimnis der heiligen Geometrie besonders intensiv wahrnehmen. Rudolf Steiner sprach sogar von den Edelsteinen als Sinnesorgane höherer Wesenheiten. Paracelsus ging davon aus, dass Mineralien die höchste Heilkraft unter allen Arzneien haben; dies gilt besonders für das Sonnenmetall Gold und für Edelsteine wie Saphir oder Smaragd.

Um die Heilkraft aus Gesteinen freizusetzen, muss man jedoch den Feuergeist beherrschen, den Paracelsus Salamander nannte. Aus dem Urfeuer entstand sämtliche Materie, und nur durch das Feuer gelingt die Transmutation der Metalle, in denen der göttliche Funke besonders tief und fest verankert ist. Der Schmied galt daher lange Zeit als heiliger Beruf, wusste er doch, wie man die Metalle schmelzen und miteinander vereinen konnte. Die Alchimie bezeichnet man nicht ohne Grund auch als Kunst des Gottes Vulcanus/Hephaistos.

Das Feuer ist jedoch ausgesprochen launisch und schwer zu bändigen, wovon schon die germanischen Göttersagen berichten. Dort war es Loki, der listige Feuergott, der für ständigen Unfrieden sorgte. Den Feuergeist muss man daher mit geeigneten Opfergaben bei Laune halten.

Hierzu zählen beispielsweise das rituelle Entzünden der Feuer zu den Jahresfesten und das Verbrennen von köstlich duftendem Räucherwerk, nach dem die Feuergeister regelrecht süchtig sind. Auf diese Weise geehrt und gütig gestimmt, wird das Element Feuer zu einer Brücke zur Erkenntnis der ganzen Welt.

Die Wunderarznei des Paracelsus

Mythen und Sagen berichten von der wahren Wirklichkeit hinter dem Schein des Sichtbaren, und immer geht es dabei um Erkenntnis und Moral, den Kampf zwischen Gut und Böse und um den Einfluss unsichtbarer Mächte. Sie dienen aber auch häufig der Überlieferung von altem heilkundlichem Wissen. So auch die Geschichte von der Wunderarznei des Meisters Paracelsus:

Zu jener Zeit, als der Wunderdoktor Paracelsus in Innsbruck wohnte, wanderte er gerne in den umliegenden Wäldern. Eines Sonntagmorgens ging er den »Gangsteig« entlang, wo er unvermutet seinen Namen rufen hörte. Der Doktor merkte erst nach langem Suchen, dass die Stimme aus einer nahen Tanne kam, in deren Stamm sich ein Loch befand, das jemand mit einem Holzzapfen gut verschlossen hatte. Dieser Jemand hatte zudem noch drei Kreuze eingeritzt.

»Wer ruft mich da?« fragte Paracelsus. »Ich«, erscholl es zur Antwort. »Erlöse mich aus dieser Tanne, in der ich eingeschlossen bin!« – »Wer ist dieses Ich?« erkundigte sich der Wunderdoktor. »Man nennt mich den Bösen«, gab die Stimme zur Antwort, »aber du wirst sehen, dass ich zu Unrecht so heiße, wenn du mich befreist.« – »Wie kann ich das tun?« fragte Paracelsus. »Schau dort rechts an der alten Tanne empor, da wirst du ein Zäpfchen mit drei Kreuzen bemerken, das ich von innen nicht herausstoßen kann. Ein Geisterbeschwörer hat mich da hineingezwängt.«

»Und was soll mein Lohn sein, wenn ich dich befreie?« fragte Paracelsus. »Was verlangst du denn?« fragte die geisterhafte Stimme. »Gib mir« – herrschte der Doktor – »erstens eine Arznei, durch welche alle Krankheiten zu heilen, zweitens eine Tinktur, durch welche alles in Gold zu verwandeln ist, und drittens ...« – »Halt!« rief die Stimme, »drei Dinge sind mir verhasst und lähmen meine Kunst, aber die zwei begehrten kann ich dir geben.«

Paracelsus begnügte sich daher mit Arznei und Tinktur, zog den Zapfen aus dem Loch, und sogleich kroch eine schwarze Spinne auf das Moos herab, die jedoch sofort verschwand, als sie den Boden berührte. Im selben Augenblick entstieg der Erde ein hagerer Mann mit glühenden, unheimlichen Augen, die bezeugten, dass er sicher kein Heiliger sei. Er war aber sehr höflich und sprach in wohlgesetzten Worten seinen Dank für die Befreiung aus. Sodann brach er eine Haselstaude ab, schlug auf den nahen Felsen, der sich krachend spaltete, und ging durch die Kluft hinein. Schon nach kurzer Zeit kam er mit zwei durchsichtigen Gefäßen wieder heraus, die er dem Doktor überreichte.

»Das Gelbe hier«, sagte er, »ist die Goldtinktur, das Weiße die Arznei.«[8] Hierauf schloss sich der Spalt im Felsen, und das Geschäft war getan. »Nun will ich Rache üben an dem lumpigen Geisterbanner in Innsbruck«, sprach der Teufel und wandte sich zum Gehen. Doch Paracelsus machte sich so seine Gedanken, schließlich wollte er den Schwarzkünstler retten, war dieser doch sein Kollege, und nebenbei wollte er dem rachsüchtigen Teufel einen Streich spielen.

Der Doktor sagte daher: »Da tut Ihr wohl daran – aber der Geisterbeschwörer muss doch ein gewaltig mächtiger Mann sein, dass er Euch in ein so kleines Loch gebracht – Euch so sehr zusammengepresst und in eine Spinne verwandelt hat, in eine Spinne, in welche sich selbst der Teufel nicht verwandeln kann.«

»Ah, papperlapapp!« hohnlachte der Teufel. »In eine Spinne verwandeln kann sich jeder ordentliche Teufel, und Kriechen ist keine Kunst, das haben wir von gewissen Leuten auf der Erde erlernt: Zu alldem braucht es keinen Geisterbanner, und ...«

»Geh, plausch nit so in die Welt hinein, mich führst du nit an!« entgegnete Paracelsus. »Habe mein Lebtag von Teufelsspuk gehört und gesehen, wie ihr euch in die Habergeiß oder in den Wegnarrn und dergleichen Ungeziefer verwandeln könnt, aber in eine so kleine Spinne sich verwandeln – da gehört mehr dazu.« Der Teufel lachte und sagte: »Hast nicht gesehen, wie ich aus dem Loch als Spinne gekrochen bin?« – »Oh, das war Blendwerk«, sagte der Doktor, »du bist ein Lügenbeutel und ein Prahlhans, euch Teufeln hat ein größerer Herr schon lange das Handwerk gelegt: Ja, ich wollte sogleich meine zwei Wunderflaschen

8 Anspielung auf die Polarität von Sonne (Gold) und Mond (Silber) als das große und kleine Werk der Alchimie.

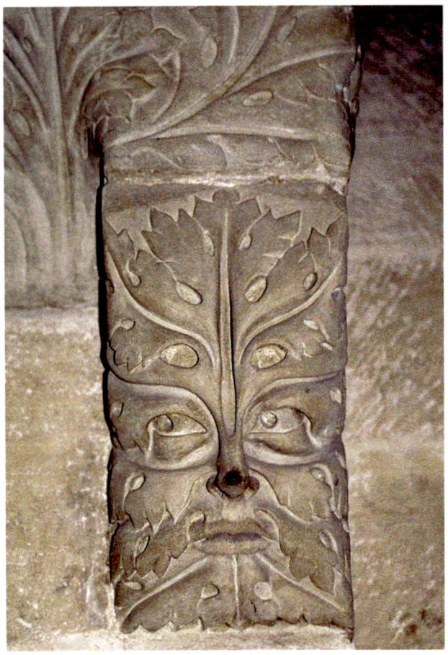

In vielen alten Kirchen findet man, meistens etwas versteckt, Relikte heidnischer Naturverehrung wie den »Grünen Mann« im Dom zu Bamberg. Foto: Olaf Rippe.

Im Gefolge der Naturgottheiten finden sich meistens befremdliche Gestalten wie Wurzelwesen, Baumgeister und natürlich Hexen. Manche von ihnen schmücken sich mit Pflanzen, die eine schutzmagische und heilkräftige Wirkung haben, wie hier der Buchsbaum. Perchtenlauf in Penzberg in der Nacht zum 6.1.2001. Foto: Margret Madejsky.

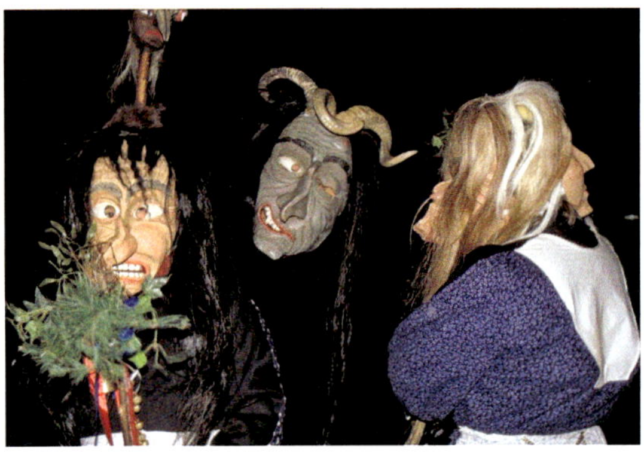

wieder verwetten, wenn du mich überzeugen könntest.«

»Topp! Es gilt!« rief der dumme Teufel und verwandelte sich wieder in eine Spinne, kroch zurück in das Loch und rief: »Nun schau! Die Fläschchen sind mein!«

»Glaub's nicht recht«, schrie Paracelsus ins Loch hinab und steckte den Zapfen, welchen er in der Hand verborgen hielt, schnell auf das Loch, schlug ihn fest hinein, schnitt mit einem Messer drei Kreuze darüber – und der Teufel war wieder gefangen. Da nützte kein Bitten, kein Drohen; auch die Wut, mit welcher der Teufel im Stamm rumorte und am Stamm rüttelte, dass alle Tannenzapfen von den Ästen flogen, war vergebens. Paracelsus ging darauf heim, fand den Inhalt der zwei Fläschlein über alle Erwartung wirksam und war von da noch berühmter als zuvor.

Die Zahl Drei

Nach altem Glauben ist eine Beschwörung nur dann wirksam, wenn sie mindestens drei Mal wiederholt wird – »Drei Mal auf Holz geklopft«, »Aller guten Dinge sind drei«. Daher muss man auch drei Kreuze einritzen, damit die Bannung beim Verbohren wirksam wird. Die Drei ist eine göttliche weißmagische Zahl – Gott selbst ist eine Trinität.

Die Zahl Zwei wird dagegen mit dem Diabolischen gleichgesetzt. Sie symbolisiert das Trennende, den Zwei-fel, die eigentliche Wurzel allen Übels. Die Drei ist dagegen das Versöhnende. Sie führt das Getrennte zu einer neuen und vollkommeneren Einheit.

Verbohren und Bannen von Krankheiten (IV/325)

Für unsere Vorfahren konnten Bäume selbstverständlich reden – der Wald war schließlich der Wohnort von Ahnen und Geistern. Bäume galten als sichtbare Verkörperung höherer Mächte, ja, die ganze Welt glich einem Baum. Die Krone des Weltenbaumes war der Göttersitz, und an den Wurzeln weilten die Schicksalsmächte, aber auch die Menschen. »Aus dem Baum stammte die Seele des Menschen, und dorthin kehrte sie nach dem Tod zurück, um sich mit den Göttern zu vereinen, die menschliche Eigenschaften aufweisen und wohl vergöttlichte Ahnen sind« (K. Lussi, 2002).

In der Sympathiemagie nutzt man die Heilkraft der Bäume u.a. auch zum Übertragen von Krankheiten, z.B. durch das Verbohren. Damit die Krankheit auf den Baum übertragen werden kann, macht man ein Loch, in das man irgendetwas vom Kranken hinein gibt, z.B. Zähne, Haare oder etwas aus seinem Besitz, das mit seiner Energie aufgeladen ist. Häufig wird gleichzeitig eine schriftliche Botschaft mit in das Baumloch gelegt. Das Loch muss man anschließend sorgfältig verschließen. Meistens wird der Baum noch speziell gezeichnet, um das Dämonische zu bannen. Kreuzzeichen gelten nicht nur im Christentum als besonders wirksam, da sich das Böse in den sich kreuzenden Linien verheddert und so gefangen bleibt. In unserer Sage wurde statt einer Krankheit gleich »das

Böse« selbst verbohrt. Wer nun das Baumloch absichtlich oder versehentlich öffnet, muss damit rechnen, dass sich die frei gewordene Kraft auf ihn überträgt.

Die Tanne und der Wintergott

In unseren Breiten haben immergrüne Bäume wie Tanne oder Fichte eine ganz besondere Bedeutung. Ihr saftiges Grün ist im Winter, wenn sich die Vegetationskräfte unter die Erde zurückgezogen haben, ein Ausdruck bleibender Lebenskraft. Fichten- oder Tannensamen dienten daher auch als Totenspeise, die man Verstorbenen in den Mund legte, damit sie in Baumgestalt wieder auferstehen konnten (M. Still-Fuchs, 1983).

Tod und Winter sind Geschwister, gleichzeitig ist der Winteranfang aber auch der magische Augenblick, an dem zur Sonnenwende das Licht aus der Finsternis geboren wird. Im Jahreskreis ist dies der Eintritt der Sonne in das Winterzeichen Steinbock, welches Saturn regiert. Diese Planetenkraft steht für Verinnerlichung, Berufung und Schicksal, verkörpert aber auch Alter, Krankheit und Tod.

Koniferen (Nadelgehölze) unterstehen allgemein Saturn. »Der Gang durch den Nadelwald schenkt uns eine Urstimmung des Naturdaseins, aus der die Melodie lange vergangener Schöpfungstage aufsteigt. Die feierlichen ernsten Empfindungen, die beim Betreten eines Tannendoms die Seele ergreifen, so dass man sich dem Urgrund der Schöpfung verbunden fühlt, sind ein Erahnen der geistigen Beschaffenheit der Gestirnsmacht (Saturn), die bei den Koniferen Pate stand« (W. Pelikan, 1958).

Die saturnalen Kräfte sind einerseits das Vergängliche, andererseits aber auch das Überdauernde. Dieser scheinbare Widerspruch findet seine Auflösung im Moment der Wintersonnenwende, an dem die Zeit stillsteht. Gleichzeitig öffnen sich die Grenzen zwischen den Welten, und geisterhafte Wesen mischen sich unter die Menschen. So ist der Grüne Mann, der als Wintergott durch die nordischen Lande streift, in Tannenreisig gekleidet (W.-D. Storl, 2000). Krampusläufe und Perchtenumzüge erinnern an diese alte Vorstellung, und als Weihnachtsschmuck verzaubern die Waldgeister noch heute unsere Wohnstuben. Der Segen spendende Grüne Mann verwandelte sich im Christentum jedoch in eine diabolische Gestalt, die man wie eine Krankheit in ein Tannenloch verbohren muss. Doch das Böse ist nur scheinbar böse, wie es in der Sage richtig heißt – in Wahrheit hütet es den Schlüssel zum wahren Wissen.

Paracelsus nutzte die Heilkraft der Tanne auf vielfältige Weise. So soll man Tannenzapfen, Triebspitzen der Lärche und Eibischwurzel zwei Stunden in Wasser sieden lassen; in die Flüssigkeit getränkte Tücher dienen als Wundauflage und verhindern Eiterprozesse. Auflagen sollen auch das Herz vor der Pest schützen (I/724). Zur Ausscheidung von Giftstoffen verordnete Paracelsus Schwitzkuren mit Badezusätzen, die aus Abkochungen von Schößlingen von Wacholder, Tanne und frischen jungen Tannenzapfen bestanden (II/433).

Unheilvolles Getier und Fabelwesen

Obwohl Spinnen im ökologischen Gleichgewicht eine bedeutende Rolle spielen, gibt es nur wenige echte Spinnenfreunde. Wie so viele nützliche Tiere, die im heidnischen Glauben mit chthonischen Gottheiten[9] verbunden waren, wurde auch die Spinne mit dem Aufkommen des Christentums dämonisiert und mit dem Teufel gleichgesetzt.

Die Spinne galt als Pestdämon, entsprechend verwendete man sie in der Sympathiemagie als Amulett zum Schutz vor ansteckenden Krankheiten. Allerdings gebrauchte man Spinnen nicht nur zur Heilung, sondern auch zum Anhexen von Krankheiten. Als Beispiel führte Paracelsus an, wie eine Hexe einen Faden mit Spinnengift imprägniert. Dann fertigt sie eine Wachspuppe an, die sie mit irgendetwas vom Opfer belebt. Wird nun ein Frosch darauf gebunden, der mit der Puppe ins Wasser kriecht, entsteht unweigerlich eine schlimme Krankheit (I/953).

In Fällen von Hexerei kann nur noch ein Sympathiezauber helfen; hierzu findet man bei Paracelsus folgendes Beispiel: »Eine lebende Spinne soll in einer Nussschale um den Hals angebunden über

9 Darunter versteht man in der Erde wirkende Gottheiten bzw. Erdgottheiten selbst, z.B. den Totengott Hades/Pluto oder den Hirschgott Cernunnos.

dem Herzgrüblein getragen werden, bis die Krankheit verschwindet. Dies geschieht am 5. oder 6. Tage bis zum Tode der Spinne« (I/953, III/704).

Heute verwendet man Spinnen als Heilmittel in der Homöopathie, z.B. die Kreuzspinne (Aranea diadema), die Tarantel (Tarantula hispanica) oder die Schwarze Witwe (Latrodectus mactans). Spinnengifte wirken vor allem auf das Nervensystem und beeinflussen die Herztätigkeit. Sie werden daher in potenzierter Form (D6 bis D12) vor allem bei Schmerzzuständen, Neuralgien und Krampfleiden, z.B. bei Stenokardien (Herzbeklemmung) und Angina pectoris, verwendet.

Wenn man sich eine Kreuzspinne inmitten ihres Netzes vorstellt, dann ist dies eine Signatur für ein mögliches Heilmittel mit Wirkung auf das Nervensystem (Verbindung, Übertragung und Kreuzung = Synapsen) und auf das Herz als Zentralorgan des Blutkreislaufs. Dabei ist die Kreuzform auf dem Rücken der Kreuzspinne auch als magisches Zeichen zu deuten. Paracelsus verwendete Amulette mit Spinnen bei Herzleiden (III/451).

In der Homöopathie gebraucht man auch das Spinnennetz der Kreuzspinne als Heilmittel (Tela aranearum D6 bis D12). William Boericke gibt als Indikationen an: Erregung, Herzunruhe, Wechselfieber, vor allem, wenn der Patient einen hektischen und zusammengebrochenen Eindruck macht, getreu dem Motto: Wer spinnt, braucht die Spinne!

Neben der Spinne als Hauptfigur werden in der Sage noch zwei weitere Tiere aufgeführt. Da ist zunächst der Salamander, den man im Volksmund auch Wegnarr oder Tattermanderl nennt. Obgleich ein real existierendes Tier, gehört der farbenprächtige Salamander eigentlich zu den Fabelwesen. Auch er ist den Erdgottheiten heilig und der Hüter des Elements Feuer. Wer einen Räucherstoff in ein Feuer gibt, ernährt damit in Wahrheit den Feuergeist Salamander.[10] In der Alchimie genießt der Salamander höchste Verehrung. Er soll sogar eine wichtige Zutat bei der Goldherstellung sein (III/704).

Vielleicht erklärt sich diese Wertschätzung daher, dass das Drüsensekret des Salamanders psychedelisch wirksam ist. »In Slowenien diente der Salamander als psychoaktive Ingredienz eines alkoholischen Destillats« (Chr. Rätsch, in O. Rippe/M. Madejsky/M. Amann/P. Ochsner/Chr. Rätsch, 2001). Das Sekret aus den Hautdrüsen enthält Steroid-Alkaloide, die eine strychninartige Wirkung haben, wie z.B. das zentral wirkende und krampfauslösende Salamandrin (Stübler/Krug, 1987; Mebs, 2000).

Als weiteres animalisches Fabelwesen wird noch die Habergeiß erwähnt. Dabei handelt es sich um einen dreibeinigen (!) mythischen Vogel mit den Hörnern einer Ziege, der als Winterdämon in den Krampusumzügen eine Rolle spielt. Es dürfte sich dabei um einen heidnischen Getreidegeist handeln (Haber = Hafer).

Die Hasel (Corylus avellana)

Wegen ihrer lichten Ausstrahlung und ihrer Üppigkeit an Blüten und Früchten wurde die Hasel immer schon sehr geschätzt. Sie ist aber nicht nur ein Nahrungs- und Fruchtbarkeitsbaum, sondern auch ein Schutzwall gegen unheilvolle Mächte, weshalb man sie gern als Abgrenzung um Haus und Hof pflanzt. Die Hasel hat eine Beziehung zu wohlwollenden Elementarwesen. Der natursichtige Passauer Rutengänger Jürgen Oswald beschreibt diese Wesen als gnomenhaft und schelmisch, aber ohne Boshaftigkeit. Astrologisch ordnet man die Hasel Venus, Sonne und Merkur zu.

Bei den Germanen war die Hasel dem Donnergott Thor geweiht; bei Gewitter konnte man daher unter ihr Schutz finden. Es heißt, dass drei (!) Haselzweige im Gebälk des Hauses vor Blitzschlag schützen. Da Thor auch als Schutzgott der Gerichtsstätten verehrt wurde, umsteckte man diese mit einem Bannkreis aus Haselgerten. Flechtkreuze oder »Schrattlgatter« aus Haselzweigen, die man an den Stalltüren anbrachte, sollen zudem die Ernte und das Vieh vor Unwetterschäden und vor Hexerei schützen (W.-D. Storl, 2000).

10 Vor einigen Jahren geschah während eines Rituals zur Sommersonnenwende etwas Seltsames. Als die Teilnehmer ausgelassen um das Feuer tanzten, tauchte plötzlich mitten unter den Tanzenden ein Salamander auf, der sich langsam dem Feuer näherte, um schließlich nach einiger Zeit wieder im Wald zu verschwinden. War dies ein gewöhnlicher Salamander, oder waren es die Feuergeister, die in Gestalt ihres heiligen Tieres der Zeremonie beiwohnen wollten? Die Teilnehmer waren jedenfalls entzückt.

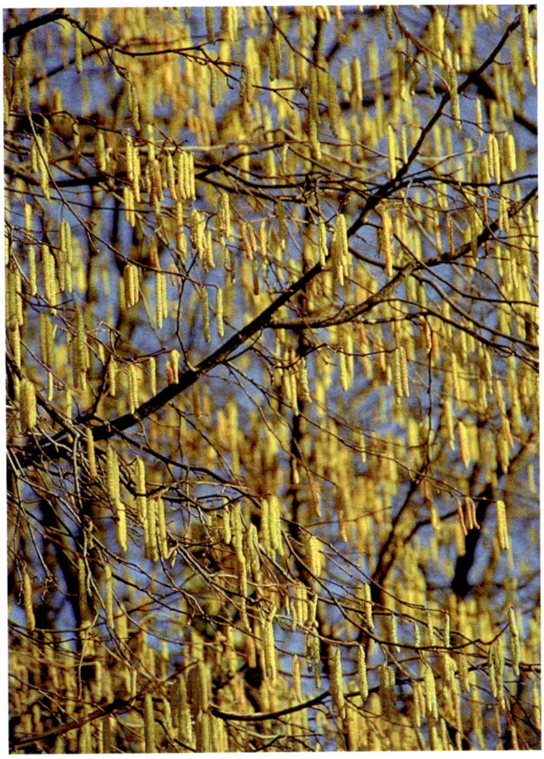

Die Hasel gilt als Wohnort besonders liebevoller Naturwesen. Aus dem Holz fertigt man der Tradition nach die Wünschelrute. Foto: Margret Madejsky.

Im Volksglauben heißt es außerdem, dass eine Wünschelrute aus einem Haselzweig die verborgenen Eingänge zu den Schätzen der Erde anzeigt, weil die Hasel eine Beziehung zu den Ahnen und zu den Erdseelen hat (W.-D. Storl, 2000). Die Rute schneidet man am besten an einem heiligen Tag (Jahresfeste oder an einem Sonntag), ohne dafür Eisen zu verwenden, da dieses Elementargeistern Schaden zufügt (W.-D. Storl, 2004). So ist auch der Grundatz »sine ferro« (ohne Eisen) eine der wichtigsten Regeln in der Herbalmagie. Auch soll man sich vorher innerlich gereinigt haben und beim Schneiden einen Zauberspruch rezitieren: »Ich schneide dich, liebe Ruthen,/Das du mir musst sagen,/Um was ich dich tu fragen./Und dich so lang nit rühren,/Bis du die Wahrheit tuest.«

Kräuterkundige, die mit Elementarwesen im Bunde sind (Paracelsus nannte sie spirituales), sagen dem Pflanzengeist ohnehin immer, wozu sie ihn brauchen, und huldigen in Bannsprüchen seiner Schönheit. Und natürlich bringen sie meistens auch ein kleines Opfer als Dank.

Mit einem Zauberstab aus Haselholz konnte auch die unheimliche Gestalt in unserer Sage die Schätze aus dem Inneren des Felsens holen. Da die Hasel vom Bösen nicht berührt werden kann, zeigt auch dieses Motiv, dass es sich wohl eher um eine Art Waldgottheit gehandelt haben muss und nicht um den Teufel. Vielleicht handelte es sich auch um einen Verwandten des Götterboten Hermes, dessen Stab, um den sich zwei Schlangen winden, ebenfalls ein Haselzweig ist. Er dient ihm als magisches Instrument zur Heilung von Krankheiten, und mit ihm öffnet der Gott der Heilkunst die Türen zur Anderswelt.

Neben den immer noch aktuellen herbalmagischen Anwendungen werden vor allem die Rinde und die Blätter therapeutisch genutzt; Indikationen sind z.B. Entzündungen von Venen und Haut. Neben der innerlichen Verabreichung als Tee oder Tinktur kann man alkoholische Extrakte auch in Salben einarbeiten, oder man macht Umschläge aus frischen, zerquetschten Blättern. Teeabkochungen können dem Badewasser zugegeben oder für Abwaschungen verwendet werden. Als venusische Pflanze eignet sich die Hasel allgemein zur Behandlung von kosmetischen Problemfällen.
Die regenerierende Wirkung gleicht der von Hamamelis.

Der verborgene Schatz

Das scheinbar Böse, das Paracelsus aus der Tanne befreite, erwies sich als Meister über die Erdgeister. Mit der Hasel öffnete das unheimliche Wesen den Fels und brachte wortgetreu die zwei Wunderarzneien hervor (das Böse hätte niemals ein Versprechen gehalten!).

In der Alchimie wird das Element Erde als Schatzhüterin aller Dinge gesehen. Diese Idee findet man in der wichtigsten geheimen Botschaft der Alchimie bestätigt; diese lautet VITRIOL.
Es handelt sich dabei um die Anfangsbuchstaben von sieben (!) Worten: Visita Interiora Terra Rectificando Invenies Occultum Lapidem – »Besuche das Innere der Erde, durch Läuterung wirst du den verborgenen Stein (der Weisen) finden.«

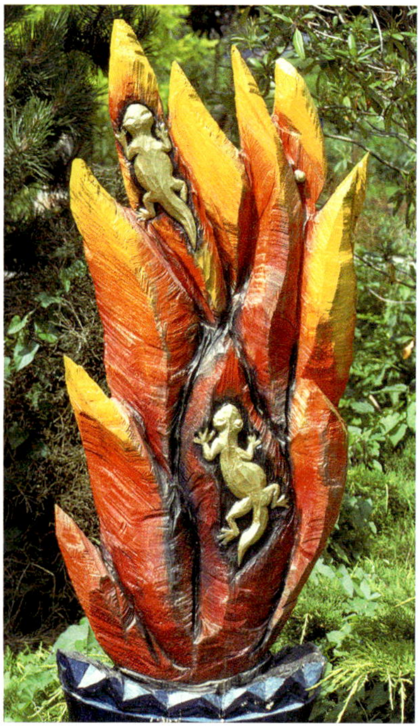

Bestimmte Hölzer oder Räucherstoffe sind eine Opfergabe an den Salamander, der als Elementarwesen im Feuer lebt. Holzskulptur »Alchemie« von Marlis Bader, 1995, aufgenommen in der Blumenschule Schongau. Foto: Olaf Rippe.

»Gib (...) auf deinen inwendigen Garten acht.
Denn wie immer der innere Mensch geschaffen ist,
er horche nur mit dem äußeren auf sich selbst,
dann wird er lernen, was ihn niemand lehren kann,
und jeder wird sich seinetwegen wundern müssen.
So beginnen die Künste der natürlichen Werke.«
(Paracelsus II/309)

Die vier Mütter des Lebens

Paracelsus teilte die Geistwesen entsprechend den vier Elementen ein: So finden wir im Feuer den Salamander, im Inneren der Erde leben die Zwerge, in der Luft die Sylphen oder Elfen und im Wasser die Undinen.

Diese Weltvorstellung geht auf den griechischen Philosophen Empedokles (492–432 v. Chr.) zurück, der noch von Wurzelkräften statt von Elementen sprach und schrieb: »Die vier Wurzelkräfte aller Dinge höre zuerst: Zeus, der schimmernde, und Hera, die lebensspendende, sowie Aidoneus und Nestis, die durch ihre Tränen fließen lässt irdischen Springquell.«[11] Es waren also göttliche Kräfte, die das Leben bewirkten, und keine unbeseelten Bausteine wie die chemischen Elemente, von denen man heute spricht.

Empedokles war der Meinung, dass alles Existierende durch Liebe *(philia)* zwischen den Wurzelkräften entsteht und durch Hass *(neikos)* wieder vergeht. Die Polarität von Liebe und Streit entspricht den zwei polaren Therapieprinzipien sympathisch und antipathisch. Nach den Regeln der Antipathie müssen Krankheit und Heilmittel gegensätzlicher Natur sein, denn die Krankheit wird durch ihr Gegenteil besiegt; beim sympathischen Heilen muss dagegen zwischen Krankheit und Heilmittel eine möglichst große Ähnlichkeit oder Sympathie (= Affinität) bestehen. Die antipathische Heilmethode erfordert große Dosen und häufige Gaben, was nicht selten zu erheblichen Nebenwirkungen führt – es ist ja auch ein Kampf *gegen* etwas. Trotzdem kann diese Methode in Akutfällen oft sehr hilfreich sein. Die Heilung auf dem Weg der Sympathie, deren Domäne vor allem die Behandlung von chronischen Zuständen ist, kann dagegen auf hohe Dosen verzichten. Sie ist zudem nachhaltiger in der Wirkung und vor allem besser verträglich, da sie hauptsächlich mit ungiftigen bzw. mit ungiftig gemachten Substanzen durchgeführt wird.

Bei Paracelsus, der ein leidenschaftlicher Anhänger des sympathischen Heilens war, wandelten sich die vier Wurzelkräfte des Empedokles in etwas rein Weibliches. Er schrieb: »Was gebärt, ist ein Element. Das Element ist eine Mutter, und es gibt vier, Luft, Feuer, Wasser und Erde. Von den vier Müttern werden alle Dinge der ganzen Welt geboren« (III/806).

Ähnlich der Philosophie des schon erwähnten Griechen Anaximenes sah auch Paracelsus in der Luft das edelste Element. Die Luft ist Träger und Übermittler des höchsten Seins, sie ist der Lebensgeist *spiritus vitalis*. »Es kann niemand leugnen, dass die Luft allen körperlichen und wesentlichen Dingen, die auf der Erde wachsen und geboren werden, das Leben gibt. (...) Es (die Luft) ist nichts anderes als ein geistiges Wesen, ein unsichtbares und ungreifbares Ding, ein Geist und ein geistiges Ding. Wie es nichts Körperliches gibt, das nicht einen Geist in sich verborgen führt, so gibt es auch nichts, was nicht verborgen ein Leben in sich hat und lebt. Denn was ist auch das Leben anderes als ein geisti-

11 Feuer = Zeus; Wasser = Nestis, eine sizilianische Wassergöttin; Luft = Hera; Erde = Aidoneus/Hades.

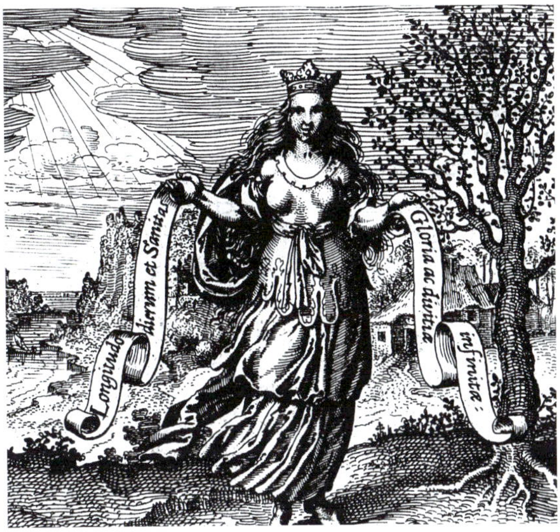

Göttin Erda als Schatzhüterin aller Dinge mit dem Sinnspruch: »Die Frucht der menschlichen Weisheit ist das Holz des Lebens.« Aus *Atalanta fugiens* von Michael Meier, 1618.

ges Ding. (…) Deshalb sollet ihr auch wissen, dass der Spiritus eigentlich das Leben und der Balsam aller körperlichen Dinge ist« (III/239). Unter den vier Elementen nun ist die Luft das vornehmste, denn sie ist zuerst gewesen und gibt auch den anderen Elementen das Leben und ist in den anderen dreien verborgen« (Paracelsus IV/351).

Durch das Element Luft kommt es zu den unterschiedlichen Eigenschaften der Materie oder »Tugenden der natürlichen Dinge«. Es ist also das Element Luft, das entscheidet, ob eine Pflanze schweißtreibend, abführend, anregend oder sedierend wirkt. Die Luft ernährt das Element Feuer; dieses ist die Seele des Menschen. Sitz der Seele ist das Herz, das sonnengleich den Organismus mit Licht und Wärme erfüllt. »So muss man von dem Elemente Feuer sagen, dass es an und für sich nichts anderes ist als ein Leib der Seele oder ein Haus, in dem die Seele des Menschen wohnt. Also ist das Feuer der rechte Mensch« (Paracelsus IV/842). Das Feuer ist der mentale Leib des Menschen, den Paracelsus »Vernunft« nannte.

Das Wasser ist das lebenserhaltende Prinzip, das Paracelsus als Archeus bezeichnete. Es ist die treibende Kraft bei allen Stoffumwandlungen und verantwortlich für jegliche Regeneration und damit für jeden Heilprozess. Das Wasser ist die Urkraft des Lebens, die »Mutter aller lebenden Kreaturen« (I/652). Bleibt noch das Element Erde. In ihm leben alle Geschöpfe, es ist der Korpus, die uns umgebende, sinnlich fassbare Welt und die Nahrung, die das Leben erhält (III/840).

Die Elemente sind polar geordnet. Feuer und Luft haben durch ihre Wärmequalität einen kosmischen, auflösenden Charakter, während die kalten Elemente Wasser und Erde eine verdichtende irdische Natur haben. Hier zeigt sich wieder eine Pola-

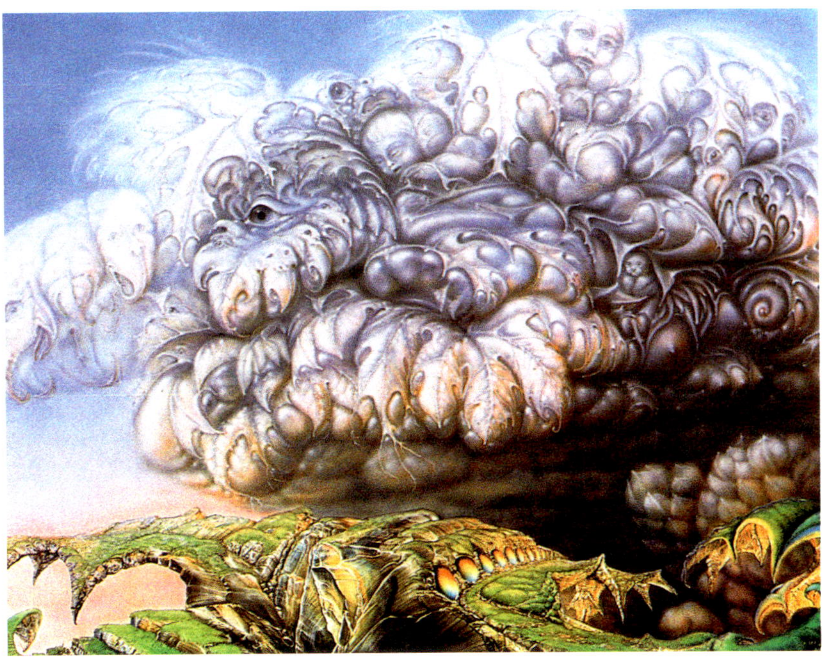

Das Element Luft steht in Verbindung mit Visionen, Offenbarungen und Astralprojektionen. Die Pflanze als Windgestalt in Raum und Gegenraum. Ölbild von dem visionären Künstler Fred Weidmann, 1976.

rität. Die warmen Elemente werden mit aufsteigenden Dreiecken dargestellt: Feuer △/Luft 🜁; die kalten dagegen mit absteigenden Dreiecken: Wasser ▽/Erde 🜃. Hierzu Paracelsus: »Es ist eine richtige und wohlbegründete Philosophie, wenn wir sagen, dass es nur zwei Elemente gibt, das Warme und das Kalte. Mit dem Warmen wird immer auch das Trockene verstanden, mit dem Kalten das Feuchte. (…) Es ist ein Vergleich wie ein Mann und eine Frau. (...) Von den Elementen ist also zu wissen, dass Feuer und Luft eins ist, Erde und Wasser auch eins« (III/991).

In der Therapie kann dieser Gedanke für eine erste Beurteilung eines Krankheitsgeschehens von großem Nutzen sein, da man die meisten pathologischen Zustände als warm oder kalt charakterisieren kann; Bluthochdruck und -niederdruck, Entzündung und Sklerose oder Anspannung und Erschlaffung sind einige Beispiele dafür. Eine Heilung ist immer der Versuch eines Ausgleichs zwischen den Extremen, ähnlich dem Yin-Yang-Prinzip in der chinesischen Medizin.

Heute kennt man die abendländische Elementenlehre vor allem noch in der anthroposophischen Medizin, die in weiten Teilen auf dem Gedankengut des Paracelsus beruht. Hier spricht man von den Elementen als den vier Wesensgliedern. Die »feurige« Vernunft des Paracelsus heißt nun »Ich-Organisation«. Das Element Luft, das sich durch die Gestirne manifestiert und für die individuellen Charaktereigenschaften verantwortlich ist, wird »Astralleib« (*astrum* = Stern) genannt. Die regenerierende Kraft des Archeus verwandelt sich zum »Bildekräfteleib« oder »Ätherleib«, und der Korpus wird zum »physischen Leib«.

Interessant sind auch die Zuordnungen der vier Hauptorgane zu den Elementen, die bereits in alten Rosenkreuzerschriften dargestellt wurden, z.B. in der *Theosophia practica* von Johann Georg Gichtel (1638–1710). Hierbei muss man allerdings über die rein anatomisch-physiologische Organbetrachtung hinausgehen und auch eine spirituelle Funktion der Organe berücksichtigen. Das Feuerorgan Herz ist Sitz des Ich-Bewusstseins. Störungen der Herzfunktion sind untrennbar mit mentalen Prozessen verbunden. Emotionale und sexuelle Störungen drücken sich dagegen als Fehlfunktion der Niere aus, die man der Luft zuordnet. Mangelnde Regeneration und Störungen in der Stoffumwandlung entstehen vor allem durch Entgleisungen im Leberstoffwechsel, womit im Prinzip alle Verdauungsorgane gemeint sind, die man dem Wasser zuordnet. Dies erklärt, warum Entgiftungsrezepte und Lebenselixiere in erster Linie aus Arzneien mit einer positiven Wirkung auf die Verdauungsdrüsen bestehen. Schwierigkeiten im Element Erde drücken sich vor allem als mangelnde Vitalität und als gestörte Lungenfunktion aus, was auch sämtliche Immunitätsprobleme umfasst. In der chinesischen Medizin entspricht dies der Schwäche der Lebenskraft Chi. Heilmittel der Lunge stärken nicht nur die Lungenfunktion und die Immunität, sondern auch die Vitalität als solche.

Während Paracelsus die Elemente als Urkräfte des Lebens akzeptierte, lehnte er die daraus abgeleitete Vorstellung von den Temperamenten vehement ab. Hier sah er die Ursache in den Gestirnen. Melancholie war beispielsweise nicht Ausdruck der »schwarzen Galle«, sondern des saturnalen Charakters eines Menschen.

Die antike Lehre, nach der man die Heilsubstanzen nach ihren Qualitäten warm, feucht, trocken und kalt unterscheidet, wurde von ihm eher akzeptiert als verworfen. Natürlich ist es nützlich, wenn man ein Kraut als austrocknend oder erwärmend, kühlend oder anfeuchtend charakterisieren kann. An einigen Stellen machte er sogar entsprechende Angaben zu manchen Heilpflanzen. Als wärmende Mittel (= Feuer) nannte er z.B. Ingwer, Kardamom, Kubebenpfeffer, Eberraute (III/437) und Pfeffer (IV/604) – alles Heilpflanzen, die man in Lebenselixieren verwendet. Als kalt und feucht (= Wasser) erwähnte er die entzündungswidrigen Pflanzen Dachwurz und Nachtschatten (IV/604), womit er wahrscheinlich den Schwarzen Nachtschatten (Solanum nigrum) meinte, der damals häufiger verwendet wurde als der Bittersüße Nachtschatten (Solanum dulcamara); ebenfalls kalt ist der Lattich, den er als Schmerzmittel verwendete (I/122). Als trocken und kalt (= Erde) klassifizierte er das Eisenkraut, während er die Seelenpflanze Melisse als warm und feucht (= Luft) bezeichnete (IV/604).

Er erwähnte in Bezug auf die Elemente auch Zusammenhänge von Farbe und anderen Eigenschaften: »Centaurea (Tausendgüldenkraut), die rot ist, ist von heißer Natur. Die Lilie (Madonnenlilie), die weiß ist, ist daher von kalter Natur. (...) Die rote Rose und der Mohn sind von kalter Natur. Ihre Art ist narkotisch, sonst ist ihre angeborene Natur das Heiße. (...) Alles, was brennt, ist Sulfur (alchimistisches Prinzip) und von heißer Natur, was bei Kampfer ersichtlich ist. (...) Alles Süße, alles Bittere, hat eine heiße Natur, wie Gentiana (Gelber Enzian), Polypodium (Engelsüß), Amara dulcis (Bittermandel)« (III/438). »Nun seht den Marmor, der ist dunkel und trübe, dass niemand hindurchsehen kann, sondern nur darauf. Der Kristall ist lauter und du siehst durch, was unter ihm liegt. Also gleicht der Marmor der Erde und der Kristall der Luft« (I/366).

Jenseits der vier Elemente gibt es noch ein fünftes Wesen, das man als geistigen Ursprung der Elementenkräfte verstehen kann: Man nennt es die Quintessenz. Sie ist als Licht in allen vier Kräften enthalten und dem Element Luft am ähnlichsten. Bei Paracelsus findet man diesen Begriff vor allem als Bezeichnung von Stoffen mit einer besonderen Heilkraft, die man nur durch alchimistische Kunstgriffe gewinnen kann.

Sommer- und Winterwein nach Paracelsus

Paracelsus empfiehlt zur »Verhütung aller Flüsse« einen roten Sommerwein und einen weißen Winterwein (II/479). Unter dem Begriff »Fluss« verstand man früher die Absonderung aus Körperöffnungen, in erster Linie also Infektionen. Der Augenfluss war eine Bezeichnung für Bindehautkatarrhe, der Nasenfluss für einen Schnupfen – dieser galt auch als Hirnfluss, da man die Nase als Ausleitungskanal des Gehirns betrachtete.

Brustfluss wiederum war eine Bronchitis mit Auswurf, als Bauchfluss galten Durchfallerkrankungen, unter melancholischem Blutfluss verstand man Hämorrhoiden usw.

Man nahm an, dass die Flüsse größtenteils durch eine unreine Säftemischung entstanden und dass der Körper sich auf diese Weise von selbst reinigen wollte.

Im Folgenden wurden die Mengen heutigen Maßstäben angepasst, in Klammern sind die originalen Mengen angeführt.

Winterwein (bei Übermaß von Wasser und Erde; auch salhafte Zustände)

Dieser besteht aus einem Kräutergemisch in 2 l Weißwein (566 l = 1 Stertin):

Kalmuswurzel 6.0 (1120 g)
Nelkenwurzwurzel 10.0 (1680 g)
Rharbarberwurzel 3.0 (560 g)
Engelwurzwurzel 1.0 (35 g)
Bibernellwurzel 1.0 (52,5 g)
Blutwurzwurzel 1.0 (52,5 g)
Echte Diptamwurzel 1.0 (52,5 g)
Ingwerwurzel 2.0 (280 g)
Galgantwurzel 1.0 (70 g)
Zittwerwurzel 1.0 (70 g)
Zimtrinde 1.0 (87,5 g)
Wacholderbeeren 2.0 (5 Hände voll)

Sommerwein (bei Übermaß von Feuer und Luft; auch sulfurische Zustände)

Dieser besteht aus einem Kräutergemisch in 2 l Rotwein (283 l):

etwa zu gleichen Teilen von 5 g (je 4 Hände voll)
Echter-Gamander-Kraut
Wegwartenwurzel
Ehrenpreiskraut
Tausendgüldenkraut
Endivienblätter
Sennesblätter
Nieswurzblätter (heute rezeptpflichtig, siehe auch das Kapitel über Lebenselixiere, Seite 369)
Baldrianwurzel
Ireos (Wurzel der Violenschwertel).

Beide Weine werden auf die gleiche Weise hergestellt: »Alles soll in einen Sack gebunden werden. Dieser soll hineingehängt oder auf den Boden liegen gelassen werden. Gieße darauf den Most (...). Lasse es über dem Säckel gären und lege nichts mehr dazu. Sooft du daraus trinkst, fülle ihn allemal wieder nach«. Für die Herstellung empfiehlt sich natürlich eine größere Ansatzmenge als oben angegeben.

Der Winterwein hat eine allgemein erwärmende Wirkung auch auf die Lebensgeister, während der Sommerwein eher auf Leber und Darm entschlackend, laxierend und damit kühlend wirkt.

Zuordnung zu den vier Elementen

Element	Qualität	Tria Principia (drei Prinzipien)	Säftelehre und Temperament	Paracelsus	Anthroposophie	Organ	Pflanzenteil
Feuer	warm-trocken	Sulfur	gelbe Galle Choleriker	Vernunft	Ich-Organisation	Herz	Blüte
Luft	warm-feucht	flüchtiger Merkur	Blut Sanguiniker	viehischer Leib	Astralleib	Niere	Blatt und Stengel
Wasser	kalt-feucht	fixer Merkur	Schleim Phlegmatiker	Archeus oder Innerer Alchimist	Bildekräfte- oder Ätherleib	Leber	Blatt und Stengel
Erde	kalt-trocken	Sal	schwarze Galle Melancholiker	Korpus	Physischer Leib	Lunge	Wurzel

Die magische Bedeutung der Zahlen

Zahl	Planet	Qualität
1		Göttliche Einheit
2		Dualität/Polarität/Männlich – Weiblich; Sexualität; die zwei Lichter Sonne und Mond; Kalt und Warm als Grundqualitäten im Universum (Feuer und Eis in der germanischen Mythologie); der »Zweifel«
3	Saturn	Trinität; Dialektik (These, Antithese, Synthese); die Dreidimensionalität der Welt; das göttliche Kind aus der Vereinigung der Polaritäten. Die drei Lichter Mond – Sonne – Saturn. Signatur der göttlichen Struktur, z.B. im Aufbau des Turmalin zu sehen oder dem dreizähligen Stengel der Tollkirsche
4	Jupiter	Vier-Elemente-System, Himmelsrichtungen; Schlüsselzahl zur realen und zur göttlichen Welt; 1 + 2 + 3 + 4 = 10 = 1 + 0 = 1; die Zeit als vierte Dimension; die Sonneneckpunkte im Jahreskalender; vierkantige Stengel als Signatur der Festigkeit
5	Mars	»Die Welt als Wille und Vorstellung« (Schopenhauer); der Mensch als Pentagramm; das fünfte Element, die Quintessenz, das ist der Mensch, aber auch die Tugend in den Stoffen; die vieldimensionale Welt (zahlreiche psychoaktive Pflanzen haben fünfzählige Blüten!); Zahl der Bewegung – die fünf Wandelplaneten
6	Sonne	Hexagramm ✡ als Symbol für die Vereinigung der Gegensätze; die Liliengewächse als heilige Pflanzen, z.B. das Salomonssiegel, zeigen in der Blüte das Hexagramm
7	Venus	3 + 4; die sieben kosmischen Grundkräfte; sieben Chakren, sieben Planetenmetalle, sieben Planetenorgane; sieben hermetische Lehrsätze
8	Merkur	2 × 4; Verdoppelung der Vier; Spiritualisierung der Welt; okkulte Räume und das Taufbecken sind oktogonal; die acht heiligen Jahresfeste; Zahl Wotans; Mittwoch ist der Tag des Merkur; ital. *mercoledì* = Merkurtag, und engl. Wednesday = Wotanstag
9	Mond	3 × 3, Hexeneinmaleins; im Brauchtum die Schlüsselzahl zu den okkulten Kräften in der Natur; neunerlei Hölzer und Kräuter usw.
10		Potenzierung der heiligen Eins; alchimistische Schlüsselzahl zur Vergeistigung des Stoffs; Potenzierschritte in der Homöopathie
12		Der Tierkreis; 4 × 3
40		Der »philosophische« Monat; Zeitspanne alchimistischer Reifeprozesse

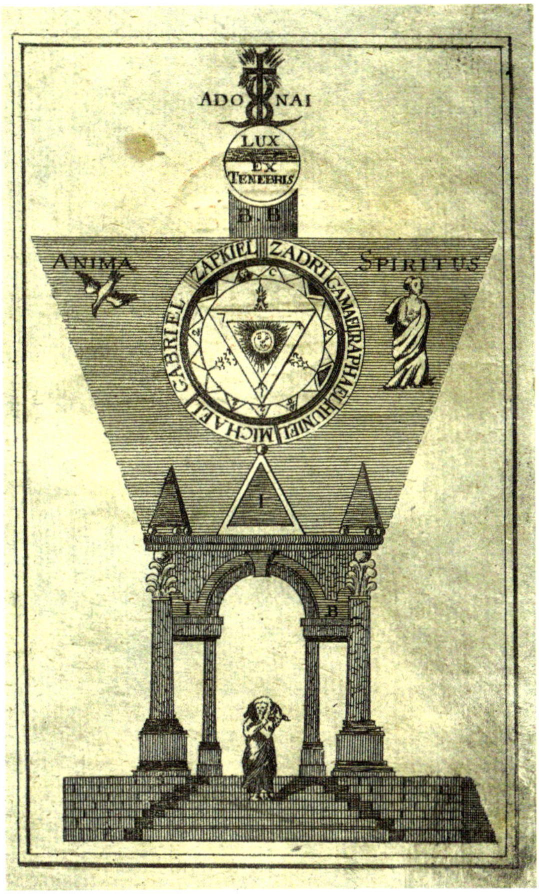

Die Prima Materia, aus der das Licht geschaffen wurde, sowie die Trinität von Anima (Sulfur), Spiritus (Merkur) und Sal (Mensch). Sieben Treppenstufen führen zum Tempel, der auf vier Säulen ruht und ein Dach aus drei Dreiecken besitzt. Darüber befindet sich das magische Siegel der sieben Erzengel, und über allem thront der Baumeister dieser Welt (adonai), der das Licht aus der Dunkelheit (Prima Materia) schuf und als Kreuz dargestellt ist, um das sich zwei Schlangen winden. Kupferstich aus einer Freimaurerschrift, um 1800.

»Dass Gott dreieinig ist, zeigt dir ein jedes Kraut. Da Schwefel, Salz und Merkur in einem wird geschaut.« (Angelus Silesius, 1624–1677)

Die Trinität Sulfur – Merkur – Sal

Die Idee einer allumfassenden Trinität stammte aus den Mysterienschulen Ägyptens; auf diese Weltsicht verweist bereits der Name des Eingeweihten Hermes *Tris*megistos. Dies ist damit eines der ältesten philosophischen Konzepte überhaupt. Auch die christliche Dreifaltigkeit von Vater, Sohn und Heiliger Geist geht auf die heidnischen Mysterienschulen zurück.

Paracelsus war der Erste, der die Vorstellung von einer Trinität auch in der Alchimie und Medizin berücksichtigte (W. Daems, 1982). Er nannte die drei spirituellen Kräfte Sulfur, Merkur und Salz oder Sal; letzterer Begriff soll ganz auf Paracelsus zurückgehen. Die Benennungen sind etwas unglücklich gewählt, weil die Begriffe nur wenig mit den realen Dingen Schwefel, Quecksilber und Salz gemeinsam haben; sehr wohl besitzen diese aber spirituelle Qualitäten, die der Trinität entsprechen. »Sal-Merkur-Sulphur sind nicht als statische Stoffe anschaulich zu machen, erst recht nicht als Salz, Quecksilber und Schwefel. Es handelt sich um Grundbegriffe eher biospiritueller als biochemischer Art, als Umschreibung von Prozessen, die mit dem letzten Grund des Lebendigen zu tun haben. (...) Es handelt sich also um drei Lebensprinzipien, was nicht ausschließt, dass sie sowohl die organische wie die anorganische Natur gestalten« (P. Meier, 1993). Eine solche Verwendung doppeldeutiger Begriffe ist eine der schwierigsten Hürden, die es zu meistern gilt, wenn man Paracelsus verstehen will.

Paracelsus führte seine Trinitätsvorstellung direkt auf Hermes Trismegistos zurück: »Der Mercurius ist der Geist, der Sulfur die Seele und das Sal der Leib. Die Verbindung aber zwischen Geist und Leib, wovon auch Hermes spricht, ist die Seele, die der Sulphur ist, der die zwei einander widerwärtigen Dinge vereinigt und in ein Wesen bringt« (III/228). Sulfur steht also als seelischer Vermittler zwischen Merkur/Geist und Sal/Körper. Immer wieder findet man in der Literatur auch andere Beschreibungen der drei Kräfte. In der anthroposophischen Weltvorstellung bildet Merkur die Mitte zwischen Sulfur und Salz. Nach dieser durchaus sinnvollen Umgruppierung bilden nun auch die Planetenkräfte die mittlere Welt. Merkur ist mythologisch der Bote der Götter, also ein vermittelndes Prinzip, das mit dem Element Luft identisch ist. Die Flügel am Helm und an den Fersen sind Symbole für seinen flüchtigen und geistartigen Charakter. Als merkurielles Prinzip geben die Planeten die Botschaft Gottes (Sulfur) an die untere Welt (Sal) weiter, sie gleichen also der christlichen Vorstellung von Engeln und Erzengeln, die ja ebenfalls geflügelte Wesen sind.

Nach den Vorstellungen des Paracelsus ist die gesamte Materie ein Spiegelbild der göttlichen Trinität und daher auch nur durch die drei Prinzipien zu beschreiben. Immer wieder versuchte Paracelsus, diese Idee auf einfache Art zu erklären: »Drei Substanzen sind in jedem Körper enthalten, oder: Jeder Körper besteht aus 3 Substanzen. Das sind Schwefel, Quecksilber und Salz. Wenn diese 3 verbunden werden, ist ein Körper vorhanden, dem nur noch das Leben und was damit zusammenhängt, eingehaucht werden muss« (I/67). »Holz ist ein Körper. Wenn du es verbrennst, so ist das, was brennt, der Schwefel, der Rauch das Quecksilber (Merkur), und was zur Asche wird, ist Salz« (I/68). »Das ganze Weltall ist in zwei Teilen geteilt, in einen greifbaren Leib und einen unsichtbaren Leib. Das Sichtbare und Greifbare ist der Körper der Welt, der da aus den drei Urstoffen besteht, dem Schwefel, Quecksilber und Salz« (IV/800).

Jeder Körper zeigt sich durch eine besondere Form, individuelle Eigenschaften und eine bestimmte Konsistenz, die mehr oder weniger für die Lebensdauer verantwortlich ist: »Zuerst muss ein Körper da sein, in dem man wirkt; das ist der Sulfur. Dann muss die Eigenschaft, die Kraft da sein, das ist der Mercurius. Dann muss die Festigkeit, die Erstarrung, die Vereinigung da sein, das ist das Sal« (III/1043).

Sulfur beschreibt die Art der Substanz und bildet mithin z.B. den Unterschied zwischen einer Pflanze und einem Tier. Sulfur ist aber auch die individuelle Gestalt, also der Unterschied zwischen einer knorrigen Eiche oder einer schlanken Zypresse.

Merkur zeigt sich besonders in den spezifischen Eigenschaften einer Substanz, ist also dafür verantwortlich, ob etwas schweißtreibend oder abführend wirkt.

Das Salz hingegen offenbart sich in der Art der Festigkeit und bewirkt z. B. den Unterschied zwischen einem harten Eichen- und einem weichen Lindenholz; ein weiteres Beispiel wären einjährige Pflanzen im Gegensatz zu ausdauernden Staudengewächsen. »Der feste Aggregatszustand (die Erstarrung) des Körpers ist aber auf das Salz zurückzuführen, d.h. ohne Salz gäbe es nichts Greifbares (Strukturkräfte). Denn das Salz ist schuld an der Härte des Diamanten und des Eisens, ebenso wie an der Weichheit des Bleies und des Alabasters. Jede Verfestigung und Gerinnung kommt vom Salz. Demnach ist in den Knochen eine andere Art Salz als im Blute« (I/99).

Durch dieses Zitat wird auch ersichtlich, dass die Prinzipien überall zu finden sind, jedoch immer in unterschiedlicher Intensität.

Das flüchtige merkurielle Prinzip ist besonders geheimnisvoll. Es hat die größte Verwandtschaft mit dem Spiritus vitalis, dem Lebensgeist, und zeigt am meisten Eigenschaften der Quintessenz. Über Signaturen wie Geschmack oder Konsistenz, die immer einen sulfurischen und/oder salhaften Charakter haben, kann man auf die merkuriellen Eigenschaften schließen. Wie wir noch sehen werden, versucht der Alchimist durch Umwandlungsprozesse der Form, den Merkur zu extrahieren. Er ist das Geistartige in der Materie, das Licht der Natur und damit das eigentlich Heilende.

Auch der Mensch besteht aus den drei Prinzipien – Körper, Seele und Geist wurden bereits genannt. Anatomisch findet sich eine Unterteilung in Kopf, Brust und Bauch oder in Innen, Außen und eine vermittelnde Grenzfläche. Physiologisch ist die Einteilung in die Polarität von Kalt und Warm und als Drittes das Ausgleichende zu verzeichnen.

Paracelsus stellte sich Gesundheit als einen ausgeglichenen Zustand zwischen den Prinzipien vor, Krankheit dagegen als Ungleichgewicht – ähnlich einer Waage, die in der Krankheit nicht mehr schwingt, sondern beständig nach einer Seite ausschlägt: »Sind die 3 vollkommen miteinander verbunden, so steht es um die Gesundheit gut. Wenn sie aber zerfallen, sich zertrennen und sondern, wenn die eine fault, die andere brennt und die dritte sonst irgendeinen anderen Weg geht, so sind das die Anfänge der Krankheiten« (Paracelsus I/70).

Sulfur ist das Brennbare. Mit Sulfur sind sämtliche Wärmeprozesse verbunden. Sulfurisch sind z.B. die Gallenfunktion, fieberhafte Zustände oder jede Art von Entzündung. Im Gegensatz zu Sulfur verkörpert Sal alles Feste und Erstarrte und ist immer mit Kälteprozessen verbunden. Besonders vom Sal geprägt sind die Knochen. Degenerative, versteifende Krankheiten zeigen deutlich einen Sal-Charakter.

Während das Sulfurische eher akut und heiß ist, zeigt sich Sal als chronisch und kühl. Die Sklerose oder die Steinbildung sind typisch salhafte Zustände. Fressende Hautleiden wie die Psoriasis (Schuppenflechte) haben eher einen Sal-Charakter, im Gegensatz zu entzündlichen nervösen Hautleiden wie Neurodermitis, die mehr sulfurisch sind. Der Bluthochdruck ist eher sulfurisch, der Niederblutdruck eher salhaft. Das sulfurische Temperament ist mehr cholerisch oder hysterisch, während der salhafte Typ zu Phlegma, Melancholie und Neurasthenie tendiert. Der flüchtige Merkur wiederum bildet die Brücke zwischen Sulfur und Sal. Man findet ihn besonders an allen Regulationsvorgängen und Feedbacksystemen beteiligt oder als rhythmisch wechselnde Vorgänge wie Herzschlag und Atmung, die immer eine ausgleichende Funktion haben.

Besonders in der anthroposophischen Heilkunde spielt diese Dreiteilung heute noch eine wichtige Rolle (siehe Seite 66). Allerdings sind hier die Begriffe anders gewählt. Das sulfurische Prinzip nennt man »Stoffwechsel-Gliedmaßensystem«, Sal »Nerven-Sinnes-System« und Merkur »rhythmisches System«.

Auch die Welt der Heilmittel zeigt sich dreigliedrig; besonders deutlich wird dies bei der Pflanzenbetrachtung. Die meisten Pflanzen zeigen eine Unterteilung in einen oberen Blütenbereich, einen mittleren Blatt- und Stengelbereich und einen unteren Wurzelbereich. Die Blüte ist eindeutig der Wärmepol der Pflanze; sie ist oft um einige Grad wärmer als die Umgebungstemperatur. Die Wurzel stellt hingegen den Kältepol dar. Sie ist eher aufnehmend, während die Blüte sich mit der Pollenbildung deutlich dem Außen zuwendet. Der Blatt- und Stengelbereich hat eine vermittelnde Position: Er dient dem Säftefluss, aber auch dem Stoffaustausch. Mit den Blättern kommuniziert die Pflanze mit der Umgebung, sie entwickelt sich sozusagen in den sie umgebenden Raum hinein.

Diese Einteilung ist für die Heilmittelerkenntnis von großer Bedeutung. Woher weiß man eigentlich, welchen Pflanzenteil man am besten verwendet? Das Wissen, ob nun die Wurzel mehr Kraft enthält oder eine Blüte, wird seit Jahrtausenden von Generation zu Generation weitergegeben, doch sind solche Kenntnisse keineswegs selbstverständlich. Hierzu schrieb Paracelsus: »(...) so wisset, dass andere Kräfte in den Knospen, andere in den Blättern, andere in den Blüten, andere in den unreifen

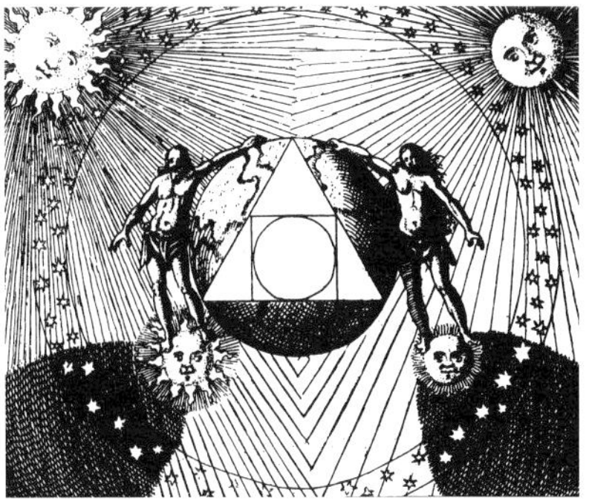

»Sein Vater ist die Sonne, seine Mutter ist der Mond«, heißt es bei Hermes Trismegistos. Zusammen ermöglichen sie das große Werk, das hier als Trinität von Dreieck (Sulfur), Quadrat (Sal) und Kreis (Merkur) dargestellt ist. Aus *Chymisches Lustgärtlein*, 1624.

Früchten, andere in den reifen Früchten sind« (I/390). »Manche Pflanzen haben ihre Kraft in der Wurzel wie Pastinak und Enzian, manche in den Blättern (...) wie Caulis (Kohl), manche in den Blumen wie Buglossa (Ochsenzunge), manche in den Früchten wie Äpfel und Birnen, manche in den Samen wie Papaver (Mohn), Nux (Muskatnuss) und dergleichen. (...) Der Aniadus (Strukturkraft) der Erde verteilt es folgendermaßen. Die führenden Kräfte teilt er in drei Teile, in Samen, in Wurzeln und in die Äste« (III/843).

Mit den »führenden Kräften« meinte Paracelsus, dass wir unser Augenmerk auf besondere Auffälligkeiten in der Ausgestaltung lenken sollen. Dies leuchtet sofort ein, wenn man eine blütenbetonte Ringelblume mit einem blattbetonten Frauenmantel oder einer wurzelbetonten Alraune vergleicht. Durch die einseitige Ausprägung wird eine Pflanze zu einer Heilpflanze. Für die Pflanze ist diese einseitige Ausbildung nichts Krankhaftes, sondern nur Ausdruck ihrer Wesensart, sich mit den äußeren Bedingungen auseinanderzusetzen. Beim Menschen ist jedoch jedes dauerhafte Ungleichgewicht zwischen den polaren Kräften mit Krankheit verbunden.

Nach dem Gesetz der Sympathie ist es nun möglich, die Überbetonung beim Menschen mit dem analogen Pflanzenteil zu behandeln. Ein Übermaß im Sulfurischen erfordert Pflanzen mit einer Blütenbetonung, Krankheiten mit einem Sal-Charakter hingegen wurzelbetonte Pflanzen, während bei Störungen der rhythmischen Ausgleichsfunktionen vor allem blattbetonte Pflanzen hilfreich sind.

Die unterschiedliche Ausbildung von Wurzel, Blatt und Blüte gehört in den Bereich der Signaturenlehre, durch die man das Wesentliche über den Charakter einer Pflanze erfährt.

Der dreigliedrige Mensch

Sal: Nerven/Sinnessystem

Umfasst alle katabolen (Energie abbauenden) Prozesse im Körper. Kalter Pol des Menschen. Übersteigerte Bewusstseinsprozesse, Wachheit, Intellektualität.

Im Alter stärker ausgeprägt als in der Jugend. Organe mit wenig Kraft zur Regeneration; Knochen, Nerven, Nervengeflechte, Sinnesorgane, Gehirn; Lunge, Milz. Alle Abgrenzungsflächen des Körpers. Leptosome, hagere und trockene Menschentypen.

Pflanzen mit ausgeprägtem Wurzelprinzip (auch Rinden) wirken der Überbetonung des Sal-Pols entgegen.

Sie wirken hauptsächlich im oberen Menschen. Man verwendet sie vor allem bei kalten und chronischen Prozessen, bei nervösen Erscheinungen, Erschöpfung, Abwehrschwäche und oft als Altersheilmittel.

Indikationen: Chronische Ekzeme, Sklerose, kristalline Ablagerungen, Steinbildung, Schwermetallvergiftung, Störungen im Mineralhaushalt, Knochenleiden, degenerative Nervenleiden wie multiple Sklerose oder Parkinson, allgemein chronisch-kalte und den Körper versteifende Prozesse; nervöse Erschöpfung, Überbetonung des Intellekts, Folgen von Elektrosmog, allgemeine Nervenleiden, Neuralgien. Altersheilkunde. Regeneration, Rekonvaleszenz, Vitalitätsschwäche. Wurzelpflanzen dämpfen Kälte- und erhöhen Wärmeprozesse; manche wirken sedierend.

Beispiele: Rezepte zur Schwermetallentgiftung mit Wurzeln aus Berberitze, Engelwurz, Klette, Liebstöckel; Arnikawurzel bei Schlaganfall; Baldrian oder Nieswurz als Sedativum; Alraune und Zaunrübe bei Gelenkschmerzen und Rheuma; Sonnenhut, Schwalbenwurz und Meisterwurz zur Abwehrsteigerung; Schöllkrautwurzel und Gelbwurz bei Gallensteinen.

Die ersten antiken Kräuterbücher nannte man »Wurzelbücher« und die Kräuterkundigen »Wurzelschneider«. Dies ist möglicherweise ein Hinweis auf eine extreme Überbetonung des Nerven-Sinnes-Systems in der alten Zeit.

Merkur: Rhythmisches System

Der rhythmische Pol des Menschen steht für alle ausgleichenden Prozesse im Körper, z.B. Herzfunktion, Blutdruck, Schlaf-/Wachrhythmus, Atmung, endokrine Achse, Neurotransmitter. Stark merkuriell sind auch sämtliche Stoffumwandlungen, vor allem in der Bauchspeicheldrüse. Im eigentlichen Sinne sind dem Merkurprinzip keine Organe, sondern Organfunktionen zuzuordnen. Das Merkurprinzip erkrankt nicht, es kann höchstens seine Regulationsfunktion nicht mehr ausüben (Dekompensation), was aber häufig lebensbedrohlich ist (z.B. Herz-Kreislauf-Versagen, Atemstillstand, akutes Abdomen).

Pflanzen mit ausgeprägtem Blatt- und Stengelprinzip regen die rhythmischen Prozesse im Organismus an. Sie wirken hauptsächlich im mittleren Menschen. Ihre Wirkungsrichtung ist harmonisierend, daher sollte man sie häufig verwenden. Häufig wird bei Blattdrogen das Kraut zu Beginn der Blüte geerntet; hierdurch erklärt sich, dass solche Pflanzen oft gleichzeitig auf das Stoffwechselsystem wirken (z.B. Dost, Weißdorn).

Indikationen: Alle Prozesse, die einer Periodizität bzw. einem Rhythmus unterliegen. Physiologische Kompensationsmechanismen wie Blutdruck, Herz- und Atemfrequenz, Schlaf-Wach-Rhythmus, Darmperistaltik, hormonelle Störungen, Menstruationsprobleme. Spezielle Wirkung auf Herz, Blut, Nieren und Hormondrüsen. Allgemein beruhigend und stimmungsausgleichend.

Beispiele: Melisse, Herzgespann, Fingerhut, Maiglöckchen, Bilsenkraut bei Herzrhythmusstörungen; Lungenkraut, Bittersüß und Eukalyptus bei Lungenleiden; Brennnessel zur Blutreinigung, Rosmarin zur Kreislaufregulation, Beifuß und Frauenmantel bei Hormonstörungen.

Sulfur: Stoffwechsel/Gliedmaßensystem

Alle anabolen Prozesse (energiebildend). Warmer Pol des Menschen. Alle Vorgänge im Körper, die mit wenig oder ohne Bewusstsein ablaufen. In der Jugend stärker ausgeprägt als im Alter. Schlafzustand; Imagination, Medialität, »Bauchgefühl«. Muskulatur und Bewegung, blutbildende Organteile, Leber-Galle-System; Verdauung; Bindegewebe. Plethorisch-pyknischer Menschentyp.

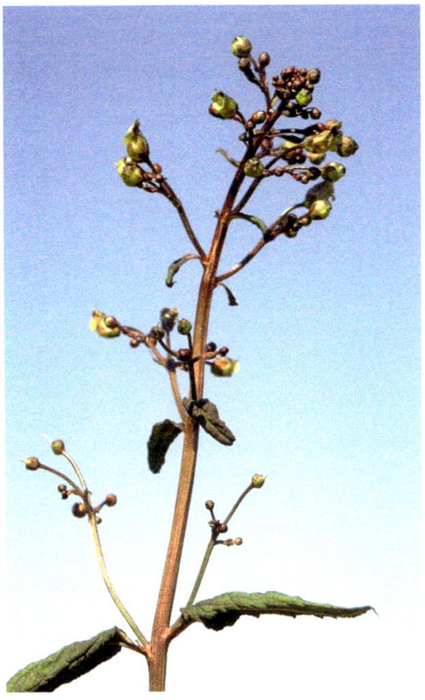
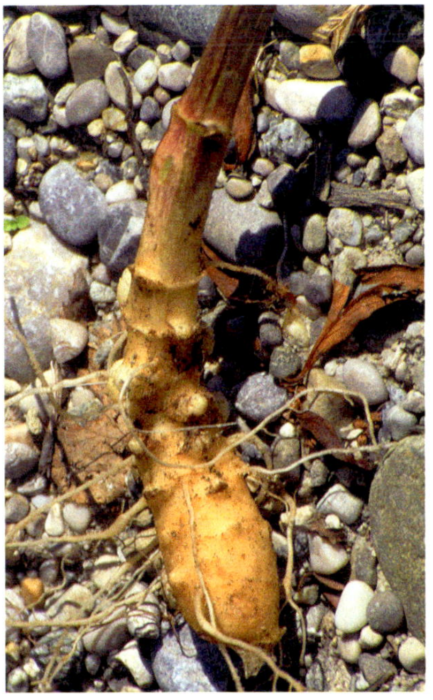
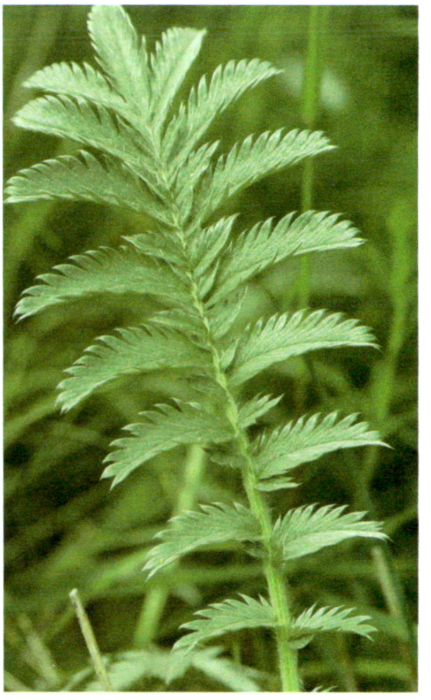

Braunwurz (Scrophularia nodosa) stimuliert die Abwehrfunktionen über die Lymphe. Foto: Margret Madejsky.

Typisch ist die knotige Ausgestaltung der Wurzel der Braunwurz, eine Signatur für Verhärtungen im Lymphbereich. Foto: Olaf Rippe

Die Anordnung der Blätter des Gänsefingerkrauts (Potentilla anserina) ist eine Signatur für eine Arznei mit Wirkung auf das rhythmische System. Man verwendet das Rosengewächs als krampflösendes Mittel bei Migräne und Menstruationsbeschwerden. Foto: Margret Madejsky.

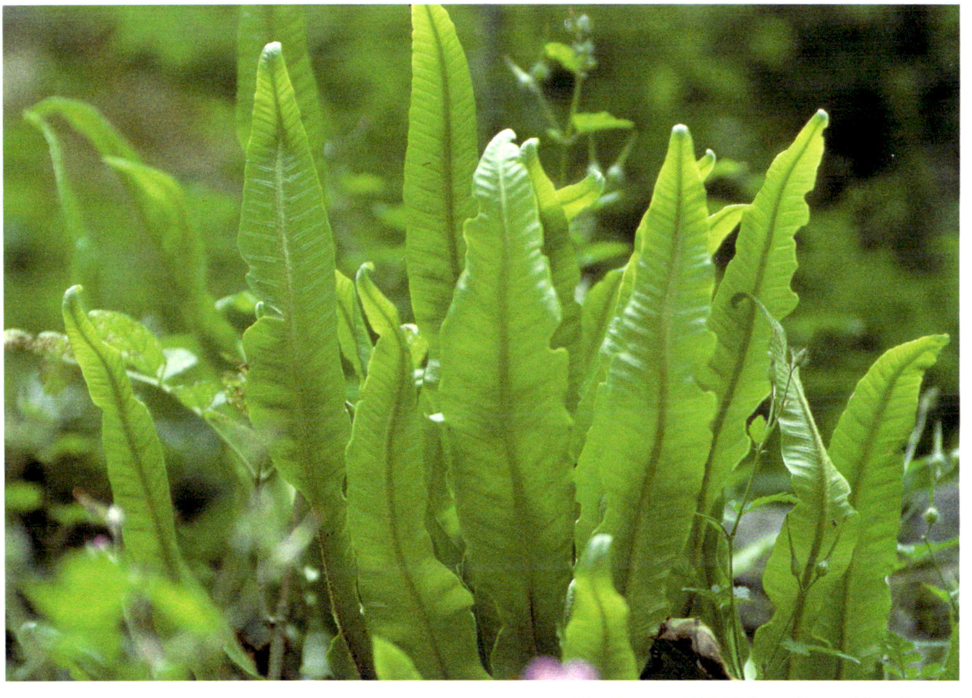

Hirschzunge (Phyllitis scolopendrium) ist Bestandteil von Arzneien mit Wirkung auf die Darmperistaltik (z.B. Digestodoron Dilution von Weleda oder Aquilinum comp. Globuli von Wala, bei Neigung zur Dysbiose, Durchfall oder Verstopfung). Foto: Olaf Rippe.

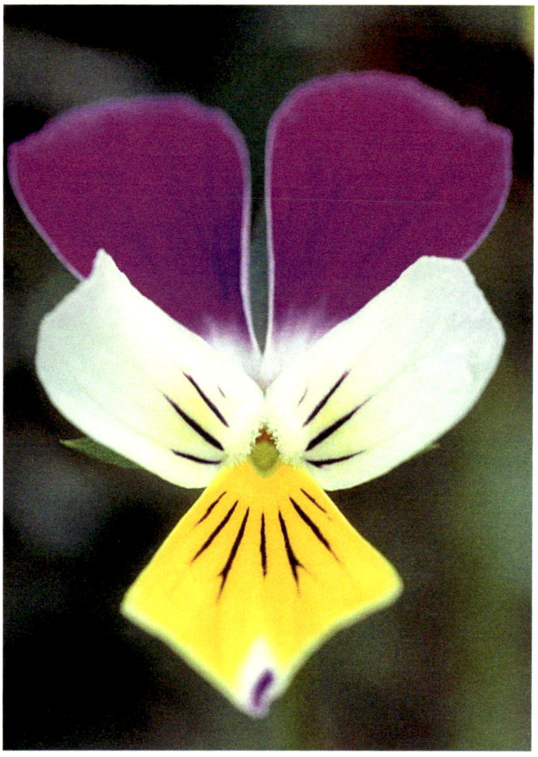

Stiefmütterchen (Viola tricolor) verwendet man als Antidyskratikum (Säfteverbesserer) bei Neigung zu nässenden und eitrigen Entzündungen, z.B. bei Milchschorf oder Neurodermitis. Foto: Margret Madejsky.

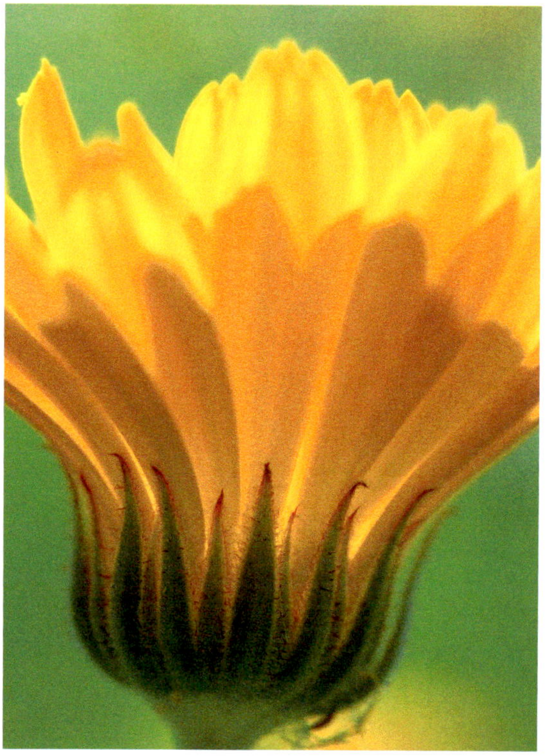

Ringelblume (Calendula officinalis) verwendet man vor allem als Wundheilmittel und bei Entzündungen von Haut oder Schleimhaut. Mit ihrer leuchtenden Farbe wirkt sie zudem stimmungsaufhellend. Foto: Margret Madejsky.

Pflanzen mit ausgeprägtem Blütenprinzip, auch Samen, Harze und Öle wirken einer Überbetonung sulfurischer Prozesse entgegen, hauptsächlich im unteren Menschen. Ihre Wirkungsrichtung mildert Wärmeprozesse und fördert die Strukturbildung. Oft werden Blüten auch zusammen mit den Blättern verabreicht.
Indikationen: Fettsucht, Tumoren, Keloid (Wulstnarben), allgemein heiße Prozesse, Entzündungen, Fieber, Allergien (v.a. Heuschnupfen), exsudative Dermatosen (Hautkrankheiten mit Absonderungen), Wundheilung, Rausch, Schlafsucht, alle Erkrankungen mit reduzierter Wahrnehmung, Überbetonung der Gefühlssphäre. Sie fördern Bewusstseinsprozesse und damit Abbauprozesse. Allgemein in der Pädiatrie (Kinder brauchen mehr Blüten- und/oder Blattpflanzen). Jede fortwährende sulfurische Erkrankung geht irgendwann in eine Überbetonung des Sal-Prinzips über, wird also »fressend« (entartend) und chronisch!

Beispiele: Mistel bei Krebsleiden und Anfallsleiden wie Epilepsie (Pflanze kann nicht in der Erde wurzeln!); Kümmel, Anis, Fenchel bei Blähungen; Schafgarbe zur Wundheilung und bei Schleimhautentzündungen; Kamille bei Entzündungen und Krämpfen in der unteren Körperhälfte; Harze, Ringelblume und Stiefmütterchen zur Wundheilung; Johanniskrautöl bei Entzündungen und Verbrennungen; Mariendistel bei Leberschwellung; Tausendgüldenkraut bei Darminfektionen.

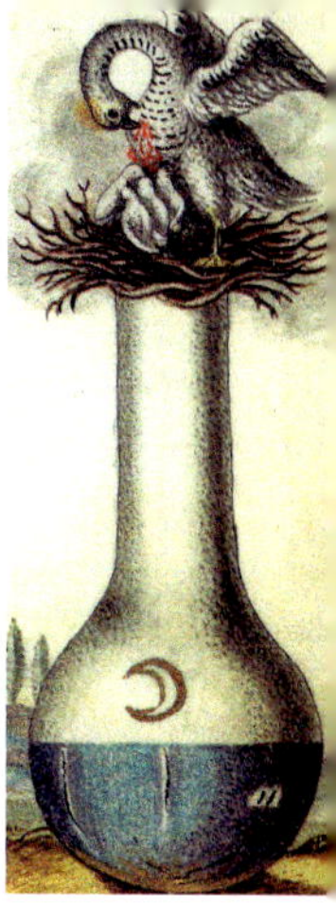

Signaturenlehre
Die Zeichensprache der Natur

»Die Natur zeichnet ein jegliches Gewächs, das von ihr ausgeht, zu dem, wozu es gut ist. Darum, wenn man erfahren will, was die Natur gezeichnet hat, soll man es an den Zeichen erkennen, welche Tugenden in einem Ding sind.« (Paracelsus III/610)

Wege der Heilmittelerkenntnis

Wie kam der Mensch zur Arznei? Dies ist wohl eine der elementarsten Fragen der Heilkunst. Fragt man Ärzte und Heiler nach dem Wie und Warum, dann erhält man die unterschiedlichsten Antworten. Der Arzt wird vielleicht sein Studium oder einen konkreten Professor aufführen, der ihm dies oder das beigebracht hat, oder er wird eine andere Wissensquelle nennen, z.B. eine Doppelblindstudie, die ihn zur Arzneiwahl bewogen hat. Der Heilpraktiker wird in der Regel ebenfalls seine Ausbildungen oder konkrete Lehrer anführen, um seine Glaubwürdigkeit bei der Arzneiwahl zu untermauern. Der Volksheiler hingegen begründet seine Arzneiwahl möglicherweise mit der Erfahrung seiner Vorfahren. Doch aus der Sicht des Paracelsus sind alle diese Wege unsicher, denn: »Es ist verfehlt, in der Medizin sein Wissen vom Hörensagen und Lesen zu schöpfen. Sondern man muss sich fragen: Wie hat der Erste gelehrt? Und der, der ihn gelehrt hat, der lehre uns auch« (I/66).

Paracelsus wollte zurück zum Ursprung des Wissens, er war auf der Suche nach einer Quelle unverfälschter Wahrheit. Er fand sie schließlich in der Natur selbst. Für ihn war sie das eigentliche Mysterium. Aus ihrem Schoß entstanden sämtliche Arzneien, also musste sie auch den wahren Schlüssel zur Arznei kennen. Er fand sie in der Zeichensprache der Natur, der Signaturenlehre.

Stark vereinfacht ausgedrückt handelt es sich hierbei um eine Methode der Heilmittelerkenntnis, bei der vom Äußeren, z.B. von Farbe oder Form, auf das Innere, also auf Wesen und Wirkung geschlossen wird. Die gesamte Natur lässt sich nach diesem System interpretieren. Bei Mineralien sind Signaturen beispielsweise die Art der Kristallstruktur, die Farbe oder die Vergesellschaftung mit anderen Mineralien. Bei Tieren kommt zu Aussehen, Geruch und Lebensraum noch ihr spezieller Habitus. In der Hauptsache wird die Signaturenlehre jedoch auf Pflanzen angewendet, indem man auf besondere Details z.B. der Pflanzengestaltung achtet. Daher könnte man die Signaturenbetrachtung von Pflanzen auch als medizinisch interpretierte Botanik bezeichnen.

Man sucht durch die Beachtung der Signaturen nach der größtmöglichen Ähnlichkeit zwischen Natur und Mensch, und wenn diese gegeben ist, hat man ziemlich sicher eine wirksame Arznei gefunden. Paracelsus dürfte diese Methode weitgehend beim einfachen Volk kennengelernt haben, wovon folgende Zitate zeugen: »Wir haben das von der Erfahrung der gewöhnlichen Leute übernommen« (I/657). »Ich habe über 80 Bauern gekannt, die die Kräuter nur wegen ihrer Form und Anatomie mit den Krankheiten verglichen haben, und sie haben vor meinen Augen damit wunderbar und gut geholfen. (...) Denn wenn man dies beim Lichte besieht, gelangten die sichersten Künste fast alle vom gemeinen Manne und unachtbaren Leuten an uns. Würden alle derartigen Erfahrungen ungefälscht durch Rezepte und Rezeptenmacher in ein einziges Büchlein geschrieben werden, dann wäre mir das lieber als alle Kommentare des Galenus und Avicenna« (I/672).

Es gab natürlich bereits vor Paracelsus eine Signaturenlehre. In antiker Zeit befassten sich Auto-

Was ist Signatur?

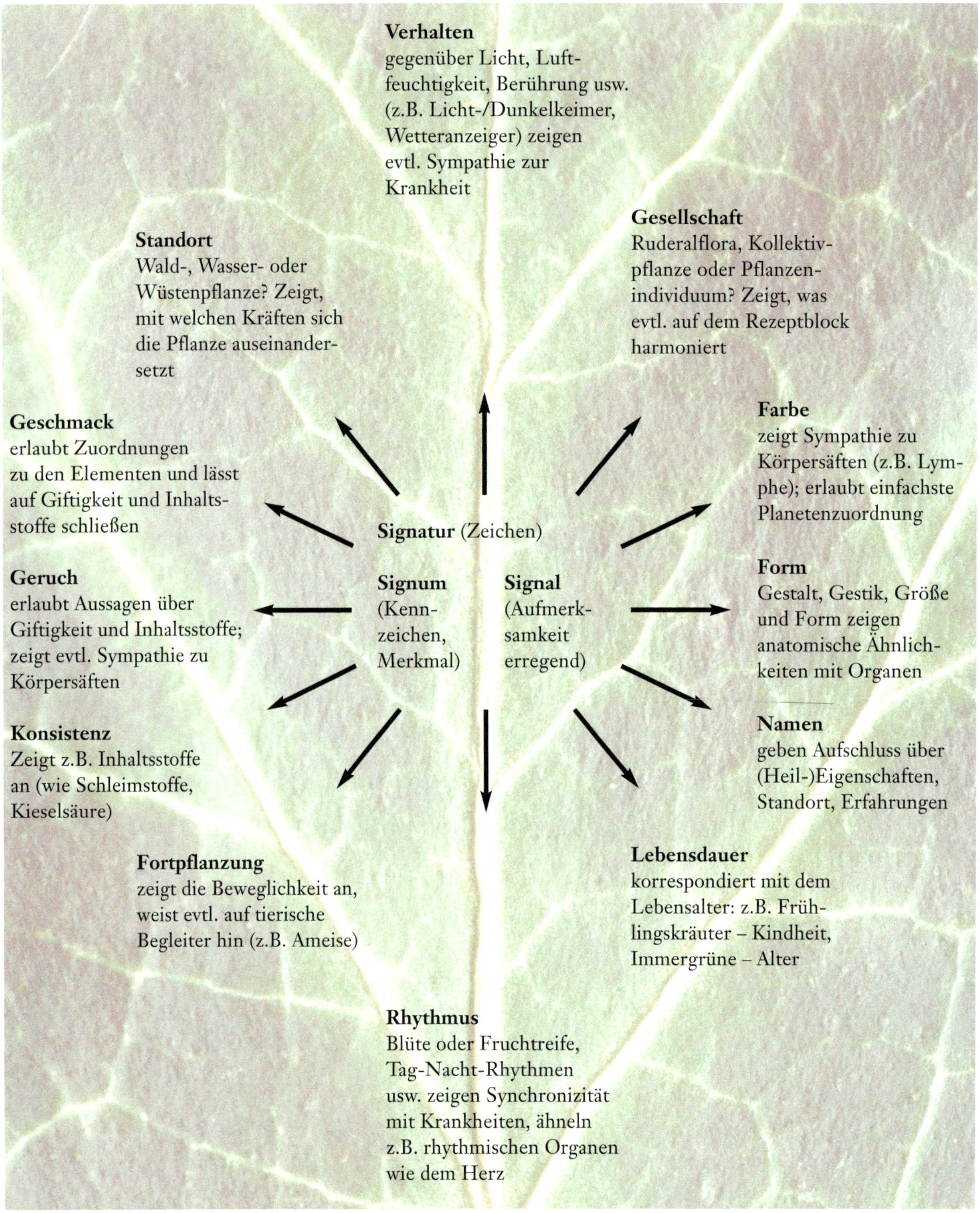

Diese Übersicht über die Signaturen ist im Laufe dreier Workshops im Rahmen der Weltkonferenz der Ethnotherapien im Oktober 2002 in München in Zusammenarbeit mit den Teilnehmern entstanden. Die Übersicht kann leider nicht vollständig sein; z.B. fehlen Träume, Eingebungen und andere »Zufälle«. Sie soll lediglich dem Interessierten ein systematisches Herangehen an die Pflanzen anbieten.

ren wie Theophrast oder Aristoteles mit diesem Thema, doch wurde nie sehr viel dazu aufgezeichnet. Paracelsus war somit der Erste, der sich wirklich umfassend mit den Signaturen auseinandersetzte. Nach ihm gingen einige seiner Schüler weiter auf diesem uralten Weg der Heilmittelerkenntnis, darunter etwa der Alchimist Oswald Croll (1560–1608). Postum erschien 1609 seine Schrift *De signaturis morborum*. Der Paracelsist Leonhardt Thurneysser (1531–1596) verfasste ein Buch speziell zur Astrologie und zu den Signaturen der Doldenblütler. Ein weiterer Bewunderer dieser Lehre war Giovanni Battista della Porta (1535–1615). In seinem Werk *Phytognomonica* (1588) beschrieb er seine Suche nach einer gesetzmäßigen Ordnung, die sich hinter den Wundern der Natur verbirgt. Weniger bekannt ist der Stuttgarter Apotheker Johann Cudrio von Tours, der im 17. Jahrhundert lebte. Er schrieb das Buch *Anatomia et physiognomia simplicium*, das zwei Traktate über die Signaturen der Erdgewächse enthält (1658). Mit Goethe und seiner Metamorphosenlehre kam es zu weiteren Entwicklungen auf diesem Gebiet, die später von Rudolf Steiner und seinen Mitarbeitern weitergeführt wurden. Empfehlenswerte moderne Literatur zum Thema gibt es leider nur sehr wenig, lesenswert sind vor allem die Bücher von Emil Schlegel und Wilhelm Pelikan (siehe Literaturverzeichnis).

Die Signaturenlehre ist eine magische Weltsicht, die davon ausgeht, dass jede Natursubstanz von einer göttlichen Kraft gezeichnet ist, in der Absicht, dass diese vom Menschen erkannt und genutzt wird. Nichts wäre demnach zufällig. Paracelsus sprach von einem höchsten Signator, der die Welt gezeichnet hat, damit der Mensch durch die Zeichen nicht nur einen Weg zur Heilung findet, sondern Gott selbst erkennt.

Für seinen Schüler Oswald Croll war »die Signatur die Spur des unsichtbaren Gottes, Schatten und Bild des Schöpfers auf den Geschöpfen« (zit. n. E. Schlegel, 1987). Die Signatur war für ihn eine innere Kraft und eine geheime Fähigkeit zum Wirken, ein göttliches Geschenk der Natur. Hat man die Signaturen begriffen, hat man eine Vorstellung von der göttlichen Tugend einer Substanz: »Alles, was die Natur hervorbringt, das formt sich nach dem Wesen der Charaktereigenschaften (Tugenden), die darin sind (...). Denn Charaktereigen-

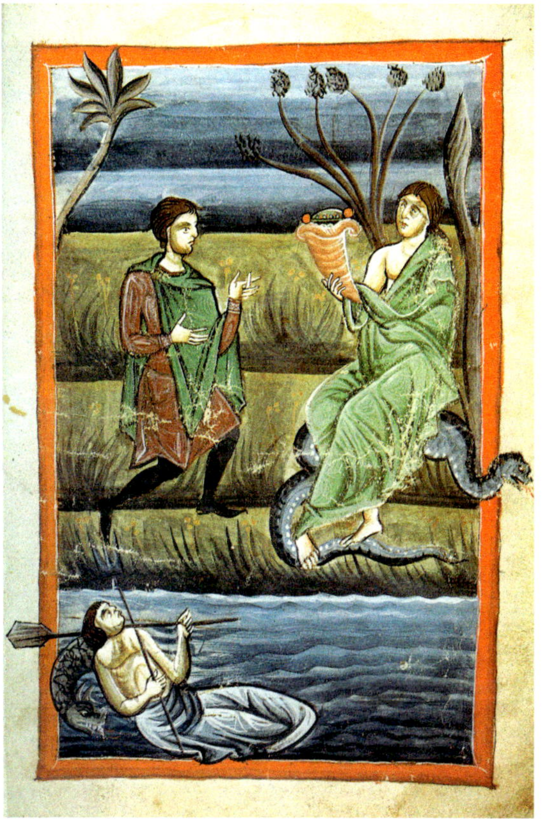

Die Erdenmutter überreicht dem Heiler ein Füllhorn. Hierzu sprach er folgendes Gebet: »Heilige Göttin Erde, Gebärerin aller Naturwesen/(...) Dich, Göttliche, bete ich an, und Deine Gottheit rufe ich an; denn leicht kannst Du mir das gewähren, um was ich Dich bitte./(...) Überlasse mir diese Deine Medizin. Sie gelange zu mir mit all Deiner Heilmacht./Was ich auch immer daraus herstelle, es möge gut wirken./Wem ich diese Medizin gebe, wer sie auch von mir empfängt, lasse sie alle gesund werden (zit. n. H. Schipperges, 2000). *Codex Vindobonensis*, frühes 13. Jahrhundert; Österreichische Nationalbibliothek.

schaften und Form stimmen miteinander in dem Maße überein, dass durch die Charaktereigenschaften auf die Form geschlossen werden kann und durch die Form auf jene« (Paracelsus IV/541).

Der letzte Sinn des Daseins einer Pflanze oder eines Minerals wäre also die Verwandlung in ein Heilmittel durch den Menschen für den Menschen. Man könnte auch sagen, das sich die Natur für etwas Höheres opfert, das Mineral für die Pflanze, die Pflanze für das Tier, das Tier für den Menschen und der Mensch für die Engelssphären, die als kosmische Kräfte durch die Planeten auf die Erde wirken: »So betrachtet haben alle Naturobjekte ihre Ur-Beziehungen zum Menschenwesen. Für jeden geringsten Aspekt des unerhört komplizierten menschlichen Organismus gibt es in der Natur ein Gegenbild (...). Jedes Naturobjekt hat seit seiner Schöpfung eine dem Menschen zugeneigte Seite, trägt Heilverwandtschaft in sich. Dadurch ergeben sich zwei Wege der Heilmittelfindung: Der eine soll versuchen, im Naturobjekt die Verbindung zu einem Krankheitsprozess zu erkennen, der andere geht vom Krankheitsbild aus und sucht den dazu passenden Naturprozess« (W. Daems, 2001).

Paracelsus ging davon aus, dass jeder Mensch und damit jedes Leiden einmalig ist und daher auch im Prinzip eine einmalige Arznei benötigt. Das Idealbild wäre hier die maßgeschneiderte Arznei, die in ihren Signaturen das perfekte Spiegelbild der Krankheit darstellt. Dies steht in krassem Gegensatz zum Trend in der modernen Schulmedizin, wo man mit wenigen Arzneien eine möglichst große Anzahl von Krankheitsbildern abdecken will. In einer industrialisierten Medizin ist es eben praktisch, wenn nur noch die Wahl zwischen Kortison oder Antibiotika bleibt.

Wie die Übersichtsgrafik zeigt, sind die möglichen Signaturen völlig unterschiedlich und zahlreich, was den Anfänger hoffentlich nicht abschreckt. Um sich zurechtzufinden, sind vor allem Einfühlungsvermögen, Fantasie, Geduld und Muße notwendig. Wer glaubt, dass sich die Natur im Vorbeigehen ihre Geheimnisse entlocken lässt, der irrt gewaltig. Verkrampftes Grübeln ist jedoch auch fehl am Platz. Mit der nötigen Übung werden Signaturen selbstverständlich. Man kann sie auch mit Tierfährten vergleichen, die ein geübter Spurensucher spielend auseinanderhalten kann. Etwas Begabung gehört natürlich auch dazu, wie auch nicht jeder zum Künstler geboren ist.

Außerdem darf man sich nicht in Detailbetrachtungen verstricken. Ein Porträtkünstler zeichnet auch immer zuerst die groben Umrisse und legt die Proportionen fest. Erst wenn das Bild im Aufbau feststeht, beginnt er mit dem Detail, einem Auge oder der Nase. So ist es auch mit der Signaturenlehre: Die Betrachtung geht immer vom Ganzen zum Detail. Sie ist überdies eine assoziative, künstlerische Methode einer geistigen Schau und keine Naturwissenschaft, die nach Eindeutigkeit strebt. Die künstlerische Freiheit der Interpretation ist eine der Grundvoraussetzungen dieser Methode. Außerdem sollte man beachten, dass es um eine Suche nach Ähnlichkeiten geht und nicht um exakte Gleichheit. Man forscht nach ähnlichen Mustern, insofern ermöglicht die Signaturenlehre eine fraktale Sicht der Welt.

Diesen mystischen und für uns ungewöhnlichen Blick in die Natur beschrieb Oswald Croll sehr anschaulich: »Wir brauchen schärfere Augen, tiefere Begabung und subtilere Forschung, wenn wir vollständigere und intimere Kenntnisse von den Pflanzen erwerben wollen, wie auf Anhieb vielleicht hundert von den Pflanzen bei ihrem Namen zu nennen, und das ohne jede Kenntnis ihres inneren Wertes. (..). Auf magische Weise sprechen die Kräuter durch ihre Signatur den tief in sich schauenden Arzt an, und allein durch die Ähnlichkeit eröffnet sich ihm, in geheimnisvoller Versenkung, ihr Innerstes. Das Zeichen einer Ähnlichkeit ist nämlich die Art, wodurch der Schöpfer die göttlichen und geheimen Dinge zu offenbaren pflegt, womit er auf die höchste Ähnlichkeit der Ideen verweist (...). Die Pflanze eröffnet dem Sterblichen wie durch Zauberformeln ihre Kräfte und den Thesaurus ihrer Geheimnisse, damit auch der Elendste erfährt, wie seinen Leiden Hilfe werden kann (...). Nichts ist zufällig und ohne Sinn in einer Pflanzenfamilie zusammengefügt, alles auf bestimmte Weise und aus guten Gründen in bestimmter Zahl und zweckmäßig nach Zeit und Ort. Und wie die Tauben einander ohne Sprache allein mit ihrem Körper anzeigen, was sie bewegt, so legt Gott in die Pflanze sein Geheimnis, damit die ihr innewohnenden Kräfte nicht verborgen bleiben und durch die äußeren Signaturen, also durch die Ähnlichkeit in Form und Gestalt, aus dem Anblick erschlossen, erahnt und offenbart werden können.«

»Jeder Mensch empfindet natürlich bei einer Blume und allen Dingen der Umgebung irgendetwas. Es kommt aber darauf an, einen höheren Standpunkt zu gewinnen, tiefer hineinzuschauen, bestimmte Schauungen mit jedem Ding zu verbinden. Darauf beruht zum Beispiel die tiefsinnige Medizin des Paracelsus. Er spürte, fühlte, sah die Kraft einer bestimmten Pflanze und die Verwandtschaft dieser Kraft mit einer entsprechenden im Menschen.« (Rudolf Steiner, zit. n. W. Daems, 2001)

Schule der Wahrnehmung

Die Natur ist der wahre Künstler. Sie erschafft eine unendliche Vielfalt an Farben, Formen, Gerüchen und Geschmäckern – ein regelrechtes Feuerwerk für unsere Sinne. In ähnlicher Weise erschafft sie auch den spirituellen Körper der Substanzen. Der Astralkörper kennt ebenfalls Farben und Formen, jedoch sind diese für unsere Sinnesorgane nicht wahrnehmbar.

Nach den Vorstellungen der Hermetik lösen sich die astralen Eigenschaften nicht auf, wenn ein Stoff in seiner sichtbaren Struktur zerstört und in eine Arznei verwandelt wird. Ganz im Gegenteil wird der Astralkörper hierdurch sogar gestärkt (siehe auch das Kapitel über Alchimie, Seite 126). Paracelsus ging davon aus, dass ein Heilmittel nur wirkt, weil es zu einer Verbindung der spirituellen Form der Substanz mit dem Spiritus im Körper im Körper kommt. Die Arznei führt sich durch die »Bildekräfte« der Natur praktisch selbst zu ihrem verwandten Ziel.

Paracelsus drückte sich hierzu sehr konkret aus: »Sobald eine Arznei, die spiritualiter in ihrer essen-

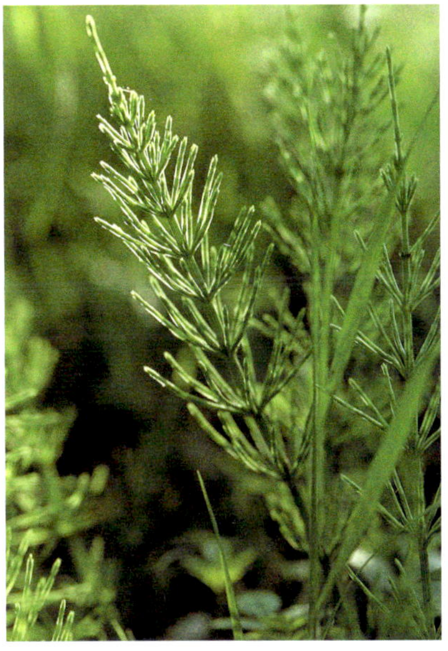

Der Ackerschachtelhalm (Equisetum arvense) gehört zu den Bodenheilern. Obwohl seine Wurzeln nur einen Meter in den Boden reichen (was schon beachtlich ist), verändert der Bewuchs mit dem kieselsäurereichen Gewächs das Bodenmilieu bis in einige Meter Tiefe. Foto: Olaf Rippe.

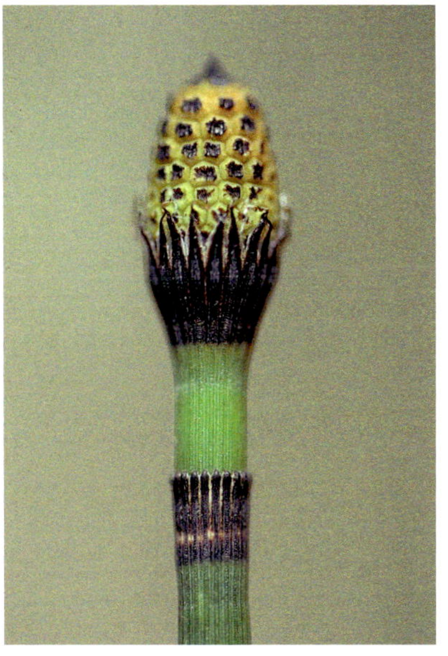

Der Winter-Schachtelhalm (Equisetum hyemale) zeigt besonders deutlich die saturnalen Qualitäten von Mineralisierung, Strukturierung und dunklen Farbtönen. Foto: Olaf Rippe.

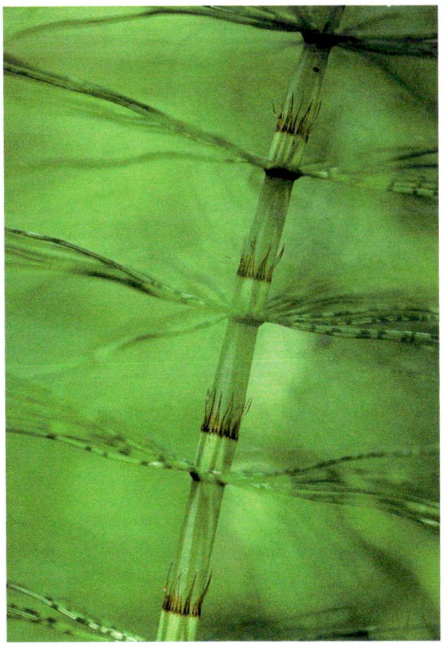

Die typische Rhythmik im Aufbau des Schachtelhalms, die an den Aufbau der Wirbelsäule erinnert – in diesem Fall beim Riesenschachtelhalm (Equisetum telmateia), den man in der Volksmedizin vor allem als »Bettstroh« gegen Rheuma und Ischialgie verwendet. Die Pflanze bevorzugt Feuchtgebiete als Wachstumsort und ist ein typischer Anzeiger für geomantische Problemzonen mit Wasserbezug. Foto: Olaf Rippe.

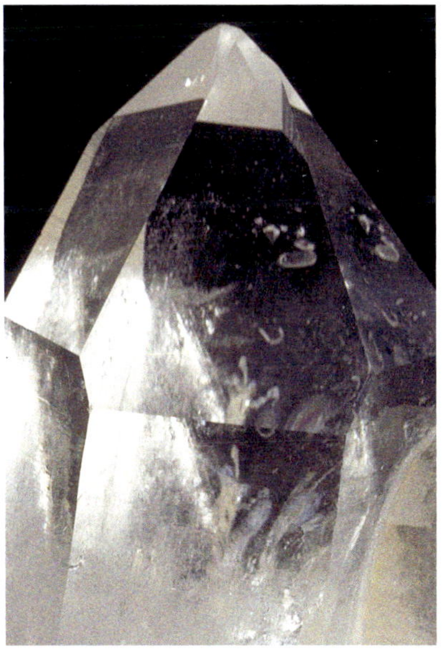

Der Bergkristall (Quarz) ist das mineralische Pendant zum Schachtelhalm. In der Therapie ergänzen sich Pflanze und Mineral vorzüglich, z.B. bei eitrigen und/oder entzündlichen Hautleiden wie Neurodermitis oder in der Therapie von Bindegewebsschwäche; beide Mittel sind Bestandteil von Metasilicea N Tropfen von Meta Fackler. Foto: Olaf Rippe.

tia eingenommen wird (also als vergeistigte Arznei), in den Körper kommt, ist sie in ihrer Form wie ein Regenbogen am Himmel, ein Bild oder eine Form im Spiegel (damit nur noch energetisch vorhanden). Hat sie die Form der Füße, dann gehört sie in die Füße. Hat sie eine Form der Hände, dann gehört sie in die Hände. So verhält es sich auch mit dem Kopf, dem Rücken, dem Bauch, dem Herzen, der Milz, der Leber (...) Die Arznei (...) führt sich selbst durch die Kraft ihres Bildes. (...) Ein Beispiel: Euphragia (Augentrost) hat in sich die Form und das Bild der Augen. Daraus folgt, dass sie sich in ihr Glied und in die Form des Gliedes stellt, wenn sie eingenommen wird, so dass Euphragia ein ganzes Auge wird« (Paracelsus I/530).

Betrachten wir als weiteres Beispiel die Wirbelsäule mit ihrem segmentalen Aufbau, die bereits ganz am Anfang der Embryonalentwicklung angelegt wird (Neuralrohr). Sie ist hart, aber in sich sehr beweglich. Sie schützt mit ihrer Härte das sensible Rückenmark. Seitlich treten die Spinalnerven aus, die wie ein Baumgeäst den Körper ganz umfassen. Ähnlich wie die Wirbelsäule ist nun der Schachtelhalm strukturiert – auch er ist in Segmente unterteilt, zeigt seitliche Auswüchse, ist äußerlich hart, dennoch sehr elastisch, innen jedoch luftig und hohl und voller Flüssigkeit. Interessant ist zudem, dass er zu den Sporengewächsen gehört, somit also weit in die Embryonalzeit der Pflanzengeschichte zurückreicht. In geeigneter Zubereitung ist der Schachtelhalm mit seinen Signaturen die ideale Arznei für Probleme im Bereich der Wirbelsäule. Die Firma Wala bietet eine ganze Produktpalette an Arzneien für die Wirbelsäule an (Disci-Präparate). Die Mittel sind zwar je nach Indikation etwas anders zusammengesetzt, der Schachtelhalm ist jedoch immer mit dabei.

Ein weiterer ständiger Bestandteil der Wala-Präparate für die Wirbelsäule ist der Bambus. Dieser zeigt im Aufbau ebenfalls eine Sympathie zur Wirbelsäule und ist dem Schachtelhalm in den Signaturen recht ähnlich, obwohl er botanisch einer ganz anderen Familie angehört. Beide Pflanzen enthalten zudem ausgesprochen viel Kieselsäure, die man auch als Nerven- und Knochennahrung bezeichnen kann. Warum die Pflanzen helfen, liegt aber sicher nicht allein an ihren Wirkstoffen, es ist vielmehr das geistige Bild der Pflanzen, das durch die homöopathische Zubereitung an Kraft gewinnt und als vergeistigte Arznei im Körper die formverwandte Wirbelsäule zu heilen vermag.

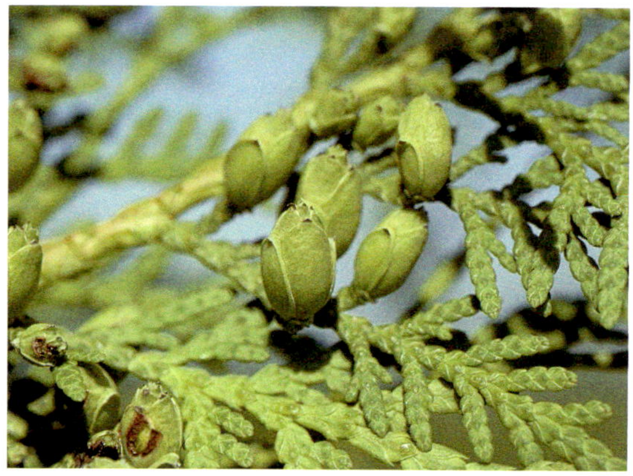

Den Lebensbaum (Thuja occidentalis) verwendet man zur Abwehrsteigerung, aber auch bei Haut- und Schleimhautwucherungen wie Zysten und Warzen, die man als Signatur in der Fruchtbildung entdecken kann. Thuja und Equisetum sind Ergänzungsmittel bei einer Tendenz zu Wucherungen. Foto: Margret Madejsky.

Neben der Übereinstimmung in der Form ist es eine weitere wichtige Überlegung, ob die Signatur eines Heilmittels einem Krankheitsprozess entspricht oder einer Idee bzw. einem Zustand, den man sich sehnlichst wünscht. Emil Schlegel sprach im letzteren Fall von der eigenen Kraftsphäre, der man durch eine freundliche Macht etwas Fehlendes hinzufügen will. Im Sinne einer Substitutionstherapie handelt es sich dabei meistens um ungiftige Pflanzen.

Möchte man beispielsweise Sanftmut und innere Ruhe erlangen, dann wird man vielleicht in der Melisse ein Heilmittel finden. Ihre weichen Blätter, die sanften Rundungen der Blätter, das milchige Weiß der kleinen Blüten und vor allem der anmutige, liebliche Zitronenduft der Blätter sind nach den Regeln der Sympathie Signaturen eines Seelenbalsams.

Stellen wir uns im Gegensatz hierzu vor, wir wären völlig erschöpft und hätten eine auslaugende Infektion: Sucht man nun nach einer geeigneten Signatur in der Natur für ein eventuelles Heilmittel, wird man vielleicht in stacheligen Pflanzen eine Unterstützung finden, weil diese Stärke und Wehrhaftigkeit ausstrahlen.

Paracelsus gab als mögliches Mittel für Erschöpfungszustände die Silberdistel (Carlina acaulis) als

Amulett und Arznei an. Wie er beobachten konnte, zieht die Pflanze über die Wurzel Kräfte von anderen Pflanzen an sich (III/63) – eine Eigenschaft ähnlich dem Lichtschein des Mondes (III/515), der auch nicht von selbst leuchtet. Paracelsus war daher der Meinung, dass schon das bloße Tragen dieser Pflanze die Kraft aus der Umgebung abziehen und auf den Menschen übertragen würde (III/28). Eine neunblättrige Silberdistel würde dem Volksglauben nach sogar die animalische Kraft von neun Männern bewirken. Ein Sinnbild der Kraft ist auch der animalische Duft der Wurzel – die Pflanze heißt deswegen Eberwurz. Paracelsus nannte sein Kraftmittel jedoch »englische« Distel, wegen ihrer engelsgleichen Wirkung, vielleicht aber auch wegen des strahligen Aufbaus und des silbrigen Blütenglanzes, der etwas Überirdisches hat.

Man findet die Distel heute noch im Alpenraum über viele Stalltüren genagelt, oft zusammen mit anderen stacheligen Kräutern wie dem Wacholder. Stachelige Pflanzen gelten im Volk als »Mahrensitz«, mit anderen Worten: Das Böse spießt sich daran auf, wenn es versucht, ins Haus einzudringen. Am Sautrog angenagelt, soll die Silberdistel das Vieh vor Verhexung schützen. Man findet die Blüte auch als Schmuck von Kühen beim Almabtrieb. Die stachelige und lichtvolle Pflanze soll hier ebenfalls das Böse abwehren.

Was sich zunächst als reiner Aberglaube anhört, ist durchaus wissenschaftlich zu bestätigen. Die Pflanze enthält entzündungswidrige Gerbstoffe, außerdem fand man antimikrobiell wirksame ätherische Öle (Carlinaoxid); eine Hemmung von Staphylococcus aureus konnte sogar noch in einer Verdünnung $1:2\times10^5$ nachgewiesen werden

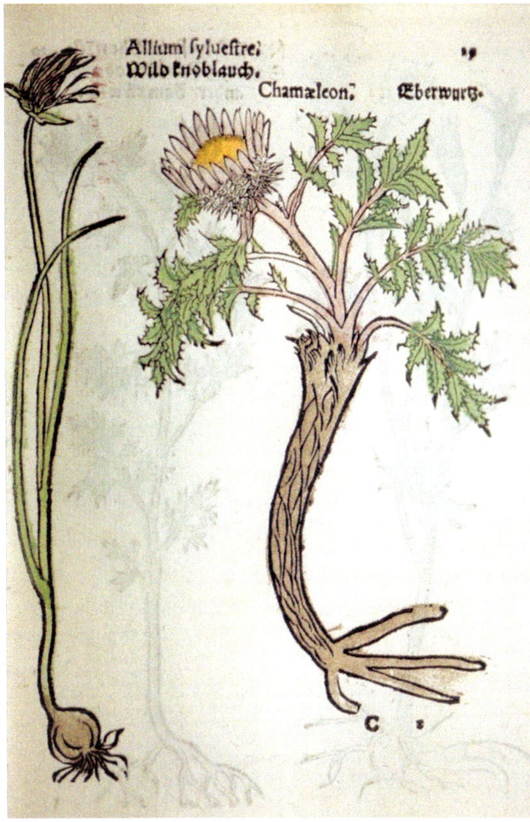

Silberdistel und Knoblauch, zwei potente antimikrobiell wirksame Pflanzen. Im Herbarium von Engenolph sind die Pflanzen in erster Linie nach ihrer therapeutischen Verwandtschaft geordnet. Kolorierter Holzschnitt, 1552.

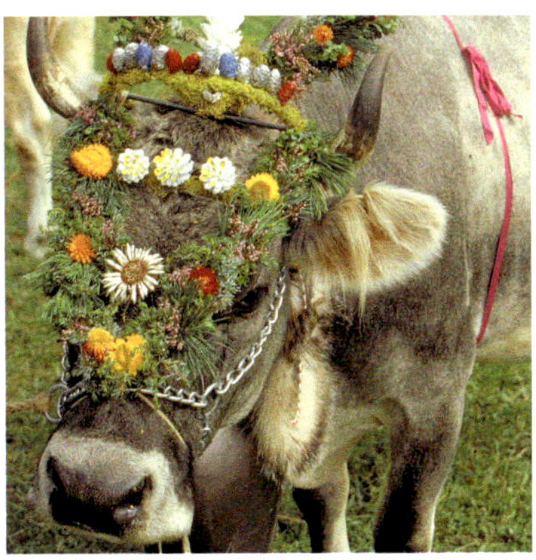

Im Volksglauben verwendet man die Silberdistel als schutzmagischen Schmuck über der Haustür, am Viehtrog oder wie hier beim Almabtrieb. Die Schmückung erfolgt nur, wenn auf der Alm während des Sommers kein Unglück geschah. Aufgenommen im Ultental bei Meran in der Nähe der 2000-jährigen Urlärchen. Foto: Margret Madejsky.

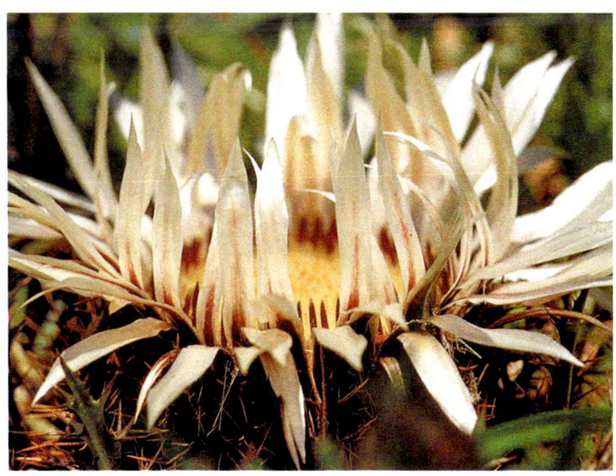

Wegen ihres eigentümlichen animalischen Geruchs nennt man die Silberdistel auch Eberwurz. In der Tat bewirkt sie eine animalische Kraft, besonders bei erschöpfenden Infektionen, z.B. von Lunge, Haut und Darm. Der Sage nach offenbarte ein Engel Karl dem Großen die pestilenzwidrige Heilwirkung – so kam die Pflanze zu ihrem botanischen Namen Carlina acaulis. Foto: Margret Madejsky, aufgenommen am Mythen, Schweiz.

(Chr. Jänicke/J. Grünwald/Th. Brendler, 2003). »Der Acetonextrakt, das ätherische Öl und Carlinaoxid besitzen eine starke antibakterielle Wirkung, nicht jedoch der Wasserextrakt; getestet wurden u.a. Staphylokokken, Enterokokken, Salmonellen und Shigellen. Für das ätherische Öl konnte auch eine konzentrationsabhängige antifungische Aktivität nachgewiesen werden« (M. Wichtl, 2002).

In unserer Praxis verwenden wir die Silberdistel als Tinktur oder in Tiefpotenzen bei schwächenden fieberhaften Infekten, Durchfallerkrankungen und Gastritis, außerdem bei Vergiftungszuständen vor allem durch Schwermetalle und bei Willensschwäche und Apathie nach oder während Infektionen. In der Volksmedizin gebraucht man essigsaure Wurzelauszüge zum Waschen von Flechten und eitrigen Ausschlägen (M. Wichtl, 2002). Paracelsus erwähnte die Silberdistel auch als Arznei bei Fallsucht, Manie und Epilepsie sowie als Schutzmittel vor Wahnsinn (I/77).

Ein weiteres Beispiel sind Aphrodisiaka. Die Mittel der Liebesgöttin Aphrodite eignen sich nicht nur zur Steigerung der Liebeslust, sie verbessern zudem die Lebenskraft und vertiefen nicht selten auch die Hingabefähigkeit; manche eignen sich auch zur Fruchtbarkeitssteigerung. Zahlreiche Paare bleiben heute ungewollt kinderlos – ein gefundenes Fressen für die Reproduktionsmedizin, die Unsummen daran verdient, aus gesunden Menschen hormonell geputschte Gebär- und Zeugungsmaschinen zu machen. In unserer Praxis werden wir inzwischen fast täglich mit den Opfern dieser Branche konfrontiert.

In vielen Fällen konnten wir mit einfachen und zudem billigen Mitteln auf ganz natürliche Weise nachhelfen. Als wir zum ersten Mal einen Patienten mit einem schlechten Spermiogramm vor uns hatten, erinnerten wir uns an Paracelsus: »In dem Kräutlein Satyrion (Knabenkraut) hast du die Hoden als Signatur. Schaue, ob es seine Kraft bei der Hilfe für dieses Glied zeigt, dessen Anatomie und Signatur es beweist. Dann schaue, was es bei Stärkung des Beischlafes beweist« (I/656). Weitere Recherchen in alten Kräuterbüchern unter den Verweisen »vermehret den Samen des Mannes« oder »stärkt das Gemächt« ergaben weitere Kräuter wie Pastinak, Engelwurz oder Senf, aus denen wir dann die Rezepte zusammenstellten.

»Satyrion«: Liebestropfen für den Mann

Zur Stärkung der sexuellen Kraft und bei Unterfunktion der männlichen Keimdrüsen. Der Liebstöckel wirkt auf die Harnorgane stärkend und »macht den Stöckel lieb«, womit der Penis gemeint ist. Potenzholz macht seinem Namen alle Ehre, während das Knabenkraut in den Wurzeln die Signatur der Hoden zeigt. Pastinak mit seinem warmen sinnlichen Duft weist auf die Sexualsphäre hin. Allgemein wirken Doldenblütler auf die Spermiogenese günstig, ein weiteres Beispiel hierfür ist Mannstreu, das schon von den thessalischen Hexen zum Liebeszauber gebraucht wurde.

Bei einer Fruchtbarkeitssteigerung besteht die Zusatztherapie aus dem Mondmetall Silber, denn die Keimdrüsen unterstehen dem Mond. Der Lebenssinn der Bienenkönigin besteht in der Eiablage; der Hoden als das Organmittel spricht für sich selbst. Ginseng verbessert nachweislich sämtliche vegetativen Funktionen, besonders wenn man in die Jahre kommt (Hähne legen bei Zu-

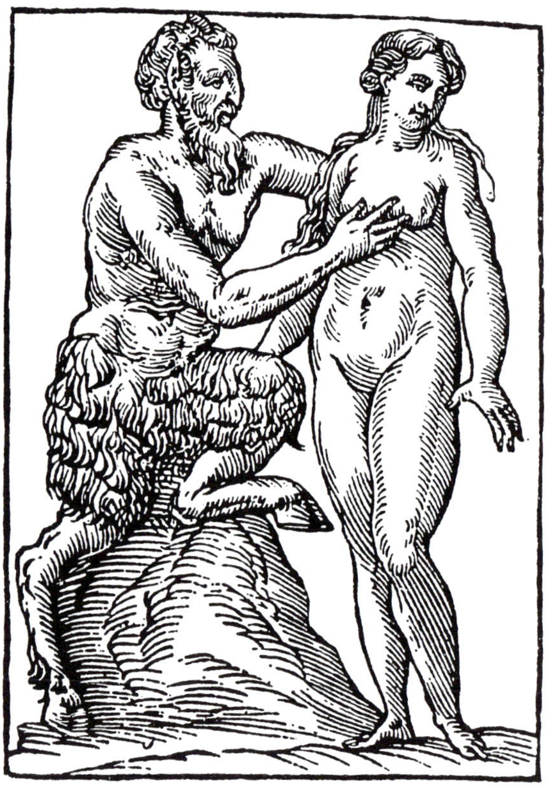

fütterung ihr Hochzeitskleid an, was zur Abwechslung ja einmal ein netter Tierversuch ist); Ähnliches bewirken Brennnesselsamen bei alten Pferden, die bei Zufütterung wieder ein glänzendes Fell bekommen. Vitamin E regt allgemein die Keimdrüsentätigkeit an.

Jeweils 20 ml
Eryngium aquaticum (Mannstreu) Urtinktur
Levisticum officinalis (Liebstöckel) Urtinktur
Muira puama (Potenzholz) Urtinktur
Orchis mascula (Knabenkraut) Urtinktur
Pastinaca sativa (Pastinak) Urtinktur

Über die Apotheke bei Spagyra mischen lassen; 3 × täglich 20 Tropfen einnehmen (zur Rezepterstellung siehe auch Seite 429).

Zusätzlich:

- Ginseng Urtinktur (Weleda): 2 × täglich 20 Tropfen.
- Oligotherapie mit Vitamin E (z.B. Sanavitan, S Vitamin E 400 mg, 1–2 × täglich 1 Kapsel vor dem Essen) und Zink (z.B. als Zinkamin-Falk, 1 × täglich 1 Kapsel).
- Speziell bei Fruchtbarkeitsstörungen: »Testes comp« (Globuli und Ampullen von Wala); das Mittel besteht aus Silber, Bienenkönigin und Rinderhoden als Organmittel. 3 × täglich 10 Globuli und 1 ×/Woche subkutan Injektion 2 Querfinger unterhalb des Nabels.
- Täglich 1 TL voll Brennnesselsamen essen, sie »mehren den natürlichen Samen« (A. Lonitzer, 1557/1962).

»Diese Bezeichnung (Signatur) ist ganz aus dem Brauch gekommen und man hat sie ganz vergessen. Dadurch kam es zu vielen Irrtümern.« (Paracelsus III/611)

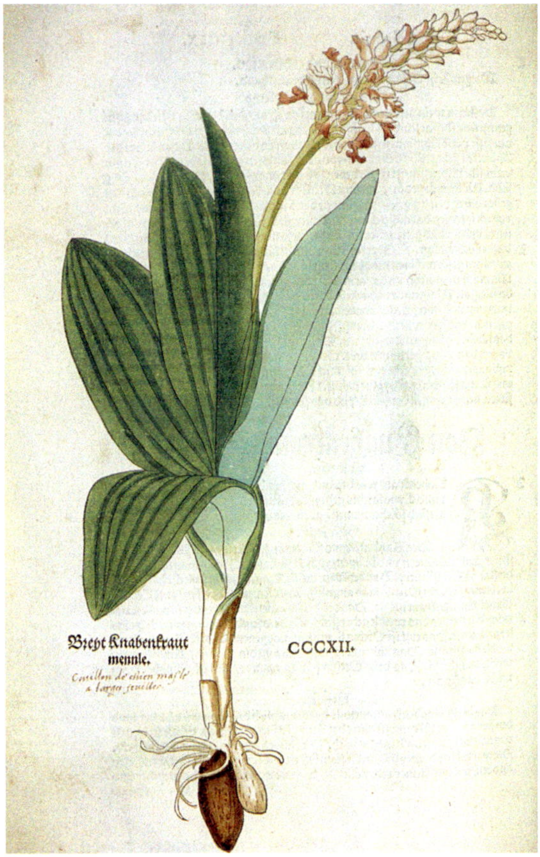

Wegen der hodenförmigen Wurzeln gelten Knabenkräuter als magische Mittel zur Steigerung der Zeugungsfähigkeit und der Potenz. Kolorierter Holzschnitt aus dem *Kräuterbuch* von Leonhart Fuchs, 1543.

Das Heilmittel als Spiegelbild der Krankheit

Nun kann ein Heilmittel aber auch dem Krankheitsbild selbst entsprechen. Hier wird man feststellen, dass es sich bei den in Frage kommenden Heilmitteln oft um für den Menschen giftige Substanzen handelt. »Die Gifte (...) entsprechen uns nicht, sondern sie entsprechen Störungen in uns. Dies gestaltet sie zugleich zu Arzneien« (E. Schlegel, 1987). Deswegen kommt hier sehr viel stärker der homöopathische Denkansatz zum Tragen. Je größere Ähnlichkeit die Giftwirkung mit einem pathologischen Geschehen hat, desto wichtiger ist eine feinstoffliche Arzneizubereitung und eine geringe Dosierung.

Nehmen wir als Beispiel den Aronstab (Arum maculatum). Wir kennen ihn als Frühlingsblüher,

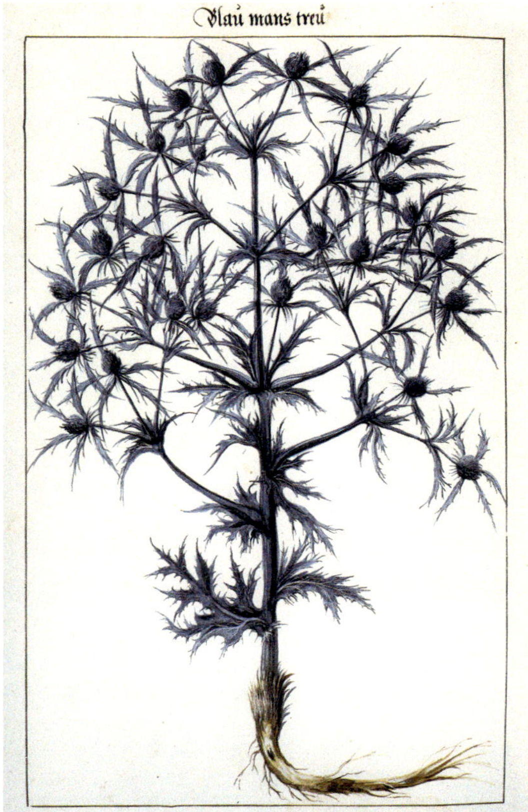

Mannstreuarten, die zu den Doldenblütlern zählen, gehören zu den Pflanzen, mit denen man traditionell einen Liebeszauber durchführt. Sie stehen auch in dem Ruf, die Spermiogenese anzuregen und auch die Qualität des Spermas zu verbessern. Die dornenhafte Signatur ist typisch für Pflanzen mit einer reinigenden Wirkung, die starke Samenbildung ist eine Signatur der Fruchtbarkeit. Der Handel liefert Feldmannstreu (Eryngium campestre, siehe Bild) und Meeresmannstreu (Eryngium aquaticum). Aus dem *Kräuterbuch* des Johannes Kentmann, 1563.

dessen Blüte einem aufgerissenen Rachen gleicht. Später zeigt sich dann ein feuerwehrroter Fruchtstand mit seinen geschwulstähnlichen Knoten. Wer schon einmal ein kleines Stück von den Blättern gekaut hat, weiß, was ätzender Geschmack bedeutet. In den Blättern sind Kristalle (Oxalsäure), die sich in die Schleimhäute bohren und dabei ein unglaubliches Wundheitsgefühl erzeugen. Scharfstoffe dürften für die Giftwirkung verantwortlich sein. Betrachtet man nun die Signaturen, so deuten diese auf ein mögliches Mittel bei Entzündungen speziell im Rachen hin, mit einem eventuell ätzenden Wundheitsschmerz – und in der Tat hat sich Arum maculatum als Homöopathikum (ab D2) bei Mandelentzündung, Rachenentzündung, Heiserkeit und Schnupfen mit Wundheitsgefühl bewährt (ein Tipp zur Nasenpflege: »Arum Nasentropfen S« von Nestmann).

Eine weitere Indikation ist die Überanstrengung der Stimme, was Menschen, die von ihrer Stimme leben und unter einem wunden Hals leiden, sehr zu schätzen wissen. So kam einmal eine völlig heisere Opernsängerin in die Praxis, die einige Tage später einen wichtigen Auftritt hatte. Wir verschrieben ihr neben Arum maculatum D6 (5 × täglich 5–7 Tropfen) noch Kräuter als Tinktur zum innerlichen Gebrauch und zum Gurgeln mit lauwarmem Wasser, darunter die »Sängerkräuter« Odermennig (Agrimonia eupatoria) und Wegrauke (Sisymbrium officinale) sowie Echinacea Mundspray (Wala) – nach zwei Tagen war der Spuk vorbei, und ihrem Auftritt stand nichts mehr im Wege.

Paracelsus erwähnte an verschiedenen Stellen den Aronstab. Sein Favorit war eine Unterart mit einem schlangenähnlichen Muster am Stengel, die er Serpentina (Drachenwurz) nannte. Wie er angab, lernte er die Pflanze bei Reisen durch das Piemont kennen; demnach kann es sich eigentlich nur um Arum italicum handeln und nicht um Arum dracunculus mit seiner ekelhaft nach Verwesung stinkenden und auffallend blutroten, riesigen Blüte, der zwar eher auf die Beschreibung passen würde, aber nur noch weiter südlich, z.B. in Griechenland, vorkommt.[12] Die an seinem Geburtsort vorkommende Calla palustris nennt man zwar ebenfalls Drachenwurz, doch trifft hierauf seine Beschreibung überhaupt nicht zu.

Er verwendete Serpentina zur Behandlung von Hautgeschwüren, vor allem aber als Arznei bei Knochenbrüchen, wo er die Wirkung mit Beinwell auf eine Stufe stellte (I/882), und als Schmerzmittel bei Koliken (II/122). Zusammen mit Bibergeil (Castoreum), Lavendel und Maiglöckchen führte er Serpentina als balsamisches Mittel zur Einreibung gelähmter Glieder nach Schlaganfall an (II/135 und 435). An einer anderen Stelle erwähnte er die Drachenwurz zusammen mit Odermennig als magenstärkende Arznei bei Sodbrennen (II/593). Als Wundtrank führte er sie zusammen mit Tausendgüldenkraut, Frauenmantel, Immergrün und Sanikel auf (III/450), an anderer Stelle bei »offenen

12 Spagyra liefert Arum italicum und Arum dracunculus, jeweils ab der Urtinktur.

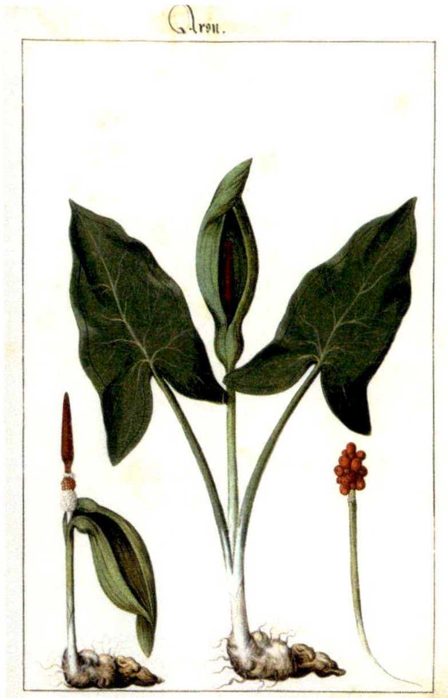

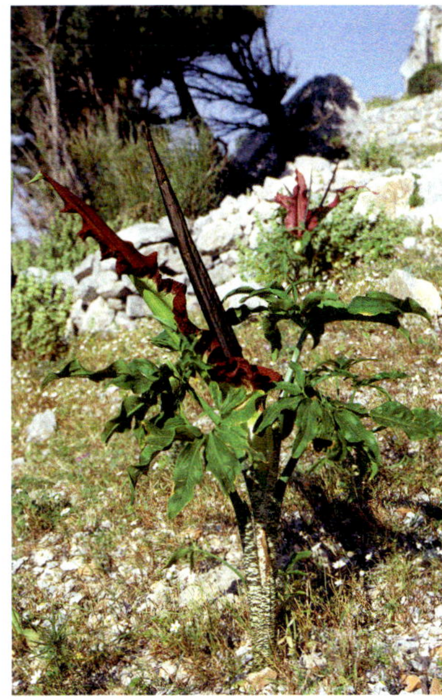

Im Aronstab zeigen sich Signaturen, die auf eine Verwendung als Mittel bei Rachenentzündungen hindeuten. Das eigentümliche Gewächs gilt auch als Aphrodisiakum, die Signatur von Vulva und Phallus ist deutlich zu erkennen. Paracelsus bevorzugte wahrscheinlich Arum italicum. Aus dem Kräuterbuch des Johannes Kentmann, 1563.

Vielleicht war die »Serpentina« des Paracelsus die bizarr anmutende Drachenwurz, Arum dracunculus, die man noch heute in der Homöopathie bei Halsentzündungen und Asthma verwendet. Foto: Olaf Rippe.

Schäden« (z.B. Ulcus cruris) zusammen mit Beinwell und Wegerich (III/512 und 513) oder als Wundmittel mit Eibisch (III/547). Er verwendete die Drachenwurz meistens zu Waschungen oder in Salben, aber auch innerlich, entweder als Abkochung oder als Alkoholauszug.

Es scheint, als ob Paracelsus vor allem von der schlangenähnlichen Signatur angetan gewesen wäre, in der er vielleicht eine Signatur für eine erneuernde und regenerative Kraft sah. Nach Rachenentzündungen oder Ähnlichem wie in der homöopathischen Anwendung sucht man aber vergebens, dafür findet man die Indikationen des Paracelsus wiederum nicht in den homöopathischen Arzneimittelbildern – was jedoch kein Widerspruch ist, sondern eine Aufforderung, mehrere Quellen zu studieren und die Angaben in der Praxis zu überprüfen

Da es viele Heilmittel für den gleichen Krankheitstyp gibt, ist es enorm wichtig, die feinen Unterschiede der potenziellen Arzneien zu kennen, die sich in den verschiedenen Krankheiten widerspiegeln. So heißt es bei Paracelsus: »Nicht siebzigerlei Fieber gibt es, sondern wie viel Mittel gegen die Fieber, so viel Fieber gibt es« (II/229). Diese Vorstellung entspricht wiederum sehr stark dem Vorgehen in der Homöopathie. So sind alle Fiebermittel in ihrem Arzneimittelbild zu unterscheiden. Die Tollkirsche (Atropa belladonna) heilt Fieber mit großer Hitze, Wahnvorstellungen, Lichtscheu und böse Folgen von Sonnenstich. Der Blaue Eisenhut (Aconitum napellus) ist ein gutes Mittel bei plötzlichem Fieber mit Schüttelfrost, ausgelöst durch Temperatursturz oder durch kalten Ostwind. Der Bittersüß (Solanum dulcamara) wirkt wahre Wunder bei bösen Folgen von Durchnässung und von Wetterumschwüngen von Warm nach Kalt.

Die unterschiedliche Wirkung erkennt man an den Signaturen der Pflanzen. Die Tollkirschenblüte versteckt sich vor dem Sonnenlicht, indem sie ihre Blätter als Sonnenschirm verwendet; ihre braunviolette Farbe ist eine Signatur der astralen Welt der Geister, die den Kranken besetzt halten. Der Eisenhut hat einen kalten Blauton in der Blüte und wächst besonders gern in Hochlagen, wo ständig ein kalter Wind bläst. Bittersüß liebt Feuchtgebiete, und seine roten Früchte reifen im Spätsommer, wenn Gewitter und plötzliche Wetterumschwünge den Organismus belasten.

Häufig verglich Paracelsus physiologische und pathologische Abläufe auch mit Wetterphänomenen. So sah er die Harnbildung in Analogie zur Verwandlung von Wasserdampf in Regen. Geschieht dies mit Blitz und Donner, dann entsteht Hagel. Im Menschen verwandelt sich der Hagel in einen Nieren- oder Blasenstein, und das Gewitter gleicht einem Schock. Man konnte z.B. inzwischen nachweisen, dass es bei einem Schock zur Ausfällung von

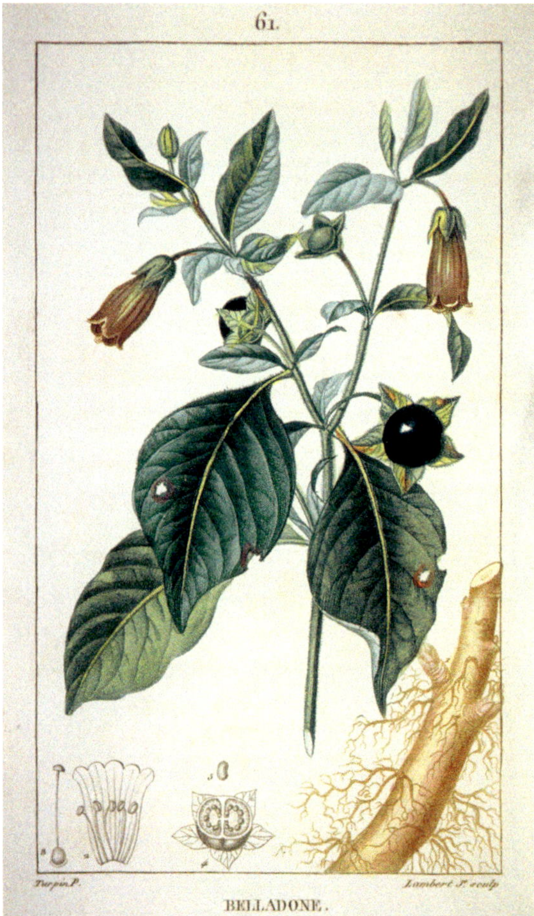

Tollkirsche (Atropa belladonna) gehört zu den wichtigen Virusmitteln in der Homöopathie – besonders bei Fieber mit Lichtscheu, Gesichtsröte, Kopfschmerz, Muskelschmerzen und Delir. Bewährt hat sich das Nachtschattengewächs auch bei Bluthochdruck und Status nach Apoplex. Kolorierter Kupferstich aus dem Werk von Chamberet/Chammeton, 1814–1820.

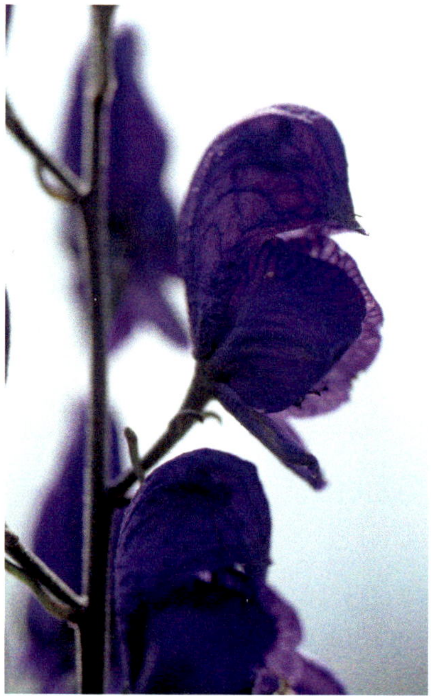

Eisenhut (Aconitum napellus) gehört zu den giftigsten Pflanzen unserer einheimischen Flora. Man verwendet das saturnale Hahnenfußgewächs in der Homöopathie bei Neuralgien und Virusinfektionen, vor allem bei gleichzeitigen Angstzuständen. Foto: Margret Madejsky.

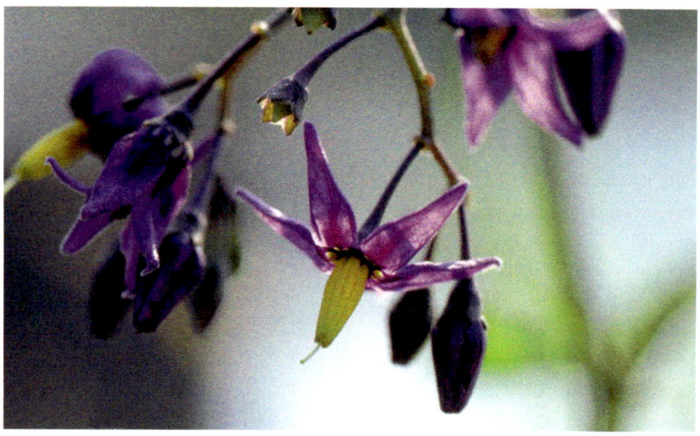

Wie alle Solanaceen bevorzugt auch der bittersüße Nachtschatten »Reizstreifen«. Man verwendet Solanum dulcamara in der Homöopathie vor allem zur Behandlung von Immunopathien und allergischen Ekzemen. Foto: Margret Madejsky.

Oxalsäurekristallen in den Nierentubuli kommt, was die Nierensteinbildung fördert (= Hagel). Nierensteine kann man also mit Recht Angststeine nennen. Der Sauerklee (Oxalis acetosella), der bei drohendem Donnerwetter blitzartig seine Blätter zusammenfaltet (Schocksignatur), enthält nun ebenfalls Oxalsäure und eignet sich daher in der richtigen Dosierung (z. B. D6) zur Behandlung solcher Leiden.

Paracelsus kannte natürlich noch keinen Wirkstoff, für ihn wäre der unsichtbare Geist des Sauerklees sein saurer Geschmack gewesen, der auf die Verwendung bei Nierenleiden hindeutet. Seine zarten weißrosa Blüten sind zudem ein sichtbares Zeichen für ein Heilmittel, wenn das Nervenkostüm des Kranken zerrüttet ist. Weiß findet man häufig als Farbsignatur bei Nervenmitteln.

Paracelsus betonte immer wieder, dass man von der Form der Pflanze auf die Form der Krankheit schließen kann. Als Beispiele führte er die hodenförmige Wurzel des Knabenkrauts an, die man traditionell als Liebesmittel verwendet, oder den Augentrost, der entfernt an ein Auge mit Wimpern erinnert und ein bewährtes Mittel bei Augenentzündungen ist. Rudolf Steiner, der sich sehr von Paracelsus inspirieren ließ, entdeckte durch die Idee der Formverwandtschaft vor knapp 100 Jahren die Verwandtschaft der Mistel zum Krebsgeschehen.

Auch wenn man noch so viele Beispiele anführt, ändert dies jedoch nichts daran, dass man in unserer Zeit die Signaturenlehre gern als Aberglauben abtut. Verwirrung stiften auch Lexika, in denen sich Definitionen finden wie etwa »inzwischen überholte, da wissenschaftlichen Kriterien nicht mehr entsprechende Lehre« (Brockhaus) oder »mystische Arzneilehre« (Meyers). Dabei wird verdrängt oder vergessen, dass indirekt sogar die moderne Phytopharmakologie von der Signaturenlehre profitiert: Wenn unsere Pflanzenforscher heute in den Regenwald gehen, um »neue« Arzneien zu finden, dann lassen sie sich die Pflanzen üblicherweise von naturkundigen Urwaldeinwohnern zeigen, die ihrerseits die Kräfte dieser Pflanzen durch die Signaturen erkannt haben.

Auf die Idee, dieses Wissen selbst anzuwenden, kommen leider nur die wenigsten. In Wissenschaftskreisen ist diese alte Methode der Heilmittelerkenntnis höchstens noch von historischem Interesse. Von den Vertretern der synthetischen Pharmaindustrie wird man wahrscheinlich kaum etwas anderes erwarten können; dass diese Erkenntnismethode jedoch auch von manchem Naturheilkundigen verachtet wird, stimmt traurig. Vor allem unter den »rationalen« Phytotherapeuten ist die Aversion sehr deutlich. Die Vorstellung zeitgenössischer Vertreter der Signaturenlehre, nach der ein Heilmittel den körperlich-seelischen Zuständen des Patienten entsprechen sollte, gelten unter »Rationalisten« als unseriös und Scharlatanerie. Herablassend nennen sie das Wissen der Volksmedizin, aber auch viele Angaben in alten Kräuterbüchern sowie Therapieideen, die nicht durch Laboranalysen, Tierversuche oder Doppelblindstudien abgesichert sind, »Indikationslyrik«. Eine Diskussion hierüber ist jedoch reine Zeitverschwendung; weil sie die Signaturenlehre verachten, sind sie sehenden Auges blind (Paracelsus I/518). Nehmen wir die Verunglimpfung also einfach als Kompliment, denn die Dichtkunst gilt schließlich seit ältester Zeit auch als Königsweg zum Heilsein.

»Glaube mir, denn ich habe es erfahren, Du wirst mehr in den Wäldern finden als in den Büchern. Bäume und Steine werden dich lehren, was du von keinem Lehrmeister hörst.«
(Bernhard von Clairvaux, 1090–1153)

Signaturbetrachtungen am Beispiel der Brennnessel (Urtica dioica)

Geruch

Frisch gesammelte Brennnesselblätter haben, auch wenn das Sammelgut von einem sauberen Platz stammt, einen dezenten Uringeruch, der von einem schwachen melissenartigen Geruch gefolgt wird. Die Geruchssignatur zeigt eine Beziehung zwischen Pflanze und Harn. Brennnesseln wachsen bekanntlich gern, wo Mensch oder Tier Harn gelassen haben oder wo der Bauer gemistet hat. Tee aus Brennnesselkraut wirkt harntreibend und leitet Harnsäure aus, so dass er bei Blasengrieß zum Einsatz kommt; empfehlenswert sind z.B. Teekuren mit Vollmers Grünem Hafertee (Salus).

Geschmack

Die Blätter schmecken krautig, die Samen eher nussig, was aber häufiger in der Pflanzenwelt vorkommt. Dafür ist das Brennen auf der Zunge, wenn man frische Blätter oder Samen kaut, ein Hinweis auf sulfurische und erhitzende Eigenschaften. Die Brennnessel feuert im Frühling, als Blutreinigungstee oder als Bestandteil der Gründonnerstagssuppe, die Lebenskräfte an. Sie gilt im Alpenraum als Tonikum, ähnlich dem Ginseng, und regt zudem die Bauchspeicheldrüse an. Bereits die Tatsache, dass es sich um eine essbare Pflanze handelt, ist eine Signatur: Nahrungspflanzen unterstehen den wohltätigen Planetenkräften von Venus, Jupiter und/oder Sonne.

Farbe

Was die Farbe angeht, so wies Paracelsus darauf hin, dass Rot die Signatur des Mars ist: »Der Artist sucht im Mars die rote, braune und auch gelbe Farbe« (II/204). Der rostrote Trieb der Brennnessel zeigt somit die Signatur des Mars, dem auch das Eisen zugeordnet wird und der im Menschen über das Blut regiert. Bemerkenswert ist hierbei, dass es unter den heimischen Pflanzen keine bessere Eisenpflanze und Blutbildnerin als die Brennnessel gibt. Ihre anregende Wirkung auf die Blutbildung ist mit der von schulmedizinischen Eisenpräparaten vergleichbar, nur dass die Brennnessel wesentlich verträglicher ist; z.B. in Form von Urtica dioica Ferro culta D2 (Tropfen von Weleda), als Ferrum ustum comp. (Trituration von Weleda) oder als Ferrum Oligoplex (Tropfen von Madaus). Will man das Kraut für Teekuren selbst sammeln, dann erhält man nach W. Pelikan den höchsten Eisengehalt bei um Ostern geernteten Jungpflanzen.

Form

Zur Form gehört, neben der Gestalt, Gestik, Größe oder Besonderheit in der Formbildung auch die Überbetonung von Pflanzenteilen. Im Falle der Brennnessel besteht eine deutlich Betonung des Blattprinzips, was nach anthroposophischen Gesichtspunkten der Dreigliedrigkeit auf das rhythmische System als Wirkungsbereich deutet. Als Informationsträger stellt das Blut auch das alles Verbindende dar.

Auffällig sind vor allem die Brennhaare. Hier gilt die Regel: Pflanzen mit Stacheln, Dornen oder Brennhaaren sind meist ungiftig, von Ausnahmen wie Stechapfel einmal abgesehen. Sie zählen zu den Umstimmungsmitteln, Blutreinigern und Tonika.

Die Brennhaare ähneln Injektionsnadeln und zeigen Sympathie zu stechenden Leiden. Damit ist die Nessel ein pflanzliches Simillimum[13] bei Insektenallergie (z.B. langfristige Desensibilisierung mit Brennnesselblätter-Teekuren und/oder Urtica omp. Globuli und Ampullen von Wala); sie eignet sich auch zur Behandlung von stechenden Beschwerden wie Rheuma. Denn Paracelsus forderte bereits: »In keiner Weise wird eine Krankheit durch entgegengesetzte Mittel geheilt, sondern nur durch ihr ähnliche« (III/457). In der Volksmedizin erkannte man in den Brennhaaren auch ein pflanzliches Ebenbild zur Kopfbehaarung und nannte die Brennnessel daher auch Haarwurz.

Nicht zuletzt ist das Blatt edel gezähnt, dem Blatt von Rosengewächsen nicht unähnlich, was zusammen mit dem freundlich anmutenden Hellgrün junger Pflanzen als Venussignatur zu werten ist. Paracelsus wies darauf hin, dass »Venus macht, dass man den Leuten lieb und angenehm ist« (IV/341). Beliebt sind Brennnesseln nun nicht gerade, was auch in dem Sprichwort »sich in die Nesseln setzen« zum Ausdruck kommt. Otto Brunfels schrieb sogar: »Was ist nichtigers un verachtlicher oder auch verhasster dan ein Nessel« (1532/1964). Trotzdem kann man die Brennnessel wegen ihrer venusischen Eigenschaft nach astromedizinischen Gesichtspunkten z.B. bei Spannungswinkeln zwischen Venus und Mars, bei rückläufiger Venus, bei Venus im Widder oder Skorpion, aber auch bei Mars in Waage oder Stier homöopathisch einsetzen. Sie fördert zudem die regenerativen Kräfte, was ebenfalls typisch für Venuspflanzen ist. So kann man von einer ausgeglichenen Zuordnung Venus-Mars sprechen, was eine große Seltenheit darstellt.

13 Nach homöopathischen Gesichtspunkten besonders gut passendes Mittel.

Verhalten

Berührt man Brennnesseln, dann injizieren die Brennhaare ihre schlangengiftähnlichen Reizstoffe (u.a. Toxalbumine und Histamin) unter die Haut. Darin äußert sich ihr wehrhaftes Wesen, das sich mit der Arznei auf den Menschen übertragen lässt. Die Brennnessel liefert Eisen und behebt nach Alla Selawry (1985) auch die »seelische Blutarmut«, die gern mit der Eisenmangelanämie vergesellschaftet ist und sich durch Antriebslosigkeit, Mangel an Energie und Durchsetzungskraft auszeichnet. Besonders zu Beginn der Pubertät ist dies ein häufiges Problem, das man gut mit Urtica dioica Ferro cultum D2 (Weleda) behandeln kann.

Der Schweizer Kräuterpfarrer Künzle verglich dieses Verhalten sogar mit einem bestimmten Menschentyp, für den die Brennnessel vielleicht ein Konstitutionsmittel sein könnte: »Die Brennnessel ist ein Bild der empfindlichen, reizbaren Menschen und muss daher wie diese mit Glacéhandschuhen angerührt werden« (1935).

Gesellschaft

Zur Pflanzengemeinschaft, die sich in der Nähe von Brennnesseln findet, gehören viele weitere Ruderalpflanzen wie Ehrenpreis, Gundermann, Günsel, Hirtentäschel, Klebkraut, Schafgarbe, Storchschnabel, Vogelknöterich, Vogelmiere usw. Paracelsus würde sagen: »Die Kunst, Rezepte zusammenzustellen, ist in der Natur vorhanden, und sie selbst stellt sie zusammen« (I/347). So diktiert die Natur dem Arzt die Rezepte, denn nicht selten harmoniert

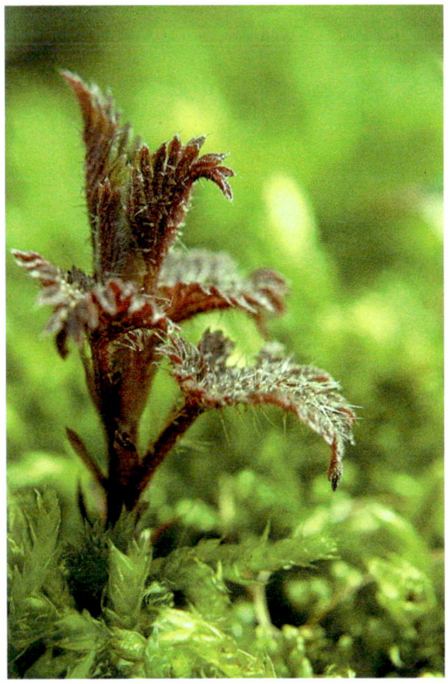

Der rostrote Trieb der Brennnessel zeigt eine Sympathie zum Blut und zum wesenverwandten Eisen. Foto: Margret Madejsky.

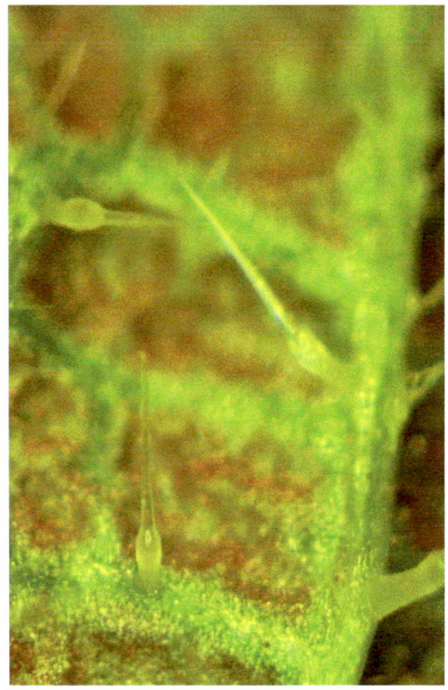

Mikroskopaufnahme eines Brennhaares. Foto: Angelika Vogel.
»Warum hat der liebe Gott dieser Pflanze das Feuer gegeben? Erstens, damit man sie kenne (...) Zweitens, damit sie nicht von den Tierlein ausgetilgt werde, denn vom jungen Busli bis zum letzten Schneck würde alles an ihr gnagen und zehren, weil sie ihnen vorkommen würde wie feinste Schokolade. Das Feuer ist eben eine Verbottafel, die jede Geiß lesen kann« (Kräuterpfarrer Künzle, 1935).

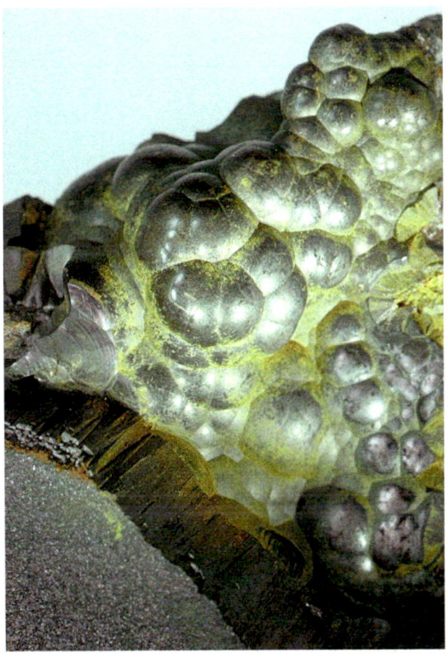

Paracelsus sah in der Brennnessel und im Eisen eine Verkörperung des Mars. Eine Kombination beider Heilmittel eignet sich zur Behandlung von Blutarmut (Anämie), aber auch von Willensschwäche und Lethargie. Hämatit (Eisenoxid); Foto: Olaf Rippe.

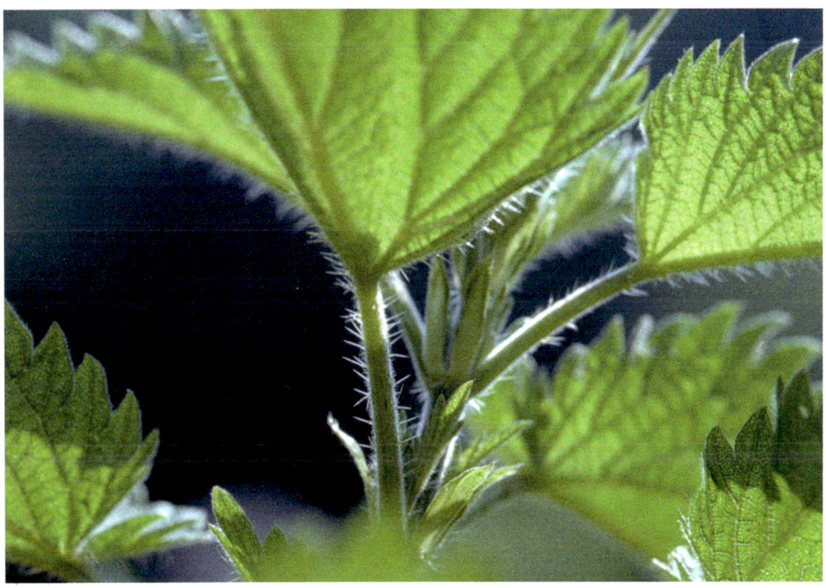

Brennnesselblatt. Der edel gezähnte Blattrand erinnert an Rosengewächse und ist eine Venussignatur an der sonst marshaftkriegerischen Brennnessel. Foto: Olaf Rippe.

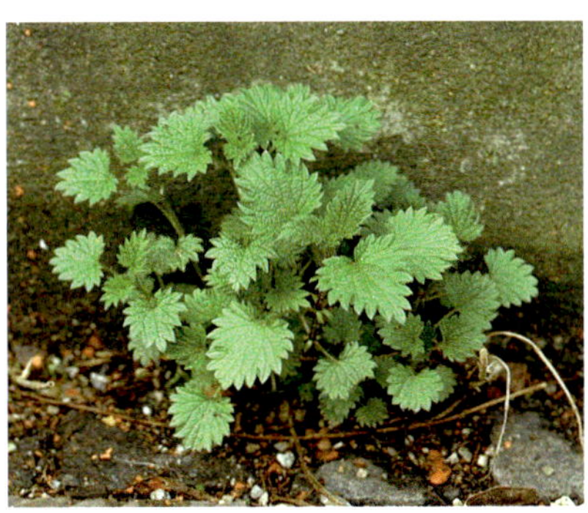

Brennnessel als Mauerblümchen. Pflanzen, die aus Mauerritzen hervorsprießen oder mit etwas Flugsand auf Stein vorlieb nehmen, zeigen Sympathie zu Steinleiden. Daher leitet die Brennnessel Blasengrieß ab. Foto: Margret Madejsky.

auf dem Rezeptblock, was auch in der Natur befreundet ist.

Ebenso bedeutungsvoll könnte die Geselligkeit als solche sein. Während Eiben oder Engelwurz gern als Individuen in Erscheinung treten, kommen Brennnesseln wie viele weitere Ruderalpflanzen ausschließlich im Kollektiv vor. Möglicherweise kämpfen Kollektivpflanzen auf diese Weise besser gegen Pflanzenviren an und schützen sich durch Bildung antibiotisch wirkender Stoffe gemeinsam besser vor Infektionen. In der Brennnessel könnte es sich bei den schlangengiftähnlichen Toxalbuminen um solche Schutzstoffe handeln.

Standort

Von der Gemeinschaft, die ein Pflanzenwesen aufsucht, ist es nicht weit zur Betrachtung des Standorts. Will man Näheres wissen, dann sollte man sich an diesem Standort einfach einmal niederlassen, um die Welt aus Pflanzenperspektive wahrzunehmen. So kann man sich einfühlen und sich in ihren Existenzkampf hineinversetzen. Durch ihren Standort offenbart uns die Brennnessel mindestens drei Charakterzüge:

1.) Als Kulturfolger muss sich die Brennnessel mit Umweltgiften auseinandersetzen und zeigt in ihrer Widerstandskraft gegen die Umweltverschmutzung ihre Heileigenschaften bei Umweltleiden wie Allergien, Neurodermitis oder Rheuma.

2.) Nicht selten sprießen die »Mauerblümchen« aus den kleinsten Mauerritzen hervor und sind in der Lage, im Laufe der Zeit sogar den Stein zu sprengen. Paracelsus erkannte darin die Signatur der steinbrechenden Arznei: »Du wirst dir merken, dass ein steinbrechendes Mittel einen Stein leicht bricht« (I/930). In der Tat eignen sich Teekuren zum Ableiten von Blasengrieß, besonders von Harnsäuresteinchen; z.B. in Form von Blätterteekuren oder Vollmers Grünem Hafertee (Salus).

3.) An Kahlschlägen, ehemaligen Misthaufen oder wo beispielsweise jahrelang Holz gelagert wurde, siedeln sich mitunter zuerst Brennnesseln an, die auch uns als Wundheilmittel dienen; z.B. in Form von Wund- und Brandgel (Wala). Als Tee werden die Blätter auch bei »inneren Wunden« wie Magen-Darm-Geschwüren gelobt, wobei das Brennen oft ein Leitsymptom ist.

Brennnessel-Bier-Shampoo

1 Eigelb
1 Glas gehopftes Bier
½ TL Brennnesselextrakt
½ TL Buchsbaumblätterextrakt
je 3–4 Tropfen ätherisches Lavendelöl sowie ätherisches Rosengeranienöl (Frauen) oder ätherisches Rosmarinöl (Männer)

Alles kurz in einem Becher verquirlen, mit der gleichen Menge heißem Wasser vermischen und wie ein Shampoo in die nassen Haare einmassieren. Evtl. kurz einwirken lassen und dann gründlich ausspülen. 1–2 Mal pro Woche anstelle eines Shampoos anwenden; kräftigt den Haarboden und den Haarwuchs.

Therapiekonzept bei allergischen Hautleiden

Die Therapie wirkt entgiftend und umstimmend auf den Hautstoffwechsel. Arsen wirkt besonders bei brennenden und ätzenden Hautleiden, bei denen man sich blutig kratzt. Die Firmenmittel enthalten spezifische Arzneipflanzen mit antiallergischen, ausleitenden und balsamischen Eigenschaften. Die Therapie eignet sich zur Behandlung von Neurodermitis, Urtikaria (Nesselsucht) und anderen allergischen Hautleiden.

Arsenicum album D12, 1 × täglich 5 Tropfen
Urtica comp. (Wala), 3 × täglich 10 Globuli
Cutro (Pekana), 3 × täglich 10 Tropfen
Proal (Pekana), 3 × täglich 10 Tropfen
Cution Lotion (Pekana), mehrmals täglich die betroffenen Hautpartien einreiben

Einige bewährte Brennnesselpräparate für die Praxis

Handelspräparat	Inhaltsstoffe	Anwendung
Berberis/Prostata comp. (Globuli/Ampullen; Wala)	Berberis Ø/D1, Granit D9, Magnesium sulf. D5, Oxalis D2, Prostata D5, Urtica urens D2, Viscum album D3	Basismittel zur Behandlung des Prostataadenoms (Therapieschema siehe Berb./Uterus comp.).
Berberis/Uterus comp. (Globuli/Ampullen; Wala)	Berberis Ø/D1, Granit D9, Magnesium sulf. D5, Ovaria D5, Oxalis D2, Urtica urens D2, Uterus D5, Viscum alb. D3	Bewährte Basisbehandlung von Myomen: 2 × wöchentl. 1 Ampulle subkutan injizieren und zusätzlich 2 × täglich Einnahme der Globuli. Der Komplex eignet sich auch zur Dauerbehandlung großer Myome.
Ceres Urtica dioica Urtinktur (Ceres)	Speziell zubereiteter Frischpflanzenextrakt	Bewährtes pflanzliches Konstitutionsmittel bei Neigung zu Eisenmangelanämie und daraus resultierender Antriebs- und Willensschwäche. Zur Stärkung des Yang-Pols.
Ferrum silicicum comp. (Globuli/Ampullen; Wala)	Eisenhammerschlag D4/6, Ferrum silicicum D4/6, Pimpinella anisum D1/4, Urtica dioica D5/7	Zur Behandlung von Eisenmangelanämien in der Schwangerschaft oder bei Kindern besonders geeignet.
Ferrum ustum comp. (Pulver; Weleda)	Anisi fruct., Ferrum ustum D3, Nontronit D3, Urtica dioica D4	Zur Behandlung von Eisenmangelanämien in der Schwangerschaft oder bei Kindern besonders geeignet.
Menodoron (Dilution; Weleda)	Tinkturen von Origanum, Quercus, Capsella bursa-pastoris, Millefolium, Urtica dioica	Bewährter pflanzlicher Komplex bei Zyklusstörungen und Blutungsanomalien (Myom-/Spiral-/Dauerblutungen, Dysmenorrhoe)
Pro-Sabona uno (Tabletten; Sabona)	Trockenextrakt aus Brennnesselwurzeln	Zur Begleitbehandlung von Miktionsbeschwerden bei gutartiger Prostatahyperplasie I bis II geeignet.
Styptik N Nr. 21 (Tropfen; Soluna)	Spagirischer Auszug aus Brennnesselfrüchten, Brennnesselkraut, Eichenrinde, Hirtentäschelkraut, Johanniskraut, Ratanhiawurzel, Frauenmantel, Spitzwegerichkraut, Tormentillwurzel, Wiesenknöterich, kolloidalem Eisen	Bewährt bei Blutungen aller Art, z.B. bei Dauer- oder Myomblutungen, in Hirtentäscheltee einnehmen. Bei Neigung zu starken oder lang anhaltenden Blutungen mindestens 4 Wochen lang, danach evtl. nur noch einige Tage vor Eintritt der Regelblutung.
Urtica comp. (Globuli/Ampullen; Wala)	Conchae D2/6, Stannum met. D9, Urtica urens D2	Bewährtes Begleitmittel bei juckenden Ekzemen.
Urtica dioica Ferro culta (Dilution/Ampullen D2 oder D3; Weleda)	Vegetabilisiertes Metall: mit Eisen gedüngtes Kraut	Basismittel zur Behandlung von Erschöpfung, Eisenmangelanämie und Eisenverwertungsstörungen.
Vollmers Grüner Hafertee (Salus)	Brennnesselkraut, Alpenfrauenmantelkraut, grüner Hafer, Himbeerblätter	Bewährte Teemischung zur Ausleitung von Harnsäure bei Neigung zu Rheuma, Gicht, Harnblasensteinen sowie zur entsäuernden Frühjahrskur.
Wund- und Brandgel (Wala)	Argentum coll. D5, Arnica, Calendula, Cantharis D5, Symphytum, Thuja, Urtica urens	Reizlinderndes und regenerierendes Gel zur Haut- und Wundpflege nach Verbrennungen, Sonnenbrand, Dermatosen, Schürfwunden usw.

Konsistenz

Als Faserpflanze, die einst Nesselstoff für Arme-Leute-Kleidung lieferte, untersteht die Brennnessel auch dem Planetenprinzip Jupiter. Jupiter zeigt sich in der Pflanzenwelt durch Faserbildung oder Verholzung, seine Pflanzen haben häufig eine stattliche Gestalt – so etwa Alant, Gelber Enzian, Königskerze, Kastanie oder Walnussbaum. Der vierkantige Stengel wird ebenso Jupiter zugeordnet.

Wir haben es also mit einer Pflanze zu tun, in der verschiedene Planetenkräfte wirken: viel Mars (Brennhaare, Eisengehalt), etwas Venus (Grünton, edel gezähntes Blatt) und etwas Jupiter (Faserpflanze, vierkantiger Stengel, Nahrungslieferant). In der Astromedizin unterstehen dem Jupiterprinzip u.a. die Leber und die Formkräfte, Jupitermittel wirken allgemein kräftigend auf das Bindegewebe und auf die Venen. Während die Nesselgewächse heute eine eigene Pflanzenfamilie darstellen, zählte man sie früher zu den Hanfgewächsen; die Formähnlichkeit ist wirklich verblüffend.

Name

»Urtica« leitet sich vom lateinischen *urere* ab, was »brennen« bedeutet. Wie der Name schon sagt, brennt die Pflanze bei Hautkontakt – aber nur, wenn man sie nicht beherzt genug anfasst, denn so bleiben die Brennhaare intakt und können Reizstoffe unter die Haut injizieren. Weitere Beinamen wie z.B. »Bitzele«, »Sengnessel« oder »Feuerkraut« deuten ebenfalls auf das feurige Wesen hin.

Eben weil die Brennnessel brennt, kann sie bei allen möglichen brennenden Leiden hilfreich sein. Ein wichtiges Ergänzungsmittel ist hier Arsen, das ebenfalls als Leitsymptom »Brennen« hat; beide zusammen helfen z.B. bei Neurodermitis oder Urticaria (Nesselsucht).

»Nessel« ist laut Marzell mit Nestel und Netz verwandt und zeigt an, dass es sich um eine alte Gespinstpflanze handelt (siehe »Konsistenz«). »Haarwurz« ist ein weiterer Beiname. Die vitalisierende Wirkung von Brennnessel auf Kopfhaut und Haarwuchs ist allgemein bekannt und wird vielfach genutzt. Die Anwendung als Shampoo (siehe Rezept), Haarwasser oder Abkochung ist wie eine Art Eisendüngung für die Haarpracht, schließlich kräftigt man viele Gartenpflanzen ebenso mit Brennnesseljauche. Weniger bekannt ist die haarwuchsfördernde Wirkung von Brennnesselsamen, die man täglich auf Brot oder im Salat essen kann. Wirft man Pferden täglich eine Handvoll Samen ins Futter, dann bekommen sie nach einiger Zeit ein glänzendes Fell und gebärden sich viel munterer, weswegen Pferdehändler diesen Trick früher angewandt haben, um alte Schindmähren auf dem Markt besser an den Mann zu bringen.

Mancherorts wird die Brennnessel auch »Brühnessel« genannt, was auf die Verwendung des abgebrühten Krautes als Viehfutter hinweist, das dann die Milchbildung anregt. »Donnernessel« wiederum spielt auf den schutzmagischen Gebrauch bei Gewitter an und darauf, dass die Nessel dem Donnergott (Donar-Jupiter-Zeus) unterstellt ist. Die jungen Triebe werden auch traditionell am Gründonnerstag, dem Tag des Donar/Thor, in die Neunkräutersuppe getan. Interessanterweise hat die Brennnessel gerade dann, wenn sie als Osterkultspeise genossen wird, auch den höchsten Eisengehalt.

Fortpflanzung

Die Brennnessel ist wie so viele »Unkräuter« erstaunlich beweglich – sie ist windbestäubt und übergibt ihre federleichten Früchte ebenfalls dem Wind, was eine merkurielle Eigenschaft ist. Eine weitere Signatur, die auf Merkur hindeutet, der im Körper über Hormone und Stoffwechsel regiert, ist die Ausläuferbildung, die der Brennnessel die Macht gibt, sich zum bodendeckenden Bestand auszuweiten. Auf diese Weise erobert sie Nah und Fern, wahlweise per Luft oder über Land. Der Fortbestand ist somit gesichert: »Unkraut vergeht nicht.« Von dieser unglaublichen Durchsetzungskraft und Vitalität kann die Brennnessel uns einen Teil als Nahrungs- oder Heilpflanze übertragen.

Ihr Samenreichtum zeigt fruchtbarkeitspendende Kräfte an. Brennnessel wurde einst in der Veterinärmedizin gebraucht: Wenn die Kuh nicht stierig oder die Stute nicht rossig werden wollte, dann rieb der Bauer das Hinterteil des Tieres einfach mit frischen Nesseln ab. Hippokrates soll die Nesseln gebraucht haben, um die Menstruationsblutung herbeizuführen und somit die Fruchtbarkeit zu för-

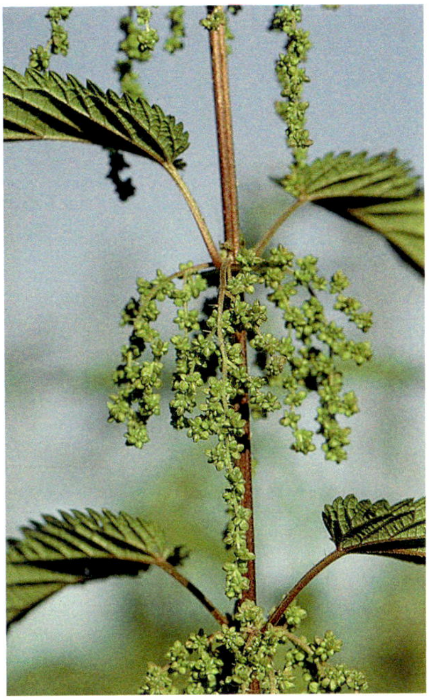

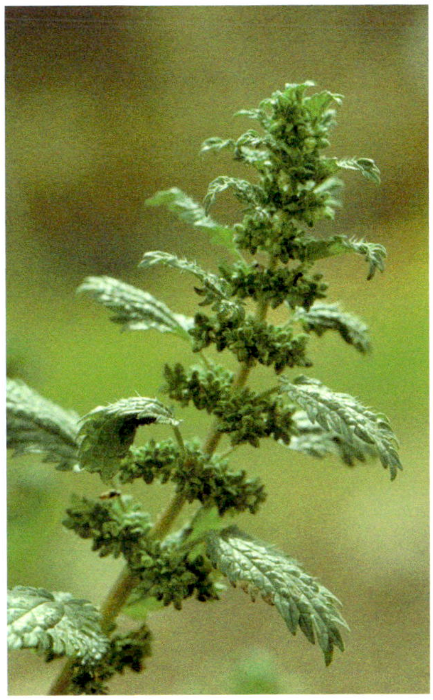

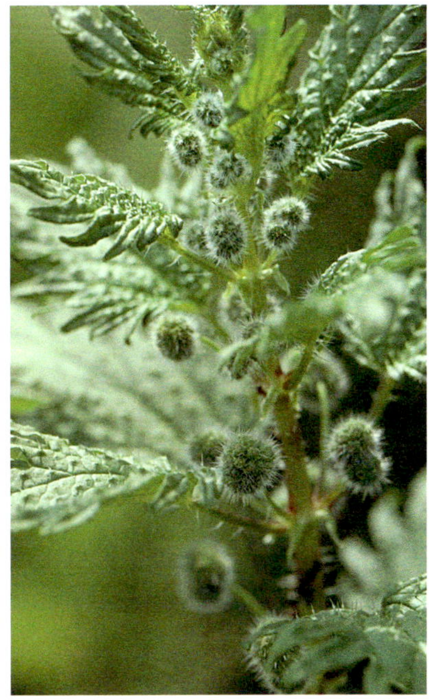

Brennnesselfrüchte. Nach der Signaturenlehre steigern samenreiche Pflanzen die Fruchtbarkeit des Menschen und »mehren den natürlichen Samen« (A. Lonizter, 1557/1962). Foto: Olaf Rippe.

Die Eiternessel (Urtica urens) zeigt mehr marshafte Eigenschaften als ihre große Schwester. Foto: Olaf Rippe.

Andere Arten, wie etwa die kugelige Brennnessel, die in mediterranen Gefilden wächst, eignen sich ebenfalls als Entgiftungsmittel. Foto: Margret Madejsky.

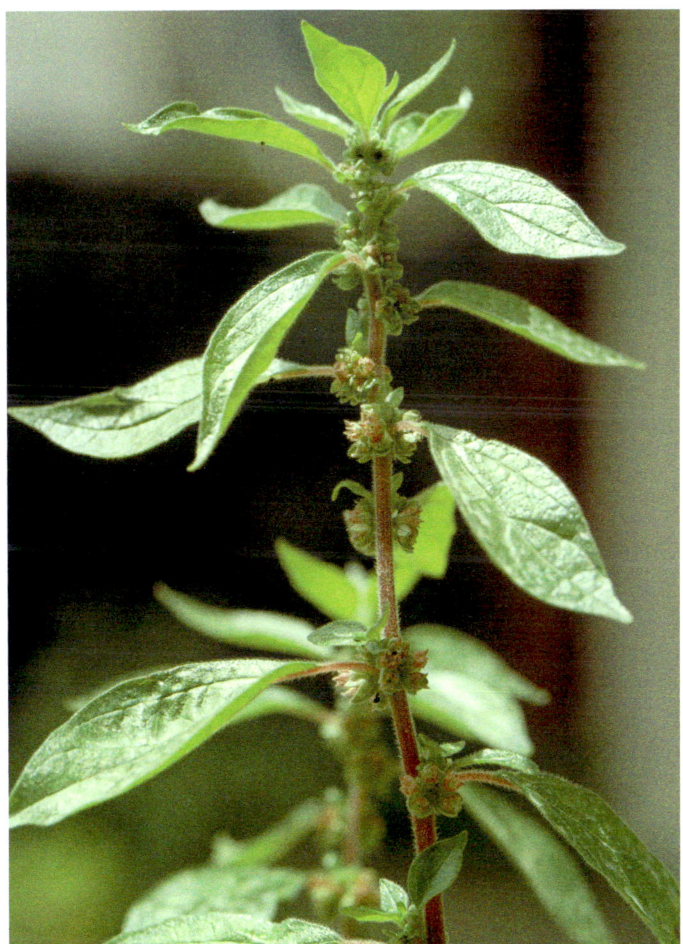

Das Glaskraut gehört zur Familie der Nesselgewächse und wird ebenfalls zur Entgiftung gebraucht. Foto: Margret Madejsky.

dern (M. Höfler, 1990). Otto Brunfels führte für diese Indikation ein Rezept auf: »Nesseln gestoßen mit Myrrhen und Zäpflein daraus gemacht, in die Macht gelegt (vaginal appliziert), bringt den Frauen ihre Blumen (Menstruation)« (1532/1964).

In jedem Fall unterliegen Pflanzenfrucht und Fruchtbarkeit des Menschen ähnlichen Grundkräften. Vor allem die Samen regen die Keimdrüsen an, auch weil sie recht viel Vitamin E enthalten.

Lebensdauer

Im Gegensatz zu anderen Frühlingskräutern, die wie Bärlauch nach der Blüte die Blätter einziehen, halten Brennnesseln fast das ganze Jahr durch. Mitunter kann man kleine Triebe sogar noch mitten im Winter unter dem Schnee entdecken; zwar sind sie dann ohne »Grünkraft«, aber die Tatsache, dass sie noch auffindbar sind, ist natürlich eine Signatur, die auf einen Kraftspender und ein Durchhaltemittel hindeuten. Am Ende des Winters findet man das Fasergerüst der Brennnesseln aus dem Vorjahr immer noch, was auch ein Ausdruck des Sal-Prinzips dieser Pflanze ist (Sal = das Feste) und zeigt, dass es sich um eine Heilpflanze bei chronischen Leiden sowie um ein Altersmittel handelt.

Rhythmus

Zum Rhythmus zählt die Wachstumsperiode, aber auch die Pflanzensymmetrie. Was die Wachstumsperiode angeht, so gilt häufig die Regel: Die Pflanze wächst dann, wenn sie gebraucht wird, oder sie zeigt in ihrer Blüte- oder Fruchtzeit eine gewisse Synchronizität zum zeitlichen Auftreten der Symptome. Im Fall unserer Brennnessel wären dies Leiden, die bevorzugt im Frühling auftreten, wie etwa Allergien, Frühjahrsmüdigkeit usw. Die jungen Triebe bieten sich nun geradezu als Kräftigungsmittel an.

Die Symmetrie führt manchmal über die Zahl zur Planetenkraft (siehe Seite 62), wobei nicht an jeder marshaften Pflanze die Zahl fünf zu finden ist. »Vierzeilig laufen so die Blätter den Stiel hinauf; der Stengel, quadratisch im Querschnitt, macht den Rhythmus des überkreuz-gehenden Abgliederns mit« (W. Pelikan, 1958). Vier ist wie bereits aufgeführt die Zahl des Jupiter, einer sehr wohltätigen Planetenkraft. Ferner handelt es sich beim Überkreuzgehen um eine Schutzsignatur. Nach Seligmann wurde die Brennnessel von den Alpenländern bis nach Tibet zu schutzmagischen Zwecken genutzt: Wie er schrieb, legt in Tibet »der zurückkehrende Reisende auf Passhöhen, bei gefährlichen Brücken oder beschwerlichen Wegen Nesseln und Dornen unter Steine, um den bösen Geist, der ihm schaden könnte, zu bannen« (1996). In unseren Breiten hängt man noch heute Nesseln über Stalltüren auf, um wie mit Disteln böse Geister und Krankheitsdämonen zu bannen.

Signaturbetrachtungen am Beispiel des Johanniskrauts (Hypericum perforatum)

Lichtkeimer

Im Gegensatz zum düsteren Bilsenkraut, das zu den Frostkeimern zählt, keimt die Sonnenpflanze Johanniskraut nur unter starker Lichteinwirkung. Der anthroposophische Kräuterkundige Wilhelm Pelikan deutete diese Eigenschaft als Hinweis auf das lichte Wesen dieser alten Heilpflanze: »Sicherlich gehört die edle Heilpflanze auf die Lichtseite des Erdenlebens. Schon die Samen keimen nur im Hellen, können an dunklen Orten jahrelang im Feuchten liegen, ohne sich zu regen« (1958).

Gelbe Blüten

Nach alter Vorstellung sind gelbe Blüten oder Pflanzensäfte die wichtigste Signatur von Leberheilpflanzen. In der gelben Farbe zeigt sich die Sympathie zur Gelbsucht. Was das Johanniskraut betrifft, so nutzen Volksheiler die galletreibende Wirkung des Rotöls zur Ableitung von Gallengrieß (Cave: Kolikgefahr!). Außerdem lindert die Einreibung mit Rotöl manchmal unklare Leberschmerzen. Schließlich konnten Wissenschaftler in vitro eine antivirale Wirkung nachweisen, so dass man an Johanniskraut auch bei Virusleiden wie etwa Hepatitis C denken sollte. Wichtiges Begleitmittel zur Behandlung der Leberdepression.

Man ordnet die Pflanze ganz der Sonne zu, daher kann man sie sehr gut mit dem Sonnenmetall Gold kombinieren; beide Mittel sind z.B. enthalten in

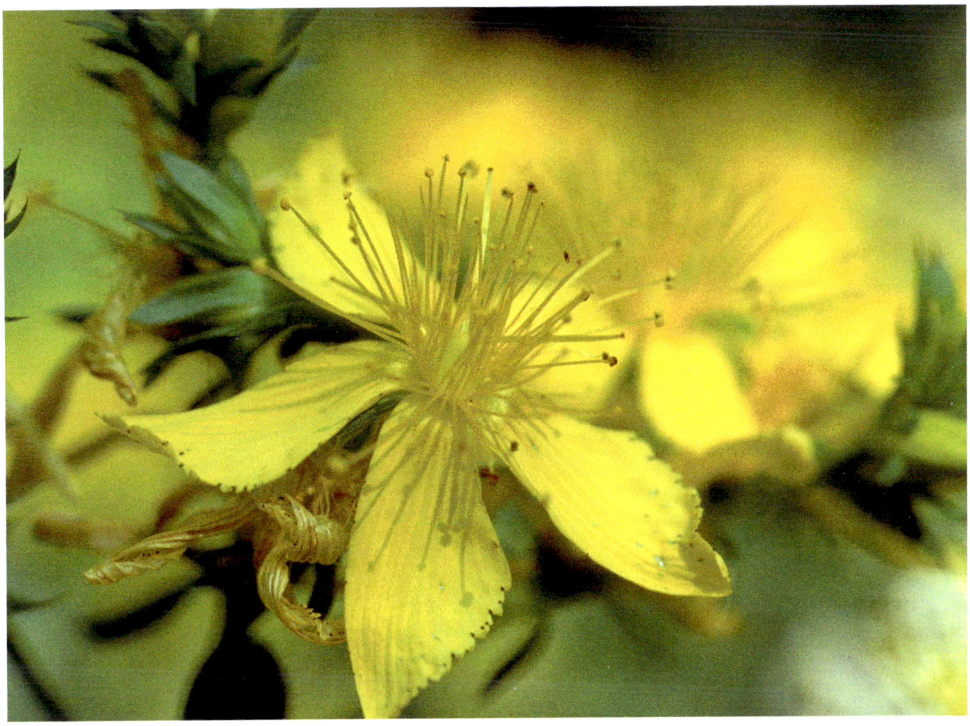

Mit seinem strahligen Blütenaufbau zeigt das Johanniskraut eine Affinität zum Wesen der Sonne. Foto: Margret Madejsky.

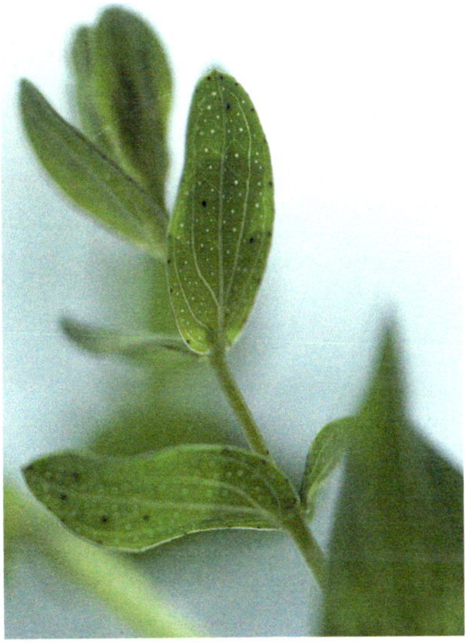

Das perforierte Blatt, das der Pflanze ihren Namen gab (Hypericum perforatum), ist eine Signatur für ein Mittel bei Wunden und Stichverletzungen. Foto: Margret Madejsky.

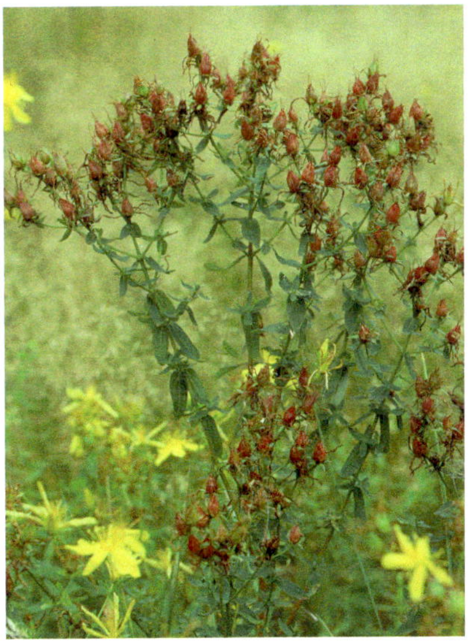

Im verblühten Stadium erinnert die Farbe des Johanniskrauts an getrocknetes Blut. Paracelsus verwendete die Samen als Zusatz für sein Rotöl. Foto: Margret Madejsky.

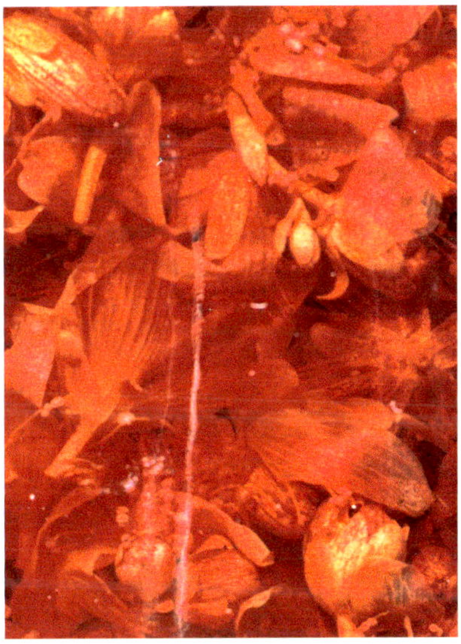

Beim öligen oder wie hier beim alkoholischen Ansatz von Johanniskraut zeigt sich die rote Farbe, in der Paracelsus eine Affinität zum Lebensgeist erkannte. Foto: Margret Madejsky.

Cordiak zur anregenden Herztherapie (siehe Seite 374) und in dem Antidepressivum Sanguisol (beide von Soluna), ein weiteres Beispiel ist das stimmungsaufhellende Mittel Aurum/Apis regina von Wala; unter dem Namen Hypericum Auro cultum (Weleda) liefert der Handel auch ein Präparat, bei dem man Johanniskraut mit Gold »gedüngt« hat.

Die Pflanze zeigt deutlich eine Überbetonung des sulfurischen Blütenbereichs, eine Signatur für eine entzündungswidrige Arznei.

Sonnenhafte Blüten

Weil die Blüte einem himmlischen Strahlenkranz gleicht, nannte man das Gewächs auch Corona regia, was so viel wie Königskrone bedeutet. »Hypericum perforatum ist es, das uns im Sommer seine sonnengelben Blütenblätter und die Sonnenstrahlen gleichenden Staubgefäße entgegenstreckt« (F.C. Czygan, 2003). Die sonnenhaften Blüten zeichnen das Universalapotropäum[14] aus, das einst als »Fuga dämonum« gegen Gespenster und den Teufel ins Feld geführt wurde, und zeigen den erhellenden Charakter der altbewährten Heilpflanze an, der man wie der alles heilenden Sonne neben der antidepressiven Wirkung viele weitere Heilkräfte zusprach.

Roter Pflanzensaft

Zerdrückt man die Blüten zwischen den Fingern, so tritt der rote Pflanzensaft aus und zeigt die Sympathie zum Blut an. Dieser Signatur wegen wurde die Abkochung des Krauts als Stärkungsmittel bei Bleichsucht, Gebärmutter- und Geburtsblutungen verwendet. Heute ist das Kraut noch Bestandteil des spagirischen Blutungsmittels Styptik von Soluna, das bei Gebärmutterblutungen in Hirtentäscheltee eingenommen oder auch bei allgemeiner Blutungsneigung versucht werden kann. Der Schweizer Kräuterpfarrer Künzle empfahl das Heilkraut sogar gegen das Blutharnen: »(...) geht das Wasser rot ab, so nimm diesen Tee, alle Stunden einen Schluck« (1935).

Die blutrote Farbe ist auch eine Signatur, dass die Pflanze »das Geblüt« stärkt, also die Abwehrkräfte. »Blut ist ein besonderer Saft« heißt es bei Goethe; durch das Blut wird der Körper mit der astralen Kraft der Sonne durchlichtet. Es ist Bestandteil von Sanguisol (*sanguis* = Blut; *sol* = Sonne) von Soluna, einem bewährten Mittel bei Antriebslosigkeit und Depression.

Perforierte Blätter

Hält man ein Blatt gegen das Licht, dann sehen die Öldrüsen wie kleine Löcher aus. Daher trägt das Johanniskraut Beinamen wie »Tausendlöcherlkraut«. An dieser Signatur erkannten die Alten im Johanniskraut ein Heilmittel für Stich- oder Schussverletzungen; ein Anwendungsgebiet, das bis heute aktuell ist.

Das durchlöcherte Blatt ist auch eine Signatur für eine wirksame Arznei bei Hexenschuss (gilt in der Herbalmagie immer als magischer Angriff). Einreibungen mit Rotöl, zusammen mit etwas Bilsenkrautöl (Oleum Hyoscyami von Caelo) und Aconit Schmerzöl (Wala) können hier Linderung verschaffen.

Paracelsus sah im perforierten Blatt auch ein Zeichen für eine giftwidrige Wirkung: »die Löcher, die in den Blättern sind, bedeuten, dass das Kraut für alle inneren und äußeren Öffnungen der Haut eine Hilfe ist. Was durch die Poren ausgetrieben werden soll, kann dadurch geschehen« (III/630). Schon im 1. Jahrhundert n. Chr. gebrauchte Andromachus, der Leibarzt des Kaisers Nero, Hypericum als Bestandteil seines Theriaks, der als Lebenselixier und universelles Gegengift diente.

In der Tat enthalten die Blüten reichlich Gerbstoffe, deren giftbindende Eigenschaft als bewiesen gilt: Gerbstoffe verbinden sich z. B. mit Metallen und Alkaloiden zu unlöslichen Komplexen und können so über den Darm ausgeschieden werden.

Im Volksaberglauben kommt den »Löchern« eine weitere Bedeutung zu: »Wenn man die Blätter des Hartheus durch das Licht ansieht, gewahrt man viele helle Punkte, welche davon herrühren, weil der Teufel, erbost über die Macht der Pflanze, alle ihre Blätter mit Nadeln durchstach« (Ritter von Perger, 1864).

14 Apotropäum: Zaubermittel, das Unheil abwehren soll.

Geäderte Blätter

Die »Blattnerven« werden von Signaturkundigen sowohl mit den Sehnen als auch mit den Nerven in Verbindung gebracht. Die auffällige Äderung zeigt ein Heilmittel für die Nerven an – Johanniskraut wird auch als »Arnika der Nerven« bezeichnet. Die Verletzung nervenreicher Gewebe, etwa durch Stich oder Schnitt, gilt als eines der Hauptanwendungsgebiete. Bei Verletzungen dieser Art sind erfahrungsgemäß der Extrakt oder eine Urtinktur ebenso hilfreich wie verschiedene homöopathische Potenzen (z.B. Hypericum D6, D30, C30) – der balsamische Effekt ist also unabhängig von der Zubereitung und der Dosierung. Zur Wundheilung empfiehlt es sich, immer gleichzeitig innerlich und äußerlich zu therapieren.

Johanniskraut ist auch ein Balsam für die Nerven (z.B. bei Ischialgie, Phantomschmerz, Trigeminus- oder Post-Zoster-Neuralgie). Die Behandlung kann mit Einreibungen von Rotöl geschehen, aber auch mit Injektionen (z.B. Hypericum Auro cultum D2 Ampullen von Weleda) oder durch die innerliche Einnahme (Hypericum D30). Paracelsus erkannte an der Äderung die antidepressive und nervenstärkende Heilwirkung des Johanniskrauts: »Die Adern auf den Blättern sind ein Zeichen, dass Perforata alle Phantasmata austreibt« (III/630).

Verholzende Stengel

Das verholzende Prinzip unterstellt man traditionell dem Jupiter, der im Körper über Leber und Bindegewebe regiert. Was hart ist (Sal-Prinzip), spendet Festigkeit. Daher kann man das Rotöl z. B. zur Kräftigung der Venen oder zur Narbenpflege gebrauchen oder bei Parodontose zur Kräftigung des Zahnfleischs (Gurgeln mit verdünntem Extrakt).

Fauliges Aussehen beim Verblühen

»Die Blüten faulen in der Form des Blutes. Das ist ein Zeichen, dass sie für Wunden und, was von Wunden kommt, gut sind, auch soll man sie gebrauchen, wo man Fleisch (Narben) zügeln muss« (Paracelsus III/630). Bis heute schätzen Volksheiler das Rotöl als Wundarznei. Sie fördert den Wundschluss, lindert Schmerzen und eignet sich nach Dammschnitt oder nach Operationen zur Narbenpflege. Bei nässenden Wunden, entzündeter Mundschleimhaut oder nach Zahnextraktion empfehlen sich Waschungen oder Spülungen mit verdünntem Johanniskrautextrakt (z.B. Fluidextrakt von Caelo oder Urtinktur von Ceres).

Sonniger und trockener Standort

Wer einmal an einem sonnigen Tag während der Blütezeit bei einem Johanniskraut verweilt, erfährt am eigenen Körper, mit wie viel Hitze und Sonnenstrahlung sich diese Pflanze auseinandersetzt. Johanniskraut wählt nur die sonnigsten Plätze. Während andere Kräuter ihre Blätter schlaff hängen lassen, strotzt das Johanniskraut vor Kraft und scheint Hitze sowie UV-Strahlung regelrecht aufzusaugen. Das Johanniskraut wandelt die empfangene Wärme und Strahlung in die Lichtwirkstoffe Hypericin und Hyperforin um, die uns als Seelenbalsam und Sonnenheilmittel dienen. Eine längere Einnahme hoch dosierter Präparate kann zu übermäßiger Lichtempfindlichkeit führen.

Blüte ab Johanni

Weil das Johanniskraut während der heißesten Zeit des Jahres blüht, heilt es auch die Leiden dieser Jahreszeit: »Es (das Rotöl) lindert Schmerzen, vor allem bei Verbrennungen, da das Kraut zur Zeit des längsten Tages und der ärgsten Hitze blüht« (Ritter von Perger, 1864). Nach dem Ähnlichkeitsprinzip der Homöopathie kann man die Sonnenpflanze in homöopathischer Form als Begleitmittel gegen Lichtekzem und Lichtempfindlichkeit versuchen (z. B. Hypericum D30/C30).

Warmer, trockener und mild-bitterer Geschmack

Bereits auf der Zunge offenbaren sich der balsamische Charakter und die adstringierende Heileigenschaft des Johanniskrauts, das schon in alter Zeit bei Durchfällen gebraucht wurde. Die milde Bitterkeit weist auf die stoffwechselanregende Wirkung hin. Außerdem lässt der mild-bittere Geschmack eine Wirkung auf den Dünndarm vermuten.

Signaturrezepte

Die Rezepte sind Lehrbeispiele und haben daher vor allem einen modellhaften Charakter; die angegebenen Indikationen sind jedoch aus Praxiserfahrungen heraus entstanden. Die Gesichtspunkte der Dreigliedrigkeit wurden besonders berücksichtigt. Zur Rezepterstellung siehe auch Seite 429.

Rezept aus Feuchtpflanzen

Allgemein kühlende und entzündungswidrige Wirkung (antiphlogistisch). Mögliche Indikationen: Fieber, Erkältung und Infektionen, z.B. Blasenentzündung (Zystitis) nach Durchnässung, Rheuma, allgemein günstige Wirkung auf Krankheiten des Immunsystems (Immunopathien). Merkur-Sulfur-Rezept.

Betula alba Ø (Birke) 20 g
Eupatorium cannabinum D6 (Wasserdost) 10 g
Menyanthes trifoliata Ø (Fieberklee) 20 g
Salix alba Ø (Silberweide) 10 g
Solanum dulcamara D2 (Bittersüß) 10 g
Solidago virgaurea Ø (Goldrute) 20 g
Spiraea ulmaria Ø (Mädesüß) 10 g

Über die Apotheke von Spagyra mischen lassen; Dosis: im akuten Fall 5 × täglich 20 Tropfen, sonst 3 × täglich 20 Tropfen (zur Rezepterstellung siehe Seite 429).

Rezept aus Haken- und Dornenpflanzen

Zur allgemeinen Ausleitung von Stoffwechseltoxinen, z.B. bei gichtisch-rheumatischer Diathese. Zur Anregung der Ausscheidung, speziell von Leber und Niere; auch bei chronischer Müdigkeit zur Entschlackung. Sal-Sulfur-Rezept.

Jeweils 20 ml
Berberis vulgaris D2 (Berberitze)
Carduus benedictus Ø (Benediktenkraut)
Carduus marianum Ø (Mariendistel)
Crataegus e floribus D4 (Weißdornblätter und -blüten)
Onopordon acanthium Ø (Eselsdistel)

Über die Apotheke von Spagyra mischen lassen; Dosis: 2–3 × täglich 30 Tropfen zu den Mahlzeiten (zur Rezepterstellung siehe Seite 429).

Pflanzen mit senfig-scharfem Geschmack

Zur allgemeinen Anregung der Stoffwechseltätigkeit. Bei Dysbiose des Darms (z.B. Status nach Antibiotika), Nahrungsmittelunverträglichkeit, nahrungsabhängigen Hautunreinheiten (z.B. Akne), allgemein bei Entzündungen der Verdauungsorgane. Sulfur-Rezept.

Jeweils 20 ml
Ferula asa foetida D4 (Stinkasant)
Imperatoria ostruthium Ø (Meisterwurz)
Nasturtium officinale Ø (Brunnenkresse)
Raphanus sativus Ø (Rettich, Schwarzer)
Zingiber officinale Ø (Ingwer)

Über die Apotheke von Spagyra mischen lassen; Dosis: 2–3 × täglich 30 Tropfen (zur Rezepterstellung siehe Seite 429).

Zusätzlich: Sulfur D12, 20.0 (Weleda); 1 × täglich 5 Tropfen.

Rezepte aus blauen Blütenpflanzen

Zur Behandlung der Psychasthenie. Allgemein bei nervöser Erschöpfung und zur geistigen Leistungssteigerung. Merkur-Sulfur-Rezept.

Jeweils 20 ml
Hyssopus officinalis Ø (Ysop)
Lavandula officinalis Ø (Lavendel)
Myosotis arvense Ø (Vergissmeinnicht)
Rosmarinus officinalis Ø (Rosmarin)
Scutellaria galericulata D6 (Helmkraut)

Über die Apotheke von Spagyra mischen lassen; Dosis: 2–3 × täglich 20 Tropfen und bei Bedarf; nicht abends nehmen, außer, man will die Nacht über geistig arbeiten (zur Rezepterstellung siehe Seite 429).

Zusätzlich: Topas D8 Trit. 20 g (Weleda); 2 × täglich eine erbsengroße Menge Pulver gut einspeicheln.

Rezepte aus gelben Blütenpflanzen

Zur Stoffwechselaktivierung, besonders von Leber, Galle und Pankreas. Bei Sodbrennen, Darmdysbiose.

Jeweils 20 ml
Agrimonia eupatoria Ø (Odermennig)
Gentiana lutea Ø (Gelber Enzian)
Geum urbanum Ø (Nelkenwurz, Echter)
Solidago virgaurea Ø (Goldrute)
Taraxacum officinale Ø (Löwenzahn)

Über die Apotheke von Spagyra mischen lassen; Dosis: 2–3 × täglich 30 Tropfen (zur Rezepterstellung siehe Seite 429).

Rezepte aus weißen Blütenpflanzen

Wirkung auf das Immunsystem; »kühlendes Rezept«; auch zur Immunstimulation bei viralen Erkrankungen.

Jeweils 20 ml
Bellis perennis Ø (Gänseblümchen)
Melissa officinalis Ø (Melisse)
Menyanthes trifoliata Ø (Fieberklee)
Stellaria media Ø (Vogelmiere)
Vincetoxicum D4 (Schwalbenwurz)

Über die Apotheke von Spagyra mischen lassen; Dosis: 2–3 × täglich 30 Tropfen (zur Rezepterstellung siehe Seite 429).

»Rotes« Rezept

Milder Immunstimulator, auch zur Immunmodulation; mögliche Indikationen: Halsentzündung, Virusangina, Neurodermitis. Sulfurisches Rezept mit Marscharakter.

Jeweils 20 ml
Arum maculatum D4 (Aronstab)
Corallium rubrum D6 (Rote Koralle)
Echinacea D6 (Sonnenhut)
Ferrum haematinatum D6 (Hämatit)
Phytolacca D6 (Kermesbeere)

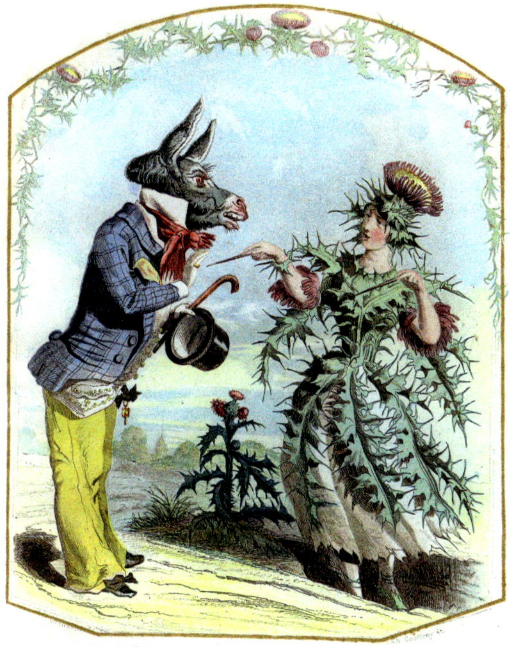

Der Esel und seine Lieblingsblume, die Eselsdistel; doch die Angebetete weiß sich zu wehren. Stacheln und Dornen sind Signaturen für Pflanzen mit einer entgiftenden und umstimmenden Wirkung auf die Säfte (Alterantia), gleichzeitig stärken sie die Willenskräfte und das Immunsystem. Die Eselsdistel zeigt eine spezifische Wirkung auch bei seelischen Herzleiden (vergleiche S. 332). Aus dem *Staats- und Familienleben der Tiere* von Jean Ignace Isidore Gérard, genannt Grandville, Mitte 19. Jahrhundert.

Über die Apotheke von Spagyra mischen lassen; Dosis: 2–3 × täglich 30 Tropfen (zur Rezepterstellung siehe Seite 429).

Pflanzen mit ausgeprägtem Blattprinzip

Zur Behandlung von chronischer Bronchitis, Altersbronchitis. Merkur-Sulfur-Rezept.

Jeweils 20 ml
Inula helenium Ø (Alant)
Marrubium vulgare Ø (Andorn)
Pulmonaria off. Ø (Lungenkraut)
Tussilago farfara Ø (Huflattich)
Verbascum thapsiforme Ø (Königskerze)

Über die Apotheke von Spagyra mischen lassen; Dosis: 2–3 × täglich 30 Tropfen (zur Rezepterstellung siehe Seite 429).

Zusätzlich: Antimonium arsenicosum D12, 20 g (Spagyra), 1 × täglich 5 Tropfen, und Bronchi/Plantago Globuli 20 g (Wala), 3 × täglich 10 Globuli.

Wurzelrezept

Bei chronischen Entartungen der Darmflora, Gallensteinen, chronischen Leberstörungen, Überbetonung des Nerven-Sinnes-Systems im unteren Menschen mit sulfurischem Charakter. Die Mittel sind in der Regel gelb (Leber-Galle).

Jeweils 20 ml
Alpinia officinarum Ø (Galgant)
Angelica archangelica Ø (Erzengelwurz)
Berberis vulgaris Ø (Berberitze)
Curcuma longa Ø (Gelbwurz)
Gentiana lutea Ø (Enzian, Gelber)

Über die Apotheke von Spagyra mischen lassen; Dosis: 2–3 × täglich 30 Tropfen (zur Rezepterstellung siehe Seite 429).

Wurzel- und Blattrezept, Blüten weißrosa

Bei nervöser Unruhe, Schlafstörungen, Angst (v.a. Erwartungsangst); allgemein sedierende Wirkung. Überbetonung des Nerven-Sinnes-Systems im oberen Menschen sowie Wirkung auf das rhythmische System.

Jeweils 20 ml
Angelica archangelica Ø (Erzengelwurz)
Leonurus cardiaca Ø (Herzgespann)
Lycopus europaeus Ø (Wolfstrapp)
Melissa officinalis Ø (Melisse)
Piper methysticum D6 (Kava-Kava, Rauschpfeffer)

Über die Apotheke von Spagyra mischen lassen; Dosis: 2–3 × täglich 30 Tropfen (zur Rezepterstellung siehe Seite 429).

Blütenbetontes Rezept

Bei entzündlichen Leiden der Haut; stimmungsaufhellend. Überbetonung des Stoffwechselsystems. Gelbweiße Blüten. Auch bei entzündlichen Leiden im Leber-Bereich.

Jeweils 20 ml
Anthyllis vulneraria Ø (Wundklee)
Bellis perennis Ø (Gänseblümchen)
Calendula officinalis Ø (Ringelblume)
Rosa damascena D5 (Rose)
Viola tricolor Ø (Stiefmütterchen)

Über die Apotheke von Spagyra mischen lassen; Dosis: 2–3 × täglich 30 Tropfen (zur Rezepterstellung siehe Seite 429).

Blattrezept

Für funktionelle Herzleiden; weißrosa Rezept. Ausgleichende Wirkung auf das rhythmische System.

Jeweils 20 ml
Convallaria majalis D2 (Maiglöckchen)
Crataegus Ø (Weißdorn)
Digitalis purpurea D6 (Fingerhut)
Leonurus cardiaca Ø (Herzgespann)
Melissa officinalis Ø (Melisse)

Über die Apotheke von Spagyra mischen lassen; Dosis: 2–3 × täglich 30 Tropfen (zur Rezepterstellung siehe Seite 429).

Zusätzlich: Aurum/Lavandula comp. Salbe (Weleda); mehrmals täglich den Herzbereich einreiben, auch den linken Arm auf der Kleinfingerseite vom Herzen weg einreiben.

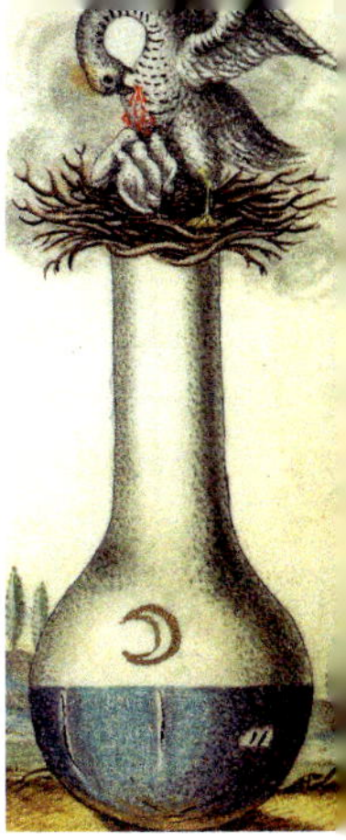

Astrologie der Heilkräuter
Die Welt als Spiegelbild kosmischer Kräfte

»So gehe also auch der, welcher nach natürlicher Weisheit und Kunst dürstet, zu dem entsprechenden Brunnen, das ist zum Gestirn.« (Paracelsus IV/537)

»Alles, was sich in der Welt findet, steht unter der Herrschaft der Planeten und erhält von ihnen seine Kraft.« (Agrippa von Nettesheim, 1533/1987)

Kosmische Sphärensinfonie

Auf der Suche nach einer spirituellen Orientierung blickt der Mensch seit ältester Zeit hinauf in den Himmel. Wann sich genau der Mensch darüber bewusst wurde, dass er eigentlich auf einem riesigen Raumschiff lebt, ist nicht bekannt. Die zeitlichen Datierungen uralter Sternentempel wie Stonehenge oder die Kreisanlage von Goseck in Sachsen liegen zwischen 3500 und 7000 Jahren, es ist jedoch zu vermuten, dass ein Himmelsbewusstsein wesentlich älter ist.

Bei den prähistorischen Anlagen handelt es sich vorwiegend um Kalender. Durch spezielle Steinsetzungen in Bezug zum Sonnenlauf konnte man die Jahreszeiten und damit die Erntezeiten oder andere regelmäßig wiederkehrende Naturereignisse vorhersagen. Meistens sind die Sternentempel auf die Sonnenwendpunkte ausgerichtet, vor allem auf den Winterpunkt, den kürzesten Tag des Jahres, an dem die Sonne stirbt und wieder neu geboren wird.

In früheren Zeiten prägten vor allem die Rhythmen von Sonne und Mond das menschliche Bewusstsein – man dachte sich die Erde als festen Mittelpunkt des Universums; dieser Meinung war man sogar noch zur Zeit des Paracelsus. Es ist ja auch ein durchaus plausibler Standpunkt, schließlich leben wir auf der Erde und schauen von ihr aus in den Kosmos hinein. Doch es gab damals bereits andere Vorstellungen. Das Werk des Nikolaus Kopernikus (1473–1543), *De Revolutionibus Orbium Coelestium* (Von den Umdrehungen der Himmelskörper, 1543), mit dem das heliozentrische Weltbild begründet wurde, war allerdings so revolutionär, dass bis zur vollständigen Akzeptanz dieser Idee einige Jahrhunderte vergehen mussten. Das alte astrologische Weltbild geriet dadurch keineswegs in Vergessenheit, denn die damaligen Astronomen waren allesamt auch überzeugte Astrologen. Himmelsforscher wie Kopernikus, Kepler oder Tycho Brahe erklärten als Astronomen die Bewegungen der Gestirne und als Astrologen deren Auswirkungen auf Natur und Mensch.

Die Astrologie ist nun aber ein anthropozentrisches Weltbild: Auch wenn sich inzwischen die Erde um die Sonne dreht, betrachten wir immer noch den Himmel von der Erde aus. An den prinzipiellen Überlegungen zum Sternenwirken hat sich also nichts geändert. Doch welche Kräfte bewirken die Rhythmen der Gestirne? Funktioniert das Weltall nach mechanistischen Gesetzen wie eine Uhr, oder sind hier spirituelle Kräfte wirksam?

Für jeden sichtbar und wahrnehmbar in ihren Wirkungen sind die zwei Lichter Sonne und Mond. Sol und Luna sind nach Hermes Trismegistos Vater und Mutter des Lebens. Sie bilden auch den Rhythmus der Zeit. Die Swastika, das Sonnenrad, eines der kulturgeschichtlich ältesten Symbole, stellt den Lauf der Sonne durch das Jahr dar; die Eckpunkte symbolisieren die Tagundnachtgleichen sowie die Sonnenwenden.

Der Mond bildet etymologisch den Wortstamm von »Menses« und »Monat« und bestimmt mit seinen Phasen die Vorstellung von Zeit.

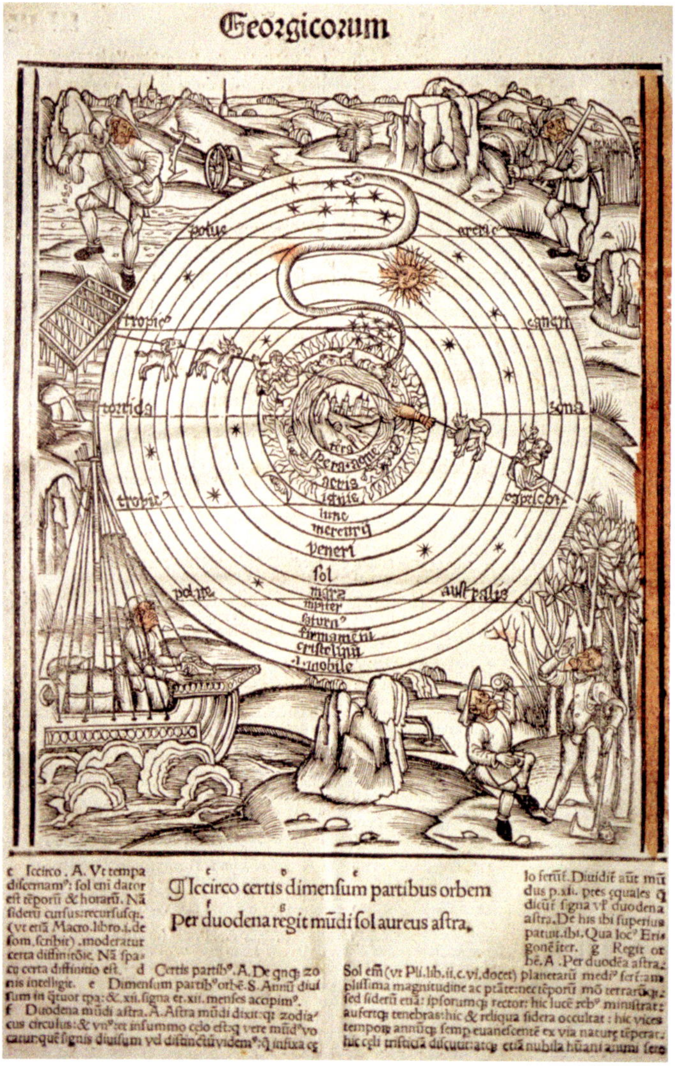
Georgicorum
Icirco certis dimensum partibus orbem
per duodena regit mūdi sol aureus astra.
sol

Das Weltbild des Ptolemäus. Die Milchstraße, dargestellt als Schlange, umgibt die Planetensphären, die wiederum die Elemente umschließen, in deren Mitte sich die Erde befindet. Sie bildet auch den Mittelpunkt eines Horoskops. Holzschnitt, spätes 15. Jahrhundert.

In der griechischen Mythologie entstand die Welt ursprünglich aus der ekstatischen Vereinigung von Gaia, der Erdenmutter (das Unten), mit Uranos, dem himmlischen Chaos (das Oben). Sie zeugten das Geschlecht der Titanen (die mittlere Welt). Der mächtigste unter den Titanen war Kronos/Saturn, der Gott der Zeit. Dieser hatte mit seiner Gattin Rhea sechs Kinder, drei männliche – Zeus, Hades und Poseidon –, die sich die Welt teilen (Himmel, Unterwelt = Erde und Gewässer), und drei weibliche – Hera, Demeter und Hestia –, die für Familie, Fruchtbarkeit und Hausfrieden zuständig sind. Diese sechs und einige weitere sind uns als olympische Gottheiten überliefert. Sie gaben den Gestirnen ihre Namen.

Astrologie ist demnach eine Wissenschaft, die sich mit dem Wirken der Götter und ihrer Beziehung zur Natur und zum Menschen befasst, während die Astronomie die Bewegung der Gestirne erforscht.

Bis auf Sonne und Mond ist der Himmel scheinbar etwas Ewiges und Unverrückbares, wären da nicht die fünf mit bloßem Auge sichtbaren Wandelplaneten (griech. *planéo* = umherirren) Merkur, Venus, Mars, Jupiter und Saturn. Zusammen mit den zwei Lichtern bilden sie die Siebenheit der kosmischen Urkräfte.

Der Arzt und Okkultist Heinrich Cornelius Agrippa von Nettesheim (1486–1535), ein Zeitgenosse des Paracelsus, befasste sich sehr ausführlich mit der Astrologie. Er war der Meinung, dass man das Wesen der Gestirne am besten durch ihre überlieferten Namen verstehen könne:

»Den Saturn nannten sie den Vater der Götter, den Herrn der Zeit, den hohen, großen, weisen, einsichtsvollen und verständigen Herrn, (…) den Urheber der stillen Betrachtung, der den Herzen der Menschen große Gedanken eingibt oder sie niederdrückt, den Zerstörer und Erhalter von allem (…), den Herrn über Leben und Tod.

Jupiter nannte man den helfenden Vater, den König der Himmel, den Großmütigen, (…) den alle in Güte Übertreffenden, den Herrn des Reichtums und der Weisheit.

Mars heißt der Kriegsmächtige, der Schwertträger, der Mutige (…) der Edle (…) der Herr der feurigen Wärme, der Planet des Blutes, der die Herzen der Streitenden entzündet und ihnen Kühnheit verleiht.

Die Sonne nannte man (…) die Schöpferin des Lichtes, die Königin der Sterne, (…) die Weise, die über die ganze Welt hin Strahlende, die Fürstin der Welt. (…) Bei Nacht heißt sie auch Dionysos, bei Tag aber Apollo, gleichsam der das Böse Vertreibende.

Die Venus heißt die Holde, die Schöne, (…) die Herrin der Liebe und der Schönheit, (…) die Königin aller Freuden (…).

Den Merkur nannte man (…) den Herold der Götter, (…) den Vermittler zwischen den oberen

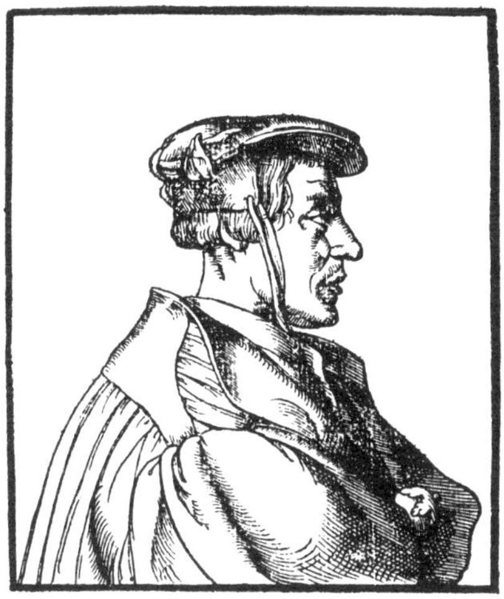

Agrippa von Nettesheim (1486–1535). Sein Werk *De occulta philosophia* ist das bedeutendste Werk zum Thema Magie in der Renaissance. Paracelsus erwähnte Nettesheim, meinte aber nur lapidar, dass er mehr zum Thema Magie und Astrologie wisse.

und unteren Göttern; er heißt auch Hermes, weil er jede Dunkelheit aufhellt und was im Verborgenen liegt, offenbart.

Den Mond nannte man (…) Lucina, Proserpina, Hekate (…), den Irrenden, den Schweigenden, den Hörnerträger (…), die höchste der Gottheiten, den ersten der himmlischen Götter und Göttinnen, den König der abgeschiedenen Seelen, den Herrn aller Elemente« (1533/1987).

Interessant ist die Reihenfolge der Aufzählung – sie beginnt mit Saturn und endet mit dem Mond. Man nennt diese Anordnung »chaldäische Reihe« – sie beschreibt die mittlere Geschwindigkeit, mit der sich die sieben kosmischen Urkräfte durch den Tierkreis bewegen. Saturn braucht mit ca. 28 Jahren am längsten, während der Mond mit ca. 28 Tagen am schnellsten ist. Die Sonne bildet mit ihrem Jahresrhythmus die goldene Mitte.

Diese Anordnung spielt auch in der astrologisch orientierten Medizin eine Rolle. Sämtliche Aufzählungen der Planeten, die man bei Paracelsus findet, sind ebenfalls nach der chaldäischen Reihe geordnet. Von besonderer Bedeutung sind die »drei Lichter« Sonne, Mond und Saturn. Während ihrer Inkarnation durchquert die Seele als letzte Station die Mondsphäre. Der Mond gilt daher als Hüter der Schwelle zur Erde. Während des Lebens prägt vor allem das Wesen der Sonne die Persönlichkeit. Empfangen wurde die Seele jedoch von Saturn, dem Gott der Zeit; er ist auch die letzte Station nach dem Tod, daher nennt man ihn den Hüter der Schwelle zur kosmischen Welt der Fixsterne. Diese Sphäre bildet die magische Grenze zwischen dem Diesseits und dem Jenseits. Während der Initiation lernte man, diese Grenze geistig zu überschreiten.

> *»Das Gestirn begehrt den Menschen zu großer Weisheit zu treiben, zu großer Kunst, zu großer Klugheit, auf dass er im Lichte der Natur wunderbar erscheinen und dass die Mysterien der Wunderwerke Gottes herrlich erkannt und offenbar werden.« (Paracelsus IV/451)*

Der Mensch als Abbild des Kosmos

Aus den antiken Mysterienkulten wurde uns das Wissen überliefert, dass es über die Planetensphären hinaus und jenseits der Welt der Erscheinungen eine höhere Ordnungsmacht gibt, die den geistigen Ursprung der Welt bildet. Paracelsus nannte diese Urkraft nach antiken Vorgaben Quintessenz, das fünfte Wesen. Diesen Begriff verwendete er auch für die heilende Kraft, die sich als geistiges Prinzip in der Materie verborgen hält. Bei der Arzneiherstellung will man diese Kraft befreien und nutzbar machen. Das Symbol für die Quintessenz ist das Hexagramm (✡): Es stellt einerseits die sieben kosmischen Urkräfte dar, andererseits aber auch die Vereinigung aller vier Elemente.

Die (an sich androgyne) Quintessenz ist zugleich Vater und Mutter der Elemente, der Gestirne und des Lebens. In der Alchimie nennt man sie auch Prima materia, andere Namen sind Logos, Weltgeist, Weltenseele oder schlicht das Namenlose. Agrippa von Nettesheim schrieb über den Weltengeist: »Dieser Geist ist im Weltkörper gerade von solcher Form, wie unser Geist im menschlichen Körper: denn wie die Kräfte unserer Seele durch den Geist den Gliedern sich mitteilen, so wird alles vermittels der Quintessenz von der Kraft der Weltseele durchströmt. In der ganzen Welt gibt es nichts, das nicht einen Funken ihrer Kraft hätte (…). Durch diesen Geist also ergießt sich jede verborgene Eigenschaft in die Kräuter, die Steine, die Metalle und in die lebenden Geschöpfe, vermittels der Sonne, des Mondes, der Planeten und der

Sterne, welche höher als die Planeten sind« (1533/1987).

Wegen dieser großen Bedeutung sah Paracelsus in der Astrologie die zweite Säule der Heilkunst, wobei er mehrfach betonte, dass sie eigentlich eine Ergänzung der ersten Säule darstelle. Die Naturphilosophie und Signaturenlehre ordnete er den Elementen Erde und Wasser zu, da sie sich mit der sinnlich wahrnehmbaren Welt befassen. Die Astrologie widmet sich dagegen den spirituellen Aspekten des Seins, daher korrespondiert sie mit den vergeistigten Elementen Luft und Feuer.

Eine Verbindung von Astrologie und Heilkunst bezeichnete Paracelsus als *medicina adepta*, als Heilkunst der Weisen. »Durch diese Wissenschaft kann der letzte Sinn aller Künste gelernt werden, der Arznei, aller Metalle, aller Kräuter, aller Handwerke und all dessen, was da ist. Durch sie wird das angeborene Gemüt des Menschen erkannt« (Paracelsus IV/788).

Spiegelbildlich zum Makrokosmos der Sternzeichen und Planeten ist der Mensch der eigentliche Mikrokosmos. Als Ebenbild der Quintessenz sind in ihm alle Kräfte vereint, daher kann sich die Energie des Kosmos je nach ihrer Ausprägung im Menschen positiv oder negativ bemerkbar machen. Lesen wir hierzu Paracelsus: »Darum hat der Mensch den edlen Namen Mikrokosmos, das heißt alle Gestirnsbahnen, die ganze Natur der Erde und des Wassers und der Luft sind in ihm enthalten. In ihm ist die Natur aller Früchte der Erde, aller Erze und Gewässer, nebst allen Konstellationen und den vier Winden der Welt« (Paracelsus I/264). »Also soll der Astronom wissen, dass der Mensch ein Mikrokosmos ist, er ist das Quintum Esse des ganzen Weltalls, er ist das Zentrum, in das alle Sphären ihre Strahlen ergießen, er ist es, der von ihnen allen empfangen und geboren wird« (Paracelsus IV/764).

In der astrologisch orientierten Medizin spielen die zwei Lichter Sonne und Mond und die fünf Wandelplaneten die wichtigste Rolle. Sie verkörpern sich in sieben zentralen Organen, sie zeigen sich aber auch in sämtlichen Stoffwechselfunktionen und prägen unser Temperament (siehe Tabelle Seite 105). Die Stellung der Planeten im Tierkreis zum Zeitpunkt der Geburt ist außerdem ein Spiegel für unsere Begabungen, Leidenschaften, Neigungen und Krankheitstendenzen.

Dabei ist das Wirken der Gestirne nicht physikalisch zu erklären, sondern ein übersinnliches Geschehen. Hierzu schrieb Elise Wolfram: »Unter den Planetengeistern versteht Paracelsus eine Hierarchie schöpferischer Wesen, die ihre Rolle in der Entstehung und Erhaltung des Sonnensystems spielten und noch spielen. Aus ihrem Kreise hat sich der Geist der Menschheit herausgesondert, um die kleine Welt, den Menschenleib zu bauen. Diesen Leib, dessen Organe nach den Planetengesetzen gebaut ist (...): dieser Leib soll dem Ich das Instrument zur Erkenntnis der Welt werden. Nur gleiches kann gleiches erkennen: wer durch okkulte Entwicklung zur Erkenntnis des Wunderbaues und der Kräfte des eigenen Leibes gelangt, der versteht auch das Wesen und die Weisheit der himmlischen Planeten-Hierarchien« (1912/1991).

Die Planeten prägen besonders die Gefühlswelt des Menschen. Ganz wie seine olympischen Vorbilder kennt auch der Mensch Streit, Ruhmsucht, Wollust, aber auch Weisheit und Liebe. Ob nun Weisheit oder Egoismus den Menschen bestimmt, liegt einzig an der Art der geistigen Ausrichtung. Hier hat der Mensch ein hohes Maß an Freiheit, die ihn über das Gestirn erhebt, sofern er seine Vernunft gebraucht – »die Sterne zwingen nicht, sie machen nur geneigt«, ist eine der Grundthesen des Paracelsus.

Die damals vorherrschende Meinung, dass die Säftemischung für das Temperament verantwortlich ist, lehnte Paracelsus vehement ab, wie z.B. folgendes Zitat zeigt: »Wenn behauptet wird, dass Sitten, Gebärden, Lebensgewohnheiten und Gebräuche etc. von der Komplexion (Element) herstammten, so ist das falsch. Denn sie hängen vom Gestirn ab, nicht von den Komplexionen. Nicht die Galle verursacht den Zorn, sondern der Mars. Dieser bringt die Galle zum Überlaufen« (I/76).

Der Choleriker hat demnach die feurige Natur von Sonne und Mars, der Sanguiniker ist vor allem von Merkur und Venus geprägt, der Phlegmatiker von Mond und auch vom Jupiter, während der Melancholiker einen saturnalen Charakter hat. Der Choleriker lebt eigentlich nur außerhalb von sich, er hat den impulsiven Geist der Initiative und des Eroberns. Der Phlegmatiker ist dagegen eher in der Innenwelt zu Hause, fürsorglich, in sich ruhend und tendiert zum Nichtstun. Der Sanguiniker ist be-

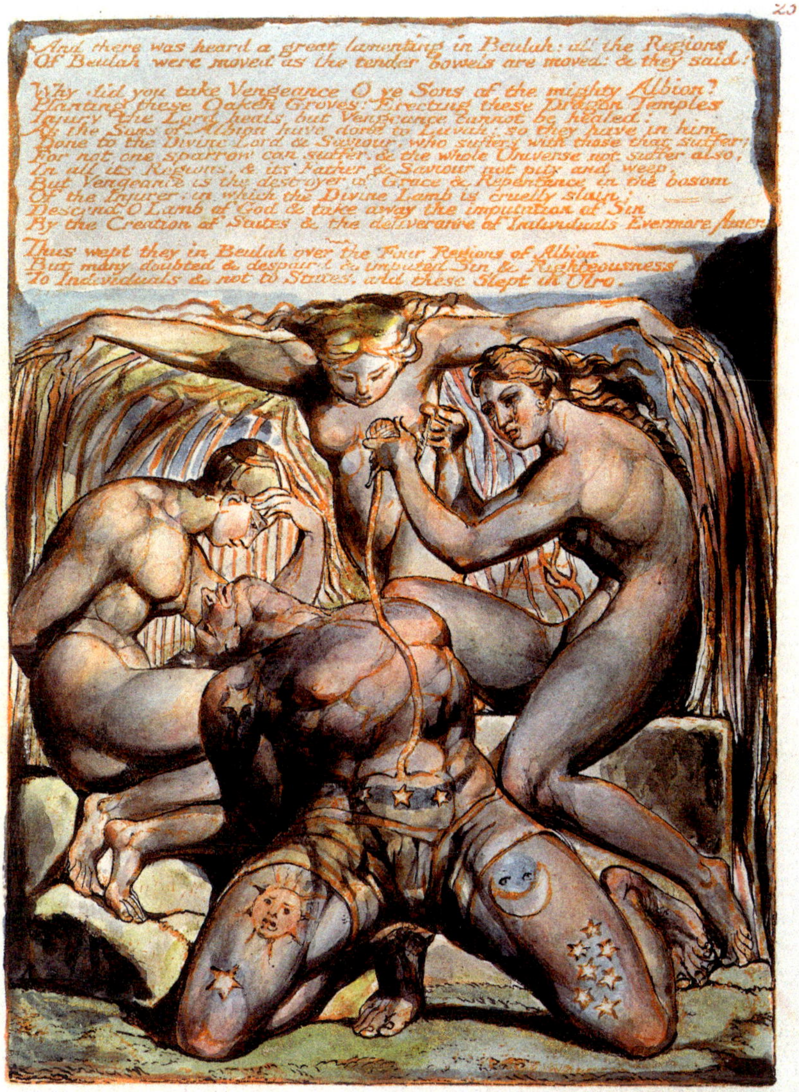
And there was heard a great lamenting in Beulah: all the Regions
Of Beulah were moved as the tender bowels are moved: & they said:
Thus wept they in Beulah over the Four Regions of Albion

Die drei Schicksalsgöttinnen halten den Faden des Lebens, der als Nabelschnur mit dem Sternenmenschen verbunden ist. Ihre Trauer zeigt ihr Mitgefühl, denn mit der Inkarnation beginnt ein langer und mühevoller Weg der Erkenntnis. Aus dem Bilderzyklus »Jerusalem The Emanation of The Giant Albion« von William Blake, 1804.

kanntlich gern »aus dem Häuschen«. Er ist wissbegierig, neugierig (Gier ist eines seiner Markenzeichen), spontan und erfreut alle mit seiner Heiterkeit, doch fehlt ihm dabei der tiefere Sinn für das Dasein.

Ganz anders die Melancholie. Nach Agrippa von Nettesheim bewirkt das melancholische Naturell die Gabe der Weissagung und der Dichtkunst. Da Saturn »überdies der Urheber der Betrachtung im Stillen (…) und der höchste unter den Planeten ist; so ruft er die Seele nicht nur von den äußeren Geschäften stets ins Innere zurück, sondern erhebt sie von den irdischen Dingen, indem er sie zu dem Höchsten emporzieht und ihr Wissenschaft und Voraussicht der Zukunft verleiht« (1533/1987).

Platon meinte sogar, dass einige Melancholiker durch ihren Geist so sehr hervorragen, dass sie eher Göttern als Menschen gleichen.

»Jeder Mensch hat einen Geist, der außerhalb seiner Person wohnt und seinen Sitz in den oberen Sternen hat.« (Paracelsus III/835)

»Es gibt keine wesentlichere Aufgabe der Astrologie als die, das innere Wesen des Menschen zu erfassen und es ihm zu Bewusstsein zu bringen, auf dass er es nach dem Gesetze des Lichtes zu erfüllen vermag« (Aleister Crowley, 1976)

Die sieben Planetenorgane und ihre Krankheiten

»Wenn ein Kind geboren wird, so wird mit ihm sein Firmament geboren und die sieben Organe, die für sich selbst die Macht haben, sieben Planeten zu sein und so alles, was zu einem Firmament gehört« (Paracelsus I/38). Mit diesen Worten verweist Paracelsus auf die hermetische Lehre, nach der jede Planetenkraft über ein zentrales Organ und die damit zusammenhängenden Funktionen herrscht.

In seinem Buch *Volumen paramirum* über die Ursachen von Krankheiten schrieb Paracelsus über die Analogie von Mensch und Kosmos: »Das Herz ist die Sonne, und wie die Sonne auf die Erde und sich selbst wirkt, also wirkt auch das Herz auf den Leib und sich selbst. Und ist dieser Schein auch nicht der der Sonne, so ist er doch der Schein des Leibes, denn der Leib muss an dem Herzen Sonne genug haben. Ebenso ist der Mond dem Gehirn vergleichbar und das Gehirn diesem. Doch nur in geistiger, nicht substantieller Hinsicht. Aus diesem Grunde drohen dem Gehirn so viele Unfälle. Die Milz hat den gleichen Lauf wie Saturn (...). Die Galle entspricht dem Mars (...). So ist die Galle in der Substanz, wie der Mars im Geiste und in ihrem Geiste wie der Mars in seinem Lauf. Die Nieren haben die Art der Venus (...) und die Wirkung der Venus erstreckt sich darauf, die Früchte der Erde hervorzubringen. Ebenso dient die Kraft der Nieren den Früchten im Menschen (...). Und wie die Venus entzündet wird durch Empfang der Kraft vom Ens Magnum, so empfangen die Nieren vom Sinne des Menschen. Der Mercurius ist ein Planet, der der Lunge gleicht (...). Und der Jupiter gleicht dem Planet der Leber (...). Ihr sollt wissen, wenn die Leber nicht da wäre, da gäbe es nicht Gutes im ganzen Leibe. Gleich Jupiter wirkt sie und mildert wie er durch seine Güte alles Ungestüm« (I/40).

Für Paracelsus war das Herz aber nicht nur in Korrespondenz mit der Sonne, sondern auch der Sitz der Seele. Das Herz hat die Aufgabe, den ganzen Körper mit Seelenwärme bzw. mit Lebenskraft zu durchfluten. Herzerkrankungen haben demnach immer negative Einflüsse auf die Lebensenergie und als Ursache seelische Probleme. Entsprechend finden wir in Lebenselixieren sonnenhafte Arzneien und unter den Herzheilmitteln gehäuft Pflanzen mit einer Wirkung auf seelische Spannungszustände.

Sonnenhaft ist für Paracelsus auch das Sehvermögen. Das Licht kann nur wahrgenommen werden, weil das Auge selbst ein Lichtorgan ist: »Die Augen erfüllen die Aufgabe der Sonne im Körper, gleichsam im Mikrokosmos (...). Im Mikrokosmos ist das Auge, was im Makrokosmos Sonne genannt wird« (Paracelsus II/684). Sehen mit dem Sonnenorgan Auge ist nicht ein bloßes Hinsehen, sondern ein bewusstes Wahrnehmen. Das Sonnensymbol ⊙ zeigt diese Idee deutlich: Der Punkt ist das zentrierte Bewusstsein und der Kreis der Radius, mit dem das Außen erkannt bzw. durchleuchtet werden kann.

In direkter Zwiesprache mit der Sonne steht der Mond. Der Erdtrabant reflektiert das Licht der Sonne, auf gleiche Weise reflektiert das lunare Gehirn die seelischen Wahrnehmungen durch Auge und Herz. »Das Gehirn geht allen zum Herzen und vom Herzen wieder zurück zu seinem Zentrum in geistiger Form« (Paracelsus I/41).

Die Fähigkeiten zur Innenschau und zur Reflexion sind lunar geprägt, und dies gilt auch für irrationale Zustände des Bewusstseins – im Gegensatz zum Vernunftprinzip der Sonne. Besonders Neurosen, Besessenheit und Geisteskrankheiten, aber auch Nervenleiden wie Epilepsie unterliegen dem Wirken des Mondes. Paracelsus bezeichnete Wahnsinnige als *lunatici*, als Mondkranke.

Neben den geistigen Funktionen wird die Keimdrüsentätigkeit und damit die Fruchtbarkeit vom Mond regiert; dies gilt für Frau und Mann gleichermaßen. Das Lunare ist ferner mit sämtlichen Regenerationsprozessen verbunden. Die Sonne als männliche Kraft wirkt tonisierend, während der Mond als weibliche Kraft regeneriert. Auch die stetige Erneuerung des Körpers, die Zellproliferation, zeigt lunare Eigenschaften. Bei fieberhaften Infekten zeigt sich dies in einer Zunahme der Abwehrzellen (Leukozytose) und bei einer kanzerösen Entartung in unkontrollierten Zellwucherungen. Typisch an der Krebserkrankung ist, dass man sie bewusst nicht wahrnimmt; wenn sich die ersten Zeichen bemerkbar machen, ist meistens bereits »Feuer unterm Dach«. Gleichzeitig zeigen sich Zusammenhänge mit einer anderen Planetenkraft, dem Saturn, der im Prinzip einen Gegenpol zum Mond bildet.

Prognostication auff xxiiii. jar zůkünfftig/durch den hochgelerten Doctorem Paracelsum/Geschriben zů dem Großmechtigisten/Durchleüchtigisten Fürsten vnd Herren/Herren Ferdinanden rc. Römischen Künig/Ertzhertzog zů Osterreych rc.

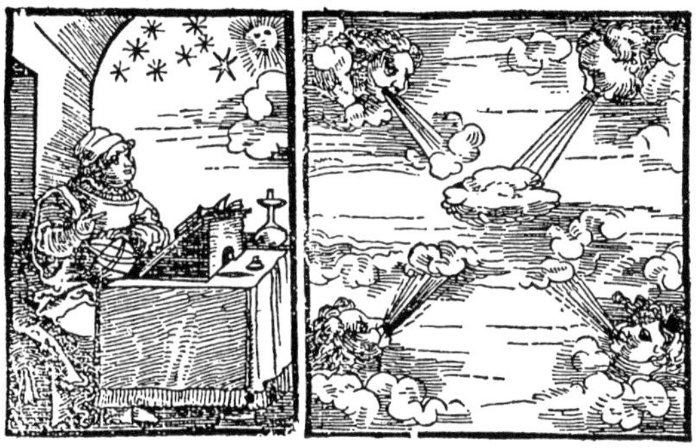

Mit Kayserlicher vnd Königlicher Mayestat Freyheyten begnadet/nit nachzů trucken/on erlaupniß zů keiner zeyt/bey peen/xx. marck lötigs golds.

M. D. XXXVI.

Titelblatt aus einer astrologischen Schrift des Paracelsus; Holzschnitt, 1536.

Das melancholische, saturnale Temperament hat seinen Sitz in der Milz. »Weinen ist eine Verstopfung der Milz«, schrieb Paracelsus (I/326). Weinen reinigt den Körper von saturnalen Kräften, doch mancher hat das Weinen verlernt oder ist so voller Tränen, dass man Meere mit ihnen füllen könnte. Solange die Trauer nicht bewusst wird, also ins Blickfeld der Sonne gerät, so lange ist sie ganz unter dem schicksalhaften Bann von Mond und Saturn. An anderer Stelle weisen wir darauf hin, dass eine ungünstige Beziehung dieser beiden Kräfte eine Krebslatenz begünstigt (siehe Seite 369).

Die Milz, das Zentralorgan des Saturn, ist das einzige Organ, das direkt mit »Todesprozessen« verbunden ist. Blutanalyse und Blutabbau durch die Milz sind Bereiche, die man mit dem Nerven-Sinnes-System oder mit dem Sal-Prinzip in Beziehung bringen kann. Entsprechend sind Beeinträchtigungen der übersinnlichen Milzfunktion mit chronischen Krankheiten, vor allem des Immunsystems, verbunden (Polarität von Sonne = Abwehr und Saturn = Abbauprozesse). Krebs muss man ebenfalls als eine degenerative Erkrankung des Immunsystems betrachten. Außerdem reagiert die Milz bekanntlich häufig mit einer Schwellung (Milztumor) bei zahlreichen Immunkrankheiten: »Die Milz (...) besitzt die Tücke und liebt es, den Körper zu schädigen. Ihre Bosheit zeigt sich darin, dass sie eine Härte, Fieber, Fäulnis und Verstopfung erzeugt« (Paracelsus I/632).

Saturn ist der Herr über alle bösartigen, schicksalhaften und chronischen Krankheiten: »Wenn Saturn siegt, ist er so neidisch, dass er alles, was da ist, zu fressen begehrt, faulen zu lassen und zu verderben, damit niemand einen Nutzen davon habe; daher ist er der Anfang aller bösen Krankheiten« (Paracelsus I/782). Jeder Mensch spürt mehrmals in seinem Leben mehr oder weniger stark den Einfluss des Saturn. Alle sieben Jahre steht der laufende Saturn (Transit) in einem Spannungswinkel zum Saturn im Geburtshoroskop. Die Einteilung des Lebens in Siebenjahresrhythmen zeigt die saturnalen Entwicklungszyklen des Menschen. Sie sind immer mit Krisen, aber auch mit der geistigen Reife und der Ausbildung des Charakters verbunden (siehe Tabelle Seite 105).

Zwischendurch bildet Saturn natürlich auch weitere Spannungen zu den anderen Planeten; dies sind die alltäglichen schicksalhaften Ereignisse, Entbehrungen und Prüfungen. Art und Intensität des Leidens sind immer vom Aufbau des Gesamthoroskops abhängig. Hierzu sollte man sich an erfahrene Astrologen wenden, die gleichzeitig astromedizinisch bewandert sind – was leider eine Seltenheit ist. Doch eines kann man sicher feststellen: Ohne die Einflüsse Saturns wären die meisten Therapeuten arbeitslos.

Sämtliche erschöpfenden, die Lebenskraft lähmenden Krankheiten haben einen saturnalen Charakter: »Jede Schwindsucht gehört in die Sphäre des Saturnus (...). Gut geht es den Leuten und gereicht ihnen zur Heilung, wenn der Saturnus aus ist (Ende eines Transits); dann geht ihnen ein neuer Himmel auf, das ist ein Eingang eines langen Lebens, doch lange und heftig führt sie Saturnus in seiner Hand (Herr der chronischen und unheilbaren Krankheiten), und er speist sie nur dürr und mager (Planet der Askese und des Verzichts). (...) Wird er nicht seiner Macht entsetzt, ist keine Heilung möglich« (Paracelsus II/199–200). Sämtliche therapieresistenten Krankheiten und das Unheilbare unterstehen daher Saturn.

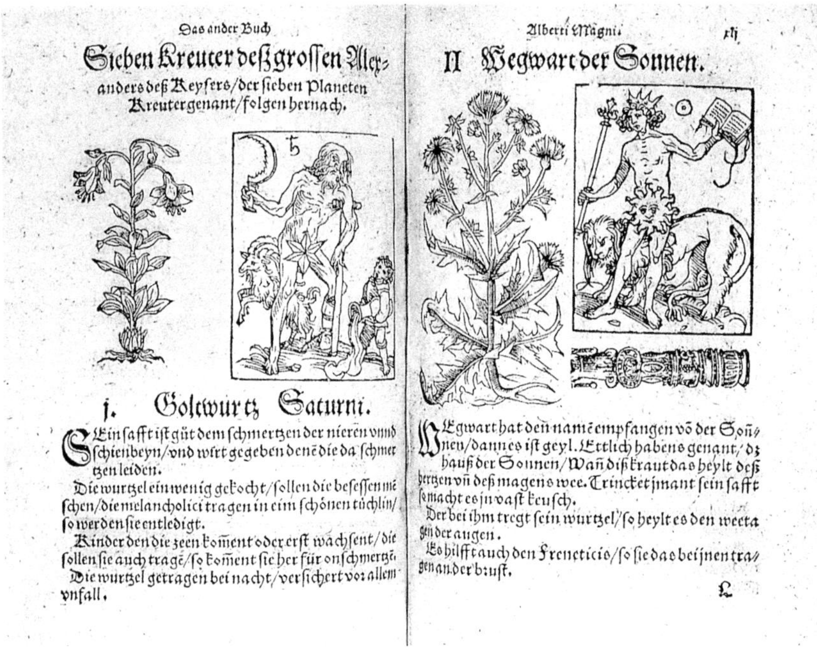
Das ander Buch

Sieben Kreuter deß grossen Alexanders deß Keysers/der sieben Planeten Kreuter genant/folgen hernach.

j. Golcwurtz Saturni.

SEin safft ist gůt dem schmertzen der nieren vnnd schienbeyn/vnd wirt gegeben denē die da schmertzen leiden.

Die wurtzel ein wenig gekocht/sollen die besessen mēschen/die melancholici tragen in eim schönen tüchlin/so werden sie entledigt.

Kinder den die zeen koment oder erst wachsent/die sollen sie auch tragē/so koment sie her für on schmertzē.

Die wurtzel getragen bei nacht/versichert vor allem vnfall.

Alberti Magni. xlj

II Wegwart der Sonnen.

WEgwart hat den namē empfangen vō der Soñnen/dann es ist geyl. Ettlich habens genant/dz hauß der Sonnen/Wañ diß kraut das heylt deß hertzen vñ deß magens wee. Trincket jmant sein safft so macht es jn vast keusch.

Der bei jhm tregt sein wurtzel/so heylt es den weetagen der augen.

Es hilfft auch den Freneticis/so sie das bei jnen tragen an der brust.

L

Darstellung von Pflanzen mit Planetengottheiten. Links die Goldwurz oder Türkenbundlilie, die dem Saturn untersteht, und rechts die Wegwarte, die man wegen ihrer Blütensignaturen auch der Sonne zuordnet (sonst eher Jupiter und Saturn). Aus *Buch der Heimligkeiten* von Albertus Magnus, 16. Jahrhundert.

Ferner finden wir in allen Strukturbildungen des Körpers den Saturn wieder: Saturnal sind vor allem die Knochen, aber auch die Hautanhangsorgane Haare, Nägel und Zähne und alle damit zusammenhängenden Erkrankungen. Saturn verkörpert besonders intensiv das Sal-Prinzip, entsprechend sind verhärtende Krankheiten wie Arthrose, Sklerose oder die Bildung von Steinen saturnal geprägte Zustände. Saturn ist aber auch der Zahn der Zeit, und so ist eine gesunde Milzfunktion ein Garant für ein langes Leben. Umgekehrt sind Lebenselixiere auch Arzneien für die Milz: »Was ein langes Leben erhält, dient der Milz«, schrieb Paracelsus (III/404). Man könnte die Milz auch als Organ der drei (= Zahl Saturns) Schicksalsgöttinnen bezeichnen, die den Lebensfaden weben.

Eine direkte Beziehung hat die Milz zur Verdauungsfunktion, die ja ebenfalls teilweise abbauende, also saturnale Funktionen hat. »Die Milz hat ihre Bahn an der Seite und in den Gedärmen« (Paracelsus I/41). Wichtig ist hier das Zusammenspiel von Leber und Milz, also von Jupiter und Saturn. Was durch Saturn abgebaut wird, baut Jupiter als König über alle chemischen Vorgänge wieder auf. Jupiter beherrscht die Bildekräfte im Körper und ist mit dem Archeus, wie Paracelsus die innere Alchimie nannte, identisch. Sein Zentralorgan ist zwar die Leber, doch damit sind auch alle sonstigen Verdauungsprozesse und Stoffwechselaktivitäten gemeint. Stoffwechselkrankheiten wie Fettsucht, Diabetes, Gicht und Rheuma sind in der Regel Folgen von Störungen im Bereich der Jupiterfunktionen.

Ferner unterstehen dem Jupiter die Kraft der Plastizität und somit die Gelenke und die Gewebe. Entsprechend ist Jupiter, zusammen mit Saturn, an Gelenkserkrankungen und Gewebeleiden beteiligt. Jupiter ist auch für die Qualität des Blutes zuständig. Er liefert die Energie, die die Sonne braucht, um den Körper zu durchwärmen: »Der geistige Lauf der Leber vollzieht sich nur im Blute« (Paracelsus I/41). Die Leber versorgt den Körper via Lymphe mit der Essenz, die aus der Nahrung gewonnen wurde. Blut ist bekanntlich ein »besonderer Saft« (Mephisto zu Goethes Faust) und Träger der Ich-Kräfte, die das Herz bewegen. Die zentrale Stellung der Leber im Stoffwechsel ist somit auch für das »Temperament« verantwortlich, die Temperatur des Blutes.

Wie die Sonne ist Jupiter mit wohlwollenden Eigenschaften verbunden; man nennt ihn auch das »große Glück«, denn er mildert mit seiner Güte alles Ungestüm (Komplikationen im Krankheitsverlauf = »Zufälle«). Man könnte auch sagen, dass die medikamentöse Unterstützung der Leber die wichtigste Therapiemaßnahme ist, da hierdurch prinzipiell die Lebensqualität verbessert wird.

Ähnlich wohlwollend ist die Venus, die man als »kleines Glück« bezeichnet. Sie ist für die schönen und sinnlichen Seiten des Lebens zuständig. Harmonie und Ästhetik unterstehen ihren Gesetzen. Wenn die Venuskraft gestört wird, zerbricht die heile Welt der Venus allerdings sehr schnell. Dann kann es geschehen, dass aus Liebe Hass wird und sich die entspannten Züge voller Eifersucht verzerren. Stimmungsschwankungen sind typisch für eine angespannte Venus.

Ihr eigentliches Bestreben ist aber der Ausgleich und die Entspannung: Sie möchte zu allem eine harmonische Beziehung aufbauen, was bekanntlich nicht ganz einfach ist. Beziehungsstörungen und soziale Probleme sind daher Störungen der Venuskraft. Sympathie und Antipathie ist ihre Welt, sie regiert unsere Gefühle und die Libido. Ihr geistiges Zentrum im Menschen ist die Niere, die vor allem ein Seelenorgan ist. Der Volksmund spricht nicht ohne Grund von den Zuständen, die einem an die Nieren gehen. Die Niere muss sämtliche emotionalen Eindrücke verarbeiten, und wenn der Mensch auf Herz und Nieren geprüft wird (Sonne – Venus), dann sind dies immer extreme Zustände, die ihn an die emotionale Belastungsgrenze führen. Werden sie chronisch, kommt es irgendwann zu psychosomatischen Störungen wie Asthma, Allergien, Krampfleiden wie Migräne oder Herzrhythmusstörungen und Schlafproblemen, die auf Dauer gern in saturnale Zustände münden, also in die völlige Erschöpfung.

Die Niere ist das regulierende Organ bei Schockzuständen und heißt auch »Angstorgan« (die gleiche Zuordnung kennt man übrigens auch in der Traditionellen Chinesischen Medizin). Entsprechend sind Arzneien mit einer günstigen Wirkung auf die Niere gleichzeitig Heilmittel für ein zerrüttetes Nervenkostüm und für Beziehungsprobleme. Umgekehrt kann man sagen: Wenn man auf Emotionen einwirken will, sollte man an Nierenmittel denken. Außerdem zeigt sich an den Zuordnungen, dass Krankheiten der Harnorgane häufig auch soziale Hintergründe haben. Vor allem die Angst, nicht geliebt zu werden, steckt oft dahinter.

»Die Nieren haben ihren Lauf durch die Harnwege und Lenden« (Paracelsus I/41) – die Venus regiert neben den Harnorganen auch die Geschlechtsorgane, daher sollte man prinzipiell bei allen Leiden in diesem Bereich an venusische Heilmittel denken. Besonders in der Frauenheilkunde sind sie von großem Wert. Hier zeigen sich Beziehungen zum Mond, mit dem sich Venus die Fruchtbarkeit teilt. Beide Kräfte sind auch in der Kosmetik von Bedeutung. Anti-Aging-Rezepte und Wundheilmittel unterstehen in der Regel beiden Kräften. Bei entzündlichen Leiden wirken sie kühlend und bei chronischen und trockenen Leiden anfeuchtend und verjüngend.

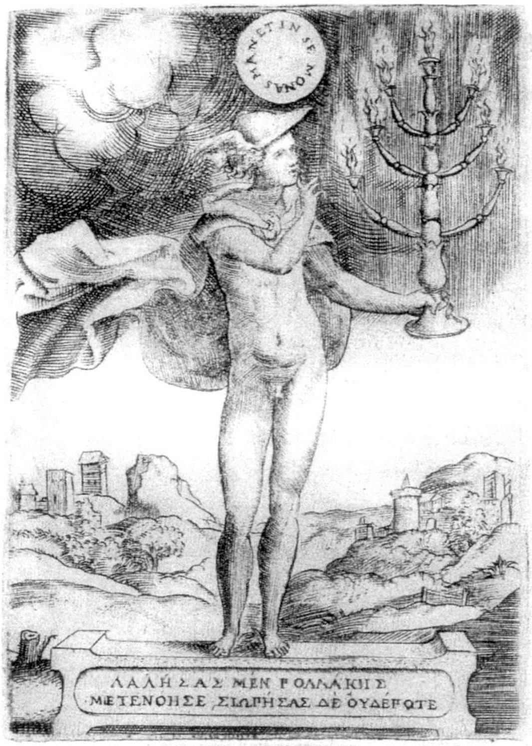

Der geflügelte Götterbote Merkur mit einem siebenarmigen Leuchter, der die kosmischen Grundkräfte symbolisiert. Kupferstich um 1550.

Im Stoffwechselgeschehen, aber auch bei Entgiftungsvorgängen ist die Zusammenarbeit von Niere und Leber besonders wichtig, also von Venus und Jupiter. Sollten hier Probleme auftreten, kommt es zum Rückstau von Toxinen, die irgendwo abgelagert werden, meistens am individuell schwächsten Punkt im Körper *(locus minoris resistentiae)*, um schließlich dort irgendwann chronische Krankheiten (= Saturn) zu verursachen. Daher sollte man die Nierenfunktion immer zusammen mit der Leber stärken – das Kardinalmittel hierfür ist die Goldrute (Solidago virgaurea; Zuordnung: Sonne, Merkur,

Venus). Die völlig ungiftige Pflanze, die man früher auch als »Heidnisch Wundkraut« bezeichnete, fördert die Nierenaktivität, zeigt aber gleichzeitig mit ihrer gelben Farbe, dass sie auch den Leberstoffwechsel günstig beeinflusst, indem sie vor allem den Pfortaderkreislauf entlastet und dabei sogar noch etwas die Stimmung aufhellt. Goldrute sollte prinzipiell Bestandteil jedes Entgiftungsrezepts sein.

Recht geheimnisvoll ist das Wirken von Merkur. Als Bote der Götter ist er eigentlich mehr oder weniger an sämtlichen Funktionen des Körpers beteiligt. Er verkörpert das Prinzip der Informationsübermittlung. Entsprechend deutlich zeigt er sich daher in allen Feedbacksystemen, z.B. im Hormonsystem. Darauf deutet auch das Wort »Hormon« hin, das sich von Hermes ableiten lässt. Hier teilt sich Merkur die Welt vor allem mit Venus, der man die Hormondrüsen zuordnet.

Im Nervensystem äußert sich Merkur als Reizübermittlung und als Reflex; so ist auch der Herzrhythmus merkuriell (Sonne – Merkur). Neurologische Störungen, Übererregbarkeit, Parkinson und Ähnliches zeigen eine Merkurstörung an. Im Blut ist das Merkurprinzip für den Stofftransport verantwortlich. Während Jupiter eher die Leitung des Chemismus innehat, ist Merkur mit der Ausführung beteiligt. Vor allem in der Verdauung sind beide Kräfte stark miteinander verbunden. Merkur finden wir ferner an allen Atmungsprozessen beteiligt. Entsprechend sind Krankheiten von Lunge, Nebenhöhlen, Rachen und Mandeln, aber auch Sprachprobleme und Kommunikationsstörungen mit Merkur verbunden.

Bleibt zum Abschluss der sieben Planetenorgane noch der Mars, der seinen Sitz in der Galle hat. Er verkörpert das Sulfurprinzip wie kein anderer und ist der hitzigste unter den Planeten – entsprechend ist die Galle der heißeste Pol im Körper und ganz von Sulfur durchdrungen (Gleiches gilt für den exokrinen Anteil der Bauchspeicheldrüse). Als Kriegsgott hat Mars aber nicht nur die Aufgabe, die Nahrung zu zerstören, damit die Spreu vom Weizen getrennt und die Essenz aufgenommen werden kann (Jupiter/Merkur – Mars). Mars schützt gleichzeitig vor Angriffen von außen und prägt unsere Willensnatur; hier zeigen sich Zusammenhänge zur Sonnenfunktion. Rudolf Steiner meinte einmal, dass Mars den Weg zur Sonne ebnen würde. Erst

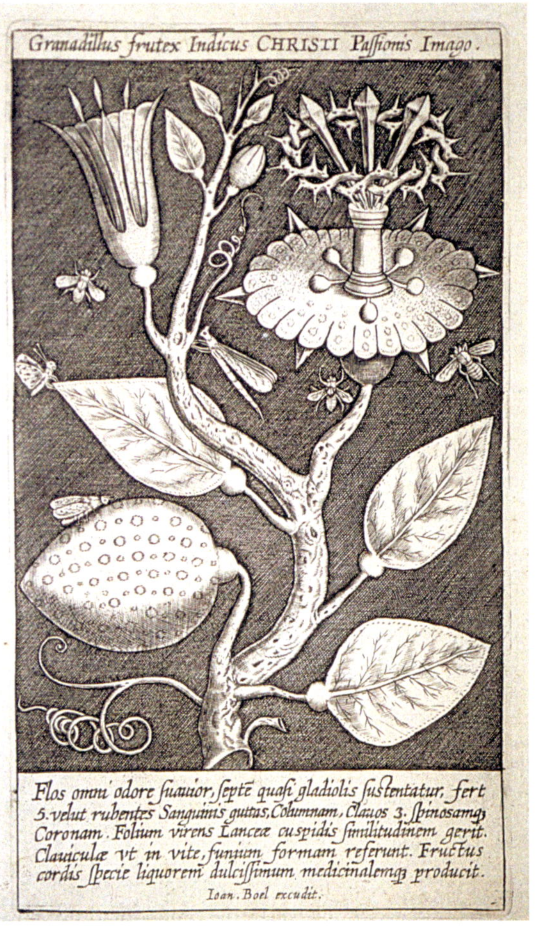
Granadillus frutex Indicus CHRISTI Passionis Imago.
Flos omni odore suauior, septē quasi gladiolis sustentatur, fert
5. velut rubentes Sanguinis guttas, Columnam, Clauos 3. spinosamq;
Coronam. Folium virens Lanceæ cuspidis similitudinem gerit.
Claviculæ vt in vite, funium formam referunt. Fructus
cordis specie liquorem dulcissimum medicinalemq; producit.
Ioan. Boel excudit.

Die Passionsblume, die von Mond und Merkur gezeichnet ist, zeigt einzigartige Signaturen, die man früher mit dem Leiden von Jesus assoziierte: drei Nägel, fünf Wunden und die Dornenkrone. Tatsächlich ist sie ein Heilmittel, wenn das Leben zum Martyrium geworden ist. Die Blüte öffnet sich nachts und verblüht gegen Mittag, was eine Signatur für ein Mittel bei Schlafstörungen darstellt. Kupferstich, Anfang 17. Jahrhundert.

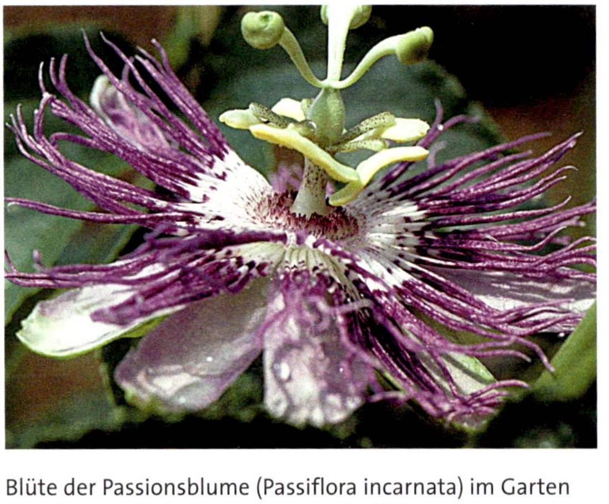

Blüte der Passionsblume (Passiflora incarnata) im Garten der Firma Weleda. Foto: Margret Madejsky.

Planetenwirken im Menschen

Planet	Organe/Alter	Anlagen nach Agrippa von Nettesheim	Krankheiten
Mond	REFLEXION Gehirn, Keimdrüsen, Lymphe, Haut, Regeneration, Anabolismus, Zellproliferation (Klein-)Kind: 0–7 Jahre	Friedliche Harmonie, Fruchtbarkeit, die Kraft der Erzeugung und Vermehrung, Wachstum und Abnahme, Mäßigung, (…) das Streben nach dem Irdischen (…) und um sich und anderen Nutzen zu schaffen	Akute Leiden, Entzündungen, Fieber, Fruchtbarkeitsstörungen, Schlafstörungen, Phlegma, psychosomatische Erkrankungen, Kindheitstraumen; Krebs, Gehirnerkrankungen (z.B. Epilepsie), Hautentzündungen
Merkur	KOMMUNIKATION Atmungsorgane, Feedbacksysteme, Stoffwechsel, Enzyme, Schleimhäute Kindheit: 7–14 Jahre	Eindringlicher Glaube, klare Beweisführung, Gewandtheit im Auslegen und Sprechen, Schärfe des Geistes, dialektische Kunst, Beweglichkeit der Sinne	Bewegungsstörungen wie Hyperkinetik, Motilitätsstörungen des Darms, Sprachstörungen, Allergien, eitrige Entzündungen, vor allem der Atmungsorgane (Bronchitis, Sinusitis, Angina tonsillaris), endokrine Störungen
Venus	EMPFINDUNG Nieren/Blase, Haut (Mond), Venen, Entschlackung, Sozialität, Libido Pubertät: 14–21 Jahre	Glühende Liebe, freudige Hoffnung, Sehnsucht, Ordnung, Begierde, Schönheit Liebenswürdigkeit, Trieb nach Vermehrung und Fortpflanzung seiner selbst	Nieren-Blasen-Leiden, Angstsyndrom, Essstörungen, Stoffwechselstörungen, Gicht, Schilddrüsenleiden (Struma), Venenleiden, mangelnde Toxinausscheidung, Plethora (vermehrter Blutandrang), hormonelle Erkrankungen, Libidostörungen; Erkrankungen der Geschlechtsorgane
Sonne	BEWUSSTHEIT Auge, Herz, Kreislauf, Abwehr, Kompensation, Ausgleich, Wärmeprozesse Reife: 21–42 Jahre	Seelenadel, klarer, geistiger Blick, Wissenstrieb, gereiftes Urteil, Besonnenheit; Eifer, erleuchtetes Rechtsgefühl, gesunder Verstand, der das Rechte vom Unrechten, das Licht von der Finsternis der Unwissenheit, unterscheidet; Freude an der Wahrheit, Liebe – die Königin aller Tugenden	Störungen im Selbstwertgefühl, soziale Probleme, Herz-Kreislauf-Erkrankungen, Blutdruckleiden, Allergien und Autoimmunleiden, Sehstörungen
Mars	WILLE Gallen- und Pankreassäfte, Arterien, Blutbildung, Abwehr, Muskeln, Kehlkopf, Oxidation Midlifecrisis: 42–49 Jahre	Unerschrockene Wahrheitsliebe, Stärke, Tapferkeit, feuriger Mut, unbeugsamer Sinn	Sprachstörungen, Störungen im Sexualverhalten, Erkrankungen der blutbildenden Organe, Blutdruck- und Potenzprobleme, Störungen der Energiebalance, Galleleiden, Entzündungen der Verdauungsorgane, entzündliche Leiden, Krampfneigung wie Migräne
Jupiter	DENKEN Leber, Gelenke, Gewebe, Aufbauprozesse, Temperament, allgemeine Formkräfte Klimakterium: 49–56 Jahre	Klugheit, Mäßigung, Güte, Frömmigkeit, Milde, königlicher Sinn	Störungen des Denkvermögens, Bindegewebserkrankungen und -schwäche Dysplastik, Gelenkerkrankungen, Leber- und Fettstoffwechselstörungen
Saturn	WAHRNEHMUNG Milz, Sinne, Knochen, Hautanhangsorgane, Strukturkräfte, Abbauprozesse Alter: 56–Tod	Hohe Betrachtung, tiefe Einsicht, ernstes Urteil, strenges Nachdenken, Standhaftigkeit, unbeweglicher Vorsatz	Alle schleichenden und chronischen Leiden, Siechtum, Alterserkrankungen und Verschleißerscheinungen, Verhärtungen, Einschränkungen in Bewegungen, Knochenleiden, Störungen in der Sinneswahrnehmung wie Taubheit, Anämie, Hautleiden wie Psoriasis

eine ausgeprägte Willensnatur lässt die Sonne im rechten Licht erscheinen.

Unentschlossenheit, Verzagtheit, Schüchternheit und Ängstlichkeit, die häufig mit Infektanfälligkeit, Niederblutdruck und Anämie einhergehen, kann man sehr gut mit Arzneien behandeln, die den Mars im Menschen ansprechen; hierzu gehören vor allem Immunstimulanzien, blutbildende Mittel und Cholagoga, also galletreibende Mittel. Wenn sich Mars im Körper jedoch im Übermaß zeigt, dann gerät das Blut in Wallung, Temperatur und Blutdruck steigen, und eine heftige Röte durchzieht den ganzen Körper. Die Sonne erhitzt sich durch Mars, und irgendwann sieht man nur noch rot. Dann bleibt nur die Hoffnung, dass die Liebesgöttin Venus den erzürnten Mars wieder einmal friedlich stimmen möge.

> *»Alle unsere Gifte, Neid, Hass, Falschheit, Zorn, Laster und Üppigkeit steigen in die oberen Magnalia zurück und diese erzeugen sie von neuem. (...) Die übernatürlichen Krankheiten entspringen in uns und dringen ohne Wirkung in den Himmel. In diesem entstehen sie und fallen wieder auf uns. (...) Wenn wir das Gestirn durch unsere Einbildung nicht infizierten, fielen keine Impressionen auf uns.«*
> *(Paracelsus I/739–740)*

> *»Was ist Eisen? Nichts als Mars. Was ist der Mars? Nichts als Eisen. Beide sind Mars, beide Eisen. Was für ein Unterschied besteht zwischen Sonne, Mond, Saturn, Merkur und Jupiter am Himmel und den betreffenden Gestirnen im Menschen? Nichts, als nur die äußere Form allein.«*
> *(Paracelsus I/353)*

Die kosmische Natur der Heilmittel

Obwohl alle kosmischen Phänomene auf die Natur einwirken, berücksichtigt die Astromedizin in der Hauptsache nur die zwölf Tierkreiszeichen sowie die zwei Lichter und die fünf Wandelplaneten. Die moderne Astrologie erweitert diese Sichtweise heute um die transsaturnalen Planeten, bei denen es sich um höhere Schwingungsebenen handelt: Uranus ist die von Merkur, Neptun die von Venus und Pluto die von Mars.

Man spricht also immer noch von sieben spirituellen Grundkräften. Paracelsus ging davon aus, dass die Sieben als Ordnungszahl höherer Mächte im gesamten Universum das energetische Muster bildet, aus dem heraus sich Materie bildet. Die Materie muss man sich als eine Veränderung der Schwingungsebene vorstellen. Auf der spirituellen Ebene haben die Planeten eine hohe Schwingungsfrequenz, während sie bei der Verdichtung zur sinnlich fassbaren Materie immer langsamer und träger werden. Im Mineral ist die Planetenschwingung zwar noch vorhanden, für uns aber kaum noch wahrnehmbar.

Die Planeten prägen zwar den Charakter der Materie, eine ungemischte Kraft lässt sich jedoch praktisch nicht finden. Nur die sieben Planetenmetalle sind ausschließlich einer Planetenkraft unterstellt; hierzu Paracelsus: »Also haben nun auch die alten Philosophen die sieben Metalle mit den sieben Planeten verglichen und diese in Figuren, Bildern und Schriften für jene gesetzt, so für das Gold die Sonne, für das Silber den Mond, für das Blei den Saturn, für das Zinn den Jupiter, für das Kupfer die Venus, für das Quecksilber den Merkur, für das Eisen den Mars, und das haben sie der Magie nach recht getroffen, deshalb wird es noch auf diesen Tag so gehalten« (IV/335).

Diese sieben Metalle stehen in direkter Resonanz zu den entsprechenden Planetenorganen, für die sie die zentralen Heilmittel darstellen. Das Hauptmittel für das Herz ist demnach das Gold, für die Leber das Zinn, für die Milz das Blei usw. In den Therapiekonzepten, die wir in diesem Buch vorstellen, ist diese Idee weitgehend integriert.

Im Gegensatz zu den Planetenmetallen sind sämtliche anderen Existenzformen aus der Durchmischung unterschiedlicher Planetenenergien entstanden, wobei diese Kräfte fast immer hierarchisch geordnet sind. Wenn wir davon sprechen, dass eine Pflanze dem Merkur untersteht, dann heißt dies, dass sich die Merkurkraft besonders intensiv zeigt. Sucht man länger oder wechselt man den Standpunkt der Betrachtung, findet man auch andere Kräfte wieder. Dies erklärt die zum Teil völlig unterschiedlichen Zuordnungen in diversen Büchern.

Von der Korrespondenz zwischen Planet, Heilmittel und Krankheit kommt man zu einer astrologisch ausgerichteten Therapie. Paracelsus schrieb:

»Es ist zu merken, dass jeder Stern auf Erden sein Kraut hat, welches die Art seines Sternes vollbringt und den Schaden abwendet. (...) Denn Hyperion (Johanniskraut) ist die Sonne und die richtige irdische Sonne. Persica (pfirsichblättriger Knöterich) ist der Mercurius und der irdische Mercurius. (...) Jeder, der ein Philosoph sein will, beachte diese Übereinstimmung gut. (...) Denn die Sterne lehren die Krankheiten erkennen, die Kräuter lehren sie heilen. Es sind hier zwei Wege und auf beide soll der Arzt sein Auge gestellt haben. Wenn er die Sterne kennt, dann denke er an den Beginn der Krankheiten. Wenn er die Kräuter erkennt, überlege er, was er gebrauchen soll. Wenn man die obere Influenz vergisst und die untere Wirkung nicht weiß, ist mehr als blind gehandelt« (III/861).

Er schrieb weiter: »Jedes Kraut ist also ein irdischer Stern und gehört zum Himmel. Jeder Stern ist ein himmlisches Kraut in geistiger Weise und Form, das sich nicht von den Kräutern, die auf der Erde sind, unterscheidet. Die Materie ist nur anders« (I/675). »So stehen die himmlischen Kräuter den Kräutern auf der Erde gegenüber, welche sie hervorgerufen haben. Wüsstet ihr den Grund, dann würdet ihr sagen: Dieser Stern heißt Stella Rosmarini (Rosmarinstern), dieser heißt Stella Absinthii (Wermutstern) und hat die Kraft Absinthii« (I/675).

Leider hat Paracelsus, der immer wieder die Wichtigkeit der Planetenkorrespondenzen betonte, kaum Hinweise gegeben, wie man die astralen Eigenschaften in der Natur entdecken kann. Viele Beispiele von Zuordnungen findet man ebenfalls nicht. Hier unterscheidet er sich nicht von anderen spirituellen Lehrern, die gern in Andeutungen sprechen und die Lösung des Rätsels dem Schüler überlassen.

Agrippa von Nettesheim drückte sich hier schon etwas konkreter aus: »Jede Sache erhält daher gemäß der harmonischen Ordnung und von ihrem sie bestrahlenden Sterne ein besonderes Zeichen oder Merkmal eingedrückt, das den betreffenden Gestirnenfluss genau charakterisiert. (…) Es ist sehr schwierig, zu erkennen, welche Dinge diesem oder jenem Gestirne oder Himmelszeichen zugehören. Man erkennt sie jedoch daran, dass sie die Strahlen oder die Bewegung oder die Figur der Himmelskörper nachahmen. Einige entsprechen auch gewissen Sternen durch ihre Farbe und ihren Geruch, andere durch ihre Wirkungen« (A. von Nettesheim, 1533/1987).

Nettesheim wollte mit diesen Worten ausdrücken, dass man das Wesen der Planetenkraft mit den Bildekräften in der Natur vergleichen muss. Die kosmischen Impressionen zeigen sich wiederum als Signaturen. Das sanftmütige Wesen, die weiche Form und den Duft der Melisse kann man z.B. mit der Liebesgöttin Venus vergleichen, während die Wehrhaftigkeit einer Brennnessel und die Scharfkantigkeit oder die rote Farbe des Blutsteins (Hämatit) auf das Wirken des Kriegsgottes Mars hindeuten.

Neben den Formen sind es vor allem Farben, die Hinweise auf astrale Signaturen geben: »In der Magie wird einem jeden Planeten und Metall eine besondere Farbe zugeeignet. So dem Saturn und dem Blei die schwarze Farbe (auch alles Düstere), der Sonne und dem Gold die gelbe (auch alles Lichte), dem Mond und Silber die graue, dem Merkur und Quecksilber die blaue (schillernde Farbtöne), der Venus und dem Kupfer die grüne (auch alles Bunte), dem Mars und Eisen die rote, dem Jupiter und Zinn die weiße (auch Bordeauxrot und Königsblau, z.B. Lapislazuli)« (Paracelsus IV/335).

Nettesheim ordnete auch die einzelnen Pflanzenteile den Planeten zu: »In der Pflanzenwelt sind alle Früchte vom Jupiter, alle Blumen von Venus, Samen und Rinde vom Merkur, die Wurzeln von Saturn, das Holz von Mars und die Blätter vom Monde abhängig. Alles, was Früchte trägt, aber keine Blumen, gehört dem Saturn und Jupiter zu, was dagegen Blumen und Samen, aber keine Früchte hervorbringt, steht unter der Herrschaft der Venus und des Merkur, und was ohne Samen von selbst wächst, gehört dem Monde und Saturn an (z.B. Bildung von Tochterpflanzen wie bei Dachwurz). Alle Schönheit kommt von der Venus, die Stärke vom Mars« (A. von Nettesheim, 1533/1987). Die meisten Zuordnungen und Signaturbeschreibungen findet man erst bei späteren Autoren, die sich auf Paracelsus berufen, so z.B. bei Culpeper, Thurneysser oder Carrichter (siehe Tabelle Seite 112). Nachfolgend einige Beispiele für Signaturen und Zuordnungen.

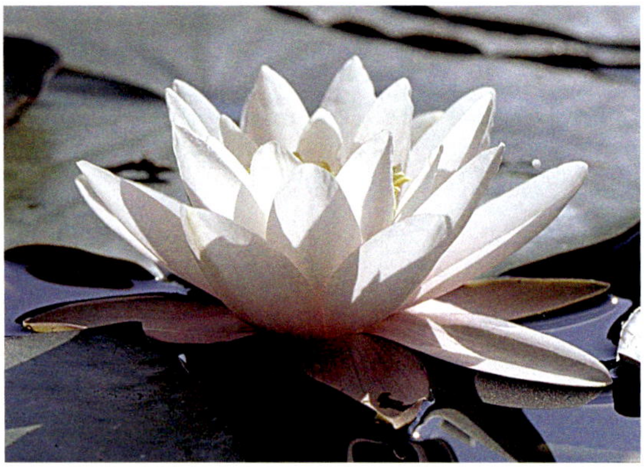

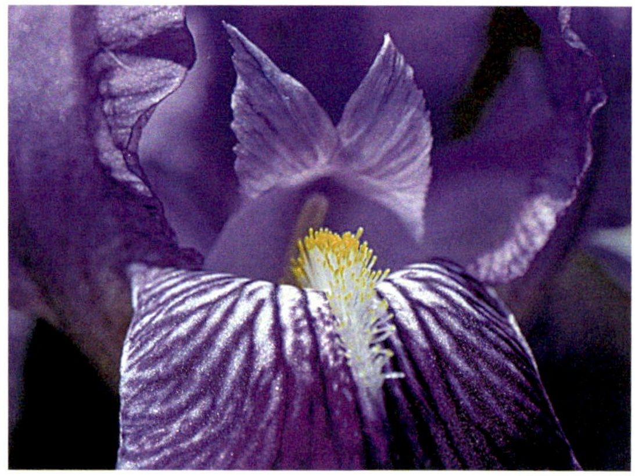

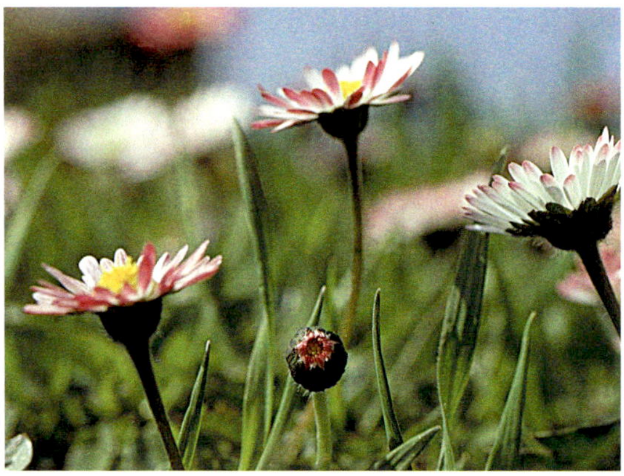

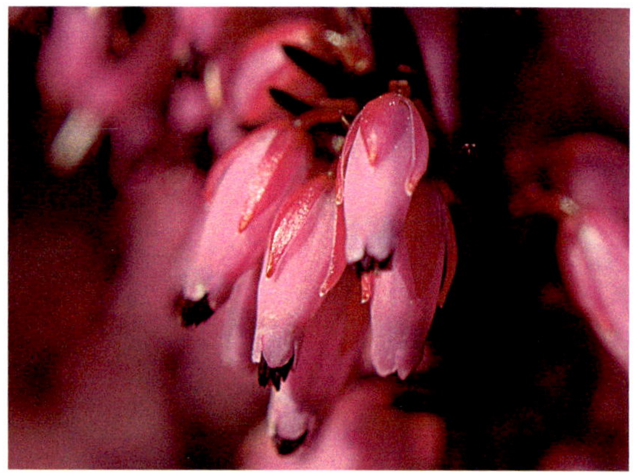

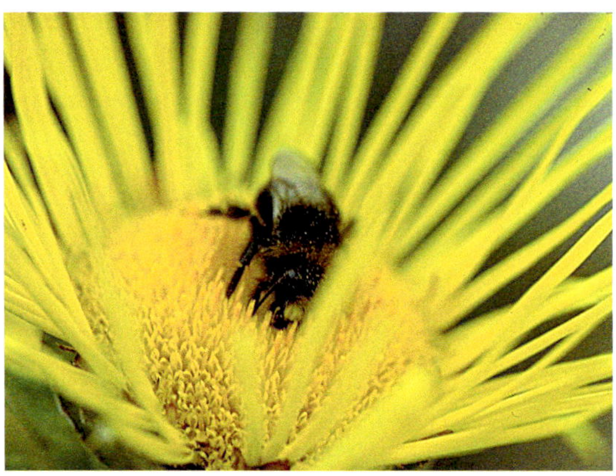

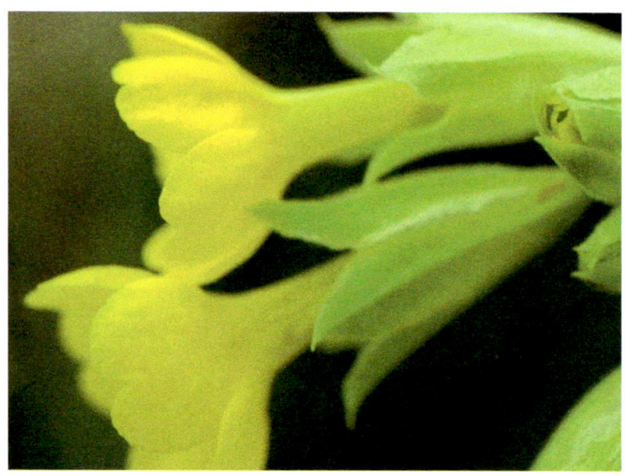

Mondhafte Seerosen (Nymphaea alba) deuten auf Orte der Wasserwesen (Nymphen) hin. Paracelsus gebrauchte sie bei Infektionen der Bergleute. Foto: Margret Madejsky.

Im Farbenspiel der Gänseblümchen (Bellis perennis) zeigt sich das liebliche Wesen der Venus. Foto: Olaf Rippe.

In der majestätischen Gestalt und der leuchtenden Blütenfarbe offenbart sich der Alant (Inula helenium) als Pflanze der Sonne und des Jupiters. Man verwendet ihn vor allem als Tonikum. Foto: Olaf Rippe.

Die Farben der Schwertlilie (Iris versicolor) offenbaren das merkurielle Prinzip. Die Pflanze hat ihren Namen von der Götterbotin Iris. In der Homöopathie gebraucht man sie als Mittel bei Migräne und Magenleiden, vor allem bei Sodbrennen. Foto: Margret Madejsky.

Das venusische Heidekraut (Calluna vulgaris) verwendet man als mildes Sedativum bei Schlafstörungen und seelischen Verkrampfungen. Foto: Margret Madejsky.

Die Schlüsselblume, Lieblingspflanze der Göttin Ostara, wirkt vitalisierend auf den Lebensgeist. Foto: Olaf Rippe.

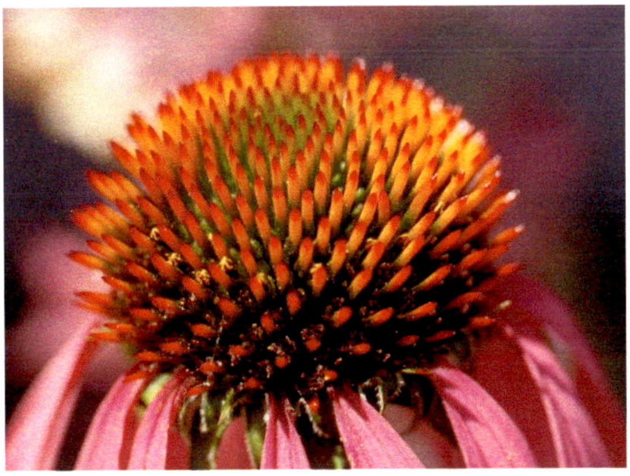

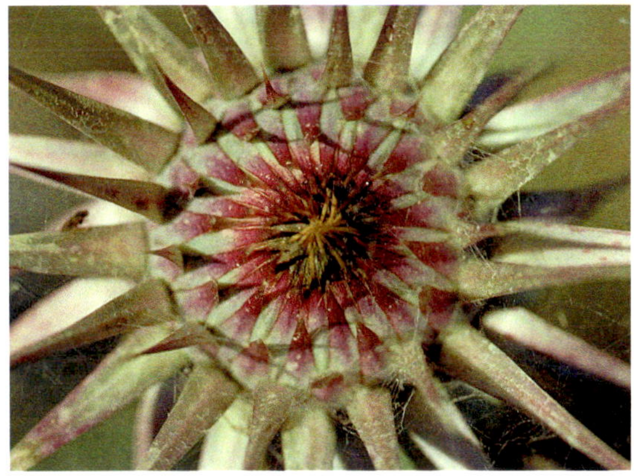

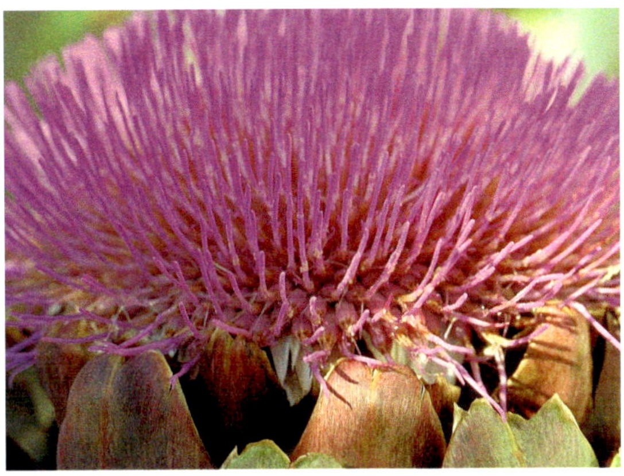

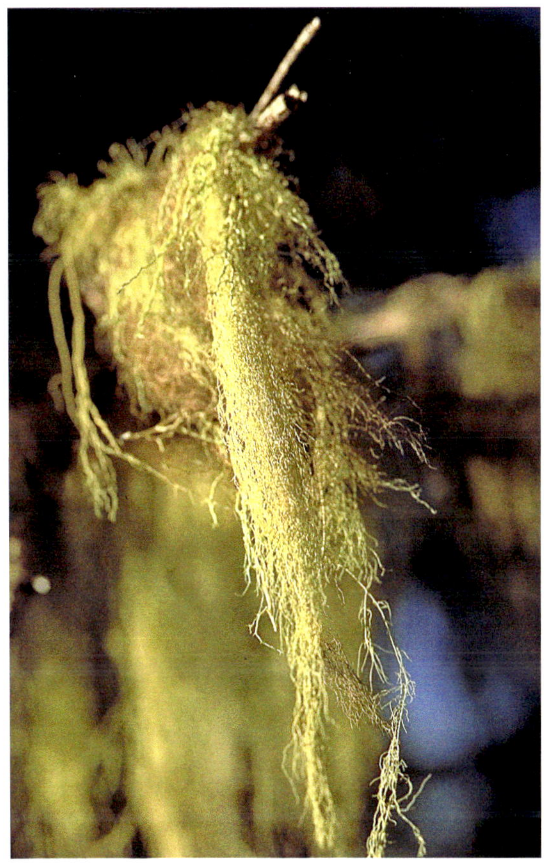

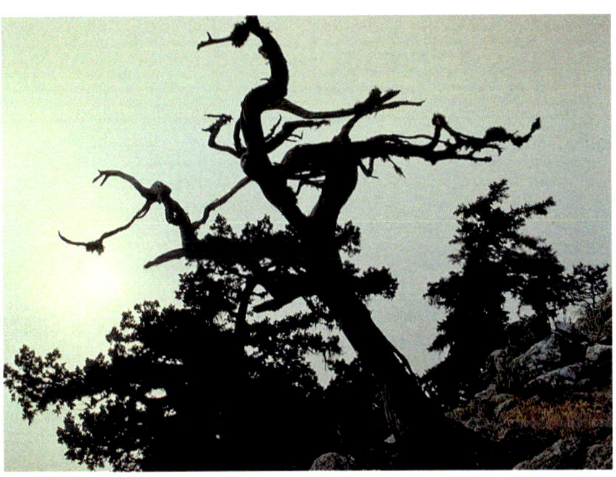

Als marshafte Pflanze verwendet man den Sonnenhut zur Anregung der Abwehrfunktionen. Foto: Margret Madejsky.

Die dem Jupiter zugeordnete Artischocke (Cynara scolymus) verwendet man zur Regeneration der Leberfunktionen. Foto: Olaf Rippe.

Saturn zeigt sich im Immergrün der Koniferen. Er verkörpert auch die Vergänglichkeit und den Tod. Griechische Bergtanne mit abgestorbener Zypresse beim Höhenheiligtum des Dionysos in den Bergen oberhalb der Orakelstätte in Delphi. Foto: Olaf Rippe.

Der Mars offenbart sich vor allem durch die Wehrhaftigkeit in Form von Stacheln und Dornen wie hier bei einer Distel. Man verwendet solche Pflanzen in Rezepten zur Stärkung der Vitalkräfte, aber auch zur Anregung der Willensprozesse. Foto: Margret Madejsky.

Die saturnale Bartflechte (Usnea barbata) eignet sich zur Behandlung chronischer Lungenleiden und bei Erschöpfung. Flechten kleiden vielerorts auch den »Wilden Mann« während der Perchtenumzüge zur Wintersonnenwende. Foto: Margret Madejsky.

Mond: Das Licht der Nacht (Herrscher über Krebs)

Lunare Pflanzen bevorzugen das feuchte Element (Mädesüß, Baldrian, Brunnenkresse). Sie bilden Tochterpflanzen aus (Keimzumpe, Dachwurz). Sie haben eine saftige und schleimige Konsistenz (Mistel) oder einen Milchsaft (Schlafmohn) und häufig weiße, weißgelbliche oder weißrosa Blüten (Basilikum, Madonnenlilie, Silberkerze, Taubnessel). Sie erblühen oft in der Nacht oder riechen nachts intensiv (Königin der Nacht, Nachtkerze, Jasmin). Ihre Blätter sind weich, fleischig (Fetthenne) und weißlich schimmernd (Weide, Olive, Beifuß).

Dem Mond unterstehen das Pflanzenwachstum und der Säftefluss. Mondpflanzen beruhigen, sie fördern den Schlaf, die Fruchtbarkeit und die Regeneration und wirken kühlend und anfeuchtend.

Merkur: Der geflügelte Götterbote (Herrscher über Zwillinge und Jungfrau)

»Merkur beherrscht unter den Pflanzen (...) die, welche kurze und kleine Blätter haben, auch gemischter Natur und buntfarbig sind« (A. von Nettesheim, 1533/1987). Pflanzen des Merkur haben eine aufrechte, schlanke Gestalt (Betonie, Lavendel). Häufig wachsen sie rankend (Bittersüß, Waldrebe). Sie haben ein ausgeprägtes Blattprinzip (Lungenkraut), häufig mit lanzettförmigen oder gefiederten Blättern (Dill, Spitzwegerich). Die Blütenfarbe ist oft blau bis violett (Akelei, Ochsenzunge) oder komplementärfarben (Vergissmeinnicht). Ausbildung von Schirmblüten mit zahlreichen Samen (alle Doldenblütler). Oft sind die Blüten klein (Schwalbenwurz); manche Merkurpflanzen zeigen auch Spiralformen (Akelei, Farne), der Geruch ist oft flüchtig (Lavendel, Zitrusdüfte). Dem Merkur untersteht die Blatt- und Stengelausprägung sowie der Pollenflug. Merkurpflanzen aktivieren den Stoffwechsel. Sie eignen sich zur Abrundung von Rezepten.

Venus: Die Göttin des Schönen (Herrscher über Stier und Waage)

Venuspflanzen sind harmonisch geformt (Dachwurz, Gänseblümchen, Linde) und haben rundliche und regelmäßig gezahnte, samtige Blätter (Betonie, Brennnessel, Frauenmantel, Melisse). Sie sind immer ungiftig, oft entwickeln sie essbare Früchte (Apfel, Granatapfel, Kirsche). Sie haben eine prachtvolle Blütenbildung (Rose). Die Blütenfarbe reicht von Weiß, Weißrosa bis bunt (Rose, Stiefmütterchen, Storchschnabel). Sie riechen sehr angenehm (Zitruspflanzen, Sandelholz, Rose).

Der Venus untersteht die Blütenbildung als solche. Venuspflanzen gelten als Wohltäter; sie harmonisieren Rezepte mit stark wirkenden und/oder giftigen Stoffen, weshalb man sie immer in Rezepte integrieren sollte.

Sonne: Die goldene Mitte (Herrscher über Löwe)

»Von den Pflanzen und Bäumen sind diejenigen solarisch, welche sich nach der Sonne kehren (...) und die bei Sonnenuntergang die Blätter einziehen, bei Sonnenaufgang aber sie wieder entfalten, wie der Lotus, dessen solarische Natur die Figur seiner Früchte und seiner Blätter anzeigt« (A. von Nettesheim, 1533/1987).

Sonnenpflanzen haben eine majestätische und angenehme Gestalt (Alant, Engelwurz, Sonnenblume). Häufig bilden sie fette Öle (Olivenbaum, Sonnenblume). Auch Harze unterstehen der Sonne (Myrrhe, Weihrauch), ebenso wie immergrüne Pflanzen (Lorbeer, Rosmarin) – Harze und Immergrünes zeigen auch den Saturn! Geruch und Geschmack sind warm und angenehm (Muskatnuss, Gewürznelke, Zimt). Die Farben der Blüten, auch der Säfte oder Früchte, reicht von Gelb bis Orange (Johanniskraut, Ringelblume, Safran).

Als Zentralgestirn sind Pflanzen der Sonne universell einsetzbar. Wie die Venus harmonisieren sie Rezepte. Gewürzpflanzen sind in der Regel solar, ebenso viele Geriatrika. Lebenselixiere bestehen aus Pflanzen von Sonne und Venus.

Mars: Der Krieger und Beschützer (Herrscher über Widder und Skorpion)

»Dem Mars gehören (...) alle wegen ihres Überschusses an Wärme giftigen Pflanzen, ebenso die, welche mit stechenden Dornen bewaffnet sind oder durch ihre Berührung auf der Haut ein Brennen verursachen, stechen oder Blasen ziehen, wie die Disteln, die Nessel, die brennenden Waldreben (Clematis vitalba); ferner solche, deren Genuss zu Tränen reizt, wie die Zwiebeln, der Lauch, der Senf; endlich sind auch alle stacheligen Bäume (…) dem Mars heilig« (A. von Nettesheim, 1533/1987). Beispiele für dornige, stechende Marspflanzen sind Berberitze, Brennnessel, Schlehe, Silberdistel, Weißdorn, Wacholder. Hautreizend sind z.B. Giftsumach, Seidelbast. Einen senfigen, beißenden Geschmack haben z.B. Aronstab, Knoblauch, Meisterwurz, Schöllkraut, Zwiebel. Marshafte Rottöne tragen beispielsweise Gauchheil, Aronstab, Sonnenhut.

Marssignaturen sind auch als Schutzsignaturen zu verstehen. Einige Pflanzen des Mars wirken auch antibiotisch und antiviral. Da Marspflanzen häufig giftig und ätzend sind, muss man sie vorsichtig dosieren bzw. in einer vergeistigten Zubereitung verabreichen.

Jupiter: Das große Glück (Herrscher über Schütze und Fisch)

Dem Jupiter sind Laubbäume unterstellt (Eiche, Kastanie). Sie haben oft zähe, vierkantige Stengel (Eisenkraut). Ähnlich der Sonne ist ihre Gestalt gerade und herrschaftlich (Artischocke, Gelber Enzian, Engelwurz). Essbare Früchte unterstehen dem Jupiter (Korn und Nüsse). Die Blütenfarben sind licht, von Gelb bis Tiefblau (Löwenzahn, Nelkenwurz, Ysop, Frühlingsenzian). Die Blätter sind glatt und ledrig (Kirschlorbeer, Lorbeer). Der Geschmack ist meistens bitter-würzig (Tausendgüldenkraut), der Geruch angenehm balsamisch (Zeder).

Der Jupiter ist die höhere Oktave der Sonne; sein wohltätiger Einfluss zeigt sich auch in seinen Heilmitteln, die, ähnlich wie die der Sonne, ungiftig und als Universalmittel anzusehen sind.

Saturn: Der Hüter der Schwelle (Herrscher über Steinbock und Wassermann)

»Unter den Pflanzen gehören dem Saturn zu (…) die Nieswurz, der stinkende Asant, der Alraun, der Mohn; ferner (…) die Zypresse, ein Trauerbaum, düster, von herbem Geschmack, starkem Geruch, schwarzem Schatten, mit scharfem Harz, reich an Früchten, von unvergänglicher Dauer und dem Pluto heilig, ebenso der Eppich, womit man im Altertume die Gräber, ehe die Leichen in sie gelegt wurden, zu bestreuen pflegte, weshalb man bei Gastmählern aus allen Kräutern und Blumen Kränze flechten durfte, nur nicht aus Eppich, weil er Trauer verkünde und der Heiterkeit zuwider sei« (A. von Nettesheim, 1533/1987). Pflanzen des Saturn sind langlebige Pflanzen (Olivenbaum, Eibe) und überdauern auch in Extremklimaten (Eisenhut, Flechten). Sie wachsen gern an radiästhetisch gestörten Plätzen (Nachtschattengewächse, Efeu). Sie lieben den Schatten (Eibe, Haselwurz) und bilden starke Wurzeln aus (Alraune, Beinwell). Sie sind oft giftig (Eisenhut, Schierling). Die Blüten sind oft düster, dunkelviolett (Bilsenkraut, Eisenhut). Die Gestik ist bizarr, oft gekrümmt (Kiefer, Olivenbaum). Saturnale Pflanzen wachsen entgegen natürlichen Rhythmen (Efeu, Mistel, Nieswurz) und sind immergrün (Zypresse). Alle Koniferen unterstehen Saturn (Fichte, Tanne). Sie bilden Harze aus (Weihrauch). Pilze unterstehen Saturn (Mutterkorn). Saturnpflanzen sind stark mineralisiert und wachsen oft auf kargen Böden (Schachtelhalm).

Saturn ist die höhere Oktave des Mondes. Dem Saturn untersteht die Wurzelbildung. Als »Hüter der Schwelle« sind ihm viele psychoaktive Stoffe zugeordnet, die man bis heute als Einweihungspflanzen gebraucht (heute ordnet man diese Pflanzen meistens den transsaturnalen Planeten zu).

Die Gestirne »zwingen nicht, sie treiben aber den Menschen zu ihrem Vorhaben«. (Paracelsus I/764)

»Wer ein richtiger Doktor sein will, der lerne verstehen, welche Rezepte die Konjunktion der Kräuter und der Sterne am Firmament zusammensetzt. Er weiß dann auch, was die Konjunktion der irdischen Sterne, das ist der Kräuter, die Zusammensetzung der Rezepte ist.« (Paracelsus I/680)

Korrespondenzen von Planet und Heilmittel

Zuordnungen der Pflanzen, die von Nettesheim (*), Carrichter (**), Culpeper (+) und Paracelsus (XX/XX) erwähnt wurden; sofern kein Zeichen angegeben ist, handelt es sich um eine Zuordnung, die man bei mehreren Autoren findet.

Planet	Metall	Pflanzensignaturen (nach Carrichter)	Pflanzenbeispiele
Mond	Silber	Schöne weisse wurtz/ist wässerig/hat kein öl noch feystigkeit/hat keinen sonderlichen geschmack. Die bletter sind schön/zart/breit/mit subtilen weissen äderlein/sind auch fast wässerig. Gibt viel weißlechts stengel/haben gar viel wassers und feuchtigkeit. Schöne weißlecht blumen/sind oben offen/haben viel safft.	Augentrost (Wurzel, Kraut **), Baldrian (Blüte **), Betonie (Wurzel **), Braunwurz (Mars **), Brunnenkresse (Mars **), Ehrenpreis +, Eisenkraut ** (Wurzel, Mars), Fetthenne +, Keuschlamm *, Klebkraut +, Liebstöckel ** (Wurzel, Mars), Madonnenlilie +, Maiglöckchen ** (Blüte), Majoran (I/384), Olivenbaum *, Wasserdost ** (Wurzel, Blüte), Seerose +, Vogelmiere +, Wegerich ** (Wurzel), Weide +
Merkur	Quecksilber	Schöns/langs/geschmeyssigs kraut/das ist nit dick. Die wurtz ist zimlich lang. Bletter sind langlecht gespitzt/nit breit/haben kein feystigkeit. Die stengel sind lang/zart/glat/nit sonders dick. Die blümlein sind fast schön/blaw/nit fast offen/schön und lieblich anzusehen.	Alant +, Alraune +, Andorn +, Akelei ** (Venus), Baldrian ** (Gestalt), Bartflechte (III/405), Betonie ** (Blüte), Bingelkraut *, Bittersüß +, Borretsch ** (Blüte), Dill +, Eberraute +, Erdrauch *, Fenchel +, Fingerkraut *, Hasel *, Kümmel +, Lavendel (Blüten), Majoran *, Ochsenzunge ** (Blüte), Persicaria (III/861), Petersilie, Pimpinelle *, Quendel ** (Blüte), Süßholz +, Teufelsabbiss (Sonne **), Wegerich (Gestalt)
Venus	Kupfer	Die Kreutter so diesem Planeten zugefügt/seind sehr wolriechend und zart. Die wurtz ist eines lieblichen geruchs. Schöne/glatte/hole/mittelmessiger lenge stengel. Schöne/zarte/lange/glatte bletter/mit kleinen weißlechten äderlein. Schöne/zarte kleine blumen/sind oben offen.	Baldrian *, Beifuss (I/424), Betonie (Kraut), Birke +, Braunelle +, Braunwurz +, Echter Diptam +, Eibisch +, Einbeere +, Eisenkraut, Erle +, Frauenhaar *, Frauenmantel, Gänseblümchen, Gänsefingerkraut, Goldrute +, Granatapfel, Gundermann +, Günsel +, Herzgespann (Saturn **), Holunder +, Knabenkraut (III/405), Koriander *, Echtes Labkraut +, Liebstöckel ** (Kraut), Malve +, Melisse (I/384), Myrte *, Rose, Sandelholz *, Schafgarbe +, Schlüsselblume +, Storchschnabel (Saturn **, Mars), Taubnessel +, Veilchen *, Wegerich (Blätter)
Sonne	Gold	Die Sonn ist ein herzlicher Planet. Also die Kreutter so der Sonn zugefügt sind übertreffen alle andere kreutter. Die Sonn gibt schön langs kraut/die wurtz ist eines gute geruchs. Schöne zarte/gespitzte/zerkerbte bletter. Schöne goldfarbe/zerkerbte blumen/haben ein feystigkeit un ein öl/sind eines lieblichen geruchs/und rässen geschmacks/vergleichen sich den blumen des himelbrandts (= Jupiter).	Augentrost +, Dost (Venus **), Engelwurz +, Gelber Enzian, Esche +, Edler Gamander (Venus **), Gewürznelke *, Ingwer *, Johanniskraut (III/861), Königskerze (Blüte), Kümmel ** (Früchte), Liebstöckel +, Lorbeer, Mastix *, Meisterwurz **, Mistel +, Nelkenwurz ** (Wurzel, Venus), Pfingstrose, Raute +, Rosmarin, Safran, Salbei ** (Venus), Schöllkraut ** (Mars), Tausendgüldenkraut +, Weinstock, Zeder *, Zimt, Walnuss, Weihrauch
Mars	Eisen	Holzechte wurtz/mit wenig safft/rotfarb/keines lieblichen geruchs. Die bletter sind lang/fast glat/zerkerbt/anrotlecht durch einander gesprengt/nit dick. Nit viel stengel. Die blümlein sind anrötlecht/schier goldfarb/haben wenig bletter/keines lieblichen geschmacks/und sind bitter.	Benediktenkraut +, Berberitze +, Brennnessel (I/424), Eisenhut *, Eselsdistel +, Euphorbie *, Hauhechel +, Hopfen +, Kiefer +, Knoblauch, Mäusedorn +, Meerrettich *, Meisterwurz +, Nieswurz *, Purgierwinde *, Sanikel +, Sarsaparilla +, Schöllkraut (III/405), Seidelbast *, Senf +, Tabak +, Wasserpfeffer +, Weißdorn +, Wermut +, Zaunrübe +, Zwiebel

Planet	Metall	Pflanzensignaturen (nach Carrichter)	Pflanzenbeispiele
Jupiter	Zinn	Wolriechende wurtz/etwas räß/und gar lieblich/ etwas härig/hat ziemlich safft. Lange und subtile bletter/mit keinen subtilen härlein/sind pupurfarb/eines lieblichen geruchs und rässen geschmacks/ganz safftig. Lange/runde/purpurfarbe safftige stengel. Purpurfarbe blumen/sind oben offen/eines guten geruchs.	Alant *, Betonie +, Borretsch +, Braunwurz +, Buche *, Dachwurz +, Eiche, Eisenkraut (Stengel **), Engelsüß +, Engelwurz ** (Sonne), Feige *, Fichte +, Hasel *, Hauhechel ** (Wurzel), Hirschzunge +, Korn *, Linde +, Löffelkraut +, Löwenzahn +, Mastix *, Muskatblüte *, Nelkenwurz +, Nüsse *, Ochsenzunge *, Odermennig +, Olivenbaum *, Pfingstrose * (Wurzel), Rosskastanie *, Taumellolch *, Tausendgüldenkraut, Veilchen *, Wegwarte +, Wein *, Ysop +
Saturn	Blei	Schwartzgrawe wurtz/mit wenig safft/eines unlieblichen geruchs. Die bletter sind grob dick/kurtz/dornig/eines fast unlieblichen geruchs und bitteren geschmacks. Grobe/kurtze braune blumen/eines unlieblichen geruchs und bitteren geschmacks.	Alraune, Beinwell (Wurzel, Mond **), Bilsenkraut +, Borretsch (Blätter **), Braunwurz (Mond, Mars **), Efeu +, Eppich (Sellerie *), Herbstzeitlose +, Hirtentäschel +, Johanniskraut ** (Wurzel, Samen; Sternzeichen Wassermann), Kreuzdorn +, Kümmel *, schwarze Nieswurz (III/405), weiße Nieswurz + (= Germer), Raute *, Salomonssiegel +, Schachtelhalm +, Schlafmohn, Schlehe +, Stechpalme +, Stiefmütterchen +, Stinkasant *, Wermut (Kraut), Zypresse *

Das astrologische Rezept

Kosmos

↓

Signaturen
(Kosmische Impressionen)

↓ ↓

Mensch ← Natur

↓ ↓

Korrespondenzen

↓

Synergismus
Das astrologische Rezept
(Organ, Tier, Pflanze, Mineral)

Heilen im Einklang mit den Sternen

Bei sehr schwierigen und/oder chronischen Fällen, die meistens extreme saturnale Qualitäten zeigen, muss man die herrschende disharmonische Kraft in eine harmonische verwandeln. Paracelsus nannte dieses Vorgehen *transplantatio*. Die größte Kraft zur Verwandlung sah er im Antimon: »Wenn nun der Mensch transplantiert und einem Planeten genommen werden soll und einem anderen unterworfen werden soll, ist Antimonium das, was den Saturnus gegen die Venus auswechselt. (…) Es ist also hier zu merken, dass bei jeder Heilung von Krankheiten, bei denen die Heilung auf natürliche Weise unmöglich ist (Selbstheilung) und nicht hilft, Transplantatio gewählt werden soll« (II/199–200).

Das giftige Antimon, das man Saturn und Erde zuordnet, hat in der richtigen Zubereitung und Dosierung die Macht, das Saturnale in etwas Venusisches zu verwandeln. Das düster schimmernde Metall (Schwarz = Erdkraft) mit seiner zerbrechlichen Nadelstruktur (Nervensignatur) bewirkt als vergeistigte Arznei Regeneration, Verjüngung und seeli-

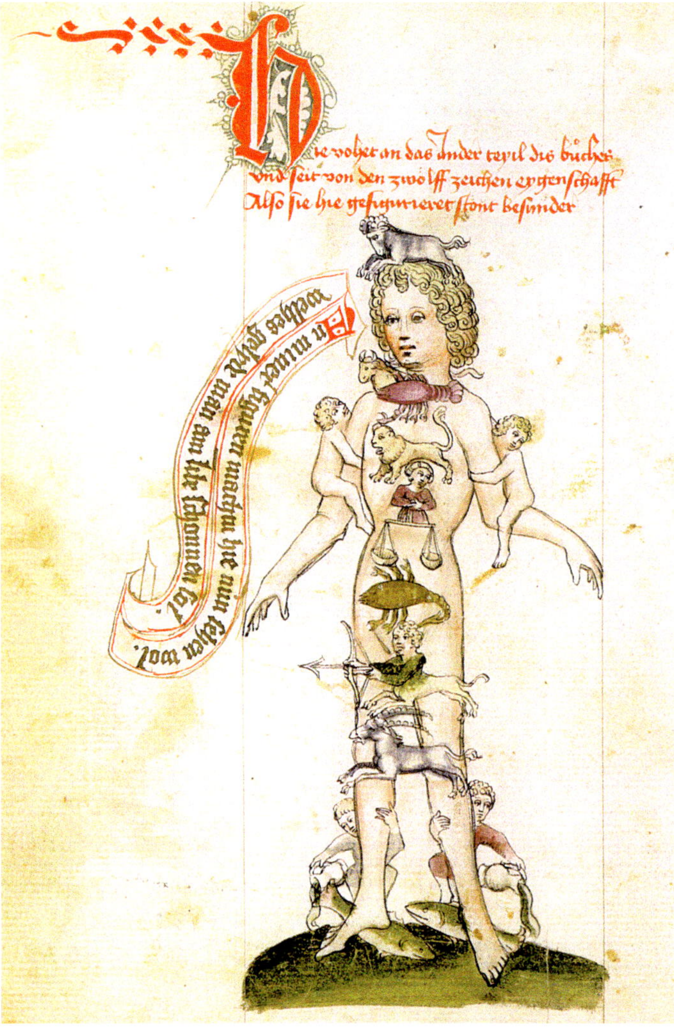

Die Sternzeichen im Menschen. Es zeigt sich immer wieder, dass die zugeordneten Organe anfälliger sind, wenn man im entsprechenden Zeichen geboren wurde. Gleiches gilt für den Aszendenten, der meistens einen Schwachpunkt darstellt. Elsass, um 1450.

sche Zuversicht. »Es stärkt die seelische Geschlossenheit« (Weleda, Arzneimittelverzeichnis) und ist das beste Heilmittel, um die Seele aus der Dunkelheit zu befreien. Man sollte Antimon bei jeder schwierigen Saturnstellung und bei jedem problematischen Saturntransit in Erwägung ziehen, z.B. als Stibium metallicum praeparatum D12 (Antimonspiegel von Weleda), 1–2 × täglich 5 Tropfen, oder als D30, 2 ×/Woche 5 Tropfen (siehe auch Seite 118). Paracelsus empfahl als ergänzendes Seelenbalsam vor allem die venusische Melisse. Natürlich benötigt man weitere Ergänzungsmittel, die dem individuellen Geschehen gerecht werden.

Dieses Beispiel zeigt, wie man zwei polare Planetenprinzipien, nämlich Saturn und Venus, miteinander kombiniert; Antimon als sympathisches Heilmittel nimmt man in vergeistigter Form, z. B. in D12 oder als Destillat (Stibium metallicum praeparatum D12 von Weleda). Melisse als regulierendes Mittel nehmen wir dagegen in substanzieller Form, z. B. als Tee oder Tinktur; auch ein Melissengeist wäre wirksam.

Die Beziehungen der Planeten, ihre Liebschaften und Feindseligkeiten

- Mars und Saturn gelten als »Übeltäter«, deren Wirkung man durch die »Wohltäter« Sonne, Venus und Jupiter »transplantiert«.
- Venus, Sonne und Jupiter gelten als Wohltäter; ihre Mittel sind weitgehend ungiftig.
- Mars und Saturn gelten als Übeltäter; ihre Mittel sind häufig giftig.
- Merkur und Mond sind ambivalent; man findet sie daher häufig als Zuordnung zweiten Ranges auch bei Giftpflanzen; z.B. Tollkirsche = Saturn, Mars und Mond.
- Jupiter wirkt auf Saturn ausgleichend; Mars und Merkur wirken auf Saturn evtl. verstärkend.
- Venus wirkt auf Mars ausgleichend; Saturn, Merkur und auch etwas Sonne (Feuerprinzip!) wirken verstärkend.
- Mond und Sonne, Venus und Mars, Jupiter und Saturn sind polare Kräfte.
- Merkur verstärkt die Wirkung anderer Planeten, er wirkt wie ein Katalysator. Bei Übeltätern (Saturn, Mars, Transsaturnier) sollten Merkurarzneien immer mit Mitteln der Wohltäter kombiniert werden. »Wenn er sich zum Guten gesellt, so vermehrt er das Gute, und umgekehrt vermehrt sein Einfluss auf dieselbe Weise das Böse« (A. von Nettesheim, 1533/1987). Er verstärkt als ambivalente Kraft die Grundtendenz eines Rezepts.
- Mond und Saturn bilden eine Polarität (Kindheit – Alter).
- Mond, Merkur und Venus zeigen Gemeinsamkeiten (untersonnige Planeten), Mars, Jupiter und Saturn sind sich ebenfalls ähnlich (obersonnige Planeten).

- Rezepte aus komplementären Planetenarzneien – also Mond, Merkur, Venus einerseits und Mars, Jupiter, Saturn andererseits – bedürfen unterschiedlicher Dosierungen. Tiefpotenzen (oder höhere Dosen) der einen Seite werden mit Hochpotenzen (oder feinstofflicheren Dosen) der anderen Seite kombiniert.
- Arzneien, die man polaren Prinzipien zuordnen kann, sind häufig »Wundermittel« (z.B. Brennnessel = Mars-Venus-Pflanze, Weihrauch = Sonne-Saturn-Mittel).
- Mittel der Sonne sollten in einer Rezeptur nicht fehlen; sie wirken als goldene Mitte ausgleichend. Bei einer Überbetonung von Mars sollte man auch Sonnenmittel eher bedachtsam und fein dosiert anwenden (z.B. bei Bluthochdruck, Entzündungen).

Polare Prinzipien sind besonders zur Behandlung von chronischen Krankheiten (= Saturn) notwendig: »Wenn eine Krankheit im Blut entstanden ist, die chronisch genannt werden kann, wird sie keine Arznei annehmen. Ihre Heilung geht nur mit dem Einfluss (des Gestirns) vor sich. Wenn aber der Einfluss weg ist und er die entstandene Krankheit fest im Blute zurücklässt, wisset, dass diese Krankheit die Art des Gestirnes behält und vom Monde und anderen Gestirnen regiert wird (...), daher reizt sie nur an« (Paracelsus II/755).

Das Wundermittel zur Deblockade bei chronischen Prozessen ist der Schwefel, dem man Sonne (Farbe) und Merkur (Geruch) zuordnet. Früher hat man Schwefel in unterschiedlichster Form verwendet, z.B. als Vitriol; heute sind es hauptsächlich homöopathische Zubereitungen: Sulfur D12 (1–2 × 5 Tropfen) oder Sulfur D30 (alle 3 Tage 5 Tropfen) zu Beginn der Behandlung von chronischen Krankheiten als Anreizung oder/und am Ende einer Behandlung von akuten Krankheiten, damit sich die Krankheit nicht durch Resttoxine festfrisst (W. Boericke, 1972). Als ergänzende Mittel nehmen wir sulfurische Arzneien, die einen starken Merkur in sich tragen; das sind vor allem senfig und scharf schmeckende Pflanzen wie Meisterwurz oder Brunnenkresse.

Das Ergänzungsmittel für Schwefel ist Arsen. Es beugt einer Degeneration von Krankheiten vor, besonders wenn Leiden mit Brennen, Schwächezuständen und innerer Unruhe einhergehen (Arsenicum album D12; 1 × täglich 5 Tropfen). Arsen ordnen wir aufgrund seiner Giftigkeit Mars und Merkur zu. Pflanzliche Ergänzungsmittel unterstehen ebenfalls dem Mars; es sind vor allem »ungiftige« wehrhafte Pflanzen wie Schlehe und Brennnessel.

Hiermit kommen wir zu einem weiteren wichtigen Thema: dem Synergismus von Bestandteilen einer Mischung, die ähnlichen Kräften unterliegt. Wenn man Arzneien ähnlicher Prinzipien kombiniert, ist dies so, als wenn man mehrere Pferde vor eine Kutsche spannen würde, die gemeinsam schneller zum Ziel kommen. Solche Kombinationen nennen wir »goldene Ketten«. Paracelsus gibt hierzu ein Beispiel: »Was ist also Eisen? Nichts als Mars. Was Mars? Nichts als Eisen. Das heißt, sie sind beide Eisen oder Mars, dasselbe ist auch Urtica (Brennnessel). (...) Darum ist ein Philosoph, der eines in dem einen weiß, der weiß auch dasselbe in dem anderen (...) und der einzige Unterschied ist durch die Form gegeben und durch nichts weiter, darum, weil das nicht vielerlei Dinge sind, sondern nur eines« (I/424). Eisen und Brennnessel ordnen wir beide dem Mars zu. Wenn wir nun das Marsprinzip stärken wollen, z. B. bei der Behandlung einer Anämie, so sind sie zusammen stärker, als wenn man sie einzeln verabreichen würde.

Der Synergismus kann mit wenigen und natürlich auch mit mehr Mitteln erfolgen. Diese können immer der gleichen Kraft unterstehen oder aber auch einer befreundeten. So eine Kombination liegt bei den klassischen Lebenselixieren vor wie dem Melissengeist, dessen Bestandteile man traditionell Venus und Sonne zuordnet, oder bei Bitterelixieren, die meistens aus Sonne und Jupitermitteln bestehen.

Paracelsus nutzte immer relativ wenige Arzneien für eine Rezeptur. Die ellenlangen Listen von Zutaten wie im klassischen Theriak waren ihm ein regelrechter Dorn im Auge: »Das Überhäufen (mit Hunderten von Bestandteilen) hat zu meiner Zeit so sehr überhand genommen, da früher 6 Simplicia oder höchstens 7 ausreichend waren, das erste für das Herz, das zweite für die Leber, das dritte für die Lunge, das vierte für das Gehirn, das fünfte für die Galle, das sechste für die Nieren und das siebente für die Milz; das waren gute Rezepte. Nachdem sie aber gelernt hatten, dass 3 × 3 neun macht, dachten sie, 6 × 6 macht 36, und das Multiplizieren gefiel ihnen so gut, dass man fast nicht wissen kann, ob sie vom Summieren und Addieren oder vom Multiplizieren am meisten halten« (I/681).

Paracelsus nannte hier eine interessante Rezepturvariante, indem er für jedes Planetenorgan ein Kardinalmittel für ausreichend hält. In der Praxis zeigt sich jedoch, dass man immer nur einige Planetenprinzipien ansprechen muss.

Hier sei noch auf eine wichtige Regel hingewiesen, die nicht von Paracelsus, sondern von einem seiner Nachfolger stammt: die Aszendentenregel nach Nicholas Culpeper (1616–1654), den man auch den englischen Paracelsus nennt. Sein Werk *Complete herbal* wird seit nunmehr 350 Jahren ununterbrochen aufgelegt; es dürfte damit eines der meistgedruckten Bücher in englischer Sprache sein. Leider gibt es, wie bereits erwähnt, bis heute keine Übersetzung ins Deutsche.

Die Regel besagt: Verwende stets in Rezepten hauptsächlich Substanzen, die man dem Herrn des Aszendenten[15] unterstellt – ganz gleich, wo dieser steht und wie er aspektiert ist. Dies bedeutet: Aszendent Stier bekommt Venusarzneien, Aszendent Zwillinge dagegen merkurielle Arzneien. Sollte der Herrscher Mars oder Saturn sein, muss man, wie schon zuvor bemerkt, bei der Dosierung etwas vorsichtiger sein, da die Arzneien oft giftig sind (hier auf Potenzen ausweichen). Diese Regel war uns in Dutzenden von »schwierigen« Fällen eine große Hilfe.

> *»Jede natürliche Kraft wirkt weit wunderbarer, wenn sie außer ihrem physischen Verhältnisse auch noch durch den Einfluss der Gestirne verstärkt wird (...). Bei jedem Werke müssen wir daher die Stellungen, Bewegungen und Aspekte der Gestirne und Planeten in ihren Zeichen und Graden beobachten« (Agrippa von Nettesheim, 1533/1987)*

15 Das ist jenes Sternzeichen, das zum Zeitpunkt der Geburt der betreffenden Person am östlichen Horizont aufgeht.

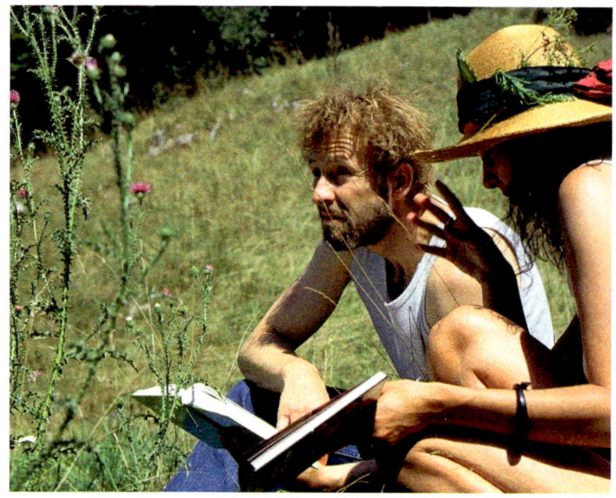

Wer Pflanzen selbst sammeln will, sollte sich zuerst im Bestimmen üben. Foto: Margret Madejsky.

Kairos: Die Qualität der Zeit beim Sammeln und Verarbeiten von Kräutern

Wenn etwas gelingen soll – in unserem Fall eine gute und heilkräftige Arznei –, ist der Faktor Zeit besonders wichtig. Nur die alten Griechen hatten hierfür einen Namen – *kairos*, die Qualität der Zeit. Während Kronos/Saturn das Verrinnen der Zeit wie in einer Sanduhr verkörpert, zeigt Kairos einem die Gunst der Stunde, in der einem die Götter hold sind. Es ist nämlich keineswegs gleichgültig, wann man eine Heilpflanze anbaut, sammelt, verarbeitet oder einnimmt. In unserer wissenschaftlichen Epoche hat sich eine mechanistische Vorstellung von Zeit etabliert. Das Leben mit der Stechuhr und die Ausrichtung der Arbeitsabläufe nach ökonomischen Gesichtspunkten sind nur selten im Einklang mit natürlichen Rhythmen.

Jeder Detailschritt, der zu einer Arznei führt, prägt deren Qualität. Dies betrifft die Bodenbeschaffenheit und die klimatischen Bedingungen, unter denen das Wachstum stattfindet, den Zeitpunkt von Anbau und Ernte, die Methode, ob mit Hand oder mit Maschinen, die Art der Weiterverarbeitung, die Einstellung der betreffenden Personen, die am Geschehen beteiligt sind. Diese Gesichtspunkte und noch viele mehr prägen den Geist der Arznei, weil alles mit allem in Resonanz steht. Je mehr Achtsamkeit man bei der Herstellung walten lässt, desto besser gelingt die Arznei. Je mehr man dabei die Natur respektiert und ehrt, desto mehr

Heilkraft steckt später in der Flasche. Solche feinstofflichen Eigenschaften lassen sich jedoch mit analytischen Messgeräten nicht nachweisen, daher existieren sie für »rationale« Phytotherapeuten schlichtweg nicht. Hier zählt vielmehr die Standardisierung des Wirkstoffgehalts.

Prüfungen auf Rückstände von Pestiziden und Ähnlichem durch geeignete Analyseverfahren sind heute selbstverständlich und müssen von allen Herstellern durchgeführt werden – schlimm genug, dass es jemals so kommen musste. Ein Anbau von Heilpflanzen unter biologischen Bedingungen müsste eigentlich verpflichtend sein, was aber leider nicht der Fall ist. Vor allem exotische, aber auch viele einheimische Teekräuter stammen häufig aus konventionellem Anbau. Dies bedeutet aber beispielsweise auch, dass die Kräuter maschinell und viel zu schnell getrocknet wurden. Wer noch etwas Gespür hat, der riecht und schmeckt sofort, wie wenig solche Kräuter an Heilkraft in sich tragen, auch wenn der Wirkstoff noch nachzuweisen ist. Kräuter aus kontrolliert biologischem Anbau (kbA-Ware) und/oder mit Demeterqualität sind in jedem Fall zu bevorzugen. Pflanzen aus Wildsammlungen – die meisten kommen aus Osteuropa – sind nur bedingt eine Alternative, da sie häufig nicht auf Schadstoffe geprüft sind. Sehr oft gefährden Wildsammlungen zudem die Bestände, so dass der Kauf von kbA-Ware auf jeden Fall immer ein Beitrag zum Naturschutz ist.

Da nur wenige Firmen wie Soluna, Phönix, Wala oder Weleda auf hermetische Gesichtspunkte Rücksicht nehmen, fertigt man seine Arznei am besten selbst. Wenn man nur einige der nachfolgenden Regeln beachtet, kann man spielend Heilmittel herstellen, die übliche Handelspräparate an Qualität oft weit übertreffen. Außerdem ist es eine wunderbare Erfahrung, wenn man das, was heilen soll, nicht in einer Pappschachtel aus der Apotheke holt, sondern selbst hergestellt hat. Der Heilprozess beginnt dann bereits beim Sammeln der Kräuter. Glücklich darf man sich schätzen, wenn man sogar noch die Möglichkeit hat, seine Heilpflanzen selbst anzubauen.

Das Wetter

Kräuter sollte man möglichst bei trockenem Wetter sammeln. Hat es nachts geregnet, sind viele Kräuter zu feucht zum Sammeln. Ebenfalls wenig ratsam ist übergroße Hitze, da die Pflanzen hierbei viel Feuchtigkeit und »Kraft« verlieren. Regenfronten, Gewitterlagen und Stürme sind nicht nur zum Sammeln, sondern auch zur Herstellung ungünstig, da die gespannte Atmosphäre das »Umkippen« von Präparaten begünstigt. Es gibt aber auch Gegenbeispiele: Zum Beispiel ist der Geruch bei manchen Nachtschattengewächsen wie Bilsenkraut oder Tollkirsche nach Regen intensiver – dies könnte man als Hinweis verstehen, dass es ein guter Zeitpunkt zum Sammeln ist.

Die Tageszeiten in Analogie zum Jahreskreis

»Das mikrokosmische Jahr ist die Zeit von 24 Stunden« (Paracelsus I/683). Der beste Zeitpunkt zum Sammeln ist meistens der Morgen, wenn die Sonne gerade den Tau verdunstet. In der Firma Wala werden sämtliche Kräuter vor Sonnenaufgang gesammelt und vormittags verarbeitet. Die spirituellen

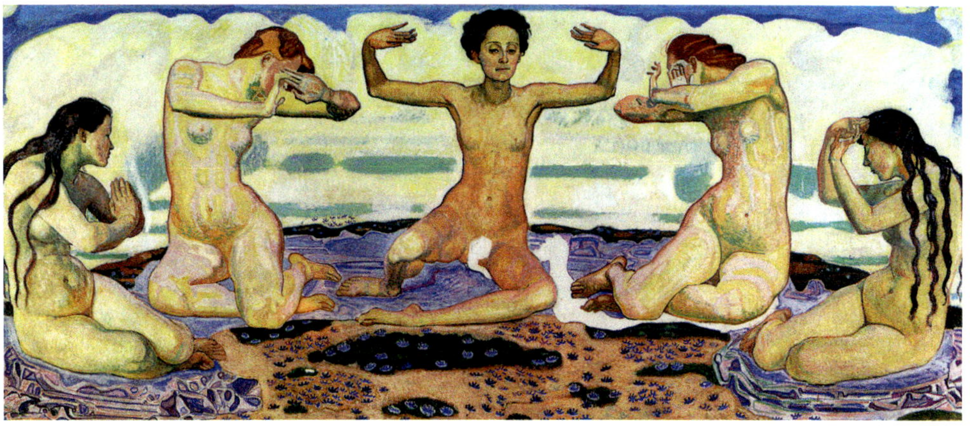

Bei Paracelsus findet man immer wieder Hinweise auf eine Therapie im Einklang mit dem Rhythmus der Sonne. »Der Tag« von Ferdinand Hodler, 1904 bis 1906; Kunsthaus Zürich.

Astrologische Therapieideen

»Seelenbalsam«

Anzuwenden bei und nach saturnalen Schicksalsschlägen, evtl. auch zur Prophylaxe vor einem Transit. Ambra, eine Eingeweideausscheidung des Pottwals, ordnet man dem Mond zu. Es wurde von Paracelsus als Nervinum sehr geschätzt. Engelwurz, die man wegen ihrer Stattlichkeit Sonne/Jupiter zuordnet, gilt als zauberwidriges »Berufs- und Verschreikraut«, vor allem wenn man durch Nichtmenschliches bedrängt wird. Das saturnale Antimon stärkt die seelische Geschlossenheit, wirkt verjüngend und hilft bei Existenzängsten. Das Sonnenmetall Gold stärkt in der richtigen Dosierung die goldene Mitte und die Ich-Kräfte. Das sonnenhafte Johanniskraut vertreibt den Dämon der Melancholie. Die Melisse mit ihrer venusischen Ausstrahlung bewirkt eine verbesserte Integration von wesensfremden Sinneswahrnehmungen. Passiflora ist ebenfalls ein Nervinum. Sie hat sich bewährt, wenn das Leben zur seelischen Qual geworden ist; man ordnet sie Mond und Merkur zu (heute auch noch Neptun). Phosphor spielt eine wichtige Rolle im Energiehaushalt. Phosphor heißt übersetzt so viel wie »Lichtträger« und wird der Sonne zugeordnet. Quarz, der Bergkristall, ist ein Heilmittel bei und nach Überlastung und stärkt Immunsystem und Nerven; die Zuordnung ist Sonne und Saturn. Zink ist ebenfalls ein wichtiges Nervinum und Stressmittel. Man nennt es auch metallisches Opium wegen seiner schmerzstillenden Wirkung bei Nervenleiden, Krämpfen und Epilepsie. Es wirkt entspannend, was Paracelsus zur Zuordnung zur Venus veranlasste (III/865); wir ordnen es heute vor allem Uranus, dem Planeten des Plötzlichen und Chaotischen, zu. Weißdorn stärkt das Seelenorgan Herz. In ihm verkörpern sich die polaren Kräfte von Venus und Mars; im angelsächsischen Volksglauben ist er vom weisen Zauberer Merlin beseelt.

Jeweils 10 ml
Ambra Dil. D6
Angelica archangelica Urtinktur (Erzengelwurz)
Antimonit Dil. D12 (Grauspießglanz)
Aurum metallicum Dil. D12 (Gold)
Hypericum Urtinktur (Johanniskraut)
Melisse Urtinktur (Melisse)
Passiflora Urtinktur (Passionsblume)
Phosphorus Dil. D12 (Phosphor)
Quarz Dil. D12 (Bergkristall)
Zincum metallicum Dil. D10 (Zink)

Von Spagyra über die Apotheke mischen lassen. Am besten vermengt man die Mittel mit 900 ml Liter Weißdornwein (Auszug von Weißdornblüten und -blättern in Medizinalwein). 1–3 × täglich ein Likörglas voll zu den Mahlzeiten, während und auch etwas nach der schwierigen Lebensphase, einnehmen (zur Rezepterstellung siehe auch Seite 429).

Gold – Weihrauch – Myrrhe

Die Opfergaben der drei (Saturnzahl!) Magier aus dem Morgenland, dem Reich der Sonne, an den neugeborenen Jesus sind mehr als nur ein Geschenk. In geeigneter Zubereitung ermöglichen sie eine geistige Orientierung und sind eine Hilfe, wenn die Sonne durch Saturn in Mitleidenschaft gezogen wird.

Der 6. Januar ist der Tag der Epiphanie, der göttlichen Erscheinung, und das Ende der Rauhnächte, jener magischen Zeit zwischen den Jahren, in der die Tore zur Geisterwelt offen stehen. Diese Zeit beginnt mit der Wintersonnenwende, dem Eintritt der Sonne in das Zeichen Steinbock, das von Saturn regiert wird. Die Geburt von Jesus zu diesem Zeitpunkt ist ein Hinweis auf alte Sonnenfeste. Bevor man im Römischen Reich das Christentum als Staatsreligion einführte, feierte man am 21.12. den Kult der unbesiegbaren Sonne *(sol invictus)* und noch früher die Saturnalien, ein ausgelassenes dionysisches Fest zu Ehren Saturns.

Für Menschen, denen das Feiern vergangen ist, die orientierungslos und gestresst durch diese Welt irren, liefert der Handel die Königsgaben auch als Arznei. Das Mittel eignet sich zur Behandlung von nervösen Organstörungen wie Herzstress und nervösem Magen oder als Hilfe bei schwierigen Saturnaspekten im Horoskop bzw. bei entsprechenden Transiten. Die Rezeptur wurde als

Unterstützung für die Waldorfpädagogik entwickelt, um geistig retardierte Kinder zu behandeln.
Aurum comp. (Mischung aus Gold, Weihrauch und Myrrhe in tiefen Potenzen und unterschiedlicher Dosierung je nach galenischer Zubereitung, als Ampullen, Globuli oder Salbe von Wala): 3 × täglich 10 Globuli bzw. 1–2 ×/Woche subkutan Injektionen im Bereich des Solarplexus. Einreibungen mit der Salbe im Bereich des Solarplexus und des Herzens.
Olibanum comp. (Mischung aus Aurum D30, Myrrha D6, Olibanum D12 als Dilution und Ampullen von Weleda): 1–2 × täglich 5–10 Tropfen bzw. 1–2 ×/Woche subkutan Injektionen im Bereich des Solarplexus.
Myrrha comp. (Vermischung von Gold und Myrrhe und eine anschließende Beräucherung der zwei Bestandteile mit Weihrauch; D8, D10, D20, D30 als Dilution von Weleda). Allein schon die Herstellung zeigt das spirituelle Potenzial dieser Arznei. Tiefe Potenzen bis 3 × täglich 5 Tropfen, höhere Potenzen von täglich bis 1×/Woche 5 Tropfen.

Astrologisch ordnet man Gold der Sonne und die Harze Sonne und Saturn zu. Gold ist das Metall der Harmonie der drei Prinzipien Merkur, Sulfur und Salz. Weihrauch und Myrrhe sind sulfurischer und etwas salhafter Natur. Das Goldprinzip wird hierdurch stärker auf das Sulfurische ausgerichtet. Das Präparat verstärkt die tonisierende Wirkung des Goldes.

Es eignet sich bei Degenerationserscheinungen des Nervensystems. Gold und goldhaltige Arzneien haben sich auch zum Abschluss einer spirituell ausgerichteten Therapie bewährt (A. Selawry, 1985).

Entspannungstropfen bei Schmerzen

Anzuwenden bei psychosomatischen krampfhaften Darmbeschwerden, Menstruationsschmerzen oder bei Katerkopfschmerz und Migräne.

Die Bitterpflanzen Tausendgüldenkraut (Venus, Jupiter) und Enzian (Sonne, Jupiter) fördern die sulfurischen Verdauungsprozesse und bewirken eine Entspannung im oberen Körper; sie regulieren und fördern zudem den Gallefluss, stärken also indirekt die Marsfunktionen. Das marshafte Schöllkraut (auch etwas Sonne und Jupiter) ergänzt die stoffwechselaktivierende Wirkung der Bitterpflanzen; als Mohngewächs enthält es muskelrelaxierende Alkaloide. Das Alpenveilchen ordnet man wegen der hübschen Blüte der Venus zu, wegen der Giftigkeit der Wurzel und der düsteren Blätter aber auch dem Saturn. Der Blattaufbau mit der deutlichen Zeichnung zeigt einen Bezug zum Nervensystem. Magnesiumphosphat wirkt als Schüßlersalz allgemein günstig bei Schmerzleiden aller Art – man ordnet es der Sonne zu.

Die Brechnuss, ein Pfeilgiftgewächs, bewirkt als marshaftes Gift im Nervensystem Gereiztheit, Zorn, krampfartige Lähmung, Kreislaufkollaps und Übelkeit, zeigt jedoch als Homöopathikum eine entspannende und venusartige Wirkung. Die sonnenhafte und venusische Goldrute stärkt die Nierenausscheidung. Laut Paracelsus benötigt jede echte Hemikranie (halbseitige Migräne) Nierenmittel. Zink als Venusmittel entspannt (siehe auch Rezept »Seelenbalsam«). Das Mondmetall Silber wirkt auf das lunare Gehirn und allgemein günstig bei psychosomatischen Leiden. Das Venusmetall Kupfer nennt man auch »Krampfmetall« wegen seiner sehr entspannenden Wirkung. Das venusische Gänsefingerkraut wirkt entkrampfend (speichert Bodenkupfer) und schmerzstillend.

Jeweils 10 ml
Chelidonium majus Dil. D4 (Schöllkraut)
Cyclamen europaeum Dil. D4 (Alpenveilchen)
Erythrea centaurium Urtinktur (Tausendgüldenkraut)
Gentiana lutea Urtinktur (Gelber Enzian)
Magnesium phosphoricum Dil. D6 (Magnesiumphosphat)
Nux vomica Dil. D6 (Brechnuss)
Potentilla anserina Urtinktur (Gänsefingerkraut)
Solidago virgaurea Urtinktur (Goldrute)
Zincum phosphoricum Dil. D12 (Zink)
Jeweils 5 ml
Argentum metallicum Dil. D12 (Silber)
Cuprum metallicum Dil. D12 (Kupfer)

Von Spagyra über die Apotheke mischen lassen. 3 × täglich 20 Tropfen zu den Mahlzeiten einnehmen; im akuten Fall bis zu 7 × täglich 15 Tropfen; evtl. auch schmerzhafte Punkte einreiben (zur Rezepterstellung siehe auch Seite 429).

Kräfte von Naturwesen sind im Morgengrauen besonders intensiv. Der Tagesrhythmus ist ein Abbild des Jahreskreises. Vergleicht man beide Kreisläufe miteinander, dann entspricht die Zeit um den Sonnenaufgang dem Frühlingspunkt und der Sonnenuntergang dem Herbstpunkt. Der Morgen ist vor allem dynamisch und nach außen gerichtet, während der Abend eher der vergeistigten Innenschau dient.

Die Mittagshitze, die im Jahreskreis der Sommersonnenwende entspricht, ist für fast alle Pflanzen eine Herausforderung, die man ihnen meistens auch ansieht – viele Pflanzen wirken dann erschlafft und erschöpft. Ausnahmen sind z.B. Ringelblume oder Kamille, die man gegen Mittag sammelt. Nachmittags ist es dagegen allgemein wieder etwas günstiger. Trockenes Wetter mit bedecktem Himmel sollte man unbedingt ausnutzen. Manche Pflanzen wie Robinie, Madonnenlilie und Jasmin entfalten ihren Geruch jedoch erst abends – ein Hinweis darauf, dass man diese Pflanzen in den Abendstunden sammeln sollte. »Zauberwurzeln« wie Alraune gräbt man traditionell um Mitternacht aus; im Jahreskreis entspricht dies der Wintersonnenwende und der magischen Zeit zwischen den Jahren (Geisterstunde).

Die (Planeten-)Tage

Die Wochentage teilt man traditionell nach den Planeten ein: Montag – Mond, Dienstag – Mars, Mittwoch – Merkur; Donnerstag – Jupiter, Freitag – Venus, Samstag – Saturn; Sonntag – Sonne (günstiger Tag für alle Planeten); Uranus – Morgendämmerung, Neptun – Abenddämmerung, Pluto – Mitternacht.

Konnte man Kräuter einem Planeten zuordnen, dann besagt eine alte Regel, dass man diese möglichst am zugehörigen Planetentag sammeln sollte, beispielsweise Frauenmantel als Venuspflanze am Freitag oder Disteln als Marspflanzen am Dienstag.

Die (Planeten-)Stunden

In der magischen Heilkunst ist es üblich, auch die einzelnen Stunden den Planeten zuzuordnen. Die erste Stunde des Tages entspricht immer dem Planetentag selbst: Die erste Stunde am Montag ist also eine Mondstunde, am Dienstag ist es dagegen die Stunde des Mars.

Die weiteren Stunden sind nach der »chaldäischen Reihe« geordnet: Mond – Merkur – Venus – Sonne – Mars – Jupiter – Saturn – Mond – Merkur – Venus usw. Nur zur Tagundnachtgleichen beträgt die Stundenlänge exakt 60 Minuten. Im Sommerhalbjahr sind die Tagesstunden länger als die Nachtstunden, im Winterhalbjahr ist dies umgekehrt. Allerdings ist dieses Wissen nur für besondere Formen der Magie wirklich notwendig.

Die Jahreszeiten und der Stand der Sonne

In alten Kräuterbüchern liest man immer wieder, dass »der schöne Maien« der beste Monat zum Sammeln und Verarbeiten sei (Sonne im venusregierten Sternzeichen Stier). »Im ganzen Jahr ist keine gelindere, gesündere und subtilere Hitze und Kälte, als eben im großen Mai der ganzen Welt« (Paracelsus I/653). Unsere Erfahrung bestätigt diese Aussage. Im Mai gesammelte Kräuter oder pharmazeutische Prozesse, die man zu dieser Zeit durchführt, ergeben edle, die Lebenskraft anregende Präparate mit einer besonders intensiven regenerativen Kraft.

Es hat sich immer wieder gezeigt, dass der Stand der Sonne in den Tierkreiszeichen die Qualität von Präparaten stark beeinflusst. Sammelt man eine Pflanze in einem Zeitraum, in dem das Sternzeichen wechselt, kann es erhebliche Unterschiede machen, ob man z.B. noch im Sternzeichen Krebs oder bereits im Löwen sammelt. Man achte hierbei auf die Korrespondenz von Pflanze – Planet – Sternzeichen.

Je nach Stellung der Sonne in den Sternzeichen ändert sich die Zeitqualität. Hierbei blickt man auch auf den Herrscher der einzelnen Zeichen, da diese nun die Atmosphäre mitbestimmen: Das Zeichen Krebs zeigt z.B. lunare Eigenschaften, der Widder marshafte, der Steinbock saturnale usw. Stehen die Sternzeichenherrscher in einem günstigen Himmelsstand, z.B. in ihrem eigenen Zeichen (z.B. Saturn im Steinbock oder Wassermann) oder in einem sonst günstigen Zeichen (wie Saturn in der Waage), wirkt sich dies auch günstig auf die Arzneiherstellung aus. Stehen sie dagegen in für sie schwierigen Zeichen (z.B. Jupiter im Steinbock) oder sind sie sogar rückläufig[16], sollte man auf bessere Zeiten warten.

Der Jahreskreis

»Um von der Verschiedenheit der Zeit und der Veränderung der Kräfte und Schwächen zu philosophieren, ist zuerst zu wissen, dass die Zeit im Jahre ungleich ist, und dass sich der Zeit entsprechend auch alle Kräfte verwandeln und ab- und zunehmen wie der Mond und sich umdrehen wie ein Rad« (Paracelsus IV/347).

Die Sonne teilt das Jahr in vier gleiche Jahreszeiten. Die Tagundnachtgleichen und Sonnenwenden werden traditionell zum Sammeln bevorzugt. Der zunehmende Mond nach dem Frühlingsbeginn (Osterzeit) eignet sich für Frühjahrspflanzen. Gründonnerstag ist traditionell der Tag, an dem man sich eine Suppe aus neunerlei Kräutern macht. Im Frühjahr sammelt man neben den nur zu dieser Zeit wachsenden Kräutern vor allem junge Triebe, Knospen und Rinden junger Äste. Zu Beltane sammelt man Fruchtbarkeitspflanzen und Kräuter, die die Lebenskraft anregen.

Die Sommersonnenwende wird traditionell zum Sammeln von schutzmagischen Kräutern und für den Kräuterbuschen[17] genutzt; zu dieser Zeit blühende Pflanzen haben eine große Zauberkraft, weil sie den Geist der Sonne in sich tragen. Bis 40 Tage danach ist einer der besten Zeitpunkte zum Ansetzen von Kräuterwein und -öl.

Als Zwischenfest gilt der sogenannte Frauendreißiger (15. August bis 8. September) im Volk als eine der besten Sammelzeiten; zum 15. August sammelt man traditionell Kräuterbuschen und lässt sie in der Kirche weihen. Nach der Herbsttagundnachtgleiche ist zum ersten Neumond danach eine gute Zeit zum Wurzelgraben.

Ein guter Zeitpunkt für die Mistelernte ist die Wintersonnenwende und die Zeit zwischen den Jahren (hier ist übrigens auch der Wirkstoffgehalt am höchsten!).

Die Mondphasen

»Es gibt also eine Art der Kräuter, die beim Zunehmen des Mondes gebraucht werden soll, und eine andere, die beim Abnehmen gebraucht werden« (Paracelsus III/602). Analog zum Jahresrhythmus der Sonne sind die Mondphasen zu verstehen. Der zunehmende Mond entspricht dem Frühling, der Vollmond dem Sommer, der abnehmende Mond dem Herbst und der Neumond dem Winter.

Der zunehmende Mond ist günstig für Aussaat und Ernte von oberirdischen Pflanzenteilen, der abnehmende Mond dagegen für unterirdische Pflanzenteile. Vollmond und Neumond selbst sind keineswegs immer günstige Zeitpunkte. Der französische »Kräuterpapst« Maurice Mességué ist beispielsweise der Meinung, dass man Pflanzen direkt zu Neu- und Vollmond für etwa drei Tage in Ruhe lassen sollte, da dies die Zeit sei, in der sie sich mit kosmischen Kräften bzw. mit Erdenergie aufladen. Sie sind somit nicht richtig »in dieser Welt« und als

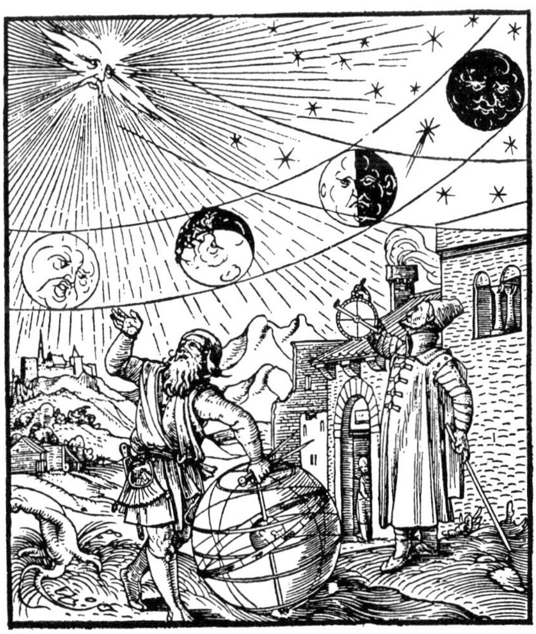

Astrologen beobachten die Mondphasen. Holzschnitt von Hans Holbein, 1534.

16 Rückläufigkeit ist ein optisches Phänomen und bedingt durch die unterschiedlichen Laufgeschwindigkeiten der Planeten im Verhältnis zur Umlaufgeschwindigkeit der Erde um die Sonne, und zwar von der Erde aus gesehen – der Planet läuft phasenweise entgegen der üblichen Richtung für einige Zeit zurück. Hierbei handelt es sich um ein rhythmisches Geschehen. Unter ihrer Rückläufigkeit zeigt sich eine Planetenkraft eher von einer ungünstigen Seite; eine rückläufige Venus ist beispielsweise ungünstig für Liebesrezepte, ein rückläufiger Jupiter für Erfolgsrezepte usw.

17 Traditionelle Bezeichnung für einen Strauß aus Heilpflanzen.

Heilmittel weniger wirksam. Oft verwässern Präparate, wenn man sie zum Vollmond sammelt, z.B. Johanniskrautblüten zur Ölherstellung. Es gibt aber auch Gegenbeispiele, vor allem bei der Herstellung magischer Präparate. So schrieb Paracelsus: »Ist das Kraut Chelidonia, Schöllkraut, nicht ein starker Schutz? Wenn es bei Neu- oder Vollmond gepflückt wird und zur Zeit der Pest angehängt wird, wirkt es gegen die Einbildung« (I/673).

Neumond ist traditionell die magische Zeit zum Graben von Zauberwurzeln. Am exakten Neumond feiern Mond und Sonne ihre »chymische Hochzeit«, und der Mond lädt sich mit neuer Kraft auf, um anschließend als Phönix aus der Asche aufzuerstehen – es wird dann immer ein gänzlich neuer Mond geboren, so Paracelsus (III/819). Im Vollmondlicht »Pflanzen der Nacht« zu sammeln, z.B. Blüten der Königskerze oder der Nachtkerze, kann fantastische Präparate ergeben.

Der Mondstand

Der Lauf des Mondes durch den Tierkreis ist ebenfalls von Bedeutung. Durchläuft der Mond ein Erdzeichen, ist dies eine günstige Zeit für Wurzelpflanzen; bei Wasserzeichen für Blattpflanzen, Luftzeichen für Blütenpflanzen und Feuerzeichen für Fruchtpflanzen.

Jedes Organ ist einem Sternzeichen unterstellt. Sammelt man nun eine Arznei bei Mond im betreffenden Sternzeichen, intensiviert sich die Heilwirkung. Pflanzen für den Unterleib holt man daher möglichst bei Mond im Skorpion, Herzpflanzen bei Mond im Löwen, Kräuter für Knochen bei Mond im Steinbock, Kräuter für Willensstärke und Abwehr bei Mond im Widder usw.

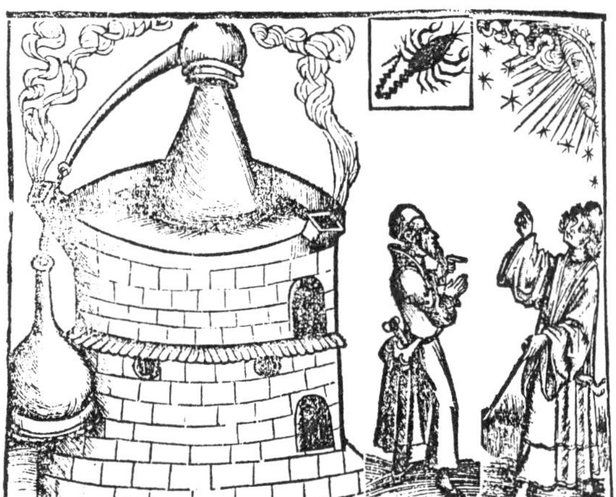

Bei jedem Unternehmen sollte man nicht nur auf die Mondphase, sondern auch auf die Stellung in den Sternzeichen achten. Alchimisten diskutieren den Einfluss des Mondstandes im Skorpion auf ihr Werk. Holzschnitt zum Thema Destillation aus *Die Alchemie des Geber,* 1541.

Planetenstand

Man kann auch die Planetenstellungen berücksichtigen; dies ist besonders wichtig bei magischen Operationen. Der Planet sollte möglichst in einem Zeichen seiner Kraft stehen. Ungünstige Aspekte zu Mars und/oder Saturn und transsaturnalen Planeten sind möglichst zu meiden.

Die Zeitpunkte der Erhaltung

»Kein Arcanum (siehe Seite 130), das natürlich bereitet ist, ist lebend und kräftig, es sei denn, dass es bei einem richtigen Zeichen abgebrochen wurde. Sonst ist es wie ein Leib, den die Seele verlassen hat« (Paracelsus III/679).

Lebensverlängernde Arzneien, Obst und vor allem Wurzeln sollte man laut Paracelsus zu einer balsamischen Zeit sammeln. »Was aber die richtige balsamische Zeit betrifft, in der die Kräfte erhalten werden wie die Mumien vor Fäule, so ist vor allem unter den vier Zeiten des Jahres der Herbst am besten. Dann unter den Monaten der September und Oktober am besten, dann die Zeit, wenn der Mond im Abnehmen ist, und zwar sind am besten die letzten drei Tage, morgens, früh, am Anfang des Tages. (...) Denn mit der Sonne operieren und arbeiten alle Früchte, die aus der Erde wachsen, und sie ruhen und schlafen mit dem Monde. Wie der Mensch nach genügendem Schlaf am gesündesten, stärksten und kräftigsten ist, so sind auch alle Früchte nach Mitternacht und nicht vor Mitternacht oder bei Tag am kräftigsten. Denn wir sehen ein Exempel am Obst. So das in balsamischer Zeit gebrochen und abgeschnitten wird, liegt es viel länger und fault weniger als sonst. Und ein jedes Obst, das gebrochen wird nach Mitternacht oder vor Aufgang der Sonne, liegt am längsten. So muss das auch in den irdischen Zeichen geschehen, in denen des Stiers, Steinbocks und der Jungfrau und im Abnehmen des Mondes« (IV/348).

Es ist keineswegs notwendig, gleichzeitig alle Aspekte zu berücksichtigen. Außer im Krebs hat der Mond im Stier seine größte Kraft; im Steinbock ist er dagegen ungünstig gestellt, außer man möchte z.B. Kräuter für Knochen sammeln, wie z.B. Beinwellwurzel.

Pflanzenwachstum

Alle Regeln sind jedoch nutzlos, wenn man die Sprache der Pflanze nicht versteht, die einem eigentlich genau sagt, wann die Zeit zum Sammeln gekommen ist. Hierzu muss man die Pflanze in ihrem jahreszeitlichen Werden und Vergehen kennen. Festgelegte Sammelzeitpunkte sind nur eine Richtschnur – jedes Jahr gestaltet sich etwas anders: Einmal ist der Frühling sehr spät, ein anderes Mal ist der Sommer verregnet usw. Dennoch kann man sich an Erfahrungswerte halten.

Man sollte nur gesund aussehende Pflanzen ernten und darauf achten, dass nicht Insektenfraß, Blattlausbefall oder verwelkte Pflanzenteile ins Sammelgut geraten. Vor der Weiterverarbeitung werden die Kräuter noch einmal gründlich verlesen und von Schmutz und minderwertigen Pflanzenteilen befreit.

Bei Krautdrogen wartet man den Zeitpunkt bis zur Blattreife, oft auch bis zur Blütenausbildung ab; manchmal sind junge Blätter ebenfalls sehr ergiebig (Bärlauch, Wegerich, Eiche). Sind die Blüten ebenfalls erwünscht, nimmt man möglichst solche, die gerade am Erblühen sind (Weißdorn). Bei Blütenpflanzen eignet sich oft das Knospenstadium (Rose), aber auch gerade sich öffnende Blüten (z.B. Nachtkerzenblüte); oft nimmt man auch die voll geöffnete Blüte (Lilie, Ringelblume). Man meide in jedem Fall verwelkte Pflanzenteile und Blüten[18].

Will man zum Kraut auch die Fruchtbildung mit ins Präparat einfließen lassen, dann wartet man bis zu deren Ausbildung ab, nicht aber bis zum vollen Ausreifen und Absterben der anderen Pflanzenteile; Beispiele sind die Nachtschattengewächse Bittersüß, Tollkirsche, Bilsenkraut, da hier immer Blüte und Frucht gemeinsam auftreten.

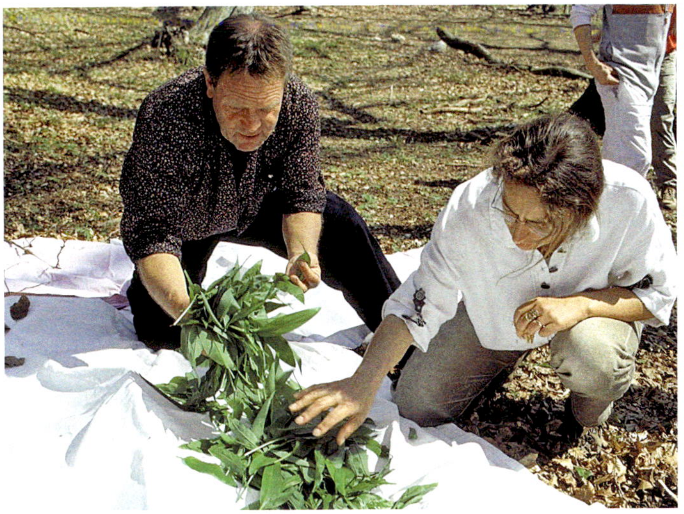

Frischer Bärlauch für ein köstlich schmeckendes Pesto, das gleichzeitig auch noch entschlackt und Schwermetalle aus körpereigenen Depots mobilisiert. Foto: Olaf Rippe.

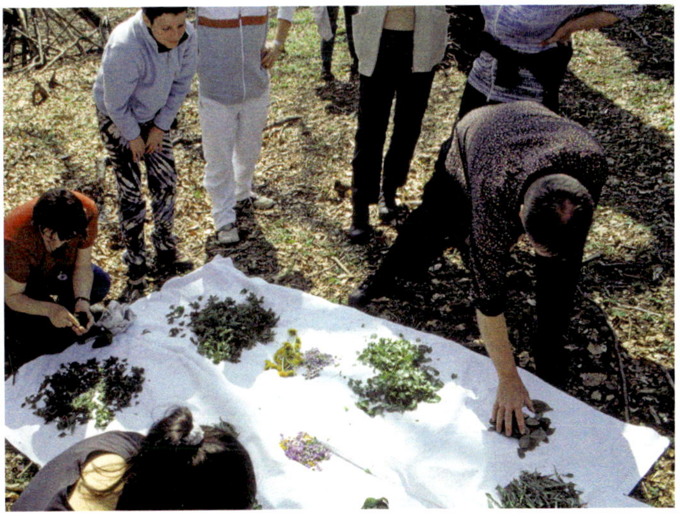

Gesammelte Kräuter während einer Frühlingsexkursion. Foto: Margret Madejsky.

Früchte sammelt man oft im unreifen Stadium (Kastanie, Wallnuss), aber auch im reifen Stadium (Anis, Kümmel). Wurzeln gräbt man entweder im Frühling, wenn die Säfte wieder aktiv werden, oft auch zusammen mit den ersten Blatttrieben (Nelkenwurz, Löwenzahn, Wegwarte), oder man wartet bis zum Herbst (siehe oben), was ja die eigentliche Zeit des Wurzelgrabens ist, wenn sich die Säfte wieder unter die Erde zurückziehen. Der Volksglaube

18 Eine Kräuterkundige, die in Griechenland Seminare abhält, erzählte uns folgende Anekdote: Eine Exkursionsteilnehmerin sei im August ganz verzückt darüber gewesen, dass man alle Kräuter bereits im »getrockneten« Stadium ernten könne. Wir hoffen, dass dem Leser der Unterschied zwischen frisch, getrocknet und vertrocknet geläufig ist.

besagt, dass man keine Pflanzen mehr nach Samhain (1. November) sammeln soll, weil nun die Pflanzen den Naturwesen gehören – Ausnahme ist die Mistel, die ihre größte Kraft zur Wintersonnenwende hat und ohnehin ganz in der anderen Welt zu Hause ist.

Wachstumsort

Man sammelt nur an Orten, an denen die Pflanze üppig gedeiht und gesund erscheint. Wenn die Pflanze kümmert, zeigt dies, dass der Ort keine Kraft auf die Pflanze überträgt.

Beim Sammeln hat man die gesetzlichen Bestimmungen zum Naturschutz zu beachten. Wenn man Seltenheiten verwenden möchte, holt man sich diese entweder als Handelsware aus kontrolliert biologischem Anbau, oder man kauft in Kräutergärtnereien das Kraut im Topf.

Oft gedeihen Pflanzen besonders üppig an exponierten Standorten wie Straßen, Bahndämmen, Mülldeponien, Straßenrändern oder an pestizidverseuchten Äckern. Auch wenn es verlockend erscheint, sollte hier nicht gesammelt werden. Meistens reichern sich Schadstoffe in den Pflanzen an.

Rituale beim Sammeln

Paracelsus war der Meinung, dass Opfergaben oder Beschwörungen keinen Einfluss auf die Heilkraft der Pflanze haben. Dieser Meinung kann man sich anschließen oder auch nicht. Jedes Ritual dient in erster Linie der eigenen geistigen Zentrierung. Sich beim Sammeln mit einer Räucherung oder einer Danksagung an die Pflanzengeister einzustimmen, heißt für uns, dass man die Natur ehrt – und dies kann sich nur positiv auswirken.

In unseren Augen ist es wichtig, keinen anderen merken zu lassen, dass man an diesem und jenem Ort gesammelt hat. Eigentlich geht man meditativ und gemächlich von einer Pflanze zur nächsten – wie ein Tier auf der Weide, das ja auch nicht stillsteht und alles um sich herum kahl frisst. Sammeln heißt, geduldig in Bewegung zu bleiben. Die mächtigsten Pflanzen (»Häuptlinge«) lässt man stehen, damit sich die Bestände von diesen stärksten Pflanzen aus erholen können; dort wäre auch der richtige Platz für ein kleines Opfer. Wer Wurzeln gräbt, sollte sich dessen bewusst sein, dass er der Erde endgültig etwas nimmt – hier ist daher eine ganz besondere Klarheit der Absicht notwendig.

Oft braucht man nicht die ganze Pflanze zu ernten, sondern kann es bei Seitentrieben belassen, sodass sich der Bestand ohne Probleme erhalten lässt (z.B. Eisenkraut). Man sammelt ohnehin im Allgemeinen nur so viel, wie man wirklich braucht, und auch nur solche Pflanzen, die man wirklich kennt (Bestimmungsbücher sind bei Unsicherheit absolute Pflicht!). Handschuhe sind manchmal zu empfehlen, denn einige Pflanzen können Allergien verursachen, z.B. Doldenblütler wie Engelwurz; auch wirken manche Pflanzensäfte ätzend (Schöllkraut, Wolfsmilch) oder dringen als Gift direkt durch die Haut (Schierling, Eisenhut) – daher sollten giftige Pflanzen unbedingt auch nur von Kennern geerntet und verarbeitet werden.

Eine alte Regel besagt, dass man die Pflanze möglichst nicht mit Eisen in Berührung bringen soll (W.-D. Storl, 2004). *Sine ferro* – »ohne Eisen« lautet die Devise. Von Thurneysser stammt z.B. der Spruch: »Verbeen, Agrimonia und Modelgeer[19], karfreitags graben hilft dich sehr, dass dir die Frawen werden hold, doch brauch kein Eisen, grabs mit Gold.«

Eisen bannt die Geister, es ist dämonenabwehrend und bewirkt eine Erstarrung der Pflanzengeister, weshalb man am besten alles mit der Hand macht. Zum Graben nimmt man z.B. eine Schaufel aus Horn zur Unterstützung, und als Messer eignet sich entweder ein Feuerstein oder – ganz edel – ein Keramikmesser.

Auf der ganzen Welt ist es Brauch, dem Genius Loci als Gegengeschenk ein kleines Opfer darzubringen. In Südamerika »spendet« man vor allem Tabak, in anderen Regionen geheiligtes Wasser, Milchopfer, Süßigkeiten wie Honigkuchen oder Rauchopfer, manchmal auch ein Stück Silber, besonders, wenn man Wurzeln gegraben hat. Das wahre Opfer kommt aber von Herzen und braucht nichts Materielles, sondern eher das Versprechen,

19 Damit sind gemeint: Eisenkraut, Odermennig und Kreuzblättriger Enzian. Am Karfreitag wird man allerdings noch nicht einmal eine Triebspitze finden, also muss man wissen, wo die Kräuter wachsen. Wilder Enzian steht übrigens unter Naturschutz, aber es gibt ihn in jeder guten Kräutergärtnerei zu kaufen.

die Natur in Ehren zu halten und sie vor menschlicher Gier und Dummheit zu schützen.

Transport, Trocknen und Aufbewahren

Die gesammelten Kräuter transportiert man am besten locker geschichtet in einem Bastkorb oder in Stoffbeuteln, um Quetschungen und Staunässe zu vermeiden.

Ein Abwaschen des Sammelguts ist nur in Ausnahmefällen notwendig, die Nässe schadet mehr, als sie nützt. Wurzeln sollte man möglichst abbürsten und dies nach dem Trocknen wiederholen. Zum Trocknen bohrt man ein Loch durch die Wurzel, zieht eine Schnur hindurch und hängt die Wurzel im luftigen Schatten auf. Kräuter werden zum Trocknen zu kleinen Sträußen gebündelt und ebenfalls an einer Schnur in den Schatten gehängt – am besten auf dem Dachboden, soweit vorhanden. Man kann die Kräuter auch locker geschichtet auf einem Holzgitterrost, der mit Seidentüchern abgedeckt ist, ausbreiten und in den Schatten stellen. Für eine längere Aufbewahrung füllt man die getrockneten Kräuter in Braunglasflaschen, möglichst mit einem weiten Hals, die man an einem trockenen, kühlen und dunklen Ort lagert.

Die Kräuter werden erst nach dem Trocknen und möglichst erst zur weiteren Verwendung z.B. als Tee zerkleinert – sonst geht zu viel Kraft verloren. Wer es richtig macht, erhält ein Kraut, das sich im Geruch und Geschmack nur wenig von der Frischpflanze unterscheidet.

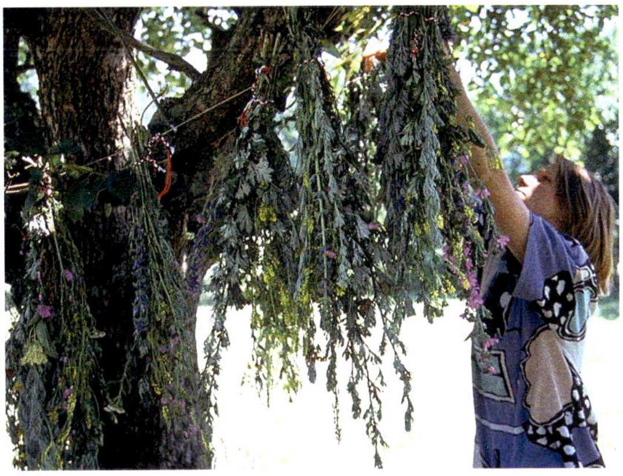

Gesammelte Kräuter sollte man gebündelt zum Trocknen in den lichten und luftigen Schatten hängen. Foto: Katharina Bodenstein.

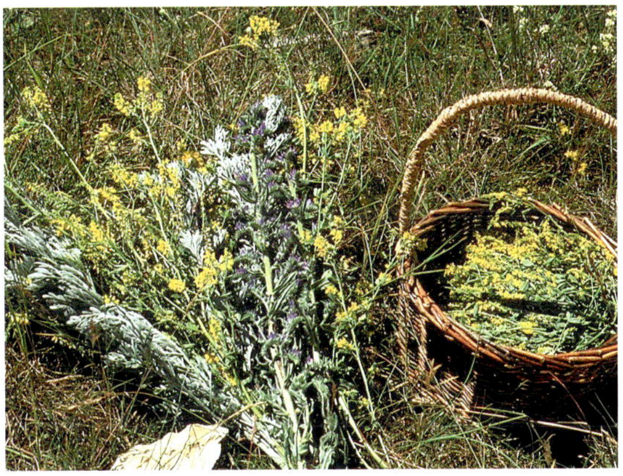

In einem Steinbruch bei Eichstätt gesammelter Wermut, zusammen mit lieblich duftendem Labkraut. Im Volksglauben eignen sich Buschen aus diesen zwei Pflanzen zur Abwehr von Schreckgeistern, weshalb man sie Neugeborenen an die Wiege hängt. Foto: Katharina Bodenstein.

Sieben goldene Regeln für eine gelungene Kräuterarznei

Das richtige Kraut	(Signaturenlehre, Auswahl der Pflanzenteile)
auf die richtige Weise gesammelt	(Ritual und Ort)
zur geeigneten Zeit	(Kairos = der magische Augenblick)
richtig verarbeitet	(galenische Zubereitungen, z.B. Tinktur, Destillat)
in der richtigen Anwendungsweise	(Applikationsform, z.B. innerlich oder äußerlich)
und der richtigen Mischung	(Synergismus; individuelle Mischrezeptur)
sowie der richtigen Dosis	(individuelle Menge und Häufigkeit der Einnahme)
ergibt eine vollkommene Arznei.	

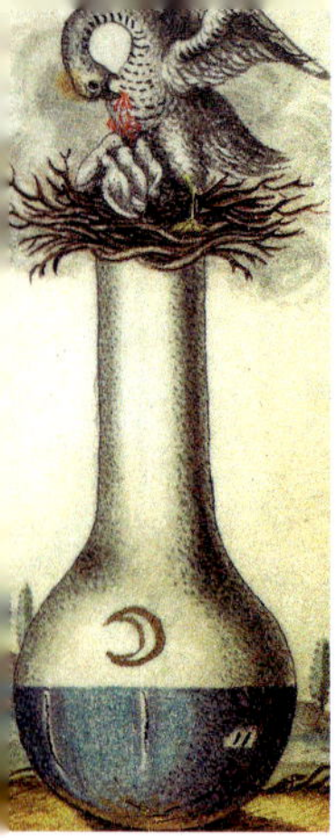

Alchimie und Spagirik
Traditionelle Wege der Heilmittelherstellung

»Nichts kann aus Nichts entstehen, und aus etwas, was ist, kann nicht Nichts werden – es gibt nur Umwandlungen.« (Albert Hofmann, zit. n. Mathias Broeckers/Roger Liggenstorfer, 2006)

»Die Natur liefert nichts, was vollendet ist (...). Sondern der Mensch muss es durch spagyrische Bereitung dahin bringen, wozu es von der Natur bestimmt wurde.« (Paracelsus III/321)

Die Mutter aller Wissenschaften

Die Alchimie ist die dritte Säule der Heilkunst nach Paracelsus. Es ist eine uralte Wissenschaft, deren Wurzeln mindestens bis zu den Mysterienkulten zurückreichen. Im Allgemeinen verbindet man mit der Alchimie die Suche nach dem Geheimnis der künstlichen Goldherstellung – aber genau das ist Alchimie am allerwenigsten. Vielmehr ist sie »ohnstreitig eine der vornehmsten und nöthigsten Künste in der Welt und nicht unbillig eine Mutter und Ernährerin aller anderen Künste zu nennen. (...) So ist wohl einem vernünftigen Menschen, nebst der Gottesgelahrtheit und Sorge vor seiner Seele, nichts nötiger und nützlicher, als die Erkänntnis der Natur, welche durch die Chymie einzig und allein erlernet wird. Daher ist es auch kommen, dass diese Kunst alsbald nach Erschaffung der Welt ihren Anfang genommen« (Kunkel, 1716, zit. n. H. Gebelein, 1991). Auch Paracelsus sprach von der Alchimie als Mutter aller Wissenschaft.

Im Laufe der Zeit bildeten sich aus den antiken Mysterienkulten zwei Wege heraus. Einmal ist dies der naturwissenschaftliche Weg der Stoffumwandlungen und der Arzneiherstellung, der auf den Überlieferungen der antiken Medizinphilosophie und der alchimistischen Kunst der Araber aufbaut. Erst in neuerer Zeit kam es wiederum zu einer Trennung in eine wirkstofforientierte und eine eher spirituell ausgerichtete Richtung. Allgemein kann man aber sagen, dass jede Form der Stoffumwandlung auf alchimistischen Prinzipien beruht – der Unterschied besteht vor allem darin, inwieweit man dabei hermetische Gesetzmäßigkeiten beachtet.

Zum anderen gibt es aber auch eine ungebrochene Tradition, die in der Alchimie einen geistigen Einweihungsweg in die Geheimnisse des Lebens sieht. Über verschiedene Stationen wie den Gnostizismus, die mittelalterliche Mystik, das geheime Wissen der Baumeister, die kabbalistische Magie bis hin zu den Bruderschaften der Rosenkreuzer kam es zur Entwicklung einer eher geisteswissenschaftlichen und psychologischen Ausrichtung der Alchimie.

Obwohl sich der Materialismus gegen die Hermetik bis zum 19. Jahrhundert weitgehend durchsetzen konnte, hatte die Alchimie immer noch ihre begeisterten Anhänger – man denke nur an Newton oder Goethe. Im Übergang zum 20. Jahrhundert kam es sogar zu einem regelrechten Boom der okkulten Wissenschaften, was man durchaus als Gegenbewegung zum vorherrschenden Positivismus sehen kann. Jeder Freigeist war damals Mitglied in einer Loge, in der man nicht nur die Magie studierte, sondern sich auch mit Fragen der Alchimie befasste. Letztlich war es eine Zeit des Umbruchs: Freud entwickelte die Psychoanalyse, Einstein die Relativitätstheorie, neue Gesellschaftsstrukturen

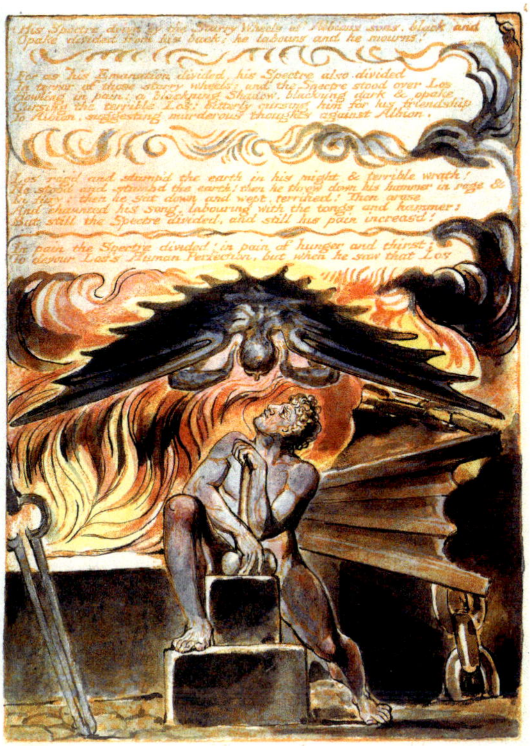

Ein geflügeltes Geistwesen unterstützt Vulcanus, den göttlichen Schmied, bei der Arbeit. Aus dem Bilderzyklus »Jerusalem The Emanation of The Giant Albion« von William Blake, 1804.

wurden ausprobiert, die Kunst experimentierte mit neuen Stilformen – nichts blieb beim Alten. So wagten sich auch zahlreiche Alchimisten zu dieser Zeit an die Öffentlichkeit, und bald kam es zur Gründung der ersten spagirischen Arzneimittelfirmen.

Eine der schillerndsten Personen dieser Zeit war sicher Rudolf Steiner (1861–1925). Seine magische Persönlichkeit, aber auch sein profundes Wissen in Fragen der geistigen Entwicklung beeinflusste damals zahlreiche Menschen, die sich mit den Naturwissenschaften auseinandersetzten, darunter viele Ärzte und Pharmakologen. Schließlich kam es zur Entwicklung einer anthroposophisch ausgerichteten Heilkunde, die nicht nur eine gelungene Symbiose von Geistes- und Naturwissenschaft darstellt, sondern auch in wesentlichen Teilen auf dem Gedankengut der Alchimie und des Paracelsus beruht.

Leider gilt heute die Alchimie in Wissenschaftskreisen als veraltet und historische Kuriosität. Aus der Sicht der Naturwissenschaftler mag dies sogar berechtigt sein. Sie erschaffen inzwischen künstliche Welten, manipulieren die Gene und spalten das Atom – was kann man da schon aus verstaubten Alchimiebüchern lernen? Alchimie aus der Sicht des Paracelsus ist aber kein Synonym für eine wissenschaftliche Forschung mit »primitiven« Mitteln, sondern ein Weg zur Erkenntnis höherer Mächte, die mit der Natur- und Selbsterkenntnis gleichzusetzen ist. Der Alchimist ist ein Naturforscher, aber auch ein Wahrheitssucher. Jeder Schritt im Labor bedeutet gleichzeitig auf einer anderen Ebene ein Entdecken der göttlichen Natur des Seins. Der Alchimist ist auf der Suche nach Weisheit, jedoch nicht aus egoistischen Motiven, sondern um anderen bei ihrer Suche zu helfen – denn wir alle streben nach dauerhaftem Glück. Daher entwickelt der Alchimist Heilmittel, einerseits um das kostbare Leben zu verlängern, aber auch um die Lebensqualität zu verbessern. Der dritte Grund unterscheidet ihn endgültig von einem modernen Pharmakologen: Denn seine Heilmittel sollen auch eine Hilfe auf dem Weg der Selbsterkenntnis sein.

Den Alchimisten, der sein Augenmerk auf Arzneimittel richtet, nannte Paracelsus Spagiriker: So »heißt der, der die einzelnen Substanzen der Körper scheiden kann, das Reine von dem Unreinen, und der Erfahrung hat« (Paracelsus III/447).

»Einsamer, du gehst den Weg zu dir selber! Und an dir selber führt kein Weg vorbei, und an deinen sieben Teufeln (= Planetenprinzipien). (…) Verbrennen musst du dich wollen in deiner eignen Flamme: wie wolltest du neu werden, wenn du nicht erst Asche geworden bist! Einsamer, du gehst den Weg des Schaffenden: einen Gott willst du dir schaffen aus deinen sieben Teufeln!« (F. Nietzsche, zit. n. Frank Geerk, 1993)

Alchimie als Einweihungsweg

Die Weltvorstellung der Alchimie ist uns durch die Lehrsätze des ägyptischen Eingeweihten Hermes Trismegistos überliefert. Vermutlich handelt es sich dabei um eine fiktive Gestalt, was in der Hermetik aber völlig nebensächlich ist. Wichtig ist allein die Botschaft und nicht, wer sie geschrieben hat. Der grundlegende Gedanke lautet: Alles ist Geist, alles hat einen geistigen Ursprung. Alles ist daher auf einer geistigen Ebene miteinander verwandt. Dieser universelle Geist, aus dem unsere Welt entstanden ist, ist wiederum nur ein Zwischenzustand zu einer anderen geistigen Form der Existenz, denn »Nichts kann aus Nichts entstehen« (A. Hofmann, zit. n. Broeckers/Liggenstorfer, 2006).

Dieser Geist ist reines Licht, das man in der Alchimie auch AUR nennt. Dieses »Licht ist das zentrale Mysterium der philosophischen Alchemie« (C. G. Jung, 2001). Es entstand aus der Vermählung von Leere und Unendlichkeit am Anfang des Seins. Wenn es aber Licht gibt, existiert auch Schatten. Dieser Schatten ist die Materie, wie wir sie kennen. Ihre Festigkeit ist jedoch nur relativ, denn je mehr wir die Materie bis in ihre kleinsten Teile zerlegen, desto mehr nähern wir uns wieder dem reinen Geist. Alle Zustände sind relativ und in einer stetigen Verwandlung.

Wenn man die Welt durch die Augen des philosophischen Alchimisten betrachtet, dann entdeckt man, dass alle Wandlungsprozesse rhythmisch sind und zyklisch verlaufen – und damit auch die Metamorphosen von Geist in Stoff und umgekehrt. Rhythmus trägt Leben, sagte Rudolf Steiner. Der Alchimist beobachtet die Verwandlungen in der Natur und leitet daraus Gesetzmäßigkeiten ab, die er bei der Heilmittelherstellung berücksichtigt. Er beachtet vor allem körpereigene Stoffwechselprozesse, die eine permanente lebendige Alchimie darstellen, und versucht, Ähnliches im Labor nachzuahmen. Er beobachtet natürliche Prozesse und sieht z.B., wie sich Wasser in Dampf verwandelt, wie es kondensiert und wieder zu Regen wird, als Quelle aus der Erde hervortritt, um erneut hinaufzusteigen. Sämtliche alchimistischen Operationen stehen in Analogie zu solchen Naturprozessen, der Wasserkreislauf wird beispielsweise zum Vorbild für die Destillation. Der Alchimist beobachtet die Natur aber nicht als Chemiker, sondern als Al-Chemiker, der mehr einem Mystiker entspricht. Er sieht im Spiel des Wassers den ewigen Kreislauf von Sterben und Geborenwerden. Wer nur den Barometerdruck im Blick hat, kann vielleicht das Wetter prognostizieren, aber nichts über die Rhythmen des Lebens erzählen.

Zwischen der geistigen und materiellen Welt kennt die Alchimie noch eine dritte Ebene, die Welt der Gestirne, die man sich als Schwingungsebenen oder energetische Sphären vorstellt. Auch die astrale Welt ist ganz dem rhythmischen Gesetz unterworfen; um dies zu verstehen, muss man nur einmal über längere Zeit den Lauf der Planeten durch den Tierkreis verfolgen: Auf der Planetenebene verdichtet sich das Geistartige zur Materie – ja, man könnte dies auch als Inkarnationsprozess bezeichnen. Diese Verdichtung entspricht einem weiteren hermetischen Prinzip: Alles ist Schwingung, alles ist Bewegung. Die Unterschiede in der Welt der Erscheinungen entstehen durch unterschiedliche Schwingungsmuster, die sich durch die Mischungen der sieben kosmischen Grundkräfte ergeben, welche universelle Gültigkeit haben; »zufällig« tragen sie die Namen antiker Gottheiten.

Diese astrale Schwingung entspricht dem feinstofflichen Geistkörper, der jede körperliche Form durchdringt und umgibt. Die körperliche Form, die wir bereits als Sulfur- und Sal-Prinzip kennengelernt haben, versteht man als Matrix für die geistartigen astralen Eigenschaften. Diese bilden die unterschiedlichen Wesensnaturen der Menschen, sie bewirken aber auch den Unterschied zwischen einer Linde und einer Eiche oder zwischen einem Kieselstein und einem Rubin. Daher beachtet man in der Alchimie kosmologische Phänomene, da diese mit den Geschehnissen auf der Erde korrespondieren und bei der Arbeit im Labor entsprechend wichtig sind.

Die sichtbare Materie ist aber nicht nur von kosmischen Energien durchdrungen, sondern als Spiegelbild des Göttlichen auch eine Trinität. Sie besteht aus Sulfur (der »brennbaren« Substanz), aus Sal (der »festen« Form) und aus Merkur (den »flüchtigen« Eigenschaften, die sich durch die unterschiedliche Mischung von Sulfur und Sal ergeben, siehe auch Seite 63). In der Weltsicht des Alchimisten und zur Beschreibung alchimistischer Operationen spielen die drei Prinzipien eine wichtige Rolle.

Der Alchimist geht davon aus, dass das Heilende dem merkuriellen Prinzip entspricht. Um dieses zu gewinnen, muss er die Schwingungsebenen durch alchimistische Operationen verändern. Dies erklärt auch die Idee der Umwandlung von Blei in Gold. Die Transmutation der Metalle kann man aber ebenso als Metapher für einen Heilprozess verstehen. Die Krankheit gleicht mit ihrer dumpfen und

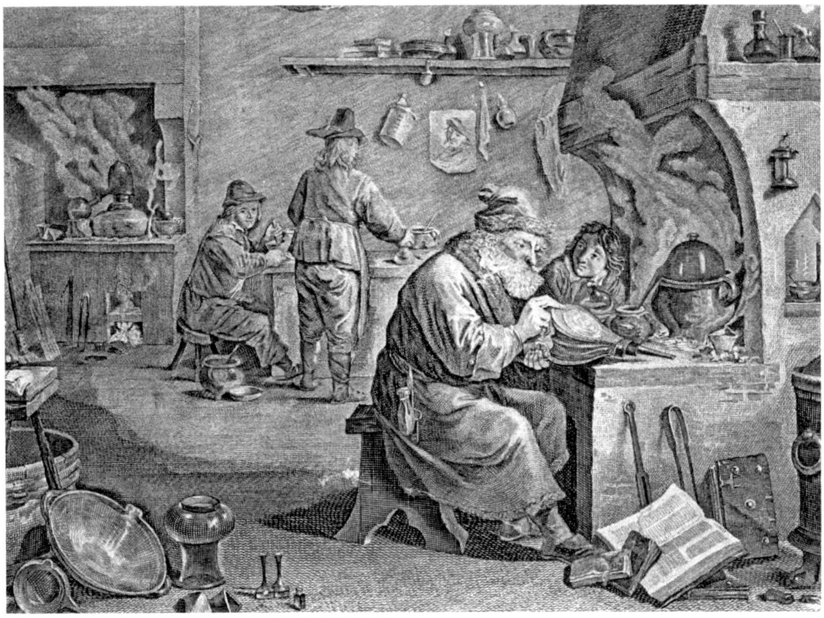

Alchimist mit seinen Gehilfen bei der Destillation. Kupferstich, 17. Jahrhundert.

langsamen Schwingung dem Blei (Sal), während die Gesundheit mit ihrer hohen und schnellen Schwingung dem Gold entspricht (Sulfur). Das wirklich Wertvolle wäre dann aber nicht das Gold, sondern das, was diese Veränderung bewirken konnte (Merkur). In diesem Sinne ist die Alchimie ein Erlösungsweg von der Dunkelheit zum Licht, der zur eigentlichen Bestimmung führt.

Da jeder Laborschritt gleichzeitig eine geistige Verwandlung im Alchimisten bewirkt, ähnelt dieser Weg einer Initiation, bei der der Adept symbolisch stirbt, um auf einer neuen Bewusstseinsebene wiedergeboren zu werden. In alten Initiationsriten wie den Eleusinischen Mysterien nutzte man auch halluzinogene Substanzen, um die Transformation des Geistes zu ermöglichen. Typisch für starke Psychedelika sind Todeserlebnisse entweder der eigenen Person oder der Welt um sich herum. Der Adept erlebt sich als zerstückelter Osiris, er folgt symbolisch dem Lauf der Sonne durch die Unterwelt und erlebt die Phasen des Mondes als Spiegel seines Bewusstseins. In der Initiation erfährt man das Mythische plötzlich hautnah als Wahrheit.

Sonne und Mond sind nun keine Himmelskörper mehr, sondern spiegeln die Zerrissenheit der eigenen Seele wider, die nach dem Gleichgewicht zwischen Kosmos und Materie strebt. Sonne und Mond verkörpern das Prinzip von Geist und Stoff, aber auch die Polarität von Weiblich und Männlich. Durch ihre symbolische Vereinigung, die »chymische Hochzeit«, entwickelt sich als Drittes die Seele, die durch ihr grenzenloses Bewusstsein und ihre allumfassende Liebe zur wahrhaft heilenden Arznei wird; der angestrebte Zustand der Erlösung heißt Hermaphrodit (Hermes = Wissen, Aphrodite = Liebe). Man könnte ihn auch als vollkommene Harmonie bezeichnen (Harmonia ist die Tochter von Ares und Aphrodite).

Aus alchimistischer Sicht kann diese spirituelle Veränderung nicht durch etwas Stoffliches geschehen. Wenn es ein Rauschtrank ist, dann öffnet dieser nur für das Göttliche, er ist aber nicht das Göttliche selbst. Nur etwas Vergeistigtes kann direkt auf den Geist einwirken. Geistestechniken wie die Visualisation und die Kraft der Imagination sind die vielleicht wichtigsten Methoden der Transmutation überhaupt. Mit einiger Übung kann der Geist Berge versetzen. Natürlich können hierbei Heilmittel eine große Hilfe sein – oft genug gibt es ohne sie kein Weiterkommen.

Wer begabt ist und genügend Initiativgeist besitzt, sollte aus metaphysischer Sicht möglichst viele Arzneien selber herstellen, denn bereits beim Sammeln und Verarbeiten der Substanzen beginnt der eigentliche Verwandlungsprozess in Richtung Gesundheit. Abgesehen davon hat die Selbstherstellung auch ganz pragmatische Gründe. Im Laufe der letzten Jahre sind Tausende wertvoller Arzneimittel

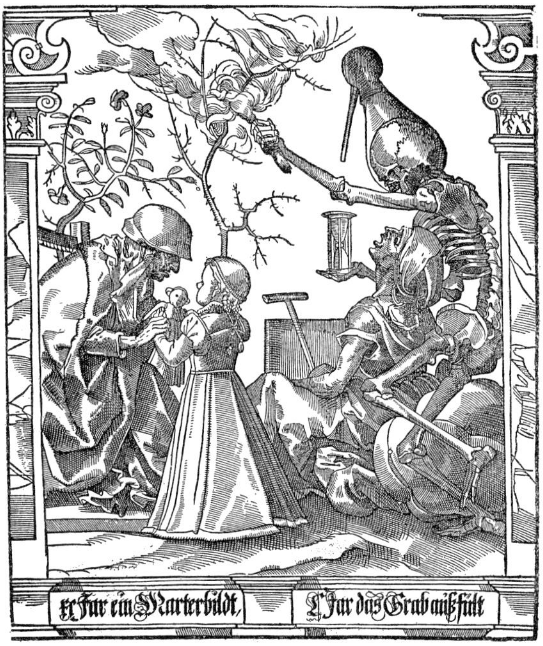

Der Tod als Alchimist. Holzschnitt von Tobias Stimmer (1539–1587).

vom Markt verschwunden, oder bei der Herstellung finden zu wenige metaphysische Kriterien Beachtung. Es gibt genügend Gründe, warum man die Herstellung selbst in die Hand nehmen sollte. Außerdem kann man auch rezeptpflichtige Stoffe selbst herstellen oder solche, die nicht im Handel sind, und spart als Verbraucher ganz erheblich Geld.

> *»Das ist Alchimie, das zum Ende zu bringen, was nicht zu seinem Ende gekommen ist, das Blei vom Erz zum Blei zu bringen und das Blei zu verarbeiten, wozu es dient. Lerne erkennen, was die Alchimie ist, dass sie nur das ist, was das Unreine durch das Feuer zum Reinen macht (...). Sie ist die Kunst, die das Nutzlose vom Nützlichen entfernt und es zu der letzten Materie und zum letzten Wesen bringt.« (Paracelsus I/513–514)*

Quintessenz und Arcanum

Ein Arzneimittel im heutigen Sinne besteht aus einem quantifizierbaren Stoff, der eine möglichst selektive und strukturelle Veränderung im Organismus bewirken soll. Zunächst fand man Entsprechendes in Natursubstanzen; es ist exakt 200 Jahre her, dass Sertürner mit Morphium den ersten Wirkstoff der Pharmaziegeschichte entdeckte. Parallel hierzu richtete man den Blick in der Medizin auf die Zellularpathologie und entdeckte zahlreiche Erreger von Infektionskrankheiten. Der konstitutionelle Therapieansatz blieb dabei leider genauso auf der Strecke wie die ganzheitliche Sicht der Pflanze – beides wird heute eigentlich nur noch in der Naturheilkunde gewahrt.

Durch die Isolation von Wirkstoffen schuf man die Basis für eine moderne industrielle Herstellung von synthetischen Arzneien. Neuerdings gilt die Genmanipulation als Ultima Ratio in der Pharmazie. Vorerst endet hier die Weisheit der naturwissenschaftlichen Alchimisten. Sie haben in ihren Labors sicher viel Nützliches entwickelt, aber auch zum Teil wahrhaft Dämonisches geschaffen, so etwa Thalidomid (Contergan). Zweifel werden durch solche »Kollateralschäden«, die mit Naturheilmitteln niemals möglich wären, aber nicht geschürt. Ganz im Gegenteil glaubt man weltweit mehr denn je an die technische und chemische Beherrschbarkeit von Krankheiten – und dies, obwohl man Patienten dadurch immer wieder extremen Risiken aussetzt und Zehntausende tatsächlich jedes Jahr durch synthetische Arzneien sterben. Es geht eben auch um viel Geld, das man mit Naturheilmitteln nicht einmal zu einem Bruchteil verdienen könnte.[20]

Dennoch muss man sich darüber im Klaren sein, dass man auf eine stofforientierte Therapie nicht ver-

20 2004 betrug das Arzneimittelverordnungsvolumen der Krankenkassen (davon allein 254 gesetzliche!) in Deutschland 20,3 Milliarden Euro; hinzu kommen noch Zuzahlungen der Patienten von 2,3 Milliarden Euro (Bundesvereinigung der Apotheker). Wie die *Pharmazeutische Zeitung* schreibt (50/2005), rechnet die Bundesregierung in den nächsten Jahren beim Gesamtumsatz der Medizinbranche mit Steigerungsraten von 30 bis 40 Prozent, manche Schätzungen gehen sogar von höheren Raten aus. Bundesweit arbeiten nach Angaben des Bundesgesundheitsministeriums 4,2 Millionen Menschen im Medizinsektor und erwirtschaften einen jährlichen Umsatz von rund 240 Milliarden Euro.
Spiegel-online (»Das Geschäft mit der Angst« von Miriam Schröder, 26.2.06): »Der Pharmakonzern Roche hat 2005 gar Rekordergebnisse erzielt – u.a. dank der starken Nachfrage nach dem Grippemittel Tamiflu. Der Betriebsgewinn erhöhte sich um 33 Prozent auf rund 6 Milliarden Euro, der Konzernumsatz stieg derweil um 20 Prozent auf fast 23 Milliarden Euro. Allein Tamiflu, zuvor eher ein Nischenprodukt, bescherte dem Konzern im vergangenen Jahr einen Umsatz von einer Milliarde Euro – eine Steigerung von 370 Prozent gegenüber 2004.« Zum Vergleich: Eines der wichtigen anthroposophischen Pharmaunternehmen hat im Jahre 2001 einen Jahres*umsatz* von 43 Millionen Euro erzielt. Solche Summen geben Pharmamultis allein für ihre Chefetage aus.

zichten kann. Vor allem organisch manifeste Störungen erfordern oft eine andere Therapie als konstitutionelle oder psychosomatische Krankheiten. Es gilt die Regel: Je mehr sich das Leiden strukturell und sichtbar manifestiert, desto mehr muss man auch an substanzielle Heilmittel denken – was aber nicht heißt, dass nur Synthetika in Frage kommen. In den meisten Fällen sind stofforientierte Phytotherapeutika die besseren Arzneien, vor allem weil sie bei vergleichbarem Effekt wesentlich verträglicher sind – hierzu haben die Vertreter der »rationalen« Phytotherapie inzwischen eine Unzahl von Beweisen geliefert. Pflanzen stellen komplexe Wirkstoffgemische dar, die mit ihrem Synergismus den biologischen Prozessen im Körper weit mehr entsprechen als ein isolierter Wirkstoff oder ein synthetischer Stoff.

Natürlich können auch Pflanzen toxisch wirken. Die Arbeit mit Phytotherapeutika ist keineswegs eine nebenwirkungsfreie Heilkunde; der heute viel verwendete Ausdruck »sanfte Medizin« führt eher in die Irre, denn nicht selten gleicht eine naturheilkundliche Behandlung einer Rosskur. Oft ist die Toxizität eine Frage der Dosis, die man nicht nur bei Giftpflanzen beachten sollte – denn »alle Dinge sind ein Gift und nichts ist ohne Gift, nur die Dosis bewirkt, dass ein Ding kein Gift ist« (Paracelsus I/477). Außerdem regiert jeder Mensch auf einen Stoff anders. Die individuelle Empfindlichkeit ist zudem abhängig vom Biorhythmus und von der jeweiligen Lebenssituation.

Es ist aber ohnehin oft sinnvoll, potenziell toxische Stoffe in Tiefpotenzen zu verabreichen (D2 bis D4), sozusagen als modifizierte Phytotherapie: In diesen Potenzbereichen kann man kaum von einer wirklichen Homöopathie sprechen, aber man hat einem Giftstoff seine Gefährlichkeit genommen, wobei das Wirkspektrum nahezu unverändert bleibt. Ähnliches kann man auch mit manchen Destillationsverfahren erreichen. Prinzipiell sollte eine Therapie den ohnehin geschwächten Organismus nicht noch zusätzlich belasten. Außerdem sollte man Pflanzen immer in Form von Gemischen verabreichen, weil man auf diese Weise Antidote (Gegengifte) einmischen kann, die eventuelle Nebenwirkungen toxischer Stoffe mildern oder sogar aufheben.

Es gibt natürlich auch Situationen, in denen man auf Synthetika nicht verzichten kann. In solchen Fällen ist die gleichzeitige Verabreichung von Phytotherapeutika und auch Homöopathika mit einem ähnlichen Wirkprofil oder einer entgiftenden Wirkung ausgesprochen sinnvoll. Hierdurch mildert man nicht nur eventuelle Nebenwirkungen, sondern kann sehr häufig auch die Dosis synthetischer Stoffe von vorneherein deutlich reduzieren.

Stofforientierte Arzneien bilden die eigentliche Basis jeder Therapie. Sie wirken in erster Linie antimikrobiell, entzündungswidrig, auflösend, entgiftend und regenerierend. Bei funktionellen Krankheiten muss man jedoch auch vergeistigte Arzneien verwenden, also z.B. Destillate oder potenzierte Stoffe. Bei konstitutionellen, d.h. vor allem bei chronischen Krankheiten und psychogenen Leiden, sind sie die Heilmittel der Wahl. Ferner kann man auf sie nicht verzichten, wenn man astrale Krankheiten behandeln möchte, also solche, die eine Abhängigkeit zum Lauf der Gestirne zeigen, was in unserer Praxis bei mehr als 50 Prozent aller Krankheiten der Fall ist.

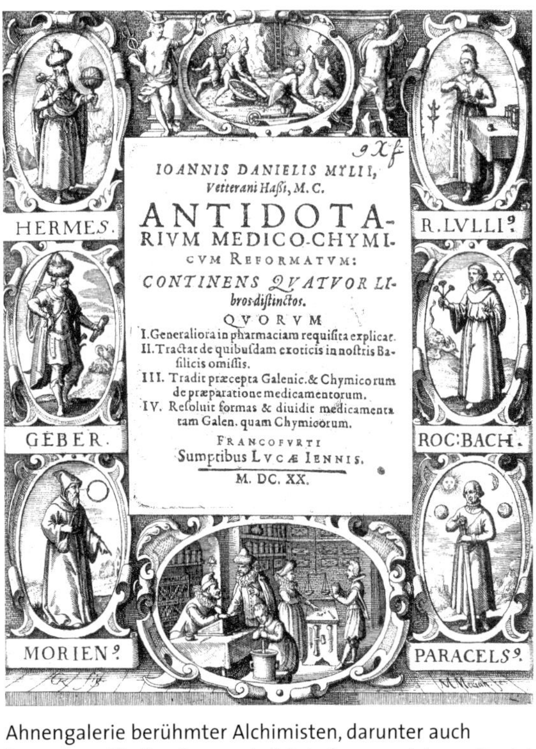

Ahnengalerie berühmter Alchimisten, darunter auch Paracelsus. Titelkupfer aus Antidotarium von Johann Daniel Mylius, 1620.

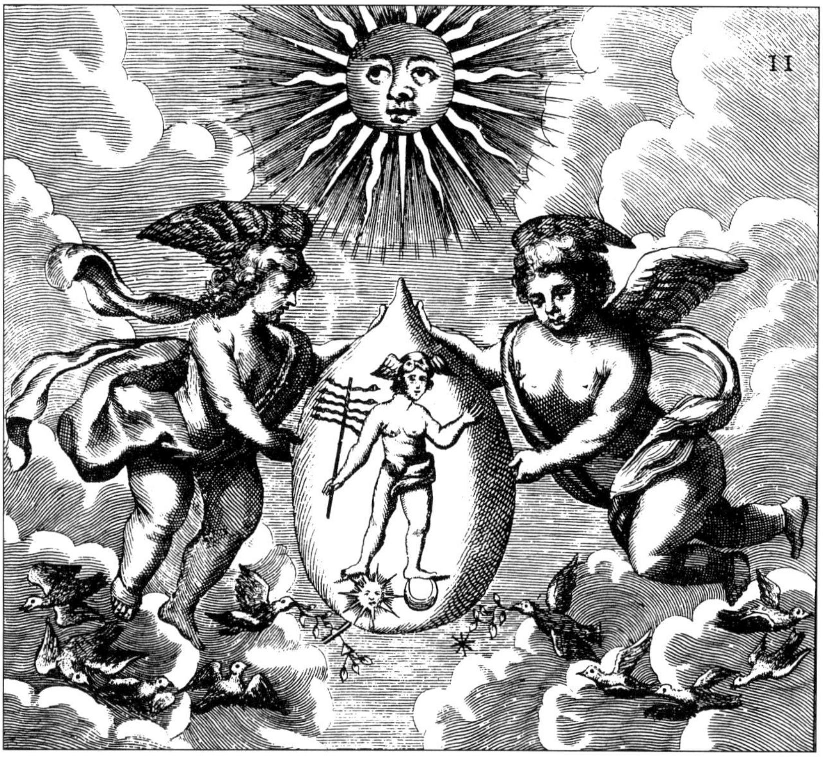

Merkur wird von Putten zum göttlichen Licht emporgetragen. Symbolische Darstellung der Scheideprozesse bei der alchimistischen Arbeit. Aus *Mutus liber*, 1702.

Natürlich kann man jederzeit ein Therapiekonzept erstellen, das aus stofflichen *und* vergeistigten Arzneien besteht. Dieser goldene Mittelweg führt meistens am schnellsten zum Therapieziel, weil man so gleichzeitig auf organotroper, funktiotroper und konstitutiotroper Ebene arbeitet, was der Trinität von Sulfur, Merkur und Sal entspricht.

Ein enormer weiterer Vorteil der vergeistigten Arzneien ist ihre Ungiftigkeit, weil durch die speziellen Herstellungsverfahren das Stoffliche, das für die Giftwirkung verantwortlich ist, transformiert wird. Paracelsus legt größten Wert auf die Feststellung, dass eine wahre Arznei keine Giftwirkung entfalten darf (I/395). Wenn unangenehme Reaktionen durch veredelte Arzneien auftreten, dann sind dies meistens Heilkrisen, die durch eine Umstimmung zustande kommen und nicht durch die Toxizität der Arznei, wobei man die Heilkrise natürlich von einer fortschreitenden Verschlimmerung des Leidens streng unterscheiden muss (was nicht immer leicht ist).

Um nun eine Vergeistigung zu erreichen, muss man das Grobstoffliche, also die materielle Form einer Substanz, auflösen. Einer der Schlüsselsätze des Hermes Trismegistos lautet: »Trenne das Feine vom Groben.« Bei vielen alchimistischen Operationen wie der Destillation findet tatsächlich eine Trennung statt, aber eigentlich ist es eher eine Metamorphose der Materie, wodurch das feinstoffliche Wirkpotenzial freigesetzt und angereichert wird – alchimistisch ausgedrückt eine Transmutation.

In der Alchimie spricht man von verschiedenen Graden der Verwandlung. Eine stoffliche Tinktur wirkt nur auf einer anderen Ebene als ein vergeistigtes Destillat; dies ist also kein Werturteil, es hat aber dennoch Konsequenzen für die Therapie. Die Erfahrung zeigt, dass eine stoffliche Arznei eher kurzfristig und punktuell wirkt und häufiger gegeben werden muss. Je mehr dagegen die Arznei vergeistigt ist, desto eher wirkt sie auf lange Sicht und auf prozessuale Geschehen statt auf der zellularen Ebene. Solche Arzneien kann man wesentlich niedriger dosieren, und auch die Intervalle der Einnahme sind deutlich länger – oftmals ist nur alle paar Wochen eine Dosis erforderlich oder es genügt eine Einmalgabe.

Je höher der Grad der Vergeistigung, desto mehr wirkt die Arznei auch auf der spirituellen Ebene. Paracelsus sprach hier von der Veredelung eines Stoffs zur Quintessenz – dies ist ein anderer Begriff für das höchste Wesen. Eigentlich sind dies keine Arzneien im gewöhnlichen Sinne, sondern Hilfsmittel für den spirituellen Entwicklungsweg des Menschen, und insofern sind sie Heilmittel im wahrsten Sinne des Wortes. Paracelsus meinte, dass die Arznei immer etwas höher im Grad stehen sollte als die Krankheit (II/56), damit die Arznei zu einer Art Vorbild werden kann. Aber nur die höchsten Grade können auf den Lebensgeist und die mentalen und metaphysischen Prozesse im Menschen direkt einwirken.

Ein Heilmittel mit einer quintessenziellen Heilkraft nannte Paracelsus Arcanum. Darunter verstand er kein Geheimmittel, sondern eine Arznei mit einer tiefgreifenden und universellen Wirksamkeit, wobei die Herstellung tatsächlich oft genug ein Weg voller ungelöster Geheimnisse ist. Lesen wir hierzu Paracelsus: »Es sind alle Arcana so beschaffen, dass sie ohne Materie und Corpus ihr Werk vollbringen. Und zwar aus dem Grunde, weil die Krankheiten nicht Corpora sind. Drum soll Geist gegen Geist gebraucht werden, wie der Schnee vor der Sonne dahinschmilzt und vom Sommer« (I/451). »Durch die Kraft der Arcana wird die Natur der Gestirne geändert, so dass sie ihren Lauf ändern und die Krankheit nicht erwecken« (II/318). »Dass es einen so trefflichen und richtigen Namen hat, wird dadurch verursacht, weil es ein Arcanum ist, das unkörperlich, unsterblich und ewig lebend ist. Seine Natur kann vom Menschen nicht verstanden werden. (...) Es hat die Macht uns zu verändern, zu verwandeln, zu erneuern und wieder herzustellen, wie die Arcana Gottes. (...) Arcanum ist jede Tugend des Dinges tausendfach verbessert. (...) Sie erhalten den Körper in Gesundheit, sie vertreiben die Krankheiten, sie befreien das traurige Gemüt, sie bewahren vor jeder Ungesundheit und Krankheit« (III/38).

»Aber ob man nun ein Medikament einnimmt oder nicht, darin liegt kein wesentlicher Unterschied. Denn dass sie gekaut wird, ist ja nicht das Wesen der Arznei. Diese ist für jedermann unsichtbar. (...) Nicht auf das Körperliche, sondern auf die Kraft kommt es an. Darum gibt es die Quintessenz (...) die zwanzig Pfund an Kraft übertrifft. Je kleiner ihre Masse, desto größer ist ihre Wirkung.« (Paracelsus I/278)

Der »grüne Geist« in der Flasche: Über alkoholische Pflanzenauszüge

Prinzipiell sollte man für die meisten Herstellungsverfahren Frischpflanzen bevorzugen, weil nur diese die lebendigen quintessenziellen Eigenschaften besitzen. Beim Trocknungsprozess, der meistens nur zum Aufbewahren von Kräutern wirklich notwendig ist, aber auch bei einer längeren Lagerung, gehen diese Eigenschaften sukzessive verloren.[21] Paracelsus veranschaulichte diese Ansicht am Beispiel Melisse: »Melissa hat einen Lebensgeist in sich und dieser ist ihre Tugend, Kraft und Arznei. Wenn sie abgebrochen wird, ist das Leben und die Tugend noch in ihr (...). Daher kann die Quinta Essentia extrahiert und lebend ohne Zerstörung als etwas Ewiges nach seiner Vorausbestimmung bewahrt werden« (III/22). »Darum ist hier ein Unterschied, dass die gedörrten Kräuter (also die getrockneten) wie das (geschlachtete) Fleisch zu achten sind, denn ihnen fehlt der grüne Geist, das ist das Leben« (III/24).

Unser Freund und Kollege Max Amann befasste sich als analytischer Chemiker lange Zeit mit Lebensmitteln und ihrer krebswidrigen Wirkung, speziell mit Vitaminen und Enzymen, aber auch mit dem Vergleich zwischen unterschiedlichen Herstellungsweisen von Pflanzenarzneien. Die Ergebnisse sprechen eindeutig für die Ansicht des Paracelsus: Durch Trocknung und Lagerung verlieren sich ex-

21 Bestimmte Pflanzenwirkstoffe entstehen allerdings erst beim Trocknen durch einen Fermentations- bzw. Faulungsprozess; Beispiele sind Baldrian, Waldmeister und Steinklee. In frischem Zustand riechen diese Pflanzen nur wenig, aber schon nach wenigen Stunden erfüllt ein starker Duft den Raum. Es genügt allerdings das Antrocknen von einigen Stunden vor der weiteren Verarbeitung, würde man eine vollständige Trocknung durchführen, ginge wiederum Wesentliches verloren. Handelsware ist übrigens immer viel zu schnell getrocknet, meist sogar maschinell in Trocknungsöfen. Wenn man selbst trocknet, dann sollte man dies immer auf schonende Weise tun (siehe Seite 125); dies ergibt Kräuter, die nach der Ansicht des Paracelsus zwar eine abgestorbene, aber noch wirkungsvolle Quintessenz beinhalten, was man an Geschmack und Geruch sofort erkennen kann – beide sollten möglichst der Frischpflanze entsprechen.
Es gibt aber auch Beispiele für eine vollständige Trocknung und sogar eine längere Lagerung; Beispiele hierfür sind Küchenschelle oder Leberblümchen (die das toxisch wirkende Protoanemonin enthalten, das beim Trocknen verloren geht) oder der Faulbaum, ein extrem wirkendes Abführmittel. Vor Gebrauch muss man die Rinde entweder durch künstliche Hitze altern, was man natürlich bei Handelsware tut, oder man muss sie mindestens ein Jahr lagern, sonst sind die abführenden Anthrachinon-Glykoside zu toxisch.

trem schnell alle merkuriellen Eigenschaften, vor allem werden immunologisch wirksame Stoffe wie proteolytische Enzyme, Anthocyane, Iridoidglykoside (z.B. Aucubin), Senfölglykoside, Aromastoffe, Vitamine und dergleichen zerstört. Die merkuriellen Wirkstoffe sind aber im Wesentlichen mit den quintessenziellen Eigenschaften identisch, im Gegensatz zu anderen, weniger flüchtigen Stoffen wie z.B. Gerbstoffen, in denen man oft das Wirkprinzip einer Pflanze vermutet. Jeder kann diesen Versuch selbst durchführen, indem er frische Rosmarinblätter und getrockneten Rosmarin aus dem Kräuterlade oder der Apotheke verreibt. Am extremsten ist der Unterschied bei alkoholischen Auszügen: Eine Tinktur aus frischem Rosmarin schmeckt nach Sonne, Meeresfrische und Urlaub, während eine gewöhnliche Handelstinktur, die man aus getrockneten Blättern herstellt, nur nach einer pappigen Arznei schmeckt, die zwar den Kreislauf und die Verdauung anregt, aber keinerlei feinstoffliche Wirkung auf die seelische Befindlichkeit hat.

Da handelsübliche Tinkturen nach den gesetzlichen Vorschriften immer aus getrockneter Ware hergestellt sind, ist eine Selbstherstellung sehr sinnvoll, auch weil man gleichzeitig okkulte Gesichtspunkte wie etwa den Stand der Gestirne berücksichtigen kann. Das Wort »Tinktur« soll von Paracelsus eingeführt worden sein und bedeutet eigentlich gefärbt (*tingere* = färben; W. Dressendörfer, 2003). Tatsächlich haben Tinkturen immer eine dunkle Färbung – meistens Erdtöne von Gelblich-Durchscheinend bis fast Schwarz (natürlich gibt es immer wieder auch andere Farbtöne, z.B. Violett bei den frischen Blüten der schwarzen Akelei, Goldorange bei Safran oder Tiefrot bei Johanniskraut). Tinkturen schmecken meistens kräftig, herb, zusammenziehend, würzig-bitter oder scharf, da man durch den Alkohol sämtliche Geschmacksträger (= Sulfur) wie Aromastoffe, Bitterstoffe, Gerbstoffe oder Alkaloide auszieht (was aber auch bedeutet, dass im Gegensatz zu einer vergeistigten Arznei auch sämtliche toxischen Stoffe übergehen und daher unerwünschte Nebenwirkungen möglich sind).

Die Herstellung von Tinkturen ist kinderleicht. Man füllt klein gehackte Pflanzenteile in ein Gefäß (bei frischem Kraut ganz füllen, bei getrockneten zerkleinerten Kräutern sollte die Füllmenge ca. 50 bis 70 Prozent betragen, bei frischen Wurzeln 50 Prozent und bei getrockneten Wurzeln und Pulver ca. 30 Prozent). Man sollte die Kräuter nur sorgfältig verlesen und von Erde befreien; Waschen ist meistens nicht erforderlich, hierdurch wird das Präparat oft nur unnötig verwässert. Als Alkohol eignet sich besonders Weinbrand; aber auch Wodka oder andere Schnäpse kann man nehmen (besonders wohlschmeckende Präparate in unserer Sammlung sind z.B. Kirschblüten in Kirschwasser oder Schlehenblüten in Schlehengeist).

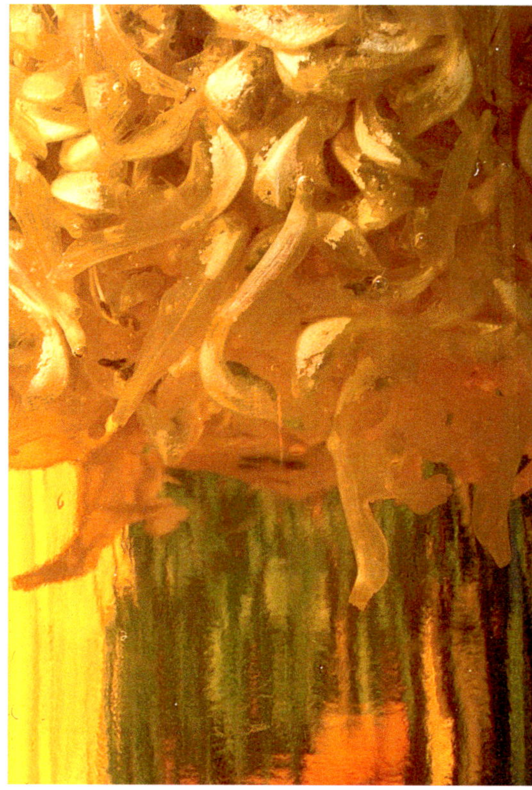

Taubnesselblüten in alkoholischer Lösung. Foto: Margret Madejsky.

Der Alkoholgehalt von Tinkturen

Je nach Pflanze und Wirkstoff eignet sich ein anderer Alkoholgehalt. Als Richtschnur hat sich bewährt:

- bei Stärke und Schleimstoffen ca. 20 Volumenprozent
- bei Glykosiden, Flavonoiden, Scharf- und Bitterstoffen ca. 30–40 Volumenprozent

- bei Steroiden, Gerbsäuren und Gerbstoffen ca. 50 Volumenprozent
- bei Alkaloiden, Steroidalkaloiden und ätherischen Ölen ca. 50–70 Volumenprozent
- bei fetten Ölen, ätherischen Ölen und Harzen ca. 70–95 Volumenprozent.

Der Mindestgehalt an Alkohol für eine lange Lagerfähigkeit liegt bei 18 Volumenprozent; für kürzere Zeiträume von einigen Monaten Lagerung kann man auch gewöhnliche Weine verwenden, die man allerdings kühl lagern sollte, oder man »spritet« sie mit höherprozentigem Alkohol bis auf 18 Volumenprozent auf.

Bei sehr wässrigen Pflanzenteilen muss man den Alkoholgehalt immer etwas höher ansetzen (ca. 5–10 Prozent). Empfindliche Teile wie Blüten oder sehr weiche Pflanzen, aber auch viele Knospen benötigen in der Regel weniger Alkohol, meistens unter 50 Volumenprozent (Ausnahme sind z.B. Pappelknospen, die man mit 95 Volumenprozent Alkohol auszieht). Harte Pflanzenteile wie Wurzeln oder Rinden benötigen einen höheren Alkoholgehalt, meistens über 60 Volumenprozent. Bei Knospen eignet sich ebenfalls die alkoholfreie Verreibung mit Glycerin, die sich auch zum Ausziehen von Pflanzen mit ätherischen Ölen und Scharfstoffen bewährt hat.

Für einen höheren Alkoholgehalt mischt man am besten 95 Volumenprozent Alkohol[22] je nach Bedarf mit gutem Quellwasser – destilliertem Wasser fehlt in unseren Augen eine lebendige Schwingung, die aber wesentlich für ein gutes Präparat ist. Beim Mischen legt man den Alkohol in einem Standgefäß vor und gibt das Wasser langsam unter Rühren ein.[23]

Das Gefäß wird bis zum Rand mit dem Alkohol-Wasser-Gemisch gefüllt und dann luftdicht verschlossen (auf keinen Fall Plastikgefäße und -verschlüsse verwenden, da es dabei zu unerwünschten chemischen Reaktionen kommen kann). Es hat sich bewährt, die Tinktur an einem dunklen, trockenen Ort bei Zimmertemperatur über mindestens 40 Tage auszuziehen (diesen Prozess nennt man Mazeration). Gelegentlich sollte man das Gefäß schütteln. Handelsübliche Tinkturen haben nur ca. zwei Tage Reifezeit, obwohl eine Woche das Minimum sein sollte.

Bei Paracelsus liest man oft, dass man einen Ansatz »digerieren« lassen soll. Darunter versteht man einen Auszug bei einer Temperatur von konstant 37 Grad Celsius, was die Mazeration beschleunigt. Heißt es dagegen »in Pferdemist digerieren«, dann

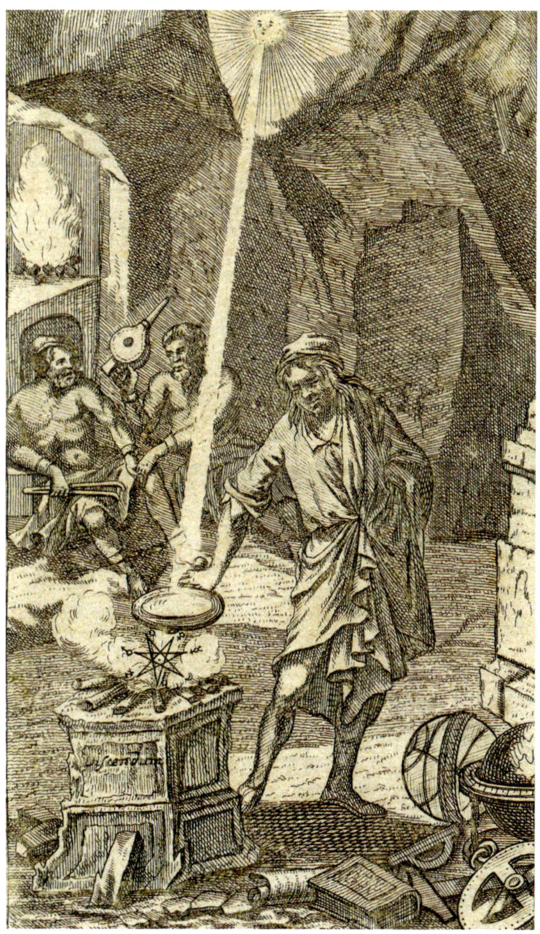

Ein Alchimist führt die Kalzination durch, die vom kosmischen Licht beschienen wird. Auch Anspielung auf die Arbeit mit einem Brennspiegel. Kupferstich um 1700.

22 Billigen Trinkalkohol aus Getreide, Kartoffeln oder Obst mit 95 Volumenprozent gibt es z.B. in Italien in jedem Supermarkt, und auch in Österreich ist der Alkohol wesentlich billiger als in Deutschland; außerdem ist der teure Alkohol aus deutschen Apotheken oftmals synthetisch hergestellt.

23 Beim Verdünnen muss man immer das Wasser in den Alkohol schütten, niemals umgekehrt. Dies ist besonders bei Destillaten wichtig. Der Mineraliengehalt des Wassers führt sonst zum Ausflocken. Dabei fallen Substanzen wie Kalzium oder Magnesium aus und trüben das Destillat nicht nur, sondern binden auch noch die Aromastoffe und machen das Produkt eventuell wertlos. Aus denselben Gründen muss das Wasser unter leichtem Rühren ganz langsam zugegeben werden. Sonst zerstört man die ganze Arbeit.

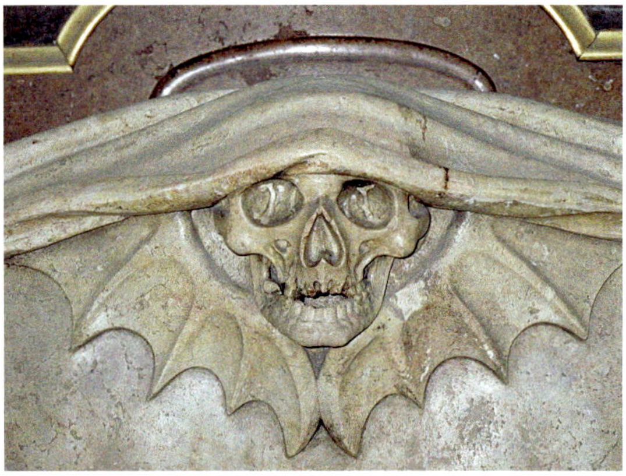

Tod und Wiedergeburt ist das zentrale Thema der alchimistischen Transmutation. Der Totenkopf, genannt Caput mortuum, steht symbolisch für das nicht mehr Wandelbare. Foto: Olaf Rippe; aufgenommen auf dem Sebastiansfriedhof in Salzburg, einige Meter vom Grabmal des Paracelsus entfernt. Foto: Olaf Rippe.

sind damit deutlich höhere Temperaturen gemeint. Im Misthaufen kann es durchaus bis 70 Grad warm werden; solche Temperaturen benötigt man vor allem, um ölartige Substanzen auszuziehen.

Vor allem Ansätze in Wein werden oft geköchelt (infundieren = 90 Grad Celsius, decoctieren = 100 Grad Celsius), besonders wenn die Rezepte auf den Stoffwechsel wirken sollen, also auf den Wärmepol im Menschen (Ähnliches gilt für Teezubereitungen). Bei Weinabkochungen kommt es weitgehend zum Verdampfen des Alkohols. Paracelsus hat diese Zubereitungsweise des Öfteren erwähnt, in der Hildegardmedizin ist sie ebenfalls sehr beliebt: Wein ist eine hervorragende Trägersubstanz für die geistartigen Wirkkräfte einer Pflanze, er ist schließlich selbst bereits eine Arznei und ein Lebenselixier.

Vor Gebrauch wird die Tinktur filtriert (ein normaler Kaffeefilter genügt) und der Pflanzenrückstand ausgepresst; eventuell muss man mehrmals filtern, damit alle groben Schwebteilchen entfernt sind. Die Lagerung erfolgt in Braunglasflaschen. Bei einem sehr hohen Alkoholgehalt verdünnt man vor der Einnahme auf Trinkstärke mit Wasser.

Wer sich etwas auskennt, kann natürlich auch Gemische von Pflanzen gemeinsam ausziehen. Dies hat den Vorteil, dass es zu synergistischen Prozessen kommt, die bei einer gelungenen Rezeptur durchaus den Gütewert steigern.

Bei Paracelsus findet sich eine weitere verfeinerte Methode der Anreicherung: Bei Pflanzen, die sich über einen längeren Zeitraum zum Sammeln eignen (z.B. Johanniskraut), empfiehlt er, die Tinktur nach jeder Woche abzufiltern und das Filtrat erneut mit Kräutern anzufüllen; dies wiederholt man, solange es frische Kräuter gibt. Die Tinktur wird auf diese Weise natürlich wesentlich gehaltvoller; Gleiches kann man übrigens auch bei der Herstellung von Kräuterölen tun.

Nun ist aber Tinktur nicht gleich Tinktur, auch wenn sie aus der Apotheke kommt. Mit der homöopathischen Urtinktur gibt es nämlich noch eine weitere Möglichkeit einer gehaltvollen Arznei. Samuel Hahnemann schloss sich der Meinung von Paracelsus auch in Bezug auf das Ausgangsmaterial einer Pflanze an: Zur Herstellung von Homöopathika ist das Merkurielle einer Substanz wesentlich und darf auf keinen Fall verloren gehen. Hahnemann verwendete daher in der Hauptsache Frischpflanzen zur Herstellung homöopathischer Urtinkturen, die man als solche im Sinne der Phytotherapie verwendet oder zur weiteren Potenzierung als Ausgangsstoff gebraucht. Auch die Auszugsdauer ist länger als bei Tinkturen (ca. sieben Tage).

Homöopathische Urtinkturen sind teuer, doch der hohe Preis ist gerechtfertigt, allein schon deshalb, weil man in der Regel nur geringe Mengen für einen therapeutischen Effekt benötigt. Wenn man, aus welchem Grund auch immer, sie nicht selbst herstellen kann, sollte man diese Zubereitungsart unbedingt bevorzugen.

> *»Die Reifung der Früchte ist die Kochkunst der Natur, also was die Natur in sich hat, das kocht sie, und wenn es gekocht ist, so ist die Natur vollkommen. Wenn der Arzt also kochen kann, dem Inhalte der oben genannten Philosophie und Astronomie entsprechend, so ist er ein Arzt, über den man sich wahrhaft und getrost freuen kann.« (Paracelsus I/338)*

Das Sal-Prinzip der Asche: Die Kalzination

Der Pflanzenrückstand wird bei gewöhnlichen Tinkturen oder Extrakten praktisch immer verworfen. Stellt man selbst eine Tinktur her, dann könnte man diesen Rückstand wenigstens kompostieren

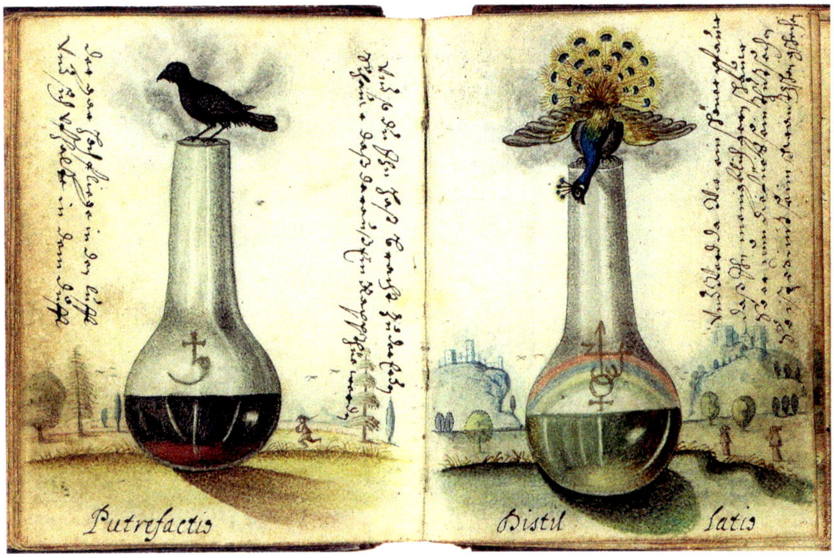

Die Putrefaktion, der saturnale Prozess der Fäulung, dargestellt als Rabe, und die Destillation, der merkurielle Prozess der Reinigung, bei dem venusische Kräfte frei werden, dargestellt durch einen Pfau. Aus dem Alchemiehandbuch des Appenzeller Wundarztes Ulrich Ruosch von Gamper und Hofmeier.

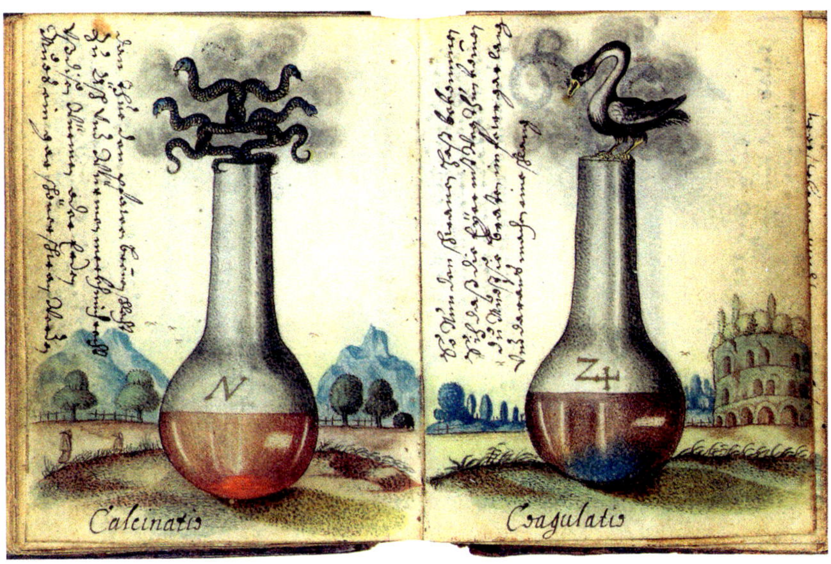

Die calcinatio, dargestellt durch Würmer, die dem Rückstand beim Veraschen entweichen, und die coagulatio, die Zugabe des löslichen Salzes und die Ausfällung des Unlöslichen (Caput mortuum). Aus dem Alchemiehandbuch des Appenzeller Wundarztes Ulrich Ruosch von Gamper und Hofmeier.

oder trocknen, um daraus eine Asche zu gewinnen. Diesen Prozess nennt man Kalzination.

Die getrockneten Kräuter kann man hierfür in einer Pfanne über einer starken Hitzequelle zu Asche verbrennen – ein Campingkocher reicht durchaus, Profis verwenden hierfür aber spezielle Öfen. Es entwickelt sich am Anfang ein stinkender, dichter Rauch, daher sollte man diesen Arbeitsgang am besten im Freien erledigen, wenn man nicht unter Laborbedingungen arbeiten kann.

Nach einiger Zeit beginnt sich die Substanz schwarz zu färben, schließlich wird sie weiß oder doch zumindest hellgrau-bräunlich. Je weißer die Salze sind, desto wertvoller sind sie für den Alchimisten. Die Veraschung erfordert hohe Temperaturen, die aber 920 Grad Celsius nicht überschreiten sollten (viele Firmen arbeiten nur zwischen 500 und 800 Grad Celsius); sonst besteht die Gefahr, dass die Salze schmelzen und damit unbrauchbar werden. Man erkennt die Schmelzung an dem bläulich-metallischen Schimmer im Veraschungsgefäß.

Ist die Asche nicht weiß genug, kann man sie auswaschen. Man übergießt die Salze mit etwas destilliertem Wasser, das man bei sanfter Wärme wieder abdampfen lässt. Wiederholt man diesen Vorgang oft genug, wird die Asche immer weißer, bis sie schließlich den optimalen Reinheitsgrad erreicht hat. In dem weißen Pulver befinden sich nun lösliche Teile – das Sal Salis (Salz des Salzes) – sowie das Unlösliche, das man in der Alchimie »Caput mortuum« (Totenkopf) nennt. Je nach Rezeptur verwendet man das ganze Salz, meistens aber nur wenig beziehungsweise nur den löslichen Teil.

Nach einer Zeit der Reifung wird man feststellen, dass durch die Zugabe von Asche die Tinktur weicher und runder schmeckt, was sich u.a. durch die basische Wirkung der Aschen erklärt und durch die veränderte Oberflächenspannung.

In der Spagirik gibt es zum Thema Asche kontroverse Meinungen. Manche Praktiker sind der Ansicht, dass ohne Zugabe des Sal-Prinzips eine spagirische Arznei unvollkommen bleiben würde. Es gibt aber auch Meinungen, die davon ausgehen, dass der Zusatz des »Gestorbenen« die Arznei zu sehr den Sal-Kräften unterwerfe, weshalb es besser sei, darauf zu verzichten.

Bei Paracelsus findet man einige Hinweise, die für eine Verwendung der Asche sprechen. Bei der Beschreibung des Magisteriums aus Melisse heißt es beispielsweise: »Zerstoße sie klein zu Mus. Gib dies in ein Glas. Verschließe es mit Lehm des Hermes und lasse es einen Monat im Pferdebauch digerieren (= Mist). Dann lasse es einen Monat im Sand digerieren. Dann scheide das Reine vom Unreinen (Filtration) und lege das Reine in ein Glas mit gelöstem Salz (Aschezusatz). Mache es zu und lasse es einen Monat in der Sonne stehen. Du findest dann am Boden eine dicke Flüssigkeit und das Salz schwebt darüber. Scheide dies voneinander und du hast (...) das erste Ens der Melisse« (III/100).

Im seinem Buch *Über die Scheidung der vegetabilen Stoffe* schreibt Paracelsus: »Wenn aber die Dinge, welche im Destillatorium unten liegen bleiben, kalziniert und zu Asche gebrannt werden, kann mit warmem, einfachem Wasser das Alkali von ihnen ausgezogen und geschieden werden (Weißung der Asche). Die Asche, die zurückbleibt, wird terra mortua (tote Erde = Totenkopf) genannt, und von ihr kann nichts mehr geschieden werden« (III/280).

Man findet aber auch Beschreibungen, in denen er ähnliche Prozesse anders darstellt. An einer Stelle schreibt er, dass man die Kräuter in Branntwein ansetzen und einen Monat digerieren soll. Danach erfolgt eine schonende Destillation im Marienbad. Das Destillat wird nun wieder mit frischen Kräutern angereichert. Dies tut man so lange, »bis der Branntwein den vierten Teil vom Safte der Kräuter erreicht. Dann destilliere durch den Pelikan mit neuen Zugaben für einen Monat. Dann scheide es und du hast das Magisterium« (II/57); hier wird nun keine Asche erwähnt.

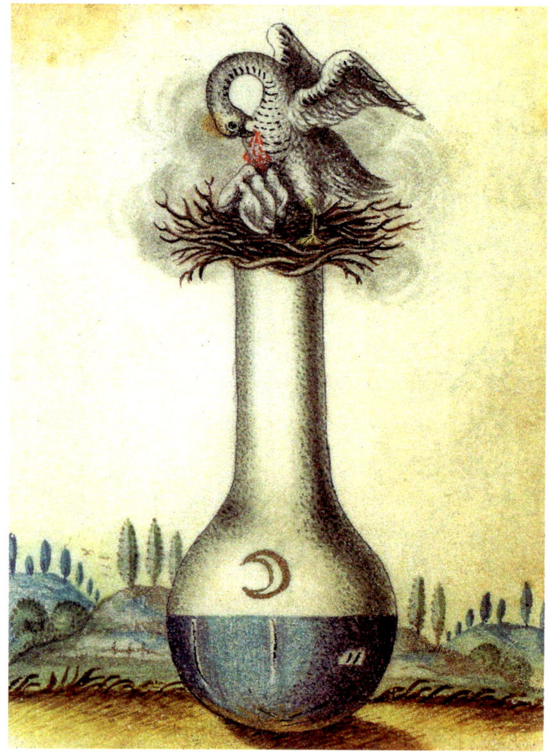

Zirkulation, Reifung und Multiplikation, dargestellt als Pelikan, der seine Jungen mit seinem Blut ernährt. Aus dem Alchemiehandbuch des Appenzeller Wundarztes Ulrich Ruosch von Gamper und Hofmeier.

Folgendes Zitat zeigt, dass er die Asche eventuell sogar ablehnte: »Die spagyrische Kunst lehrt alles Reine einer Substanz von dem Unreinen der Substanz zu scheiden. Denn die Kraft und Natur eines jeden Dinges wirken, nicht die Substanz selbst. Daher lehrt die Kunst, die Grade zu erhöhen. Wo nämlich die Natur aufhört, beginnt der Spagyriker. Wenn das Reine von dem Unreinen geschieden wird, bleiben die Schlacken zurück und diese nützen überhaupt nicht« (III/451).

Solche widersprüchlichen Aussagen findet man bei Paracelsus öfter. Am besten ist, verschiedene Möglichkeiten auszuprobieren und die Ergebnisse zu vergleichen. Völlig falsch wäre es, einen richtigen und einen falschen Weg zu postulieren. Schließlich lautet eine hermetische Weisheit: »Alle Wahrheiten sind nur halbe Wahrheiten.«

Die alkoholfreie Arznei

Auch wenn die Wege manchmal etwas primitiv erscheinen, führen alkoholfreie Zubereitungen oftmals zu ausgesprochen wirkungsvollen Präparaten. Man verwendet sie vor allem, wenn man keinen Alkohol zu sich nehmen darf oder will, und natürlich für Kinder.

Nur an wenigen, aber zentralen Stellen findet man bei Paracelsus den Hinweis auf eine Verreibung von Kräutern mit Zucker. Er wandte diese Herstellungsmethode beispielsweise für die Blätter der Schwarzen Nieswurz an. Prinzipiell ist diese simple, aber effektive Methode bei allen Pflanzen möglich, sofern das Ausgangsmaterial etwas Saft in sich hat, den man mit Zucker mischen kann; getrocknete Pflanzen sind demnach ungeeignet.

Man sollte die Verreibung immer erwägen, wenn es sich um eine Pflanze mit instabilen Wirkstoffen handelt, die beim Trocknen schnell zerstört werden. Ideal für die ersten Versuche sind Bärlauch, Basilikum, Brunnenkresse oder Wegerich.

Die frischen Pflanzenteile werden zunächst so klein wie möglich geschnitten und in einem Mörser mit Milchzucker zu einem Brei verrieben. Das Mengenverhältnis variiert je nach Feuchtigkeitsgrad der Pflanze, das Ergebnis sollte breiig und streichfähig sein. Den Pflanzenbrei verteilt man dünn auf ein Backpapier und lässt ihn ohne Sonneneinstrahlung langsam trocknen. Nach einigen Tagen ist der Brei vollständig ausgehärtet und kann zu Pulver verarbeitet werden; dieses bewahrt man in einem verschließbaren Gefäß an einem trockenen und dunklen Ort auf. Die Einnahme erfolgt pur oder aufgelöst in Flüssigkeit.

Da Zucker konservierend wirkt, ist das Pulver etwa ein Jahr haltbar, manchmal auch wesentlich länger. Das Pulver schmeckt natürlich süß, aber auch intensiv nach der Pflanze selbst – und dies auch noch nach vielen Monaten, selbst wenn es sich um sehr flüchtige Wirkstoffe handelt. Zucker hat einen starken Sal-Charakter und ist ein ideales Auszugsmedium für das Sulfurische eines Stoffs, also

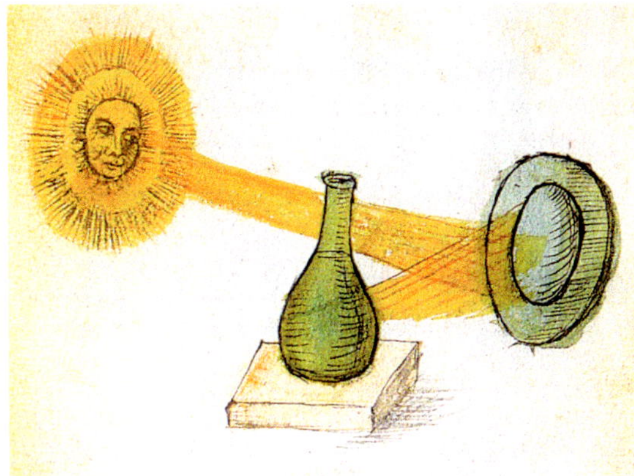

Putrefaktion im Licht der Sonne, das über einen Spiegel auf den Ansatz gelenkt wird. Handschrift, 17. Jahrhundert.

für alles, was mit dem Geschmack und dem Geruch zu tun hat, während gleichzeitig das merkurielle Wirkprinzip stabilisiert wird.

In der tibetischen Medizin gilt Zucker als »Medizinpferd«, das die Arzneiwirkung verstärkt und auf dessen Rücken die Heilkraft in den Körper getragen wird. Es ist also sehr wohl begründet, wenn man vor allem in der Homöopathie als Trägersubstanz Milchzucker entweder als Pulver oder in Form von Globuli verwendet.

Das Köcheln von Kräutern in Zucker ist der Milchzuckerverreibung ganz ähnlich. Hierzu verflüssigt man den Zucker behutsam auf kleiner Flamme und gibt Pflanzensaft hinzu, den man mit der Zuckermasse verrührt. Anschließend lässt man das Ganze auskristallisieren; hierzu kann man es auch in Formen geben. Solches »Latwerg« erfreute sich zu allen Zeiten großer Beliebtheit – der Mensch ist eben nun einmal naschsüchtig.

Bereits in grauer Vorzeit gebrauchte man auch den Auszug von Kräutern in erwärmtem Honig, der ebenfalls ein Medizinpferd darstellt. Noch heute gibt es einige Handelspräparate, vor allem für Kinder, beispielsweise die »Nervennahrung« von Wala, ein Gemisch von Kräutern und Mineralien zur allgemeinen Energetisierung, oder den Flechtenhonig von Weleda bei Bronchitis. Auch Zubereitungen von Kräutern in erhitzter Milch wurden von Paracelsus mehrmals erwähnt; sie eignen sich vor allem zum Ausziehen fettlöslicher Wirkstoffe.

Wässrige Zubereitungen, also Kräutertees, spielen bei Paracelsus keine große Rolle, umso mehr dafür aber etwas ganz Ähnliches, nämlich die Kräutersuppe. Inzwischen ist die Küche mit Wildkräutern zwar wieder im Kommen, in alter Zeit – in der man oft auch Hunger leiden musste – war dies indes die tägliche Speise. In puncto Mineralien und Vitamine sind die meisten essbaren Wildpflanzen, von denen es Hunderte gibt, ohnehin jedem gezüchteten Gemüse überlegen. Statt sich über den Giersch im Garten aufzuregen, der mal wieder die Beete zuwuchert, sollte man ihn deshalb kurzerhand einfach in die Suppe schnippeln.

Ein bekanntes Beispiel für eine »Kräutersuppen-Therapie« ist die Gründonnerstagssuppe aus neunerlei Wildkräutern, die man noch heute traditionell vor Ostern zubereitet. Im Prinzip sollte man aber das ganze Jahr über Wildkräuter zu sich nehmen. Am Jahresanfang sind es mehr junge Blätter, aber auch Blüten, später dann auch Wurzelgemüse wie Pastinak.

Die Kochkunst wird nicht ohne Grund als hohe Schule der Alchimie bezeichnet: Schließlich finden sich sämtliche Schritte vom Ablöschen über das Dünsten und Gären bis zum Rösten und Schmoren auch im Labor bei der Heilmittelherstellung wieder. Bei den meisten Verfahren spielt das Feuer eine große Rolle: Paracelsus sprach sogar davon, dass eine Arznei nur durch das Feuer geboren werden könne (I/395). Natürlich kann man Pflanzen auch roh zu sich nehmen, wobei die meisten Heilkräuter eher unbekömmlich sind und auch unangenehm schmecken.[24] Ein Arcanum ist eine rohe Pflanze aber auf keinen Fall, darüber muss man sich im Klaren sein.

Wenn man ein Rohkostfan ist, sollte man die Pflanzen immer gründlich einspeicheln, da die im Speichel enthaltenen Enzyme eine Fermentierung begünstigen und damit die Umwandlung der Substanz im Sinne der Alchimie fördern. Ohnehin hat sich gezeigt, dass man die meisten Arzneien immer lange Zeit im Mund behalten sollte, damit eine ausreichende Fermentation und Resorption durch das Einspeicheln stattfinden kann; außerdem kommt es nur auf diese Weise zu einer reflektorischen Anregung der Verdauungsdrüsen. Im Zeitalter der dünndarmlöslichen Gelatinekapseln kann man dies leider nicht mehr als bekannt voraussetzen.

24 Frischpresssäfte, die man heute in Reformhäusern kaufen kann, eignen sich auch als alkoholfreie Arznei.

Sonnendestillat nach Brunschwyck

Im Destillationsbuch von Hieronymus Brunschwyck finden sich zahlreiche Rezepte für Pflanzenwässer, die man u.a. durch Destillation an der Sonne gewinnt. Die Herstellung erfolgt ohne jede Zusätze – das heißt also, dass nur die Feuchtigkeit aus den frischen Pflanzen gezogen wird, ohne vorherige Gärung oder Reife. Die Wässer sind sehr rein und riechen oft sehr gut.

Zwei (Rund-)Kolben werden hierzu ineinander gesteckt; im oberen Kolben befinden sich über einem Sieb die zerkleinerten frischen Pflanzenmaterialien (sonst nichts!). Diese Konstruktion wird »an die Sonn/wenn und an welchem Ort sie am aller heisten scheinet« (H. Brunschwyck, 1610/1963) gestellt. Hierdurch zieht man die Feuchtigkeit, die sich im unteren Kolben sammelt, aus dem Material.

Statt der Sonne eignet sich auch milde Wärme wie das Marienbad. Durch die schonende Erwärmung schwitzen die Pflanzen langsam ihre Feuchtigkeit aus. Diesen Vorgang muss man peinlich genau beobachten. Sobald die Kräuter anfangen zu trocknen, ist die Wärmequelle zu entfernen. Bleiben die Kräuter zu lange auf dem Feuer, besteht die Gefahr, dass sich ein »brenzliger« Geschmack entwickelt. In diesem Falle ist das Präparat kaum mehr zu retten.

Bei kühler und dunkler Lagerung sind Pflanzenwässer laut Brunschwyck durchschnittlich ein Jahr haltbar. Werden sie in dieser Zeit nicht verwendet, so lässt sich die Haltbarkeit durch erneute Destillation oder Rektifikation mittels Zirkulation verlängern.

Die Rhythmisierung

Eine der vielen Möglichkeiten, alkoholfrei zu arbeiten, ist die Herstellung von wässrigen Auszügen, wie sie die Firma Wala praktiziert. Als Lösungsmittel wird destilliertes Quellwasser verwendet, da Alkohol nach den Vorstellungen von Rudolf Steiner mumifizierend wirkt und der Pflanze etwas Fremdes hinzufügt, was zu vermeiden ist. Der Ansatz der zerkleinerten Frischpflanzen erfolgt ausschließlich in (destilliertem) Quellwasser ohne Zusatzstoffe. Normalerweise würde es nach einer leichten milchsauren Gärung durch die Pflanzenhefen bald zu einer alkalischen Fäulnis kommen, die jeder kennt, der schon einmal Brennnesseljauche hergestellt hat.

Um dies zu verhindern, hat man nach jahrelanger Forschung ein spezielles Verfahren entwickelt: die Rhythmisierung. Licht – Dunkelheit, Wärme – Kälte und Bewegung – Ruhe bilden die drei Grundpolaritäten der Natur und die Grundlage für die Transmutation. Die Rhythmisierung beginnt am ersten Abend nach dem Sammeln der Kräuter. Eine Stunde vor und eine Stunde nach Sonnenunter- bzw. -aufgang wird die »Grundsubstanz« in einen »Lichthof« gestellt. Dabei wird sie auf 4 Grad (an diesem Punkt ist die Dichte von Wasser am größten) abgekühlt und rhythmisch spiralförmig bewegt. Den Rest des Tages verbleibt die Grundsubstanz vom Licht abgeschirmt und in Ruhe; dabei wird sie auf konstant 37 Grad Celsius erwärmt (physiologische Körpertemperatur).

Die Rhythmisierung wird sieben Tage lang durchgeführt. Nach dreieinhalb Tagen wird filtriert und der Rückstand getrocknet, während das Filtrat weiter rhythmisiert wird – allerdings ohne Wärmerhythmus.

Der Rückstand wird nach dem Trocknen verascht (Kalzination) und die Asche nach der Woche Rhythmisierung so weit möglich im Filtrat gelöst. Danach ruht die Tinktur in der Regel ein Jahr.

Das Ergebnis sind völlig stabile, wässrige Auszüge aus Pflanzen, was nach heutigem chemischem Wissen nicht erklärbar ist. Durch den rhythmischen Herstellungsprozess kommt es alchimistisch zu einer Anreicherung von Merkur und zu einer Orientierung der Arznei auf das rhythmische System. Die »Grundsubstanzen« werden ausschließlich zur Herstellung von potenzierten Präparaten verwendet.

Auch in der Firma Weleda werden einige Pflanzen rhythmisiert, allerdings auf eine etwas andere Weise. Im Unterschied zur Wala verwendet man nur den abgepressten Pflanzensaft. Das Präparat wird zudem morgens auf 37 Grad erwärmt und erst am Abend auf 4 Grad abgekühlt; tagsüber und nachts behält man die entsprechenden Temperaturen bei. Der Rückstand wird nicht verwendet, daher erfolgt auch kein Aschezusatz. Der Zeitrahmen ist nicht festgelegt, sondern wird dem jeweiligen Gärprozess angepasst, der bei jeder Pflanze anders verläuft. Wichtig ist bei der Rhythmisierung also vor allem die Beachtung der Polaritäten und nicht das detaillierte Vorgehen.

»Die Destillation hat bei den Alchemisten stets die Bedeutung von Verfeinerung und Vergeistigung durch Extraktion der volatilen Substanz, eben des spiritus, aus dem unvollkommenen oder unreinen Körper. Dieser Vorgang wurde zugleich physisch und psychisch erlebt. (...) Durch die tausendfache Destillation erhoffte man sich ein besonders ›feines‹ Endresultat.« (C. G. Jung, 2001)

Die Kunst der Destillation

In der Antike verwendete man vor allem Wein, Bier und Met zur Herstellung von Arzneimitteln. Hochprozentigen Alkohol kennt man wahrscheinlich erst seit knapp 1000 Jahren, und es ist schon fast eine Ironie der Geschichte, dass man Alkohol in arabischen Ländern entdeckte, wo er heute nicht gerade wohlgelitten ist.

Archäologische Funde konnten allerdings bestätigen, dass die Destillation und damit wohl auch die Alkoholgewinnung mindestens 5000 Jahre alt ist. Im Museum in Taxila in Nordpakistan stehen Exponate aus Terrakotta, die eindeutig der Destillation dienten (Rovesti/Fischer-Rizzi, 1995). Die arabischen Alchimisten hatten also nur ein uraltes Geheimnis wiederentdeckt.

Jede Gewinnung von Alkohol ist ein alchimistischer Prozess, bei dem die Gärung eine wichtige Rolle spielt (andere Begriffe für Gärung sind Fermentation oder Putrefaktion). Alkohol ist brennbar und flüchtig und wirkt konservierend, und er ist somit ein perfektes Beispiel für das Zusammenspiel der drei Prinzipien Sulfur, Merkur und Sal. Wegen seiner Eigenschaften gilt Alkohol als das beste Medium, um den Pflanzengeist zu extrahieren.

Gewöhnlich benutzt man zum Ausziehen Alkohol, den man durch Destillation von Korn, Kartoffeln oder Früchten (vor allem Wein) gewonnen hat. Es gibt aber auch Methoden, durch die man den

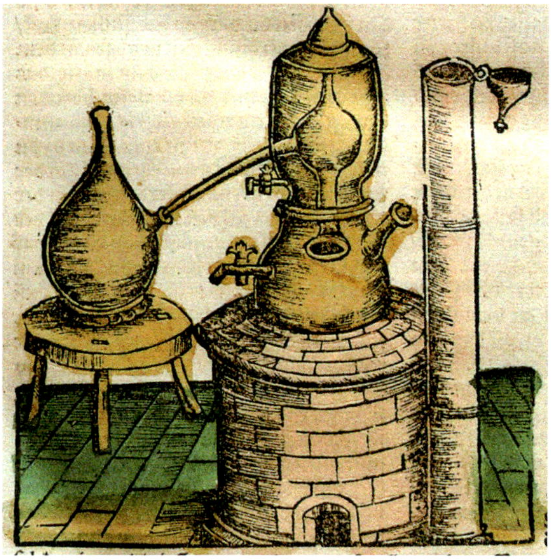

Destillationsapparat aus *Das Destillierbuch* von Hieronymus Brunschwyck, 1532.

Alkohol direkt aus dem Pflanzenansatz durch Gärung gewinnt.

Die alkoholische Gärung wird meist absichtsvoll in Gang gesetzt, indem man Hefe und Zucker einem Brei aus Wasser und Frischpflanzen zugibt. Heutzutage sind eine Vielzahl sogenannter Reinzuchthefen im Handel, wie sie bei der Herstellung von Weinen verwendet werden. Der Gebrauch von Bierhefe ist ebenso möglich. Für eine optimale Gärung benötigt man meistens noch eine Starthilfe in Form spezieller Mineralstoffmischungen, die man auch zur Weinherstellung verwendet, oder Säuren (z.B. Milchsäure).

Nach dem Mischen verschließt man den Gärbehälter mit einem Gärröhrchen; alternativ ist auch Watte geeignet (der Gärballon darf übrigens nie vollkommen verschlossen sein, sonst besteht die Gefahr, dass er infolge der Kohlendioxidbildung platzt). Der Ansatz benötigt eine Temperatur von etwa 20 bis 22 Grad, um optimal gären zu können. Ein ruhiger Ort und eine gleichmäßige Temperatur sorgen für einen ungestörten Gärprozess.

Die Gärung dauert nicht immer gleich lang, je nach Pflanze zwischen einigen Tagen und einigen Wochen. Kurze Zeit nach dem Ansatz beginnt die Maische zu gären, Kohlensäureblasen steigen auf, und die gesamte Flüssigkeit wird »lebendig«. Ein abgeschlossener Gärprozess lässt sich daran erkennen, dass sich die Dynamik verringert.

Ist die Gärung beendet, enthält die Flüssigkeit maximal ca. 16 Volumenprozent Alkohol – ein höherer Gehalt ist durch herkömmliche Vergärung nicht erreichbar, sondern nur durch anschließende Destillation. Hierzu gibt man entweder den Pflanzenbrei, so wie er ist, in einen Kolben, oder man filtriert zunächst und arbeitet nur mit dem Filtrat weiter. Zahlreiche Pharmafirmen verwenden zur Herstellung ihrer spagirischen Essenzen im Prinzip solche Gärverfahren, diese sind aber zur spagirischen Arbeit nicht unbedingt erforderlich. Paracelsus scheint jedenfalls darauf verzichtet zu haben; er benutzte vor allem Branntwein zur Bearbeitung von Kräutern.

Durch die Destillation gewinnt man die Essenz bzw. die Quintessenz einer Pflanze; auch die Bezeichnung Essenz (*esse* = sein) soll übrigens von Paracelsus stammen (W. Dressendörfer, 2003). Ein wesentlicher Unterschied zu Tinkturen ist die geringe Färbung, auch der Geschmack ist anders, vor allem aromatisch und nicht herb oder zusammenziehend. Dies liegt daran, dass bei der Destillation vor allem flüchtige Aromastoffe übergehen und weniger sulfurische Geschmacksträger und färbende

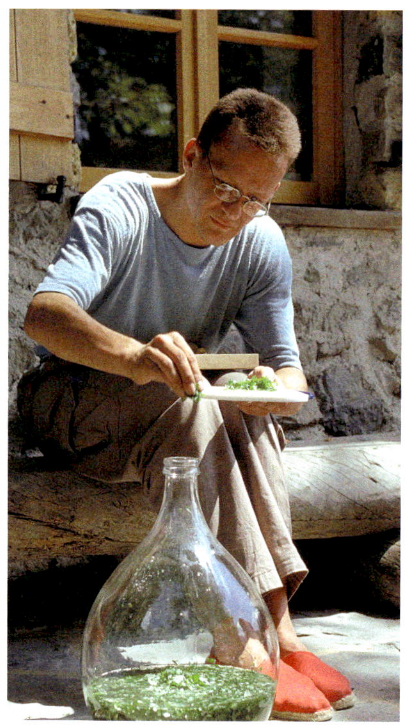

Michael Schmid beim Zubereiten eines Göransatzes aus frischer Melisse im Garten der Firma Soluna. Foto: Olaf Rippe.

Stoffe. Wichtig ist auch, dass toxische Stoffe wie Alkaloide nicht destillierbar sind, weshalb Essenzen meistens ungiftig sind – was ja eine der wichtigsten Forderungen des Paracelsus an ein Arcanum war. Dies bedeutet aber auch, dass reine Destillate für eine stofforientierte Therapie eher ungeeignet sind. Man kann sie jedoch ohne Probleme mit Tinkturen mischen, so dass man gleichzeitig auf verschiedenen Ebenen therapieren kann.

In Lehrbüchern der Pharmazie liest man, dass die Destillation (lat. *destillare*, »herabträufeln«) einen Vorgang bezeichnet, bei dem ein flüssiger Stoff durch Wärmezufuhr zunächst verdampft und anschließend der entstandene Dampf an anderer Stelle abkühlt und dadurch wieder zur Flüssigkeit verdichtet wird.« Nichts anderes meinte Hermes Trismegistos, wenn er davon sprach, dass man das Feinstoffliche vom Groben trennen solle: »Es steiget auf und fallet hernieder« – damit ist eindeutig die Destillation beschrieben. Paracelsus nannte diese alchimistische Methode daher auch die »Scheidekunst«.

Das Wesen dieser Destillation ist nicht nur die Abscheidung des Feinen vom Groben wie bei einer Filtration, sondern eine Anreicherung der merkuriellen Heilkräfte. Wenn man die vielfältigen Anweisungen aus alter Zeit betrachtet, kann man auch vermuten, dass durch die Destillation eine Dynamisierung ähnlich einer homöopathischen Potenzierung erfolgt – wobei man sich hüten sollte, beide Wege als identisch zu sehen: Ein Destillat ist kein Homöopathikum, auch kann man die Arzneimittelbilder nicht auf Destillate übertragen. Es mag Ähnlichkeiten geben und Überschneidungen, aber nicht mehr. In unseren Augen ist die Essenz ein dritter Weg, der sowohl Bezüge zur Homöopathie als auch zur Phytotherapie hat.

Es gibt verschiedene Arten der Destillation, wobei manche auch ohne direktes Feuer auskommen. Immer wieder sieht man auch Darstellungen, in denen das Sonnenlicht über einen Spiegel auf den Ansatz gelenkt wird. Dies kann zwei Bedeutungen haben: Zum einen ist die Nutzung des indirekten Sonnenlichts zur Erwärmung gemeint, zum anderen, dass man nur im Mondlicht arbeiten soll, also nachts und ohne Wärme, aber mit Lichteinstrahlung. Der Alchimist Johann Friedrich Böttger (1682–1719) benutzte bereits Hohlspiegel, um das

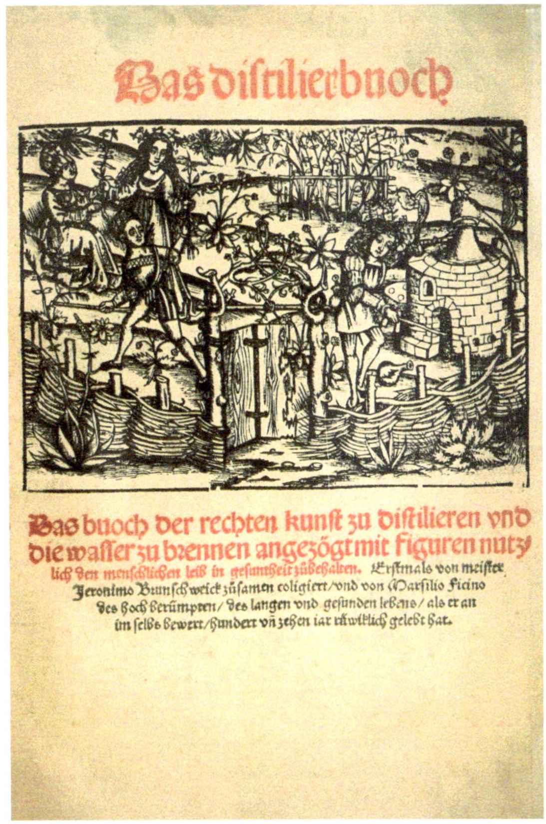
Das distilierbuoch
Das buoch der rechten kunst zu distilieren vnd die wasser zu brennen angezögt mit figuren nutzlich den menschlichen leib in gesuntheit zübehalten. Erstmals von meister Jeronimo Brunschweick züsamen coligiert/vnd von Marsilio Ficino des hoch berümpten/des langen vnd gesunden lebens/als er an im selbs bewert/hundert vñ zehen iar wirklich gelebt hat.

Titelseite aus *Das Destillierbuch* des Hieronymus Brunschwyck von 1532.

Licht auf den Ansatz zu lenken, was bei Sonnenlicht zu extremen Hitzegraden führen kann.

Eine andere Methode, die man auch bei Paracelsus findet, ist die Destillation in Rossmist *(destillatio per fimum equinum)*, wobei dieses Verfahren eher eine spezielle Form der Putrefaktion darstellt. In Rossmist herrscht eine sehr hohe konstante Temperatur von bis zu 70 Grad. Wenn man einen gut verschlossenen Ansatz hineinstellt, wird er praktisch auf Sparflamme geköchelt. Ständig steigen Dämpfe auf und tropfen als Kondensat wieder hinab, es entsteht also eine Zirkulation, die mit der Zeit zur Läuterung der Substanz führt. Alchimisten ließen ihre Ansätze oft monatelang im Mist vor sich hin »faulen«. Entweder filtrierte man danach ab, oder man trennte durch eine aufsteigende Destillation ab.

Paracelsus empfahl das Faulen im Mist z.B. für die Schwarze Nieswurz (Helleborus niger): »Damit das Kraut in einem Balsam gebracht werde, muss es in seinem eigenen Wasser in warmem Miste faulen.

Es muss gut verschlossen und versiegelt sein. Dann sollen das Feuchte und das Verfaulte voneinander geschieden werden (= Filtration) und als ein besonderer Körper aufgehoben werden. (...) Noch höher ist die Essentia, wenn die Arbeit mit neuem Zusatz eines neuen Krauts wiederholt wird« (III/499). Man gibt also neues Kraut ins Filtrat und wiederholt die Prozedur. Leider ist nicht ersichtlich, ob Paracelsus diese Faulung vor der Zuckerverreibung durchführte, die er an anderer Stelle für Nieswurzblätter angab. Dies wäre zu untersuchen, denn es ist durchaus denkbar, dass die toxischen Stoffe nach der Faulung in Mist wesentlich schwächer wirken. Bei Eigenexperimenten empfiehlt es sich übrigens, eine Schnur am Gefäß zu befestigen – man will ja nicht auf der Suche nach seinem Ansatz den ganzen Mist durchwühlen müssen.

Für die klassische Destillation benötigt man stärkere Hitzequellen als Mist. An einer Stelle führte Paracelsus vier Grade auf, mit denen man in Pflanzenalchimie arbeiten sollte: »Bei der Destillation sollen und müssen auch vier verschiedene Grade des Feuers betrachtet werden. Der erste Grad des Feuers bei der Destillation ist Balneum Mariae, das ist die Destillation im Wasser. Der zweite Grad des Feuers ist die Destillation in der Asche. Der dritte Grad des Feuers ist die Destillation im Sand, der vierte Grad des Feuers ist die Destillation in freiem Feuer« (III/279). Die Auflistung beginnt mit dem sanftesten Hitzegrad und steigert sich dann. Der erste Grad wird angewendet für »Kräuter, Samen und Blumen und dgl.«, der zweite für »das Laub, die Blätter und Früchte etc.«, der dritte für »die Wurzeln, Äste und Schößlinge der Bäume«, der vierte schließlich für »das Holz und seinesgleichen« (III/279). Je nach Empfindlichkeit des zu verarbeitenden Materials wird also eine andere Temperatur gewählt.

Auf den Begriff Marienbad *(balneum Mariae)* stößt man in alten Büchern sehr häufig. Es ist die Destillation im Wasserbad. Dabei gibt man den Kolben, in dem sich der Ansatz befindet, in einen Topf mit Wasser, den man bis knapp unter den Siedepunkt erhitzt. Der Kolben muss sehr stabil in diesem Bad befestigt sein, damit er nicht durch die Dynamik des sich erwärmenden Wassers umgeworfen wird. Diese Form der Destillation behandelt dank der geringen Hitze das Material sehr sanft, der Prozess läuft langsam und schonend ab.

Bei der Destillation im Aschenbad *(destillatio per cineres)* befindet sich der Kolben in gereinigter Asche statt in Wasser. Den Kolben versenkt man so tief, bis die Asche den Rand des Pflanzenmaterials erreicht. Die Hitze überträgt sich gleichmäßig und stärker als beim gewöhnlichen Marienbad.

Bei der Destillation im Sandbad *(destillatio per arena)* ist die Hitzeübertragung bereits so groß, dass die Gefahr besteht, dass das zu destillierende Material bald anbrennt. Es ist aber dennoch leichter zu regulieren als das »reine Feuer«. In der Firma Soluna benutzt man das Sandbad auch für die Destillation von Antimon.

Die größte Hitze erhält man bei der Arbeit auf offenem Feuer, z.B. einer Gasflamme *(destillatio per ignem)*. Bei dieser Form der Destillation steht der Kolben direkt im Feuer. Dieses sehr heiße Vorgehen erfordert Erfahrung und Umsicht – bekanntlich ist mit dem Feuergeist nicht zu spaßen. Man benötigt es beispielsweise bei der Destillation von Säuren.

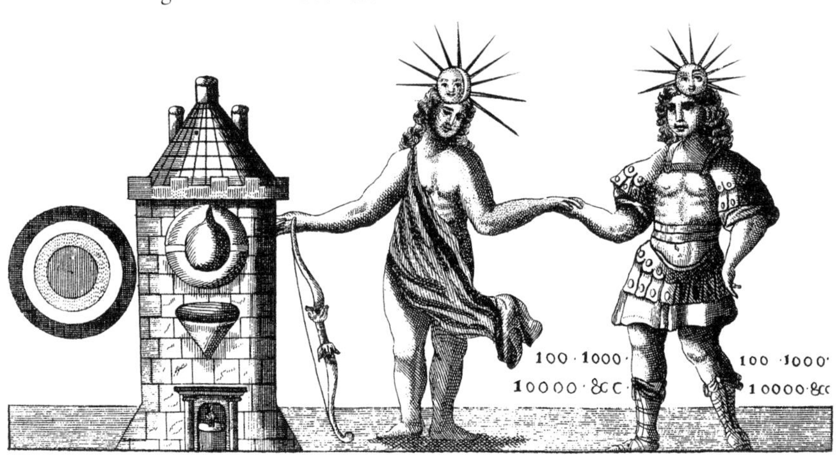

Multiplikationsprozesse, wie man sie auch in der Homöopathie kennt. Aus *Mutus liber*, 1702.

»(…) dies ist die Eigentümlichkeit unserer (vergeistigten) Heilmittel, in welche die Substanzen so eingeführt werden, dass der eine, erste Teil von ihr 10 Teile des unvollkommenen Körpers berührt, dann 100, drittens 1000, viertens 10000, und so ein Fortschreiten bis ins Unendliche geschieht.« (Hermes Trismegistos: »Tractatus aureum«, gedruckt in der Ars chemica, *1566, zit. n. Willem Daems, 2001. Die Parallelen zur Homöopathie sind mehr als nur ein Zufall.)*

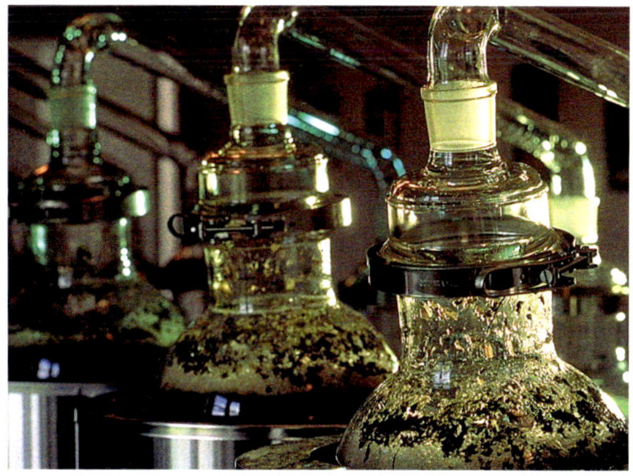

In der Firma Soluna wird der Filtrationsrückstand mit Quellwasser versetzt und abdestilliert. Das gewonnene Destillat dient als Basis für einen neuen Ansatz von Kräutern. Foto: Soluna.

Der Pflanzengeist

Unter »Geist« versteht man in diesem Zusammenhang ein destilliertes Alkohol-Wasser-Gemisch. Die einfachste Zubereitung wäre demnach eine Tinktur, die mit Hilfe der Destillation zum Geist verwandelt wird. Aus den Namen der Spirituosen, die sich heutzutage im Handel befinden, lässt sich die Art der Zubereitung erkennen. So sind Himbeer-, Schlehen-, aber auch Melissengeist aus Tinkturen hergestellt. Im Gegensatz hierzu werden Kirschwasser, Zwetschgenwasser und Ähnliches vor der Destillation einer Gärung unterworfen (siehe oben).

Entschließt man sich zur Herstellung eines Geistes, muss man also zunächst eine Pflanzentinktur herstellen. Wenn man Erfahrung im Mischen von Kräutern hat, kann man auch mehrere Pflanzen gemeinsam oder in einzelnen Fraktionen ansetzen. Je nach Umfang der Rezepturbestandteile empfiehlt sich aber eine Trennung der Einzelteile. Bei der Herstellung eines Melissengeistes könnte man z.B. die Melisse zunächst allein digerieren (reifen) lassen. Die begleitenden Ingredienzien wie Engelwurz, Ingwer, Alant wären dann die zweite Fraktion, die Gewürze wie Nelken, Zimt oder Muskat die dritte. Dieses Vorgehen ist empfehlenswert, da man die Inhaltstoffe der einzelnen Pflanzen mit unterschiedlichen Konzentrationen eines Alkohol-Wasser-Gemisches besonders optimal ausziehen kann. Vor der Destillation werden dann die Einzelmischungen zusammengegeben.

Eine Erhöhung kann ein solches Präparat durch Zugabe entsprechender Mineralien erfahren, die einen Synergismus zu den Pflanzenteilen bilden. Mineralien sollte man alchimistisch vorbehandeln, also in ein flüssiges Medium überführen, wozu man in der Regel Säuren und Ähnliches gebraucht; ein Beispiel wäre ein goldhaltiges Lebenselixier wie Aquavit (Soluna). Wenn man Mineralien nicht in ein flüssiges Medium überführt hat, sind sie zwar rein chemisch gesehen nicht für eine nachweisbare Veränderung des Destillats verantwortlich, weil ja nichts übergehen kann, jedoch geht ihr Wesen – ihr Geist – mit in die Mischung ein.

Die vorbereitete Flüssigkeit kann man jetzt der Destillation unterziehen, indem man sie in einen Kolben gibt (Siedesteine[25] nicht vergessen). Moderne Destillationsanlagen benutzen meistens Heizhauben, die in der Regel stufenlos verstellbar sind und einen runden Kolben etwa zur Hälfte umschließen. Dennoch ist es auch heute noch interessant, mit den oben angeführten Materialien zu arbeiten. Vorstellbar ist ein mit Wasser, Öl, Sand oder Asche gefüllter Topf, in dem sich der Kolben mit dem Ausgangsmaterial befindet und den man auf einer Hitzequelle, z.B. einer Gasflamme, erhitzt. Auch ein Arbeiten mit einem Bunsenbrenner oder

25 Durch die extrem glatte Oberfläche des verwendeten Spezialglases können sich die »Luftbläschen« kaum an der Gefäßoberfläche sammeln, wie das etwa bei Kochtöpfen der Fall ist. Es kommt zum sogenannten Siedeverzug, dabei kann die ganze Anlage explodieren. Um dies zu vermeiden, gibt man poröse, kieselähnliche Steine mit großer Oberfläche zum Ausgangsmaterial (insbesondere wenn es sich um reine Flüssigkeiten ohne weitere Materialien wie etwa Pflanzen handelt). Alchimistische Denkansätze erlauben auch die Verwendung von Edelsteinen oder anderen Stoffen, deren Geist so in die Rezeptur eingebracht wird. Dabei ist darauf zu achten, dass die Oberfläche dieser Stoffe meist kleiner ist als bei speziellen Siedesteinen (also eventuell mehr davon verwenden!).

sogar speziell verfertigten Öfen ist denkbar. Bei der Arbeit mit elektrischen Geräten entstehen immer elektrische Felder, die viele Alchimisten als störend empfinden – diese Sorge hatte Paracelsus nicht.

Üblicherweise bestehen die Gefäße aus Borosilikatglas (häufig »Duran«), einem speziell gefertigten Glas, das besonders hitzestabil ist. In Schnapsbrennereien wird des Öfteren auch Kupfer eingesetzt. Diese Behälter sind meist auf große Mengen ausgerichtet (200 bis 500 Liter). Manchmal werden aber auch kleine, durchaus funktionstüchtige Anlagen zur Zierde verkauft. Besonders in Österreich, wo die Schnapsbrennerei nicht so engen gesetzlichen Bedingungen unterliegt wie etwa in Deutschland, lassen sich solche Schmuckstücke erwerben. Bei der Verwendung von Kupfer ist allerdings dessen Giftigkeit nicht zu unterschätzen. Deshalb sind die Auffanggefäße in der Regel verzinnt. Da das Kupfer durch die Destillation nicht übergeht, ist das beim Ausgangsgefäß nicht erforderlich.

Man erhitzt auf jeden Fall immer schonend, also langsam, bis der Alkohol, der einen geringeren Siedepunkt hat als Wasser, aufsteigt. Für eine stärkere Trennung verwendet man »Fraktionierkolonnen« – das sind Glasrohre, in denen Einstanzungen oder Glasstücke eine veränderte Oberfläche bewirken, so dass nicht alles sofort in Dampf übergeführt wird, sondern es immer wieder zu einer Zirkulation kommt: Ähnlich wie im Kochtopf tropft immer wieder etwas zurück.

Um das verdampfte Material niederzuschlagen, benötigt man auf jeden Fall ein Temperaturgefälle. Über eine Brücke wird der Dampf in den Kühler eingeleitet, bei dem am oberen Ende größere Hitze herrscht als am unteren Ende. Bei Soluna ist die Anlage so gebaut, dass die Kondensation nur durch Luftkühlung möglich ist – die Anlage ist daher entsprechend lang. Üblicherweise erzeugt man den Temperaturunterschied durch eine Ummantelung des Kühlers; durch sie lässt man kaltes Wasser strömen, das am oberen Ende eingeleitet wird – am effektivsten sind hier Schlangenkühler. Auf diese Weise kann man die Anlage in die Höhe bauen, benötigt also wenig Platz und kann außerdem schneller arbeiten.

Bei der Destillation eines Alkoholgemisches – egal ob Tinktur oder Maische – bestehen die ersten Tropfen, die übergehen und kondensieren, aus Methanol. Diese Flüssigkeit ist giftig, riecht stark brenzlig und wird in der Regel verworfen. Nach diesem »Vorlauf« beginnt der trinkbare Alkohol, Äthanol, überzugehen. Nach Übergang dieser Fraktion kommt schließlich der Nachlauf – im Fall einer Tinktur sind dies vor allem schwere Alkohole (Propanol, Butanol usw.), die ebenfalls durchaus toxisch sind. Die meisten Aromastoffe gehen mit der Hauptfraktion ins Destillat über. Besonders leicht flüchtige Stoffe wie ätherische Öle befinden sich natürlich auch bereits zum Teil im Vorlauf. Es empfiehlt sich also, bei der Trennung der einzelnen Fraktionen sehr vorsichtig und genau vorzugehen.

Ein Beispiel für die mögliche Giftigkeit des Vorlaufs ist die Destillation von Wermut. Er enthält Methanol und das giftige Thujon, das in konzentrierter Form zu lähmungsartigen Erscheinungen führen kann. Bereits eine geringe Menge genügt für eine handfeste Vergiftung.

Mit Abschluss des Destillationsvorgangs ist die Bereitung des Produkts jedoch noch nicht beendet. Nun folgt die Reifezeit. Bei der Schnapsherstellung führt man die Reifeperiode in einem nur zur Hälfte gefüllten Ballon bei Zimmertemperatur durch. Die Oxidation bewirkt im Laufe der Zeit ein »Verbeißen« der Aromastoffe mit dem Träger, also dem Alkohol. Hat man Vor- und Nachlauf abgetrennt, ist dieser Alkohol sehr konzentriert und muss noch auf Trinkstärke verdünnt werden. Meist geschieht dies schon vor der Reife. Gutes Quellwasser ist oft besser als destilliertes Wasser und sorgt für einen runden und ausgewogenen Geschmack.

Ob man nun den getrockneten Rückstand verascht und dem Destillat zusetzt ist Geschmackssache. Hierzu gibt es viele Meinungen, die man am besten durch eigene Experimente überprüft. Natürlich kann man den Destillationsprozess nach eigenen Vorstellungen variieren. Denkbar wäre beispielsweise, dass man das Destillat wieder zum Ansatz dazugibt und erneut destilliert – diesen Vorgang bezeichnet man als Kohobation; er wird häufig mehrmals durchgeführt, weil man davon ausgeht, das sich hierdurch die Quintessenz anreichert. Bei Paracelsus liest man beispielsweise bei Herstellung einer Kamillenessenz: »Die Flüssigkeit wird hergestellt, wenn man Kamillen zu einem Wasser brennt, das Wasser mit den Blüten anfüllt und dann wieder destilliert« (III/556).

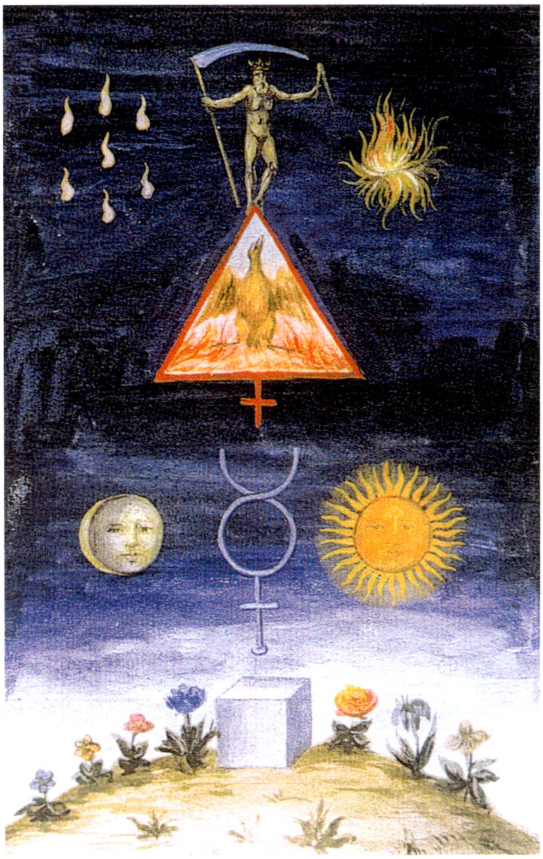

Die kosmischen Kräfte und die Dreigliedrigkeit beim alchimistischen Prozess. Die sieben Planetenprinzipien sind als Blumen auf der Erde und als Tropfen oder Sperma im Himmel dargestellt. Die drei Lichter Sonne, Mond und Saturn spiegeln sich in den Tria Principia wider. Auf der Erde ist das Sal als Würfel, dann folgt Merkur und schließlich Sulfur mit dem legendären Phönix, Symbol für die Umwandlung eines Stoffs zur Arznei. *Recueil de manusrits chymiques,* um 1760.

Es ist auch vorstellbar, dass man das Destillat als Vorstufe für ein neues Präparat verwendet, indem man es zum Ansetzen von Tinkturen verwendet. Der Fantasie sind eigentlich keine Grenzen gesetzt.

Mit den beschriebenen Maßnahmen lassen sich hochwertige Arzneien herstellen, aber auch äußerst wohlschmeckende Genussmittel.

Die hier aufgeführten Operationen machen jedoch keineswegs die gesamte alchimistische Arzneimittelherstellung aus. Beim Studium alter Schriften stellt man fest, dass es scheinbar unendlich viele Möglichkeiten gibt. Die Herstellung einer spagirischen Pflanzenessenz ist dabei wohl noch der einfachste Teil.

Einige Hersteller spagirischer Heilmittel

Aurora Pharma (Affoltern am Albis, CH)

Die Firma stellt spagirische Essenzen nach folgendem Prinzip her:

- Gewinnung der ätherischen Öle durch Wasserdampfdestillation.
- Der Rückstand wird mit Hefe und Zucker einer Gärung unterzogen (Putrefaktion).
- Destillation des Gäransatzes (*separatio* = Trennung), bei der man den Alkohol vom Pflanzensaft (Gärflüssigkeit) und dem Pflanzenkörper (Gärrückstand) abtrennt. Aus dem Destillationsprozess gewinnt man verschiedene Fraktionen (alkoholisch, wässrig, sauer-wässrig, sauer), die man voneinander scheidet; sie entsprechen den vier Elementen. Die einzelnen Fraktionen werden durch weitere Destillationen gereinigt (*purificatio*), je nach Elementencharakter unterschiedlich oft; bei der sauren Phase (= Erde) auch unter Vakuum; bei der alkoholischen Fraktion, die dem Element Feuer entspricht, erfolgen mindestens drei Kohobationen. Die gereinigten Fraktionen werden nunmehr wieder vereint (= Archeus; Träger der geistartigen Wirkkräfte).
- Die Rückstände aus der Gärphase (Pflanzenkörper) und der Destillation (eingedickter Pflanzensaft) werden verascht, um die Salze abzutrennen. Aus dem Saft gewinnt man das Salz des Sulfurs, aus dem Körper das Salz vom Salz. Die Salze werden ausgewaschen, um das unlösliche (Caput mortuum) vom löslichen Salz zu trennen, und bei 1150 Grad reinkalziniert.
- Nun erfolgt die Vereinigung (*conjunctio*), die »chymische Hochzeit«, indem man das ätherische Öl, das Destillat und das Salz vorsichtig vereint.
- Nach der Vereinigung erfolgt eine Zirkulation in gemäßigter Hitze, ähnlich der im Misthaufen.
- Nach einer obligatorischen Reifephase kann die Quintessenz zur Therapie eingesetzt werden. Das Endprodukt stellt die Urtinktur ohne weitere Potenzierung dar.

Die Firma stellt auch einige Mineralien und Edelsteine auf spagirischem Wege her, z.B. Ame-

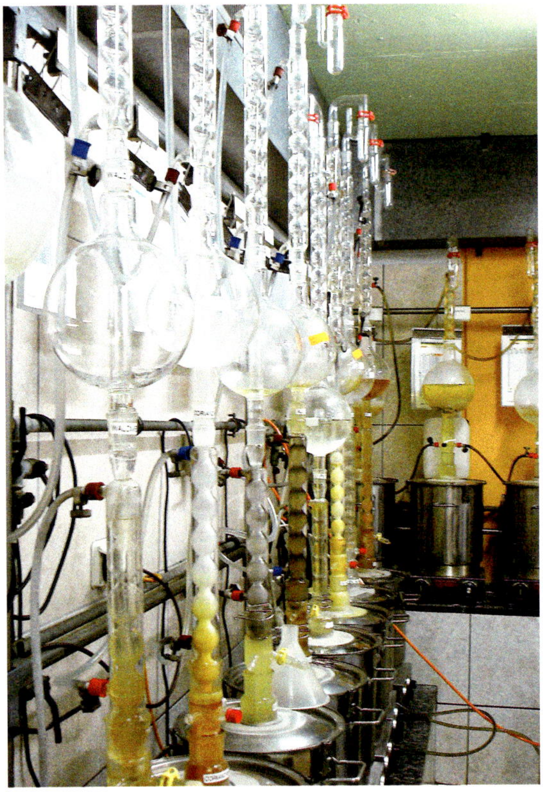

Zirkulationsprozesse zur Anreicherung der Quintessenz in der Firma Aurora Pharma. Foto: Monika Perselli.

thyst, Antimon, Bergkristall, Chalzedon, Gold, Opal, Rosenquarz, Silber, Smaragd und Tartarus. Es werden auch diverse Komplexmittel angefertigt.

Pekana-Naturheilmittel (Kisslegg/Allgäu, D)

Frischpflanzen werden mit Hefe, Zucker und Wasser vergoren. Nach der Gärphase erfolgt eine mehrfache Filtration. Der Rückstand wird verascht (bei 900 Grad Celsius) und im Filtrat gelöst. Nach einer Reifung erfolgt nochmals eine Filtration und die Vereinigung mit Homöopathika zu Mischrezepten.

Phönix Laboratorium (Bondorf, D)

Der Theosoph Conrad Johann Glückselig (1864 bis 1934), der auch Rudolf Steiner gut kannte, arbeitete Anfang des 20. Jahrhunderts einige Jahre mit Alexander von Bernus, bevor er 1925 das Phönix Laboratorium gründete. Es kam des Öfteren zu Treffen zwischen Glückselig, von Bernus und Steiner, wo es natürlich vor allem um Alchimie ging.

Die Spagirik nach Glückselig unterscheidet sich deutlich von anderen Herstellungsmethoden. Es werden im *Homöopathischen Arzneibuch* (HAB) neben der gewöhnlichen Tinkturherstellung zwei verschiedene spagirische Herstellungswege beschrieben. Ein Weg besteht in der Mazeration von Drogen oder Frischpflanzen in einem Alkohol-Wasser-Gemisch (Verhältnis 1:10). Nach einer Mazeration von sechs Wochen wird abgepresst und filtriert. Das Filtrat wird destilliert und mit dem Destillationsrückstand wieder vereinigt (Kohobation). Die Kohobation erfolgt insgesamt drei Mal. Nach der letzten Konjugation wird nur noch abfiltriert (= Urtinktur spag. Glückselig HAB. V. 54A).

Das zweite Verfahren wird wie folgt durchgeführt: Mineralische, pflanzliche, tierische Stoffe oder Mischungen werden in Lösung gebracht oder dispergiert (Wasser, Säuren oder Alkohol-Wasser-Gemisch; Verhältnis 1 in 99). Nach einer Reifezeit wird destilliert, das Destillat wird mit dem Rückstand vereinigt (Kohobation), erneut destilliert und nochmals vereinigt. Es erfolgt eine dritte, letzte Destillation ohne weitere Kohobation. Das Endpräparat ist eine reine Essenz (Urtinktur spag. Glückselig HAB. V. 54B). Dieses Verfahren führt man vor allem mit giftigen Stoffen durch.

Danach erfolgt in beiden Fällen die Mischung mit Homöopathika zu Komplexpräparaten, deren Zusammensetzung ebenfalls nach hermetischen Gesichtspunkten erfolgt. Bis auf wenige Ausnahmen enthalten alle Komplexe Bolus alba (Heilerde, Aluminium-Silikat), Antimonium crudum (Spießglanzmohr), Cuprum sulfuricum (Kupfersulfat, Vitriol) und Arnika sowie weitere Spezifika in kolloidaler Lösung.

Arnika soll die Schwingung der Ätherenergie in der Milz erhöhen (Sonnenkraft), Kupfer stärkt die Nierenenergie und das Venusische im Menschen, Bolus alba wirkt antitartarisch und Antimon resolvierend; es verkörpert zudem symbolisch den Menschen in seinem sterblichen Gewand.

Die Firma führt weder Vergärung noch Veraschung durch. Sal entspricht der stofflichen Struktur der Arzneistoffe und den enthaltenen Minera-

Mineralien, Merkur ist die Heilkraft als solche und Sulfur ist die spezifische Ausrichtung der Heilkraft einer Arznei. Wesentlich ist die Konjugation (Mischung) der Einzelbestandteile. Besonders interessant sind die Präparate zur Entgiftungstherapie (siehe Seite 284).

Phylak Sachsen (Burgneudorf, D)

Die Firma stellt spagirische Einzelstoffe nach Zimpel her (vergleiche Spagyra).

Soluna (Donauwörth, D)

Der Dichter und Alchimist Alexander von Bernus (1880–1965) gründete die Firma 1921. Er arbeitete lange Jahre mit Conrad Johann Glückselig zusammen und war mit Rudolf Steiner eng befreundet.

Das Herstellungsverfahren der Firma zeichnet sich durch einige Besonderheiten aus. Sämtliche Bestandteile eines Präparats werden *gemeinsam* angesetzt (nicht mehr als 6 Liter pro Ansatz). Der Ansatz besteht aus getrockneten Kräutern vorwiegend aus eigenem Anbau und aus Mineralien, die man zuvor einem gesonderten alchimistischen Prozess unterworfen hat. Da die Kräuter zu unterschiedlichen Zeiten wachsen und die Produktion das ganze Jahr läuft, muss man auf Frischpflanzen leider verzichten. Der Ansatz erfolgt in einem Alkohol-Wasser-Gemisch und in einem Destillat, das man aus den vorherigen Ansätzen gewonnen hat.

Das Digerieren erfolgt bei 37 Grad in einem speziellen Raum. Die Gefäße stehen in einem achteckigen Raum, also einem Oktogon, das alten Taufkapellen nachempfunden ist. Das gesamte Gebäude ist nach hermetischen Gesichtspunkten gebaut. Dort soll die Tinktur nicht nur reifen, sondern es reichern sich hierdurch auch die spirituellen Kräfte an. Zum Sonnenaufgang rührt man den Ansatz 32 Mal im Uhrzeigersinn, zum Sonnenuntergang 28 Mal gegen den Uhrzeigersinn; dieses Verfahren ist der Rhythmisierung (siehe Seite 140) nicht ganz unähnlich: Man will auf diese Weise die solaren und lunaren Kräfte ansprechen. Nach sieben Tagen erfolgt die Filtration. Das Filtrat ist das fertige Handelsprodukt. Es ist stark gefärbt und auch intensiv im Geschmack und gleicht somit einer Tinktur; es enthält wesentliche Wirkstoffkomplexe in einer synergistischen Mischung. Sofern es sich bei Bestandteilen um toxische Stoffe handelt, werden diese entweder alchimistisch aufbereitet (z.B. Antimon) oder in einer Menge zugegeben, die im Mischungsverhältnis einer rezeptfreien Potenz entspricht (z.B. Helleborus niger).

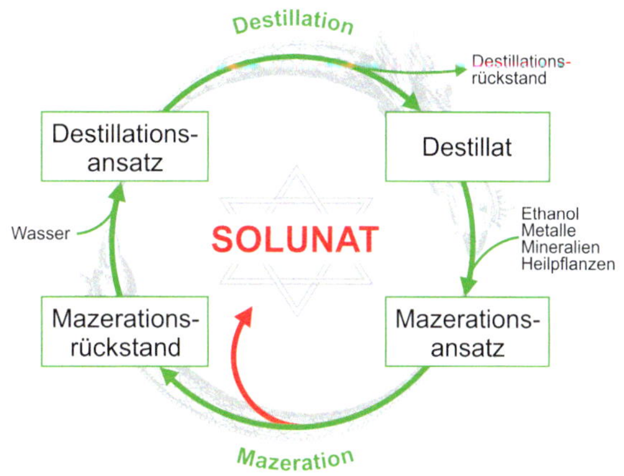

Zyklischer Herstellungsprozess der Firma Soluna. © Soluna.

Der Rückstand aus der Filtration wird nunmehr mit Quellwasser versetzt und unter Luftkühlung schonend destilliert. Man hat also weder eine Gärung noch eine Veraschung vorgenommen (vergleiche Phönix Laboratorium). Dieses Destillat dient wiederum als Grundlage für den nächsten Herstellungszyklus. In Wahrheit ist also auch die Quintessenz aus sämtlichen Produktionsabläufen im Endprodukt enthalten. Immer fließt etwas vom alten Präparat in das neue ein. Mit anderen Worten – die Arzneien werden mit jedem Durchgang etwas mehr zum Arcanum.

Spagyrik Pharma (Grafenstein, A)

Diese österreichische Firma stellt spagirische Arzneien auf dem Wege der Vergärung mit einer anschließenden Destillation und Veraschung her. Der Alkohol wird ausschließlich aus der Gärung gewonnen und durch die Destillation bis auf 20 Volumenprozent erhöht. Die Firma liefert auch »Tinkturen nach Manfred Junius« – dabei handelt es sich um Alkoholauszüge mit einer wesentlich längeren Reifezeit als üblich (acht Wochen), außerdem wird der Rückstand verascht und gelöst.

Ein Kräutergarten der besonderen Art

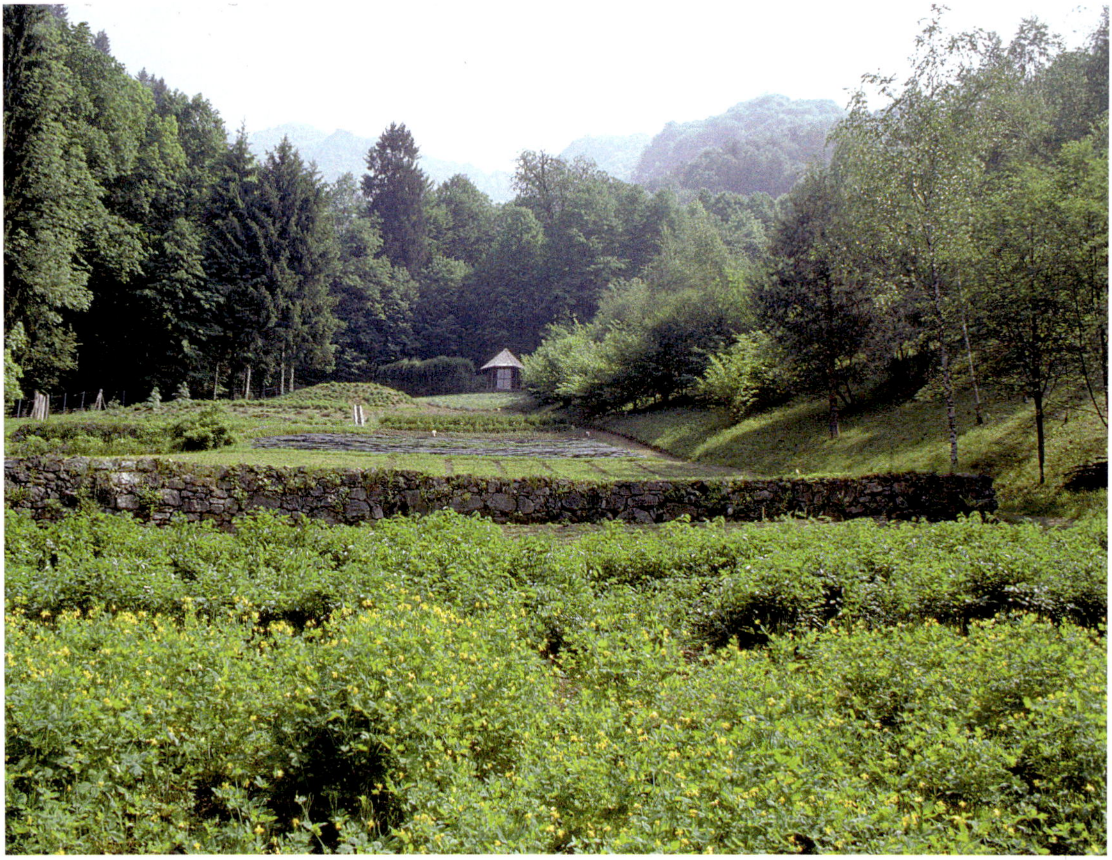

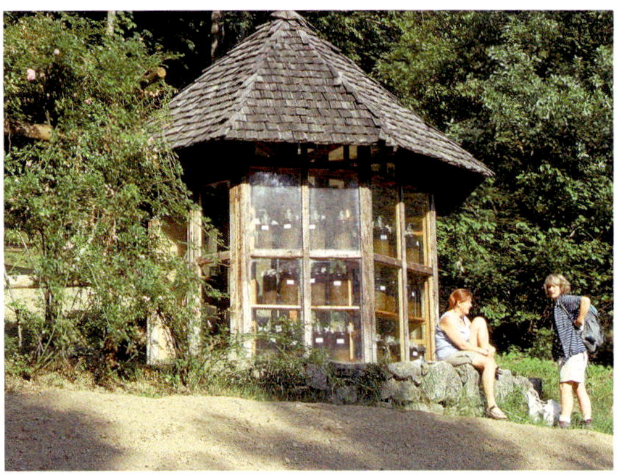

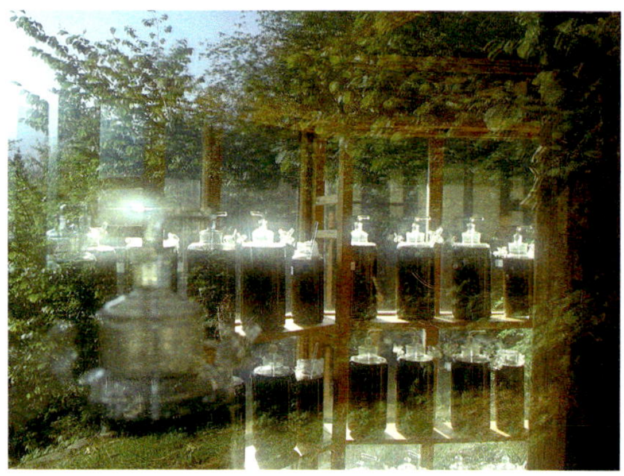

Heilkräutergarten der Firma Soluna in den Bergen nördlich von S. Pellegrino bei Bergamo. Der Garten wurde nach kosmischen Gesichtspunkten angelegt – so sind etwa die Bäume zur Begrenzung analog der Gestirne des Südhimmels gepflanzt. Foto: Olaf Rippe.

Im Oktogon, das einem Baptisterium nachempfunden ist, entsteht ein energetisches Feld, in dem Ölansätze nicht nur besser reifen, sondern gleichzeitig vergeistigt werden. Foto: Olaf Rippe.

Ölansätze von Johanniskraut, Ringelblume und anderen Kräutern, die später in kosmetische Präparate eingearbeitet werden. Foto: Olaf Rippe.

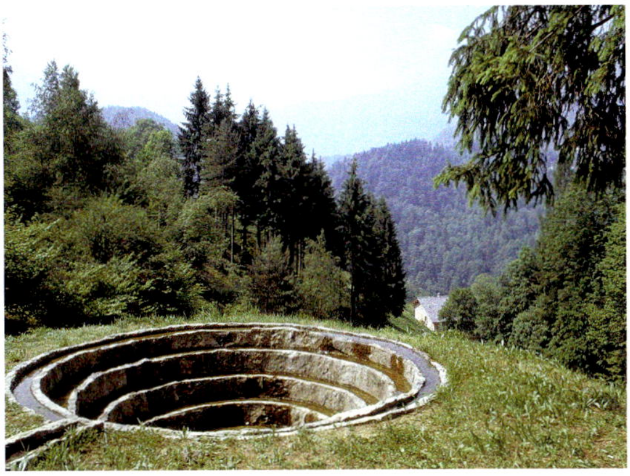

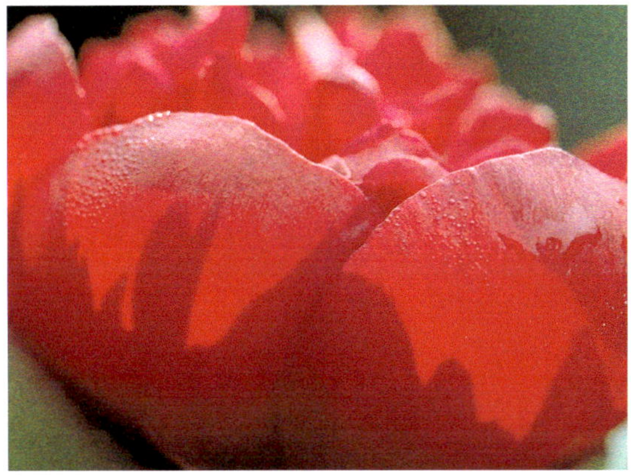

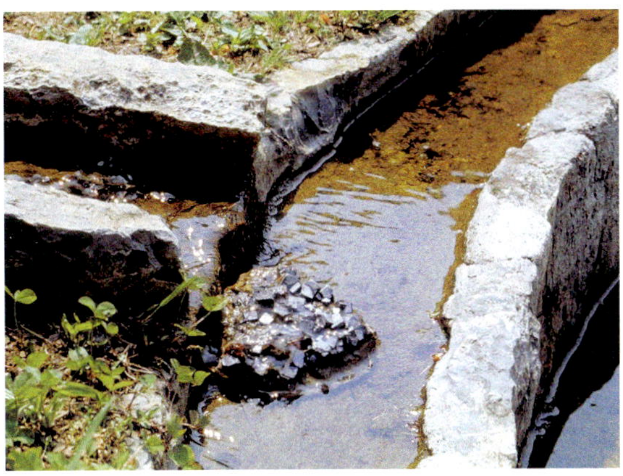

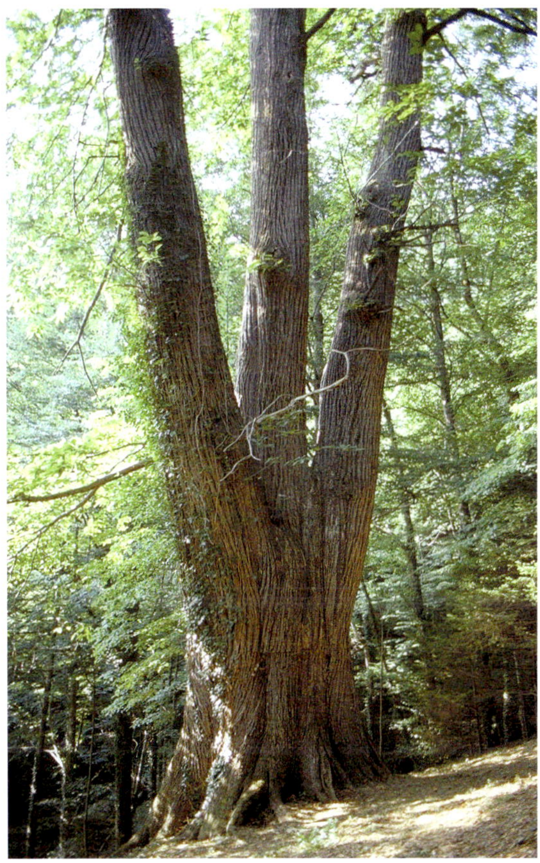

Quellwasser wird in einen siebenstufigen Brunnen geleitet. Das Wasser fließt dabei über die entsprechenden Planetenmetalle und anschließend in einen Tümpel mit Schlangen und Fröschen, in dem Wasserpflanzen gedeihen, die man für Heilmittel benötigt, wie Kalmus und Fieberklee. Foto: Olaf Rippe.

Als erste Stufe fließt das Wasser im siebenstufigen Brunnen über das Saturnmetall Blei. Foto: Olaf Rippe.

Ende Mai blüht die Pfingstrose in voller Pracht. Die Firma Soluna verwendet die Blüten für ihr Nervenmittel Polypathik N. Foto: Olaf Rippe.

Eine ca. 400 Jahre alte Esskastanie, die älteste im Landkreis Bergamo, bildet das energetische Zentrum im Kräutergarten. Foto: Margret Madejsky.

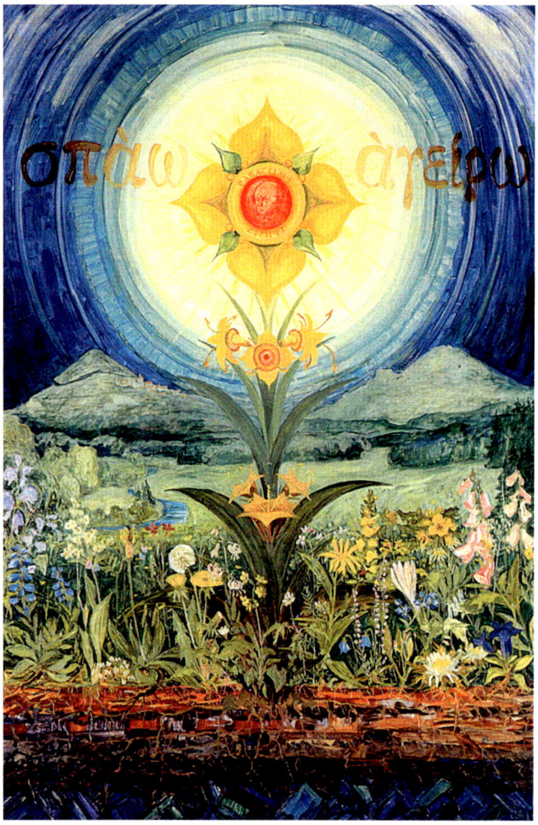

Dieses Bild zierte lange Jahre den Eingangsbereich der Heilmiitelfirma Staufen-Pharma, die leider inzwischen Konkurs gegangen ist. Foto: Bildarchiv Staufen-Pharma, Göppingen.

Zimpel-Spagyrik – ehemals Staufen-Pharma (Göppingen, D)

Zerkleinerte Pflanzen (in der Regel Frischpflanzen als Planta tota, als gesamte Pflanze) werden in Wasser, Zucker und Hefe angesetzt. Nach dem Ende der Gärphase erfolgt eine schonende Wasserdampfdestillation. Das Kondensat wird in einem Gefäß aufgefangen, in dem man 86-prozentigen Alkohol vorgelegt hat. Ist dieser bis auf 20 Volumenprozent Alkohol verdünnt, ist die Destillation beendet. Der getrocknete Rückstand wird verascht (bei ca. 400 Grad) und im Destillat gelöst. Danach erfolgt eine längere Reifezeit. Das Verfahren wird als »Spagyrik nach Zimpel« bezeichnet, allerdings sind es nicht mehr die originalen Verfahren von Karl-Friedrich Zimpel (1801–1879; eine ausführliche Würdigung seiner Arbeit findet man in dem Buch *Spagyrische Arzneimittel* von Axel Helmstädter).

Leider ging die Firma vor ein paar Jahren in den Konkurs. Die Zimpel-Spagyrik konnte jedoch gerettet werden. Seit Anfang 2016 können die spagyrische Einzelmittel, wie sie von Müller Göppingen nach der Herstellvorschrift nach Zimpel hergestellt wurden, über den Vertriebspartner Spagyro Naturheilmittel von Phönix Laboratorium bezogen werden, siehe auch www.spagyro.de.

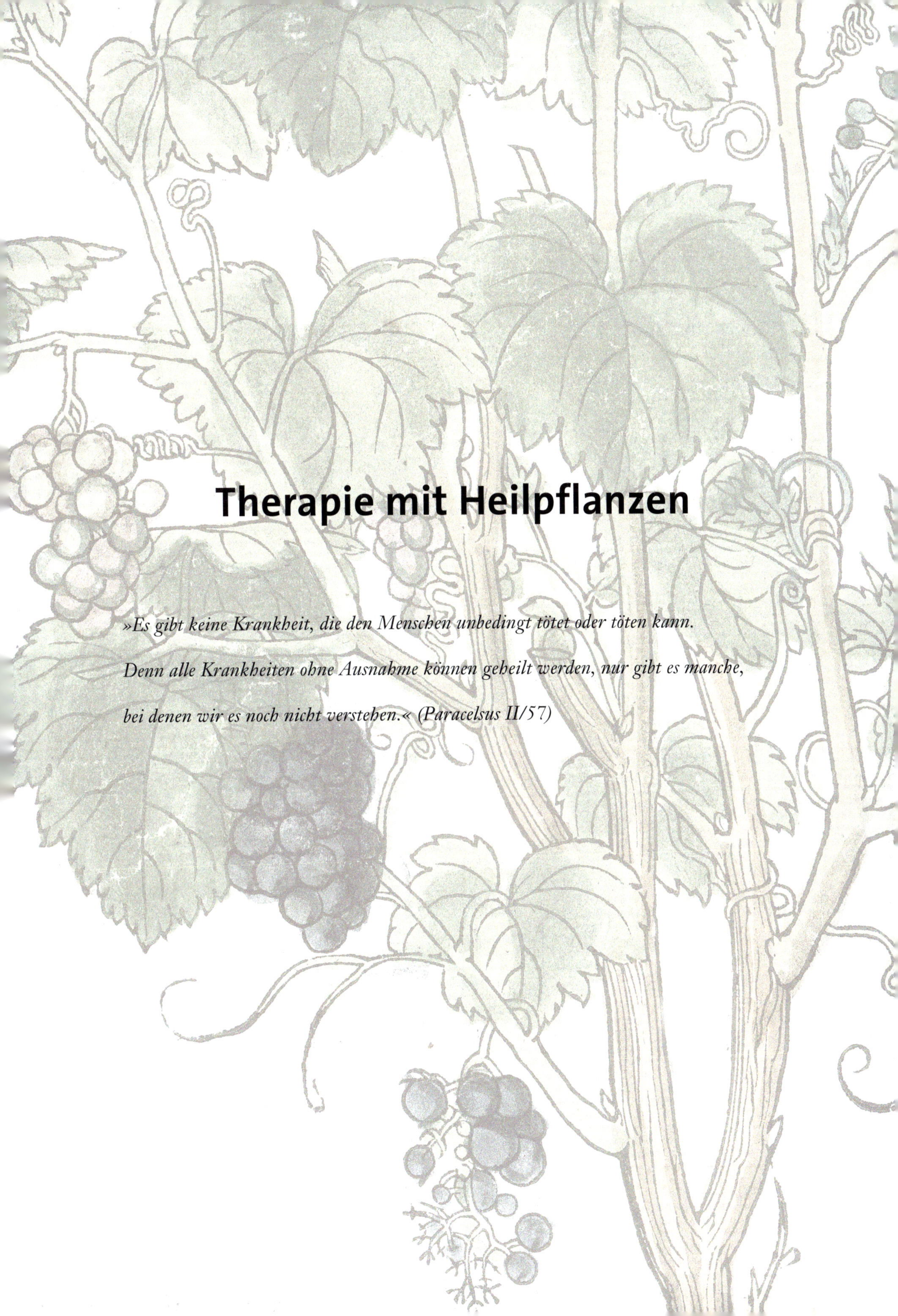

Therapie mit Heilpflanzen

»Es gibt keine Krankheit, die den Menschen unbedingt tötet oder töten kann. Denn alle Krankheiten ohne Ausnahme können geheilt werden, nur gibt es manche, bei denen wir es noch nicht verstehen.« (Paracelsus II/57)

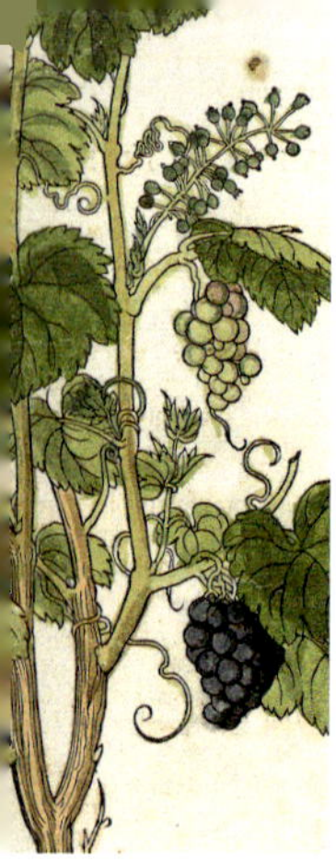

Krankheitsursachen und Heilungswege

»Der Mensch ist nur darum aus den äußeren Kreaturen geschaffen, dass er infolge seiner Leiden sich selbst betrachte und erkenne, woraus er gemacht ist.« (Paracelsus I/374)

Krankheit und Heilung als multifaktorielles Geschehen

Die Frage nach den Ursachen von Krankheiten und die Diskussion über den besten Weg zur Heilung sind beide so alt wie die Heilkunst selbst. Während der Schamane in alter Zeit die Geisterwelten bereiste, um den Kampf mit Krankheitsdämonen aufzunehmen, der Priesterarzt durch Zeremonien das Wohlwollen und die Gnade der Götter beschwören wollte, sind es heute Expertenteams, die mit einem ungeheuren Aufwand an Technik und Chemie den Krankheiten den Kampf ansagen.

Doch was ist eigentlich Gesundheit? Gesund ist der Mensch, sofern er geistig produktiv sein kann, sich psychisch reich fühlt, also vielseitig interessiert und in einem sozialen Netz verankert ist, sich im seelischen Gleichgewicht befindet, physiologisch belastbar ist und natürlich körperlich unversehrt. Der Medizinhistoriker Schipperges meinte hierzu: »Gesund ist der Mensch als Person, solange er auf sein Gewissen hört und die Freiheit hat, in der letzten Gesundheit aufzugehen, die wir Heil und Heiligkeit nennen. Gesundheit ist der Zustand des Vermögens zur Freiheit« (H. Schipperges, 1985). Krankheit bedeutet also im Gegensatz zur Gesundheit Knechtschaft, ein Gebundensein kreativer Potenziale, das oft in die Isolation führt; letztlich ist Krankheit immer mit Sorgen verbunden.

Krankheit und Erlösung sind untrennbar miteinander verbunden. Der Therapeut hat demzufolge nicht nur die Aufgabe, jemanden von Schmerzen zu befreien, sondern auch eine spirituelle Funktion. Denn immer stellt sich bei schweren Krankheiten die metaphysische Frage nach dem höheren Sinn: Frei werden von Krankheit, um frei zu sein wofür?

Die Sinnfrage beschäftigte natürlich auch Paracelsus. Er war der Meinung, dass Krankheit in erster Linie ein seelisch-geistiges Ungleichgewicht darstellt. Die eigentliche Ursache wäre demnach auf der spirituellen Ebene zu suchen. Er sprach mehrmals davon, dass die Krankheit erst entsteht, wenn sich der Mensch vom geistigen Ursprung und damit vom Göttlichen entfremdet und sich seiner leidenschaftlichen Natur unterworfen hat. Tatsächlich war Paracelsus davon überzeugt, dass Krankheiten nur existieren, damit wir durch das Erleben eine Vorstellung von unserer metaphysischen Unvollkommenheit und die Möglichkeit der Korrektur

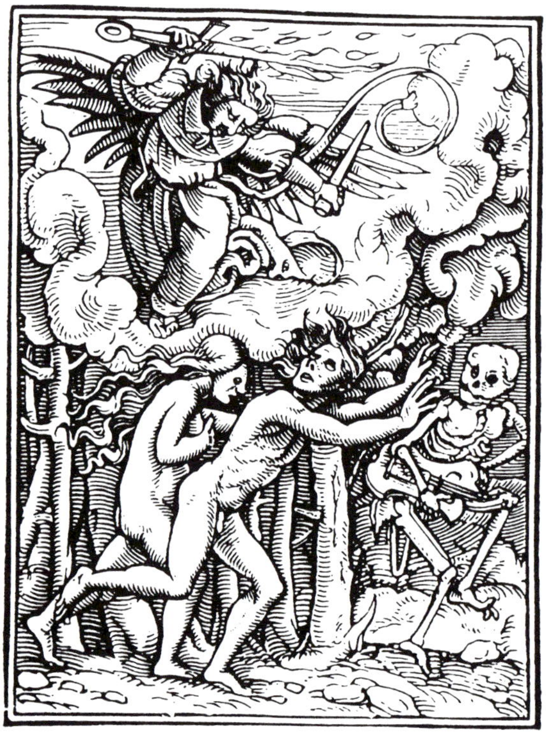

Der Sündenfall als Ursprung der Krankheit. Holzschnitt aus »Totentanz« von Hans Holbein, um 1525.

erhalten. Krankheit wandelt sich hier von der scheinbaren Strafe in einen strengen, aber dennoch wohlmeinenden Lehrer (Krankheit = Saturn), der den Weg zur Freiheit weist. Nur weil wir im Körperlichen unvollkommen sind, können wir geistig erwachen.

Man könnte nun meinen, dass Paracelsus sich mit einer metaphysischen Begründung von Krankheit begnügt hätte. Dem ist aber nicht so – ganz im Gegenteil entwickelte er ein komplexes Modell der Ursachen von Krankheit.

Er war der Erste, der von einem multifaktoriellen Geschehen bei Krankheiten ausging. Er sprach von fünf möglichen Ursachen jeder Erkrankung, die er »Entien« nannte, auch wenn er als Ursache der Ursachen prinzipiell einen metaphysischen Willen voraussetzte.

Mit der Entienlehre war er seiner Zeit um 500 Jahre voraus. Sie gehört neben der Trinitätslehre zu den bedeutendsten medizinphilosophischen Leistungen des Paracelsus. »Wer paracelsisches Denken verstehen will, muss sich mit der Lehre von den Entien befassen. Es handelt sich dabei um einen groß angelegten Versuch einer Philosophie und Metaphysik der Krankheit. Beeindruckend ist das Bestreben, auf keinen Fall in ein monokausales Modell, in irgendeine Art Monismus zu verfallen. Desgleichen muss die Theorie eng an die Erfahrung angeschlossen werden und für die Wegbereitung der Therapie tauglich sein, ohne diese dogmatisch vorherzubestimmen« (P. Meier, 1998).

Die Lehre basiert nicht nur auf fünf unterschiedlichen Ursachen jeder Erkrankung, sie geht auch davon aus, dass jedes Ens seine eigene Therapie erfordert.

»Weil fünf Entia gefunden werden, sind auch fünf Behandlungen da. Die Behandlungen des Giftes sollen nicht für die Krankheit, die aus dem Ens der Gestirne entspringt, gebraucht werden. Die geistige Behandlung soll nicht für die Krankheit aus dem Ens Naturale gebraucht werden. Die Krankheit aus dem Ens Deale reimt sich auch nicht mit der geistigen Behandlung« (Paracelsus I/709).

»Es kommt oft vor, dass der Himmel den Vulcanus, die Planeten und Leibsterne auf ein ganzes Klima, auf eine Gegend, Provinz oder Stadt wirken lässt.« (Paracelsus II/117)

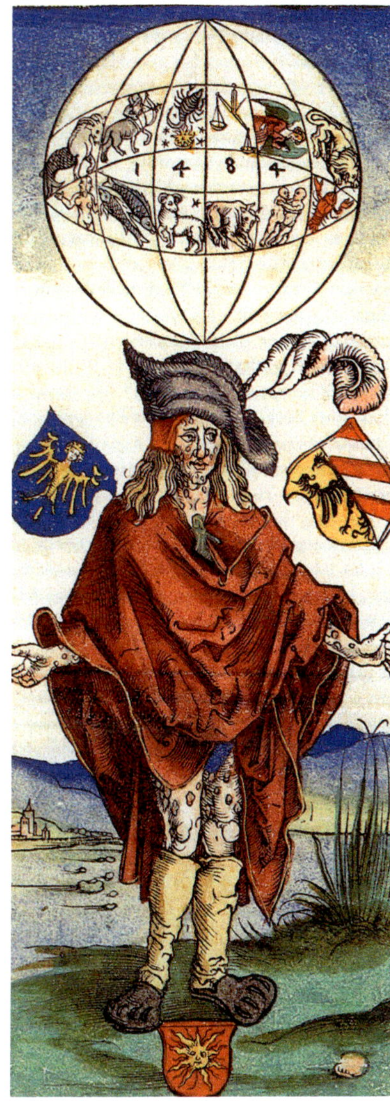

Ein berühmtes Beispiel für eine krank machende kosmische Atmosphäre wurde hier von Albrecht Dürer verewigt; man beachte die Sternchen in den Tierkreiszeichen Widder und Skorpion. Im Oktober 1484 stand der Mars in seinem eigenen Zeichen Widder; diese Stellung begünstigt eine Bereitschaft zu heftigen Erkrankungen. Dies wäre nicht besonders tragisch gewesen, wenn nicht gleichzeitig im Skorpion, den man nach alten Regeln ebenfalls dem Mars zuordnet, die restlichen sechs kosmischen Kräfte gestanden hätten, darunter auch Saturn, der in dieser Stellung seinem Namen als Herr der bösartigen Krankheiten alle Ehre macht. Nun sind dem Zeichen Skorpion die Geschlechtsteile unterstellt – entsprechend soll diese Konstellation die spätere Ausbreitung der Syphilis begünstigt haben. Die Herrscher über Seuchen sind Mars und Saturn, die in der Astrologie als »Übeltäter« gelten.

Ens astrale

Die erste Ursache nannte Paracelsus das Ens der Sterne (*astrum* = Stern). Wie wir bereits ausgeführt haben, war Paracelsus vom Zusammenhang des Sternenwirkens und der Gesundheit überzeugt. Er ging davon aus, dass die Gestirne das Leben als solches ermöglichen, aber auch die Atmosphäre, in der wir leben müssen, ob wir wollen oder nicht. Je nach Veranlagung wird der eine durch das Wirken der Gestirne krank, während sich der andere pudelwohl fühlt. Die individuelle Neigung kann man dem Geburtshoroskop entnehmen. Da der Himmel nicht stehen bleibt, ergeben sich immer wieder Spannungskonstellationen zwischen dem aktuellen Sternenstand und dem Stand zum Zeitpunkt der Geburt (= Transite). Wer geübt ist, kann hieraus Auslöser für Krankheitsprozesse jeder Art ableiten.

Gleichzeitig befasst sich dieses Ens mit Einflüssen des Wetters, der Jahreszeiten oder der Mondphasen auf die Gesundheit. Nur noch in der Homöopathie kennt man heute ähnliche Vorstellungen als »böse Folgen von ...« Ferner fallen unter diesen Gesichtspunkt die Einflüsse durch den Genius Loci eines Ortes. Wir haben bereits im ersten Teil auf Störzonen und ihren unheilvollen Einfluss hingewiesen. Jede Qualität eines Ortes wird in erster Linie durch die Gestirne bewirkt, wobei natürlich der Mensch durch Eingriffe etwas zum Negativen, aber auch zum Positiven verändern kann – man denke nur an Sakralbauten an heiligen Orten, die spirituelle Energien oft verstärken. Je nach persönlichem Horoskop fühlt sich der eine an einem Ort wohl, während der andere am liebsten fliehen würde.

Bekannt ist auch, dass vor allem Infektionen häufig unter bestimmten kosmischen Konstellationen stattfinden. Die Abhängigkeit von den Jahreszeiten und vom Wetter wird hier kaum jemand leugnen – doch auch diese sind kosmischer Natur. Paracelsus ging aber noch weiter und meinte, dass Meteoriten oder eine Sonnenfinsternis das Auftreten von Krankheiten begünstigen.

Die Therapie besteht beim Ens astrale vor allem in einer unspezifischen Stärkung des Immunsystems. Auch allgemein stärkende Lebenselixiere fallen hierunter. Der therapeutische Ansatz ist weniger individuell als bei den anderen Entien. Auch die verwendeten Mittel sind eher substanziell; als Beispiel kann man die unspezifische Steigerung der Abwehr durch Echinacea anführen. Wichtig ist auch, dass bei einer Neigung zu bestimmten Krankheiten die Therapie regelmäßig wiederholt wird, ähnlich einer jährlichen Reinigungskur im Frühjahr. Ein Beispiel wäre die Behandlung von Heuschnupfen, die man bereits vor der Saison, also meistens noch im Winter, beginnen sollte, was natürlich nur für die Naturheilkunde gilt. Allopathische Methoden sollten ohnehin nur dem Notfall vorbehalten bleiben. Eine Desensibilisierung ist übrigens keine kausale Therapie, sondern nur eine unnötige Belastung des Immunsystems, die kaum etwas bringt.

Ferner benötigt man eventuell einen Rutengänger, um die Einflüsse des Ortes und seiner Strahlungen auf die Gesundheit erkennen zu können. Paracelsus hatte eine eher zwiespältige Meinung zu dieser Kunst, weniger weil er nicht von ihr überzeugt war, sondern wohl mehr, weil er den meisten Rutengängern nicht traute. Heute würden unter dieses Ens auch noch die Folgen von Elektrosmog, atomarer Strahlung und Umweltgifte fallen, weil diese Krankheitsauslöser wie eine Störzone wirken oder wie besonders ungünstige Einflüsse der langsam laufenden Planeten, vor allem des Saturn (wobei sich aber Überschneidungen zu den weiteren Entien zeigen).

> *»Das, was wir dem Leib zur Nahrung geben müssen, darin ist Gift. (...) Doch für das Unvollkommene, das wir zu unserem Schaden gebrauchen müssen, hat er (Gott) uns einen Alchimisten gegeben, damit wir das Gift, das wir mit dem Guten einnehmen, nicht als Gift verzehren, sondern von dem Guten scheiden können.«* (Paracelsus I/24–25)

Ens veneni

Die zweite Ursache umfasst die Frage der Diätetik, vor allem der Ernährung. Paracelsus ging davon aus, dass jede Form der Nahrung neben den essenziell notwendigen Stoffen immer etwas Grobstoffliches und Toxisches enthält. Damit das tägliche Brot aber nicht zur Krankheitsursache wird, hat die Vorsehung innere alchimistische Prozesse geschaffen, um die Spreu vom Weizen trennen. Dieser innere Alchimist oder Archeus, wie Paracelsus ihn auch nannte, wirkt vor allem in den Verdauungsorganen. Aber auch bis in die Zelle hinein finden wir die Transmutation der Stoffe. Gleichzeitig bewirkt der alchimistische Umwandlungsprozess, dass überflüssige Stoffwechselprodukte, die Paracelsus auch Schlacken nannte, ausgeschieden werden.

Solange die innere Alchimie – also die Stoffaufnahme, Umwandlung und Ausscheidung – funktioniert, ist der Mensch gesund. Aber wehe, dieser Prozess ist gestört: Dann entsteht eine »Fäulung« oder Dyskrasie, die der Beginn eines langwierigen Krankheitsprozesses werden kann. Die Störung kann physiologisch altersbedingt sein: Je älter der Mensch, desto mehr erlahmt die innere Alchimie. Natürlich können die Nahrungsstoffe selbst belastet sein. Schlechtes Essen und Wasser ist immer noch weltweit eine der häufigsten Krankheitsursachen. Heute kommt noch die Belastung durch Pestizide und Insektizide oder Antibiotika hinzu, die einen harmlosen Apfel in ein wahrhaft »teuflisches« Objekt der Versuchung verwandeln.

Des Weiteren können die Ausscheidungsorgane selbst nachhaltig gestört sein. Es kann aber auch eine Unterdrückung körpereigener Ausscheidungen zur Dyskrasie führen. Zwar kannte Paracelsus noch nicht die unheilvollen Nebenwirkungen von Kortison und ähnlichen Stoffen, aber schon zu seiner Zeit nannte man nicht ohne Grund viele Ärzte »Quacksalber«, weil ihnen nur einfiel, giftiges Quecksilber auf die Haut zu schmieren. Jedenfalls zählt die Unterdrückung körpereigener Regulationsmechanismen zu den häufigen Ursachen chronischer Krankheiten bis hin zum Krebs.

Die Therapie besteht beim Ens veneni vor allem in der Anregung der Tätigkeiten der Verdauungsorgane, z.B. durch Bitterelixiere. Interessant ist dabei, dass die meisten Lebenselixiere auch aus Pflanzen mit einer Wirkung auf die Verdauungsorgane bestehen (z.B. Engelwurz, Meisterwurz, Ingwer oder Galgant). Besonders ältere Menschen schätzen sie zu Recht.

Die weitere Therapie besteht in der Regeneration der Ausscheidungsorgane und der Anregung der Ableitung von innen nach außen. Hierzu kommen vor allem ausleitende Arzneimittel – z.B. Abführmittel und Brechmittel, harntreibende oder schweißtreibende Mittel – oder Methoden wie Saunagänge zur Anwendung. Diese Art der Therapie benötigt man ebenfalls bei Vergiftungen durch Schwermetalle oder andere Zivilisationsgifte sowie bei einem Status nach einer Unterdrückungstherapie.

»Alle Planeten haben im Menschen ihr Abbild und Zeichen. (...) Darum folgt daraus, dass der Arzt das wissen soll, dass im Menschen Sonne, Mond, Saturn, Mars, Merkur, Venus und alle Zeichen sind, der Polus Arcticus und Antarcticus, der Wagen und alle Viertel im Zodiakus. Das muss der Arzt wissen, wenn er vom Grund der Arznei wissen will. Wo nicht, so ist er ein reiner Betrüger und übt die Arznei wie ein Bauer, der Coloquinthen in den Wein hängt und alle Menschen damit behandelt.« (Paracelsus I/439)

Ens naturale

Die dritte Ursache befasst sich mit der konstitutionellen Natur des Menschen und den sich daraus ergebenden Dispositionen zu bestimmten Krankheiten. Für Paracelsus bestand der Mensch einerseits aus dem Erbgut von Vater und Mutter und andererseits aus dem Astralleib, der ganz durch die Sterne bedingt ist, sowie aus den vier Elementen. Interessant sind in diesem Zusammenhang seine Ideen zu einer pränatalen Krankheitsausbildung durch psychische Stresssituationen der Mutter. Erst neuerdings ist man zu ähnlichen Ansichten auch in der Schulmedizin gekommen.

Unter dieses Ens fallen Krankheiten, die in der Familie gehäuft auftreten – dabei handelt es sich nur selten um genetische Erbleiden, viel öfter dagegen um eine karmische Weitergabe von bestimmten Krankheitsthemen von Generation zu Generation.

Sehr ausführlich geht Paracelsus bei der Beschreibung des Ens naturale auf das Wirken der Gestirne ein. Im Kapitel zur Astrologie haben wir diesen Aspekt bereits besprochen. Es sei hier nochmals daran erinnert, dass die Sterne in Analogie zu den Organen stehen, aber in der Gesamtheit auch die Konstitution ausmachen, vor allem wenn man gleichzeitig den Aszendenten und die Verteilung der Planeten in den Sternzeichen berücksichtigt, die ja den vier Elementen zugeordnet sind.

Je nach Zeichenverteilung der Planeten kommt es zu einer unterschiedlichen Gewichtung der Elemente. So kann es durchaus Horoskope geben, die ein oder zwei Elemente nicht besetzt haben; entsprechend kommt es zu einem Übermaß bzw. zu einem Mangel bestimmter Elementenqualitäten, was wiederum die Ausbildung einer Konstitution begünstigt. Es gibt also Feuernaturen, Erdnaturen usw.; in der Naturheilkunde sprechen wir auch von einer apoplektischen, biliären, dyskratischen, gichtisch-rheumatischen Konstitution usw. Gleichzeitig ergeben sich aus der Konstitution gewisse Neigungen zu Erkrankungen, die man durch die Stellung der Planeten differenzieren kann; besonders die Saturnstellung sagt viel über mögliche Krankheiten aus.

Die Therapie erfolgt entsprechend den Regeln der Astromedizin. Der Krankheitsprozess wird zunächst den Gestirnen zugeordnet, entsprechend wählt man dann nach den Regeln der Sympathie ähnliche Arzneimittel. Besonders die Metalltherapie ist hier bedeutsam, weil Metalle und viele Mineralien die Planetenkräfte besonders deutlich widerspiegeln; Pflanzen dienen vor allem als Ergänzungsmittel, daher erklärt sich auch, warum wir bei den Rezeptbeispielen immer wieder Mineralien aufführen.

> *»Ihr sollt wissen, dass die Wirkung des Willens für die Arznei von großer Bedeutung ist, denn es ist möglich, dass einen, der sich selbst nichts Gutes gönnt und sich selbst hasst, sein eigener Fluch trifft.« (Paracelsus I/52)*

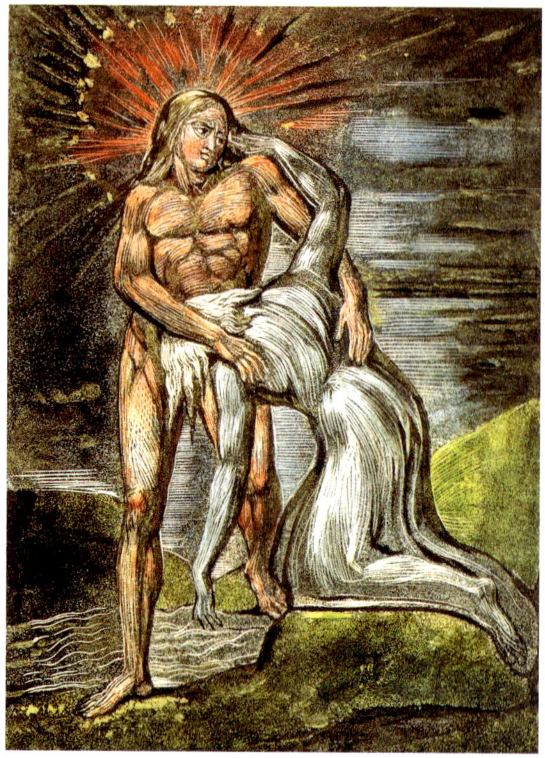

Ein göttliches Wesen richtet den Kranken wieder auf. Aus dem Bilderzyklus »Milton a Poem« von William Blake, 1804.

Ens spirituale

Bei der vierten Krankheitsursache handelt es sich in erster Linie um geistige Ursachen. Paracelsus zeigt sich hier als Pionier auf dem Gebiet der Psychologie.

Das Ens spirituale hat nichts mit Geistern, Dämonen oder Ähnlichem zu tun. Es beschreibt vor allem die Art und Weise, wie die eigene Sicht der Welt die Neigung zu bestimmten Krankheiten bedingt. Besonders die Imagination bewirkt, dass sich Dinge ereignen, die unserer Vorstellung entspringen. Das Unbewusste funktioniert hier wie ein Künstler, der eine weiße Leinwand vor sich hat – und plötzlich entsteht im Geist ein Bild, das nur noch umgesetzt werden will. Die Zukunft ist eigentlich immer wie ein unbeschriebenes Blatt, das durch unsere geistigen Vorstellungen gefüllt wird.

Ein weiterer Aspekt des Ens spirituale ist das Selbstwertgefühl und damit auch die Folgen von Fremdbestimmung. Unter dieses Ens fallen aber auch alle psychosozialen Probleme, also z.B. böse Folgen von familiären Streitigkeiten, Mobbing, sozialer Armut und Ausgrenzung (etwa aufgrund von Religion oder Hautfarbe).

Immer wieder stößt man in der Praxis jedoch auch auf Unerklärliches, das nur wenig mit einer Selbstverzauberung oder sozialen Problemen zu tun hat. Paracelsus ging in solchen Fällen auch davon aus, dass es sich um eine Verhexung handeln könnte: Eventuell hat ein Schwarzmagier eine Voodoopuppe von jemandem angefertigt und traktiert dieselbe mit Nadeln, und prompt kommt es bei dem »Verhexten« zu bizarren Krankheiten, die extrem therapieresistent sind, da man sie nur mit Magie lösen kann.

Die Therapie des Ens spirituale besteht in erster Linie aus psychisch wirksamen Mitteln, also aus Antidepressiva, Nervina, Sedativa, hormonell wirkenden Mitteln und auch Schlafmitteln. In alter Zeit nannte man Pflanzen mit einer psychischen Wirkung »Berufs- und Verschreikräuter«. Das Berufen erfolgt durch nichtmenschliche Wesen (= Besessenheit), während das Beschreien mit Verhexung gleichzusetzen ist.

Natürlich fällt unter das Ens spirituale auch jede Form der Psychotherapie, und auch Hypnose oder musische Therapien eignen sich vorzüglich für Krankheiten aus dem Ens spirituale. Sollte das Leiden aber weder auf eine Psychotherapie noch auf geeignete Arzneien ansprechen, sollte man einmal an magische Techniken denken, bevor man die Flinte ins Korn wirft. Schamanische Methoden wie Räucherungen, Amulette, Gegenzauber mit Beschwörungen oder Puppenmagie wären einige Möglichkeiten. Der schamanische Therapieansatz ist nur leider in unserer aufgeklärten Gesellschaft kaum möglich.

Dennoch gibt es inzwischen immer mehr Therapeuten, die mit Schamanen zusammenarbeiten; hier könnten sich in Zukunft noch ungeahnte Möglichkeiten ergeben.

> *»Jede Krankheit ist ein Fegefeuer. Daher kann kein Arzt heilen, wenn nicht nach Gottes Ratschluss das betreffende Fegefeuer beendet sein soll. Denn der Arzt soll und kann nicht gegen die göttliche Bestimmung des Fegefeuers wirken.« (Paracelsus I/55)*

Ens dei

Die letzte Ursache befasst sich mit Krankheit als Schicksal und Karma. Paracelsus ging davon aus, dass jede Krankheit auch metaphysische Ursachen hat und dass man sie als läuterndes Fegefeuer verstehen sollte.

In den meisten Fällen ist eine therapeutische Hilfe bei Krankheiten möglich, wenigstens sofern die anderen vier Entien als Ursache in Frage kommen.

Beim Ens dei ist alles anders. Hier ist die Krankheit und damit auch die Heilung ganz dem Willen höherer Mächte unterworfen. Somit finden wir hier das scheinbar Unheilbare, die Krankheit als Stigma – die Betroffenen, aber auch die Therapeuten müssen sich in Demut üben.

Als Therapeut hat man hier vor allem seelsorgerische Aufgaben zu erfüllen und das Urvertrauen zu stärken. »Denn im Grund genommen kann menschliches Leben nur gesund bleiben, wenn es getragen wird von einem alles umfassenden Daseinsvertrauen, einem Vertrauen, das aus der Treue kommt, das sich etwas zutraut, einem anderen sich anvertraut und zuletzt dann auch das schafft, was wir – in paracelsischem Geist – die Medizin von morgen nennen: eine Medizin der Menschlichkeit« (H. Schipperges, 1985).

Die Stigmatisierten sind nicht selten Auserwählte und haben manchmal sogar eine regelrechte »Vorbildfunktion«. Oft sind es gerade solche Personen, die zum Heiler berufen werden. Nicht selten entwickeln sie durch das Stigma bestimmte Gaben wie die Geistheilfähigkeit oder die Hellsicht.

Eine Therapie im üblichen Sinn gibt es nicht, denn vom Ens dei kann man nur erlöst werden, wenn die Zeit reif ist. Wenn es im Schicksalsplan so vorgesehen ist, kann es in manchen Fällen sogar zu einer Wunderheilung kommen. Wann diese Zeit gekommen ist, kann man nicht selbst bestimmen, dennoch sollte man nicht untätig bleiben, sondern sich um Erkenntnis und Liebesfähigkeit bemühen und diese zum Wohle anderer einsetzen.

Zusammenfassung

Paracelsus ging davon aus, dass man sich nie wirklich sicher sein könne, welches der Entien denn nun eigentlich für eine Krankheit verantwortlich ist. In letzter Konsequenz bedeutet dies für die Therapie jeder Krankheit, dass sie auf fünf Säulen aufbauen sollte:

1. Stärkung der Lebenskraft und der Abwehr, um die vorherrschende Atmosphäre besser meistern zu können; die Therapie sollte astrologische Gesichtspunkte berücksichtigen (Transite!). Außerdem sollte man geomantische Phänomene beachten.
2. Stärkung der inneren Alchimie durch Anregung der Stoffwechseltätigkeiten; eventuell sind auch diätetische Maßnahmen erforderlich. Anregung der körpereigenen Entgiftungsvorgänge.
3. Konstitutionelle Therapie mit spagirischen und/ oder homöopathischen Mitteln, die, soweit möglich, auch auf astrologischen Gesichtspunkten beruhen sollte (Horoskopanalyse).
4. Psychisch und sozial orientierte Therapie, die gegebenenfalls auch unorthodoxe Maßnahmen erfordert.
5. Spirituelle Führung des Patienten.

Außerdem sollte man die Dreigliedrigkeit bei der Therapie berücksichtigen: Je nach Ausprägung der Krankheit in Bezug auf Sulfur, Merkur und Sal sind andere Therapiekonzepte und Heilmittel erforderlich. Ferner sollte die Arznei dem Krankheitsgeschehen möglichst entsprechen. Die Therapie nach den Gesichtspunkten der Sympathie ist jener der Antipathie möglichst vorzuziehen.

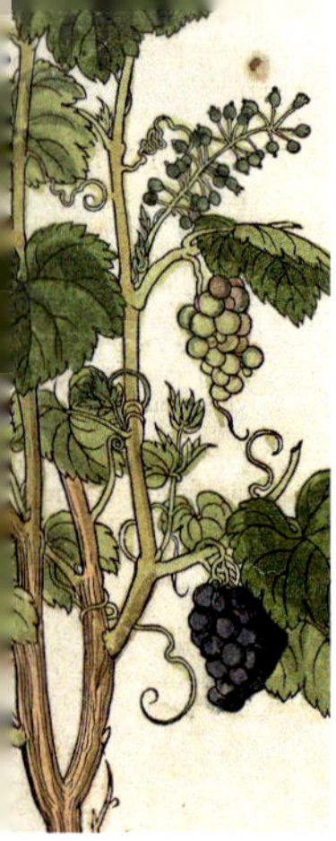

Heilpflanzen am Geburtsort des Paracelsus

»Jedem Lande wächst seine eigene Krankheit, seine eigene Arznei, sein eigener Arzt. (...) Sie (die Modeärzte) wollen Arzneien aus überseeischen Ländern, und im Garten vor ihrem Hause wächst Besseres.«
(Paracelsus III/492)

In seinen Werken erwähnte Paracelsus rund 400 Pflanzen, von denen einige leider nie genauer identifiziert werden konnten. Manches Gewächs tauchte dagegen mehrmals unter verschiedenen Namen auf. Viele der von ihm genannten Heilpflanzen und pflanzlichen Arzneien finden sich nicht oder inzwischen nicht mehr in der Flora des Kantons Schwyz, zu dem sein Geburtsort Einsiedeln heute zählt. Nicht heimisch sind z.B. die sagenumwobene Alraune oder Asa foetida, die beide erst südlich der Alpen vorkommen. Auch exotische Gewürze wie etwa Galgant, Ingwer, Muskatnuss oder Zimt oder orientalische Harze wie Mastix, Myrrhe und Weihrauch fanden große Beachtung in der Kräuterkunde des Paracelsus, obwohl er eindeutig die Verwendung heimischer Gewächse propagierte. Daher bleibt zu vermuten, dass er einen nicht unerheblichen Teil seiner Arzneipflanzen während seiner Studien und auf seinen abenteuerlichen Reisen kennen und schätzen gelernt hat. Einen anderen Teil hat Paracelsus vermutlich schon als Kind im Klostergarten von Einsiedeln gesehen: Seit den Dekreten von Karl dem Großen (747–814) baute man in Klöstern vor allem winterharte, mediterrane Kräuter an. Die Heilkräfte der geläufigsten Klosterkräuter wie Anis, Fenchel, Dill, Benediktenkraut, Lavendel, Melisse, Raute oder Salbei waren Paracelsus jedenfalls bekannt.

Etwa drei bis vier Dutzend Pflanzen nannte er jedoch häufiger und lobte ihre Kräfte vor allen anderen. Zu den einheimischen Lieblingsmitteln des Paracelsus gehörten Akelei, Augentrost, Betonie, Brennnessel, Braunelle, Johanniskraut, Knabenkraut, Nieswurz, Wegerich und Wiesenraute, um nur einige Beispiele zu nennen. Viele dieser Heilkräuter hat er vermutlich schon in seiner Kindheit kennengelernt. Nahe seiner Geburtsstätte bei Einsiedeln gedeihen immer noch zahlreiche Pflanzen, deren Kräfte der Meister häufiger in seinen Werken beschrieben hat: Nicht weit der Teufelsbrücke befindet sich heute das Naturschutzgebiet Schwantenau, in dem sich ein Teil der ursprünglichen Flora erhalten konnte. Auch in den Wäldern, die den benachbarten Kraftberg Etzel bedecken, dürfte der junge von Hohenheim seine ersten Begegnungen mit dem Pflanzenreich gehabt haben.

Sehr wahrscheinlich hat der Vater seinen Sohn bereits in jungen Jahren zum Kräutersammeln geschickt, damit er selbst die Wunden wie auch andere Gebrechen der auf dem Jakobsweg vorbeiziehenden Pilger mit der daraus hergestellten Pflanzenmedizin behandeln konnte. Unklar bleibt, ob Vater und Sohn gemeinsam in die umliegenden Berge gewandert sind, um dort Gebirgskräuter zu sammeln, die erst in der heutigen Volksmedizin als besonders heilkräftig gelten. Seinerzeit war der Respekt vor den Naturgewalten groß, und die Bergwelt mit ihrem unberechenbaren Witterungswechsel galt eher als unheimlich. Aber auf den Wiesen am Fuße des nahe gelegenen Kleinen und Großen Mythen könnten Vater und Sohn durchaus Heilkräuter gesammelt haben. In seinen Schriften erwähnte Paracelsus nur wenige typische Alpenkräuter, z.B. Bärentraube, Bartflechte, Gelben Enzian, Meisterwurz und Steinbrech.

Rund um die Geburtsstätte, nahe der Teufelsbrücke, wo Paracelsus seine ersten sieben Lebensjahre verbrachte, findet man immer noch eine üppige Flora. Trotz intensiver Landwirtschaft lädt die Natur auch heute noch dazu ein, auf den Spuren des Meisters zu wandeln. Die Heilpflanzen, die einem rund um die Teufelsbrücke begegnen, waren mit

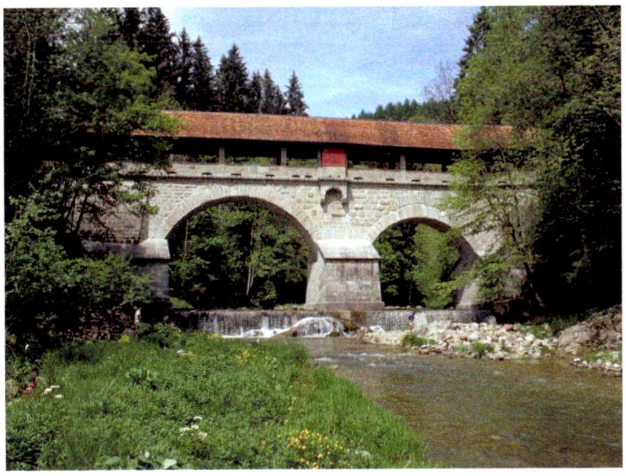

Das Geburtshaus des Paracelsus soll direkt an der Teufelsbrücke gelegen haben. Foto: Margret Madejsky.

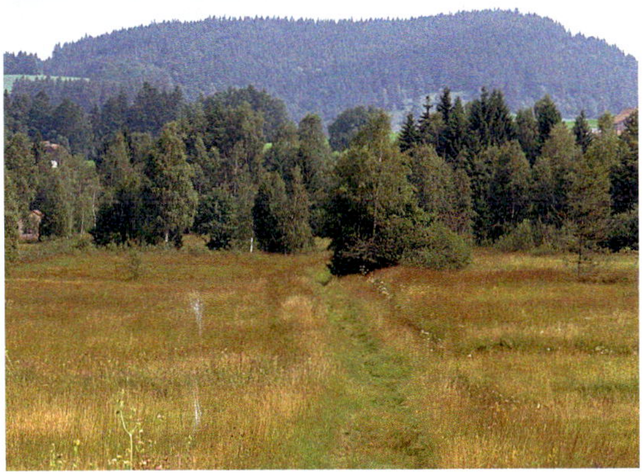

Das Naturschutzgebiet Schwantenau zu Füßen des Etzels, eines Orts der Kraft – hier lagen die »Spielwiesen« des jungen Paracelsus. Foto: Margret Madejsky.

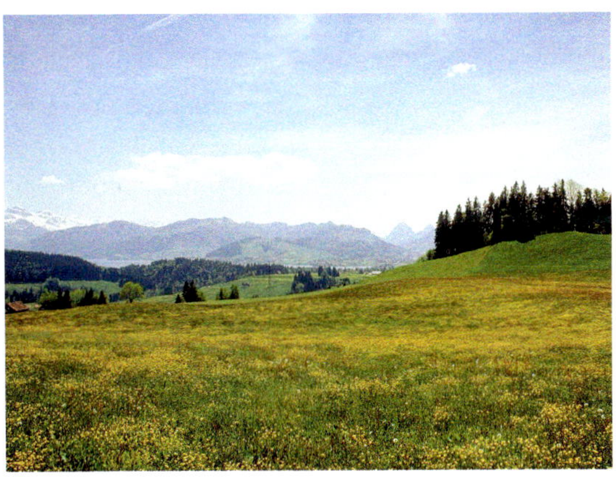

Blick vom Geburtshaus Richtung Einsiedeln, Foto: Margret Madejsky.

Sicherheit die ersten, mit deren Heilkräften der junge Paracelsus in Berührung kam. Möglicherweise waren dies auch seine ersten pflanzlichen Lehrmeister. Sein Vater hatte ihm ihre Sprache, die Signaturen, beigebracht: Als Landarzt war dieser mit den Kräuterkenntnissen der Landbevölkerung vertraut, die seinerzeit noch durch kein Buchwissen verbildet war, sondern vielmehr die Zeichensprache der Natur ähnlich wie Tierfährten zu lesen wusste.

Nachfolgend einige Pflanzen, die wir bei unseren mehrmaligen Besuchen in Einsiedeln rund um den Geburtsort des Paracelsus gefunden haben:

Adlerfarn (Pteridium aquilinum; Merkur, Saturn)

Die Blattform zeigt einen Bezug zum Nervengewebe an. Volksmedizinisch zur Auflage bei Hexenschuss gebraucht sowie als Bettunterlage bei Rheuma. Heute zusammen mit anderen Farnen in homöopathischer Zubereitung bei Neigung zu Wurmbefall und Dysbiose (vergleiche Wurmfarn). Enthalten in Aquilinum comp. (Globuli und Ampullen von Wala) zur Behandlung von Blähungen, Störungen der Darmperistaltik (Durchfall, Verstopfung), Dysbakterie, Neigung zu Wurmbefall und nahrungsabhängigen Ekzemen.

Akelei (Aquilegia vulgaris; Merkur, Venus)

Sie soll heilkundlich erstmalig von Hildegard von Bingen erwähnt worden sein (E. Gallwitz, 1996). Von Paracelsus wegen der harntreibenden und antitartarischen Wirkung in Rezepten gegen Blasensteine aufgeführt (I/929, III/460).

Heute noch in der Hildegardmedizin von Bedeutung: Akelei-Kräuterelixier und Akelei-Kräutertabletten zur Behandlung von Erkrankungen des Lymphsystems; Akelei-Kräutersalbe zur Ableitung von Toxinen über die Haut und zur Anregung der Lymphe (alle drei Mittel liefert z.B. die Klösterl-Apotheke in München). Die Pflanze ist schwach giftig (enthält vor allem in den Samen Blausäureglykoside, die angeblich kanzerogen sind). »Der ethanolische Extrakt zeigte in vitro antibakterielle Wirkung gegen Staphylococcus aureus (…) und Candida albicans« (Chr. Jänicke/J. Grünwald/Th. Brendler, 2003). Wir verwenden Akelei auch zur

Beruhigung bei seelischer Erregtheit und als Mittel, um die Intuition anzuregen.

Alpenpestwurz (Petasites paradoxus; Mond, Jupiter)

Die Blattaderung zeigt eine Formverwandtschaft zu den Bronchien, weswegen Pestwurzarten einst wider die Pestilenz gebraucht wurden und bis heute Bestandteil von Hustensäften sind. Die gemeine Pestwurz wird inzwischen auch zur Behandlung von Krampfschmerzen genutzt, z.B. Migräne, Asthma, Steinleiden und krampfartigen Muskelschmerzen (Petadolex-Kapseln von Weber & Weber); enthält das spasmolytisch wirkende Petasin.

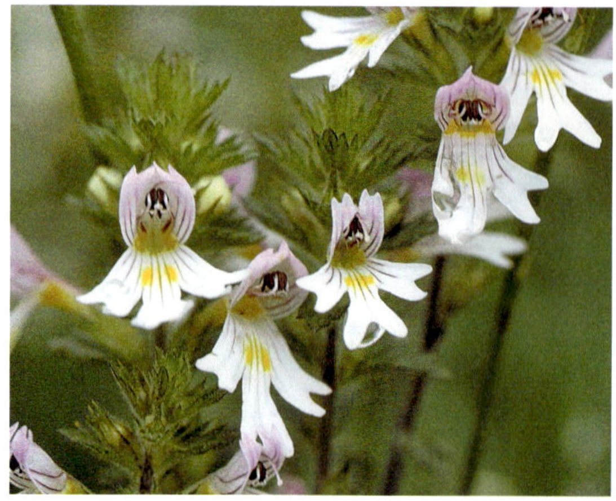

Wie eine Schar kleiner Elfen muten die zarten Blüten des Augentrosts an. Laut der Signaturenlehre sind die Blüten ein pflanzliches Abbild der Augen und dienen daher nicht erst seit Paracelsus als universelle Augenarznei.
Foto: Margret Madejsky.

Augenwein nach Paracelsus

Rezept bei Sehschwäche: »Bei Greisen ist es für die Augen ein sehr gutes Arcanum. Dies soll mit Wein getrunken werden, wenn Sehschwäche besteht« (Paracelsus III/559).

Rezept Original
Foeniculi 6 Unzen (210 g)
Euphragiae 2 Unzen (70 g)
Florum centaureae 1,5 Unzen (52,5 g)
Reduc in liquores (keine Mengenangabe)

Rezept heute
Fenchel 30 g
Augentrost 15 g
Tausendgüldenkraut 5 g
auf 1 Liter Medizinalwein

Augentrost (Euphrasia rostkoviana und andere Unterarten; Sonne, Merkur)

Nach der Signaturenlehre ist Euphrasia ein pflanzliches Gegenbild der Augen und wurde als Augenheilpflanze von Paracelsus sehr gelobt (I/530 und I/1012, II/279) und auch in Form eines Augenweines bei Sehschwäche angepriesen (III/462). Bestandteil von Ophthalmik (Tropfen von Soluna) zur Behandlung von entzündlichen Augenleiden und Sehschwäche. Ferner erwähnte Paracelsus den Augentrost als Gehirnmittel (II/462). Bis heute wird das entzündungswidrige Kraut in der Human- und Veterinärmedizin bei Augenleiden angewandt (z.B. Konjunktivitis). Wegen der allgemein entzündungswidrigen Wirkung auf die Schleimhäute auch manchmal Bestandteil von Magentees.

Bachnelkenwurz (Geum rivale; Venus)

Das kleine Rosengewächs mit dem hängenden rosa Blütenkopf erinnert vom Gestus her an einen Melancholiker. Doch gebraucht wurde es, wie auch andere Rosengewächse, vor allem bei Blutungen und Durchfällen. Paracelsus hat das Kraut nicht erwähnt, obwohl es meist in Gesellschaft mit dem Frauenmantel anzutreffen ist. Heißt im Volksmund Blutströpferl und wird dementsprechend bei Blutungsneigung verwendet. Die volksmedizinische Anwendung entspricht ansonsten der von Nelkenwurz (Geum urbanum; siehe Seite 264).

Bärlauch (Allium ursinum; Mond, Mars)

Der Bärlauch hat sich möglicherweise erst in neuerer Zeit nahe der Teufelsbrücke angesiedelt. Heute zählt das mit dem Knoblauch verwandte Wildkraut zu den beliebtesten Frühlingskräutern mit weitreichenden Heilkräften. Bärlauch mobilisiert Schwermetalle und unterstützt daher Ausleitungskuren; die

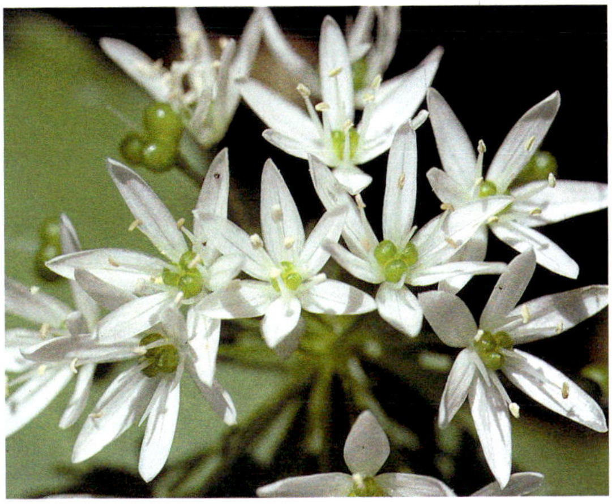

Obwohl Paracelsus die essbaren Wildkräuter sicherlich kannte, erwähnte er den Bärlauch in seinen Werken nicht. Möglicherweise hat sich dieser auch erst in neuerer Zeit nahe der Geburtsstätte angesiedelt. Foto: Margret Madejsky.

enthaltenen Schwefelverbindungen wirken gegen Darmpilz und Dysbiose.

Beifuss (Artemisia vulgaris; Mond, Sonne, Merkur, etwas Mars)

Kardinalpflanze des Paracelsus zur Behandlung von Frauenleiden (ausführliche Beschreibung siehe Seite 298).

Beinwell (Symphytum officinale; Jupiter, Saturn)

Taucht in den Schriften des Paracelsus als Consolida maior auf. Paracelsus bereitete eine Suppe zur Magenstärkung daraus (I/857); er gebrauchte den Beinwell vermutlich als Mittel gegen Sodbrennen (II/593).

Außerdem führte er die Wurzel als Mittel bei Knochenbrüchen (III/399 und 587) sowie bei Wunden und Geschwüren auf (III/533 und 536). Heute wird Beinwell wegen der enthaltenen Pyrrolizidinalkaloide, die angeblich kanzerogen sind, nur äußerlich in Salben oder in homöopathischer Verdünnung als Gelenks- und Knochenheilmittel gebraucht; ein bewährtes Handelspräparat ist Steirocall N (Tropfen von Steierl) zur Behandlung von Knochenleiden wie Status nach Fraktur oder Osteoporose.

Betonie (Betonica officinalis = Stachys officinalis; Venus, Merkur)

Paracelsus lobte die Betonie als Polychrest (Vielheiler). Er pries ihre Heilkräfte u.a. bei Wurmleiden, speziell bei Askaridenbefall (I/964), als Gegengift (II/415), als Heilmittel bei Lähmungen (III/422), z.B. Status nach Apoplex (Schlaganfall), sowie als Leberarznei (III/453). Das Kraut findet heute noch selten Anwendung bei Nieren- und Blasenleiden (Entzündungen, Anurie). Die edle Rundung der Blätter, der aufrechte schlanke Wuchs und die Blüten mit ihrer koboldartigen Gestalt und sanften Farbe, aber auch der Wachstumsort, der oft wie verwunschen wirkt, offenbaren eine Elfenpflanze, die man Venus und Merkur unterstellen kann. Wir setzen sie daher gern als Begleitmittel für Rezepte mit psychosomatischem Charakter ein, z.B. Bettnässen und Asthma, aber auch bei Hysterie und Angstattacken, z.B. zusammen mit der nah verwandten Melisse.

Bibernelle (Pimpinella major; Sonne, Merkur)

Die scharf schmeckende Wurzel wird in der Volksheilkunde seit langem bei Verdauungsschwäche, Lungen- und Magenverschleimung, gegen Heiserkeit sowie als universelles Gegengift genutzt. Paracelsus erwähnte sie als Pestmittel (I/724) und würzte mit ihr seinen Winterwein (II/479).

Blutwurz (Potentilla tormentilla; Venus, Sonne)

Universalheilmittel der Volksmedizin, das wegen seiner antibiotischen Kräfte bei Entzündungen aller Art zum Einsatz kommt, z.B. gegurgelt oder gepinselt bei Hals-, Mandel- oder Zahnfleischentzündung, als Pulver auf eitrige Wunden gestreut oder bei Durchfällen als Schnaps oder Wein eingenommen. In der roten Wurzel sah Paracelsus eine blutstillende Signatur (II/280 und III/308), die seinerzeit bei Blutungen aller Art (Darm, Uterus) gebraucht wurde (»Blutwurz«). Ferner gab er genaue Anweisung zur Zahnbehandlung mit Tormentilla (I/1010, II/640) und gebrauchte sie wegen der roten Farbe für seinen wärmenden Winterwein (II/479). Zusammen mit Myrrhe Bestandteil von Repha OS Mundspray (Repha).

Braunelle (Prunella vulgaris; Merkur, Venus)

Der Name leitet sich von der Halsbräune (Diphtherie) ab, die Paracelsus als eine Art Pest mit Lungenbeteiligung bezeichnete (II/567).

Das Braunellenwasser diente ihm als Lungenarznei (I/904), als Pestarznei (II/586) sowie als Gurgelwasser.

Ferner lobte er das Kraut als Badezusatz (I/606) und als Wundöl (III/450). Obwohl das Kraut antibiotische Gerbstoffe enthält, ist es heute fast in Vergessenheit geraten.

Brennnessel (Urtica dioica; Mars, Venus)

In der Brennnessel erkannte Paracelsus die pflanzliche Verkörperung der Planetenkraft Mars (I/424). Er nannte die Brennnessel ein Mittel gegen Pest, Gelbsucht und Gelenkserkrankungen (III/537; siehe auch Seite 81).

Brombeere (Rubus fructicosus; Venus, Mars)

Seit alter Zeit sind die Blätter Bestandteil von Hausteemischungen, die als Schwarztee-Ersatz getrunken werden.

Aufgrund der Gerbstoffe empfiehlt man den Tee heute bei leichten Durchfällen. Die getrockneten Blätter werden in manchen Gegenden als Tabakersatz geraucht.

»Der Brombeerstrauch ist überaus dornig und wirkt sehr gegen Gifte« (J.B. Porta, zit. n. E. Schlegel, 1915/1987).

Brunnenkresse (Nasturtium officinale; Mond, Mars)

Essbares Wildkraut und volksmedizinisches Blutreinigungsmittel. Paracelsus führt Nasturtio als Wurmmittel auf (II/615), empfiehlt es gegen Steinleiden (III/566) sowie als Kindermittel (III/569). Die Firma Weleda liefert mit Nasturtium Mercurio cultum D2 ein Präparat, bei dem die Brunnenkresse mit potenziertem Quecksilber gedüngt wurde; es eignet sich zur Behandlung von Nahrungsallergien und Colitis ulcerosa.

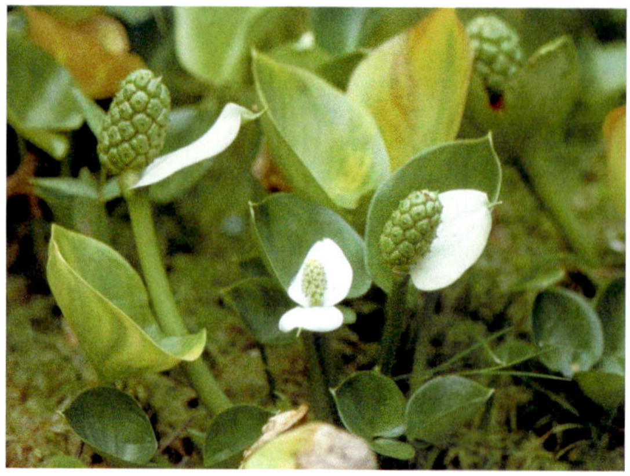

Im Naturschutzgebiet am Geburtsort findet man heute noch die sehr seltene Drachenwurz (Calla palustris). Das Aronstabgewächs dürfte jedoch nicht die berühmte »Serpentina« des Paracelsus gewesen sein; diese war wahrscheinlich eine mediterrane Unterart (siehe auch S. 79). Foto: Olaf Rippe.

Drachenwurz (Calla palustris; Mond, Mars)

Das heute sehr seltene Aronstabgewächs kommt im Naturschutzgebiet Schwantenau noch vor.

Paracelsus verwendet es möglicherweise gegen die Pestilenz; eine Drachenwurz wird jedenfalls mehrmals erwähnt. Er schrieb aber auch, dass er den Aronstab mit dem Schlangenmuster bevorzuge, der in südlichen Gefilden zu Hause sei – womit er entweder Arum italicum oder Dracunculus vulgaris meinte.

Efeu (Hedera helix; Merkur, Saturn, Sonne)

Findet heute vielfältige Anwendung in der Naturheilkunde, z.B. als Lungenheilpflanze, in Lymphkomplexen oder in Cellulitissalben (Zellulisan Salbe von Pekana). Paracelsus führte den Efeu lediglich als Epilepsiemittel auf (III/139).

Eisenhut, Blauer (Aconitum napellus; Saturn, Merkur)

Aconitum zählt zu den giftigsten heimischen Pflanzen und wird seit Jahrhunderten als Tötungsmittel gebraucht.

Heute nutzt man das Hahnenfußgewächs nur homöopathisch bei akuten Leiden wie fieberhaften Erkältungskrankheiten, Mittelohrentzündung, Neuralgien und Panikattacken.

Ehrenpreis (Ackerehrenpreis = Veronica agrestis, an den Feldrändern; Bachbunge = Veronica beccabunga, an der Teufelsbrücke; echter Ehrenpreis = Veronica officinalis, im Wald; Merkur)

Zählt heute zu den beliebten Teedrogen bei Magen-Darm-Erkrankungen wie Reizdarm oder bei Magenschleimhautentzündungen sowie bei Bronchitis. Paracelsus lobte Veronica als Schutz vor Fäulnis und Pestilenz (II/392) sowie als Blut- und Geschwürmittel (III/465) und setzte das Kraut seinem »kühlenden« Sommerwein zu (II/480). Das Kraut enthält antibiotisch aktives Aucubin.

Enzian, Gelber (Gentiana lutea; Jupiter, Sonne)

Altbekannte Bitterpflanze mit verdauungsfördernder Wirkung. Beliebter Bestandteil von Heilschnäpsen und Magenelixieren. Paracelsus kannte die Kräfte der Wurzel, erwähnte sie jedoch nur beiläufig (III/843).

Fieberklee (Menyanthes trifoliata; Mond, Jupiter)

Obwohl das Enziangewächs im Naturschutzgebiet nur einen Spaziergang von der Teufelsbrücke entfernt gedeiht, wurde es von Paracelsus nicht erwähnt.

Nach Hermann Fischer (1929) nannte man den Fieberklee im Mittelalter auch Consolida minor. Tabernaemontanus führt das Kraut als Fieberheilpflanze auf.

Frauenmantel (Alchemilla vulgaris; Venus, Mond, Jupiter)

Paracelsus kannte Collatenna – wie er den Frauenmantel nannte und was so viel wie »Tränenhalterin« bedeutet – nur als Knochen- und Wundheilmittel (III/399 und 450). In der Volksmedizin und Hebammenkunst zählt das Rosengewächs seit langem zu den Universalheilmitteln bei Frauenleiden aller Art. Das Kraut wirkt u.a. entzündungswidrig, fruchtbarkeitssteigernd, gelbkörperregulierend, milchbildend, uteruskräftigend und zyklusregulierend (M. Madejsky, 2000).

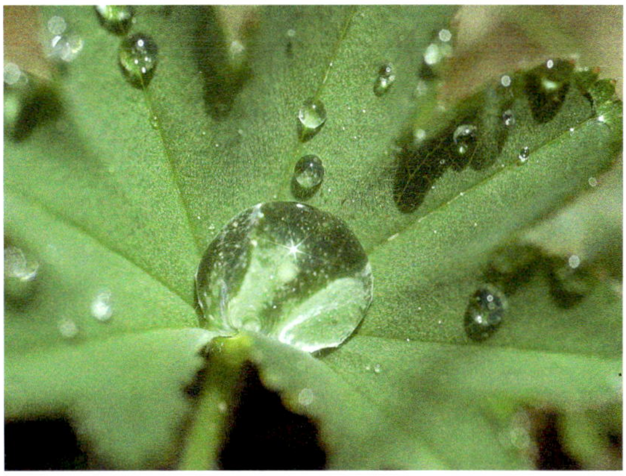

Einen Steinwurf von der Geburtsstätte entfernt blitzen und funkeln die Guttationstropfen des Frauenmantels im Morgenlicht. Paracelsus schätzte die Alchemilla vor allem als Wund- und Knochenmittel. Foto: Margret Madejsky.

Gänseblümchen (Bellis perennis; Venus, Sonne)

Von Paracelsus nicht erwähnt. Heute genießt man die essbaren Blüten in Wildkräutersalaten und gebraucht das blühende Kraut als Wundheilmittel sowie in Teemischungen für Haut und Milz. In der Homöopathie nennt man das liebliche Gewächs »Arnika der Gebärmutter«, weil es nach der Geburt die Rückbildung fördert. Wir verwenden es häufig als typisches Kindermittel bei entzündlichen Hautleiden wie Neurodermitis. Laut Hermann Fischer (1929) wurde es auch als Consolida minor bezeichnet.

Gänsefingerkraut (Potentilla anserina; Venus, Sonne, Merkur)

Das silbrig gefiederte Rosengewächs wurde bereits von den Germanen als Heilmittel gebraucht. Sebastian Kneipp lobte es als die beste Heilpflanze gegen Krämpfe und Bauchgrimmen der Frauen und der Kinder. Paracelsus führte Anserina als Asthmamittel auf (III/558).

Germer, Weißer (Veratrum album; Mond, Saturn, etwas Mars)

Zählt heute zu den wichtigsten Kollapsmitteln der Homöopathie mit Symptomen wie kaltem Schweiß, Durchfall und Erbrechen. Wurde früher als Niespulver zur Reinigung des Hauptes gebraucht. Wenn

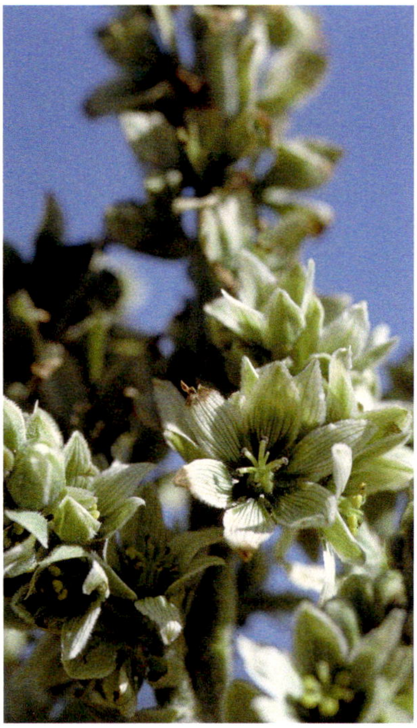

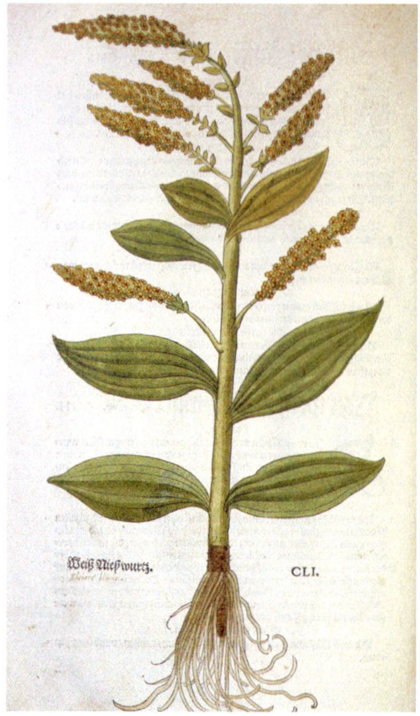

Den Weißen Germer verwendete man früher als Ableitungsmittel über die Nase, daher auch der Name Weiße Nieswurz. Man glaubte, auf diese Weise das Gehirn von schadhaften Dämpfen zu befreien. Paracelsus gebrauchte das giftige Liliengewächs als Heilmittel bei Wahnsinn; diese Indikation hat sich bis heute in der Homöopathie erhalten. Foto: Olaf Rippe.

In der Homöopathie ist Veratrum album (Weißer Germer) heute ein wichtiges Mittel bei Kreislauflabilität und Wahnideen von drohendem Unheil oder Zerstörungswut. Altkolorierter Holzschnitt aus dem *Kräuterbuch* von Leonhart Fuchs, 1543.

Paracelsus von der »jungen Nieswurz« schrieb (III/610), meinte er vermutlich den Germer, der unweit seiner Geburtsstätte geradezu wuchert.

Ferner kannte er das giftige Liliengewächs als Brechmittel (III/409) sowie als Waschmittel zur Vertreibung von Ungeziefer aus Kleidern (III/536).

Paracelsus verwendete den Germer eventuell bei jugendlichem Irresein, während er die Schwarze Nieswurz lieber bei Wahnsinn der älteren Semester verabreichte. Das homöopathische Arzneibild kennt ebenfalls psychische Symptome wie »Wahnideen mit drohendem Unheil; Manie mit Drang, Dinge zu zerreißen; ständiges Fluchen; Kindbettmanie« (W. Boericke, 1972).

Giersch (= Geißfuß; Aegopodium podagraria; Merkur)

Beliebtes Wildgemüse, das als Spinatersatz und zur Frühjahrskur dient.

Das Kraut leitet Harnsäure aus und wirkt daher der Gicht entgegen. Im akuten Gichtanfall legten Volksmediziner einst den Pflanzenbrei auf die schmerzenden Stellen auf.

Günsel (Ajuga reptans; Merkur, Venus)

Möglicherweise hat Paracelsus mit Iva arthetica eine gelbblühende Günselart gemeint (III/730 und 738 und 752), nämlich Ajuga chamaepitys, die in der Schweiz sporadisch vorkommt und von Aschner als »Schlagkräutlein« bezeichnet wurde. Volksmedizinisch gebrauchte man Günsel als Blutreiniger und Eitermittel sowie als Zugpflaster, um Splitter aus der Haut zu holen.

Gundelrebe (Glechoma hederacea; Merkur, Venus)

Beliebtes volksmedizinisches Wundheilmittel mit antibiotischen Kräften, daher »Herr des Eiters« genannt. Als blutreinigendes Wildgemüse wichtiger Bestandteil der Gründonnerstagssuppe. Paracelsus führte die Gundelrebe neben anderen Kräutern als Balsam zur Heilung von Kontrakturen auf (I/874, II/585) sowie als Gelbsuchtmittel (I/949).

Guter Heinrich (Chenopodium bonus-henricus; Mond, Merkur)

Altes Wildgemüse, das von der Landbevölkerung stets als Spinatersatz und Vitaminlieferant genutzt wurde. Kulturfolger, wächst direkt neben der Geburtsstätte. Gilt als Sitz wohlwollender Pflanzengeister, daher der Name.

Hahnenfuß, Scharfer (Ranunculus acer; Merkur, Mars)

Unter der Bezeichnung Flamula wurde die Pflanze von Paracelsus als Ableitungsmittel verwendet; es war auch Bestandteil blasenziehender Salben mit Canthariden (Spanische Fliege). Möglicherweise verwendete er auch den Knolligen Hahnenfuß (Ranunculus bulbosus) oder die Trollblume (Trollus europaeus) als Flamula.

Haselwurz (Asarum europaeum; Merkur, Saturn)

Wurde bereits von Dioskurides als Abführ- und Brechmittel erwähnt. Vermutlich meinte Paracelsus mit Azara die Haselwurz und führte diese als Purgiermittel zweiten Grades auf (III/398). Heute wird das Kraut eher selten und nur homöopathisch bei Migräne, Ohrleiden und Asthma gebraucht.

Heidelbeere (Vaccinium myrtillus; Venus, Jupiter)

Paracelsus nutzte die Heidelbeere als giftwidriges Mittel (III/548) und mit roter Koralle »zur Einschränkung der Menstruation« (III/196). Ferner führte er Heidelbeeröl als Arznei gegen Gelbsucht auf (I/949). Volksmedizinisch gebraucht man die getrockneten Beeren wegen ihrer Gerbstoffe noch bei leichten Durchfällen. In Untersuchungen erwies sich das Kraut als blutzuckersenkend und heißt daher auch »pflanzliches Insulin«.

Himbeere (Rubus idaeus; Venus, Mars)

Wie auch andere Rosengewächse häufiger Bestandteil von Hausteemischungen. Aufgrund des Gerbstoffgehalts eignen sich die Blätter zur Begleitbehandlung leichter Durchfallerkrankungen. Wird heute fast nur noch in der Geburtshilfe gebraucht, wo der Tee in dem Ruf steht, den Muttermund weich zu machen und einem Dammriss/-schnitt vorzubeugen.

Hirschzunge (Asplenium scolopendrium = Phyllitis scolopendrium = Scolopendrium vulgare; Merkur, Saturn)

Dioskurides gebrauchte diese Farnart bei Durchfällen. Von Paracelsus als Weinabkochung bei reichlichem Auswurf (chronische Bronchitis) empfohlen (III/564). Die Pflanze wurde außerdem als lebensverlängerndes Milzmittel erwähnt. Bestandteil von Digestodoron (Tabletten von Weleda) zur Behandlung von Dysbiose des Darms.

Hirtentäschelkraut (Capsella bursa-pastoris; Mond, Saturn, Merkur)

Paracelsus lobte das Hirtentäschelkraut als Blutstiller (I/444). Als solcher wird das Kraut heute in der Frauenheilkunde gebraucht, z.B. als Tee, Tinktur oder in Mischungen bei Myomblutungen, bei funktionellen Gebärmutterblutungen, bei verstärkten Blutungen infolge von Spirale sowie bei klimakterischen Blutungen. Enthalten in Styptik N Nr. 21 (Tropfen von Soluna) zur Behandlung von Blutungsneigung und in Menodoron (Tropfen von Weleda) bei Hypermenorrhoe.

Holunder (Sambucus nigra; Mond, Saturn)

Paracelsus kannte die abführende Wirkung der Triebe (II/461) sowie der Rinde (III/398 und 609). Er empfahl die Blüten als Auflage gegen Schwindel (III/554) und ließ gegen Podagra (Gicht) vor dem Schwitzbad bei abnehmendem Mond »Holundersalz« einnehmen (II/475). Heutzutage sind die Blüten fast nur noch wegen ihrer schweißtreibenden und fiebersenkenden Eigenschaften als Bestandteil von Erkältungstees im Gebrauch.

Huflattich (Tussilago fanfara; Sonne)

Volksmedizinisch seit vielen Jahrhunderten als Lungenheilpflanze für Mensch und Tier gebraucht. Geriet wegen des Gehalts an angeblich leberschädigenden und embryotoxischen Pyrrolizidinalkaloiden in Verruf, weshalb vor längerfristiger Einnahme, vor allem in der Schwangerschaft, zu warnen ist. Wurde von Paracelsus erwähnt (III/730), aber nicht als Lungenmittel.

Johanniskraut (Hypericum perforatum und andere Arten; Sonne, heute auch etwas Neptun)

Ein Arcanum des Paracelsus, das er sowohl als beste Wundarznei aller Länder wie auch als Wurmmittel und nicht zuletzt bei psychischen Leiden schätzte (III/628ff). Paracelsus bereitete sein Wundöl aus Blüten und Samen (III/485). Er kannte und pries jedoch auch den schutzmagischen Gebrauch von Johanniskrautbüscheln (siehe Seite 391).

Kerbel (Anthriscus cerefolium; Merkur)

Paracelsus widmete dem essbaren Wildkraut, das heute nur noch in Frühlingssuppen genossen wird, sogar ein kleines Kapitel (III/567). Er sprach dem »Kärblykraut«, in Form von Auflagen angewandt, große Heilkraft bei Geschwüren der weiblichen Brust zu und lobte es u.a. bei Schwindel.

Knabenkraut, Geflecktes (Orchis maculata = Dactylorhiza maculata; Venus, Mond)

Wegen der hodenförmigen Wurzel wurde das Knabenkraut von Paracelsus als Beispiel für die Signaturenlehre aufgeführt (I/656). Weil es die Form des männlichen Gliedes hat, sollte das Wurzelpulver die Sexualkraft stärken.

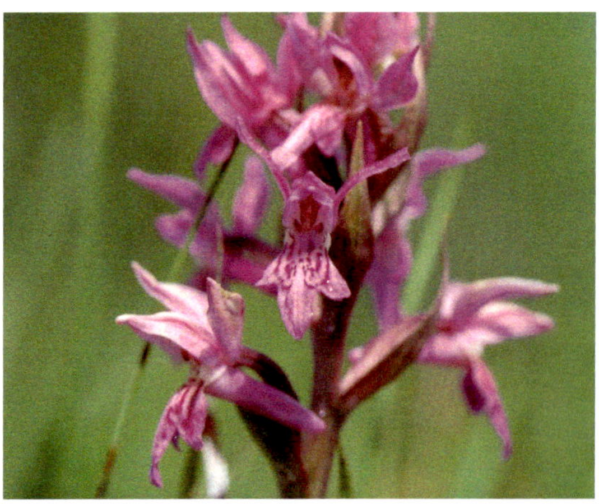

Das gefleckte Knabenkraut gedeiht besonders üppig auf den Wiesen nahe der Geburtsstätte und diente dem jungen Paracelsus vermutlich als eines der ersten Objekte für seine Signaturstudien. Heute wachsen noch viele weitere seltene Orchideenarten im nahe gelegenen Naturschutzgebiet. Foto: Margret Madejsky.

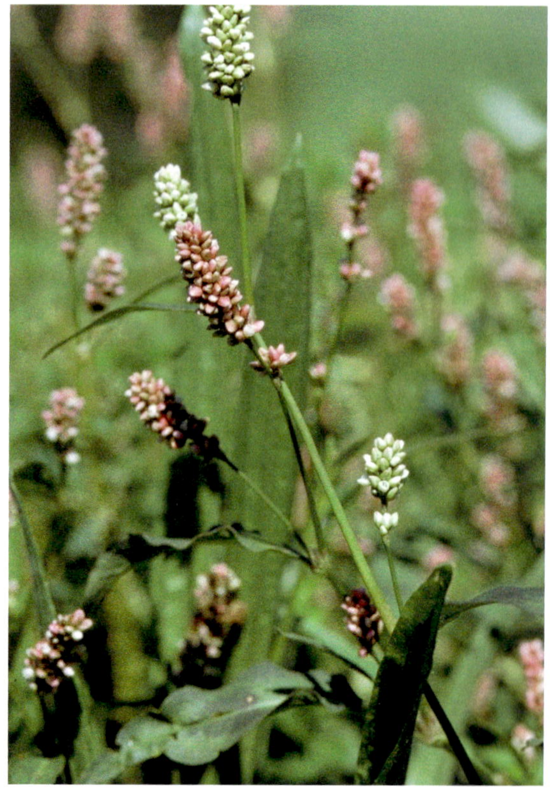

»Die Natur des Wasserpfeffers nenne ich Sapenam riparum oder Persicariam und sie ist für frische Wunden gut. Dies beweist die Form des Blutes und der rote Blutstropfen mitten auf dem Blatt. (...) Um die Geschwulst, die Hitze und das Bluten zu beheben, ist eine vortreffliche Kraft in dem Kraut Persicariae. Für das Bluten ist die Arznei im Stengel. Siehe, wie ein Blutstropfen nach dem anderen rot aus der Wunde tropft. So ist auch die Signatur im Stengel Persicariae.« (Paracelsus I/658f)

Knöterich, Pfirsichblättriger (Polygonum persicaria; Merkur, Venus; P. hydropiper auch Mars)

Paracelsus rühmte Persicaria als Wundmittel für Mensch und Tier (III/502).

Er lobte die wundheilende Wirkung beim Satteldruck der Pferde wie auch beim Wundliegen der Kranken (Dekubitus). Er schrieb: »Bei Rössern, die vom Sattel gedrückt sind, heilt es die Wunden (...). Also auch beim Menschen, (...) wo die Ketten bei Gefangenen gedrückt haben oder die Leute kränklich sind und sich in den Betten aufliegen (...). Man nimmt das Kraut und zieht es durch einen frischen Bach. Dann legt man es auf die Stell, die man heilen will (...) dann vergräbt man das Kraut an einem

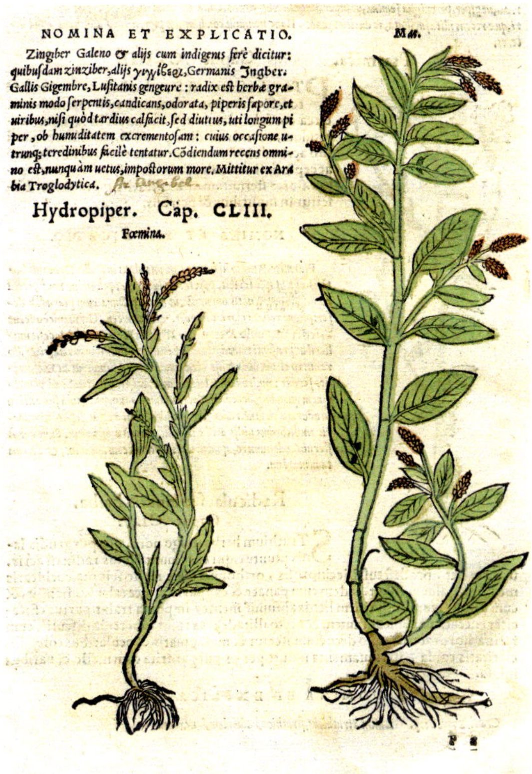
NOMINA ET EXPLICATIO.
Mas.
Zingiber Galeno & alijs cum indigenis ferè dicitur: quibusdam zinziber, alijs γιγγίβερι, Germanis Ingber: Gallis Gigembre, Lusitanis gengeure: radix est herbæ graminis modo serpentis, candicans, odorata, piperis sapore, et uiribus, nisi quòd tardius calfacit, sed diutius, uti longum piper, ob humiditatem excrementosam: cuius occasione utrunq; teredinibus facilè tentatur. Cōdiendum recens omnino est, nunquàm uetus, impostorum more. Mittitur ex Arabia Troglodytica.
Hydropiper. Cap. CLIII.
Fœmina.

Paracelsus verwendete Wasserpfeffer als Wundbalsam. Hierzu empfahl er, das frische Kraut mit Quellwasser zu benetzen und es als Wundauflage zu benutzen: »So sollt ihr wissen, dass Persicaria ein Kraut für offene Schäden bei Menschen und Vieh ist.« (Paracelsus III/502) Kolorierter Holzschnitt aus dem *Kräuterbuch* des Dioskurides in Latein, das 1610 erstmals in Deutsch erschien.

feuchten Ort, damit es faul werde, so wird der Schaden gesund in derselben Zeit. Das muss ich auch melden, dass manche ein Kreuz über die Schäden machen und dass manche dazu beten. Doch das alles ist nicht nötig und gehört nicht dazu. Denn es ist eine natürliche Wirkung da, die das natürlich und nicht durch Aberglauben und Zauberei tut« (III/502–503).

Von Aschner wurde Persicaria nur mit Wasserpfeffer (Polygonum hydropiper) übersetzt. Doch rund um den Geburtsort des Paracelsus wuchert nur der pfirsichblättrige Knöterich, was vermuten lässt, dass er eher die Persicaria als den Hydropiper bevorzugte.

Außerdem erwähnt Paracelsus den Blutstropfen, den ebenfalls nur P. persicaria hat, als Signatur.

Kratzdistel (Cirsium vulgare; Mars, Sonne)

Paracelsus führte die Distel als allgemeines Signaturbeispiel auf: »Die Distel ist ein Kraut mit Stacheln, und diese Signatur zeigt an, dass eine verborgene Kraft für das Stechen in der Brust und in den Seiten in ihm verborgen ist« (I/658). Speziell die Kratzdistel wird heute nicht mehr gebraucht.

Löwenzahn (Taraxacum officinale; Jupiter, Sonne, Mond)

Als Überdüngungsanzeiger hat der Löwenzahn wohl erst in den letzten Jahrzehnten die Wiesen rund um die Teufelsbrücke erobert, was vielleicht einer der Gründe ist, dass die Pflanze von Paracelsus nicht erwähnt wurde.

Heute zählt der Löwenzahn zu den bekanntesten Heilpflanzen und findet Anwendung bei Zivilisationsleiden wie Bauchspeicheldrüsenschwäche, Fettsucht, Harngrieß und Verstopfung. In der Volksmedizin sind die jungen Blätter eine beliebte Frühlingsspeise, der Milchsaft gilt als Krebsprophylaktikum und die Wurzel als Universalheilmittel zur Reinigung der Bauchorgane.

Lungenkraut (Pulmonaria officinalis; Merkur, Saturn, Venus)

Paracelsus kannte Pulmonaria bereits als Lungenarznei (III/453) wie auch als Asthmaheilmittel (II/637). Als Lungenheilpflanze ist das Kraut heute noch in Gebrauch. Meist wird es zusammen mit Huflattich, Malve, Sanikel und Vogelknöterich in Teemischungen angewandt. Bestandteil von Pulmonik N (Soluna) zur Behandlung von entzündlichen Lungenleiden.

Mädesüß (= Wiesenkönigin; Filipendula oder Spiraea ulmaria; Merkur, Mond, Jupiter)

Auf den sumpfigen Wiesen rund um das Geburtshaus des Paracelsus findet man Mädesüß häufig, dennoch hat er die Pflanze nicht erwähnt. Wir verwenden sie heute vor allem zur Behandlung entzündlicher rheumatischer Erkrankungen. Die Pflanze enthält Salicylsäure; der Produktname Aspirin leitet sich von Spiraea ab.

Nelkenwurz, Echte (Geum urbanum; Jupiter, Merkur)

Paracelsus empfahl die Wurzel nach Schlaganfall (III/607), als »Trank für das Gehirn« (II/462) und bei Kolik (II/478). Ferner würzte er mit ihr seinen anregenden Winterwein (II/479) und konservierte mit dem Öl das Bier (III/238). Ähnliche Wertschätzung erfuhr die Nelkenwurz in der Volksmedizin, was der Beiname »Heil aller Welt« verrät. In der Wurzel kommt das schmerzlindernde und stark antiseptische Eugenol vor (siehe auch Seite 264).

Rotklee (= Wiesenklee; Trifolium pratense; Venus, Merkur)

Die Wiesen rund um die Geburtsstätte sind heute voller Rotklee. Paracelsus hat ihn nicht erwähnt. Dabei wurde er schon von Hildegard von Bingen in der *Physica* gelobt. Volksmedizinisch gebrauchte man den Rotklee als erweichende Auflage bei krebsartigen Geschwüren. Heute nutzt man Rotklee als heimischen Sojaersatz bei Östrogenmangel (z.B. Menoflavon von Pascoe).

Sanikel (Sanicula europea; Merkur, Jupiter)

Paracelsus gebrauchte den Sanikel für Wundtränke (I/848, III/450), als Knochenheilmittel (III/399) sowie als Bruchkraut (z.B. Nabelbruch) für Kinder (III/552). In der heutigen Volksmedizin schätzt man immer noch die wundheilenden, entzündungswidrigen und antibiotischen Kräfte des Sanikel. Daher ist das »Heiligenkraut« häufiger Bestandteil von Magen- und Hustenteemischungen.

Schafgarbe (Achillea millefolium; Venus, Mond, Sonne)

Obwohl die Schafgarbe zu den altbewährten volksmedizinischen Wundkräutern zählt, deren Heilkräfte bereits von Hildegard von Bingen gelobt wurden, findet sie in den Schriften des Paracelsus keine Beachtung.

Schlüsselblume (Primula veris und Primula eliator; Sonne, Merkur)

Obwohl die Wiesen bei der Geburtsstätte im Frühling voller Schlüsselblumen sind, hat Paracelsus nichts über deren Heilkräfte berichtet. In der Volksmedizin gebraucht man die Wurzel bei Husten mit Verschleimung und die Blüten in Kopfschmerztees. Ferner nutzte man die Schlüsselblume als Herztonikum sowie nach Schlaganfall.

Sonnentau (Drosera rotundifolia; Mond, Merkur)

Sonnentau taucht erst im Schrifttum des 13. Jahrhunderts auf. Wegen der klebrigen Absonderungen wurde er – ähnlich wie die Alchemilla – zum Alche-

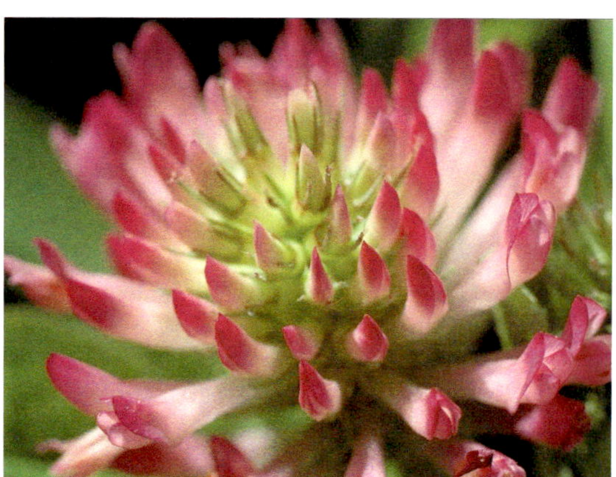

Rotklee verwendete man früher als Wundbalsam. Heute ist er eine wichtige Heilpflanze zur Behandlung von Östrogenmangel. Foto: Margret Madejsky.

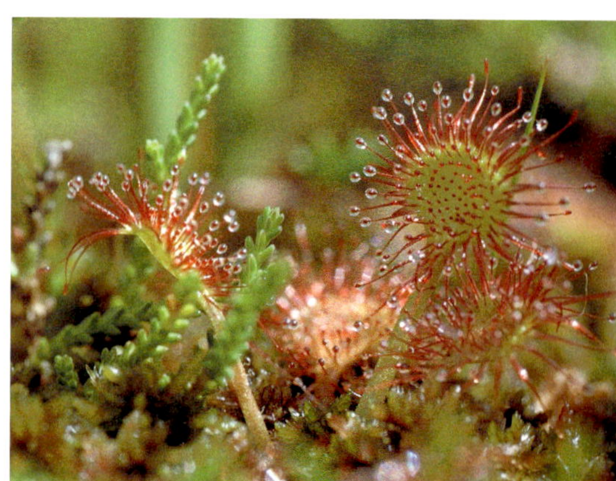

Der moorig-feuchte Boden des Naturschutzgebietes Schwantenau ist im Sommer übersät von Sonnentau, der wegen seiner tauartigen Ausscheidungen im Mittelalter ein begehrtes Alchimistenkraut war. Foto: Margret Madejsky.

mistenkraut, das zur Bereitung von Lebenselixieren verwendet wurde. Trotz der üppigen Vorkommen auf den Moorwiesen im Naturschutzgebiet Schwantenau wurde Drosera von Paracelsus nicht erwähnt. Heute findet man das Sonnentaukraut wegen seiner antibiotischen Eigenschaften hauptsächlich in Lungentees und Hustensäften; z.B. enthalten in Droserapect (Tropfen von Weber & Weber).

Spitzwegerich (Plantago lanceolata; Merkur)

Bis heute erfreut sich der Wegerich, das Heilblatt der Germanen, größter Beliebtheit in der Volksmedizin. Aus den Blättern bereitet man beispielsweise einen Hustensirup und Zugpflaster bei Furunkel oder man lindert mit dem Saft den Juckreiz nach Insektenstichen. Für Paracelsus war es eine wichtige Wundarznei, ein Eiter- und Entzündungsmittel, eine Asthma- und Lungenarznei (III/541f). Inzwischen ist der antibiotische Wirkstoff Aucubin identifiziert.

Taubnessel (Lamium album; Mond)

Die Taubnessel, das »Nesselweiblein«, war schon zu Paracelsus Zeiten als Frauenkraut in Gebrauch, wozu sie auch Paracelsus verwendete. »Die Nessel, die weiß blüht, soll von den Frauen getrunken werden« (I/672). Die weißen Blüten zeigen eine Formverwandtschaft zum weiblichen Genital. Man verwendet die Blüten und Blätter bis heute z.B. als Teedroge bei Weißfluss, zu Reinigungskuren bei Unterleibserkrankungen oder zu Sitzbädern bei Entzündungen. Taubnessel wirkt auch lindernd bei Prostatitis.

Teufelsabbiss (Succisa pratensis; Merkur, etwas Saturn; heute auch Uranus)

Zur Blütezeit im Hochsommer verleiht der Teufelsabbiss den Moorwiesen einen violetten Schimmer. Von Paracelsus wird die »Abbisswurzel« zwei Mal erwähnt. Einmal wegen der Form ihrer Wurzel, die wie abgebissen erscheint (III/309), zum anderen als Abwehrmittel gegen Unwetter und böse Geister (IV/320). Heute ist das Kraut nicht mehr gebräuchlich.

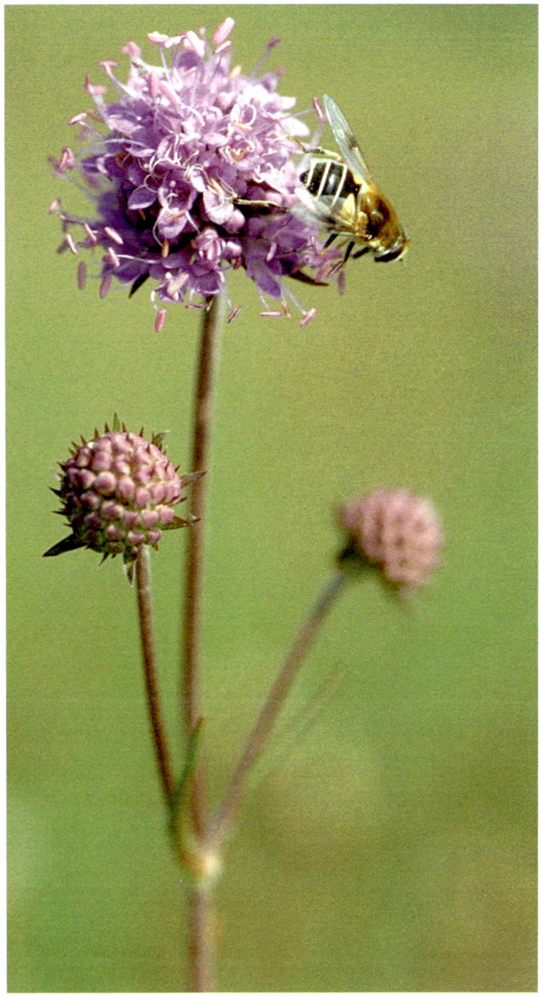

Im August leuchten die Wiesen in der Schwantenau violett von unzähligen Blüten des Teufelsabbisses, den Paracelsus einst zu den magischen Schutzkräutern zählte. Foto: Olaf Rippe.

Trollblume (Trollius europaeus; Sonne, Mond, heute auch Neptun)

Als Zeigerpflanze für Feuchtwiesen darf die Trollblume im Moor nicht fehlen. Erwähnt wurde sie von Paracelsus jedoch nicht, wiewohl er dem nicht ganz ungiftigen Hahnenfußgewächs oft begegnet sein dürfte.

Er schreibt jedoch über eine Flamula, die im Feuchten wächst – möglicherweise war dies die Trollblume, die man heute noch als Heilmittel bei Rheuma und Entzündungen z.B. der Prostata verwendet.

Veilchen (Viola odorata; Venus, Saturn)

Als Tagundnachtblume und Osterkünderin genoss das wohlriechende Veilchen stets hohe Wertschätzung. So wurde es beispielsweise von Hippokrates, von Hildegard von Bingen sowie von der Schule von Salerno erwähnt. Paracelsus bevorzugte das verwandte Stiefmütterchen, das er als Heilpflanze gegen die Skrofulose anführte (III/542) und als Wundkraut gebrauchte (II/585).

Vogelmiere (Stellaria media; Mond)

Als Kulturfolger und essbares Wildkraut dürfte Paracelsus die Vogelmiere gekannt haben. Heute ist das kleine Unkraut fast in Vergessenheit geraten, obwohl die Pflanze antivirale Eigenschaften zeigt.

Waldengelwurz (Angelica silvestris; Sonne, Jupiter)

Paracelsus führte Angelika u.a. in Rezepten gegen die Gelbsucht (I/944) und als Bestandteil des Winterweines (II/479) auf. Insbesondere lobte er sie als »höchste Arznei gegen innere Infektionen durch die Luft und Schutzmittel gegen die Pest« (III/465) und erwähnte sie als Wurmmittel (III/631). Unklar ist, ob er auch die Waldengelwurz verwendet hat, die in den Alpen »Brustwurz« heißt, oder ausschließlich die Erzengelwurz, die bis heute Bestandteil von Klosterlikören und Lebenselixieren wie dem Melissengeist ist.

Walderdbeere (Fragaria vesca; Venus)

Die dreigeteilten Blätter zeigen eine Sympathie zur dreilappigen Leber. In der anthroposophischen Medizin werden Erdbeerblätter zusammen mit Weinblättern zu einer Arznei verarbeitet, die sich als Basisbehandlung von Lebererkrankungen wie etwa der Leberzirrhose bewährt hat (Hepatodoron-Tabletten von Weleda).

Wasserdost (Eupatorium cannabinum; Jupiter, Merkur)

Wie der Name bereits sagt, bevorzugt die Pflanze Feuchtgebiete. Unter Rutengängern gilt sie als zu-

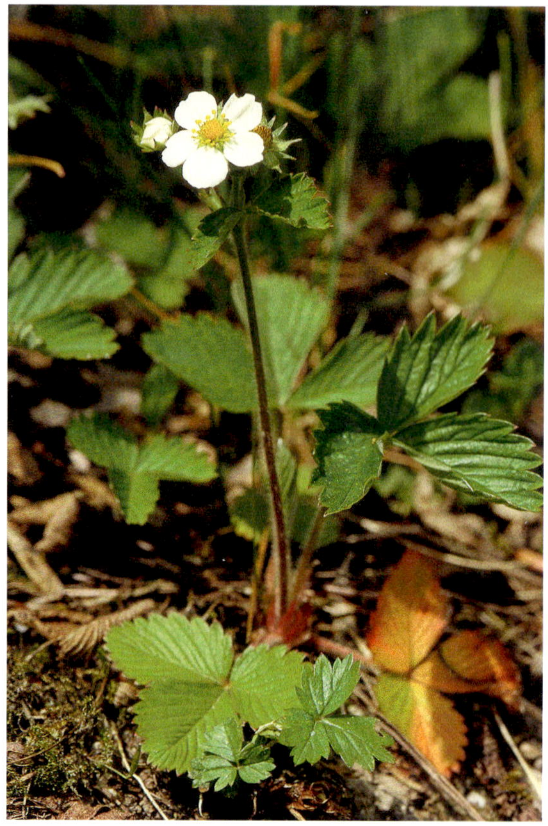

Wie alle Rosengewächse enthält auch die Erdbeere spezifische Gerbstoffe, was sie zu einem Heilmittel bei Entzündungen macht. Das dreigeteilte Blatt zeigt eine Sympathie zur dreilappigen Leber. Foto: Margret Madejsky.

verlässiges Zeichen für unterirdisch verlaufende Gewässer. In alten Büchern als giftwidrig gerühmt, wird die Pflanze heute wegen ihrer angeblich kanzerogenen Wirkstoffe (Pyrrolizidinalkaloide) nur noch homöopathisch bei Grippe und Rheuma gebraucht. Wir verwenden sie zur allgemeinen Stärkung bei Infektionen und Erschöpfung. Paracelsus hat sie nicht erwähnt.

Wiesenknopf, Großer (Sanguisorba officinalis; Venus, Sonne)

Die roten Blüten zeigen eine Sympathie zum Blut, das auch im Namen steckt (lat. *sanguis* = Blut; *sorbere* = saugen). Der Signatur entsprechend findet das Kraut Anwendung bei Blutungen aller Art, besonders aber bei klimakterischen Blutungen. Wie die meisten Rosengewächse enthält das Kraut Gerbstoffe mit blutstillender und stopfender Wirkung.

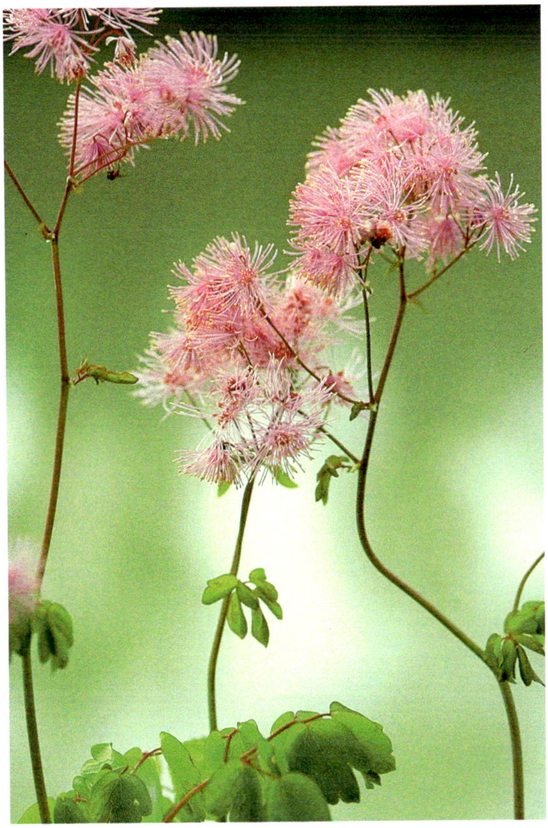

Die Wiesenraute verwendete Paracelsus zur Behandlung der Pestilenz. Foto: Olaf Rippe.

Wiesenraute, Akeleiblättrige (Thalictrum aquilegiifolium; Merkur, Mond)

Die heute gänzlich in Vergessenheit geratene Wiesenraute zählte zu den Lieblingsmitteln des Paracelsus. Er empfahl sie mehrfach als Pestmittel (I/895 und 899, II/587) und verwendete sie gegen Wurmerkrankungen (I/69). Ferner lobte er »Harmel« bei Phlegma (III/466) und als Geschwürmittel (III/466).

Wurmfarn (Dryopteris filix-mas; Merkur, Saturn)

Paracelsus erwähnte den Wurmfarn in einer Verordnung zur Magenstärkung bei Verdauungsschwäche (I/959). Volksmedizinisch wird Wurmfarn wegen seiner nervenähnlichen Blattstruktur vor allem bei Ischialgie (»Hexenschuss«) als Auflage gebraucht und als Unterbettfüllung für Rheumatiker gelobt.

Zinnkraut (Equisetum arvense; Mond, Saturn)

Bei dem von Paracelsus in einem Kolikrezept aufgeführten »Saffhew« handelt es sich vermutlich um den Ackerschachtelhalm (II/478). Sonst wird die Pflanze nicht erwähnt.

Dagegen erfreut sich der Ackerschachtelhalm heute größter Beliebtheit, z.B. als Nierenheilpflanze und als bindegewebsstärkendes Mittel (enthalten in Metasilicea N von Meta-Fackler). Wegen des hohen Kieselsäuregehalts wird die Pflanze auch in der Wirbelsäulentherapie verwendet und bei Gelenksbeschwerden oder Osteoporose. Sie dient auch als biologischer Pflanzenschutz bei Pilzbefall.

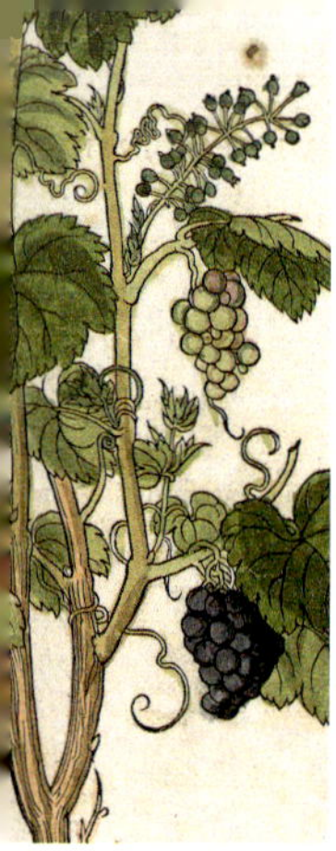

»Wider Pestilenz und faule Geschwer«
Infektionen und Hautleiden bei Paracelsus

»Die aber zu solchen (Pest-)Kranken gehen müssen (...), bei denen wundert man sich nicht, dass die Luft der Kranken sie vergiftet. Damit dies nicht geschehe, soll man Weihrauch im Munde tragen und dem Kranken Meisterwurz in den Mund legen. Meisterwurz und Weihrauch werden dann keine Vergiftung zulassen.« (Paracelsus I/726)

Vom Wundfieber zum Krankenhauskeim

Im Zeitalter der Apparatemedizin, Antibiotika und Desinfektionsmittel möchte man meinen, dass die rund 500 Jahre alte Kunst der Wundheilung nach Paracelsus nicht mehr wirklich von Belang sei: Längst hat der medizinische Fortschritt das düstere Mittelalter hinter sich gelassen, und dank chemisch definierten Antibiotika sind Wundinfektionen kein Thema mehr.

Bevor wir das Gegenteil beweisen, werfen wir einen Blick zurück in die Zeit des Paracelsus. Natürlich kreiste das Interesse der Ärzte, Hebammen und Kräuterkundigen damals ganz besonders um die Heilung von Wunden, denn die Hygiene hatte noch lange nicht den nötigen Stellenwert erlangt, so dass selbst harmlos erscheinende Kratzer, Schnitte oder Stiche den Tod bringen konnten. Nicht selten wohnte die ganze Sippe mitsamt dem Vieh in einem Raum zusammen, und wenn eine Frau niederkam, so geschah dies zuweilen in unmittelbarer Nähe der Hühner, Kühe und Ziegen, die den Raum mit der Kreißenden teilten. Und auch die Unterernährung schwächte die Abwehrkräfte der Menschen. Die Folge waren hohe Sterblichkeitsraten unter den Säuglingen, aber auch unter den Müttern, die dem Kindbettfieber erlagen.

Immerhin wies Paracelsus bereits an, dass sich Kranke nicht in einem Raum mit Tieren aufhalten sollten. Er hatte also schon ein genaues Verständnis von den Krankheitsursachen durch mangelnde Hygiene und forderte zu Recht, dass ein Krankenzimmer sauber gehalten und regelmäßig gelüftet werden solle. Daher darf man vermuten, dass Paracelsus bereits die Übertragungswege von Infektionen kannte.

Seinerzeit ging das lebensgefährliche Wundfieber von Geburtswunden aus oder von Schnitt- oder Stichwunden. Während seiner Zeit als Feldarzt hatte Paracelsus jedenfalls viele Erfahrungen über Wunden und Wundheilung gesammelt. Aus diesem Lebensabschnitt stammen auch die meisten seiner Wundtränke, Pflaster sowie sein speziell zubereite-

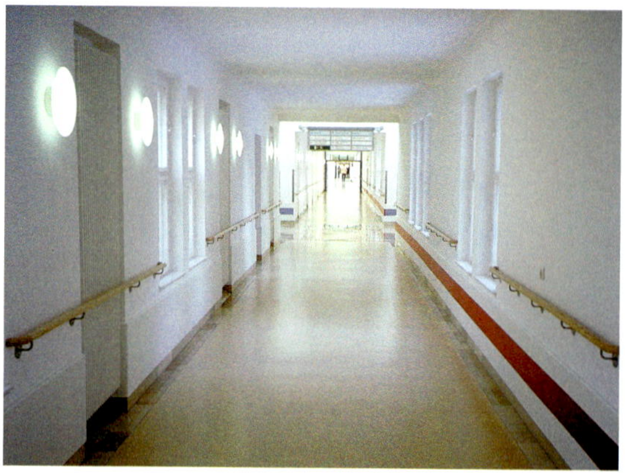

Viele der Wundkräuter des Paracelsus verfügen über beachtliche antibiotische Heilkräfte und könnten bei richtigem Gebrauch auch heute noch Infektionen durch Krankenhauskeime verhindern oder Operationswunden rascher abheilen lassen. Das Bild zeigt einen typischen Krankenhausgang von heute. Dass sich hier die Götter der Heilkunst nicht sehr wohl fühlen, dürfte einleuchten. Foto: Olaf Rippe.

tes Johanniskrautöl. Außerdem finden sich in seinen Schriften ebenso viele Rezepturen für innere wie auch für äußere Anwendungen bei Wunden. Häufig gebrauchte er dieselbe Pflanze innerlich wie äußerlich, oft zusammen mit anderen Wundarzneien, wie folgendes Zitat belegt: »Der natürliche Balsam ist nach der Art eines Trankes zu verordnen, oder die Wunden sind zu übergießen. Es ist nichts anderes als Hypericon (Johanniskraut), Centaurea (Tausendgüldenkraut) und Prunella (Braunelle), die nicht nur die äußeren, sondern auch die inneren Wunden heilen« (III/145).

Zweifelsohne können von den inneren Wunden auch im 21. Jahrhundert immer noch lebensgefährliche Wundinfektionen ausgehen. Heutzutage sind vor allem Frischoperierte, Immungeschwächte und Intensivpatienten gefährdet durch Krankheitserreger wie etwa Staphylokokken oder Streptokokken, die zu den sogenannten Krankenhauskeimen zählen.[26] Diese wie auch andere Bakterienstämme konnten durch den exzessiven Einsatz von Desinfektionsmitteln und Antibiotika in der Tier- wie Humanmedizin Resistenzen erwerben, so dass die Heilung von Wundinfektionen in der modernen Chirurgie wieder zunehmend zum Problem wird. Sogar Menschen, die vielleicht ihr Leben lang nie Medikamente genommen haben, sprechen mitunter auf viele Antibiotika gar nicht mehr an. Mehrere zehntausend Infektionen pro Jahr gehen mittlerweile auf das Konto resistenter Krankenhauskeime, die eigentlich banale Erreger sind und nur durch chirurgische Behandlung oder falsche Wundpflege zu den gefürchteten Nosokomialinfektionen führen.

Daher suchen Hygieneexperten ständig nach neuen Wegen der Infektionsprophylaxe und überprüfen im Rahmen ihrer Recherchen auch die alten Methoden der Wundheilung, zu denen u.a. die Balsame, Pflaster und Wundkräuter des Mittelalters gehören. Selbst nach einem halben Jahrtausend haben viele der Wundheilpflanzen des Paracelsus ihre Kräfte keineswegs eingebüßt, sondern sollten viel öfter zum Wohle des Kranken genutzt werden und zum Einsatz kommen, wenn chemisch definierte Antibiotika wieder einmal versagt haben oder von den Patienten nicht vertragen oder abgelehnt werden.

Während im 14./15. Jahrhundert Infektionskrankheiten wie Pest, Cholera, Diphtherie, Krätze, Lepra, Syphilis oder Typhus grassierten, kämpft man im 21. Jahrhundert verzweifelt gegen Virusinfektionen. Unsere moderne Seuche heißt Aids, aber auch Hepatitis C, Pfeiffersches Drüsenfieber, Infektionen mit Herpes- oder Papillomaviren sowie die Krankenhausinfektionen durch Erreger wie Staphylokokken sind therapeutische Herausforderungen, die sich mit Hilfe der Kräuterkunde des Paracelsus besser meistern lassen. Nicht zuletzt könnten die Wundarzneien des Paracelsus heutzutage auch bei den schlecht heilenden Wunden der Venenkranken (Ulcus cruris) oder beim offenen Bein der Zuckerkranken wie auch beim Liegegeschwür Bettlägeriger (Dekubitus) zum Einsatz kommen.

»Es ist nicht möglich, dass eine bessere Arznei (als das Johanniskraut) für Wunden in allen Ländern gefunden wird.« (Paracelsus III/632)

»Neuerdings konnte auch gezeigt werden, dass Johanniskrautpräparate das Wachstum von Staphylokokken beeinflussen können, was vielleicht die Erfolge des Paracelsus bei der Wundbehandlung erklären könnte.« (Walter Pöldinger, 1999)

Von der balsamischen Tugend des Sankt-Johannes-Krauts

Das vielleicht bedeutendste Heilkraut des Paracelsus gegen Infektionen aller Art ist das Johanniskraut (Hypericum perforatum). Als Wundarznei hatte man es in der Wissenschaft schon fast vergessen – oder aus Gründen mangelnder Rentabilität nicht weiter erforscht, da Salben und Cremes mit Anti-

26 Etwa 10 000 Patienten sterben nach Expertenschätzung in Deutschland jedes Jahr an Infektionen durch Krankenhauskeime. »Schwerkranke Patienten sind durch die ganz normalen Alltagskeime besonders gefährdet«, so der Hygieneexperte Privatdozent Dr. Roland Schulze-Röbbecke von der Düsseldorfer Heinrich-Heine-Universität. Da die Erreger durch den massiven Einsatz von Antibiotika eine zunehmende Resistenz entwickelten, fordert der Mediziner zurückhaltenden Einsatz der Medikamente. Andere Forscher gehen sogar von rund 40 000 Todesfällen durch Krankenhausinfektionen aus, wobei die genaue Ursache oftmals nicht eindeutig zu klären ist. »Es ist nicht leicht, den Anteil der Infektionen als Todesursache bei schwerkranken Patienten herauszufiltern«, erläuterte Schulze-Röbbecke. Experten schätzten jedoch, dass sich bis zu 800 000 der jährlich etwa 12 Millionen Patienten in deutschen Krankenhäusern mit den Keimen infizieren (dpa, Februar 2000).

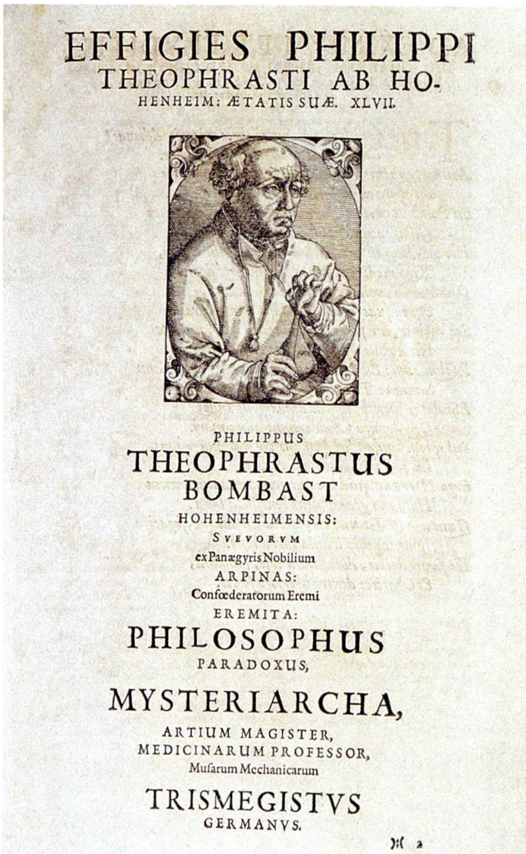

EFFIGIES PHILIPPI
THEOPHRASTI AB HO-
HENHEIM: ÆTATIS SUÆ. XLVII.

PHILIPPUS
THEOPHRASTUS
BOMBAST
HOHENHEIMENSIS:
SVEVORVM
ex Panægyris Nobilium
ARPINAS:
Confœderatorum Eremi
EREMITA:
PHILOSOPHUS
PARADOXUS,
MYSTERIARCHA,
ARTIUM MAGISTER,
MEDICINARUM PROFESSOR,
Musarum Mechanicarum
TRISMEGISTVS
GERMANVS.

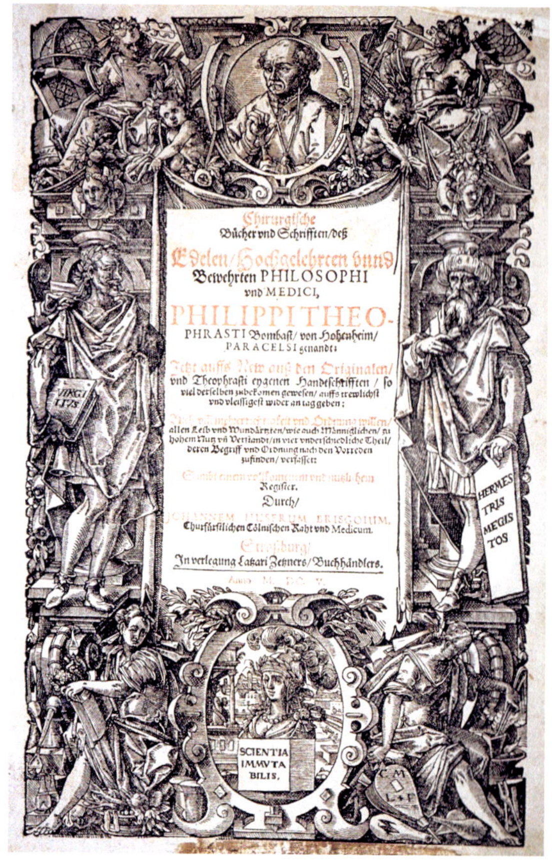

Chirurgische
Bücher vnd Schrifften/deß
Edlen/Hochgelehrten vnnd
Bewehrten PHILOSOPHI
vnd MEDICI,
PHILIPPI THEO-
PHRASTI Bombast/ von Hohenheim/
PARACELSI genandt:
Durch/
Churfürstlichen Cölnischen Raht vnd Medicum.
In verlegung Lazari Zetzners/Buchhändlers.

Die chirurgischen Schriften des Paracelsus wie *Die große Wundartzney* gehören zu den bedeutendsten ihrer Art in der Medizingeschichte. Paracelsus hatte als Feldarzt sehr viel praktisches Wissen zum Thema sammeln können, vor allem auch im Umgang mit Wundarzneien wie dem Johanniskraut. Titelkupfer der Huser-Ausgabe von 1605, auf dem Paracelsus als germanischem Trismegistos gehuldigt wird.

biotika, Bepanthen, Kortison oder Zink auf dem Gebiet der Wundheilung den Bedarf zu decken schienen. Außerdem konzentrierte man sich hauptsächlich auf die Erforschung der antidepressiven Wirkung der Inhaltsstoffe Hypericin und Hyperforin. Erst seit kurzem rücken die wundheilenden Eigenschaften wieder in den Mittelpunkt des Interesses und werden bei chronischen Hautleiden wie Neurodermitis in Form von Salben genutzt. Dabei blickt das Johanniskraut auf eine ungebrochene Heiltradition als Wundarznei zurück, deren Wurzeln sich in grauer Vorzeit verlieren.

In ländlichen Gegenden stellen Kräuterkenner seit unzähligen Jahrhunderten ab dem Johannistag (24. Juni) das in der Volksheilkunde geradezu als Universalmedizin geschätzte Johanniskrautrotöl her. Es dient den Kräuterkundigen innerlich zur Wurmkur (Vorsicht: Kolikgefahr!) oder auch als Balsam bei Magenschleimhautentzündung oder Magengeschwür. Äußerlich wird das Rotöl wie bereits vor mehr als tausend Jahren immer noch nach Verbrennungen aufgetragen. Die Signatur ist eindeutig: »Es (das Rotöl) lindert Schmerzen vor allem bei Verbrennungen, da das Kraut zur Zeit des längsten Tages und der ärgsten Hitze blüht« (Ritter von Perger, 1864).

Wer sich einmal an einem heißen Hochsommertag zum Johanniskraut begibt und dort eine Weile ausharrt, kann das Wesen dieser Heilpflanze am eigenen Leib erfahren. Das Johanniskraut nimmt an seinem natürlichen Standort nicht nur intensiv die Sonnenkräfte auf – was es zur Sonnenmedizin und zum Seelenbalsam macht –, sondern es muss sich auch effektiv vor den schädlichen Wirkungen der UV-Strahlung schützen. Sonnengewächse, die wie Johanniskraut oder Dachwurz der andauernden

Strahleneinwirkung widerstehen müssen, sind natürliche Heilmittel für Sonnenbrand und analog auch für andere Verbrennungen. Pflanzen sind dem Menschen auf zellularer Ebene nämlich gar nicht so unähnlich, wie man vielleicht glauben mag: Auch die Pflanzenzelle enthält einen Zellkern mit genetischen Informationen, die durch UV-Strahlen geschädigt werden können, und auch Pflanzen können einen Sonnenbrand bekommen, was in heißen Sommern so mancher Gärtner erfahren muss.

Im Gegensatz zum Menschen können Pflanzen jedoch an sonnigen Sommertagen weder einen Schirm aufspannen noch Sonnencreme auftragen. Um zu überleben, müssen strahlenexponierte Gewächse folglich selbst Schutzstoffe bilden, die sie vor den schädigenden Einflüssen des UV-Lichts bewahren. Inzwischen gilt als erwiesen, dass es sich bei dem »zellularen Sonnenschirm« der Pflanzenwelt in erster Linie um Flavonoide handelt – gelbe Farbpigmente, die im Zellsaft gelöst sind und die Pflanzenzellen vor schädlicher UV-Strahlung abschirmen. Flavonoide kommen in allen oberirdischen Pflanzenteilen vor und finden sich auch im Johanniskraut (bis zu 2 Prozent).

Die homöopathische Lösung bei Verbrennungen

Die volksmedizinische Anwendung des Rotöls nach Verbrennungen ist ein gutes Beispiel für den homöopathischen Grundsatz, nach dem man Ähnliches mit Ähnlichem heilen soll. Doch die Art von Homöopathie, die Paracelsus meinte, stützt sich keineswegs – wie heute leider oft üblich – auf symptombezogenes Buchwissen des Therapeuten, denn den papiernen Büchern wollte der Meister nie so recht trauen. Sie basiert vielmehr auf Naturerfahrungen und auf Erkenntnissen, die unmittelbar von der Heilpflanze stammen.

Verbrennungen wie der Sonnenbrand zeichnen sich u.a. durch Hautrötung aus, und das Johanniskraut zeigt eben durch seine rote Farbe, die im Volksmund »Johannisblut« heißt, Sympathie zur Erkrankung. Außerdem kann die hoch dosierte und langfristige Einnahme von Johanniskraut nach Lichtexposition zu sonnenbrandähnlichen Hauterscheinungen führen. In der Veterinärmedizin ist diese unerwünschte Nebenwirkung als Hypericismus bekannt: Weil das »Hartheu« beim Weidevich ebenfalls Sonnenbrände fördert, mussten in den USA bereits unzählige Hektar Weideland aufgegeben werden, auf denen Johanniskraut wuchert. Aus homöopathischer Sicht heilt eine Verbrennung am besten durch jene Arzneien, die eine Verbrennung verursachen können. Daher sollte man nach Verbrennungen, aber auch bei Lichtempfindlichkeit oder Lichtekzemen homöopathisches Johanniskraut versuchen (z.B. Hypericum C30).

Im Zusammenhang mit dem Johanniskraut erwähnte Paracelsus das Stichwort Verbrennung zwar nicht, dennoch dürfte ihm dieses uralte und tief in der Volksheilkunde verwurzelte Anwendungsgebiet bekannt gewesen sein. Für ihn war das Sankt-Johannes-Kraut ein Arcanum, ein Gottesgeschenk und die beste Wundheilpflanze überhaupt (III ab 628). Kaum ein Gewächs lobte er mehr, wenn es darum ging, Wunden oder Geschwüre zu heilen: »Sie (die Wundarznei) soll bei allen Stichen, inneren Körperwunden und Wunden der wichtigen Glieder eingenommen werden. Sie ist eine so gute Arznei, dass es keinen besseren Wundtrank gibt. Die Arznei wird so bereitet: Man nehme weißes Wacholderöl und Sankt-Johannes-Samenöl. Man fülle diese zwei mit den Blüten an und lasse sie an der Sonne digerieren nach gemeinem Brauch. Man soll sie wieder ausdrücken und mit anderen Blumen einige Male füllen. Dann soll die Arznei getrunken werden (...). Von dem Wundtrank soll man jeden Tag am Morgen, zu Mittag und nachts einen Trunk tun. Man soll einen Löffel mit 10 Löffeln gutem Wein mischen und immer 2 Löffel davon trinken, das macht im Tag 6 Löffel. Dies soll man bis zum Ende der Heilung tun.« (III/635)

Während Kräuterkundige landauf und landab das Rotöl fast immer auf die gleiche Weise herstellen, indem sie die Blütentriebe an der Sonne in Öl ausziehen, führte Paracelsus ein ganz besonderes Rezept auf. Zwar verwendete schon Dioskurides die Johanniskrautsamen für Heiltränke und Umschläge, aber vor allem die Kombination mit Wacholderöl erscheint sehr vielversprechend. Vielleicht vereinte Paracelsus ganz bewusst Sommer (Johanniskraut) und Winter (Wacholder) in dieser Rezeptur. In jedem Fall aber ergänzen sich nach heutigem Wissenstand beide Heilpflanzen in ihren antibiotischen Wirkebenen ideal.

Wacholderöl zählt aufgrund seiner ätherischen Öle mit zu den stärksten antibiotisch aktiven Stoffen, die das Pflanzenreich hervorbringt. Die ätherischen Öle greifen nämlich direkt die Membran von Bakterien an.

Im Johanniskraut findet sich ebenfalls ein antibiotisches Stoffgemisch: »bis zu 3% Hyperforin, ein den Hopfenbitterstoffen verwandtes Phloroglucinderivat; (...); bis über 10% Gerbstoffe; (...)« (M. Wichtl, 2002). Dass Johanniskraut auch zu den Gerbstoffdrogen zählt, wird jedoch oft vernachlässigt. Dabei sind Gerbstoffe wahre Multitalente unter den Pflanzeninhaltsstoffen: »Gerbstoffe wirken (...) entzündungswidrig, schwach lokalanästhetisch, trocknend auf der Haut und Wunden und bakterizid« (H. Wagner, 1993).

Hypericon nimmt den Wundschmerz

Allerdings sei in diesem Zusammenhang darauf hingewiesen, dass die Gerbstoffe, wenn überhaupt, nur in sehr geringem Maß in einen Ölauszug übergehen. Jedenfalls fehlt dem Öl der zusammenziehende und trockene Geschmack, den Tee und Extrakte aufweisen.

Daher ist die stärkste antibiotische Wirkung von Alkoholauszügen, insbesondere von Alkoholextrakten (z.B. Hyperforat Tropfen von Klein) sowie von Urtinkturen zu erwarten. Diese eignen sich u.a. zur Behandlung von Zahnfleischbluten, von Entzündungen oder Geschwüren im Mundraum sowie zur Wundheilung nach Zahnextraktion. In der Zahnmedizin sollten Johanniskrautextrakte ohnehin rege gebraucht werden, da hier Operationswunden besonders rasch schließen müssen; darüber hinaus gilt Johanniskraut als Spezifikum nach Verletzung nervenreicher Gewebe.

Paracelsus wusste längst, dass Johanniskraut nicht nur Wunden heilt, sondern dass es darüber hinaus noch Nervenschmerzen bekämpft: »Bei Wunden stimmen überein: Die den Schmerz lindern, wie Hypericon (Johanniskraut). Die durch Verschließen heilen, wie Oel des Tartarus (Antimon). Die die Natur des Balsam haben, wie Centaurea (Tausengüldenkraut). Mit Terpentin (Lärchenharz) wird jedes Geschwür geheilt« (III/482).

Johanniskraut verfügt sogar über zweierlei Möglichkeiten der Schmerzlinderung: Zum einen wirken die Gerbstoffe schwach lokalanästhetisch – aus diesem Grund hinterlässt eine gerbstoffhaltige Tinktur ein pelziges Gefühl im Mund. Zum anderen wirkt der rote Farbstoff Hypericin zentral schmerzlindernd; Pharmakologen vergleichen die Wirkung – wenn auch viel schwächer – mit der von Morphium. Daher leisten Johanniskrautpräparate bei der Bekämpfung von Schmerzsyndromen wie etwa zu Beginn von Migräneattacken oder bei der Behandlung von Phantomschmerz gute Dienste. Aber auch bei Trigeminusneuralgien sowie bei anderen Arten von Nervenschmerzen sollte Johanniskraut versucht werden. In der anthroposophischen Medizin wird eine spezielle Johanniskrautzubereitung (Hypericum Auro cultum Tropfen und Injektionslösung von Weleda) sogar erfolgreich bei Zahnneuralgien eingesetzt.

Ein weiteres Anwendungsgebiet, das sich bis heute in der Volksmedizin wie auch in der Hebammenkunst erhalten konnte, ist die Behandlung von frischen Narben und die Prophylaxe von Narbenwucherungen. Das Johanniskrautrotöl ist zweifelsohne das beliebteste Hausmittel zur Pflege von Dammschnitten oder -rissen sowie von Operationsnarben und findet auch Einsatz bei Narben- oder Nervenschmerzen nach Operationen. Bestimmt wurden nicht alle diese Indikationen von Paracelsus gefunden, aber sie waren ihm sicherlich bekannt – Johanniskraut hat sich über Jahrhunderte hinweg auf diesen Gebieten immer wieder bewährt: »Die Blüten faulen in der Form des Blutes. Das ist ein Zeichen, dass sie für Wunden und, was von Wunden kommt, gut sind, auch soll man sie gebrauchen, wo man Fleisch (Narben) zügeln will« (III/630).

Zusammenfassend kann also gesagt werden, dass das Lieblingsmittel des Paracelsus – das Sankt-Johannes-Kraut oder Hypericon, wie er es nannte – in der Wundbehandlung durchaus seine Berechtigung hat und unbedingt intensiver als bisher gebraucht werden sollte.

»Man gebrauchets meistens in Reinigung der Wunden (eusser- und innerlich) in Resolvierung des gerunnenen Bluts (...)/eusserlich in Zerstossungen/ (der Nerven insonderheit).« (Johann Schröder über Johanniskraut, 1685/1963)

Johanniskrautrotöl: Rezepte im Vergleich

Zur Herstellung des Rotöls wie auch anderer Johanniskrautpräparate werden traditionell ab Johanni (24. Juni) die noch ungeöffneten Blütentriebe gesammelt. Man kann z.B. ab Johanni mit der Ernte in den Tälern beginnen und sich bis zur Herbsttagundnachtgleiche sammelnd in die Berglagen hinaufarbeiten.

Wichtig ist, dass diese Sonnenpflanze vor der Ernte viel Sonne abbekommen hat. Auf keinen Fall sollte man das Johanniskraut rund um den Vollmond ernten, da dieser den Wassergehalt, nicht aber den Wirkstoffgehalt steigert. Damit das Öl nicht schimmelt, darf man das Sammelgut auf keinen Fall im feuchten Zustand verarbeiten – zur Not lässt man es vor der Verarbeitung trocknen. Außerdem sollte man das am Glasrand kondensierte Wasser täglich mit einem Tuch abtupfen. Laut Paracelsus wäre der beste Zeitpunkt für die Ernte des Johanniskrauts, wenn Mars, Jupiter oder Venus günstig stehen. Erfahrungsgemäß färbt sich das Öl schneller, wenn das Johanniskraut bei einem feurigen Mond im Widder oder im Löwen gesammelt und verarbeitet wird. Sonnenlicht wie auch Wärme fördern die Umwandlung bestimmter Inhaltsstoffe in wirksamere Formen; beispielsweise wird Protohypericin zu Hypericin. In der Volksmedizin ist es daher üblich, das Rotöl vier bis sechs Wochen lang an einen sonnigen Platz zu stellen; hierfür genügt in der Regel eine sonnige Fensterbank. In sonnenarmen Jahren kann man das Rotöl auch im Wasserbad erhitzen oder in den Backofen stellen und bei 40 Grad eine Zeitlang künstlich erwärmen. Paracelsus förderte den Umwandlungsprozess einst dadurch, dass er sein Wundöl mehrfach zum Sieden brachte oder in Rossmist stellte. Volksmediziner nutzen keineswegs nur das echte Johanniskraut (Hypericum perforatum) arzneilich, sondern verwenden auch alle anderen Arten, deren Blüten beim Zerquetschen zwischen den Fingern reichlich »Johannisblut« abgeben. Unwirksam sind alle nicht oder nur schwach rot färbenden Arten wie etwa Zierarten (z.B. Hypericum androsaemum) oder in Wald- oder Sumpfgebieten vorkommende Johanniskräuter wie das geflügelte oder das behaarte Johanniskraut (Hypericum hirsutum) – diese

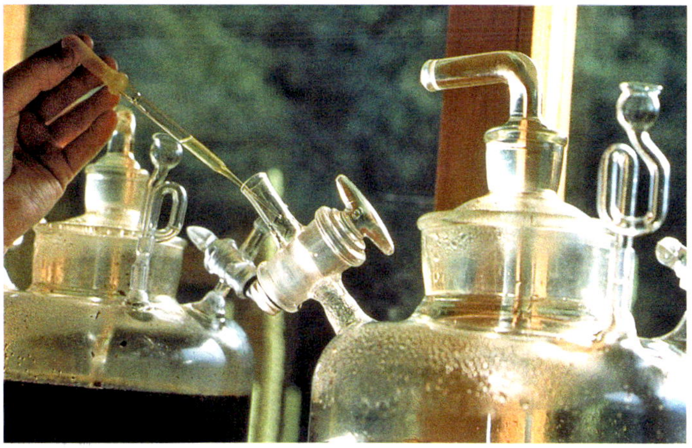

Für Paracelsus war das Johanniskraut die beste Wundarznei überhaupt. Vor allem die Blütentriebe enthalten nach neuesten wissenschaftlichen Erkenntnissen antibakterielle Wirkstoffe. In der Firma Soluna wird einem Auszug von Johanniskraut mit Olivenöl noch etwas Gold (Aurum potabile) zugegeben, um die sonnenhaften Eigenschaften zu verstärken. Foto: Soluna.

Arten enthalten nicht die für eine Therapie erforderlichen Wirkstoffe und färben sich beim Quetschen auch nicht rot. Weil viele Johanniskräuter Blätter haben, die wegen der Öldrüsen wie perforiert aussehen, sollte man auch auf den Stengel achten: Das echte Johanniskraut hat einen unbehaarten Stengel mit zwei Längskanten.

Öl nach Künzle

Der Schweizer Kräuterpfarrer Künzle, ein echter Vertreter der Volksmedizin, führte folgendes Rotölrezept auf: »Nimm ein paar Handvoll Johannisblüten, zerquetsche sie, bis sie bluten, lege sie in Olivenöl, stelle es zehn Tage an die Sonne, bis das Öl rot wird; nimm nochmals soviel frische Blüten, zerquetsche sie wieder, lege sie wieder ins gleiche Öl und wieder an die Sonne zehn Tage; so kannst du es drei- bis viermal machen, bis das Öl dunkelrot wird« (Johann Künzle, 1935).

Öle nach Paracelsus

Im Gegensatz dazu vertrat Paracelsus die Meinung, den Ansatz nach sechs Tagen abzufiltrieren und mit frischen Blüten anzureichern; dies sollte sechs oder sieben Mal geschehen. Vielleicht wollte er bewusst immer am siebten Tag, also am Sonn(en)tag, die Blüten erneuern. So entstehe nämlich ein Balsam, der sogar sonst tödlichen Wunden gewachsen sei (III/634).

Noch komplizierter ist die alchimistische Herstellung des Wundöls nach Paracelsus, der, wie bereits von Dioskurides erwähnt, auch die Johanniskrautsamen gebrauchte: »Man soll vom Samen ein Oel machen.[27] Dann soll man das Oel vom Samen nehmen und die gleiche Menge Terpentin[28] dazugeben. Schütte darüber guten Rotwein. Lasse diese drei miteinander eine Stunde sieden. Dann soll man die halbe Menge Baumöl dazu geben. Es soll neu sein. Wieder soll man es mit Rotwein eine Stunde sieden lassen. Dann soll man die Blüten von Perforata dazugeben und (das Gefäß) ganz voll damit anfüllen und wieder mit Wein 6 Stunden sieden lassen, bis der Wein ganz eingekocht ist und nur die zwei Öle und das Terpentin da sind. Dann soll man es für einen Monat an die Sonne stellen. Dann soll es gebraucht werden« (III/634).

Volksmedizinische Anwendungsgebiete für das Johannisrotöl

Äußerlich bei Sonnenbrand, Verbrennungen, Verbrühungen, Hexenschuss, Rheuma, Nervenschmerz, zum Wundverband bei Schürfwunden, Schnitt- oder Stichverletzungen. Innerlich bewährt bei Magen-Darm-Kolik, Gastritis oder Ulcus und in der Tiermedizin bei Wurmbefall.

27 Zur Herstellung eines Samenöls werden die Samen zerquetscht und destilliert (III/485).

28 Als Terpentin werden dreierlei Dinge bezeichnet: Zum Ersten wird Terebinthina laricina als Lärchenterpentin (= Lärchenharz) gehandelt. Lärchenterpentin ist bis heute Bestandteil von Wund- und Zugsalben (z.B. Ilon-Abszeß-Salbe). Zum anderen kann es sich auch um Terebinthinae aetherolum rectificatum handeln, das aus Pinus-Arten durch Wasserdampfdestillation gewonnen wird und ebenso zur Rheuma-Einreibung und in Furunkelsalben zur Anwendung kommt. Dieses Oleum Terebinthinae ist im »Spiritus russicus« enthalten, der ähnlich wie Franzbranntwein zur durchblutungsfördernden Einreibung bei Rheuma gebraucht wird. Schließlich heißt auch echtes Leinöl im Volksmund Terpentin und wurde früher mit Kalkwasser gemischt als Brandliniment angewendet. Paracelsus meinte jedoch sicherlich Lärchenterpentin, da er die Lärche besonders schätzte.

»In allen Wundträncken soll Sanickel genützt werden/hefft die frische Wunden zusammen/ist gut zu allerley Brüchen. Pflasterweiß übergelegt. Ist so heylsam/dass es auch Fleisch im Hafen zusammen fügt/so man die Wurzel darbey thut.«
(Adam Lonitzer über Sanikel, 1557/1962)

Sanikel, das Heiligenkraut der Volksmedizin

Ein weiteres Kraut, das schon von Paracelsus wegen seiner Heilkräfte gerühmt wurde und sich bei Kräuterkundigen im Alpengebiet immer noch größter Beliebtheit erfreut, ist der Sanikel (Sanicula europaea). Der kleine Doldenblütler begegnet uns zuweilen in Buchenmischwäldern, doch er ist so unscheinbar, dass nur wenige Wanderer diesen Schatz der Volksmedizin überhaupt bemerken. Beinamen wie Bruchkraut, Fünfwundenblatt, Heildolde, Heil aller Schäden oder Wundsanikel deuten bereits an, welche Kräfte dem aromatischen Pflänzchen innewohnen. Ein alteingesessenes Münchener Kräuterhaus vertreibt die Droge sogar unter dem alten Namen »Heiligenkraut«, denn der Sanikel ist von alters her dem heiligen Laurentius unterstellt, der im Bedarfsfall als Patron der durch Brandwunden Versehrten um Hilfe angerufen wird; doch verließ man sich neben dem Gebet stets auch auf die Heilwirkung des Sankt-Lorenz-Krauts, sprich des Sanikels. Die Kräuterkundigen des Mittelalters glaubten noch, der Sanikel sei so heilsam, dass er das Fleisch im Kochtopf wieder zusammenwachsen lasse, wenn man die Wurzel nur dazugebe (A. Lonitzer, 1557/1962).

Volksmedizinisch gebraucht man die Blätter – wie bereits von Hildegard von Bingen empfohlen – auch bei Magenbeschwerden. So findet sich der Sanikel in entzündungswidrigen Magenteemischungen sowie in manchen Gastritis-Komplexmitteln (z.B. Argentum Oligoplex Tabletten von Madaus). Wegen der schleimlösenden Heileigenschaften nutzt man das Kraut auch volksmedizinisch bei Erkältungskrankheiten mit Halsschmerz, Husten und Lungenbeteiligung. Hierzu überbrüht man üblicherweise 1 bis 2 Esslöffel der Droge mit ¼ Liter Liter kochendem Wasser, lässt das Ganze 8 bis 10 Minuten ziehen und süßt gegebenenfalls mit etwas Honig.

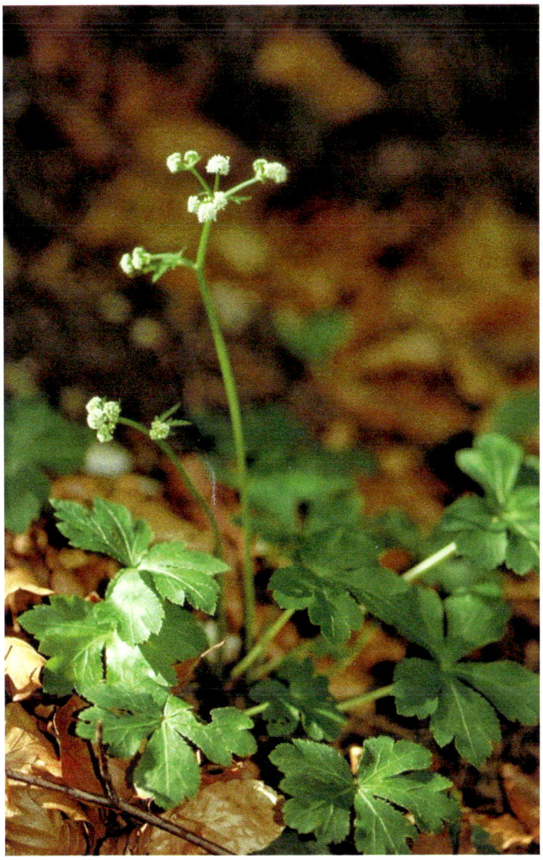

Bei Wunden und Knochenbrüchen empfahl Paracelsus Heiltränke mit Sanikel, dem Heiligenkraut der Volksmedizin. Foto: Margret Madejsky.

Nicht zuletzt deshalb steht der Sanikel in so hohem Ansehen, weil er dem Kranken das ganze Jahr über zur Verfügung steht. Der Allgäuer Heimatkundler und Kräuterkenner Pius Lotter erzählte einmal, dass man bei starker Erkältung die Blätter zur Not auch im Winter unter dem Schnee hervorholen könne.

Weil das Kraut immer da ist, eignet es sich besonders zur Behandlung chronischer Erkrankungen (die ja auch immer da sind). Diese Signatur zeigt gleichermaßen an, dass das Kraut bei Altersleiden hilfreich ist, denn dem Alter entspricht im Jahreskreis der Winter. Und schließlich haben Pflanzen, die dem Winter trotzen, viel Sal (= Festigendes) in sich. Vielleicht erkannte Paracelsus eben daran die Knochenheilpflanze. Er führte »Diapensia«, wie der Sanikel bei ihm hieß, jedenfalls als wichtige Heilpflanze für Knochenbrüchen auf (III/399) und tat ihn in seine Wundtränke (III/412 und 450). Zwar klingt die Zusammensetzung solcher Wundtränke inzwischen recht seltsam, denn diese enthielten u.a. wenig gebräuchliche Zusätze wie Drachenwurz (Serpentaria) und Immergrün (Pervinca; heute noch Bestandteil homöopathischer Mischungen gegen Flechten wie Dercut Salbe von Pekana); dennoch kann ein durch Paracelsus inspirierter Sanikelwein oder ein Wundheiltee mit Sanikel immer noch die Heilung innerer Wunden, etwa nach Operationen, fördern.

Bei all dem Lob, das die mittelalterlichen wie auch die heutigen Kräuterkundigen diesem fast vergessenen Heilkraut zollen, verwundert es nicht, dass laut neueren wissenschaftlichen Untersuchungen im Sanikel ein antibiotisches Wirkstoffgemisch gefunden wurde: Dem vor allem in den Blättern enthaltenen Saponinkomplex mit Saniculosid konnte eine pilzfeindliche und antivirale Aktivität nachgewiesen werden.

Sanikelrezepte

Sanikelwein (Kräuterladen)

Frauenmantelkraut 20 g
Gundelrebe 20 g
Sanikel 30 g
Schafgarbe 20 g
Tausendgüldenkraut 10 g

Alle Kräuter vermischen und in einem Topf mit 0,7 l Rotwein zum Sieden bringen. Abgedeckt abkühlen lassen und im lauwarmen Zustand mit 1 EL Honig süßen. In die gesäuberte Weinflasche zurückfüllen und kühl aufbewahren. Täglich 3–4 Gläschen à 20 ml vor oder zwischen den Mahlzeiten trinken.

Nach Operationen empfiehlt sich der Sanikelwein vor allem als Ergänzung zu anderen naturheilkundlichen Maßnahmen wie etwa einer Kur mit Traumeel Tabletten von Heel und/oder Einzelgaben von Arnica C30 und Symphytum C30, die Schwellungen sowie Entzündungen rascher abklingen lassen und den Wundschluss anregen.

Wundheiltee (Kräuterladen)

Frauenmantelkraut 20 g
Gundelrebe 20 g
Ringelblumenblüten 20 g
Sanikel 20 g
Schafgarbenblüten 50 g
Tausendgüldenkraut 20 g

Alle Kräuter vermischen; 2 TL pro Tasse (ca. 200 ml) heiß überbrühen, 8–10 Minuten ziehen lassen. Im trinkwarmen Zustand mit etwas echtem Bienenhonig süßen, 3–5 Tassen täglich trinken. Zur Förderung der Wundheilung nach Operationen empfiehlt sich ergänzend die Einnahme von Traumeel Tabletten von Heel, bis alle Entzündungen und Wunden verheilt sind.

Knochenheiltee (Kräuterladen)

Frauenmantelkraut 20 g
Hohlzahnkraut 30 g
Sanikel 40 g
Storchschnabel 20 g
Tausendgüldenkraut 10 g
Vogelknöterich 20 g

Alle Kräuter vermischen; 1–2 TL pro Tasse (ca. 200 ml) heiß überbrühen, etwa 8–12 Minuten ziehen lassen. Abseihen, ggf. im trinkwarmen Zustand mit etwas echtem Bienenhonig süßen, über den Tag verteilt 3–5 Tassen trinken.

Nach Knochenbrüchen, Gelenksoperationen, bei Kieferentzündungen oder bei Implantaten empfiehlt es sich, einige Wochen lang mit dem Knochenheiltee zu kuren und zur Förderung der Knochenregeneration ergänzend das Schüßlersalz Calcium phosphoricum oder Apatit D6 Pulver von Weleda (= Calciumfluorphosphat) einzunehmen.

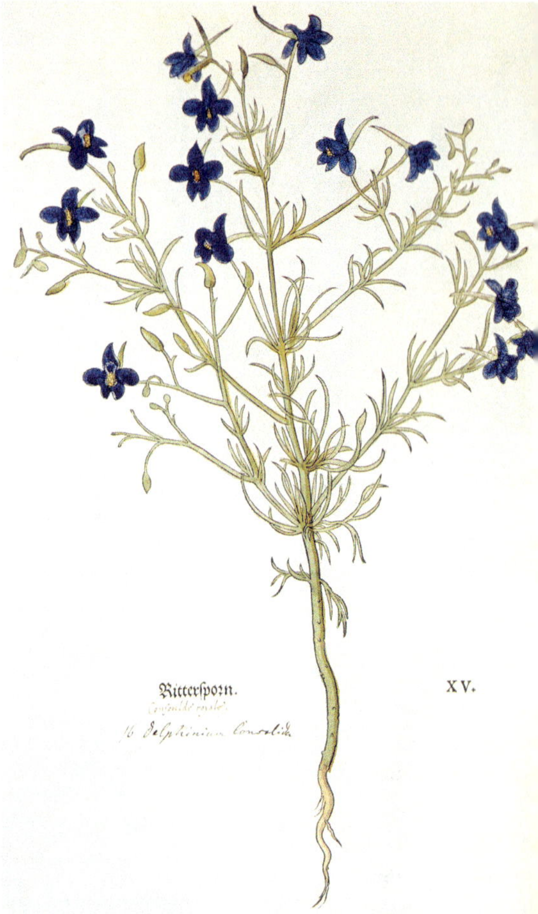

Der Rittersporn wurde früher als königliches Wundkraut bezeichnet. Heute hat man seine wundheilenden und entzündungswidrigen Eigenschaften fast vergessen. Kolorierter Holzschnitt aus dem Kräuterbuch des Leonhart Fuchs, 1543.

Über Consolida

»Consolidas nennen die Apotecker und newe ärtzte alle heysame wundtkreutter (...).« (Walther Ryff, 1544/1983)

In den Schriften des Paracelsus taucht immer wieder der Begriff »Consolida« auf, der jedoch nicht immer eindeutig einer Pflanze zugeordnet werden kann. Consolida leitet sich vom lateinischen *solidare* ab, was »festigen«, »gesund machen« und im weiteren Sinn »heilen« bedeutet. Paracelsus spricht etwa im Zusammenhang mit dem Wegerich von *consolidet*, was bei ihm so viel wie konsolidieren, also (wund-)heilen bedeutet. Alle

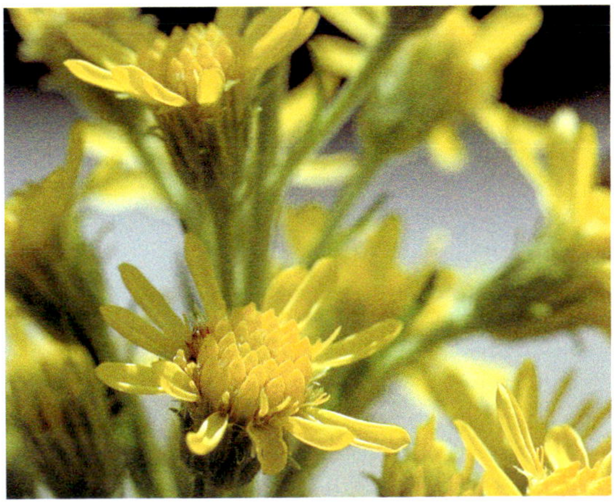

Goldrute kennt man heute vor allem als linderndes Mittel bei Nieren- und Blasenentzündungen. Der alte Name »heidnisch Wundkraut« deutet jedoch auch eine Heilwirkung bei Hautleiden an. Die goldene Farbe weist zudem auf eine Leberwirksamkeit hin und auf ein Heilmittel bei Depressionen, vor allem, wenn diese mit Leberstörungen verbunden sind. Foto: Olaf Rippe.

Kräuter, die diesen Beinamen tragen, zählten einst oder zählen heute noch zu den Wundheilpflanzen. Hier einige Beispiele:

- Consolida major
  Beinwell (Symphytum officinale)
- Consolida media
  Gülden Günsel (Ajuga sp.)
- Consolida mediana
  Immergrün (Vinca minor)
- Consolida minor
  Braunelle (Prunella sp.)
  Fieberklee (Menyanthes trifoliata)
  Gänseblümchen (Bellis perennis)
  Sanikel (Sanicula europea)
- Consolida mucilaginosa
  Beinwell (Symphytum officinale)
- Consolida regalis
  Rittersporn (Delphinium regalis)
- Consolida rubea
  Blutwurz (Potentilla tormentilla)
- Goldene Consolida
  Johanniskraut (Hypericum perforatum)
- Scharfe Consolida
  Vitriol (nach Paracelsus)
- Solidago
  Goldrute = Heidnisch Wundkraut (Solidago sp.)

»Und du, Wegerich, Mutter der Kräuter,
Östlich offen, innen mächtig.
Über dir quietschten Kampfwagen.
Über dir reisten Königinnen, über dir riefen Bräute.
Über dir knirschten Stiere mit den Zähnen.
All dem widerstandst du und widerstehst du:
So widerstehst du auch Gift und Ansteckung,
Und dem Feind, der durchs Land fährt.«
(Altenglischer Neunkräutersegen, zit. nach
G. von Neményi, 1991)

»Bei eitrigen stinkenden Löchern hilft Eichenlaub zusammen mit Plantago gestoßen und aufgelegt.«
(Paracelsus III/541 über Wegerich)

Die antibiotischen Kräfte des Wegerichs

Ausführlicher als über die meisten anderen Wundkräuter ließ sich Paracelsus über den Wegerich aus, den er schlicht Plantago nannte. Doch Paracelsus unterschied zwei Arten: »Plantago und Arnoglossa sind nicht dieselbe Pflanze. (...) Arnoglossa ist trocken und heiß. Manche nennen sie Lanceola« (III/541).

Während heute vor allem Lanceola, der Spitzwegerich (Plantago lanceolata) in der Naturheilkunde Beachtung findet, dürfte seinerzeit der Breitwegerich (Plantago major) häufiger zur Anwendung gekommen sein. Beide Arten gelten als heilkräftig, und beide zählen zu den Wegbegleitern des Menschen. Aber der Breitwegerich wächst oft mitten auf viel begangenen oder befahrenen Wegen und zeigt damit eben jene Zähigkeit, von der bereits der altenglische Neunkräutersegen erzählt.

Das Anwendungsspektrum reicht nach Paracelsus von der Blutstillung über die Behandlung von Magenbrennen, Migräne, Mundfäule und Geschwüren bis hin zur Nierenstärkung und Zahnfäule. Wenn man heute einem Anfänger in Sachen Kräuterheilkunde eine solche Bandbreite an Indikationen nennt, gerät dieser ins Staunen und kann gar nicht glauben, dass ein und dasselbe Kraut für all diese Beschwerden gleichermaßen gut sein soll. Rationale Phytotherapeuten schimpfen solche Auflistungen abfällig Indikationslyrik – jedoch ohne über die therapeutische Erfahrung zu verfügen, die einem solchen Urteil zugrunde liegen sollte.

Heilpflanzen wie der Wegerich sind sehr komplexe Wesen, die sich an ihrem Standort vor zahlreichen Krankheitserregern wie etwa Fäulnisbakterien, Pflanzenviren und Schimmelpilzen schützen müssen. Im Grunde genommen ist die scheinbar so friedliche Natur nämlich der Schauplatz des ewigen Kampfes ums Überleben, wobei alles, was keine Reißzähne hat, sich eben durch Chemikalien oder durch andere raffinierte Schutzmechanismen zur Wehr setzen muss. Das Ergebnis sind im Pflanzenreich sozusagen (phyto)chemische Keulen, auch Wirkstoffe genannt.

Im Wegerich fand man einen antibiotischen Inhaltsstoff namens Aucubin, der nach neuesten Erkenntnissen u.a. den gefürchteten Eitererreger und Krankenhauskeim Staphylococcus aureus in Schach halten kann. Die antibiotischen Kräfte des Wegerichs reichen sogar so weit, dass der Apotheker und Heilmittelhersteller Dr. Beyersdorff (Pekana) nach eigener Aussage das Kraut nicht zum Vergären bringen konnte. Das dafür verantwortliche Iridoidglykosid Aucubin kommt in vielen weiteren Heilpflanzen vor, die alle wegen ihrer antibakteriellen Eigenschaften geschätzt werden, darunter Augentrostkraut, im Ehrenpreis, in Königskerzenblüten oder im Wundklee.

Der Gehalt an Aucubin könnte jedenfalls erklären, warum Paracelsus dem Wegerich eine solch außergewöhnliche Wundheilkraft, speziell bei entzündeten und sogar bei eitrigen Wunden bis hin zu nekrotischen Geschwüren (III/208), zusprach. Eine seiner Auflagen, die u.a. Wegerich enthielt, pries er als universelles Wund- und Geschwürmittel an: »Dies (Schöllkraut, Plantago, Sanikel und Johanniskraut mit Honig als Kataplasma) hilft bei jedem Geschwür und bei jeder Wunde, vor allem bei jenen Wunden, wo das Zentrum und die schädliche Materie in der Wunde selbst sind« (III/542).

Nicht erst seit Paracelsus gehörten Wegericharten zu den hauptsächlichen Wundkräutern. Schon die alten Völker wie die Kelten und Germanen sollen die Blätter gekaut und als Wundauflage gebraucht haben. Beinamen wie »Arztgras« oder »Heilblatt« deuten die Wertschätzung an, die dieses Unkraut einst genossen hat. Einige Anwendungen konnten sich über Jahrhunderte hinweg in der Volksmedizin erhalten. Bis heute gebraucht man vor allem den Spitzwegerichsaft als Wundbalsam,

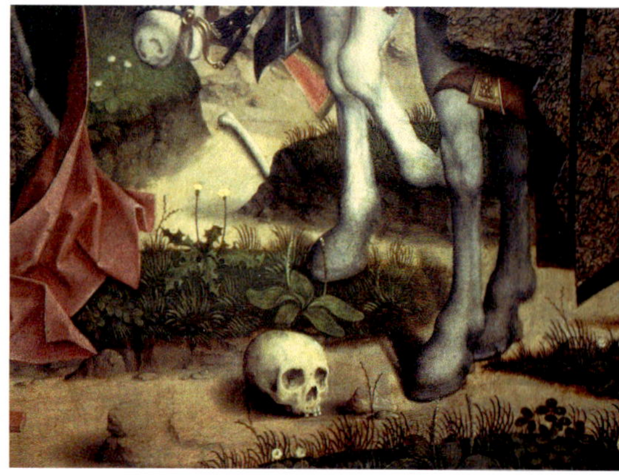

Auf vielen alten Tafelbildern findet man als Symbol für Tod und Vergänglichkeit Abbildungen vom Wegerich. Die unscheinbare Pflanze war den Germanen heilig, weil sie als von Totengeistern beseelt galt. Bereits Druiden schätzten die großen Heilkräfte bei Entzündungen aller Art. »Hofer Altar« von Hans Pleydenwurff, 1465 (Detail); Alte Pinakothek, München.

speziell bei Schürfwunden, Sonnenbrand sowie zum Abschwellen und zur Juckreizlinderung nach Insektenstichen; die Blätter werden immer noch von manchen Kräuterkundigen als Zugpflaster bei Abszessen oder Furunkeln gebraucht.

Von den von Paracelsus empfohlenen Heilindikationen konnte sich für den Breitwegerich nur ein Bruchteil erhalten. So wird z.B. die homöopathische Urtinktur immer noch bei Zahnschmerz empfohlen. Paracelsus führte dies konkret aus (siehe Seite 420).

Aufgrund des großlappigen Blattes zeigt der Breitwegerich außerdem Formverwandtschaft zu den großlappigen Organen, also zur Leber, zu den Lungen oder zu den Nieren. Immerhin wurde Plantago schon von Paracelsus im Zusammenhang mit Asthma erwähnt (III/542). Als Lungenheilpflanze konnte sich aber vor allem der Spitzwegerich einen festen Platz in der Kräuterheilkunde erobern (siehe Rezept Seite 185). Am bekanntesten dürfte die Zubereitung als Spitzwegerichsirup sein – die Extrakte sind Bestandteil zahlreicher Hustensäfte und -komplexe (z.B. Bronchi/Plantago Globuli und Ampullen, Plantago Hustensaft und Plantago-Bronchialbalsam, alle drei von Wala; Pulmonik Tropfen von Soluna).

Laut Untersuchungen fanden sich sogar Leberschutzstoffe im Wegerich (Polyphenole), welche seine Anwendung als Leberheilpflanze rechtfertigen würde. Paracelsus nannte Plantago jedoch nicht im Zusammenhang mit der Leber, sondern als Mittel zur Nierenstärkung (I/919) und nach Migräne (I/927). Wenn auch andere Heilmittel dem Wegerich auf diesen beiden Anwendungsgebieten den Rang abgelaufen haben, so ist doch der Zusammenhang zwischen Migräne und Nieren interessant, auf den Paracelsus hinwies. In der Praxis zeigt sich immer wieder, dass Migräne in vielen Fällen entweder mit Gallenschwäche (Schläfenkopfschmerz) oder/und mit Nierenschwäche (Augenbeteiligung) einhergeht. »Daher ist bei Hemikranie (Migräne) und jedem Kopfschmerz die Behandlung nur so, dass zuerst die Nieren geheilt werden« (I/926).

Spitzwegerichrezepte

Lungenteemischung mit Spitzwegerich (Kräuterladen)

Efeublätter 20 g
Ehrenpreis 20 g
Lungenkraut 50 g
Malvenblüten 20 g
Quendelkraut 20 g
Sanikel 20 g
Spitzwegerich 50 g

Alle Kräuter vermischen; 2 gehäufte TL pro Tasse (ca. 200 ml) heiß überbrühen, etwa 8–10 Minuten ziehen lassen, abseihen und im trinkwarmen Zustand mit etwas echtem Bienenhonig oder mit Flechtenhonig von Weleda süßen. Bei Husten 3–5 Tassen täglich trinken.

Wundtropfen zur Reinigung eitriger Geschwüre

Hypericum perforatum Urtinktur 30 ml
Plantago major Urtinktur 30 ml
Potentilla erecta Urtinktur 20 ml
Sanicula europea Urtinktur 20 ml

Von Spagyra über die Apotheke mischen lassen und mehrmals täglich zur Reinigung eitriger Wunden (1:10 bis 1:5 verdünnt) mit Mull oder Watte auftupfen, als Wundspülung oder zur Auflage gebrauchen (zur Rezepterstellung siehe auch Seite 429).

Anmerkung: Besser als die Tinkturen zu mischen ist es, die frischen Kräuter gemeinsam in einem 60-prozentigen Alkohol-Wasser-Gemisch anzusetzen. Dann würde die Herstellungsvorschrift so lauten:

Breitwegerichblätter, Johanniskrautblütentriebe, Sanikelblätter und Tormentillwurzel zu gleichen Teilen; die frisch geernteten Kräuter sorgfältig verlesen, zu feinem Pflanzenbrei zerhacken und mit 60-prozentigem Trinkalkohol in einem sauberen Schraubglas ansetzen, so dass möglichst wenig Luft im Glas verbleibt. Das Glas sollte etwa zu einem Viertel mit Pflanzenbrei angefüllt sein. Etwa sechs Wochen lang an einem warmen Platz stehen lassen, täglich kräftig schütteln und schließlich durch ein sauberes Tuch abfiltern und auspressen. Zur Wundreinigung unbedingt verdünnt anwenden (1:10 bis 1:5)!

Rezept: Auflage und Trank beim Nabelbruch der Kinder

»Es gibt kein Kraut, das kräftiger bei einem Bruch der Kinder ist als Betonica in Wein gekocht und warm über den Bruch gelegt. Man muss zu Betonica Saniculus albus geben. Dies soll zusammen gestossen und aufgelegt werden. Ein Trank davon gesotten und getrunken, heilt auch einen Bruch …«
(Paracelsus III/553)

Je 20 g
Betonienkraut
Sanikel

Die Kräuter in einen Topf mit 0,7 l Rotwein geben und auf kleiner Flamme zum Sieden bringen. Dann den Topf vom Herd nehmen und abgedeckt abkühlen lassen. Wenn das Ganze Trinkwärme erreicht hat, den Wein durch ein Leintuch abfiltern, auspressen und in die Flasche zurückfüllen. Der warme Pressrückstand wird nun mitsamt Tuch für einige Minuten auf den Bauch aufgelegt. Den Wein mit 1 oder 2 EL Honig gesüßt und mit derselben Menge Traubensaft vermengt den Kindern zu trinken geben – durch das Sieden ist der Alkohol nämlich vollständig verdampft.

»Wegen der zerrissenen und eingeschnittenen Blätter war sie (die Betonie) nach allen Signaturenlehren ein Mittel gegen Wunden.« (Siegfried Seligmann, 1870–1926, 1996)

Einige vergessene Wundkräuter des Paracelsus

Paracelsus kannte natürlich viele weitere Heilpflanzen als Wundarzneien. So taucht in seinen Behandlungsanweisungen auch die Kamille (Chamomilla recutita) auf (II/97, III/142 und 182). Ähnlich wie seine Zeitgenossen gebrauchte er das Kamillenblütendestillat, das bei ihm Aqua Parthenionis hieß, zur Säuberung schlecht heilender Wunden: »Sie (Chamomilla) reinigt die Geschwürshöhle« (III/557).

Doch neben den Kamillen, deren antiseptische und bakteriostatische Wirkung längst wissenschaftlich erwiesen ist, verwendete er nicht wenige Kräuter, die heute fast gänzlich in Vergessenheit geraten sind. Zu diesen vergessenen Wundheilpflanzen gehören etwa die Braunelle, die Betonie oder der Wasserpfeffer, um nur einige von ihnen zu nennen.

Betonie (Betonia officinalis = Stachys officinalis)

Das Bruchkraut des Paracelsus: Nicht zuletzt stößt man in den Wundrezepten des Paracelsus immer wieder auf die Betonie, die wie die Braunelle zur Heilpflanzenfamilie der Lippenblütler gehört. Der Volksmund nennt die anspruchsvolle und wegen Überdüngung selten gewordene Wiesenblume ehrfurchtsvoll »Heilziest«. Weitere bedeutungsträchtige Beinamen sind Antoniustee, Fleischblume, Pfaffenblume, Zahnkraut oder Zehrkraut.

Von der großen Wertschätzung, die der Heilziest bereits in der griechischen Antike genoss, zeugt der Spruch »Verkauf deinen Mantel und kauf Ziest dafür« (M. Bocksch, 1989). Außerdem sagte man laut einem italienischen Sprichwort von einem besonders tugendhaften Menschen, er habe mehr Tugenden als die Betonie. Denn diese wurde bereits von Antonius Musa, dem Leibarzt des Kaisers Augustus, in seiner Schrift *De herba betonica* als Allheilmittel gepriesen (vergleiche G. Madaus, 1938/1987).

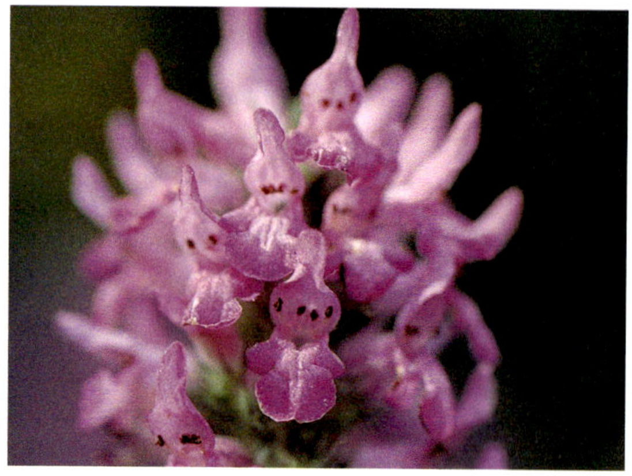

Gemäß der Signaturenlehre eignen sich Heilpflanzen mit gebuchteten, gekerbten oder edel gezähnten Blättern wie Betonie, Eiche oder Rosengewächse besonders gut zur Wundheilung. Foto: Olaf Rippe.

Schließlich lobte auch Paracelsus die Betonie in seinen Schriften in höchsten Tönen (III/551): So nutzte er ihre breitgefächerte Heilwirkung beispielsweise bei der Wassersucht, zusammen mit der Dachwurz bei Augenleiden, gegen Husten und Blutspucken, zur Reinigung der Nieren sowie als Gebärmutterarznei. Ihre wundheilenden Kräfte schätzte er jedoch am meisten; ja, er hielt sie sogar für das edelste Wundkraut (III/552) und schrieb: »Bei jeder Geschwulst durch einen Stoß oder Streich hilft das Kraut von Betonica, in Essig gekocht und aufgelegt« (III/551). Ferner rühmte er die Betonie bei Schädelbruch: »Betonica mit Basilicum in Wein gekocht und getrunken, stärkt den Kopf, wenn er verwundet war oder Schädelbrüche bestehen. Es behebt die Schmerzen und behütet den Balsam, so dass kein Eiter entsteht« (III/552).

Seit Jahrhunderten finden vor allem der Presssaft aus den Blättern sowie die sirupartige Abkochung mit Honig Anwendung bei entzündlichen Leiden wie etwa Mandelgeschwüren, Magenkoliken oder Wunden. Im Volksglauben sind die wundheilenden Kräfte der Betonie so groß, dass sie in dem Ruf steht, sogar fressende Geschwüre (Krebs?) zu beseitigen. Wie so oft gibt es auch im Fall der Betonie eine wissenschaftliche Bestätigung der alten Anwendungsgebiete: »Wegen des hohen Gerbstoffgehalts fördern wässrige und weinige Abkochungen des Heilziests die Narbenbildung infizierter Wunden. Diese moderne pharmakologische Erkenntnis kommt bei Walahfrid in folgender Empfehlung zum Ausdruck: ›Wenn außerdem der Kopf in gefährlicher Wunde klafft, soll man Heilziest auflegen (...)‹« (H. D. Stoffler, 1989).

Braunelle (Prunella vulgaris)

»Aqua prunellae (Braunellendestillat) soll den Pestkranken häufig gegeben werden, wenn ein Geschwür unter den Achseln ist« (Paracelsus II/597).

Wegen ihrer entzündungswidrigen und wundheilenden Kräfte hieß die kleine Braunelle bei Paracelsus Consolida minor (siehe Seite 182). Ihren Namen erhielt sie jedoch von der Krankheit, für die sie seinerzeit als Kardinalheilmittel galt: der Diphtherie, die im Volksmund auch Halsbräune heißt und die von Paracelsus mal Bräune, mal *prunella* genannt wurde. Natürlich kannte er die Braunelle als Volksmittel gegen die Halsbräune: »Aqua prunella (Braunellendestillat) cum theriaca ist bei Pest am nützlichsten, auch bei Pleuresis (Lungenentzündung) und Prunella (Diphtherie)« (II/586). Ferner lobte er die Heilkräfte des Lippenblütlers als Gurgelwasser (II/587) sowie als Geschwürmittel (II/597). Trotzdem zweifelte er zu Recht daran, dass die Braunelle bei einer tödlichen Erkrankung wie der Diphtherie als alleiniges Mittel genügen würde (I/886).

Er führte aber die Braunelle gleich neben Johanniskraut als Heilpflanze für innere und äußere Wunden auf, womit sowohl Infektionskrankheiten als auch Wundinfektionen gemeint waren (III/145 und 172). Das Lob hat der kleine Lippenblütler unbedingt verdient, denn in dem Kraut findet sich ein antibiotisches Wirkstoffgemisch, das die Anwendung bei inneren wie auch bei äußeren Entzündungen rechtfertigen würde. So kommen in der Braunelle entzündungswidrige und keimhemmende Labiaten-Gerbstoffe und Saponine vor, die – in der richtigen Weise angewandt – in der Lage sind, Bakterien, Pilze und sogar Viren in Schach zu halten.

Tausendgüldenkraut (Centaurium erythraea)

Tausend Gulden wert bei Hautleiden – auch dieses zählt zu den wichtigsten Wundkräutern des Paracelsus: »Es ist nichts anderes als Hypericon, Centaurea und Prunella, die nicht nur die äußeren, sondern auch die inneren Wunden heilen« (III/145).

Während das rosablütige Enziangewächs heute fast nur noch bei Verdauungsschwäche als Bitter-

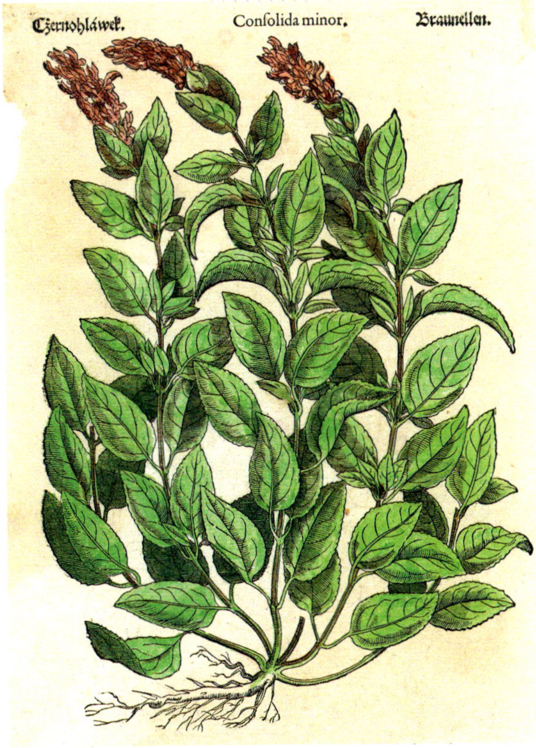

Paracelsus verwendete die Braunelle als Wund- und Pestarznei. Kolorierter Holzschnitt aus dem Kräuterbuch des Matthiolus, 1562.

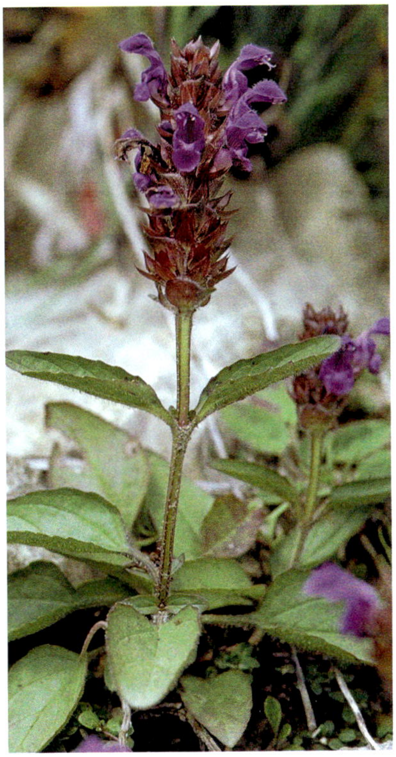

Lippenblütler wie die Braunelle findet man wegen ihrer spezifischen Gerbstoffe häufig in alten Rezepten zur Behandlung innerer und äußerer Wunden. Die Braunelle, die man früher vor allem bei Halsentzündungen verwendete, hat man jedoch in der modernen Phytotherapie fast vergessen. Im Zeitalter der Resistenz gegen Antibiotika täte man gut daran, sich wieder ihrer enormen Heilkraft zu erinnern. Foto: Margret Madejsky.

mittel genutzt wird (siehe Seite 221), war es für Paracelsus noch ein wichtiger Bestandteil seiner Wundtränke, Wundöle, Pflaster und Balsame (III/172, 399, 450, 482, 634). Interessant ist jedoch, dass er die Centaurea, wie er die kleine Bitterpflanze nannte, auch wiederholt als Fieberarznei erwähnte (I/811 und 867, II/594). Im Französischen trägt das Kraut nämlich den Beinamen *herbe à la fièvre* (Fieberkraut). Das bedeutet, dass sich die Wirkung keineswegs auf den Magen-Darm-Trakt beschränkt.

Der lateinische Name Centaurium soll sich u.a. von dem heilkundigen Kentauren Chiron ableiten, der damit einst eine Wunde geheilt haben soll, welche ihm durch einen Pfeil beigebracht worden war. Plinius berichtete, dass es vom Tausendgüldenkraut – ähnlich wie vom Sanikel – hieß, dass es das Fleisch im Topf wieder zusammenwachsen lassen könne.

Als Wundmittel ist das Tausendgüldenkraut zwar längst verdrängt, doch nutzt man seine Heileigenschaften immer noch volksmedizinisch in Teemischungen, um die Haut von innen heraus zu reinigen. Speziell bei eitrigen Hautleiden wie Akne entlastet und reinigt es Blut und Darm, was sich langfristig positiv auf das Hautbild auswirkt. Daher mengt man kleine Mengen dieser Bitterstoffdroge mit Vorliebe Teemischungen bei, die den Hautstoffwechsel entlasten sollen, was etwa bei Hautpilz, bei Neurodermitis oder bei Psoriasis sinnvoll ist.

Rezept: Teemischung zur Anregung des Hautstoffwechsels

Birkenblätter 20 g
Erdrauchkraut 30 g
Gänseblümchenblüten 20 g
Stiefmütterchenkraut 50 g
Tausendgüldenkraut 10 g
Walnussblätter 20 g

Pro Tasse (ca. 200 ml) 1–2 TL der Mischung heiß überbrühen, etwa 5–8 Minuten ziehen lassen und abseihen. Ungesüßt trinken, bei chronischen Hautleiden 6–8 Wochen lang täglich bis zu 5 Tassen, danach mit 1–2 Tassen fortfahren.

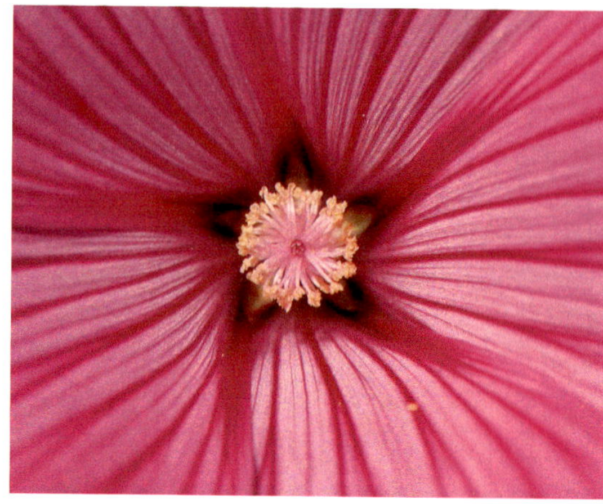

Als Wundheilmittel sind die Malvenblüten längst außer Gebrauch, doch bei Lungenleiden dienen Kaltauszüge immer noch im Sinne des Paracelsus als entzündungswidriges und reizlinderndes Heilmittel. Foto: Margret Madejsky.

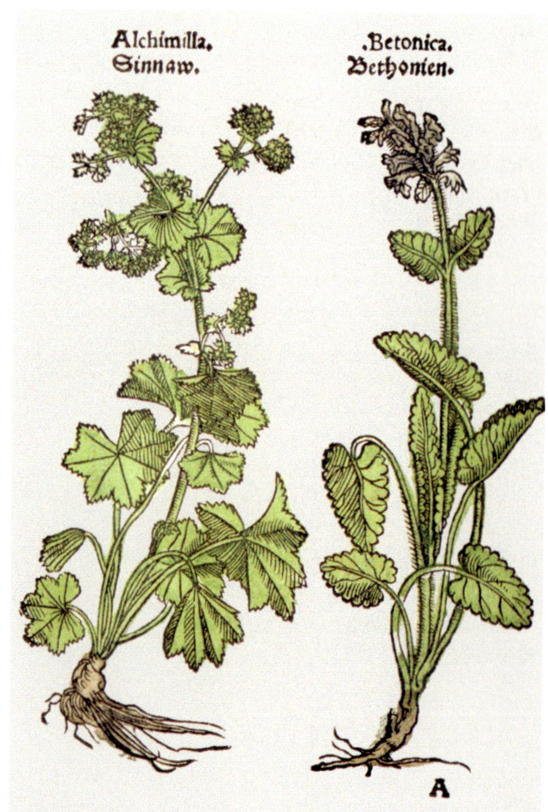

Frauenmantel und Betonie sind ideale Ergänzungsmittel zur Behandlung von Wundinfektionen, vor allem im Genitalbereich. Kolorierter Holzschnitt aus dem Herbarium des Engenolph von 1552.

Die Wundarzneien des Paracelsus einst und heute

Pflanze	Anwendungsgebiete bei Paracelsus	Wissensstand und Indikationen heute
Beinwell (Symphytum officinale; Wurzel)	Von Paracelsus Consolida genannt und zur Behandlung von Knochenbrüchen (III/399, 412, 450, 587) sowie bei Wunden und offenen Schäden empfohlen (III/512, 536, 542, 547, 735).	Wegen der Pyrrolizidinalkaloide innerlich nur homöopathisch (z. B. Symphytum C30) nach Operationen und Verletzungen von Knochen oder Sehnen. Äußerlich bei Sportverletzungen, Sehnenzerrungen, Knochenhautverletzungen, Knochenhautreizungen usw.
Betonie (Betonica officinalis; blühendes Kraut)	Paracelsus nannte die Betonie »das edelste Wundkraut« und empfahl eine Abkochung in Essig als Auflage »bei jeder Geschwulst durch einen Stoß und Streich« (III ab S. 551). Ferner lobte er ihre Kräfte zusammen mit Sanikel beim Nabelbruch der Kinder, bei Schädelbruch, zur Nierenstärkung, bei Wassersucht sowie als Fieber- und Gebärmutterarznei.	Wegen des hohen Gerbstoffgehalts fördern Waschungen und Auflagen die Narbenbildung bei infizierten Wunden. Dennoch ist die Betonie als Wundkraut außer Gebrauch. Das Kraut findet selten Anwendung als Tee bei Nervenschwäche, zur Nierenstärkung, bei Blutungsneigung und Durchfällen. Für die blutstillende Wirkung werden Gerbstoffe und Stachyndrin verantwortlich gemacht.
Dachwurz (Sempervivum tectorum)	Von Paracelsus bei Brandwunden durch Blitzschlag empfohlen (III/436). Ferner als kalte und narkotische Arznei (I/1005), als Styptikum (III/542) und gegen Podagra.	Von den Römern als Schutz vor Blitzschlag auf Dächer gepflanzt. Altes Fiebermittel. Wegen der Schleimstoffe als Aloe-Ersatz und wegen der Ameisensäure bei Krebs gebraucht.
Drachenwurz (Arum italicum oder Arum dracunculus; Wurzelstock)	Von Paracelsus bei Geschwüren (I/857), als Wundtrank (III/450) und -öl (III/547), bei Knochenbrüchen (II/435, III/399, 411, 412, 730), bei Gelenkschmerzen (III/544) sowie zur Magenstärkung (II/593) gelobt.	Als Wundarznei nicht mehr gebräuchlich. In der griechischen Volksmedizin gilt der Weinauszug von Dracunculus vulgaris als Aphrodisiakum. In Aronstabgewächsen kommen darm- und hautreizende Calciumoxalat-Kristalle vor. In der Homöopathie noch gebräuchlich als Wundarznei bei Rachenkatarrh (ab D4).
Eiche (Quercus sp.; Blätter, Rinde)	Paracelsus verwendete die Eichenblätter zusammen mit Wegerich bei »stinkenden Löchern« als Auflage (III/541).	Blätter und Rinde enthalten Gerbstoffe, deren Wirkung nachweislich austrocknend, zusammenziehend und antibiotisch ist.
Frauenmantel (Alchemilla sp.; blühendes Kraut)	Paracelsus gebrauchte Alchemilla für Wundtränke bei inneren und äußeren Wunden (III/145) sowie bei Knochenbrüchen (III/399 und 450).	Aufgrund der Gerbstoffe spricht man dem Kraut eine stopfende Wirkung bei Durchfällen zu. Volksmedizinisch schätzt man das Kraut als Universalmedizin für Frauen.
Johanniskraut (Hypericum perforatum; Blüten, Kraut, Samen)	Lieblingsmittel und bewährtes Wundkraut des Paracelsus (III ab S. 628). Paracelsus gebrauchte nicht nur die Blüten, sondern fertigte auch ein Samenöl an. Seine Hauptindikationen waren Wunden, speziell Stichwunden, faule Geschwüre, Quetschungen, Sehnenzerrung, Narben.	Obwohl im Kraut antibiotische und antivirale Wirkstoffe, etwa Gerbstoffe und Hyperforin, nachgewiesen wurden, wird es nur noch volksmedizinisch als Wund- und Brandmittel gebraucht. Johanniskraut hemmt nachweislich das Wachstum von Staphylokokken. Eine Wirkung bei Neurodermitis wird diskutiert.
Kamille (Chamomilla recutita; Blüten)	Paracelsus schätzte Kamillenblüten als Wund- (III/182) und Geschwürmittel (III/142) und empfahl sie zur Reinigung von Geschwürhöhlen (III/556). Ferner nannte er Chamomilla bei Gebärmutterleiden (II/70, III/556), als Klistier bei Kolik (II/478) und als Menstruationsmittel (II/576).	Die Blüten enthalten ätherisches Öl mit Chamazulen und Bisabolol, die für die entzündungswidrige und die krampflösende Wirkung verantwortlich sind. Der Aufguss wie auch die Extrakte haben eine antibiotische Wirkung, die auch Staphylokokken einschließt und daher bei eitrigen Leiden wie Angina oder zur Reinigung von Abszessen hilfreich sind.

Pflanze	Anwendungsgebiete bei Paracelsus	Wissensstand und Indikationen heute
Käsepappel (= Malve; Malva silvestris; Blüten)	Paracelsus führte die Malve in Pestrezepten (I/695) und bei Lungenentzündung (I/904) auf. Ferner schätzte er den Wein als Wundtrank (III/547) und eine Wundauflage mit Malven- und Johanniskrautblüten sowie Centaurea (III/547).	Wegen des Gehalts an Schleimstoffen werden die Malvenblüten häufig als reizlindernder Tee (Mazerat) bei Bronchitis und Reizhusten zubereitet. Nur volksmedizinisch nutzt man die reizlindernde Wirkung der Blüten noch bei Magenschleimhautentzündung.
Lärche (Larix europaea; Terpentin = Lärchenharz)	Paracelsus kannte die konservierende Kraft (III/595) und lobte Terpentin als Geschwürmittel (III/482). Ferner nutzte er das Harz als Zugpflaster für Pestbeulen, als Fiebermittel, zur Einreibung bei Beinbruch, Sehnenzerrung, Nabelkolik, Gicht und Tuberkulose und zur Nierenstärkung.	Alle von Paracelsus genannten Anwendungsgebiete lassen sich nach wie vor mit den im Handel befindlichen Arzneispezialitäten mit Lärchenharz behandeln. Dem Lärchenharz kommt vor allem eine stark antiseptische, durchblutungsfördernde, erwärmende und harnwegsdesinfizierende Heilwirkung zu.
Mastix (Pistacia lentiscus; Harz)	Nach Paracelsus bei Geschwüren, Magen- und Gelenkschmerzen wirksam (III/216 und 537).	Heute wird Mastix nur noch als Räucherstoff sowie zum Harzen griechischer Weine gebraucht.
Myrrhe (Harz von Commiphora-Arten, speziell von C. molmol)	Paracelsus nutzte die antiseptischen Kräfte der Myrrhe in Pesttränken (I/724, III/69), gekaut oder in Wein eingenommen als Pestprophylaxe (I/725), zur Reinigung der Luft bei Pest (I/696) und zusammen mit anderen Harzen bei Geschwüren (I/696, III/413). Ferner als Bestandteil des Aqua vitae (II/93) und als Altersheilmittel (III/81).	Enthält etwa 7% ätherische Öle, bis zu 40% Harz mit Commiphora-Säuren und Sesquiterpenen mit antimikrobieller, pilz- und wurmfeindlicher, antitumoraler Wirkung. Tinkturen wirken adstringierend, desinfizierend, wundheilend. Daher bewährt zum Gurgeln und Pinseln bei Entzündungen von Mundraum oder Zahnfleisch und innerlich bei Darmpilz und Reizdarm. In Form von Salben bei Hautpilz.
Odermennig (Agrimonia eupatoria; blühendes	Von Paracelsus bei jauchigem Eiter als Wundkraut (I/848) und Wundtrank empfohlen (III/412). Ferner gebrauchte er Agrimonia bei Kontrakturen (III/730).	Wegen der Gerbstoffe bei leichten Durchfällen indiziert. Volksmedizinisch als »Leberklette« und wegen der stimmbandstraffenden Wirkung als »Sängerkraut« in Gebrauch.
Opoponax (Ferula opoponax; Harz = getrockneter Wurzelsaft)	Wurde von Paracelsus zu Milzsalbe (I/633), als Zugpflaster für Eiterbeulen und Pestgeschwüre (I/696 und 723, II/464) und in verschiedenen Geschwürrezepten verarbeitet (II/63, III/413 und 461).	Obgleich in der Antike als Heilmittel geschätzt, findet Opoponax heute keine heilkundliche Verwendung mehr. Das ölige Harz ist nur noch als Räucherstoff und zur Herstellung von Lacken für die Malerei in Gebrauch.
Persicaria = pfirsichblättriger Knöterich (Polygonum persicaria) oder Wasserpfeffer (P. hydropiper)	Paracelsus lobte die wundheilenden Kräfte der Persicaria (I/658, III 502) speziell bei frischen Wunden, beim Satteldruck der Pferde sowie beim Wundliegen der Kranken. Ferner bei Krebs (III/183) und als Zahnwasser (III/507).	Persicaria ist nur noch volksmedizinisch in Gebrauch. Unklar bleibt, ob es sich um den Wasserpfeffer oder um den pfirischblättrigen Knöterich handelt; Ersterer schmeckt scharf, worauf Paracelsus hinwies (III/505), Letzterer gedeiht am Geburtsort. Die Signatur des Blutstropfens hat nur der pfirsichblättrige Knöterich.
Sanikel (Sanicula europaea; Blätter)	Paracelsus nutzte die wundheilenden Kräfte des Sanikels, der bei ihm Diapensia hieß, vor allem in seinen Wundtränken (I/848, III 412 und 450), als Knochenmittel (III/399) und mit Betonie beim Nabelbruch der Kinder (III/552).	In der Volksmedizin bewährte sich Sanikel wegen seiner entzündungswidrigen Wirkung in Erkältungs-, Bronchial- und Magentees. In den Blättern kommen Saponine vor, die antimykotische und antivirale Aktivität speziell gegen Influenzaviren zeigen.

Pflanze	Anwendungsgebiete bei Paracelsus	Wissensstand und Indikationen heute
Schöllkraut (Chelidonium majus; Saft, Kraut, Wurzel)	Paracelsus schätzte das Schöllkraut als Feigwarzenmittel (III/308), bei Wunden und Geschwüren (III/205, 208, 541). Er kannte auch die Gallenwirkung (II/608) und nannte es der Farbsignatur entsprechend oft bei Gelbsucht (I/940, III/405, 531, 536).	Wegen der gallebildenden und -treibenden Wirkung heute vor allem bei Gallensteinen, bei Leberschwäche, als Begleitmittel bei Hepatitis und Kolik eingesetzt. Homöopathisch bei rechtsseitiger Migräne bewährt (z.B. Chelidonium Ferro cultum Dilution D2 von Weleda).
Stinkasant (Asa foetida; Harz = getrockneter Wurzelsaft)	Paracelsus gebrauchte den Stinkasant für eine Geschwürsalbe (II/63), bei nekrotisierenden Geschwüren (III/462) sowie bei Lepra (III/467). Ferner lobte er die Räucherung zur Austreibung der Pest (I/696), zur Epilepsiediagnostik (I/977) und zum Vertreiben böser Geister (IV/320).	Im Ayurveda als heilsames Gewürz wie auch als Arznei gebraucht, z.B. bei Blähkoliken der Kinder. Homöopathisch bewährt sich Asa foetida D6 bei Blähungen, Hysterie und bei Bauchspeicheldrüsenschwäche. Schamanen nutzen das Harz zur Geisterbannung und für exorzistische Heilrituale (Chr. Rätsch, 1996).
Tausendgülden-kraut (Centaurium erythraea; Blüten, blühendes Kraut)	Als Heilmittel für innere Wunden (III/145) und als balsamisches Wundmittel von Paracelsus mehrfach gelobt (III/399, 450, 482, 634). Ferner bei Fieber, als Lebermittel und bei Gelbsucht oft erwähnt.	Heute fast nur noch als Bittermittel in Gebrauch, vor allem zur Anregung der Verdauungssäfte bei Verdauungsschwäche, bei Altersgastritis und zur Verbesserung der Eisenresorption bei Anämie sowie als Rekonvaleszenzmittel.
Wegerich (Plantago major; Kraut, Wurzel, Samen)	Von Paracelsus als universelles Wund- und Geschwürmittel gepriesen (III/208, 541, 542), selbst bei eitrigen und stinkenden Geschwüren. Ferner als blutstillendes Kraut, als Zahnmedizin, bei Migräne, Magenschmerz und zur Nierenstärkung verwendet.	Im Wegerich fand man den antibakteriellen Wirkstoff Aucubin, der die Anwendung als Wund- und Geschwürmittel und Eitermittel rechtfertigt. In der Homöopathie wird die Urtinktur von Plantago major bei Zahnschmerz empfohlen.
Weihrauch (Harz von Boswellia serrata, B. carterii und anderen Arten)	Bei Paracelsus als Umschlag bei Geschwulst (I/695), als Balsam nach Kontrakturen (II/96), als Bestandteil eines Gummipflasters (III/450) und Wundöls (III/634). Außerdem empfahl er als Pestprophylaxe, Weihrauch im Mund zu halten, wenn man zu Kranken geht (I/726).	Enthält bis zu 15% ätherisches Öl und etwa 60% Harz mit Boswellinsäure. Äußerlich wirkt Olibanum antiseptisch und durchblutungsfördernd und hilft in Salben bei Hautpilz, Narbenkeloid sowie bei schlechter Wundheilung. Boswellinsäure hemmt die Synthese von Prostaglandinen und Leukotrien und wirkt daher entzündungswidrig und schmerzlindernd bei Rheuma usw.
Wacholder (Juniperus communis; Beeren, Öl)	Als Wundöl erwähnte Paracelsus den Wacholder nur zusammen mit Johanniskraut (III/635). Sonst gebrauchte er die »Krametbeeren« bei Pest (I/722), bei Kontrakturen (I/874, 951), als Magenarznei (II/462), gegen Kolik (II/477, III/549) sowie zur Blutreinigung (III/749).	Das ätherische Wacholderöl verfügt über ein beachtliches antibiotisches Potenzial, was den Gebrauch als Wunddesinfiziens rechtfertigt. In der Volksmedizin zählt die Wacholderbeerenkur zu den beliebten Magenstärkungsmitteln. Die Einreibung mit dem verdünnten Öl wird bei Rheuma und Gelenkschmerzen praktiziert.

Noch viele weitere Wundkräuter des Paracelsus hätten es verdient, hier ausführlich behandelt zu werden. Doch wenden wir uns nun noch den Harzen zu, die bei Paracelsus sowohl als Wundarzneien als auch bei der Behandlung der Pestilenz hoch im Kurs standen. Denn die antibiotischen Kräfte der meisten Wundkräuter lassen sich durchaus auch in der Behandlung und Prophylaxe vieler Infektionskrankheiten nutzen.

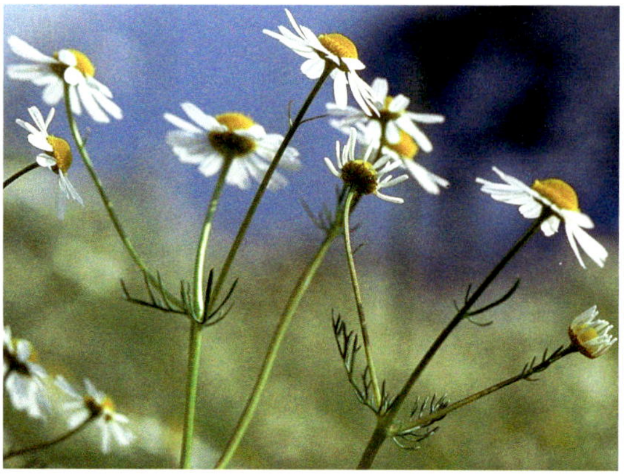

Bereits viele Jahrhunderte vor Paracelsus kannte und nutzte man die antibiotischen Kräfte der Kamillenblüten zur Linderung von Entzündungen sowie zur Reinigung von Wunden. Foto: Margret Madejsky.

> *»Der Herr sprach zu Mose: ›Nimm zu dir die beste Spezerei – die edelste Myrrhe (…) und Zimmet (…) und Kalmus (…) und Kassia (…) und Öl vom Ölbaum. Und mache ein heiliges Salböl nach der Kunst des Salbenbereiteres.‹« (Exodus 30, 23–25)*

Über die Heilkraft der Harze: Mit Weihrauch und Myrrhe präpariert für die Ewigkeit

Als Salböle wurden Myrrhe und Weihrauch bereits in der Bibel erwähnt, doch ihr Gebrauch reicht noch viel weiter zurück. Schon im alten Ägypten verwendete man die Harze aufgrund ihrer konservierenden Eigenschaften zur Mumienpräparation. Wie Herodot eindrucksvoll beschrieb, wurden den Leichen erst Gehirn und Eingeweide entfernt; dann wusch man sie gründlich und bestreute sie mit pulverisierten Harzen. Man legte sie in Natron, wusch sie nach einiger Zeit erneut und wickelte sie mit Leinenbinden ein, die mit Gummi arabicum bestrichen waren (Chr. Rätsch, 1996).

Eben weil die alten Ägypter nur die stärksten fäulnisabwehrenden Pflanzen eingesetzt haben, konnten die so präparierten Leichen die Jahrtausende fast unbeschadet überstehen. Neben Weihrauch und Myrrhe verwendete man zum Einbalsamieren auch Kassiablätter, Rose und Thymian, deren antibiotische Wirkungen erwiesen sind: Bei

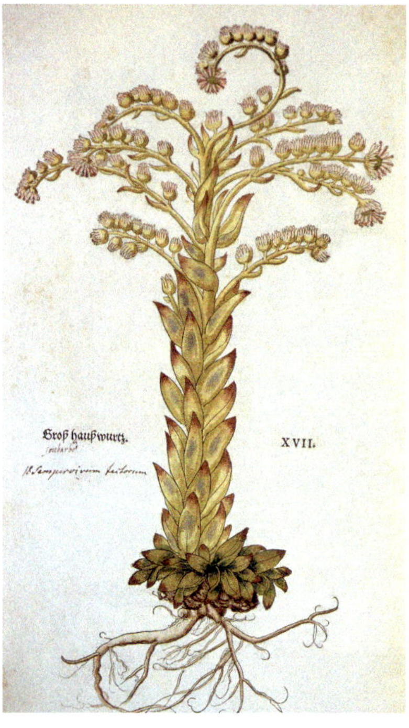

Dachwurz verwendete Paracelsus als Heilmittel bei Verbrennungen. Kolorierter Holzschnitt aus dem Kräuterbuch des Leonhart Fuchs.

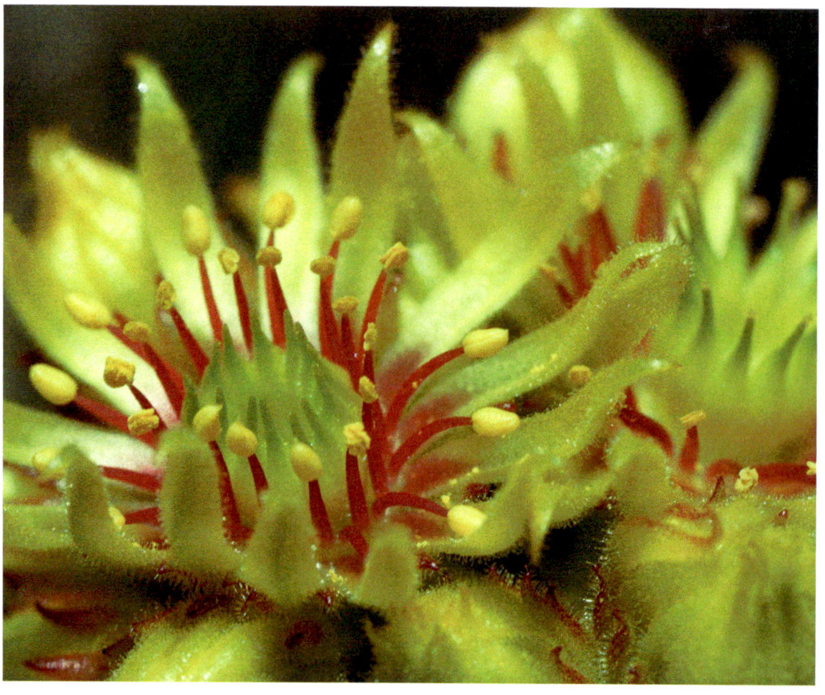

Noch heute verwendet man Dachwurz bei Sonnenbrand, Hautentzündungen und bei kosmetischen Problemen. Man kann den Saft sogar direkt auf die betreffenden Hautpartien auftragen, ähnlich wie bei Aloe, die zwar nicht botanisch, jedoch dem Wesen nach mit der Dachwurz verwandt ist. Foto: Olaf Rippe.

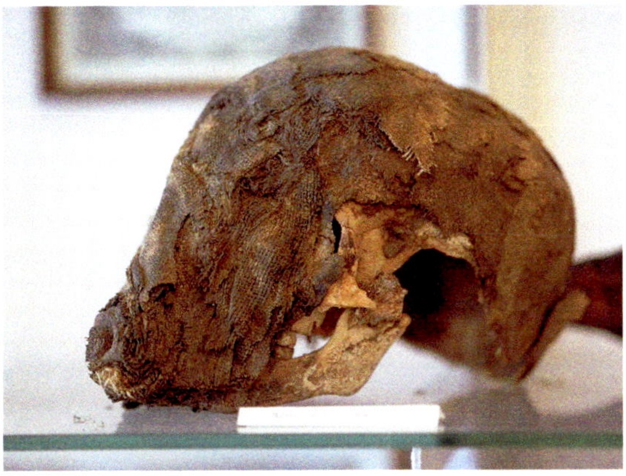

Zur Zeit des Paracelsus herrschte reger Handel mit ägyptischen Mumien. Die mit Balsamen und Harzen konservierten Leichenteile galten als magische Medizin und Wundarznei. Mumia galt bei Paracelsus als Universalheilmittel. Mumifizierter Schädel; Pharmaziehistorisches Museum, Basel. Foto: Margret Madejsky.

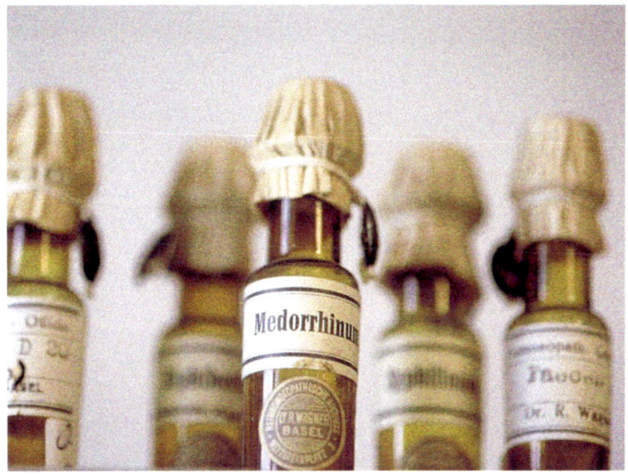

Nosoden, die »Mumia« der Jetztzeit, spielen in der Homöopathie eine wichtige Rolle bei chronischen Krankheiten. Das Bild zeigt Apothekerflaschen aus dem 19. Jahrhundert; Pharmaziehistorisches Museum, Basel. Foto: Olaf Rippe.

Kassia (Cinnamomum cassia) handelt es sich um Zimtaldehyde mit antibiotischen und antimykotischen Eigenschaften, bei der Rose wirken die Gerbstoffe sowie das Geraniol konservierend, und beim Thymian sind die ätherischen Öle an der keimtötenden Wirkung beteiligt.

Zur Zeit des Paracelsus, also »in der frühen Neuzeit blühte in Europa ein schwungvoller Handel mit ägyptischen Mumien (Mumia vera). Das aus den Mumien gewonnene Harz wurde als Medizin, Liebestrank und magisches Räuchermittel verwendet« (Chr. Rätsch, 1996). Paracelsus beschrieb genau, wie man eine *mumia* zu extrahieren habe (III/153), und nannte sie in seinen Schriften recht häufig als Arznei. Einerseits wollte man auf diese Weise die äußerst wertvollen Harze zurückgewinnen, die bei der Einbalsamierung verwendet worden waren, andererseits stellt Mumia bereits eine sehr komplexe Arzneiform dar, die man heute mit einer Nosode vergleichen könnte. Bei den Nosoden handelt es sich um Arzneien, die aus kranken Organen oder aus krankhaften Körpersekreten hergestellt werden. Ähnlich wie bei anderen homöopathisch zubereiteten Arzneien ist das Ziel der Nosodentherapie, durch einen der Krankheit gleichgerichteten Reiz die Selbstheilungskräfte zu aktivieren (= Isopathie). Ein Beispiel: Eine in der Homöopathie häufig gebrauchte Nosode ist Medorrhinum, das aus Gonokokkeneiter gewonnen wird und sich z.B. bei Unterleibsleiden wie Ausfluss, Unfruchtbarkeit oder Zysten bewährt hat. Damit erweist sich diese Nosode bei jenen Leiden als hilfreich, die durch eine Infektion mit Gonokokken verursacht werden können.

Ein anderes Beispiel stammt aus der Landwirtschaft: Ein Bauer, der die eitrigen Euterentzündungen seiner Milchkühe mit den üblichen Mitteln nicht mehr in den Griff bekam, hörte einst von der Nosodentherapie und stellte gemäß dem Lehrsatz der Isopathie – Gleiches mit Gleichem – eine Nosode aus dem Eiter her, den die wunden Euter abgesondert hatten. Diesen Krankheitsstoff verdünnte und verschüttelte er nach den Regeln der Homöopathie zu einer D30 und reichte die so gewonnene Arznei den erkrankten Kühen. Ergebnis war eine raschere Wundheilung bei den auf diese Weise behandelten Kühen.

Nosoden wie Medorrhinum, Pyrogenium oder Tuberculinum haben sich innerhalb der Homöopathie einen festen Platz erobert. Andere Nosoden, etwa Borreliose, Malaria oder Pfeiffersches Drüsenfieber, werden inzwischen sogar in der Prophylaxe und Behandlung von Infektionskrankheiten gebraucht. Trotzdem würde die Verordnung von Mumia zweifelsohne gegen den guten Geschmack verstoßen. Dagegen war Mumia zur Zeit des Paracelsus nicht nur eine saturnale Medizin, die der Signatur entsprechend u.a. Langlebigkeit und Zähigkeit übertragen sollte, sondern galt geradezu als magisches Heilmittel.

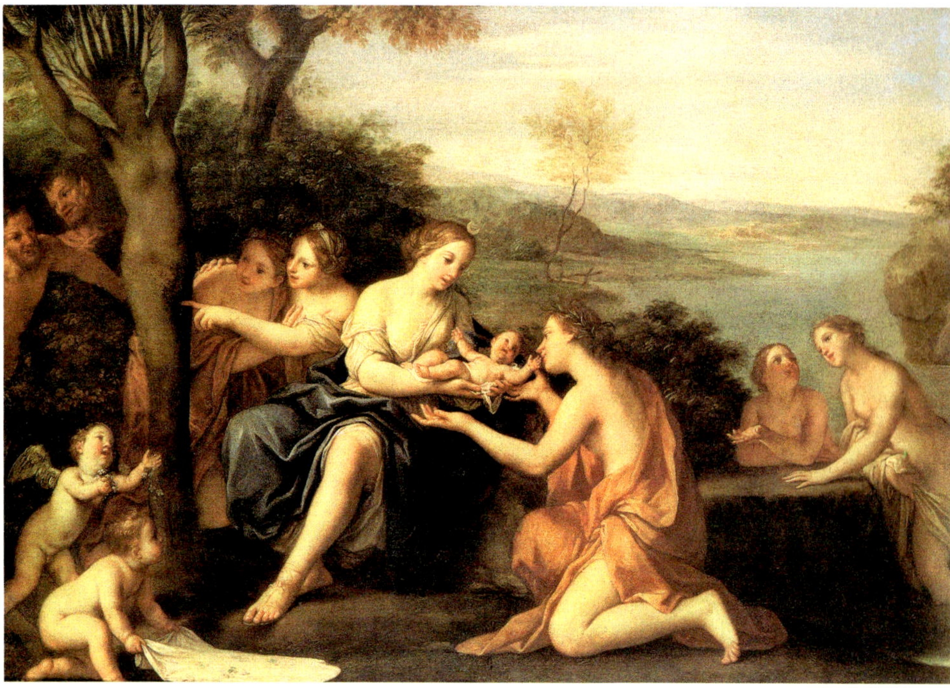

Die in einen Baum verwandelte Prinzessin Myrrha gebiert Adonis, den die Göttin Artemis gerade in ihren Händen hält und ihrem Bruder Apollon überreicht. Marcantonio Franceschini, um 1700.

Kehren wir dennoch zurück zu Weihrauch, Myrrhe und ähnlichen Harzen. Im Grunde genommen kannten alle alten Hochkulturen die konservierenden Kräfte sowie die breitgefächerten Heileigenschaften der Harze. Erstmals schriftlich erwähnt wurde der Weihrauch im Papyrus Ebers, in dem bereits 100 Weihrauchrezepte aufgeführt sind. Aber auch die jahrtausendealten Medizinsysteme Chinas und Indiens, also die Traditionelle Chinesische Medizin und die ayurvedische Medizin, nutzten Harze wie Myrrhe, Weihrauch oder Stinkasant zu Heilzwecken, z.B. bei Gelenkschmerzen, bei Verdauungsstörungen sowie zur Pflege von Wunden und Geschwüren.

Diese Heiltradition wurde in der Antike fortgeführt. So gebrauchte Hippokrates (4. Jh. v. Chr.) Weihrauch und Myrrhe ebenfalls zur Behandlung schlecht heilender Wunden und Geschwüre. Nicht zuletzt wies auch Paracelsus darauf hin, dass alle Harze wundheilend sind. Während seiner Zeit als Feldarzt hatte er viele Erfahrungen in der Behandlung von Wunden aller Art gesammelt und Harze wie Mastix, Myrrhe, Olibanum oder Opoponax oftmals in Form von Pflastern zur Behandlung von Schuss- oder Stichverletzungen sowie gegen den Wundbrand eingesetzt. Harze widerstehen Schimmelpilzen und Fäulnisbakterien und vertreiben sogar Würmer. Kein Wunder, dass sich in fast jedem Wundrezept des Paracelsus irgendein Harz findet.

Dass man den Harzen stets große wundheilende Kräfte zusprach, verwundert nicht, wenn man bedenkt, dass die Bäume ihre Verletzungen mit Harzen verschließen. Es handelt sich hier also um Selbstheilstoffe der Pflanzenwelt, die beim Menschen glücklicherweise ähnliche Wirkungen entfalten. Eben weil Harze die Wunden der Bäume schließen und heilen, gehören sie zu unseren besten Wundarzneien. Sie dienen den Bäumen jedoch nicht nur als eine Art Wundkork, sondern schützen den verletzten Stamm darüber hinaus auch vor dem Eindringen von Parasiten. Folglich verfügen alle Harze mehr oder weniger über antimikrobielle und antiparasitäre Kräfte, was man schon vor Jahrtausenden erkannt und genutzt hat.

Schutz vor der Pestilenz

Paracelsus sprach den Harzen allerlei Heilkräfte zu. Er gebrauchte sie etwa zur Erhaltung der Lebenskräfte (II/93, III/81) sowie als Schutzmittel vor der Pest (I/696 und 725). Zur Reinigung der Luft in einem Pest-Haus ließ er beispielsweise Weihrauch und Myrrhe zusammen mit Schwefel und widerlich stinkendem Teufelsdreck (= Stinkasant, Asa foetida) räuchern. Räucherungen dieser Art würden heute jedoch vor allem die Bewohner und alle guten Geister des Hauses vertreiben, vor allem, wenn man sich an die Anweisung des Meisters hielte, der eine stündliche Räucherung anwies. Dennoch hat die Reinigung der Luft mit ätherischen Ölen oder Räucherungen heute noch ihre Berechtigung, da viele Infektionen durch die Luft übertragen werden (siehe Rezept Seite 211) und der Geruch von Krankheit doch stets für eine beklemmende Atmosphäre sorgt, in der selbst gesunde Menschen leichter erkranken.

Zum Schutz vor Ansteckung gab Paracelsus außerdem die Anweisung, Myrrhe zu kauen oder in Wein einzunehmen: »Nicht weniger gut ist es, wenn man (zum Schutz vor der Pest) ständig Myrrhen gebraucht. Man zerkaut sie im Mund und schluckt sie oder es soll jeden Morgen davon eine Haselnuss groß in Wein getrunken werden« (I/725). Weihrauch nutzte er in ähnlicher Weise:

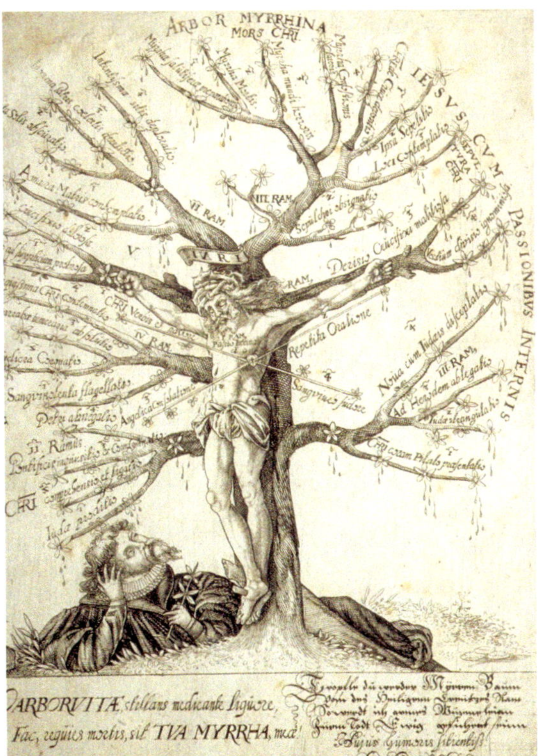

Die Myrrhe lindert nicht nur körperliche, sondern auch seelische Beschwerden. Das Bild zeigt Jesus, wie er an einem Myrrhebaum hängt. Kupferstich, frühes 16. Jahrhundert.

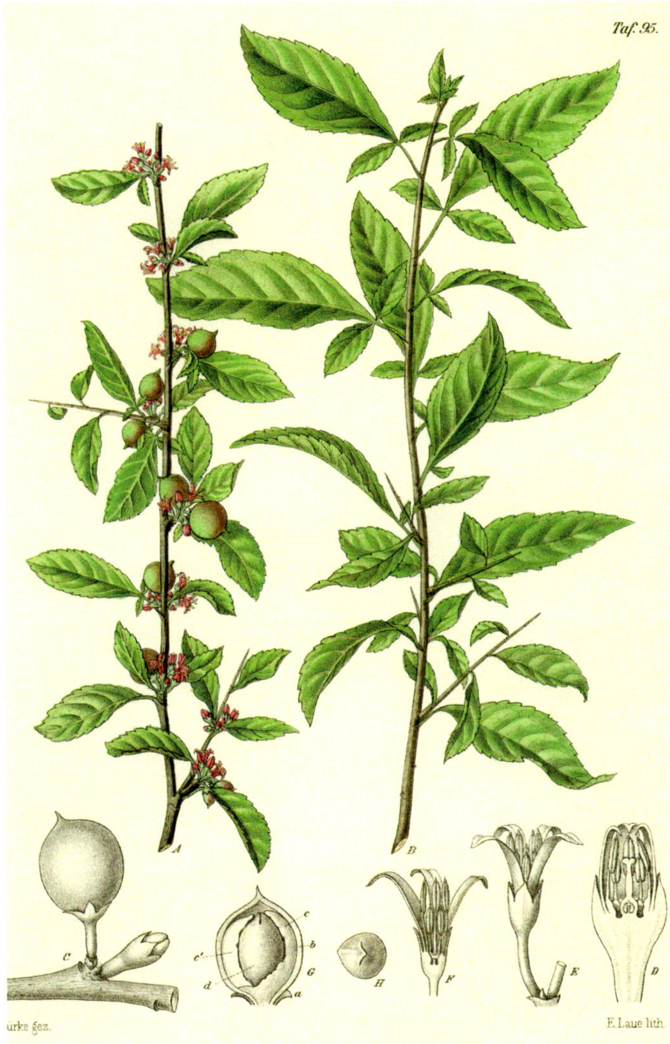

Paracelsus empfahl das Kauen von Myrrhe, um sich vor Ansteckung zu schützen. Kolorierter Kupferstich, spätes 19. Jahrhundert.

Diesen sollte der Pestkranke im Mund halten, damit seine krank machende Atemluft nicht andere infizierte.

Interessanterweise gebraucht man vor allem die Myrrhe heute wieder auf einem ähnlichen Gebiet: Die Myrrhentinktur wird, wie bereits angedeutet, aufgrund ihrer desinfizierenden Wirkung bei Entzündungen im Mund- und Rachenraum angewendet. Halskratzen oder Schluckbeschwerden treten nicht selten als Vorboten grippaler Infekte auf – Erkrankungen dieser Art zählten einst zur *pestilenz*, denn dieser Begriff fasste ursprünglich alle durch die Luft übertragbaren Erkrankungen zusammen.

Einst machte man unsichtbare Würmer für die viele Krankheiten verantwortlich, inzwischen weiß man, dass es sich um Tröpfchen- oder eine Schmierinfektion mit Bakterien oder Viren handelt. Neben der Abwehrsteigerung, die heute oftmals mit Umckaloabo, mit Zink, mit Vitamin C oder mit homöopathischen Komplexmitteln durchgeführt wird, zählen desinfizierende Maßnahmen wie das Gurgeln mit Myrrhenextrakt nach wie vor zu den unerlässlichen Vorbeugungsmitteln vor »pestilenzartigen Erkrankungen« wie etwa der Virusgrippe.

Wunderbalsam mit Rose, Weihrauch und Myrrhe

Oleum Amygdalarum (Mandelöl) 44,0 ml
Cera flava (Bienenwachs, gelbes) 4,0 g
Olibanum plv. (Weihrauch, pulverisiert) 1,0 g
Tinctura Myrrhae (Myrrhentinktur) 6,25 ml
Oleum aeth. Rosae verum (Echtes äth. Rosenöl) 4 Tropfen

1 kleinen TL Weihrauchgranulat im Mörser zu sehr feinem Pulver zerreiben. 44 ml Mandelöl in ein Glas geben und das Harz sowie das gelbe Bienenwachs unterrühren. Das Ganze unter ständigem Umrühren so lange im Wasserbad erhitzen, bis sich das Wachs und das pulverisierte Harz vollständig im Öl gelöst haben. Dann die Myrrhentinktur einrühren, das Glas aus dem Wasserbad nehmen und unter Umrühren abkühlen lassen. Erst wenn das Öl nicht mehr ganz durchsichtig ist, das echte ätherische Rosenöl einmischen, so dass die Salbe angenehm danach riecht.

Gut verschlossen, kühl, dunkel und trocken aufbewahrt hält sich die Salbe etwa ein Jahr lang. Bei chronischen Hautleiden wie Hautpilz, Ekzem, Dekubitus oder zur Narbenpflege mehrmals täglich dünn auf die betroffenen Hautpartien auftragen (zur Rezepterstellung siehe auch Seite 429).

Harze heute: Neue Hoffnung für Rheuma und Reizdarm

Nach heutigem Erkenntnisstand verfügen Harze über geradezu außergewöhnliche Heilkräfte. So fand man speziell im indischen Weihrauch (Harz von Boswellia serrata) nicht nur bis zu 15 Prozent ätherische Öle mit keimhemmender Wirkung, sondern auch bis zu 57 Prozent Harze mit Boswellinsäure, deren entzündungswidrige Wirkung nachgewiesen werden konnte. Dieser im Fachjargon antiinflammatorisch genannte Effekt basiert darauf, dass Boswellinsäuren die Leukotrien- sowie Prostaglandin-Synthese hemmt. Leukotriene sind an zahlreichen entzündlichen Erkrankungen beteiligt: Erhöhte Werte findet man bei Autoimmunkrankheiten wie Rheuma, Fibromyalgie und Lupus erythematodes, bei entzündlichen Darmleiden wie Morbus Crohn oder Colitis ulcerosa bis hin zu Allergien und Hautleiden sowie bei multipler Sklerose und speziellen Hirntumoren (Astrozytome und Glioblastome).

Eben weil die Wirkstoffe des Weihrauchs regulierend in den Leukotrien- und Prostaglandin-Stoffwechsel eingreifen, können es diese Naturstoffe durchaus mit den Glucocorticoiden der Schulmedizin (z.B. Kortison) aufnehmen, die auf derselben Wirkebene angreifen. Im Gegensatz zum Kortison zeichnen sich die Harze jedoch durch ihre weit bessere Verträglichkeit aus. Selbst bei langfristiger Einnahme von Weihrauch oder Myrrhe über Monate hinweg braucht man keine Folgeerkrankungen zu befürchten. Schließlich fanden Wissenschaftler heraus, dass die Boswellinsäure sogar einen gewissen leberschützenden Effekt hat.

Längst haben sich verschiedene Harze in der Praxis unentbehrlich gemacht. So kommen Weihrauchpräparate zum Einsatz, wenn beispielsweise Rheumapatienten Kortison ablehnen oder auch nicht vertragen, und auch bei entzündlichen Darmleiden wie dem Reizdarm-Syndrom oder bei Darmpilz erweist sich die Myrrhe als besonders heilsam (siehe Tabelle Seite 198). Doch die neuen Forschungsergebnisse zum Weihrauch geben auch bei anderen chronischen Krankheiten Hoffnung und bieten vielversprechende Therapieansätze für aus der Sicht der Schulmedizin unheilbar Kranke. Weihrauchextrakte zeigten nämlich gute Wirkungen bei Colitis ulcerosa, bei Morbus Crohn und Asthma bis hin zu Tumorerkrankungen. Gemäss neueren Studien reagierten beispielsweise die für Hirntumore wie Astrozytome und Glioblastome typischen Hirnödeme auf Weihrauchgaben (3 × täglich 1200 mg Trockenextrakt) wesentlich besser als auf die sonst übliche schulmedizinische Medikation (Deyxamethason).

Weil die Bäume ihre Wunden mit Harzen verschließen und sich damit vor dem Eindringen von Parasiten schützen, verfügen diese Selbstheilstoffe der Pflanzenwelt über wundheilende und antibiotische Heilkräfte. Foto: Margret Madejsky.

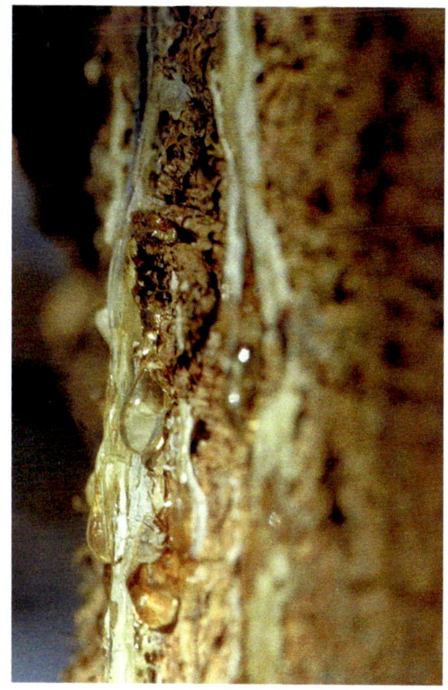

Harze als Sonnenmedizin

Zu den Harzbildnern gehören hauptsächlich exotische Balsambaumgewächse wie die Myrrhe und Boswellia-Arten wie der Weihrauchbaum oder Styraxgewächse wie Benzoe und Styrax. Aber auch manche Doldenblütler, z.B. Galbanum, Opoponax und Stinkasant, bilden harzreiche Milchsäfte, die seit langem als Räucherstoffe, als Heilmittel oder als Wundarzneien genutzt werden.

Die harzbildenden Pflanzen haben damit eine weitere Gemeinsamkeit: Sie stammen nämlich meist aus den sonnenverwöhnten Gebieten Afrikas, Arabiens oder Indiens. Der anthroposophische Heilpflanzenkundler Wilhelm Pelikan bezeichnete Harze daher als »stoffgewordenes Sonnenlicht«, denn die Pflanzen wandeln Licht und Wärme um, indem sie vermehrt ätherische Öle und eben auch Harze bilden. Nicht umsonst bestehen die Geschenke der Heiligen Drei Könige an das Christuskind, das in der dunkelsten Zeit des Jahres geboren wurde, aus dem Sonnenmetall Gold sowie aus den Sonnenstoffen Weihrauch und Myrrhe.

Harze sind also von den Pflanzen destillierte Lichtwirkstoffe und haben dementsprechend ein erhellendes und erwärmendes Wesen, das sich nicht nur bei chronischen Erkrankungen als heilsam erweist, sondern auch bei seelischen Entwicklungsstörungen. Man könnte sagen, dass Harze der geistigen Umnachtung entgegenwirken. In der anthroposophischen Medizin nutzt man die geisterhellenden Kräfte von Gold, Weihrauch und Myrrhe auf diesem Gebiet. Die Geschenke der drei Magier aus dem Morgenland wurden von den anthroposophischen Heilmittelfirmen in die Arzneikomplexe Aurum comp. (Wala) und Olibanum comp. (Weleda) eingefügt, die laut Hersteller bei degenerativen, entzündlichen oder traumatischen Erkrankungen des Zentralnervensystems sowie bei Entwicklungs- und Verhaltensstörungen indiziert sind. In Einzelfällen wurden Aurum comp. Globuli bereits bei kindlichen Entwicklungsstörungen mit Erfolg erprobt (wobei Kinder die heilsamen Zuckerkügelchen gern einnehmen, wenn sie die Geschichte von den Heiligen Drei Königen kennen). Paracelsus empfahl den Stinkasant darüber hinaus bei Epilepsie (I/977, II/621) sowie als Schutz vor Verzauberung und vor Geistern (IV/320).

In Form von Salben angewandt, steigern Harze die Durchblutung der Gewebe, so dass sie sich vor allem zur Behandlung von schlecht heilenden Wunden eignen, die eben nicht so gut durchblutet sind wie eine frische Operationsnarbe, welche man besser mit Ringelblumensalbe oder Johanniskrautrotöl pflegt. Bei täglicher Einreibung kann ein harzreicher Wundbalsam manchmal sogar alte Narbenwülste verkleinern, Hautpilze vertreiben und einen Lippenherpes oder ein juckendes Dammekzem rascher zum Abheilen bringen.

Für Paracelsus waren die Harze jedoch nicht nur Wundheilstoffe, sondern repräsentierten auch das sulfurische Prinzip (= das Brennende) in der Arzneimittelwelt: »Es gibt viele Arten von Schwefel: Harz, Gummi, Botin (= Terpentinharz), Schmalz, Fett, Butter, Öl, Branntwein usw.« (I/72). Daher sind seine Harzrezepte immer erwärmende Arzneien. Man könnte auch sagen: Harze bringen Lebenswärme in das erkaltete Krankheitsgeschehen.

Auswahl an Firmenpräparaten mit Weihrauch und Myrrhe

Firmenpräparat (Hersteller, Inhaltsstoffe)	Inhaltsstoffe	Anwendungsgebiete und Praxiserfahrungen
Arsen. sulf. F Komplex Nr. 86 (Tropfen, Nestmann)	Arsenicum sulfuratum flavum D8, Passiflora D2, Myrrha D3, Baptisia D3, Aqua silicata, Echinacea D4, Aloe D4	Zur Unterstützung der Blutreinigung bei eitrigen Prozessen, z.B. Abszessen oder Geschwüren mit übelriechenden Sekreten, besonders in Mund und Rachen.
Aurum comp. Salbe (Wala)	Aurum metallicum D3 0,1 g, Myrrha 0,1 g, Olibanum 0,1 g auf 10 g	Laut Hersteller zur Einreibung in der Herzgegend bei funktionellen Herz-Kreislauf-Störungen. Die Salbe eignet sich auch zum Entstören alter Narben.
Echtrosept Mundspülung (Weber & Weber)	Auszüge aus Myrrhe, Ratanhia und Pfefferminze	Antibakterielle Mundspülung bei Neigung zu Entzündungen im Mund- und Rachenbereich, bei Parodontose und Zahnfleischbluten.
Infi-Cardamomum (Tropfen; Infirmarius-Rovit)	Cardamomum D3, A. calamus D2, Alkanna D5, Aloe D4, Alpinia off. D4, Cinnamomum D3, Crocus D4, Polyporus pinic. D4, Geum urbanum D3, Myrrha D4, Olibanum D4, Piper cubeba D6, Valeriana D3, Veratrum D4, Zingiber D4	Empfehlenswerter Komplex zur längerfristigen Anwendung bei Verdauungsschwäche mit Neigung zu Blähungen bis hin zu Blähkoliken, ferner bei Magen-Darm-Krämpfen und chronischem Altersmagen (subazide Gastritis).
Infi-tract V (Tropfen; Infirmarius-Rovit)	Gelbwurz, Angelika, Zitwerwurzel, Eberwurz, Enzian, Myrrhe und Safran plus Vitamin C und Mannit	Bewährtes diätetisches Mittel bei Neigung zu Blähkoliken und Verdauungsstörungen sowie als Begleitmittel zur Darmsanierung.
Myrrhentinktur Andechser Klosterarznei (Steierl)	Alkoholischer Auszug aus Myrrhe	Hoch konzentrierter Alkoholauszug, der bei Entzündungen der Mundschleimhaut oder des Zahnfleischs getupft, gepinselt oder gespült wird.

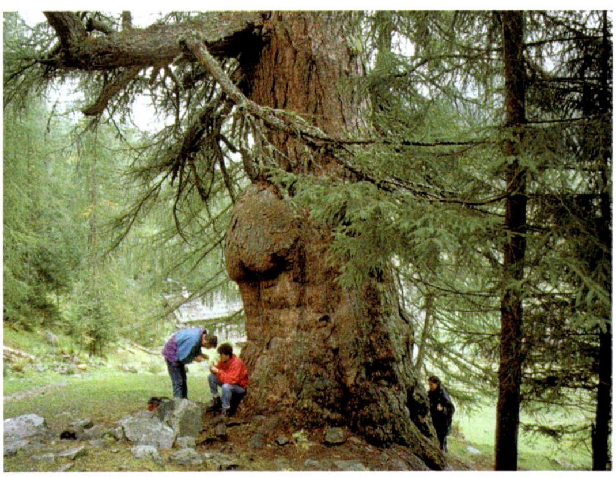

Paracelsus schätzte die Lärche, den »heimischen Balsambaum«, sehr und gebrauchte ihr antibakterielles sowie konservierendes Harz als Universalheilmittel unter anderem gegen Fieber, Pest und Wunden. 2000-jährige Urlärche im Ultental bei Meran. Foto: Olaf Rippe.

Der deutsche Balsambaum: Die Lärche

Ein alter Bergwald mit Lärchenbestand hat im Allgemeinen nichts von der Ernsthaftigkeit und Strenge, die ein Fichten- oder Tannenwald ausstrahlen kann. In lichtes Grün gekleidet, mit rosaroten Blüten und meist noch mit Girlanden aus Bartflechten behangen, macht die Lärche (Larix europaea) den freundlichsten Eindruck unter den Nadelbäumen. Doch die Lärche ist nicht nur anmutig, licht und schön, sondern sie liefert auch ein besonders wertvolles Holz, das die Schreiner für den Bau von Häusern und Schiffen vor allem deswegen schätzen, weil es sich selbsttätig imprägniert. Lärchenholz muss deswegen nicht mit Holzschutzmitteln behandelt werden.

Firmenpräparat (Hersteller, Inhaltsstoffe)	Inhaltsstoffe	Anwendungsgebiete und Praxiserfahrungen
Myrrhinil-Intest (Dragees; Repha)	Kaffeekohle, Kamillenblüten, Myrrhe	Bewährter pflanzlicher Komplex bei entzündlichen Darmleiden wie etwa Reizdarm-Syndrom, als Reisemittel bei akuten Durchfallerkrankungen und in mehrwöchigen Kuren bei Darmpilzbelastung.
Olibanum RA (Globuli/Tabletten/ Tropfen; Zilly)	Olibanum Glob. D1/Trit. D1/Urtinktur	Aufgrund der entzündungswidrigen Wirkung bei Autoimmunerkrankungen wie Rheuma indiziert sowie bei entzündlichen Darmleiden wie Colitis ulcerosa, Morbus Crohn.
Repha-OS Mundspray (Repha)	Auszug aus Tormentillwurzelstock, Ratanhiawurzel, Myrrhe und ätherische Öle von Anis, Eucalyptus, Pfefferminze, Nelke	Antibakterielles Spray; bewährt bei Entzündungen im Bereich von Mund, Rachen und Zahnfleisch sowie als Munddesinfiziens nach Zahnextraktion, bei Darmpilz oder Infektionskrankheiten.
Ratanhia-comp. (Lösung; Weleda)	Myrrhe, Ratanhia, Aesculus D19, Arg. nitr. D14, Fluorit D9, Kieserit D19, ätherische Öle von Nelke, Eukalyptus, Lavendel, Pfefferminze, Salbei	Antibakterielle und adstringierende Lösung bei Entzündungen von Mundschleimhaut und Zahnfleisch.
Weihrauch Balsam mit Myrrhe (Salbe; Bergland)	Auszug von Weihrauch und Myrrhe, Jojoba, Weizenkeimöl, Bienenwachs, Vitamin E	Haut- und Wundbalsam speziell für trockene Ekzeme und unreine Haut. Eignet sich auch zur Narbenpflege sowie zum Entstören von Narben.
Indische Weihrauchcreme (Zilly)	Hautcreme mit Boswellia serrata	Durchblutungsfördernde und entzündungswidrige Hautcreme, bewährt bei chronischen Ekzemen wie Dammekzem und Hautpilz sowie zur Narbenentstörung.

Die Lärche bildet ihre balsamischen Harze im Stamm, weshalb ihr Holz besonders beständig ist und selbst im Wasser nicht fault. Diese Eigenschaften des Lärchenholzes sind zugleich die Signaturen des Lärchenharzes, von dem das Holz durchdrungen ist. Paracelsus erkannte darin die konservierende Wirkung des Lärchenharzes, denn er schrieb: »Das ist ein Balsam, was die Körper nicht faulen lässt« (III/595).

Lärchenharz, auch Terpentin genannt, verhindert also Fäulnis und Verderben des Holzes und dient zugleich als stark antiseptisches Heilmittel. Dieser Eigenschaften wegen wurde es von Paracelsus vielfältig genutzt.

Er sprach dem Terpentin im Wesentlichen vier Kräfte zu: »Die Tugenden wirken bei Würmern, Ulzerationen der Blase, Geschwüren, Wunden« (III/215). Daher war Lärchenharz auch einer seiner Lieblingsbestandteile in Wund- und Geschwürrezepten. Nicht umsonst behauptete er: »Mit Terpentin wird jedes Geschwür geheilt« (III/482).

Interessanterweise sind fast alle Indikationen, die Paracelsus für das Lärchenharz nannte, immer noch aktuell. Bis heute gebraucht man in der Volksmedizin das Terpentin (meist in 1- bis 2-prozentiger Verdünnung) zur schmerzlindernden Einreibung bei Hüftschmerz, Gicht oder Rheuma. Vor allem die anthroposophischen Heilmittelfirmen Wala und Weleda bieten zahlreiche Arzneimittel mit Lärchenharz an und decken mit ihrem Sortiment im Grunde genommen alle von Paracelsus genannten Anwendungsgebiete ab.

Auswahl an Firmenpräparaten mit Lärchenharz

Lärchenharzpräparat (Hersteller, Inhaltsstoffe)	Inhaltsstoffe	Anwendungsgebiete
Arnica/Symphytum comp. (Salbe; Weleda)	Tinkturen von Eisenhut, Arnika, Birke, Alraune, Beinwell, ätherisches Rosmarinöl, Lärchenharz	Wirkt als Einreibung abschwellend und schmerzlindernd. Als Salbenverband bewährt bei Prellungen, Quetschungen, Verstauchungen, Zerrungen oder nach Knochenbruch usw.
Berberis/Apis comp. (Ampullen/Globuli; Wala)	Apis D7, Belladonna D5, Berberis D2, Terebinthina laricina D2	Entzündungswidrig und harnwegsdesinfizierend; bewährt bei leichten Blasenentzündungen.
Ceratum Ratanhiae comp. (Paste; Weleda)	Myrrhe, Ratanhia, Nelke, Eukalyptus, Lavendel, Minze, Salbei, Lärchenharz, Kastanienextrakt, Argentum nitricum D14, Fluorit D9, Kieserit D19	Empfohlen zur Wundbehandlung im Mund- und Kieferbereich, nach zahnchirurgischen Eingriffen, bei Geschwürneigung und akuten wie auch chronischen Zahnfleischentzündungen.
Chelidonium comp. (Augentropfen; Wala)	Chelidon. D3, Rosa ferm. cum Ferro D3, Ruta D3, Terebinth. laricina D5	Bei Bindehautentzündung und Übermüdung der Augen nach PC-Arbeit. Wirkt antiviral und wundheilend bei Hornhautgeschwüren; in der Tiermedizin z.B. bei Katzenschnupfen hilfreich.
Echinacea/Viscum comp. (Gelatum; Wala)	Argent. met. D10, Calendula, Cuprum acet. D6, Cutis D4, Echinacea, Funiculus umbil. D4, Placenta D4, Rosmarinöl, Lärchenharz, Viscum alb. D2	Regenerierendes Gel, das für degenerative und geschwürige Hautleiden entwickelt wurde. Indiziert bei Altershaut, Narben, Keloid, Afterfissuren, Unterschenkelgeschwüren usw.
Heilsalbe (Weleda)	Ringelblume, Bingelkraut, Perubalsam, Lärchenharz, Stibium met. praep.	Bewährt zur Behandlung oberflächlicher Wunden und eitrig-entzündlicher Hauterkrankungen wie Abszessen, Furunkeln oder rissigen Brustwarzen.
Juniperus/Berberis comp. (Kapseln; Wala)	Kalmus, Anis, Berberitze, Kampfer, Fenchelöl, Eukalyptusöl, Wacholderöl, Leinöl, Rizinusöl, Latschenkiefer und gereinigtes Terpentinöl, Goldrute, Lärchenharz	Zur Anregung der Nierentätigkeit bei Steinleiden, vor allem bewährt in der Rezidivprophylaxe von Blasensteinen; außerdem als Begleitmittel bei Gicht und Neigung zu Blähungen.
Plantago Bronchialbalsam (Wala)	Kampfer, Bienenwachs, Sonnentau, Eukalyptusöl, Pestwurz, Spitzwegerich, Lärchenharz, Thymian	Bewährt zur Brusteinreibung bei grippalen Infekten mit Schnupfen, Husten und Lungenbeteiligung. Empfehlenswertes Kindermittel.
Resina laricis Bademilch (Wala)	Lärchenharz 2%	Als Badezusatz oder verdünnt zu Waschungen bei Neigung zu chronischen Hautleiden wie Hautpilz.
Resina laricis (= Lärchenharz; Weleda)	flüssige Verdünnung ab D3, flüssige Verdünnung zur Injektion D5	Mild antiseptischer und durchblutungsfördernder Zusatz für Wundsalben oder -spülungen; innerlich zur Harnwegsdesinfektion bei Blasenentzündung.
Rheumasalbe M (Weleda)	Basilikum, Kampfer, Fluorit, Rosskastanienknospen, Lärchenharz, Meersalz, Murmeltierfett, Rosmarinöl	Zur durchblutungsfördernden und schmerzlindernden Einreibung bei Rheuma, Gelenkschmerzen, Gicht, Neuralgien usw.
Terebinthina laricina (= Lärchenharz; Spagyra)	Globuli ab D1, Dilution ab D2	Siehe Anwendungsgebiete von Resina laricis.

Die Anwendungsgebiete von Lärchenharz nach Paracelsus

- Als Zugpflaster für reife Pestbeulen (I/724)
- zur Nierenstärkung (I/919)
- bei Gelbsucht der Glieder (I/949)
- als Balsam, Pflaster oder Salbe bei Beinbruch (II/95, III/450, IV/686 und 919)
- zur Behandlung von Wunden und Geschwüren (II/584 und 585, III/399, 467, 482, 634)
- als schweißtreibendes Fiebermittel (III/442)
- zur Einreibung bei Gicht, Nabelkolik, Hüftleiden und Schwindsucht (III/490)
- mit Johannissamenöl als Balsam für die Sehnen (III/634)
- bei Durchfällen (III/189)

»Der Lärchenbaum hat die Gabe, die ihm von Gott beschert wurde, dem Menschen Harz zu liefern.« (Paracelsus III/593)

»Wie die Wunden geheilt werden, so soll auch die Pest geheilt werden. Die Wunden haben zweierlei Heilung, innen und außen. Wisset, dass die inneren böser sind als die äußeren.« (Paracelsus I/751)

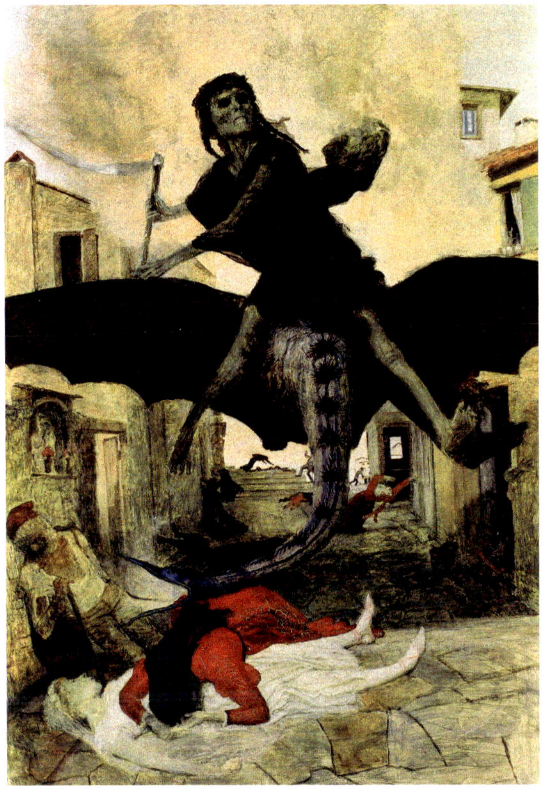

»Die Pest«; von Arnold Böcklin, 1902; Gottfried-Keller-Stiftung.

Die Pestarzneien des Paracelsus

Zum Glück spielt die Pest heute keine herausragende Rolle mehr. Zur Zeit des Paracelsus herrschten jedoch noch katastrophale hygienische Zustände, die den Seuchen Tür und Tor öffneten. Für den modernen Menschen ist es nur schwer vorstellbar, dass es seinerzeit üblich war, den Nachttopf aus dem Fenster zu schütten und allen übrigen Unrat im Stadtbach zu entsorgen. Daher muss es in den mittelalterlichen Siedlungen zum Himmel gestunken haben, was Scharen von Ratten anlockte. Die Flöhe, die sie mitbrachten, übertrugen wiederum die Bubonenpest.

Die Bevölkerung hatte damals entweder mit Flöhen oder Läusen, mit Krätze oder sonstigen Parasiten zu kämpfen. Fast jeder litt unter juckenden Ekzemen oder Flohbissen, schlecht heilenden Wunden oder Geschwüren. Darüber hinaus trugen Armut und Hungersnot ihren Teil zur geschwächten Abwehr bei, so dass die Pest in kurzer Zeit Abertausende dahinraffen konnte. Kein Wunder also, dass sich in den Schriften des Paracelsus viele Hinweise zum Schutz vor der Pest oder zur Behandlung von Symptomen wie der Eiterbeulen finden.

Außerdem stellte er einige Gesundheitsregeln im Zusammenhang mit pestartigen Erkrankungen auf, worunter man seinerzeit auch andere Infektionskrankheiten zusammenfasste.

Zum Beispiel forderte er, dass keine Tiere im Krankenzimmer sein sollten, was in der damaligen Zeit schon zu den außergewöhnlichen Hygienemaßnahmen zählte: »Dulde nicht, dass bei solchem Patienten ein Hund, eine Katze oder Vögel im Zimmer seien« (I/696).

Nicht selten hausten nämlich Mensch und Tier auf engstem Raum zusammen. Vor allem arme Leute besaßen weder Stallungen noch saubere Kleidung, so dass der Pestfloh beste Bedingungen vorfand.

Wie man die Pest über den Schweiß austreibt

Paracelsus forderte auch, dass man dem Kranken einen Trank geben solle, der die vergifteten Lebenssäfte über den Schweiß austreibt (I/721). Eine solche Vorgehensweise ist bis heute üblich. Die bewährtesten Hausmittel bei fieberhaften Infekten sind immer noch Bettruhe zusammen mit einer Kanne Holunderblüten- oder Lindenblütentee. In der Wirkung sind sich Holunder- und Lindenblüten recht ähnlich. In klinischen Studien konnte schon vor mehr als einem Jahrzehnt nachgewiesen werden, dass bei fieberhaften Infekten Lindenblütentee zusammen mit Bettruhe eine raschere Heilung mit selteneren Rückfällen und weit weniger Komplikationen bewirkt als Antibiotikagaben (R. F. Weiß, 1991).

Paracelsus verwendete Holunderblüten jedoch nicht in Form eines schweißtreibenden Tranks, sondern ließ sie gegen die Schläfrigkeit bei Infektionen zusammen mit Betonie, Majoran, Salbei und Rosenblüten in einer Essig-Wein-Mischung einsieden und als Umschlag um den Kopf gebrauchen (I/721). Bei der Pest würde ein schweißtreibender Blütentee als alleinige Maßnahme ohnehin nicht genügen, aber bei all den banalen Infekten, die heutzutage mit Antibiotika niedergeknüppelt werden, wäre die alte Vorgehensweise gewiss die gesündere.

Paracelsus pries einen viel komplexeren Trank an, »durch den die Pest mit dem Schweiße ausgetrieben wird« (I/724). Im Wesentlichen bestand dieser aus Theriak als Auszugsmittel sowie Myrrhe, Schwalbenwurz, Diptam, Bibernelle, Baldrian und Kampfer als Arzneizusätze, wobei alles acht Tage an der Sonne ausgezogen werden sollte. Abgesehen von Myrrhe und Schwalbenwurz, die zu den wichtigen Pestarzneien des Paracelsus gehörten und heute noch große Bedeutung in der Behandlung von Infektionskrankheiten oder von Wundinfektionen haben, verdient hier die Bibernelle (Pimpinella major) Beachtung. Obwohl Paracelsus die Wurzel eher beiläufig erwähnte, dürfte sie ihm gut bekannt gewesen sein – zum einen, weil sie an seinem Geburtsort gedeiht, zum anderen, weil es sich um ein volksmedizinisches Universalmittel handelt, das seit vielen Jahrhunderten bei Erkältungen mit Husten als Abkochung eingenommen oder zu Bitterschnäpsen verarbeitet wird.

Der Schweizer Kräuterpfarrer Künzle lobte die Heilkräfte der Wurzel über alle Maßen: »Bibernell ist gewalttätig wie ein Russe und verjagt verhockte und eiternde Stoffe aus Kehlkopf, Lunge, Magen, Gedärmen, heilt Heiserkeit (in Wein gesotten, gegurgelt, getrunken) in einer Stunde, daher für Redner unschätzbar, entfernt Darmkatarrh und Lungenkatarrh« (1935). Was der scharf schmeckenden Bibernellwurzel solch außergewöhnliche Kräfte verleiht, sind – wie man heute weiß – vor allem ätherische Öle mit antibakterieller und Saponine mit antiviraler Wirkung. Die erwärmende Kraft ihrer Schärfe nutzte Paracelsus übrigens auch in seinem Winterwein (II/479).

Mit der Bibernelle nah verwandt ist die Meisterwurz (Peucedanum ostruthium = Imperatoria ostruthium). Das Doldengewächs gehört zu den Gebirgskräutern, die ebenfalls in der Heimat des Paracelsus häufig vorkommen. Namen wie »Kaiserwurz« oder auch die lateinische Übersetzung »Imperatoria« zeigen an, dass es sich sozusagen um den »Meister aller heilkräftigen Wurzeln« handelt. Der Kräuterpfarrer Johann Künzle schrieb hierzu: »Die Meisterwurz (...) hat ihren Namen von der gewaltigen Heilkraft, mit der die Meister in der Heilkunde sie verwendet haben. (...) Auch die Meisterwurz gehört zu den ziehenden Kräutern; bei ansteckenden Krankheiten trugen sie die Alten bei sich und hingen sie den Kindern um den Hals« (1935).

Ähnlich wie die Bibernelle schmeckt auch die Meisterwurz feurig scharf und bringt den Speichel ins Fließen. Diese Geschmackssignatur ist wichtig, weil man scharf schmeckende Heilpflanzen und Gewürzkräuter in der Traditionellen Chinesischen Medizin dem Element Metall unterstellt, das über Lunge und Dickdarm regiert; dagegen sind bittere Kräuter dem Element Feuer und somit den Organsystemen Herz-Kreislauf und Dünndarm zugeordnet.

Das ist auch der Grund, warum man mit Hilfe von bitteren und scharfen Heilpflanzen den gesamten Darmtrakt reinigen und über die Anregung aller Verdauungssäfte die Darmtätigkeit verbessern kann. Auch in unseren Breiten hat man aus scharf schmeckenden Wurzeln wie Bibernelle und Meisterwurz Heilschnäpse gebraut, die vor allem die Verdauung anregen, Koliken lindern und Blähungen entgegenwirken.

Aber auch die Lungenwirksamkeit ist nicht von der Hand zu weisen, denn kaut man die Wurzel, dann breitet sich dieses Pflanzenfeuer in Form einer wohligen Wärme spürbar in die Speiseröhre sowie in die Bronchien und in die Nase aus. Daher wird die Wurzel seit langem volksmedizinisch bei Erkältungen und Schnupfen gebraucht: »Meisterwurz im Mund gekaut, entfernt sehr bald den Schnupfen« (J. Künzle, 1935). Künzle führte die Meisterwurz sogar gegen die Blutvergiftung ins Gefecht: Hierzu ließ er das in Olivenöl ausgezogene Wurzelpulver mehrmals täglich auf die entzündeten Stellen auftragen.

Weil man der Meisterwurz große Schutzwirkung gegen Infektionen zubilligte, wurde sie in der Tiermedizin einst gegen die Maul- und Klauenseuche eingesetzt. Vielleicht waren es die aufgeblasenen Blattachselscheiden, die Paracelsus an Pestbeulen oder an geschwollene Lymphknoten erinnerten, so dass er in der Meisterwurz ein Pestprophylaktikum erkannte. Jedenfalls wurde die Meisterwurz über Jahrhunderte hinweg gegen pestartige Krankheiten gebraucht (G. Madaus, 1938/1987). Eine weitere Signatur erblickt man in den dreilappigen Blättern der Meisterwurz, die ein pflanzliches Gegenbild der dreilappigen Leber sind. Daher bemerkte Paracelsus: »Es (Ostruthium) hilft bei allen Schäden der Leber. (...) Bei Gelbsucht soll es mit dem Saft von Centaurea verordnet werden« (III/566).

> *»Meisterwurz ist auch der fürnehmsten Kräuter eins/so zu vielen Gebrechen dienlich (...) Meisterwurz mit Gerstenmeel gesotten/und ein Pflaster davon gemacht/erweicht die schwarzen Blattern. Fürs Fieber nimm dieses Krauts ein Hand voll oder zwo/thu ein halb Maß guten Wein darüber/laß es über Nacht stehen/darnach seyhe den Wein ab/thue andern darüber/laß ihn stehen wie zuvor/trincke des Weins allemal einen guten Trunck/vier oder fünff Nacht nacheinander/es hilfft.« (Adam Lonitzer, 1557/1962)*

Ein Pflanzenengel gegen die Pestilenz

Die Engelwurz, auch Angelika (lat. *angelus* = Engel), genannt, ist zwar nicht der letzte Doldenblütler im Reigen gegen Pest, Tod und Teufel, doch ist die Verwandte von Bibernelle und Meisterwurz eine ganz besondere Erscheinung in der Pflanzenwelt.

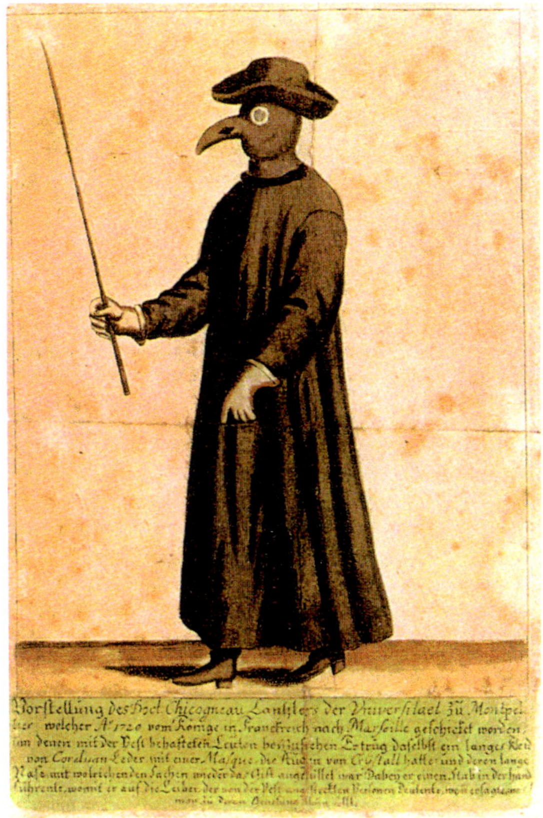

Pestarzt in seiner traditionellen Kleidung mit Schnabelmaske, in der Riechsalze enthalten waren oder Räucherstoffe, die man entzündete, um sich vor Ansteckung zu schützen. Kolorierte Zeichnung um 1725.

Wenn sich die noch von Hüllblättern umgebene Blütendolde mit dem Stengel nach oben schiebt, strahlt die Engelwurz etwas Wesenhaftes aus, ihre Gestalt erinnert dann an eine Madonna mit Kind. An den Hüllblättern erkennen Signaturkundige auch das Zeichen der Schutzpflanze, denn sie verkörpert ähnlich wie der Frauenmantel das einhüllende Prinzip. Andererseits erblickt man darin auch ein pflanzliches Gegenbild geschwollener Lymphknoten oder anderer Auftreibungen wie etwa Pestbeulen, für die der Pflanzensaft im Mittelalter gebraucht wurde.

Paracelsus lobte das engelhafte Gewächs in höchsten Tönen: »Ihr Saft ist die höchste Arznei gegen innere Infektionen durch die Luft und ein Schutzmittel gegen die Pest« (III/465). Der Begriff Pestilenz umfasste nämlich ursprünglich alle durch die Luft übertragenen Erkrankungen – heute fallen darunter z.B. auch Kinderkrankheiten wie Röteln,

Masern oder Mumps; diese Infektionskrankheiten gehen bekanntlich mit schmerzhaften Lymphknotenschwellungen einher. Ganz im Sinne des Paracelsus bietet der anthroposophische Heilmittelhersteller Weleda eine Engelwurzsalbe an (Archangelica comp. Salbe), die bei Infektionskrankheiten zur Entlastung der Lymphe auf die schmerzhaften Lymphknoten aufgetragen wird. Das Rezept scheint von Paracelsus inspiriert zu sein: Die Salbe enthält Angelika-Presssaft, Tiefpotenzen von Knoblauch und Zwiebel, Honig sowie die ätherischen Öle Kiefer, Lavendel und Rosmarin. Die antibiotischen Pflanzen entlasten die Lymphe, indem sie die Durchblutung und somit den Abbau von Eiter fördern, lindern Schmerzen in den Lymphknoten und tragen von außen zur rascheren Heilung bei.

Wegen ihrer außerordentlichen Heilkräfte trägt die Angelika nicht nur bedeutungsträchtige Namen wie Angstwurz, Brustwurz, Cholerawurzel, Giftwurz, Heiligenbitter, Heiliggeistwurzel, Magenwurz, Theriakwurzel, Zahnwurz usw., sondern die Alten dachten sogar, dass »der heilige Geist oder die lieben Engel dem menschlichen Geschlechte dieses Gewächs und heylsame Wurtzel geoffentbaret hetten« (J. Tabernaemontanus, 1731/1993).

Dass das madonnenhafte Gewächs diese große Wertschätzung durch alle Zeiten verdient hat, beweisen die vielen Lebenselixiere, in denen Angelikawurzel als Kardinalheilpflanze enthalten ist. Was wäre ein Karthäuserschnaps, ein Benediktiner oder der Melissengeist ohne diesen heilsamen Pflanzenengel? Paracelsus dürfte die Angelika (Angelica archangelica) aus der Klostermedizin gekannt haben. Aber in den Wäldern nahe der Geburtsstätte hat er sicherlich auch Bekanntschaft mit der Wildform, der Waldengelwurz (Angelica silvestris), gemacht, die in der Bauernmedizin ähnlich gebraucht wurde wie ihre anmutige Verwandte.

Eine Siegerin wider die Pestgifte

Kehren wir noch einmal zurück zu dem Trank des Paracelsus, der die Pest über den Schweiß austreiben soll (I/724). Dieser enthielt u.a. die Schwalbenwurz (Vincetoxicum hirundinaria), die bei Infektionskrankheiten aller Art bis heute gute Dienste leistet.

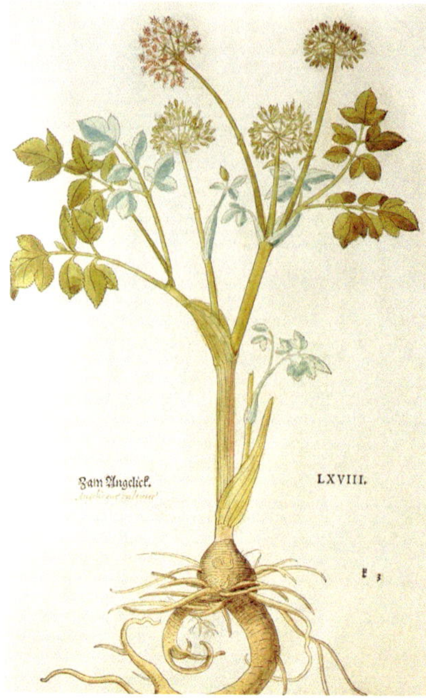

Wegen ihrer außergewöhnlichen Heilkräfte heißt die Angelikawurz auch Theriakwurzel und wurde früher wie ihre Verwandten Bibernelle und Meisterwurz zum Schutz vor der Pestilenz gebraucht. Kolorierter Holzschnitt aus dem Kräuterbuch des Leonhart Fuchs, 1543.

Im Mittelalter hielt man die Schwalbenwurz für ein universelles Gegengift, was sich bereits in ihrem lateinischen Namen widerspiegelt: Vincetoxicum leitet sich ab von *vincere* (siegen) und *toxicum* (Gift). In der mittelalterlichen Medizin gebrauchte man die Schwalbenwurz vor allem als Gegenmittel gegen Bisse von toll(wütig)en Hunden – vielleicht verbirgt sich hinter dieser heute eher zweifelhaft klingenden Indikation bereits ein erster Hinweis auf die antivirale Wirkung. Neben Angelikawurz, Bibernelle, Meisterwurz und anderen antibiotisch aktiven Heilpflanzen war auch die Schwalbenwurz Bestandteil des *extractum pestilentiale* des Johann Schröder, der seinem Pestextrakt größte Heilwirkung bei Infektionen zusprach: »Er vermag trefflich viel in der Vertreibung der Pestilenzialischen Lufft/in der Pest/und dergleichen Kranckheiten und treibet den Schweiß« (J. Schröder, 1685/1963).

Die Volksmedizin hat diesen alten Blutreiniger inzwischen völlig vergessen. Dafür konnte sich die Schwalbenwurz in der modernen Naturheilkunde einen festen Platz erobern. Sie wird fast ausschließlich in Form eines Arzneikomplexes gebraucht und

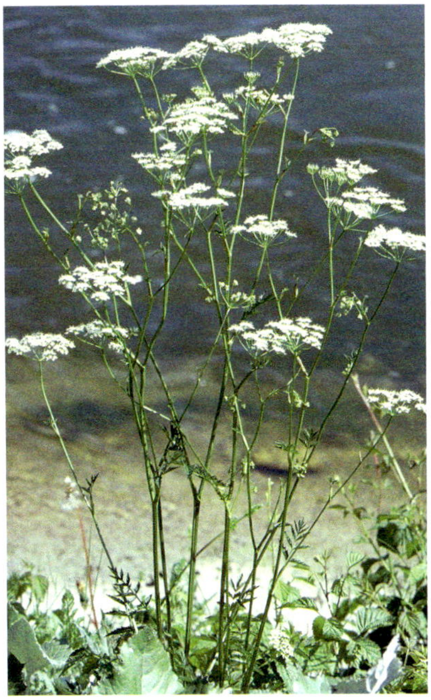

Die Wurzel der Bibernelle schmeckt ausgesprochen scharf. Dies ist eine Signatur der die Lebenskraft anreizenden Wirkung, weshalb man die Pflanze häufig als Bestandteil in Lebenselixieren findet. In der chinesischen Medizin stärken scharf schmeckende Pflanzen das Lungen-Chi. Foto: Margret Madejsky.

hat sich sowohl in der Tier- als auch in der Humanmedizin bewährt. Einst ersann Dr. Reckeweg, Arzt und Begründer der Firma Heel, das Komplexmittel Engystol (Heel), um damit speziell nach viralen Infekten sowie nach Impfungen Virustoxine auszuleiten. Im übertragenen Sinn dient der Arzneikomplex also – ganz im Sinne des Paracelsus – zur Austreibung der Pestilenzgifte. Paracelsus lobte die Schwalbenwurz insbesondere zur Entgiftung des Hirns: »Das Blut des Gehirns muß durch Hirundinaria gereinigt werden« (I/910). Möglicherweise meinte er damit die seelische und geistige Erschöpfung, welche oftmals einen Virusinfekt ankündigt oder begleitet. Erkrankte berichten ja häufig, dass sie bei Infekten nicht nur in ihrer körperlichen Leistungsfähigkeit eingeschränkt sind, sondern sich gleichzeitig auch depressiv verstimmt fühlen. In der Praxis kann man den negativen Einfluss von Viren auf das Gehirn bei Pfeifferschem Drüsenfieber beobachten: Fast alle Betroffenen klagen auch über Depressionen, weshalb eine »Hirnentgiftung« im Sinne des Paracelsus neben der Immunstimulation unerlässlich ist.

Lymphsalbe nach Paracelsus

»Nimm ein Lot Opoponacum; dies ist ein Gummi in der Apotheke. Lasse es in Essig zergehen. Siede es ein und mache ein Pflaster. So zertreibt sich die (geschwollene Lymph-)Drüse.« (Paracelsus I/723)

Angelika-Presssaft 4 ml
Knoblauch-Presssaft 2 ml
Lärchenharz 1 g
Opoponax 1 g
äth. Lavendelöl 10 Tropfen
Olivenöl 40 ml
gelbes Bienenwachs 4 g

Öl und Bienenwachs in ein sauberes Glas geben und im Wasserbad erhitzen. Wenn sich das Wachs aufgelöst hat, Opoponax und Lärchenharz (beide zuvor in etwas Weinessig gelöst) unterrühren. Das Glas aus dem Wasserbad nehmen und erst, wenn das Öl im Abkühlen leicht milchig wird, die Frischpflanzen-Presssäfte und das Lavendelöl beimengen. Alles kräftig schütteln.

Anmerkung: An einem kühlen und dunklen Ort hält sich die Salbe etwa ein Jahr lang. Bei schmerzhaften Lymphknotenschwellungen im Rahmen von Infekten (z.B. Kinderkrankheiten, Virusgrippe) kann die Salbe zur Entlastung der Lymphe mehrmals täglich aufgetragen werden (zur Rezepterstellung siehe auch Seite 429).

Engystol: Eine paracelsische Pestarznei des 21. Jahrhunderts

»Diß ist ein herrliche wurtzel wider alle gifft/von gantzer substantz und eygenschafft/daher sie auch im Latein Vincetoxicum/das ist/ein sigerin des giffts genandt wird/derhalben mag man sie wider die Pestilenz sicherlich brauchen/im wein trincken/und darauff schwitzen.« (Matthiolus über Schwalbenwurz, 1626/1963)

Die Firma Heel hat mit Engystol, das mehrere homöopathische Potenzen von Schwalbenwurz (Vincetoxicum D6, D10 und D30) und Schwefel (Sulfur D4 und D10) enthält, einen Arzneikomplex

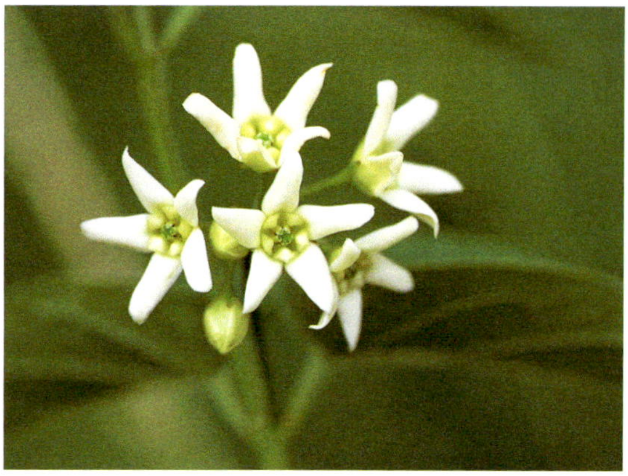

Bald fünf Jahrhunderte nach Paracelsus nutzt man die immunmodulierenden Heileigenschaften der Schwalbenwurz immer noch bei Infektionen, heute jedoch vor allem in homöopathischer Verdünnung. Deutlich ist in der Blüte ein Pentagramm zu erkennen, das als schutzmagisches Symbol gilt. Foto: Margret Madejsky.

geschaffen, der sich in der Veterinär- wie auch in der Humanmedizin speziell bei Virusinfekten bewährt hat. Die Schwefelkomponente, die bei Paracelsus in der Bekämpfung der Pest eine Rolle spielte, wirkt hier im Sinne einer Art Entgiftung des Immunsystems. Erfahrungsgemäß lassen sich mit schwefelhaltigen Pflanzenwirkstoffen, wie sie z.B. im Bärlauch sowie im Knoblauch vorkommen, oder eben mit kleinen Mengen mineralischem Schwefel (z.B. Sulfur D6) Bakteriengifte ausleiten oder bei Virusinfekten bakterielle Begleitinfektionen in Schach halten.

Den pflanzlichen Gegenpol bildet die harn- und schweißtreibende Schwalbenwurz, die in der chinesischen wie auch in der mongolischen Medizin seit langem als blutreinigendes Fiebermittel genutzt wird (G. Madaus, 1938/1987). Die antivirale und immunstimulierende Wirkung beruht vermutlich auf dem Gehalt an Vincetoxin, einem in der Wurzel vorkommenden Saponingemisch, denn auch den Saponinen aus anderen Heilpflanzen konnten antivirale Eigenschaften nachgewiesen werden.

Engystol hat sich daher bei der Behandlung viraler Infekte wie etwa des Pfeifferschen Drüsenfiebers bewährt. Erfolgversprechend sind mehrwöchige Injektionskuren (2 × wöchentlich bis zu 1 × täglich 1 Ampulle subkutan injizieren, an den injektionsfreien Tagen täglich 1 Tablette), vor allem wenn sich das Virus im Lymphsystem festgesetzt hat und die Lymphknoten noch Monate nach dem Hauptinfekt geschwollen sind oder bei jedem Infekt mitreagieren. Engystol-Kuren helfen in der Regel auch dann noch, wenn der unbehandelte Infekt in eine postinfektiöse Erschöpfung mündet, die zuweilen bis zur Arbeitsunfähigkeit führen kann.

In der Tiermedizin zeigt Engystol ebenfalls gute Wirkung bei Virusinfektionen (z.B. Katzenschnupfen); meist genügt es, die Tabletten im Mörser zu verreiben und das Pulver einige Wochen lang ins Futter zu streuen.

Der Theriak der armen Leute

Wie bereits erwähnt, empfahl Paracelsus u.a. Myrrhe und Weihrauch als Pestprophylaxe. Mit Weihrauch sollten Kranke ihren Atem desinfizieren und sich diejenigen schützen, die sich in der Nähe dieser Kranken aufhielten (I/725). Ferner riet Paracelsus, stets ein wenig zerstoßene Myrrhe in die Speisen zu tun, um die Kinder vor der Pest zu bewahren (I/726). Doch die edlen Harze waren seinerzeit unerschwinglich teuer. Daher erteilte er den armen Leuten einen anderen Ratschlag: »Es gibt auch viele andere Schutzmittel (vor der Pest), die der gewöhnliche Mann gut gebrauchen kann, wie Knoblauch mit Essig öfters im Tage zu essen« (I/726).

Überhaupt war Paracelsus der Ansicht, dass man Knoblauch und Zwiebel essen müsse, wenn man nicht an der Pest erkranken wolle (I/799).

Erfunden hatte er diese Art der Seuchenprophylaxe nicht, denn Knoblauch und Zwiebeln zählten bereits im alten Ägypten zu den gesunderhaltenden Speisen, die die Arbeiter, welche den Bau der Pyramiden bewältigen mussten, vor Amöbenruhr und zahlreichen anderen Krankheiten bewahren sollten.

Im 2. Jahrhundert unserer Zeitrechnung rühmte der Arzt Galenus den Knoblauch wegen seiner guten Eigenschaften und nannte ihn »Theriak des Bauern«. Dennoch war es im antiken Rom und insbesondere in den Tempeln der Liebesgöttin Venus verpönt, nach Knoblauch zu riechen. Aus diesem Grund litt die gehobene Bevölkerungsschicht Roms zeitweise unter Fortpflanzungsproblemen. Denn im alten Rom floss das Trinkwasser durch Bleirohre und führte zu Bleivergiftungen, die unfruchtbar machten. Davon war jedoch das gemeine Volk, das weiterhin reichlich Knoblauch verspeiste, nicht betroffen, da die aromatische Zwiebel das Blut u.a. auch vom Blei zu reinigen vermag.

Im 8. Jahrhundert schätzte Karl der Große den Knoblauch als Gewürzpflanze und Arznei und ordnete seinen Anbau an. Im Klosterplan von St. Gallen aus dem 9. Jahrhundert wies man dem Knoblauch zusammen mit anderen Allium-Arten wie der Zwiebel unter der Bezeichnung *alias* einen eigenen Bereich im Klostergarten zu. Ein weiterer Befürworter des Knoblauchs war Herzog Robert I. von der Normandie, der im 11. Jahrhunderts riet: »Weil Knoblauch die Kraft hat, vom Tode zu erretten, ertrage ihn, obwohl er schlechten Atem hinterlässt« (zit. n. Koch/Hahn, 1988).

Zweifelsohne spaltet der Knoblauch die Menschheit seit Urzeiten: Die einen wissen um die außergewöhnlichen Heilkräfte der stark riechenden Zwiebel und schätzen ihr spezielles Aroma, die anderen finden sie einfach unerträglich. Doch eben der eindringliche Geruch verleiht dem Knoblauch seine Heilkräfte, wie sich herausgestellt hat. Mit ihm scheint auch die Wirksamkeit des folgenden Vorbeugungsmittels aus der Volksmedizin zusammenzuhängen, das der Schweizer Kräuterpfarrer Johann Künzle in seinem Kräuterbüchlein *Chrut und Uchrut* lobte: »Vorbeugungsmittel bei auftretenden Kinderkrankheiten wie Masern, Scharlach, Ueberröti (Röteln), Keuchhusten. Sobald die Krankheiten in der Nähe auftreten, nähe zwei bis drei Knoblauch oder Zwiebeln oder Allermannsharnisch in ein Säcklein und häng' es dem Kinde an den Hals; ich kenne eine Familie mit 16 Kindern, die immer so verfuhr und von allen diesen Kinderkrankheiten gänzlich verschont blieb; es ist keinerlei Aberglaube dabei, sondern einfach die natürliche Auswirkung dieser scharfen Pflanzen« (1935).

Erst im 19. Jahrhundert kam man dem wirksamen Prinzip des Knoblauchs allmählich auf die Spur, als es dem Chemiker Wertheim gelang, einen schwefelhaltigen Inhaltsstoff zu isolieren, den er als »Schwefelallyl« bezeichnete.

Heute weiß man, dass Knoblauch viele Schwefelverbindungen enthält, die für Geruch, Geschmack und Heilwirkung verantwortlich sind. Einige dieser Verbindungen sind hitzeempfindlich und gehen auch beim Trocknen verloren, so dass die größte Wirksamkeit von frischem Knoblauch zu erwarten ist. Zeitweise glaubten die Wissenschaftler, dass sie im Allicin den Hauptwirkstoff gefunden hätten. Sie vermuteten, dass sich der Knoblauch mit Hilfe dieses Duftstoffs vor Bakterien- und Pilzbefall schütze, denn eine »frisch aufbereitete wässrige Lösung des Allicins erwies sich beim Test auf antimikrobielle Wirksamkeit als hochaktiv« (Koch/Hahn, 1988).

In jedem Fall erwies sich der Knoblauch in verschiedenen Untersuchungen als pflanzliches Breitbandantibiotikum. In einem Test konnte das Überimpfen mit Knoblauch sogar alle 22 getesteten Keime im Wachstum hemmen! Mit der Zeit identifizierte man viele weitere Inhaltsstoffe, z.B. Ajoene, die nachweislich der Arterienverkalkung entgegenwirken und einer Verklumpung der Blutplättchen mindestens genauso stark wie Acetylsalicylsäure vorbeugen.

Alles in allem behalten also die Alten und somit auch Paracelsus in gewissem Sinne Recht, wenn sie den Knoblauch gegen die Pestilenz und allerlei weitere Krankheiten ins Feld führen.

Rezept: Pestprophylaxe für Seefahrer und Fernreisende

> *»Rec. Aquae allii ss. Traganti, fiant pillulae vel trochisci. Dies ist gut bei Pest und kein Wassertrinken schadet dann. Man soll ihn mit Zimt füllen und trocknen lassen. Mit Myrrha und Zimt gemischt und in Knoblauchwasser gelegt, hilft er besonders denen, die das Meer befahren.« (Paracelsus III/541)*

So könnte man dieses Rezept heute beispielsweise für Fernreisende umsetzen:

Knoblauchpulver 1 Teil, Myrrhenpulver 1 Teil, Tragantpulver 2 Teile, Zimtpulver 1 Teil mischen und in dünndarmlösliche Kapseln à 0,2 g füllen; zur unspezifischen Infektionsprophylaxe während Fernreisen 3 × täglich 1–2 Kapseln. Ergänzend kommen Okoubaka D2 für den Darm, China D2 in Malariagebieten und Blutwurzelpulver in Choleragebieten in Frage.

Volksmedizinische Knoblauch- und Zwiebelrezepte wider die Pestilenz

Wenn einen statt der Pest Grippewellen bedrohen, kann man das Übel – ganz im Sinne des Paracelsus – mit einer Knoblauch- oder Zwiebelkur abzuwenden oder die Beschwerden mit diesen beiden Breitbandantibiotika aus der Küche zu lindern versuchen. Vorsichtig muss man mit den sonst urgesunden Zwiebelgewächsen nur sein, wenn man unter einer Knoblauchallergie oder unter Niederblutdruck leidet. Außerdem sollte man für Heilzwecke nur die unbestrahlten Zwiebelgewächse aus kontrolliert biologischem Anbau verwenden.

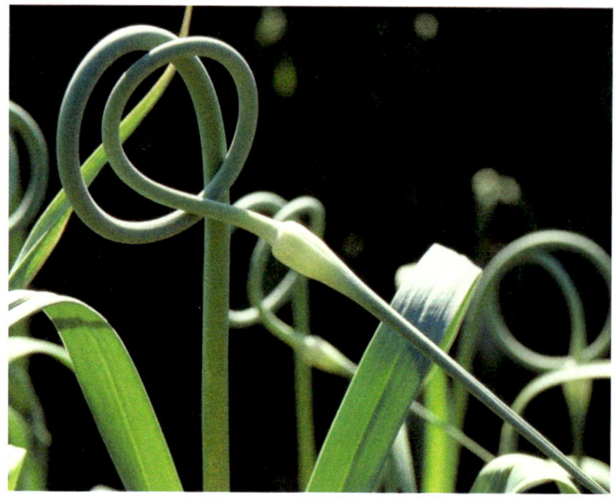

»Das Gift (der Pest, die mit großer Hitze und mit großen Beulen einhergeht) muss extrahiert werden mit Knoblauch und Zwiebel.« (Paracelsus I/667). Foto: Margret Madejsky.

Knoblauchschnaps

1 Handvoll Knoblauchzehen schälen, grob zerstückeln und in einem sauberen Schraubglas mit ½ l Weinbrand oder mit einem 50-prozentigen Alkohol-Wasser-Gemisch überschütten. Je nach Geschmack mit 4–5 EL Vollrohrzucker süßen, kräftig schütteln und gut verschlossen etwa 7 Tage lang an einen sonnigen Platz stellen. Dann den Knoblauch absieben und den Schnaps in eine saubere Flasche füllen. Bei Bedarf, etwa zu Beginn von Erkältungen, kann man mehrmals täglich ein Schnapsgläschen davon zu sich nehmen.

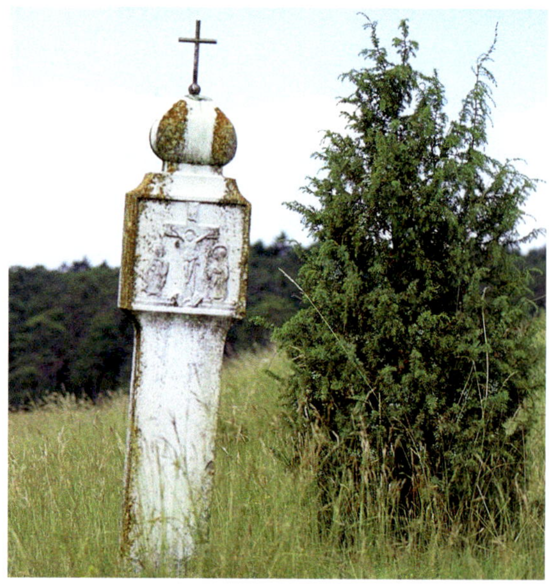

»Esst Kranawitt (Wacholder) und Bibernell, dann sterbt ihr nit so schnell«, sollen einst die Spatzen von den Dächern gepfiffen haben, als die Pest durch das Land zog. Wegkreuz mit Wacholder im Altmühltal bei Eichstätt. Foto: Olaf Rippe.

Knoblauchbier

Dieses Rezept stammt aus der rumänischen Volksmedizin und gilt dort als Geheimtipp gegen grippale Infekte: Man stellt 1 Flasche Bier in einen Topf mit heißem Wasser, erhitzt das Bier darin und presst 1–2 Knoblauchzehen hinein. Das Knoblauchbier sollte so heiß wie möglich getrunken werden. Wenn man sich anschließend sofort ins Bett legt und gut zudeckt, schwitzt man die Erkältung aus. Das warme Bier fördert zudem den Heilschlaf.

»Allicin wirkt noch in einer Verdünnung von 1:100.000 gegen pathogene grampositive und gramnegative Bakterien. Die Wirkung von 1 mg Allicin entspricht etwa 15 OE Penicillin (= 10 µg).« (Hildebert Wagner, 1993)

Ayurvedischer Knoblauchdrink

In der ayurvedischen Medizin schätzt man eine Mixtur aus Zitrone und Knoblauch, die den Körper entgiftet, die Abwehrkräfte stärkt und die Lebens-

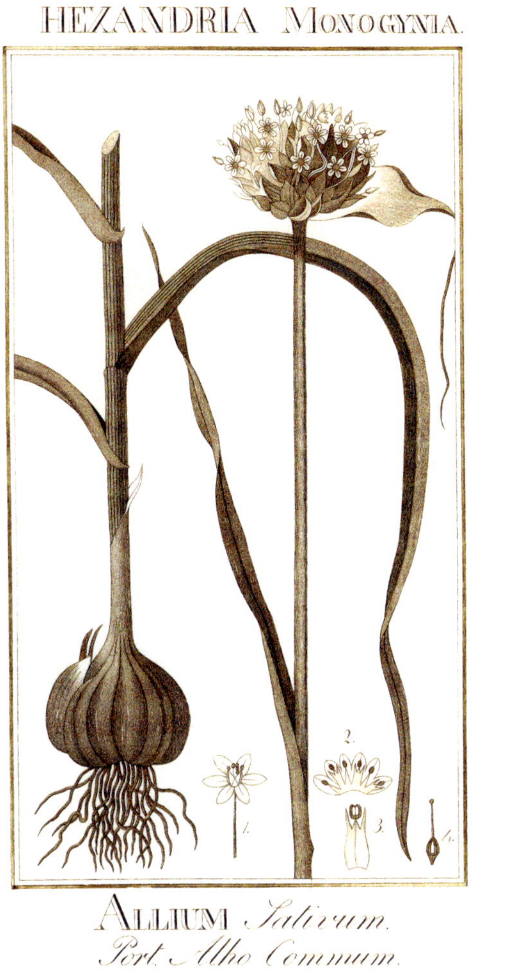

Schon die Ägypter kannten den Knoblauch als Schutzmittel gegen die Pestilenz und Vergiftungen aller Art. Kupferstich, 20. Jahrhundert.

geister weckt: In 1 Glas Wasser (ca. 200 ml) werden der Saft von 1 frisch gepressten Zitrone sowie 1 TL flüssiger Honig gerührt und zuletzt 1 Knoblauchzehe hineingepresst. Dieser Gesundheitsdrink kann während Grippewellen mindestens 1 × täglich zugeführt werden, er ist jedoch längerfristig angewandt auch in der Lage, so manche chronische oder gar unheilbare Krankheit positiv zu beeinflussen, weil er u.a. das Blut reinigt und die Leberfunktion unterstützt.

Zwiebelsirup bei Husten

2–3 Zwiebeln schälen und fein hacken. Nun eine fingerdicke Zwiebelschicht in eine Schüssel geben und mit 1–2 EL Zucker bestreuen. Dann kommt die nächste Zwiebelschicht, die wiederum mit Zucker bestreut wird.

So fährt man fort, bis die Zwiebeln aufgebraucht sind. Dann lässt man das Ganze zugedeckt ziehen. Schon nach 1 Stunde kann man mit einem Löffel den süßen Zwiebelsaft abschöpfen und zur Linderung von Hustenreiz dem Kranken pur verabreichen. Der Zwiebelsirup sollte täglich erneuert werden.

Knoblauchwickel bei Mittelohrentzündung

Ein beliebtes Hausmittel bei eitriger Mittelohrentzündung der Kinder ist der Knoblauchwickel: 1–2 Knoblauchzehen schälen, fein hacken und in ein Baumwoll- oder Leintuch wickeln.

Das Tuch nun mit einem Schal oder mit einer Skimütze über dem betroffenen Ohr befestigen. So steigen die Knoblauchdämpfe auf und regen sanft die Durchblutung an, so dass der Eiter abgebaut wird. Übrigens: Bei juckendem Hautpilz im After- oder Dammbereich hilft dieser Wickel ebenfalls, wenn der Betroffene ihn wie eine Binde trägt.

Knoblauchtamponade bei bakteriellem Ausfluss

Bei unangenehm riechendem, bakteriellem Ausfluss oder bei vaginalem Juckreiz leistet eine Knoblauchzehe oftmals gute Erste Hilfe. 1 große Knoblauchzehe vorsichtig schälen und mit Hilfe einer Nadel mit einem Rückholfaden versehen. Die Zehe wird nun über Nacht wie ein Tampon tief in die Scheide gesteckt und am nächsten Morgen mit dem Faden einfach wieder herausgezogen. Gynäkologen empfehlen 7- bis 10-tägige Kuren auch bei Scheidenpilz.

Knoblauchbrot für Grippekranke

Dies ist eine besonders schmackhafte Zubereitung des antibiotisch wirksamen Knoblauchs: Man röstet Brot auf der Herdplatte und bestreicht jede Scheibe mindestens mit ½ Knoblauchzehe. Zusammen mit etwas Butter und Schnittlauch schmeckt diese Krankenspeise köstlich und vertreibt allerhand Krankheitserreger.

»(Weckholter) ist ein sonderlich Preservativum zur Zeit der Pestilenz inn Germania.« (Hieronymus Bock, 1577/1964)

»Der rauch davon/verjagt die Schlangen/und den vergifften lufft. Derhalben wo die pestilentz regiert/sol man stäts von weckholderholtz rauch machen in allen gemachen darinnen man wonet.« (Leonhard Fuchs, 1543/1964)

Vom Weihrauch der nordischen Völker

Im Gegensatz zu seinen Zeitgenossen war Paracelsus von der Schutzwirkung einer Wacholderräucherung offenbar nicht sehr überzeugt: »Gute Dämpfe von Wacholder helfen nicht bei der Pest« (I/866).

Dennoch stammt der bis heute erhaltene bäuerliche Brauch, Kranken- und Sterbezimmer mit Wacholder auszuräuchern, ursprünglich aus Pestzeiten. Laut einer Sterzinger Sage waren es die Vögel, die während der Pestepidemien von den Dächern pfiffen: »Esst Kranawitt (Wacholder) und Bibernell, dann sterbt ihr nit so schnell!« Wer diesen himmlischen Rat befolgte, blieb der Sage nach von der Seuche verschont.

Niemand wollte damals ein Pesthaus betreten, ohne sich in Wacholderrauch zu hüllen. Pestärzte räucherten die Beeren sogar direkt vor der Nase, wenn sie zum Kranken gingen. Im Südtiroler Vinschgau wurden die Pestleichen grundsätzlich unter Wacholderräucherung abtransportiert. Als die Seuchenzüge in Südtirol endlich abebbten, waren auch die beiden beliebtesten einheimischen Pflanzen, die der Pestprophylaxe dienten, die Angelikawurzel und der Wacholder, beinahe ausgerottet.

Fragt sich nur, wer denn nun Recht hat: der Volksglaube oder Paracelsus. Die Antwort ist gar nicht so eindeutig und lautet womöglich: beide. Denn im Wacholder kommen tatsächlich ätherische Öle vor, die wiederum starke antiseptische Wirkung zeigen (Hänsel/Hölzl, 1996). Nicht umsonst nutzt man den Rauch, um etwa Fleisch haltbar zu machen. Wenn auch eine Wacholderräucherung als alleinige Maßnahme nach heutigem Hygieneverständnis nicht wirklich absoluten Infektionsschutz bietet, so würde sie doch sicherlich auch Pestbazillen in ihrer Virulenz schwächen. Doch die Pest wird ja nicht ausschließlich über die Luft, sondern eben auch durch den Pestfloh übertragen. Möglicherweise meinte Paracelsus aus ebendiesem Grund, dass der Wacholder nicht hilft, denn es bleibt zu vermuten, dass er mehr von Hygiene und den Übertragungswegen der Infektionskrankheiten ahnte oder gar wusste, als man heute glaubt.

Andererseits schrieb Paracelsus im Zusammenhang mit der roten Koralle, dass viele Menschen nicht von der Pest infiziert würden, wenn man den Schreck vor der Seuche von ihnen abwehren würde. Zur Nervenstärkung und um den Schrecken auszuhalten, empfahl er, »soll man ihnen ein halbes Quintlein rote gestoßene Koralle in Wein alle 12 Stunden zu trinken geben; dies ist der beste Schutz« (I/726). Die Hälfte der Menschen würden dann vom Pesthauch nicht vergiftet werden.

Ähnlich wie die rote Koralle bei Paracelsus zählte auch der Wacholder einst im Volksglauben mit zu den dämonenfeindlichsten Pflanzen überhaupt. Weltweit wird er, wo immer er auch vorkommt, von Schamanen und Volksheilern zur Austreibung der Krankheitsgeister gebraucht; bei Bedarf sollte man also nicht zögern, im Kampf gegen »schlechte Luft«, Pestdämonen oder andere Krankheitsgeister auch diese Waffe zu gebrauchen. Die Signatur des Wacholders ist jedenfalls eindeutig: Die stacheligen Nadeln zeigen das wehrhafte Wesen dieser alten Schutzpflanze an. Der wohlriechende Rauch der Wacholderbeeren, aber auch der Nadeln und des Holzes, verbessern in jedem Fall die Atmosphäre im Kranken- oder Sterbezimmer, so dass er jenen ein wenig den Schrecken vor Krankheit und Tod nehmen kann, die sich dort aufhalten müssen.

Pestträucherung nach Paracelsus

»Die Reinigung der Luft im Hause, wo die Pest ist: Rec. Sulphuris vivi (Schwefel), Olibani (Weihrauch), Myrrhae (Myrrhe), Gummi opoponaci (Opoponax), Assae foetidae (Stinkasant)

Mische und pulverisiere es. Nimm davon jede Stunde und erzeuge damit einen Rauch in allen Zimmern des Hauses folgendermaßen. Nimm einen Teil der Mischung und zwei Teile Lorbeerschalen und einen halben Teil Bernstein. Nimm davon ein Stück so groß wie eine Baumnuss (Walnuß) für jedes Zimmer und wirf es auf glühende Kohlen. Die Fenster und Türen sollen zu sein. So ist die Reinigung der Luft am besten.« (I/696)

Schwefel und schwefelhaltige Pflanzen wie Bärlauch oder Knoblauch verfügen über ein beachtliches antibiotisches Potenzial. Selbst in homöopathischer Verdünnung (z.B. Sulfur D 6) ist Schwefel noch in der Lage, nach Antibiotikagaben resistente Bakterienstämme oder Darmpilze wirksam zu bekämpfen. Daher darf man vermuten, dass eine Räucherung mit Schwefel auch den Pestbazillen in der Luft schaden könnte. Einst desinfizierte man aus diesem Grund Geburtsräume oder Krankenzimmer mit Schwefelkerzen. Die antibiotischen Eigenschaften der Harze wurden bereits besprochen (siehe Seite 192).

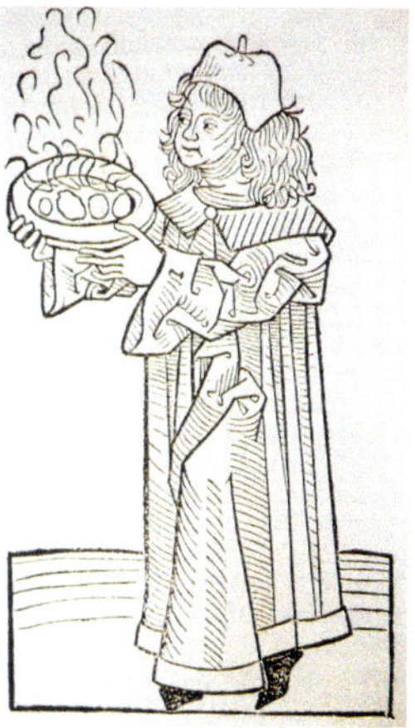

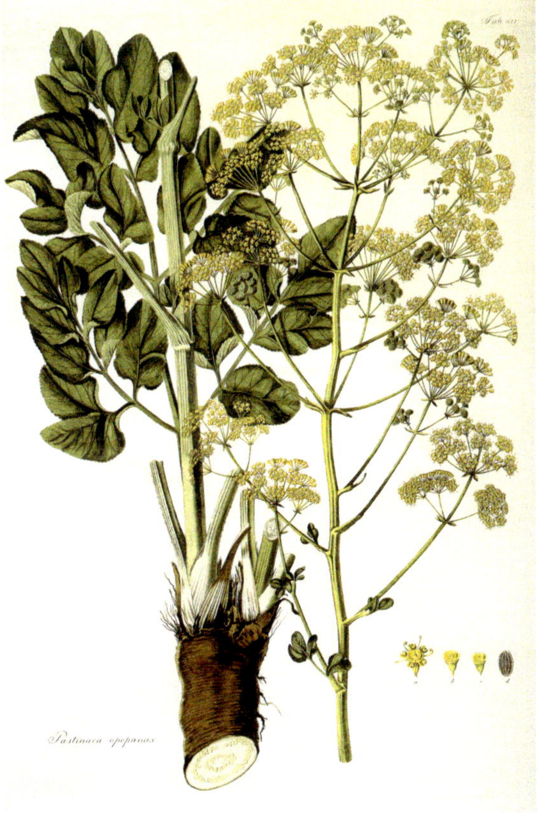

Nach dem Doldengewächs Opoponax benannte Paracelsus seine berühmte Wundsalbe aus verschiedenen Harzen und anderen Pflanzenteilen: »Opodeltoch«. Aus Descriptiones et icones plantarum rariorum Hungariae, um 1800.

Der Stinkasant, eine Sonderform unter den Harzbildnern, galt im Mittelalter als eine der dämonenfeindlichsten Pflanzen überhaupt. Ganz im Sinne der Homöopathie begegnete Paracelsus mit dem durchdringend stinkenden Rauch von Asa foetida dem Geruch von Pest und Tod. Auch Bernstein, ein fossiles Harz, ergibt keinen Wohlgeruch, so dass man die aufgeführte Pesträucherung nur in wahren Notzeiten wiederholt gebrauchen wird.

Glücklicherweise zählt die Pest nicht zu den Problemen des modernen Menschen, aber auch sie ist wie die heutigen Virusgrippen eine Infektion, die sich über Tröpfchen, sprich über die Luft verbreitet. Eine Luftreinigung ist also bei jeder durch die Luft übertragbaren Krankheit sinnvoll und kann auch etwas wohlriechender gestaltet werden:

Weihrauch 3 EL
Myrrhe 2 EL
Opoponax 1 EL
Stinkasant ½ EL
Wacholderbeeren 6 EL

Die Harze im Mörser sehr fein zerreiben. Die Wacholderbeeren mit dem Stößel etwas anquetschen und mit den Harzen vermengen. Für ein Zimmer etwa 1 EL in einem feuerfesten Gefäß auf glühende Kohle legen und im Uhrzeigersinn von Ecke zu Ecke tragen. Erst nach der Räucherung gründlich lüften!

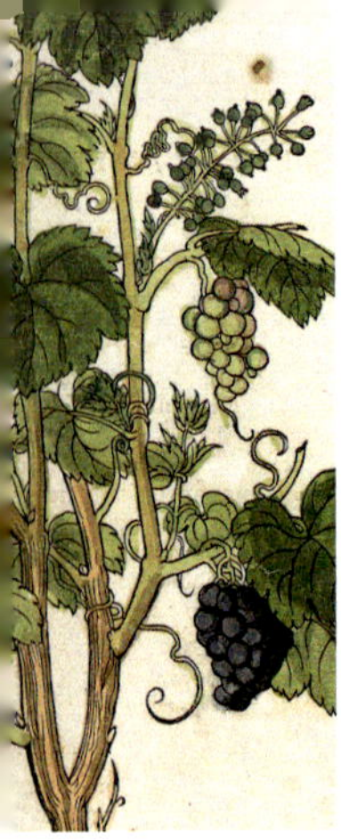

Der innere Alchimist
Gewürze und Heilkräuter für Magen und Darm

»Der Alchimist unter den Menschen, der so viel vermag wie der im Menschen, dem mangelt es nicht an Kunst. Denn an dem Alchimisten der Natur mag sich jeder Alchimist ein Beispiel nehmen.« (Paracelsus I/33)

Von der Nahrung zur Quintessenz

Wie auf so vielen Gebieten war Paracelsus auch in Fragen des Stoffwechsels und seiner Störungen seinen Zeitgenossen um Jahrhunderte voraus. Während man zu seiner Zeit nur die Säftelehre kannte und glaubte, dass von der rechten Mischung dieser Säfte Krankheit oder Gesundheit abhänge, hatte Paracelsus wesentlich komplexere Vorstellungen.

Grundvoraussetzung ist bei ihm der Gedanke, dass jede Nahrung aus etwas Grobstofflichem und Giftigem besteht, aber auch aus einer feinstofflichen Essenz, die wir zum Leben unbedingt brauchen. Als Alchimist hatte er erkannt, dass jedes Stoffwechselgeschehen eine Transmutation darstellt, um Nahrung in Lebensenergie zu verwandeln. Wie auch beim Heilmittel muss hierzu das Toxische, Grobstoffliche von der Essenz geschieden werden. Er schrieb: »Doch für das Unvollkommene, das wir zu unserem Schaden gebrauchen müssen, hat er (Gott) uns einen Alchimisten gegeben, damit wir das Gift, das wir mit dem Guten einnehmen, nicht als Gift verzehren, sondern von dem Guten scheiden können. (...) Dieser ist ein so großer Künstler, dass er die beiden voneinander scheidet. Das Gift steckt er in einen Sack und das Gute gibt er dem Leib« (I/25). »Er scheidet das Gute vom Bösen, er verwandelt das Gute in eine Tinktur, die er dem Leibe eingibt, auf dass er lebe (...) Dieser Alchimist hat im Magen seinen Sitz, der sein Instrument ist, worin er kocht und arbeitet« (I/28).

Zunächst benötigt man für die Transmutation eine Fäulung, die im Magen und Darm stattfindet, wobei die Polarität von sauer (Magen) und basisch (Darm) eine wichtige Rolle spielt. »Das Zentralorgan der Stoffumwandlung, der Transmutation aufgenommener Substanzen, ist der Magen, der über ein universales saures Lösungsmedium verfügt. (…) Der ›Archeus‹ scheidet die aufgenommenen Stoffe in lösliche, einverleibbare und auszuscheidende Materien. (...) Im Körper findet sodann der Verdauungsvorgang als absteigende Destillation statt (= Filtration), die im Mund beginnt und über alle Organe zu den Ausscheidungswegen führt. Dabei spielt die ›Säure‹ eine wichtige Rolle. Die ›hungrige Säure‹ (Acetosa Esurina) baut im Magen Tartarus (Schlacken) ab und verhindert seine Entstehung« (Chr. Habrich, 1996).

Die »Tötung« der Nahrungssubstanzen bis ins Kleinste durch die Magensäure und die anschließende Gärung durch die Säfte der Verdauungsdrüsen (Trias Galle, Pankreas, Dünndarm = Mars) ist die Voraussetzung für die Scheidevorgänge; dieser Prozess entspricht ganz dem alchimistischen Sulfur. Mit der weiteren Hilfe durch die rhythmischen Prozesse der Darmperistaltik kommt es zu einer ersten Abscheidung der Spreu vom Weizen, und das Essenzielle kann grob gereinigt zur Leber weitergeleitet werden. Der Rückstand wird als Fäzes/Kot (= Salz) ausgeschieden, wobei aber noch einmal im Dickdarmbereich durch den enterohepatischen Kreislauf essenzielle Stoffe zur Leber zurückresorbiert werden, um wieder u.a. in Gallensaft verwandelt zu werden (Leber–Galle–Dickdarm–Leber–Galle usw. = Zirkulation = Merkur). Außerdem wird der Stuhl im Dickdarm durch Wasserentzug eingedickt (= Abpressung des Rückstands).

Die Leber (Jupiterorgan) hat die vielleicht wichtigste Funktion bei der Transmutation, denn hier wird durch einen Reinigungsprozess (Purificatio) die endgültige Scheidung vollzogen. Der entstehende Rückstand wird über die Galle ausgeschieden

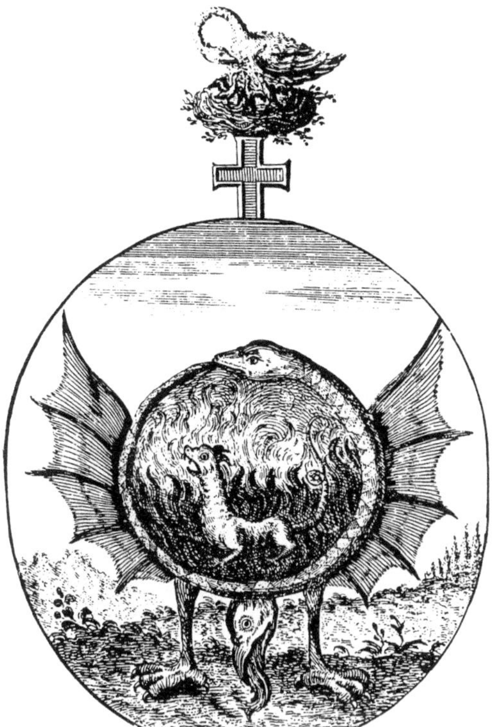

Alchimistische Umwandlungen bewirken die Entstehung von Lebensenergie. Ein geflügelter Drache, der sich selbst in den Schwanz beißt, als Symbol für zyklische und rhythmische Prozesse, umringt das Feuer, in dem die Putrefaktion stattfindet. Die Verdauung ist der entsprechende Vorgang im Menschen. »Hermaphroditisches Sonn- und Mondkind«, 1752.

und verlässt den Körper über den Kot. Die gereinigte Essenz, die Paracelsus als Rubinrot bezeichnete, kann nun via Lymphe/Blut (Mars) zur Zelle transportiert werden, wobei auf der Zellebene nochmals eine sehr subtile Destillation erfolgt. Hierfür ist auch Sauerstoff (Lunge = Merkur) notwendig, der durch komplexe Umwandlungsprozesse auf der Zellebene (Atmungskette und Zitronensäurezyklus) mit der Nahrungsessenz verbunden wird, wobei sich die eigentliche Quintessenz, die Lebensenergie, bildet (= Licht/Sonne = Spiritus vitalis). Die anfallenden Schlacken werden über das venöse Blut (Venus) abtransportiert und ausgeschieden.

Im Gesamtstoffwechsel spielen noch weitere Organe eine Rolle. Die Milz (Saturn = Todesprozesse) reinigt beispielsweise das Blut von Schlacke und führt wichtige Abbauprodukte der Leber zu (Saturn –Jupiter = Zirkulation). Gleichzeitig ist die Milz zusammen mit der Leber ein wichtiges immunologisches Organ; beispielsweise kommt es bei vielen Infektionen zur Schwellung der beiden Organe als Zeichen ihrer gemeinsamen immunologischen Aktivität (Beziehung zu Mars).

Immer wieder zeigt sich die Leber deutlich als das Zentralorgan aller Stoffwechselprozesse im Groben; die Zelle vollzieht dieselben Prozesse auf feinstofflicher Ebene. Daher ist bei allen Leiden im Stoffwechselbereich bis hin zur Pathologie auf der Zellebene (z.B. Krebs) immer eine kombinierte Magen-Darm-Pankreas-Galle-Lebertherapie die Basis jeder Behandlung.

Natürlich spielt auch die Niere (Venus) eine wichtige Rolle, denn sie muss leisten, was vorher durch eventuelle Störungen im Ablauf noch nicht vollbracht wurde. Ihre Funktionen laufen ganz nach ökonomischen und ökologischen Gesichtspunkten ab. Zum einen hat sie wichtige Ausscheidungsfunktionen (Primärharn- und Harnbildung): Die meisten Stoffwechselgifte, aber auch chemische Noxen, z.B. Medikamente oder tückische Gifte wie Arsen und Quecksilber, werden über den Harn ausgeschieden. Die Niere ist ein regelrechtes Sinnesorgan des Stoffwechsels, das wie ein Seismograph auf jede Dysbalance reagiert. Sie funktioniert ebenfalls analog den Destillationsprozessen, wie sie in der Alchimie durchgeführt werden. Gleichzeitig hat sie spirituelle Funktionen, indem sie Sinneswahrnehmungen verarbeitet (Schockorgan). Die Volksweisheit »Es geht einem etwas an die Nieren« zeigt, wie wichtig die Niere als Regulationsorgan der Gefühlswelt wirklich ist. Sie ist zudem wie Milz und Leber auch ein blutbildendes Organ und hat durch ihre wichtigen Hormonfunktionen eine regulierende Wirkung auf Kreislauf und Libido.

Insgesamt sind also drei große Destillationszyklen notwendig, um die eigentliche Quintessenz aus der Nahrung zu gewinnen: Darm–Leber, Leber–Blut–Zelle (via Lymphe) und Zelle–Blut–Niere, wobei sich zwei primäre Ausscheidungswege ergeben – Kot und Harn.

Es dürfte jedem einleuchten, dass diese Umwandlungsprozesse ausgesprochen sensibel auf Störungen reagieren und als Ursache für zahlreiche Krankheiten in Frage kommen. Paracelsus fasste die Störungen im Stoffwechsel unter dem Begriff *ens veneni* zusammen. Natürlich konnte er nicht jedes Detail der komplexen biochemischen Stoffwechselprozesse kennen; seine ganzheitlichen Ansätze und analogen alchimistischen Überlegungen übertrafen die Säftelehre aber auf jeden Fall.

> *»Tartarus kommt also durch die Nahrung, durch das Gegessene und Getrunkene zustande, und zwar infolge der Schwäche der Scheidung der Organe.« (Paracelsus I/807)*

Wie man den inneren Alchimisten heilt

Wenn der Verdauung inklusive der intrazellularen Ebene die zentrale Aufgabe der Bildung von Lebensenergie obliegt, dann ist eine gestörte Verdauung die Mutter aller Krankheiten, da sie immer zu einem Defizit an Lebenskraft führt. Der Archeus – nach Paracelsus die oberste Instanz, die alle Stoffwechselprozesse steuert – ist vollständig abhängig von einer geglückten Stoffumwandlung. Wie Paracelsus aber anmerkte, ist der Archeus in sich unvollkommen, weshalb Störungen prinzipiell zu erwarten sind.

Es liegt in der physiologischen Natur des Menschen, dass in der Kindheit, aber auch im Alter die alchimistischen Prozesse besonders anfällig sind. Was man in den ersten Lebensjahren durch falsche Behandlungen und/oder falsche Lebensgewohnheiten bewirkt, wird sich in späteren Jahren unweigerlich rächen.

Es ist völlig normal, dass mit zunehmendem Alter die Funktionen der inneren Alchimie langsam erlahmen. Aus diesem Grund bestehen ja auch Lebenselixiere immer aus stoffwechselanregenden Substanzen, besonders mit einer Wirkung auf die Verdauungsdrüsen. An diese Mittel muss man leider inzwischen auch bei vielen Kindern denken, speziell wenn sie nicht gestillt oder mit Antibiotika oder Impfungen behandelt wurden; aber auch die Nahrungsbelastung mit Pestiziden usw. verzeiht der kindliche Organismus nicht.

Wichtig ist bei allen Störungen, die aus dem *ens veneni* kommen, dass man die Verdauungsprozesse intensiviert, sonst entsteht eine übermäßige Fäulung, die man seit der Antike als Dyskrasie bezeichnet (Säfteentartung). Paracelsus nannte diesen Zustand Digestion bzw. Verwesung: »Wenn der Alchimist krank ist, dass er das Gift nicht mit vollkommener Kunst vom Guten zu scheiden vermag, dann geht Giftiges und Gutes gemeinsam in Verwesung über, und dann entsteht eine Digestio (das ist es, was uns die Krankheit des Menschen anzeigt). Denn alle Krankheit, die dem Menschen aus dem *ens veneni* erwächst, stammt von dem verfaulten Digest. Denn das Digest muss sich in seiner Temperierung befinden, damit sich der Alchimist bei seiner Tätigkeit nicht nach der einen oder anderen Richtung irre« (I/29).

Man muss nur an verfaultem Fleisch riechen oder an Brennnesseljauche, wenn man sich eine übermäßige Digestio nicht vorstellen kann. Durch die Dyskrasie kommt es zur nachfolgenden Belastung aller Organprozesse, primär von Leber und Pankreas, später aber auch der Niere und natürlich auch auf der Zellebene, was besonders bösartige Konsequenzen hat. Es kommt zunächst zu einer geschwächten Scheidung, die prinzipiell auch zu einer mangelnden oder übermäßigen Ausscheidung führt. Folgen sind einerseits der Verlust essenzieller Substanzen, was sich bis zur Kachexie entwickeln kann, oder aber die Ablagerung von Toxinen in Depots, speziell in allen Hohlräumen des Körpers (z.B. Gelenke) und im Bindegewebe, wo es irgendwann zur Degeneration und Entartung kommen wird. Dies führt nicht nur zu chronischen Erkrankungen aller Art, sondern auch zu Erschöpfung, psychischen Dauerkrisen, immunologischen Störungen bis hin zum Krebs. Andererseits entstehen durch eine Schwäche der Stoffwechselorgane pathologische Ausscheidungsvorgänge, z.B. Krankheiten von Haut und Schleimhaut; Beispiele sind Durchfall bei Colitis ulcerosa und Pankreatitis, aber auch chronische Verstopfung, Vaginalausfluss (Fluor albus), chronischer Schnupfen und Husten und allergische Hautleiden wie Neurodermitis oder Pilzleiden.

Abgelagerte Toxine bezeichnete Paracelsus als »Tartarus«, weil der Prozess Ähnlichkeit mit der Bildung von Weinstein hat, den man ebenfalls Tartarus nennt. Als giftige Materie führt der Tartarus besonders zu chronischen Krankheiten, z.B. Sklerose, Arthrose, Gicht, Rheuma oder Steinleiden.

Aus den Vorstellungen des Paracelsus ergeben sich logische Therapiekonzepte, die immer eine Intensivierung der physiologischen alchimistischen

Prozesse bewirken sollen. An erster Stelle steht die tonisierende Behandlung von Magen und Darm. Paracelsus gab an, dass die Digestion nur erfolgreich verlaufen kann, wenn der Magen warm genug, also der sulfurische Charakter ausreichend ist. Dies erreicht man durch Pflanzen, die ebenfalls eine warme Natur haben, z.B. mit Bitterstoffen (Amara) oder mit Pflanzen, die Scharfstoffe enthalten. Sollte der Darm zu sehr gereizt sein, muss man aber zunächst auch balsamisch arbeiten; entsprechende Arzneien sind häufig süß – z.B. Ringelblume, Süßholz und Ehrenpreis – oder stark zusammenziehend, also Gerbstoffdrogen wie Walnuss. Da im Darm Gärprozesse ablaufen, die man durch Arzneien in die richtige Bahn lenken muss, benötigt man auch Pflanzen, die ebenfalls dem Element Luft zugeordnet sind (beispielsweise Schöllkraut oder Pflanzen mit Senfölglykosiden, z.B. Brunnenkresse oder Doldenblütler wie Stinkasant, Engelwurz, Kümmel oder Meisterwurz). Die meisten dieser Pflanzen bewirken auch eine bessere Stoffwechselarbeit von Leber, Galle und Pankreas.

Viele Heilmittel mit einer Wirkung auf die innere Alchimie zeigen die Farben Gelb bis Rot als Signatur des Sulfurischen; Beispiele sind Gelber Enzian, Gelbwurz, Berberitze, aber auch Mineralien wie Zinnober, Schwefel, Realgar oder Auripigment. Außerdem geht man in der Alchimie davon aus, dass sich bei der Transmutation die Farbe des Heilmittels in das Rubinrot der Lebensessenz verwandelt. Sogar viele Nierenpflanzen zeigen diese lichtvolle Signatur – man denke nur an Goldrute oder Liebstöckel. Gleichzeitig muss man durch eine Intensivierung der Ausscheidungsprozesse die innere Alchimie entlasten. Dies kann man beispielsweise durch Brechmittel und Abführmittel bewirken (Purgation).

Der Körper hat zahlreiche weitere Öffnungen, aus denen man Schadstoffe ableiten kann, z.B. über die Harnorgane oder über die Haut; aber auch das Niesen galt früher als wichtige Ableitung, wenn es um Erkrankungen im Kopfbereich ging. Immer wieder kommt es jedoch zu einem Toxinstau in Bereichen, wo eine physiologische Ausscheidung nicht möglich ist, beispielsweise im Gelenkbereich. In diesen Fällen empfahl Paracelsus künstliche Wunden zum Ableiten, herbeigeführt etwa durch blutiges Schröpfen oder blasenziehende Pflaster.

Ferner gibt es auch Arzneimittel, die eine Neustrukturierung der Stoffwechselprozesse ermöglichen. Hierzu gehören die Säfteverbesserer, sogenannte Antidyskratika und Alterantia. Auch auflösende Mittel, also Resolventia, findet man regelmäßig in alten Rezepten zur Entgiftung. Auch diese Heilmittel sind durch ihre Signaturen gezeichnet. Häufig sind sie wehrhaft (Dornen, Stacheln, Brennhaare) oder haben klettartige Früchte (toxinbindend), manchmal haben sie selbst den Charakter des Tartarus (physiologische Ablagerung in Naturprozessen wie Weinstein oder Krebsstein).

»Infolge der Verstopfung entstehen andere Krankheiten (...).« (Paracelsus I/821)

Verstopft wie die Tore zur Hölle

Die Stuhlverstopfung scheint bereits zu Zeiten des Paracelsus ein häufiges Problem gewesen zu sein, denn nicht umsonst schimpft er über Abführmittel und Klistiere: »Wir haben nichts über Klistiere geschrieben, die das wohlfeilste, verkehrteste und schimpflichste Mittel bei uns sind. Wir schreiben auch nicht über Abführmittel, weil die Abführmittel die Glieder verzehren« (I/874). Doch die Ärzte seiner Zeit kannten als Antwort auf Verdauungsprobleme wohl nur Abführmittel oder Klistiere – und beide hatten und haben eben ihre Nachteile.

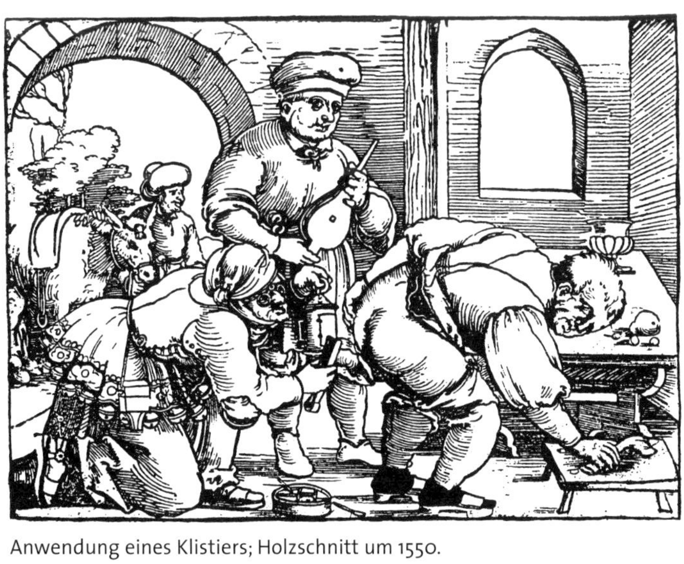

Anwendung eines Klistiers; Holzschnitt um 1550.

Was Klistiere angeht, so sind diese heute immer noch beliebt, z.B. im Rahmen volksmedizinischer Entgiftungskuren oder als eigenständige Therapieform (z.B. Colon-Hydro-Therapie).

Die Heilerfolge, die regelmäßige Darmspülungen mit sich bringen, sind jedoch nicht immer so überwältigend, wie von den Anwendern manchmal behauptet wird. Vor allem umgehen Darmspülungen und Klistiere die Ursache der Verstopfung, die vermutlich schon im Mittelalter hauptsächlich in falschen Lebens-, Ernährungs- und Trinkgewohnheiten zu suchen war. So soll einst sogar die Fastenspeise mancher Mönche noch bis zu 3000 Kilokalorien täglich betragen haben – und das verdaut selbst der sprichwörtliche Rossmagen auf Dauer nur unter Mühen.

Heute ernährt man sich immer noch viel zu fett und viel zu süß, so dass Übergewicht und Verdauungsprobleme zu den häufigsten Volkskrankheiten gehören. In den meisten Fällen müssten die Betroffenen nur wesentlich mehr trinken, sich regelmäßig bewegen, mehr Ballaststoffe mit der Nahrung zu sich nehmen und sich auch die nötige Zeit zum Stuhlgang nehmen, um eine bessere Verdauung zu bewirken. Zu Ernährungssünden wie Fastfood, Mikrowellenkost, pestizidbelastetem Obst und Gemüse oder Zuckersucht und chronischem Bewegungsmangel infolge sitzender Tätigkeiten kommen noch weitere Faktoren hinzu, die erst seit wenigen Jahrzehnten eine Rolle spielen.

Allen voran seien hier die Antibiotika genannt, die in der Nachkriegszeit von den Amerikanern als Wunderarznei gegen bakterielle Infektionen in Europa eingeführt wurden. Inzwischen hat man sie ein halbes Jahrhundert lang in der Human- und Veterinärmedizin exzessiv erprobt und setzt sie leider immer noch viel zu oft bereits bei banalen Infekten ein. Chemisch definierte Antibiotika wie etwa Penicillin töten bekanntlich nicht nur die »bösen« Keime, die Krankheitserreger, sondern auch die »guten« Bakterien, die Symbionten, die das Milieu im Darm positiv regulieren. Man könnte die zerstörerische Kraft eines Antibiotikums auf die Darmflora mit einer gigantischen Bombe vergleichen, denn diese Arzneien, die der Behandlung lebensgefährlicher Infektionen vorbehalten bleiben sollten, beeinträchtigen schlagartig das Zusammenwirken von etlichen Milliarden Darmkeimen.

Das nach Gebrauch von Antibiotika entstandene Ungleichgewicht nennt man Dysbiose; eine ihrer häufigen Folgekrankheiten ist der Darmpilz, der mitunter auch durch versteckte Antibiotika in der Nahrung im wahrsten Sinne des Wortes ernährt wird.

Den Boden für die Fehlbesiedlung bereitete aber schon die mangelnde Stillbereitschaft, die in den 1960er-Jahren in Mode kam. Die Muttermilch, vor allem die Kolostralmilch, ist unentbehrlich für den Aufbau einer gesunden Darmflora und damit für die normale Entwicklung der Darmfunktionen.

Eine weitere Ursache von Verdauungsschwäche, die weder von Klistieren noch von Abführmitteln ursächlich erfasst wird, liegt in einem Mangel an Verdauungssäften. Diese werden vorwiegend im Magen, in der Leber und in der Bauchspeicheldrüse gebildet, so dass man langfristig lieber diese Verdauungsorgane in ihren Funktionen stärken sollte, als Abführmittel oder Klistiere zu gebrauchen. Erfahrungsgemäß hat die Darmträgheit im Alter meist im Magen ihren Ursprung, weil nicht mehr genug Magensäure gebildet wird (chronisch-atrophische Korpusgastritis).

Die Bildung von Magensäften lässt sich leicht durch Bitterstoffe anregen; viele ältere Menschen empfinden bittere Arzneitees oder Bitterelixiere ohnehin als wohltuend.

Paracelsus brachte die Verdauungsschwäche mit dem Tartarus des Magens in Verbindung, worunter man sich ein Erlahmen und Erkalten der Verdauungsfunktion vorstellen muss. So bilden etwa die Magenschleimhautdrüsen im Rahmen des natürlichen Alterungsprozesses immer weniger Magensäure – die Folgen sind Völlegefühl nach dem Essen sowie eine langsamere Verdauung. Wenn dagegen eine Schwäche der Bauchspeicheldrüse vorliegt, dann stehen eher Blähungen, klebriger Stuhl, Nahrungsmittelunverträglichkeiten oder Darmpilze im Vordergrund. Dem kann man z.B. mit den großen Reinigungspflanzen der Bauchorgane begegnen, zu denen Angelikawurzel, Meisterwurz, Tausendgüldenkraut und Löwenzahn gehören, wobei Letzterer von Paracelsus erstaunlicherweise nicht einmal erwähnt wurde.

Schließlich führte Paracelsus die träge Verdauung noch auf die Leber zurück. Bei Leberschwäche ist in erster Linie die Fettverdauung gestört; zur

Das Öl des Rhizinusbaums verwendet man bis heute häufig als Abführmittel; auch Paracelsus gebrauchte den Ölauszug als drastisches Purgativum über den Darm. Kolorierter Holzschnitt aus dem Kräuterbuch des Leonhart Fuchs, 1543.

Paracelsus empfahl Aloe ebenfalls als Abführmittel, aber auch als Wundbalsam. Kolorierter Holzschnitt aus dem Kräuterbuch des Leonhart Fuchs, 1543.

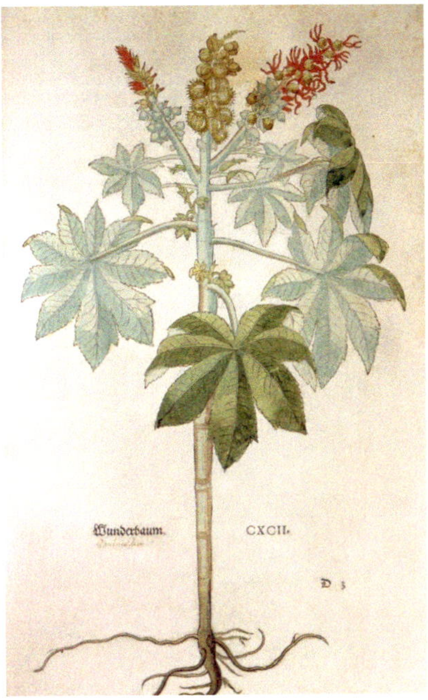

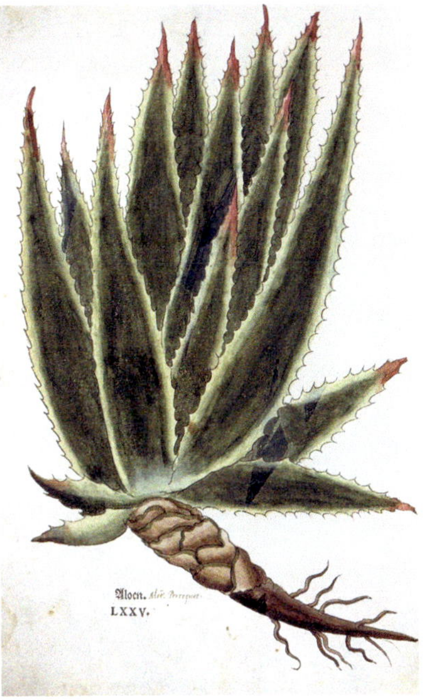

Verstopfung kommt vielleicht noch eine chronische Erschöpfung hinzu. Die hartnäckigste Stuhlverstopfung kann man nach Infektionen beobachten, welche immer auch zu einer Leberbelastung führen. So berichtete beispielsweise eine Frau, die eine Malaria durchgemacht hatte, von einer sechs Wochen andauernden Verstopfung, die schon an eine Darmlähmung grenzte. Doch selbst hier können Leberheilpflanzen zusammen mit Bitterstoffdrogen und Blutreinigern Abhilfe schaffen (siehe Rezept Seite 219).

Nicht zuletzt werden durch Darmspülungen zum Teil uralte Stoffwechselschlacken von den Darmwänden abgelöst und geraten über die Darmlymphe in den Blutkreislauf – wobei die fettlöslichen Giftstoffe mit der Lymphe auch direkt ins Gehirn gelangen können.

Die Folgen dieser plötzlichen Überschwemmung von Blut und Lymphe mit Stoffwechselgiften sind etwa Kopfschmerzen, Schwindel, depressive Verstimmungen, Allergieschübe oder Hautreaktionen, die jedoch nicht mit einer Heilkrisis verwechselt werden dürfen.

Im Grunde genommen wurde nur »Schlamm« aufgewühlt, und wenn nun nicht massiv ausgeleitet wird, setzen sich die Stoffwechselschlacken oder die Umweltgifte eben wieder an anderer Stelle ab.

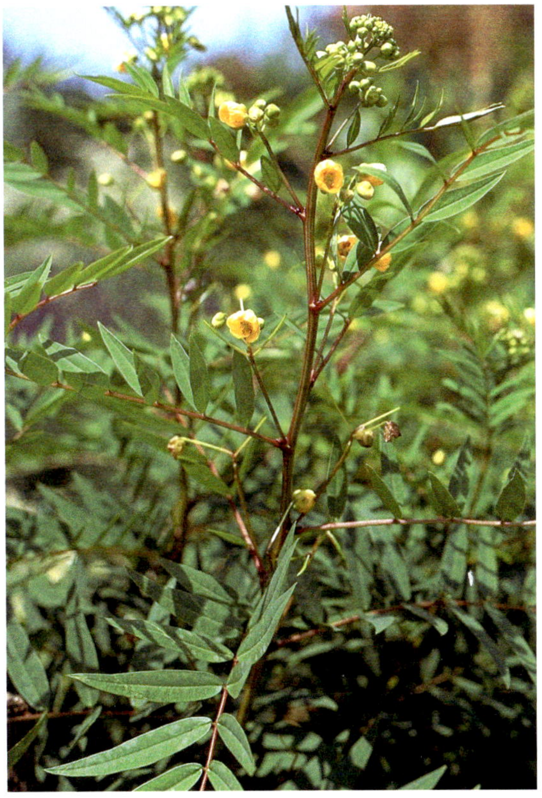

Präparate aus Sennesblättern sind heute das vielleicht beliebteste Abführmittel. Schon Paracelsus wies daraufhin, dass man starke Purgativa nur behutsam und nur in Ausnahmefällen verwenden sollte. Sennesblätter oder Sennesfrüchte fördern nicht nur die Verdauung, sondern auch die Menstruationsblutung. Foto: Olaf Rippe.

Von der Schwächung durch Abführmittel

Der Gebrauch von Abführmitteln hat mehr Nachteile als Nutzen. Paracelsus kritisierte: »Jedes Laxativum hat zwei Übel in sich, erstens weil es schwächt, zweitens, weil es gewöhnlich mehr entleert, als notwendig ist. Davor muss man sich also hüten« (III/455).

Die Schwächung kommt daher, dass mit dem Stuhl Mineralstoffe wie Kalium verloren gehen. Außerdem führt die langfristige Anwendung von Abführdrogen zu einer Gewöhnung. Nach heutigem Wissensstand enthalten Aloe, Faulbaum, Rhabarber oder Senna sogenannte Anthranoide, die die Darmperistaltik anregen und im Dickdarm die Rückresorption von Wasser vermindern, so dass der Stuhl weich bis flüssig bleibt. Langfristig können Abführmittel aber Leber und Nieren schädigen und einen Kaliummangel verursachen. Ein Dauergebrauch kann sogar das für die Darmtätigkeit zuständige Nervengeflecht (Plexus myentericus) schädigen, so dass man zunächst immer größere Dosen benötigt, damit der Darm überhaupt noch reagiert, bis ein lähmungsartiger Zustand eintritt. Daher ist es sinnvoll, Abführpflanzen nur kurzfristig einzusetzen, um eine Darmentleerung mit weichem Stuhl hervorzurufen (was heute z.B. zu Beginn einer Fastenkur oder etwa vor einer Darmspiegelung üblich ist).

Paracelsus erwähnte zwar Aloe und andere Abführdrogen, als Arzneien für die Verdauung hebt er diese jedoch nicht sonderlich hervor. Die Aloe-Pflanze (Aloe sp.) nennt er z.B. nur ein Mal in einem Abführrezept zusammen mit Absinth, Laudanum und Safran (I/925). Sonst gebraucht er die Aloe bei Würmern (III/215), als Kataplasma bei Wunden (III/413), als Pflaster bei Geschwüren (III/646) sowie als Diätetikum bei Lungenschwäche (II/481).

Auch heute ist der eingedickte Saft mancher Aloe-Arten (z.B. Aloe ferox) als Abführdroge eher selten in Gebrauch und auch nicht ganz ungefährlich, da eine Überdosierung zu Darmblutungen führen kann. Hier kann man aber auch auf Tiefpotenzen ausweichen (D2). Aloe gilt in der Homöopathie auch als bewährtes Mittel für Verstopfung durch eine sitzende Lebensweise, die für unsere Zeit typisch ist.

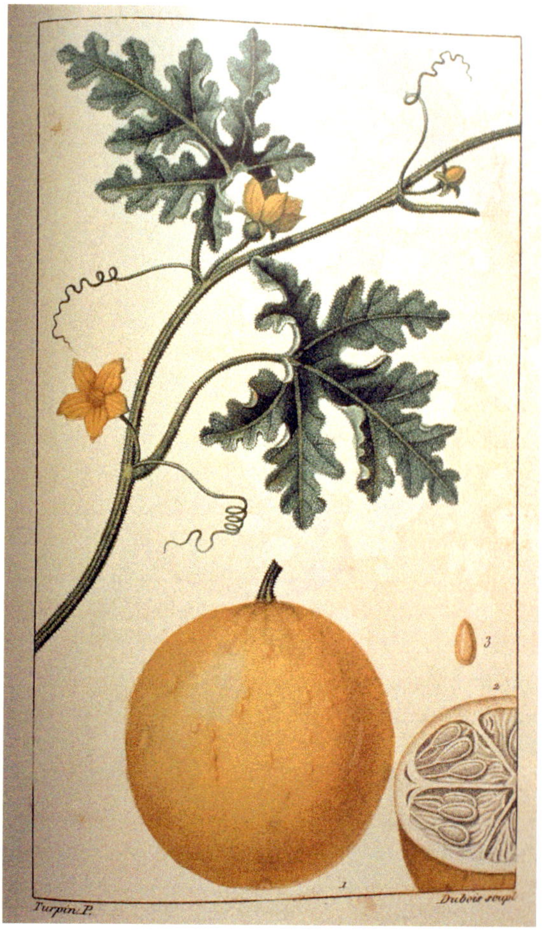

Die sehr bittere Koloquinte verwendet man traditionell zur Purgation. Flore medical von Chammeton und Chamberet, Paris, 1814–1820.

Viel populärer ist heute dagegen der Gebrauch als Hautheilpflanze und Kosmetikum. Für diesen Zweck nutzt man neben der Aloe vera gern eine baumbildende Aloe-Art (Aloe arborescens), die schon vor 100 Jahren Einzug in Großmutters Hausapotheke gehalten hat. Egal, ob es sich um eine Schürfwunde oder um eine Verbrennung handelte, zur Wundpflege brach man ein Blattstück ab und strich den Saft auf die wunden Stellen.

Dass sie zu den großen Wundheilpflanzen gehört, zeigt die Aloe-Pflanze deutlich durch ihre Signaturen: Bricht, knickt oder schneidet man ein Stück vom Blatt ab, dann zieht sich die Wunde einfach zusammen, und das Blatt lebt gesund fort. So regeneriert sich die fast unverwüstliche Aloe nach dem Umtopfen oder nach Verletzungen von selbst. Die regenerierenden Heilkräfte wirken auch dann wohltuend, wenn die Haut chronisch entzündet oder gereizt ist, z.B. bei Neurodermitis, bei Craurosis vulvae, bei Scheidentrockenheit oder nach Bestrahlung. Am wertvollsten ist und bleibt jedoch der frische Pflanzenbrei, den man leicht selbst gewinnen kann, indem man ein Blattstück wie eine Karotte schält und den schleimigen Kern im Mixer püriert. Dieser Aloe-Brei eignet sich allerdings nur zum sofortigen Verbrauch, weil er keine Konservierungsstoffe enthält.

Auch über den Medizinalrhabarber (Rheum palmatum), der bis heute als Abführdroge im Gebrauch ist, ließ sich Paracelsus nur wenig aus. Er führte ihn zusammen mit der Koloquinte als bittere Arznei mit austreibender Kraft auf (I/638) und nannte ihn auch als Kolikmittel (II/477). Am meisten lobte er die Heilwirkung der Rhabarberwurzel auf die Galle: »Die Galle wird verzehrt, so dass alle Krankheiten, die von der Galle stammen, aufhören und kein Zorn und keine Krankheit durch die Galle gebracht werden; dies geschieht durch Rhabarbarum« (I/634).

Zu den hauptsächlichen Purgativa gehört schließlich noch Senna (Cassia angustifolia), deren Blätter oder Früchte wegen der abführenden Wirkung bis heute in einigen Abführtees und Bittermitteln zu finden sind (z.B. Schwedenkräuter nach Maria Treben). Paracelsus führte Senna zusammen mit Attich (Sambucus ebulus), Engelsüß (Polypodium vulgare) und Wegwarte (Cichorium intybus) als Purgativum ersten Grades auf (III/398). Damit stufte er Senna als relativ mildes Abführmittel ein. Dies dürfte auch der Grund sein, warum die Sennesblätter bis heute zu den am häufigsten gebrauchten pflanzlichen Abführmitteln gehören; noch etwas milder bzw. verträglicher sind die Früchte.

Nicht uninteressant ist auch der Hinweis, dass Senna die Melancholie beheben soll: »Manche (Purgativa) lösen Melancholia, wie Sena« (III/62). Denn je länger eine Stuhlverstopfung anhält, umso depressiver fühlen sich manche Menschen. Zum einen findet die Selbstreinigung nicht mehr im nötigen Maße statt, so dass es, wie zuvor bereits angedeutet, zu einer Vergiftung von Körper und Seele kommt. Andererseits betrifft eine Stuhlverstopfung selten nur den Darm – sie zeigt vielmehr einen Kältezustand im unteren Menschen an und ist daher nicht selten mit einer sexuellen Schwäche vergesellschaftet. Beides lässt sich als Zeichen mangelnder Lebenskraft und Lebenswärme werten. Daher trägt eine regelmäßige Verdauung in jedem Fall zum seelischen Wohlbefinden bei.

Rezept: Mischrezeptur bei Stuhlverstopfung

»Wein von Artemisia (Beifuß) behebt alle Verstopfungen. An sich selbst ist sie zu schwach, deshalb soll sie Zusätze haben, dann nützt sie am meisten.« (Paracelsus III/532)

Jeweils 10 ml
Angelica archangelica (Angelikawurzel) Urtinktur
Artemisia vulgaris (Beifuß) Urtinktur
Carum carvi (Kümmel) Urtinktur
Cochlearia officinalis (Löffelkraut) Urtinktur
Colocynthis (Koloquinte) Dil. D2
Erythrea centaurium (Tausendgüldenkraut) Urtinktur
Imperatoria ostruthium (Meisterwurz) Urtinktur
Magnesium phosphoricum (Magnesiumphosphat) Dil. D6
Nux vomica (Brechnuss) Dil. D4
Taraxacum officinale (Löwenzahn) Urtinktur

Über die Apotheke von Spagyra mischen lassen. 2–3 × täglich 10–25 Tropfen in etwas Wasser vor dem Essen einnehmen (zur Rezepterstellung siehe Seite 429).

»Wer Koloquinten isst, muss zum Stuhl.« (Paracelsus I/273)

Der Ausscheidungsweg als Eingang für die Gesundheit

Obwohl die Abführmittel bei Paracelsus nicht gerade hochangesehen waren, wollte er doch eine Stuhlverstopfung nicht unbehandelt lassen. Sicherlich wusste er, dass es vermehrt zu Fäulnisprozessen und Blähungen kommt, je länger der Kot im Darm verweilt: »Diejenigen welche den Stuhl verhalten, die haben viele Winde« (I/877). Darüber hinaus besteht – wie man heute weiß – die Gefahr, dass bei zu langer Verweildauer stuhlpflichtige Stoffwechselgifte, die ausgeschieden werden müssten, stetig rückresorbiert werden und daher allmählich das Blut vergiften (Koprämie). Wegen der Autointoxikation ist die Stuhlverstopfung häufig begleitet von Beschwerden wie Erschöpfung, Kopfschmerzen, Depressionen oder Hautleiden – man fühlt sich nicht nur wie vergiftet, sondern man ist es auch.

Nicht umsonst wies Paracelsus darauf hin, dass »jeder Ausscheidungsweg auch ein Weg ist, durch den man die Gesundheit herbeiführen kann«, und »dass es für alle Ausscheidungswege Arzneien gibt: Für die Gedärme Coloquinten und Esula (Wolfsmilch)« (I/162). Insbesondere bei Blähungen oder bei chronischen Hautleiden kann die Förderung der Ausscheidung von Stoffwechselschlacken und Umweltgiften über den Darm ein Weg zu neuem Wohlbefinden sein. Doch der Umgang mit Koloquinten (Citrullus colocynthis) erfordert viel Erfahrung, wie man bereits von Hieronymus Bock erfährt: »Die Landstreicher purgieren die Leut damit/das etliche den Geist auffgeben/beissen und sieden diese (Koloquinten-)Frucht in Wein/und gebens den Kranken zu trincken« (1577/1964).

Der Koloquintenwein war schon bei den alten Griechen ein beliebtes Heilmittel. Man stellte ihn her, indem man die ausgehöhlten Früchte mit Wein füllte, diesen dann erwärmte und als Abführmittel zu trinken gab. Ähnlich nutzte man die Zaunrübe (Bryonia), die gleichfalls ausgehöhlt und mit Wein oder Bier gefüllt wurde, damit ihre purgierenden Kräfte in den Trank übergehen.

Paracelsus war die Giftigkeit der Koloquinte wohlbekannt: Er nannte sie in einem Atemzug mit Helleborus, Holunder, Wolfsmilch und Rizinus als eine der drastischen Abführpflanzen, denn alle »purgieren im IV. Grad« (III/398), was bedeutet, dass sie den Stuhl »mit Gewalt austreiben« (III/609). Die Koloquinte zählt heute noch zu den »Drastika«, deren abführende Wirkung mit einer starken Darmreizung einhergeht. Je nach Dosis kommt es zu einer beschleunigten Darmpassage mit gesteigerter Darmperistaltik bis hin zu Vergiftungssymptomen wie blutigen Durchfällen, Geschwürbildung, Bauchfellentzündung, Blutandrang in den Nieren und im Gehirn mit nachfolgendem Kollaps.

Außerdem führte Paracelsus die Koloquinte als wurmwidriges Mittel auf, das speziell gegen Askariden wirksam sei (I/964), und wies ausdrücklich darauf hin, dass die wurmtreibende Wirkung der bitter schmeckenden Früchte auf ein Gift zurückzuführen sei: »Schließlich ist jede Arznei, die die Würmer tötet, aus Gift. (...) Was von der Koloquinte für Tiere gebraucht wird, ist ein Gift, für den Menschen ist es bei manchen Krankheiten gut« (I/967).

Inzwischen sind die verantwortlichen Inhaltsstoffe identifiziert: Es handelt sich um sogenannte Cucurbitacine, die in den Blättern sowie in den Früchten der Koloquinte vorkommen. Dabei trägt das Kürbisgewächs seine Giftigkeit offen zur Schau: So gaben die Araber ihr einen Beinamen, der so viel wie »Todespflanze« bedeutet, weil alle anderen Kräuter, die in ihrer Nähe wachsen, absterben. Die chemische Waffe, derer sie sich zur Abwehr von Standortkonkurrenten bedient, scheint der Koloquinte gleichermaßen besondere Kraft gegen Würmer und Parasiten zu verleihen.

»Die Koloquinten sind auch als Mittel zur Vertreibung von Wanzen und anderem Ungeziefer bekannt. Man setzt sie zu diesem Zweck der Farbe zu, mit der die Wände bestrichen werden« (G. Madaus, 1938/1987).

Im gleichen Maß, wie er vor ihrer Stärke warnt, lobte Paracelsus die Heilkraft der Koloquinte: »Wie Serpentina heilt, nicht ohne zu reinigen und zu purgieren, so purgiert die Koloquinte, nicht ohne zu heilen« (III/581).

Während es z.B. in südamerikanischen Ländern bis heute üblich ist, sich vor Heilritualen gründlich zu reinigen, was in der Regel neben den obligaten Waschungen und Räucherungen auch eine drastische Brech- und Abführkur einschließt, würde man hierzulande möglicherweise wegen Körperverletzung belangt, wenn sich der Patient nach der Einnahme von brechreizerregenden und abführenden Pflanzen krank fühlt. Daher wählt man heute meist den sanfteren Weg über die Homöopathie, in der die Koloquinte (Colocynthis) zu den großen Kolikmitteln gehört. In homöopathischer Form findet Colocynthis vor allem Anwendung bei den »Bauchmenschen«, die ständig unter krampfartigen Schmerzen im Darm oder Unterleib klagen. Vor allem die Tiefstpotenzen (z.B. D2) wirken verdauungsfördernd und entkrampfend bei Stuhlverstop-

Auswahl an Firmenpräparaten mit Colocynthis

Firmenpräparat (Hersteller)	Inhaltsstoffe	Anwendungsgebiete
Asto spag. (Tropfen; Pekana)	Antimon. crud. D8, Belladonna D4, Colchicum D6, Colocynthis D4, Natrium phosph. D4, Nux vomica D4, Robinia D6, Millefolium Urtinktur	Spagirische Magenfunktionstropfen für chronisch entzündliche und krampfartige Magenleiden wie Magenkrämpfe, Magenübersäuerung, Reizmagen, Sodbrennen oder Völlegefühl.
Chelidonium/Colocynthis (Injektionslösung/Globuli; Wala)	Chelidonium D2, Colocynthis D3	Bei leichten Formen von Gallenkoliken sowie bei Neigung zu Darmkrämpfen.
Chelidonium Kapseln (Wala)	Anisi aeth., Berberis, Carvi aeth., Chelidonium, Cichorium, Colocynthis, Menthae aeth., Leinöl, Rizinusöl, Weizenkeimöl, Lebertran	Bei Neigung zu Gallenfunktionsstörungen (nicht bei Kolik!) und Stuhlverstopfung sowie bei Blähungen und krampfartigen Darmbeschwerden.
Dysmopas F (Tropfen; Pascoe)	Caulophyllum D3, Viburnum prunifol. D3, Colocynthis D3, Pulsatilla D3	Zur Vorbeugung und Behandlung von Krämpfen bei der Regelblutung und Unterleibskoliken.
Nestmann Komplex Nr. 8 Colocynthis (Tropfen; Nestmann)	Colocynthis D4, Chamomilla D4	Bewährte Erste Hilfe bei Blähkoliken und unklaren Oberbauchschmerzen.
Natr. sulf. Komplex Nr. 263 (Tabletten; Nestmann)	Apomorphinum hydrochlor. D4, Atropinum sulf. D4, Cholesterinum D3, Magnesium phos. D3, Natrium sulf. D3, Cuprum D4, Chamomilla D3, Colocynthis D4	Mild entzündungswidriger und krampflösender Komplex, der sich speziell bei Entzündungen oder Reizungen der Gallenblase sowie bei leichten Formen der Gallenkolik bewährt hat.
Spascupreel (Zäpfchen/Tabletten/Ampullen; Heel)	Colocynthis D3/D4, Ammonium bromat. D3/D4, Atropinum sulf. D5/6, Veratrum D5/D6, Magnesium phosph. D6, Gelsemium D5/D6, Passiflora D1/D2, Chamomilla D2/D3, Cupr. sulf. D5/D6, Agaricus D3/D4, Aconitum D5/D6	Sehr bewährter krampflösender Komplex bei Unterleibskrämpfen zu Beginn der Regelblutung sowie bei Eierstockschmerzen bei Ovarialzysten, bei Bauchkoliken der Kinder, Blähkolik und unklaren Darmkrämpfen bis hin zu leichter Blinddarmreizung.

fung mit Neigung zu Blähkoliken, wobei Colocynthis gern bei »bösen Folgen sitzender Tätigkeit« gewählt wird. Andere Verdünnungsgrade (z.B. zur täglichen Einnahme D6 oder als Akutmittel C30) wirken wohltuend krampflösend und kommen daher z.B. bei Blinddarmreizung, Gallenkolik oder schmerzenden Eierstockszysten zum Einsatz.

»Gleiche Teile von Centaurea (Tausendgüldenkraut) und Saturei (Bohnenkraut) in Wein gekocht und getrunken, machen eine gute Verdauung.« (Paracelsus III/564)

Über heilsame Bitterstoffe: 1000 Gulden für eine gute Verdauung

Aufgrund ihrer weitreichenden Wirkungen werden Bitterpflanzen wie das Tausendgüldenkraut (Erythraea centaurium) seit vielen Jahrhunderten heilkundlich genutzt. Nicht erst seit Hippokrates schätzt man die Heilkräfte der Centaurea, deren Name von dem sagenumwobenen Kentauren Chiron stammt, welcher mit dem Kraut einst seine Wunden geheilt haben soll.

Auch Hildegard von Bingen empfahl eine Weinabkochung bei Gicht und lobte die Auflage nach Knochenbrüchen. Im Mittelalter und bis in die

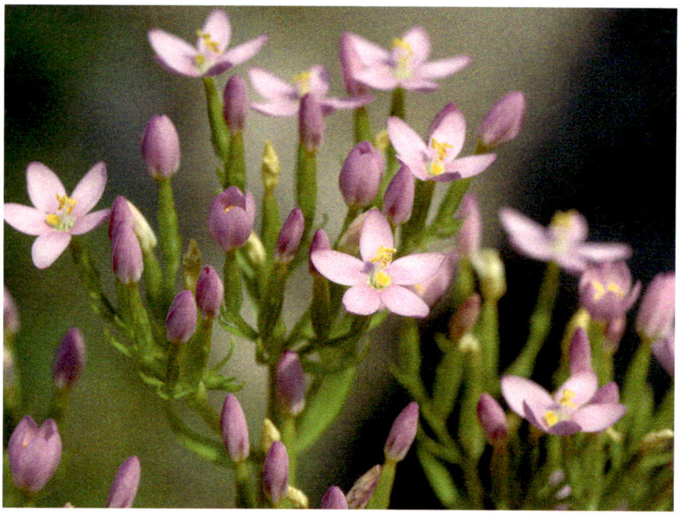

Bitterstoffpflanzen wie das Tausendgüldenkraut bringen die Magensäfte zum Fließen, verbessern die Nahrungsverwertung und wirken einer Verdauungsschwäche entgegen. Paracelsus bezeichnet das Enziangewächs als Arcanum der Leber. Foto: Margret Madejsky.

Neuzeit hinein priesen alle Kräuterkundigen die wundheilenden Eigenschaften des Tausendgüldenkrauts, das seinen Namen auch deswegen zu Recht trägt, weil es als Arzneipflanze »1000 Gulden wert« ist. Das Anwendungsspektrum reichte einst über die Behandlung von Fieber, Gelbsucht, Wunden und Würmern bis hin zur Verdauungsförderung, wofür es heute noch hauptsächlich gebraucht wird.

Hieronymus Bock ließ sich in seinem *Kreütterbuch* wie folgt über das kleine Enziangewächs aus: »Ein handtvoll Tausent gulde kraut mit den blumen/in einer guten halben maß Weins/oder wasser über das halb theil eingesotten und getruncken/zertheilet unnd treibet auß durch den stulgang die zähe magen Gallen. Darumb ist solche decoction nützlich den Gälsüchtigen/und dene so stats Febres haben. Dieser tranck etliche tag getruncken morgens unnd abends/eröffnet die Leber unnd Milz/führet allen unrath auß dem Leib/tödtet und treibet auß die Würm/die todte frucht/unnd Frawen blödigkeit« (1577/1964).

Für Paracelsus war die Centaurea ebenfalls eine Art Universalmedizin. Er bevorzugte die zarten, aber sehr bitter schmeckenden Blüten als Zusatz für sein Johanniskraut-Wundöl (III/634).

Außerdem lobte er die reinigende Wirkung bei fieberhaften Erkrankungen mit Leberbeteiligung: »So hilft Centaurea auch bei Fieber. Centaurea hilft der Leber, sie stärkt und reinigt die scheidende Kraft der Leber« (I/811). Mehrfach wies er darauf hin, dass Centaurea die Gelbsucht heilt (I/940, 944, 948, II/279, 608, III/410). Doch bei Gelbsucht fand er, dass der Saft von Centaurea zusammen mit Meisterwurz verordnet werden solle (III/566).

In der heutigen Naturheilkunde findet Tausendgüldenkraut bei Gelbsucht zwar kaum mehr Verwendung. Dafür sind Bitterpflanzen beliebte Kräftigungsmittel, und in der Rekonvaleszenz und bei viralen Infekten gebraucht man sie, um die Leber zu entlasten (daher enthält z.B. der abwehrstärkende Komplex Metavirulent von Meta Fackler Gelben Enzian).

Bei Virusinfekten wie etwa dem Pfeifferschen Drüsenfieber kommt es zuweilen auch zu einer Leberbeteiligung mit Schwellung und nachfolgend zu leberbedingten Erschöpfungszuständen, und ebendiesen Erschöpfungszuständen nach langwierigen Erkrankungen oder Infekten begegnet man bis heute mit Bitterelixieren wie etwa den Schwedenkräutern nach Maria Treben oder dem Schwedentrunk.

Hauptsächlich gebraucht man Bitterpflanzen wie das Tausendgüldenkraut inzwischen zur Verdauungsförderung. Paracelsus lobte das kleine Enziangewächs als darmreinigende Arznei (III/471). Die tiefgreifenden Heilwirkungen lassen sich mit den in der ganzen Pflanze enthaltenen Bitterstoffen begründen.

Zusammen mit dem Gelben Enzian gehört das Tausendgüldenkraut zu den bittersten Pflanzen Europas. Die Blüten erreichen einen Bitterwert von etwa 12 000; im Vergleich dazu hat der Bitterstoff Amarogentin, der im Gelben Enzian vorkommt, einen Bitterwert von 58 000 000 und ist damit einer der bittersten bekannten Naturstoffe überhaupt.

Bittere Pflanzeninhaltsstoffe bringen alle Verdauungssäfte ins Fließen. Sie vermehren den Speichelfluss, lassen also das sprichwörtliche Wasser im Mund zusammenlaufen, regen die Magensaftproduktion und den Gallenfluss an, fördern die Sekretion der Darmdrüsen sowie von Verdauungsenzymen aus der Bauchspeicheldrüse.

Daher beschleunigen Bitterstoffe die Verdauung und sorgen darüber hinaus für eine effektivere Nahrungsverwertung. Insbesondere steigern sie die Eisenaufnahme im Dünndarm, weshalb Bitterpflanzen bei Blutarmut neben homöopathischen oder schulmedizinischen Eisengaben unerlässlich sind. Durch die raschere Darmpassage verhindern sie auch Fäulnisprozesse im Darm und wirken Blähungen entgegen. Deshalb sind Bitterdrogen wie Enzian oder Tausendgüldenkraut beliebte Bestandteile von Kräuterlikören und Magenelixieren.

Weil Bitterstoffe die Verdauung und somit die Darmreinigung antreiben, gelten manche in der Volksmedizin auch als Blutreiniger und sind beliebte Bestandteile sogenannter Stoffwechseltees – insbesondere zur Anregung des Hautstoffwechsels bei Akne, aber auch bei anderen chronischen Hautleiden wie Neurodermitis oder Schuppenflechte, sofern diese mit Darmträgheit oder Dysbiose vergesellschaftet sind.

Redensarten wie »Bitter macht das Herz froh« oder Begriffe wie die »bittere Erfahrung« deuten darüber hinaus eine Heilwirkung auf die Psyche an. Paracelsus merkte hierzu an: »Ebenso ist es mit dem Geschmack (...), der die Aufgabe hat, Gleiches zu Gleichem zu bringen (...), damit das Süße zum Süßen, das Bittere zum Bitteren komme« (I/83). Demzufolge sollte man bei der Gallsucht oder bei der seelischen Verbitterung einmal ganz homöopathisch vorgehen, indem man dem Betroffenen bittere Tees oder Kräuterbitter verabreicht (z.B. Schwedenkräuter von Infirmarius-Rovit oder Amara-Tropfen von Weleda).

Erfahrungsgemäß hat sich auch folgende Regel bewährt, egal, ob es sich um ein seelisches Leiden oder um körperliches Gebrechen handelt: Je kränker der Mensch, desto bitterer sollte die Arznei sein, denn Bitterdrogen stärken nicht nur die Verdauungsorgane, den Stoffwechsel und das Immunsystem, sondern füllen langfristig auch die Lebensenergie wieder auf. Man könnte auch von einer erwärmenden Wirkung auf Verdauung, Stoffwechsel und Lebenskraft sprechen; ebendiese erkannte Paracelsus schon an den Blüten: »Außerdem ist die Ordnung der Farben zu beachten, die die Natur der Dinge anzeigen, wie Centaurea, die rot ist, daher ist sie von einer heißen Natur« (III/384).

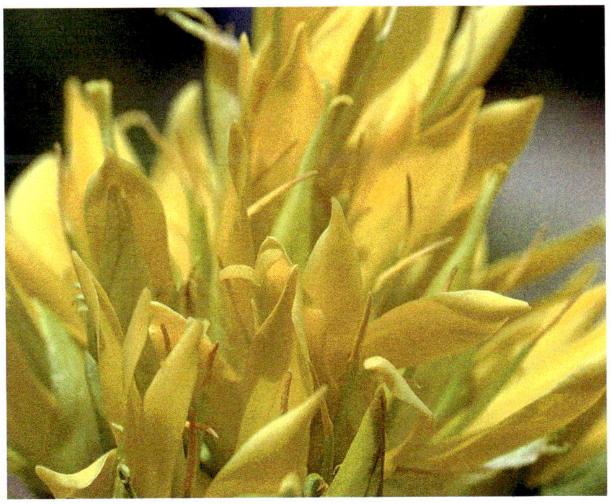

Die gelben Enzianblüten, aber auch die gelbe Farbe der Wurzel zeigten schon den Alten die Heilkräfte bei Gelbsucht und Leber-Galle-Leiden an. Foto: Olaf Rippe.

Tausendgüldenkrautrezepte

Kämpfsches Visceralklistier bei hartnäckiger, von Leberleiden ausgehender Obstipation
(aus G. Madaus, 1938/1987)

Jeweils 60 g
Löwenzahnwurzel
Queckenwurzel
Seifenkrautwurzel
Tausendgüldenkraut

Alle Kräuter vermischen und von der Mischung etwa 30 g (ein Achtel) mit ½ l Wasser auf ¼ l einkochen, auf Körpertemperatur abkühlen lassen. Als Klistier anwenden.

Rezept: Darmtee bei Verstopfungsneigung durch Leberschwäche

Beifußkraut 40 g
Enzianwurzel 20 g
Kardobenediktenkraut 20 g
Löwenzahnwurzel 40 g
Meisterwurz 20 g
Odermennig 20 g
Ringelblumenblüten 20 g
Wegwartenwurzel 20 g

Alle Kräuter vermischen. 1–2 TL pro Tasse (ca. 200 ml) heiß überbrühen und etwa 5 Minuten ziehen lassen. Abseihen und ungesüßt 2–3 Tassen täglich trinken.

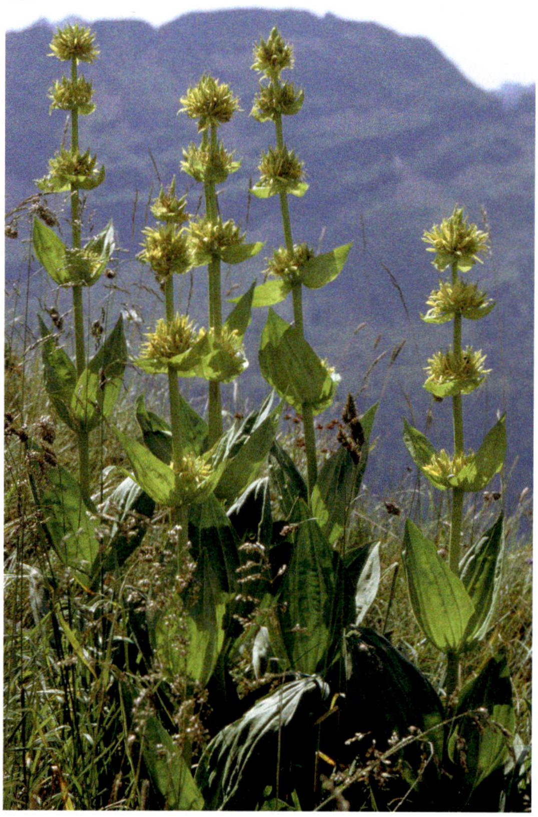

Im Sommer erhebt sich der gelbe Enzian zu stattlicher Größe, was eine Zuordnung zu den Planetenkräften Sonne und vor allem Jupiter erlaubt, deren pflanzliche Vertreter meist weithin sichtbar sind, eine besondere Ausstrahlung haben und gelb blühen. Foto: Margret Madejsky.

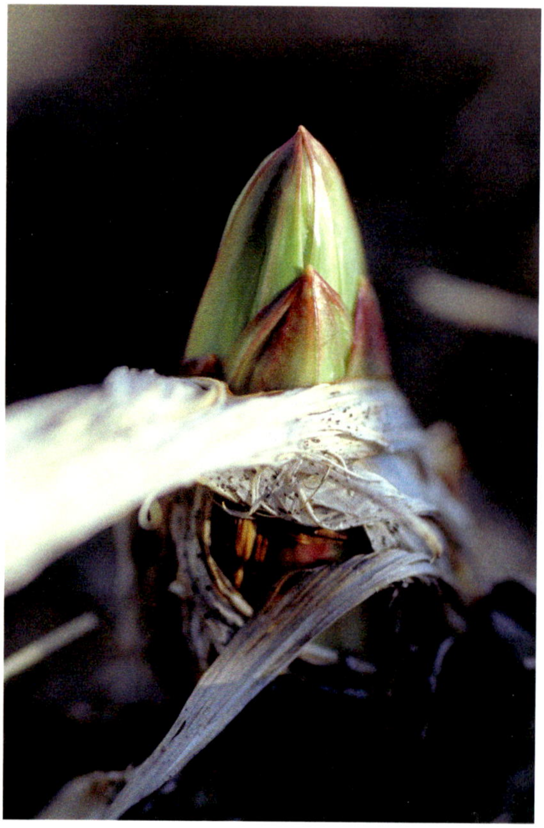

Ein Trieb des Gelben Enzian durchstößt im Frühling ein altes Blatt. Gemäß Signaturenlehre weist dies unter anderem auf Heilkräfte bei stechenden Leiden hin. Foto: Margret Madejsky.

Die vier Hauptwirkungen der Bitterstoffe

Bitterstoffe

- fördern Appetit und Verdauung (bringen alle Säfte ins Fließen), verbessern die Leberfunktion
- steigern die Resorption von Eisen und Spurenelementen
- verbessern Hautbild und Stoffwechsel über den Darm
- aktivieren das Immunsystem (bewirken Leukozytose) und tonisieren die Herzfunktion

Traditionelle Anwendungsgebiete von Bitterstoffdrogen

- Appetitmangel
- Völlegefühl
- Verdauungsschwäche
- Altersmagen
- Verstopfungsneigung
- Blutarmut
- Erschöpfungszustände
- Rekonvaleszenz
- Fettverdauungsstörungen
- Sodbrennen
- Hautleiden (Akne, Neurodermitis, Psoriasis)

Gegenanzeigen: Nicht bei Entzündungen und Geschwüren im Magen oder Dünndarm!

»Der Magen muss ein Temperament in sich haben, sonst ist alles vergebens. Wenn das nicht ist, sind viele Krankheiten zu erwarten.« (*Paracelsus I/577*)

Neben dem Tausendgüldenkraut gehören viele weitere Bitterpflanzen (Amara) zum abendländischen Heilschatz. Die Unterschiede finden sich im Grad der Bitterkeit sowie in den speziellen Signaturen.

Beifuß (Artemisia vulgaris; Kraut, Wurzel): Venus/Mond > Merkur > Mars

Frauenkraut und Räucherdroge mit universeller Reinigungswirkung auf Körper und Seele (siehe Seite 298). Mild-bitteres Gewürz für fette Speisen wie Gänsebraten. Wegen der krampflösenden und menstruationsfördernden Wirkung wurde es von Paracelsus der Venus zugeordnet. Die silbrige Behaarung zeigt jedoch einen Bezug zum Mond und seinen Organen, z.B. Gehirn (Epilepsiemittel) und Keimdrüsen (Fruchtbarkeitspflanze, Geburtsmittel und Emmenagogum). Die lanzettförmigen Blätter und die schlanke Gestalt zeigen wiederum Merkur an (Drüsenmittel, regt Hypophyse und Stoffwechsel an). Die rote Farbe des Stengels und das schwertförmige Blatt zeigen auch einen Bezug zum Element Feuer; Beifuß ist traditionell auch ein Kraftmittel.

Edelgamander (Teucrium chamaedrys; blühendes Kraut): Venus, Sonne

Edel gebuchtete Blätter und rosa Blüten zeigen die Venus an, daher ist das Kraut völlig ungiftig, wirkt regenerierend und wundheilend. Nur noch selten volksmedizinisch bei Verdauungsstörungen und Gallenleiden gebraucht. Die relativ milde Bitterkeit ist für langfristige Teekuren zur Darmsanierung nützlich. Äußerlich als Wundheilmittel in Form von Bädern und Waschungen anzuwenden.

Engelwurz (Angelica archangelica; Wurzel): Sonne, etwas Jupiter

Aromatisch bitter und feurig schmeckende Sonnenpflanze. Bestandteil von Lebenselixieren und Magenbittern wie Aquavit, Melissengeist, Averna. Erwärmt die Seele bei Angstzuständen oder Schlaflosigkeit, feuert die Verdauung an und bringt Lebenswärme in den unteren Menschen – daher bei Unfruchtbarkeit von Frau oder Mann, zur Auflösung von Operationsnarben oder Verklebungen im Bauchraum sowie bei Eierstockszysten hilfreich. Bei Dauergebrauch wird die Haut lichtempfindlich!

Enzian, Gelber (Gentiana lutea; Wurzel): Jupiter > Sonne

Bitterpflanze (Amarum purum), die den stärksten Bitterstoff (Amarogentin) enthält. Bestandteil von verdauungsfördernden Likören wie etwa Bénédictine und Bittermitteln wie den Schwedenkräutern oder dem Schwedentrunk. Ferner in Teemischungen bei Altersmagen, Blutarmut, Darmträgheit, Sodbrennen, Völlegefühl sowie in der Rekonvaleszenz. Wegen der stattlichen Gestalt, der gelben Blüten und Wurzeln (Jupiter) auch bei Leberschwäche sowie zur Leberentlastung angezeigt.

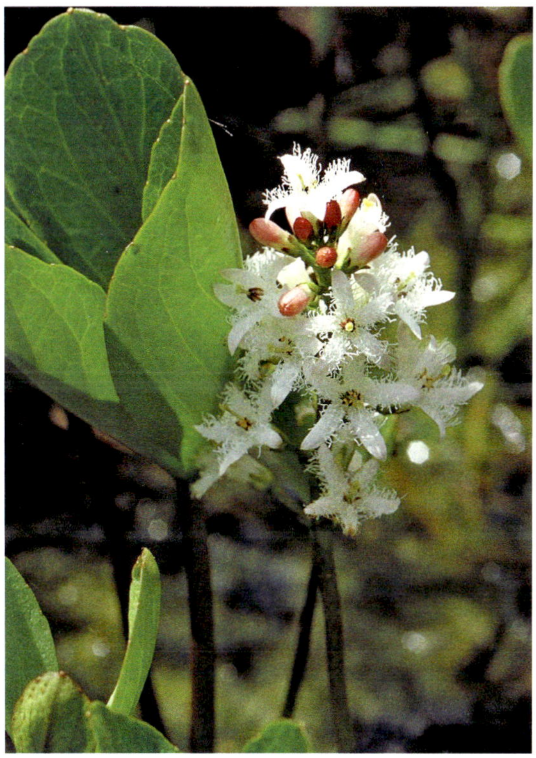

In den Bächen unweit der Geburtsstätte des Paracelsus findet man heute noch Fieberklee. Die dreigeteilten Blätter zeichnen die bittere Pflanze auch als Leberheilmittel aus; ansonsten verwendet man die Pflanze in der Volksmedizin zur Stärkung der inneren Alchimie bei fieberhaften Infektionen. Foto: Margret Madejsky.

Fieberklee (Menyanthes trifoliata; blühendes Kraut): Mond > Jupiter

Die filigranen weißen Blüten sowie der Standort am Bach- oder Seeufer deuten auf mondhaftes Wirken hin – das mit dem Kraut seit Jahrhunderten behandelte Fieber wird ebenfalls dem Mond zugeordnet. Die dreilappigen Blätter zeigen die Leberpflanze an, die bei fieberhaften Infekten mit Leberbeteiligung hilfreich ist (z.B. bei oder nach Virusleiden, die mit großer Erschöpfung einhergehen).

Kalmus (Acorus calamus; Wurzelstock): Mond > Merkur

Aromatische Bitterpflanze. Heißt im Volksmund Magenwurz, weil sie den Altersmagen stärkt und bei Appetitmangel, Sodbrennen oder Völlegefühl hilft. Bestandteil mancher Klosterliköre und Magenbitter (z.B. Aquavit von Soluna, Schwedenbitter nach Maria Treben). Das enthaltene Isoasaron erwies sich im Tierversuch als krebserregend, daher wird heute die amerikanische Droge bevorzugt.

Tausendgüldenkraut (Erythrea centaurium; blühendes Kraut): Venus > Jupiter, Merkur

Die rosa Blüten zeigen Venus an, die schmalen Blätter deuten auf Merkur (Stoffwechsel) hin. Beliebte Bitterpflanze für Teemischungen, die den Magen stärken, die Verdauung fördern, die Blutbildung anregen, den Hautstoffwechsel sowie die allgemeinen Abwehrkräfte über den Darm verbessern.

Hieß einst Fieberkraut und wurde von Paracelsus bei Gelbsucht gelobt, daher auch zur Entlastung der Leber bei oder nach Viruserkrankungen hilfreich. Wegen der Bitterkeit umsichtig zu dosieren!

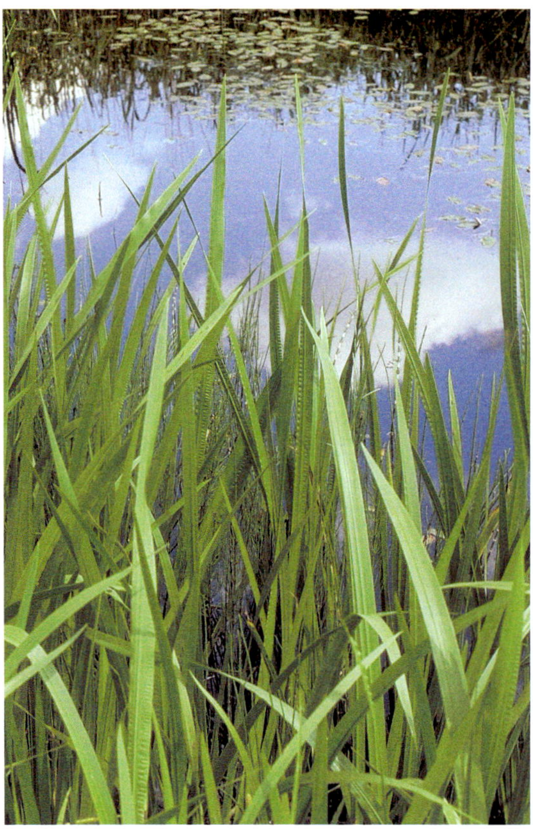

Kalmus ist ein traditioneller Bestandteil von Magenbittern und Klosterlikören. Foto: Margret Madejsky.

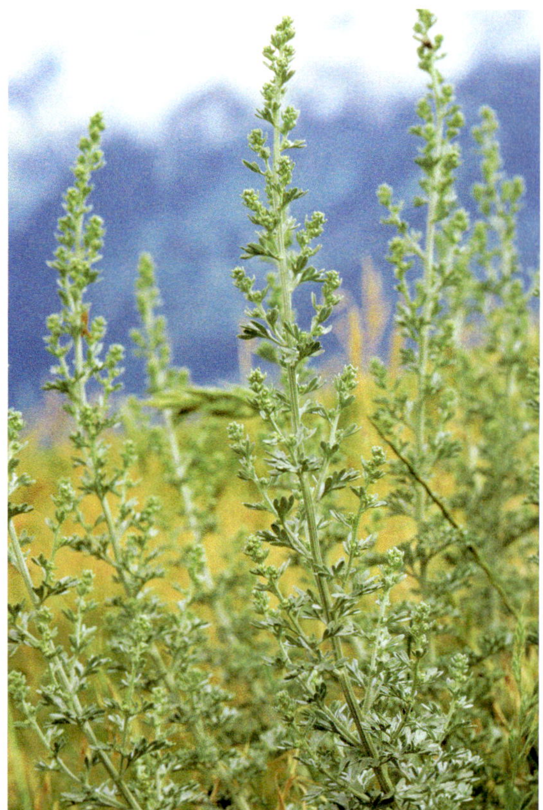

Der Wermut zählt zu den volksmedizinischen Magenstärkungsmitteln. Wegen der extremen Bitterkeit muss man das Kraut jedoch sehr vorsichtig dosieren oder in Form von Mischungen, z.B. als Bitterelixier, gebrauchen. Foto: Margret Madejsky.

Auswahl an Bitterelixieren im Handel

Bitterelixier (Hersteller)	Inhaltsstoffe	Anwendungsgebiete und Praxiserfahrungen
Amara-Pascoe (Tropfen; Pascoe)	Chinarinde, Enzianwurzel, Pomeranzen-schale, Zimtrinde	Bewährter Bitterkomplex zur Steigerung der Sekretion von Verdauungssäften, bei Altersmagen, bei Völlegefühl sowie bei Erschöpfungszuständen in der Rekonvaleszenz.
Amara-Tropfen (Tropfen; Weleda)	Wermut, Wegwarte, Tausendgüldenkraut, Meisterwurz, Schafgarbe, Enzian, Wacholdertriebe, Salbei, Löwenzahn	Bringt bei Appetitlosigkeit oder Völlegefühl die Verdauungssäfte ins Fließen. Ferner bei Sodbrennen, Fettunverträglichkeit oder bei Kostumstellung auf Reisen sowie als Begleitmittel bei Eisenmangelanämie, in der Rekonvaleszenz oder im Rahmen einer Darmsanierung.
Bénédictine (Likör; Bénédictine S.A.F-Fecamp, Normandie)	Geheimrezept enthält u.a. Enzian, Nelken, Zimt, Pfefferminze, Absinth, Galgant, Majoran, Thymian, Rhabarber, Lavendel, Safran	Eher mild schmeckender Kräuterlikör der Benediktiner, dessen Geheimrezeptur aus dem Jahr 1510 stammt. Wirkt als Digestif vor allem Blähungen, Sodbrennen und Völlegefühl entgegen.
Magentropfen Eremita (Tropfen; Engel-Apotheke, Einsiedeln)	Aloe, Chinarinde, Zimt, Gewürznelken, Orangenschalen, Safran, Sternanis, Wermut, Rathaniawurzel, Tausendgüldenkraut, Galgant, Sandelholz, Enzian, Baldrian, Myrrhe, Zitwerwurzel	100 Jahre altes Einsiedelner Magenbitterrezept, das bei Verdauungsbeschwerden mit Völlegefühl und Blähungen zum Einsatz kommt. Bei Bedarf ½–1 TL pur oder in etwas Wasser einnehmen, zur Appetitanregung 1 Stunde vor dem Essen.
Großer Schwedenbitter nach Maria Treben (Tropfen; Löwen-Apotheke, München)	Manna, venezianischer Theriak, Myrrhe, Zitwerwurzel, Diotöm, Terra sigulata, Ferrum, Enzian, Engelwurz, Eberwurz, Kampfer, Tormentill, Bibergeil, Lärchenschwamm, Safran, Muskatblüte, Kalmuswurzel, Muskatbohnen	Bewährtes Verdauungselixier, das sowohl bei Darmträgheit, Blähungen und Völlegefühl zum Einsatz kommt als auch zur Aufbaukur nach Durchfallerkrankungen, nach Antibiotikagaben, in der Rekonvaleszenz sowie bei Blutarmut oder als Begleitmittel zu Darmkuren bei Dysbiose.
Schwedenkräuter zum Ansetzen von Kräuterbitter (Kräuter-Mix; Abtswind)	Angelika-, Eber-, Rhabarber- und Zitwerwurzel, Wermut, Manna, Sennesblätter, Theriak, Myrrhe, Kampfer, Safran	Universell einsetzbarer Kräuterbitter bei Blähungen, Blutarmut, Darmträgheit, Fettunverträglichkeit, Völlegefühl usw. Wegen Rhabarber und Senna eher bei Verstopfungsneigung indiziert.
Schwedentrunk Elixier (Tropfen; Infirmarius-Rovit)	Angelika-, Baldrian- und Enzianwurzel, Kardamomsamen, Zimtrinde	Traditionsmittel zur Verdauungsförderung bei Völlegefühl und Blähungen oder nach verdorbenem Essen; ein Messbecher (10 ml) pur oder verdünnt.

Wermut (Artemisia absinthium; Kraut): Mond > Merkur > Jupiter/Sonne

Alte Abtreibungspflanze. Die silbrige Behaarung stellt den Bezug zu den Mondorganen her (Gehirn/Nerven, Schleimhäute von Gebärmutter und Magen-Darm). Die gelben Blüten zeigen die Leber-Galle-Wirkung an. Volksmedizinisch zur Magenstärkung, bei Verdauungsschwäche sowie zu Wurmkuren gebraucht. Sehr vorsichtig dosieren, da extrem bitter. Wichtig: Wegen des Gehalts an abortivem Thujon nicht in der Schwangerschaft gebrauchen!

»Kümmel ist eine Speise bei Windkrankheiten und keine Arznei, daher soll er als eine Speise gegeben werden. Die Gewürze und ähnliche Kräuter mehr haben die große Tugend, große Dinge bei vielen Krankheiten zu vollbringen, indem die Krankheiten auf diese Weise in ihrem Gestirn überwunden werden. Denn Kümmel ist ein Feind des Boreas (Nordwind) und bricht daher dessen Astrum.« (Paracelsus II/370)

Wie man die Winde überlistet

Zu Paracelsus' Zeiten ging man noch davon aus, dass die Winde im Himmel mit den Winden im Bauch zu tun haben, wobei jeder Windrichtung ein bestimmter Bereich im Bauch zugeordnet wurde. So findet sich Boreas, der Nordwind, im Oberbauch; Ost-, West- und Südwind ordnen sich wie auf einem Kompass im Bauchraum rund um den Nabel an.

Immerhin konnte uns eine Patientin den meteorologischen Einfluss auf ihre Blähungen tatsächlich bestätigen: »Bitte halten Sie mich nicht für verrückt – kein Arzt glaubt mir –, aber wenn es draußen stürmt, vor allem bei Nordwind, dann plagen mich die Winde im Bauch, dann platze ich fast.« In ihrem Fall handelte es sich um eine Schwäche der Bauchspeicheldrüse. Eine der ersten Heilpflanzen, an die man dabei denken sollte, ist der gewöhnliche Wiesenkümmel (Carum carvi), den bereits Hildegard von Bingen erwähnte: »Für den Menschen ist er gut und nützlich und gesund zu essen, auf welche Weise auch immer er gegessen wird«, schrieb die kräuterkundige Äbtissin in der *Physica*.

Auch die mittelalterlichen Kräuterbücher sind voll des Lobes, wenn es um die heilsamen Wirkungen des Kümmels auf den Darm geht. So führte Brunfels ihn in seinem *Contrafayt Kreuterbuch* von 1532 als Arznei gegen das Leibweh auf, und Hieronymus Bock wusste zu berichten: Er »zertheilet alle windigkeit im leib« und »Kümmel in öl gesotten/ unnd mit einem Clystier eingegossen/ist gut wider das Grimen und auffbläen des leibs« (1577/1964). Dem schloss sich Paracelsus an, der den Kümmel ebenfalls gegen Bauchgrimmen und Blähungen empfahl: »Aber Apium (= Sellerie) mit Kümmel gekocht und dann mit Wasser und Wein gesotten und aufgelegt, behebt jedes Grimmen des Bauches und Blähungen« (Paracelsus III/546).

Daraus geht u.a. hervor, dass Paracelsus den Kümmel sowohl innerlich als auch äußerlich anwandte, wie es eben heute noch Brauch ist. In der Kinderheilkunde hat sich der Kümmel für »Bauchkinder« als Bestandteil des Vier-Winde-Tees einen festen Platz erobert. Der Vier-Winde-Tee besteht zumeist aus den vier Brotgewürzen Anis, Fenchel, Kümmel und Koriander, die den vier Windrichtungen entsprechen. Um Bauchkrämpfe oder Blähkoliken zu lindern, bereitet man in ländlichen Gegenden manchmal noch eine Milchabkochung mit frisch zerquetschten Kümmelfrüchten zu (siehe Rezept Seite 230), während Erwachsene lieber auf Kräuterliköre oder Kümmelschnäpse zurückgreifen. Äußerlich nutzt man die krampflösende Wirkung beispielsweise in Form von öligen Einreibungen oder auch als Zäpfchen (siehe Tabelle Seite 231).

Obwohl der Kümmel auf eine jahrhundertealte Heiltradition in der Klostermedizin sowie in der Volksheilkunde zurückblickt, wird das weit verbreitete Doldengewächs mit den eigentümlich aromatisch-würzigen Früchten meist unterschätzt. Die im ätherischen Kümmelöl enthaltenen Wirkstoffe wirken nämlich nicht nur blähungswidrig, krampflösend und milchbildend – Forscher fanden heraus, dass der Kümmel sogar stärker pilzfeindlich ist als die üblichen Pilzmittel der Schulmedizin (z.B. Antimykotika wie Nystatin): »Für Kümmelöl ist eine beträchtliche fungizide Wirkung (vergleichsweise stärker als Nystatin) festgestellt worden« (M. Wichtl, 2002).

Nicht selten finden Darmpilzpatienten nach jahrelanger Anwendung schulmedizinischer Antimykotika den Weg in die Praxis und sind dann erstaunt, dass ein Allerweltsgewürz wie der Kümmel stärker als die vorangegangenen Nystatin-Kuren wirkt.

Doch einerseits sind Hefepilze wie Candida albicans gegen viele Antimykotika resistent geworden (sonst gäbe es schließlich nicht so viele Rückfälle), andererseits geht das Abtöten der Pilze oder das Hemmen des Pilzwachstums durch schulmedizinische Arzneien an den Erkrankungsursachen meist völlig vorbei. Pilze siedeln sich nämlich in der Regel nur auf vorgeschädigtem Gewebe an. Im

Darm kann es etwa nach Antibiotika oder durch falsche Ernährung (z.B. durch zu viel Süßigkeiten oder Fastfood, durch Konservierungsmittel oder Pestizide in der Nahrung sowie durch Fleisch von mit Antibiotika behandelten Tieren) zu einer solchen Vorschädigung kommen. Die Folge ist eine Fehlbesiedlung im Darm, die dem Pilz den Boden bereitet.

Der Kümmel gehört zu den Bodenheilern, also jenen Pflanzen, die sich auf übersäuerten und heruntergewirtschafteten Böden ansiedeln und diese langfristig heilen, indem sie beispielsweise den pH-Wert der Erde verbessern.

Zu den Bodenheilern zählen außerdem auch Kamille, Schafgarbe, Ehrenpreisarten oder Schachtelhalm. Man könnte diese Gewächse auch als Krankenschwestern der Mutter Erde bezeichnen, da die Wiederherstellung kranker Erde eine ihrer Aufgaben zu sein scheint. Glücklicherweise verbessern einige dieser Erdheilpflanzen auch das Milieu im menschlichen Darm und wirken einer Fehlbesiedlung entgegen.

Natürlich wäre es interessant, alle Bodenheiler, die ausgelaugte Ackerböden oder Brachwiesen besiedeln, eingehend zu studieren, denn unter ihnen finden sich zahlreiche Heilpflanzen, die auch dem fehlernährten und übersäuerten Menschen dienlich sein könnten.

Was den Wiesenkümmel angeht, so hat es sicherlich auch seine Bedeutung, dass er auf unseren Wiesen so reichlich vorkommt. Paracelsus bemerkte einmal, dass jedem Land die eigene Arznei erwächst. Daher liegt es nahe zu vermuten, dass ein besonders üppiges Heilpflanzenvorkommen durchaus einen großen Bedarf anzeigen könnte.

Dies bestätigt sich in der Praxis immer wieder, denn fast alle Patienten klagen doch mehr oder weniger über Blähungen – und der Kümmel wartet sozusagen nur darauf, von ihnen entdeckt und gebraucht zu werden.

Kümmelrezepte

Vier-Winde-Tee

Hauptbestandteile des Vier-Winde-Tees sind die vier Brotgewürze Anis, Fenchel, Koriander und Kümmel, die den vier Windrichtungen entsprechen. Alle vier zählen zur Pflanzenfamilie der Doldenblütler, die wegen ihrer luftigen Gestalt und ihrer stoffwechselaktivierenden Heilwirkung Merkur unterstellt sind. Aufgrund ihres Gehalts an ätherischen Ölen regen sie die Verdauung sowie die Milchbildung an, lindern Krämpfe der glatten Muskulatur und wirken Fäulnisprozessen im Darm entgegen.

Einst enthielt jedes Brot diese und andere Brotgewürze, weil man damit den Blähungen und Bauchkrämpfen entgegenwirken wollte, die der Verzehr von frischgebackenem Brot mit sich bringt. Heute würzt man mit den Brotgewürzen nur noch bestimmte Brotsorten (z.B. Vinschgauer), die dadurch bei Darmpilz oder Reizdarm zu Heilbroten werden. Außerdem bereitet man blähungswidrigen Säuglings- und Kindertee damit zu. Man sollte die ganzen Früchte und Samen im Mörser frisch zerquetschen, um eine hohe Wirkstoffausbeute zu erzielen.

Zubereitung: Anisfrüchte, Fenchelfrüchte, Kümmelfrüchte und Koriandersamen zu gleichen Teilen vermischen. Pro Tasse 1–2 TL frisch zerquetschte Früchte bzw. Samen heiß überbrühen, etwa 10 Minuten zugedeckt ziehen lassen, abseihen und eventuell im trinkwarmen Zustand mit etwas echtem Bienenhonig süßen. Zur Linderung von Bauchkrämpfen oder Blähkoliken wie auch zur Anregung der Milchbildung mehrere Tassen über den Tag verteilt trinken.

Kümmelmilch bei Blähkolik

Lange bevor man in unseren Breiten Tee gekocht hat, war das Sieden der Kräuter in Milch üblich. Die Germanen verwendeten für ihre Milchabkochungen jedoch Ziegenmilch, die weit verträglicher und sogar heilsamer als Kuhmilch ist. Dieser Tradition folgte auch Paracelsus und ließ die eine oder andere Heilpflanze in Milch kochen (z.B. Meisterwurz III/566).

Nach heutigem Wissensstand macht diese Zubereitungsart aus zwei Gründen Sinn: Zum einen werden durch Milch Pflanzeninhaltsstoffe (wie etwa Gerbstoffe oder Scharfstoffe) verträglicher, die sonst die empfindlichen Magenschleimhäute angreifen könnten. Dies dürfte der Grund sein, warum Paracelsus die scharf schmeckende Meisterwurz bei Husten in Milch sieden ließ oder warum das gerbstoffreiche Gänsefingerkraut gegen Bauchkrämpfe traditionell mit Milch zubereitet wird.

Der zweite Grund sind die Pflanzeninhaltsstoffe, z.B. ätherische Öle, die wegen ihrer Fettlöslichkeit gut in die Milch übergehen. Daher werden Milchabkochungen von Ätherisch-Öl-Drogen wie dem Fenchel seit unzähligen Jahrhunderten zu Heilzwecken zubereitet und sind bis heute in der Volksheilkunde eine beliebte Arzneiform, speziell für Kinder, denen man die gewürzte Milch mit etwas Bienenhonig noch schmackhafter machen kann.

Ähnlich, wie es beim Kümmel der Fall ist, wirken auch Fenchelfrüchte blähungswidrig und regen die Verdauungstätigkeit an und wurden daher schon in der Antike in Ziegenmilch gesotten. Die ätherischen Öle der Kümmelfrüchte lösen sich ebenso leicht in Milch, so dass man daraus eine blähungswidrige und krampflösende Arznei für Kinder und »Bauchmenschen« bereitet.

Zubereitung: 2 gehäufte TL Kümmelfrüchte im Mörser frisch zerquetschen und in etwa 200 ml Milch zum Kochen bringen. Auf kleiner Flamme und unter ständigem Umrühren etwa 3–5 Minuten lang köcheln. Dann die Kümmelmilch abgedeckt abkühlen lassen, durch ein Sieb abseihen und im trinkwarmen Zustand mit etwas echtem Bienenhonig süßen. Bei Blähkolik kann man bis zu 3 Tassen täglich schluckweise warm trinken.

»Ein ferneres Mittel gegen Kolik und Unterleibserkältung und selbst Blinddarm-Entzündung ist Kümmimilch. Kümmi wird zerquetscht, tüchtig in Milch gesotten, die Milch dann gut gesiebt und warm alle Stund dem Kranken eingegeben.« (Johann Künzle, 1935)

»Bei alten Leuten soll man ihn (Fenchel) häufig mit Melissa geben. Dies erhält sie frisch und gesund. Es schützt sie vor Fäulnis.« (Paracelsus III/560)

»Gegen Erbrechen soll Oleum anethinum (Dillöl) und Succus menthae (Pfefferminzsaft) verordnet werden.« (Paracelsus III/549)

Über die Windbehandlung mit Gewürzpflanzen

Natürlich nannte Paracelsus außer dem Kümmel noch einige andere Gartengewürze, mit denen sich die Windkrankheit behandeln lässt. Zum Beispiel schätzte er den Fenchel (Foeniculum vulgare), dessen Früchte wegen ihrer wohltuenden Wirkung auf Magen und Darm seit unzähligen Jahrhunderten als Tee zubereitet werden (siehe Vier-Winde-Tee). Das ursprünglich aus dem Mittelmeergebiet stammende Doldengewächs war, wie so viele Heilgewürze, die man seit frühester Zeit in den Klostergärten zog, bereits im 9. Jahrhundert von Abt Walahfried Strabo in seinem *Hortulus*, einem Gedicht über die Kräfte der Pflanzen, aufgeführt worden.

Späterhin lobte Hildegard von Bingen den Fenchel: »Und wie auch immer er gegessen wird, macht er den Menschen fröhlich und vermittelt ihm angenehme Wärme und guten Schweiß, und er verursacht gute Verdauung (...). Denn wer Fenchel oder seinen Samen täglich nüchtern isst, der vermindert den üblen Schleim oder die Fäulnisse in ihm, und er unterdrückt den üblen Geruch seines Atems, und er bringt seine Augen zu klarem Sehen« (1993).

Paracelsus führte gleich mehrere Fenchelrezepte auf, u.a. als Augenmittel für Greise sowie zur Anregung der Milchbildung. Leider ist nicht immer ganz klar, wann er die Fenchelfrüchte und wann er das Wurzelgemüse meinte, denn beides findet auf ähnliche Weise Verwendung. So wirken die Fenchelfrüchte – allein oder in Kombination mit Anis, Kümmel und Koriander als Vier-Winde-Tee getrunken – blähungswidrig, krampflösend und magenstärkend und sind daher ein beliebtes Heilmittel bei Bauchkoliken der Kinder. Dem Fenchel als Wurzelgemüse spricht man jedoch dieselben Wirkungen zu; dieser gilt daher als blähungswidrige Speise für Bauchkinder, für Magenempfindliche oder für stillende Mütter.

Auswahl an Firmenpräparaten mit Kümmel

Firmenpräparat (Hersteller)	Inhaltsstoffe	Anwendungsgebiete
Bolus alba comp. (Pulver; Wala)	Acorus calamus Ø, Anisi aeth., Acid. ars. D4, Abrotan. Ø, Carvi aeth., Carbo Bet., D1, Cham. Ø, Gentiana Ø, Geum urb. Ø	Bewährt bei Durchfällen und entzündlichen oder krampfartigen Magen-Darm-Beschwerden.
Carum carvi Ø (Tropfen; Weleda)	Urtinktur aus Kümmelfrüchten	Blähungswidrige und krampflösende Urtinktur, die sich auch in Darmmischungen einarbeiten lässt.
Carum carvi Kinderzäpfchen (Wala)	Carvi fruct. Belladonna D2, Chamom. Ø, Nicotina tabac. D4	Zur Krampflösung bei Blähkoliken oder anderen krampfartigen Verdauungsbeschwerden der Kinder.
Chelidonium Kapseln (Wala)	Anisi aeth., Berberis, Carvi aeth., Chelidonium, Cichorium, Colocynth., Menthae aeth., Leinöl, Rizinusöl, Weizenkeimöl, Lebertran	Bei Neigung zu Gallenfunktionsstörungen (nicht bei Gallensteinkolik!) und Stuhlverstopfung sowie bei Blähungen und krampfartigen Darmbeschwerden.
Melissenöl (Wala)	Ätherische Öle von Kümmel, Fenchel, Melisse und Origanum in fettem Öl gelöst	Bewährt zur krampflösenden Bauchmassage bei Blähkoliken der Säuglinge und Kleinkinder.
Oleum aethereum Carvi (z.B. Primavera oder Neumond)	Ätherisches Wiesenkümmelöl	2–3 Mal täglich 1–2 Tropfen auf Zucker lindern Blähkoliken und vertreiben Darmpilze. Achtung: Nicht für Allergiker oder Kinder geeignet!
Stilltee (Weleda)	Bockshornkleesamen, Anis-, Fenchel-, Kümmelfrüchte, Zitronenverbene	Zur Anregung der Milchbildung während der gesamten Stillzeit empfehlenswert.

Paracelsus bescheinigte dem Fenchel weitreichende Heilkräfte. Daher findet er sich gleich in drei Abführrezepten (III/410, 546); eines davon kann mit Hilfe einer Vinaigrette auch wohlschmeckend zubereitet werden: »Man soll junge (Brenn-) Nesseln kochen und Fenchel dazugeben. Dies soll man kalt werden lassen und wie Salat essen. Es macht weichen Stuhl« (III/539). An anderer Stelle empfiehlt er den Fenchel als Balsam für den Magen: »Wenn der Magen brennt, nützt Liquor foeniculi mit dem Saft von Plantago (Wegerich) verordnet« (III/560). In der Tat zählt der Fenchel bis heute neben der Kamille und der Pfefferminze zu den meistgebrauchten Magenheilpflanzen überhaupt. Pflanzenforscher konnten auch bestätigen, was die Alten schon wussten: Fenchelfrüchte wirken antiseptisch, schleim- und krampflösend, bringen die Verdauungssäfte ins Fließen und wirken anregend auf die Darmtätigkeit (M. Wichtl, 2002).

Paracelsus hielt auch viel vom Dill (Anethum graveolens), der schon lange vor seiner Zeit von Hippokrates und auch von Hildegard von Bingen gelobt wurde.

Abgesehen von der Windbehandlung gebrauchte Paracelsus den Dill beispielsweise zusammen mit Kamille und Wacholder als Klistier bei Koliken (II/478) sowie zur Magenstärkung: »Öl von Anethum stärkt den Magen. Man soll Galanga (Galgant) darin kochen, und dies soll getrunken werden. Es hilft bei Schmerzen des Magens, bei Aufstoßen und Sodbrennen etc. Es stillt das Erbrechen, Singultus (Schluckauf) und andere Schäden des Magens« (III 549). Außerdem empfahl er Dillöl gegen Mundgeruch: »Wenn jemand keine gute Verdauung des Magens hat und einen üblen Geruch aus dem Munde, stärkt das Öl von Anethum, wenn es warm getrunken wird, den Magen und vertreibt den üblen Geruch« (III/549).

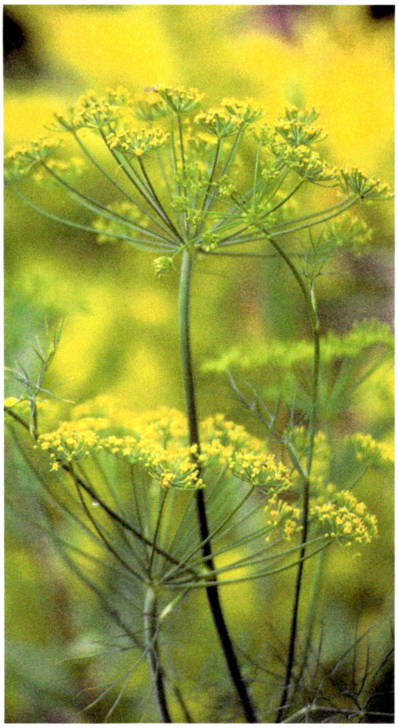

Bereits im Säuglingsalter verwendet man Fenchel als blähungswidriges Heilmittel – meistens zusammen mit Anis, Kümmel und Koriander, drei weiteren Doldenblütlern, die mit ihren Schirmblüten typische Signaturen des Elements Luft zeigen. Foto: Olaf Rippe.

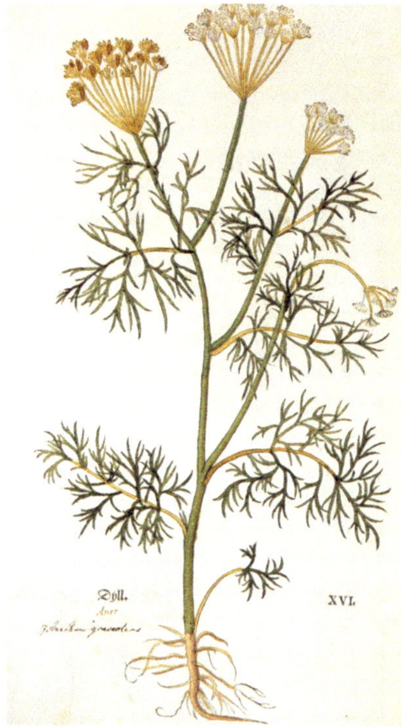

Magenleiden galten in alter Zeit oft als Verhexung. Als bewährtes Heilmittel bei Blähungen und chronischer Magenverstimmung verwendet man in der Volksmedizin vor allem den Dill – »da kann die Hex nit, wie sie will« (Volksweisheit). Kolorierter Holzschnitt aus dem Kräuterbuch des Leonhart Fuchs, 1543.

Als Magenheilmittel ist Dill ein wenig in Vergessenheit geraten, dafür findet man ihn in vielen Gärten und vor allem in jeder guten Küche. Einer seiner Beinamen lautet »Gurkenkraut«, weil die filigranen Blätter den Gurkensalat würzen. Am häufigsten findet man sie allerdings als Beigabe zu Fischgerichten, wobei ihr Einsatz hier keineswegs nur geschmackliche Gründe hat: Oftmals liegt Fisch viel zu lange und reist viel zu weit, bevor er auf dem Teller landet – daher gebraucht man zur Zubereitung nur die stärksten antimikrobiellen Gewürzpflanzen, z.B. Knoblauch, Oregano, Thymian oder eben Dill.

Wie so viele stark duftende Pflanzen hielt man einst auch den Dill für dämonenfeindlich. Dieser uralte Aberglaube spiegelt sich auch in dem Sprichwort wider: »Baldrian, Dost und Dill – da kann die Hex nit, wie sie will.« Zum einen machte man im Mittelalter noch Dämonen, Hexen oder Würmer für allerlei Unbill verantwortlich. Sie waren schuld, wenn die Milch versiegte oder die Speisen verdarben oder wenn Krankheit über den Menschen kam. Das lag bestimmt daran, dass die Heil- und Schutzkräfte stark duftender Kräuter wohl einfach nicht zu übersehen waren. Inzwischen kennt man eben viele Pflanzeninhaltsstoffe und deren antibiotische Kräfte. Doch dies lässt sich mit etwas Forscherdrang auch in der heimischen Küche erfahren: Speisen, die mit Dill, Knoblauch, Majoran, Oregano oder Thymian gewürzt wurden, verderben erfahrungsgemäß lange nicht so schnell wie ungewürzte Speisen.

Zum anderen weist das Sprichwort auf die nervenstärkenden Eigenschaften der genannten Pflanzen hin. Auf diesem Gebiet wird heute allerdings nur noch der Baldrian eingesetzt, der vielen als Beruhigungs- und Einschlafmittel bekannt ist. Dagegen sind Dost und Dill zu Unrecht in Vergessenheit geraten. Insbesondere der Dill zeigt seinen Bezug zu den Nerven in den filigran gefiederten Blättern, die einerseits eine Zuordnung zu Merkur erlauben, andererseits aber auch auf das nervöse Temperament derjenigen hindeuten, denen er als Heilpflanze dienen könnte.

Die feinnervige Blattsignatur deutet das Nervinum an. Als solches wurde Dill bereits von den Kräuterkundigen des Mittelalters gebraucht. Unter den Gartenkräutern wandte man insbesondere den Dill zur Beruhigung der Nerven sowie zur Triebdämpfung an, wie bei Hieronymus Bock zu lesen ist: »Dillsamen unnd die öberste gypfflein mit der blüet inn wasser oder Wein gesotten und gedruncken/bringet den Frawen die versigne Milch wider/stillet das Grimmen/zertheilet die wind im Bauch/wehret dem auffstossen Singultus genannt/ unnd dem Kotzen/treibet den Harn/dilget auß (stättigs genossen) die natürliche werck« (1577/ 1964). Unter den natürlichen oder auch ehelichen Werken verstand man einst den Beischlaf.

Außer den Gartengewürzen wie Kümmel und Dill nannte Paracelsus z.B. noch Mastix und Kardamom in einer Rezeptur gegen Blähungen und Bauchgrimmen (I/868). Diese Kombination klingt zunächst etwas befremdlich, da man solche Beschwerden doch auch allein mit heimischen Heilpflanzen und Gartenkräutern lindern könnte, z.B. mit Tee oder Alkoholextrakten aus Angelikawurzel, Kümmelfrüchten, Meisterwurz, Schafgarbenblüten oder Walnussblättern. Betrachtet man jedoch die Wirkstoffe der einzelnen Rezeptbestandteile, dann macht eine solche Zusammenstellung durchaus Sinn: Die Ätherisch-Öl-Drogen Dill, Kardamom und Kümmel zählen zu den sogenannten antimikrobiellen Karminativa (lat. *carminare* = reinigen), die durch ihre keimhemmenden Kräfte Fäulnisprozessen und somit auch einer Gasbildung im Darm entgegenwirken. Mastix wirkt – wie auch andere Harze – ebenfalls antibiotisch und darüber hinaus wundheilend, so dass sich die geschädigte Darmschleimhaut regenerieren kann.

Während Mastix heute nicht mehr so gebräuchlich ist, hat die Myrrhe wieder Einzug in die Behandlung von chronischen Darmerkrankungen wie Darmpilz und Reizdarm gehalten. Eines der bewährtesten Arzneimittel gegen Darmleiden dieser Art ist Myrrhinil Intest von Repha, das aus Kamille, Kaffeekohle und Myrrhe besteht. Ergänzt man diese giftbindende, pilzfeindliche und regenerierende Kombination beispielsweise durch einen klassischen Vier-Winde-Tee, dann lässt sich fast jeder Darmpilz innerhalb von wenigen Wochen auf ein Minimum reduzieren.

Nach einer solchen Darmreinigungskur sollte man jedoch langfristig die Darmflora wieder aufbauen (z.B. mit Symbioflor von Symbiopharm usw.) und das Darmmilieu durch eine Stärkung der Bauchspeicheldrüse stabilisieren (z.B. mit Metaharonga von Meta Fackler).

Wacholderbeeren gegen schlechten Magen

Bei Magen-Darm-Leiden fand nicht zuletzt auch der Wacholder (Juniperus communis) Beachtung bei Paracelsus. So führte er insbesondere die Wacholderschößlinge als Abführmittel (I/932) sowie als Kolikmittel auf (III/549). Ein anderes Mal taucht der Wacholder in einem Rezept zusammen mit Meisterwurz und Wolfsmilch auf, wobei die Abkochung vor der Einnahme mit warmem Wein vermengt werden sollte (II/477).

Aus heutiger Sicht mutet diese Kolikarznei allerdings eher wie eine Rosskur an, da sich hier die darmreizende Wirkung der Wolfsmilch mit der Schärfe der Meisterwurz und der Stärke des Wacholders vereint. Kindern, Schwangeren oder Schwerkranken darf man einen solchen Trank also auf keinen Fall verabreichen! Aber unter der Kolik verstand man in der Volksmedizin von einst auch lebensbedrohliche Zustände, die mit Bauchschmerzen, Erbrechen und Stuhlverstopfung einhergingen. Heute hätte man bei diesen Symptomen Verdacht auf einen Darmverschluss (Ileus) und würde den Patienten im Zweifelsfall sogar ins Krankenhaus einweisen. Zur Zeit des Paracelsus blieb nur das Purgieren als Mittel der Wahl; alle Bestandteile der Rezeptur dienten daher dem Zweck, die Verdauung wieder in Gang zu setzen – und zwar in die richtige Richtung.

Empfehlenswerter erscheint eine Rezeptur zur Herstellung einer »Latwerge für den Magen«, die

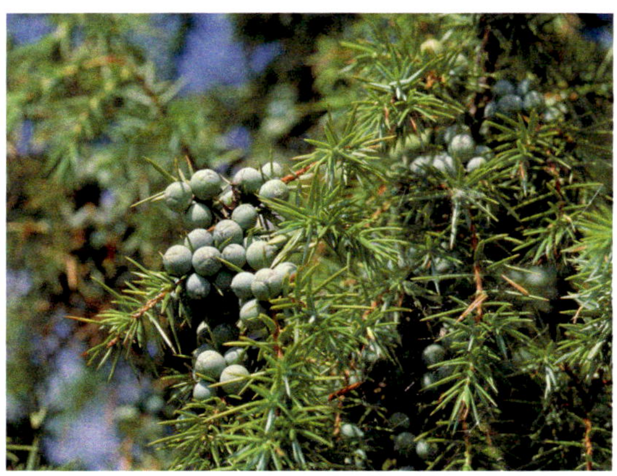

Paracelsus schätzte den Wacholder als Abführmittel, Kolikarznei sowie zur allgemeinen Stärkung der Verdauung. Vor allem die Beeren eignen sich zu Magenkuren. Foto: Olaf Rippe.

ähnlich wie ein Sirup eingekocht wird (siehe unten). Bei Magenbeschwerden fand der Wacholder nämlich schon vor vielen Jahrhunderten Anwendung. Zum Beispiel schrieb Leonard Fuchs in seinem *Kreüterbuch* von 1543: »Die (Weckholder-)beer seind dem magen gut/dan sie krefftigen und stercken selbigen« (1964).

Man kann sagen, dass jeder, der etwas auf die Volksmedizin hielt, Paracelsus eingeschlossen, über dieses Wissen verfügte und dieser Heiltradition folgte, die sich bis in unsere Zeit hinein erhalten hat. Einer der eifrigen Verfechter volksmedizinischer Rezepte war auch der Wasser- und Kräuterpfarrer Johann Sebastian Kneipp, der im Zusammenhang mit dem Wacholder häufig genannt wird. Von ihm soll eine recht einfach durchführbare Magenkur stammen – die Wacholderbeerenkur: Am ersten Tag nimmt man fünf Wacholderbeeren zu sich, die man sehr gründlich kaut und schließlich mit einem Glas Wasser herunterspült. Am zweiten Tag kaut man bereits sechs Beeren, am dritten sieben, und so fährt man fort, bis man 15 Wacholderbeeren erreicht hat. Dann zählt man rückwärts, bis man wieder bei fünf Beeren angelangt ist. Die insgesamt drei Wochen dauernde Kur wird von Kräuterkennern im gesamten Alpenraum und überall dort gelobt, wo der Wacholder vorkommt.

Weil der Wacholder ätherisches Öl wie auch andere Stoffe enthält, die antiseptisch wirken, sind Wacholderbeeren keineswegs nur bei Verdauungsschwäche mit Aufstoßen, Sodbrennen oder Völlegefühl anzuraten (Hänsel/Hölzl, 1996); Paracelsus nannte diese Zustände übrigens auch »Tartarus im Magen«. Wacholder gehört zu den stark antimikrobiellen Heilpflanzen, die von Kräuterkundigen bereits vor Jahrhunderten gegen Pest und Typhus gebraucht wurden. Gerhard Madaus berichtet über den Wacholderextrakt: »Eigene Versuche in meinem biologischen Laboratorium ergaben, dass er desinfizierend wirkt. Auch besonders resistente Bazillen, wie Coli, wurden noch abgetötet« (1938/1987).

Zu den besonders resistenten Magenbakterien gehört inzwischen der Campylobacter pylori. Das Bakterium wird u.a. mit chronischer Magenschleimhautentzündung sowie mit Magen- und Dünndarmgeschwüren in Verbindung gebracht. Nicht selten versuchen Ärzte, es mit Antibiotika zu bekämpfen, was den Schleimhäuten von Magen und Darm schadet und diese wiederum anfälliger für eine Fehlbesiedelung macht. Doch dieses Bakterium lässt sich durch antibiotische Pflanzenwirkstoffe genauso im Wachstum hemmen wie andere Bakterien auch, so dass hier eine Wacholderbeerenkur durchaus erfolgreich sein kann! Neben dem Wacholder kommen zur Bekämpfung des Campylobacter auch Ehrenpreis, Johanniskraut, Schafgarbe oder Süßholz (Arzneilakritze aus dem Kräuterhandel) in Frage.

Wacholderbeeren zur Magenstärkung

»Wegen der Krankheit des Magens sollt Ihr immer nach dem Essen morgens und abends die Latwerge einnehmen, eine halbe Baumnuß (= Walnuss) groß, und nachher nichts mehr essen. Dies soll 2 Monate lang getan werden. (...)
Die Latwerge für den Magen.

Nehmet ein Pfund Wacholderbeeren, siedet sie zwei Stunden lang in Wasser, hernach seihet es durch ein Tuch durch, damit die Hülsen und Kernlein zurückbleiben. Zu dem, was durchgegangen ist, nehmet ebensoviel Zucker, mischet es durcheinander und füget folgende gestoßene Gewürze hinzu: Ingwer 2 Lot (30 g), Kalmus ½ Lot (7,5 g), Macis ½ Lot (7,5 g), Kubeben 1 Quint (4,3 g). Darnach stellet es in einem verschlossenen Glase für einen Monat an die Sonne und gebrauchet es dann, wie es oben steht. Das wird Euch den Magen gesund machen.« (Paracelsus II/462)

Im Jahr 1535 gab Paracelsus einem gewissen Adam Reyßner, dem Stadtschreiber von Mündelheim, genaue Anweisungen, wie dieser seine Gesundheit wiederherstellen sollte. Bis dahin war der arme Mann ständig krank gewesen. Paracelsus warnte ihn u.a. vor Gewürzen und Wein sowie vor Knoblauch, Senf, Essig und Gebratenem – was bei Magenleiden immer noch Gültigkeit hat. Ferner riet er ihm von Aderlässen und Abführmitteln ab. Das einzige Abführmittel, das er jedoch nur einmalig im Mai gebrauchen sollte, waren Holundertriebe, die er mit Zucker einnehmen sollte. Außerdem riet Paracelsus dem Stadtschreiber, einen Trank für das Gehirn herzustellen, der u.a. Nelkenwurz, Kalmus, Majoran, Augentrost und

Holunderblüten enthielt. Schließlich empfahl er ihm die »Latwerge für den Magen«. Paracelsus versprach ihm, dass er sechs Jahre lang keinen Arzt mehr brauche, wenn er seinem Rat folgte. Adam Reyßner tat wie ihm geheißen und erfreute sich von da an einer dauerhaften Gesundheit und wurde laut Berichten über 70 Jahre alt (vergleiche Aschners Anmerkungen an den Leser; II/462).

»Wenn man die Verstopfung des Lebensgeistes beheben will, muss man den Lebensgeist warm erhalten, damit er in der Hitze stark sei. Er soll diaphoretisch (schweißtreibend) gemacht werden, in seinem Wesen immer brennen und in Hitze leben. Dies geschieht durch das Rezept: Rec. Croci (Safran), Zinziberis (Ingwer), Theriacae (Theriak).« (Paracelsus I/628)

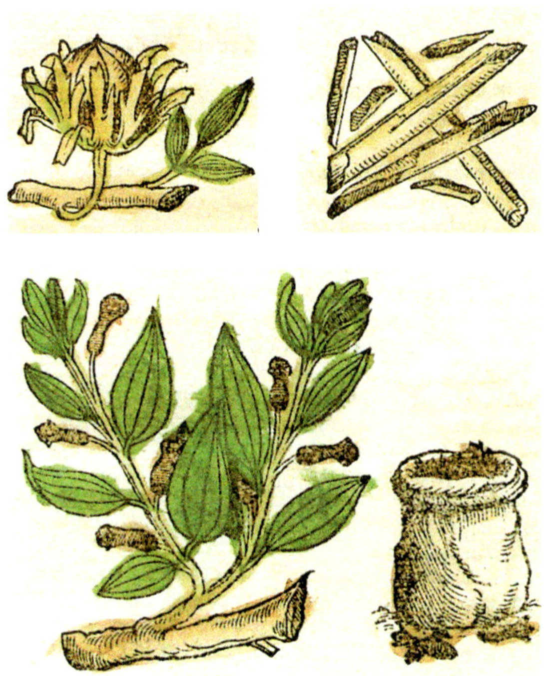

Exotische Gewürze verwendete Paracelsus vor allem wegen ihrer erwärmenden Wirkung auf die innere Alchimie. Muskatnuss, Zimt und Gewürznelke (negelin) aus dem Kräuterbuch des Adam Lonitzer, 1557.

Exotische Gewürze bei Paracelsus

Obwohl Paracelsus der Überzeugung war, dass jedem Land seine eigene Krankheit, seine eigene Arznei und sein eigener Arzt erwachse (III/492), gebrauchte er doch erstaunlich viele exotische Heilpflanzen. Bei der Behandlung von Magen-Darm-Erkrankungen wollte er jedenfalls weder auf Harze wie Mastix oder Myrrhe noch auf Koloquinten oder gar auf exotische Gewürze verzichten. Lobend äußerte er sich etwa über Ingwer, Kardamom, Muskatnuss, Pfeffer, Safran oder Zimt, mit denen seinerzeit reger Handel betrieben wurde. Eine Armeleutemedizin war dies jedoch nicht, denn die aufwendige Ernte, die weiten Transportwege und nicht zuletzt auch die Gewürzhändler verschlangen Unsummen – aus demselben Grund ist z.B. ja auch Safran bis heute das teuerste Gewürz der Welt geblieben.

Trotzdem könnte es noch einen anderen Grund dafür gegeben haben, weshalb sich Paracelsus über seine eigenen Regeln hinwegsetzte: Seinerzeit reisten die Krankheiten mit den Händlern oder Pilgern zu Land wie auf dem Seeweg um den Erdball – und die Arzneien auf denselben Wegen gleich mit. Gegen eine eingeschleppte Erkrankung wie die Pest oder Syphilis waren im eigenen Land eben noch keine Arzneien und auch keine Ärzte »gewachsen«, so dass es nahe lag, die neuen Arzneien aus der Neuen Welt zu erproben.

Die Heilkräfte der exotischen Gewürze überzeugten schließlich auch Paracelsus, der sie auf vielfältige Weise nutzte. Eine seine Lieblingsarzneien für den Magen war etwa der Galgant (Alpinia officinarum), der bereits von Hildegard von Bingen zur Herzkräftigung gepriesen wurde. In der modernen Hildegard-Medizin wird der Galgantwein daher vor allem von älteren Leuten rege gebraucht. Wie sein Verwandter, der Ingwer, hat auch der Galgant ein erwärmendes Wesen und diente Paracelsus zur Behebung des »Tartarus des Magens« (II/458). Darunter verstand er den altersbedingten Prozess des Erkaltens und Erstarrens, der auch die Verdauungsfunktionen einschließt; speziell im Magen umfasst der Tartarus auch Sodbrennen und Verdauungsträgheit (»Stein im Magen«). Im Rahmen der Alterung kommt es zu einer Magenschwäche, die sich vor allem durch Völlegefühl äußert. Außerdem zählen die tartarischen Erkrankungen zu den typischen Altersgebrechen – nicht wenige ältere Menschen leiden unter einer chronisch-atrophischen Korpus-

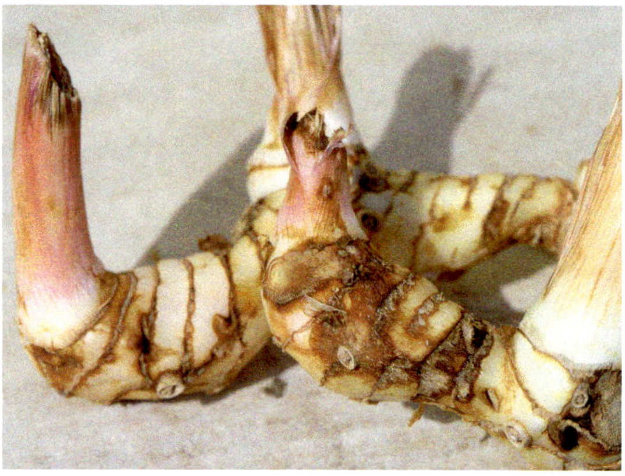

In der galenischen Medizin untersteht Galgant dem Element Feuer im dritten Grad. Mit seiner Schärfe zeigt er auch deutlich sulfurische Eigenschaften. Foto: Olaf Rippe.

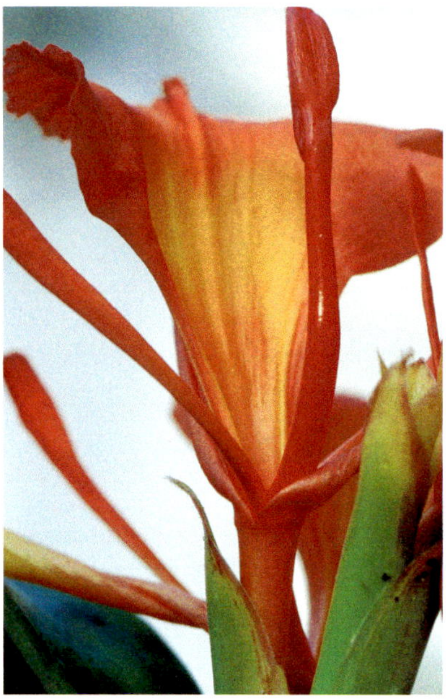

Galgant verwendete Paracelsus als Zutat zu Lebenselixieren und beim »Magentartarus« (Stein im Magen). Foto: Olaf Rippe.

gastritis, die mit einer verminderten Magensaftbildung und einem daraus resultierenden Vitamin-B_{12}-Mangel einhergeht.

Der Galgant wurde auch von Paracelsus zur Magenstärkung gebraucht und wird heute noch auf vielfältige Weise zur Anregung der Verdauung verordnet. So findet sich das Wurzelpulver in vielen Currymischungen und in manchen Bitterelixieren (z.B. Bénédictine oder Magentropfen Eremita, siehe Seite 227). Doch der Galgant ist nicht nur appetitanregend und verdauungsfördernd: Er enthält auch antiseptisches Eugenol, was die Anwendung bei bakterieller Gastritis rechtfertigen würde. Paracelsus lobte den Galgant außerdem bei Magenschmerzen mit Mastix (III/216) und bei Aufstoßen mit Raute: »Wenn Aufstoßen des Morgens da ist, soll man Ruta (Weinraute) mit Galanga in Wein verordnen« (III/544).

Der nah verwandte Ingwer (Zingiber officinale) erfreute sich derselben Wertschätzung wie Galgant, denn auch er enthält Scharfstoffe, die ihn zu einem erwärmenden Gewürz machen. Paracelsus führte ihn daher u.a. in einer Rezeptur auf, die »den Lebensgeist warm erhalten« sollte (I/628), und nannte ihn mehrfach als schweißtreibendes Mittel (I/643, III/62, III/66). Man könnte auch sagen, dass der Ingwer ein heilsames Gewürz gegen die mangelnde Lebenswärme ist. Diese geht aber nicht nur mit ständigem Frösteln oder Kränkeln einher, sondern äußert sich auch durch Erkalten und Erlahmen der Verdauung sowie der Sexualkraft (Frigidität leitet sich vom lat. *frigidus*, »kalt«, her). Will man also die Bauch- und Beckenorgane sowie die Lebensgeister anfeuern, dann sollte man Ingwer reichlich gebrauchen.

Eine einfache und besonders schmackhafte Anwendung ist beispielsweise der Ingwerdekokt: Dazu nimmt man je nach Schärfetoleranz 1–2 TL frisch geschälte und fein zerkleinerte Ingwerwurzel und kocht diese in ¼ l Wasser einige Minuten lang; dann lässt man das Ganze zugedeckt und mengt im trinkwarmen Zustand den Saft von ½ frisch gepressten Zitrone sowie 1 TL echten Bienenhonig bei.

Interessant ist auch, dass Paracelsus den Ingwer ganz im Sinne der Homöopathie als Fiebermittel gebrauchte (III/442), denn was Wärme zu erzeugen vermag, kann nach der Ähnlichkeitsregel auch fieberhafte Zustände heilen. Ebenso homöopathisch ist der Einsatz von Pfeffer (Piper longum und P. nigrum) gegen Sodbrennen, da hier ein scharfes und erhitzendes Gewürz gegen ein brennendes Leiden ins Feld geführt wird: »Jene, die viel Pfeffer oder viel Gewürz essen, wie es in Böhmen geschieht, leiden nicht an Sodbrennen« (I/819). Allerdings erfordert eine solche Vorgehensweise ein gutes Gespür für die Dosis, da magenempfindliche Menschen auch auf überwürzte Speisen Beschwerden bekommen. Für Paracelsus war der Pfeffer mit seiner erhitzenden Kraft ebenfalls ein antitartarisches Magenmittel, was bedeutet, dass es der Anregung der »inneren Alchimie« dient und wiederum Lebenswärme zuführt, z.B. in Form von Aqua vitae (II/93).

Wie die meisten Scharfstoffpflanzen spricht man auch dem Pfeffer eine aphrodisierende Wirkung zu. In Portugal jedenfalls zwinkern einem die Marktweiber zu, wenn man Chiliketten oder -pasten (Piri Piri) kauft, da die so gewürzten Speisen für gewöhnlich mehr als nur die Lebensgeister wecken. Vielleicht empfahl Paracelsus auch deswegen Kubebe (Piper cubeba); zur Stärkung der Verdauung im Magen sowie gegen Infektionen durch die Luft sollte man seiner Meinung nach aus Galgant, Muskatblüte und Kubebe ein Salz herstellen, über das er schreibt: »Auch Greise sollen es wegen eines langen Lebens gebrauchen« (III/207).

Von den zahlreichen Heilpflanzen zur Magenstärkung, die Paracelsus erwähnte, seien hier wenigstens noch zwei aufgeführt: Muskatnuss (Myristica fragrans) und Nelke (Eugenia caryophyllus). Die Muskatnuss hat sich als Gewürz für Gemüse- und Kohlgerichte einen festen Platz in der Küche erobert und als Bestandteil von Klosterfrau Melissengeist sowie anderer Lebenswässer gewissen Ruhm erlangt. Paracelsus sprach ihr zwei völlig gegensätzliche Heilwirkungen zu: Einerseits nutzte er die Muskatnuss als brechreizerregendes Mittel (III/409), andererseits gebrauchte er sie gegen die Seekrankheit (III/537). Beides widerspricht sich nicht, denn in kleinen Dosen beruhigt die Muskatnuss die Magensäfte, in großen Dosen – also je nach Empfindsamkeit ab einem Teelöffelchen aufwärts – verursacht sie jedoch einen rauschähnlichen Zustand mit Schwindel, Übelkeit und Erbrechen.

Die brechreizerregende Wirkung nutzte man einst zu Heilzwecken, um Leiden oberhalb des Zwerchfells zu entgiften; im Gegensatz dazu führte man die Leiden unterhalb des Zwerchfells nach unten ab (z.B. Blähungen) – diese Regel soll übrigens von Hippokrates stammen. Möglicherweise nannte Paracelsus die Muskatnuss aus ebendiesem Grund ein »Laxativum des Herzens« (III/456). Bei Manie riet er dagegen zu einer Einreibung der Schläfen und der Stirn mit einer Mischung aus Muskatöl und Kampferöl. Immerhin wird Nux moschata in der Homöopathie immer noch bei Hysterie verordnet.

Nicht zuletzt führte Paracelsus auch die Gewürznelke *(caryophyllos)* gegen den Altersmagen ins Gefecht (II/458) und empfahl sie als Stärkungsmittel für die Verdauung (III/409). Insbesondere lobte

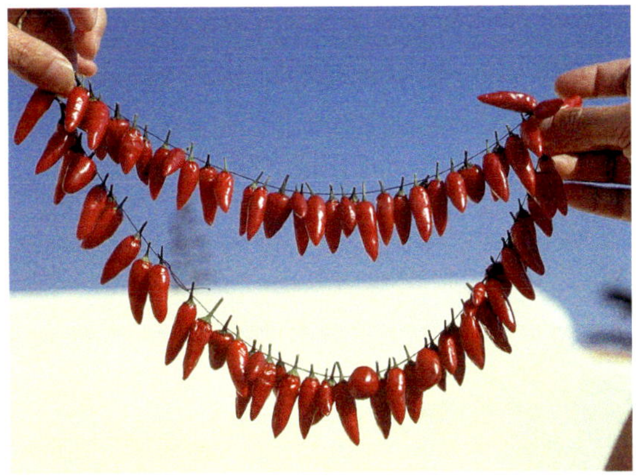

Mit seiner roten Farbe und seiner extremen Schärfe zeigt der Chilipfeffer deutlich seine sulfurischen Eigenschaften, die für eine gute Verdauung unverzichtbar sind. Foto: Olaf Rippe.

er jedoch die Heilkräfte der Gewürze bei Schwächung durch Abführmittelmissbrauch (III/455): »Im zweiten Grade stärke (nach Schwächung durch Laxativa) mit Zimt, Caryophyllos, Zedoaria, Calamus aromaticus (Kalmus), Ingwer und ähnlichen Dingen. Im dritten Grade durch Muskatnuss, das Blatt von Indus (nach Aschner: Flos Indicus = Tunisblume) und durch die Körner von Juniperus (Wacholderbeeren).«

Zusammenfassend kann gesagt werden, dass die exotischen Gewürze durch ihre gespeicherten Sonnenkräfte allesamt Wärme in den unteren Menschen bringen, die Verdauung anfeuern und somit im Sinne des Paracelsus den Lebensgeist warm halten.

Natürlich tragen auch einige der in Mitteleuropa heimischen Gewächse das Sonnenfeuer in sich – man denke nur an die Angelikawurzel (Angelica archangelica) oder an die Meisterwurz (Imperatoria ostruthium), die in der Volksmedizin nicht umsonst so hohes Ansehen genießen. Aber die Heilpflanzen der gemäßigten Zonen können allein aus klimatischen Gründen nicht ganz so viel Sonnenlicht und Wärme in sich speichern. Daher wirken sie auch nicht in dem Maße balsamisch und erhitzend wie orientalischer Safran, Ceylon-Zimt oder die Ingwergewächse Indiens. Eben weil diese in ihrer balsamischen und sonnigen Tugend unersetzbar sind, findet man sie oft neben heimischen Vielheilern wie Angelikawurzel oder Kümmel in Bitterelixieren oder Lebenswässern.

Exotische Gewürze bei Paracelsus und heute

Gewürz (Stammpflanze; verwendeter Teil)	Bedeutung bei Paracelsus	Wirkung und Anwendung heute
Galgant Alpinia officinarum; Ingwergewächs, Rhizom	Bestandteil des Winterweins (II/479) und Magenmittel des Paracelsus. Besonders zur Magenstärkung (II/458, III/482, 553), bei Magenschmerz, Aufstoßen und Sodbrennen (III/216, 549). Von Hildegard als Herz und Magen stärkendes Gewürz empfohlen.	Appetitanregendes Gewürz, Bestandteil von Currymischungen und Magenlikören. Enthält Scharfstoffe (u.a. Gingerole) und ätherisches Öl mit antiseptischem Eugenol. Galgant wirkt durch Hemmung der Prostaglandinsynthese entzündungswidrig.
Gewürznelken Eugenia caryophyllus = Syzygium aromaticum; Myrtengewächs, Blütenknospen und Früchte	Bestandteil des Aqua vitae (II/91) und eines Specificum Odoriferum (III/65). Außerdem als schmerzlindernde Gebärmutterarznei erwähnt (III/209). Ferner zur Verhütung des Tartarus im Magen (III/485) und als Stärkungsmittel nach Abführmitteln (III/455). Paracelsus kannte die antiseptische Wirkung: »Nelkenöl konserviert das Bier« (III/238).	Wegen der antiseptischen Kräfte bereits im alten China als Desinfiziens genutzt. Ätherisches Nelkenöl enthält desinfizierendes und lokalanästhetisches Eugenol. Daher rege in der Zahnheilkunde gebraucht, z.B. in Mundwässern, mit Zinkoxid in provisorischer Zahnfüllmasse sowie zur Desinfektion von Wurzelkanälen. Eugenol hemmt die Prostaglandinsynthese.
Ingwer Zingiber officinale; Ingwergewächs, Rhizom	Paracelsus lobte die schweißtreibende und den Lebensgeist erwärmende Wirkung (I/628, III/62 und 66). Daher als Bestandteil eines Aqua Vitae (II/91) und des Winterweins (II/479), als Schutz vor der Pest (I/725), als Fiebermittel (I/1003, III/442) und zur Magenstärkung (II/462) gebraucht.	Beliebtes Fischgewürz und Bestandteil von Currymischungen. Enthält Scharfstoffe (u.a. Gingerole), daher bei Lungen- und Dickdarmleiden sowie als Aphrodisiakum verwendet. Wirkt brechreizlindernd bei Reisekrankheit (2 g) und schweißtreibend bei Erkältungskrankheiten.
Kardamom Elletaria cardamomum = Amomum cardamomum; Ingwergewächs, Frucht	Wegen der erwärmenden Kräfte (III/437, 463, 489, IV/604) Bestandteil einer schweißtreibenden Rezeptur (III/66). Ferner zur Magenstärkung (II/458) und bei Blähungen (I/868) empfohlen.	Edles Gewürz für Backwaren (Brot, Lebkuchen, Spekulatius etc.) und Bestandteil mancher Currymischungen. Schmeckt erwärmend und kampferartig, wirkt blähungswidrig und verdauungsfördernd.
Kubebe Piper cubeba; Pfeffergewächs, Früchte	Als erwärmendes Gewürz (III/437, 489) Bestandteil eines Aqua Vitae (II/91) und einer Magenrezeptur (II/463). Von Paracelsus als lebensverlängerndes Mittel für Greise empfohlen (III/207).	Mild-scharfes und erwärmendes Gewürz mit antiseptischer, verdauungsfördernder und harntreibender Wirkung. In der traditionellen chinesischen Medizin als schleimlösendes Hustenmittel verwendet.
Muskatnuss Myristica fragrans; Muskatnussbaumgewächs, Samen	Bestandteil eines Aqua Vitae (II/91) und einer brechreizerregenden Rezeptur (III/409) sowie in Essig gegen Pestgifte (I/671). Ferner bei Gelbsucht (I/948), Manie (II/64), Gebärmutterleiden (III/209) und Seekrankheit (III/537) angewandt. In der Hildegard-Medizin als herzerfreuendes und sinnebelebendes Gewürz (Freudenkekse) bekannt.	Beliebtes Gewürz für Kohl, Gemüse usw., Bestandteil von Melissengeist. Enthält ätherisches Öl mit Pinien, Eugenol, Myristicin. Wirkt krampflösend, blähungswidrig und magen- und nervenstärkend. In größeren Dosen (2–3 Nüsse) eher unangenehm berauschend bis brechreizerregend. In der Homöopathie als Nervinum bei Hysterie.
Pfeffer Piper nigrum; Pfeffergewächs, Früchte	Verhütet laut Paracelsus Sodbrennen (I/819). Bestandteil eines Aqua vitae (II/93) sowie einer schweißtreibenden Rezeptur (III/66) und als Schläfeneinreibung bei Sepsis (I/1003), »merkurialischem« Zittern (II/434) sowie gegen Schlaganfall (III/460) und Lähmung (III/423). Ferner zur Einreibung bei Gelenkschmerzen (III/538) und Geschwüren (III/563) empfohlen.	Meistverwendetes Gewürz, regt Appetit, Speichelfluss und Verdauung an. Der scharfe Geschmack kommt von Piperin, das durch Hemmung der Prostaglandinsynthese antiphlogistisch wirkt. Ferner wirkt Pfeffer lokalanästhetisch. Die Scharfstoffe erregen außerdem die Wärmerezeptoren, so dass Pfeffer erhitzt und den Schweiß austreibt.

Gewürz (Stammpflanze; verwendeter Teil)	Bedeutung bei Paracelsus	Wirkung und Anwendung heute
Safran Crocus sativus; Schwertliliengewächs, Blütennarben	Lieblingsgewürz des Paracelsus. Zusatz zu einem lebensverlängernden Elixier (III/116) und Arcanum gegen Trauer (III/466) und Kummer (III/66). Ferner zur Herzstärkung (I/629) und bei Gelbsucht (I/940, 944, 948, III/537) verwendet.	Teuerstes Gewürz der Welt. Safran wird zum Gelbfärben von Reis und Süßspeisen gebraucht und ist Bestandteil edler Currymischungen. Der Farbstoff Crocin wirkt mild aphrodisierend und stimmungsaufhellend bis berauschend.
Zimt Cinnamomum zeylandicum, C. cassia u.a.; sonnengetrocknete Rinde	Wegen der erhitzenden Kraft Bestandteil des Aqua Vitae (II/91) und des Winterweins (II/479). Zur Magenstärkung (II/458) verwendet, auch nach Abführmitteln (III/455). Ferner als Pestprophylaxe für Wanderer (III/541) sowie als Sedativum (II/60, III/554) angeraten.	Bestandteil von Currymischungen, Gewürz für Glühwein und Süßspeisen mit blutzuckersenkender Wirkung. Zimtaldehyde wirken stark antibiotisch, daher empfehlenswert bei Darmpilz und Dysbiose, ferner bei Erkältungen, zur Nervenstärkung und als Aphrodisiakum.

»Auch Ostritium (Meisterwurz), Angelica (Angelikawurzel) und Ligustica (Liebstöckel) haben dieselben Tugenden.« (Paracelsus III/565)

Liebesgewürz und Todestrank: Doldenblütler bei Paracelsus

Die Pflanzenfamilie der Doldengewächse (Apiaceae) umfasst mehr als 2600 Arten. Ihr entstammen Gartengewürze wie die Petersilie, Heilwurzeln wie Bibernelle und Meisterwurz, Nahrungspflanzen wie Möhre und Pastinak, Räucherstoffe wie der Teufelsdreck und mit dem Schierling sogar eine der giftigsten heimischen Pflanzen. Die Gestaltenvielfalt reicht dabei von der stattlichen Erzengelwurz, die zuweilen eine Höhe von drei Metern erreicht, bis hin zum unscheinbaren Sanikel, der sich im Schatten unserer Wälder verbirgt.

Obwohl diese Familie stark variiert, haben doch alle Doldenblütler eines gemein: Sie tragen flache, halbkugelige oder kugelige Doldenblüten, die sich aus etlichen Strahlenbüscheln zusammensetzen, so dass sie wie kleine Feuerwerke anmuten, die während der Blütezeit aus Beeten, Wald und Wiesen aufleuchten. Die Dolden erinnern auch ein wenig an einen Sternenhaufen oder an eine nach allen Seiten gerichtete Antenne, die kosmische Energien aufnimmt.

Von den Elementen dominiert zunächst sichtbar die Luft. Die gefiederten Blätter scheinen mehr zu schweben, als von der Pflanze getragen zu werden. Hier reicht die Formenvielfalt wiederum vom grob gefurchten Blatt des Bärenklau über das edel gezähnte Blatt der Angelika und die schmetterlingsartigen Blätter der Bibernelle bis hin zu den filigran gefiederten Blättern des Dill.

Luftig ist bei den Doldenblütlern oft auch der Stengel, denn dieser ist z.B. bei der Angelika und beim Schierling hohl, beim Wasserschierling ist dagegen die Wurzel luftig gekammert (beide Schierlingarten sind extrem giftig, was wiederum typisch für das Element Luft ist). An der Dominanz des Luftelements erkennt man auch die stoffwechselanregende Potenz, die den Vertretern dieser Pflanzenfamilie innewohnt; einige von diesen sind als Bestandteil von Heilkräuterschnäpsen, Lebenselixieren oder Magenbittern beliebt.

Was andere Sommerblüher in Duft und Farbe legen, findet bei den Doldengewächsen im Geschmack Ausdruck, der vom krautigen Kerbel über die süßlichen Vertreter wie Möhre und Süßdolde oder den würzigen Koriander bis hin zur scharfen Meisterwurz reicht. Dadurch zeigt diese Familie auch ihren Angriffspunkt im menschlichen Körper: den Verdauungsapparat. Kein Wunder, dass die Heilkräfte der Doldenblütler vom Mund bis zum Dickdarm reichen; z.B. betäubt Angelikasaft lokal und heißt daher Zahnwurz, während die Meisterwurz aufgrund ihrer Schärfe insbesondere auf den Dickdarm wirkt.

Nicht umsonst konnten einige von ihnen als Gewürze Backstube und Küche erobern – man denke

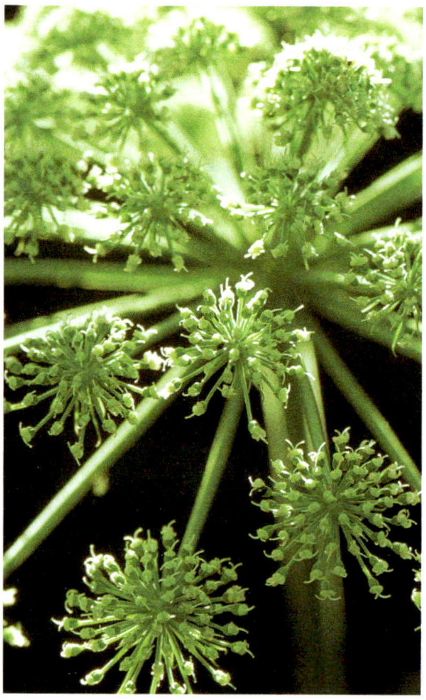

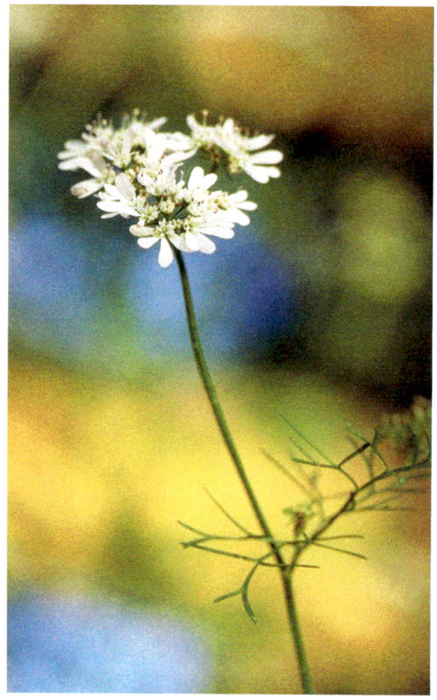

Der strahlige Aufbau einer Doldenblüte fängt kosmische Energie ein und überträgt sie auf die Erde. Besonders licht ist die Engelwurz; sie ist häufig Bestandteil von Elixieren mit Wirkung auf den Darm oder von Lebenselixieren wie dem Melissengeist. Foto: Margret Madejsky.

Während die Früchte des Korianders sich bei Darmleiden bewährt haben, verwendet man das Kraut auch zur Ausleitung von Schwermetallen. Foto: Margret Madejsky.

dabei nur an die Brotgewürze Anis, Koriander und Kümmel (siehe Seite 228). Aber auch auf Dill, Fenchel, Liebstöckel, Pastinak, Petersilie oder Sellerie würden – allein wegen der belebenden Wirkung auf das Liebesleben – weder die einfache Bauernküche noch die Gourmetküche verzichten wollen. Eine gute Suppe kommt eben kaum ohne Liebstöckel, Petersilie oder Sellerie aus, wobei diese Suppengewürze gleich mehrere Funktionen erfüllen: Einerseits erfreuen sie den Gaumen, regen die Verdauung an und »zertheilen die Winde«, wie man in den alten Kräuterbüchern liest. Andererseits wirken sie harntreibend und schwemmen Ödeme (Wassereinlagerungen) aus.

Der Liebstöckel fördert darüber hinaus sogar die Ausscheidung von Metallen wie Quecksilber und sollte daher während Blutreinigungs- oder Fastenkuren reichlich genossen werden. Schon Paracelsus gebrauchte den Liebstöckel als Gegengift: »Succus Ligustici (= Liebstöckelsaft) mit Honig gekocht kann zu Thyriac gegeben werden. Auch Saft von Ostritium oder Angelica. Dies ist ein Gegenmittel gegen Gift« (III/565). Die Kräuterkundigen des Mittelalters sprachen jedoch auch der Petersilie, dem Sellerie und vielen anderen Doldengewächsen eine giftwidrige Wirkung zu (siehe Rezept Seite 245).

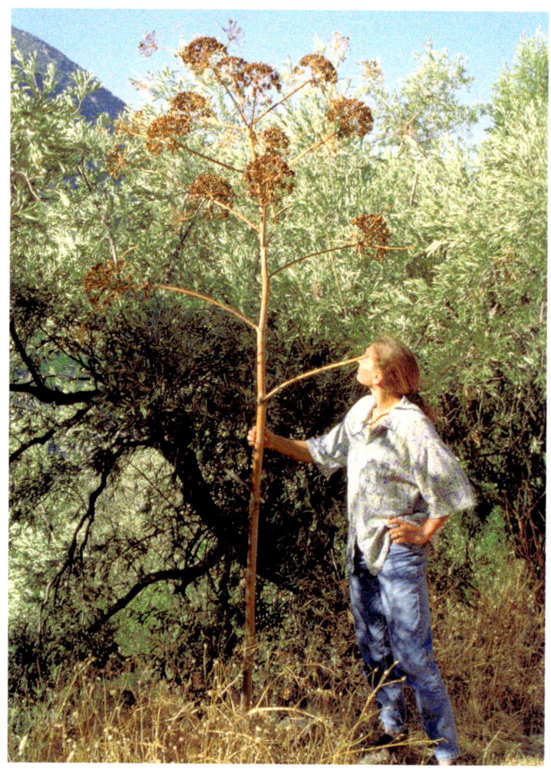

In der Antike spielte der Riesenfenchel (Ferula communis), ein naher Verwandter der Engelwurz, nicht nur in der Therapie eine wichtige Rolle. Das mächtige Doldengewächs diente im Kult des Dionysos als Thyrosstab, den man mit einem Pinienzapfen und mit Efeu schmückte. Foto: Olaf Rippe, aufgenommen in Delphi, der Kultstätte des Apollon, wo man zur Wintersonnenwende dem Dionysos huldigte.

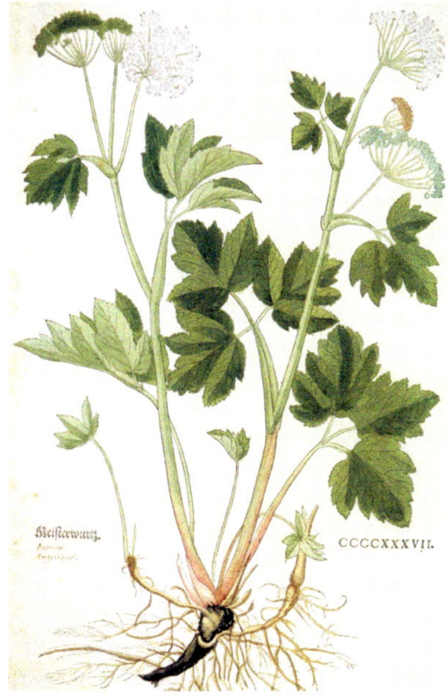

Der »Meister aller Heilwurzen« erwärmt durch seine extreme Schärfe den unteren Menschen, bringt die Verdauung in Gang und unterstützt dadurch die Reinigung des Dickdarms. Kolorierter Holzschnitt aus dem Kräuterbuch des Leonhart Fuchs, 1543.

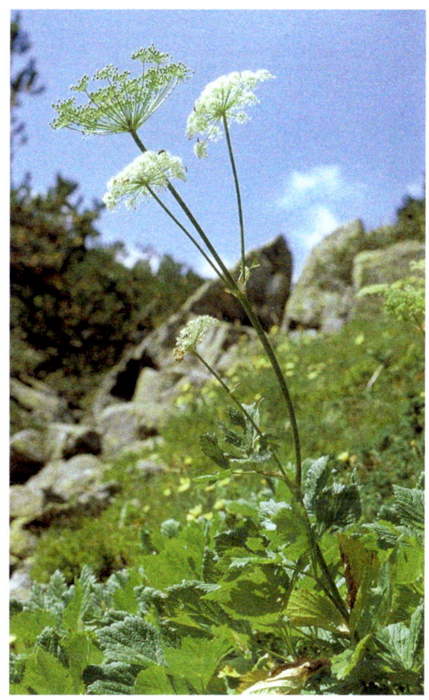

Als Gebirgspflanze stärkt Meisterwurz auf besondere Weise die Lebensgeister. Wie bei der verwandten Bibernelle ist die Wurzel ausgesprochen scharf, weshalb man Extrakte in der Volksmedizin auch zur Immunabwehr verwendet. Paracelsus empfahl das Kauen von Meisterwurz als Schutz vor der Pestilenz. Foto: Olaf Rippe.

Was die Manneskraft stärkt

Wie bereits erwähnt, haben diese Gewürzpflanzen sogar eine aphrodisierende Wirkung, was beim Liebstöckel schon im Namen zum Ausdruck kommt: Er deutet darauf hin, dass er den »Stock« (= Penis) »lieb« macht. Dabei spielt zum einen der harnwegsreizende Effekt des »Maggikrauts« eine Rolle, zum anderen enthält der Liebstöckel hormonartige Duftlockstoffe, sogenannte Pheromone, die über das Riechhirn den Geschlechtstrieb anheizen.

Ebenfalls harntreibend bis harnwegsreizend und aphrodisierend wirkt die Petersilie, von der es einst im Volksmund hieß: »Die Petersilie bringt den Mann aufs Pferd und die Frauen unter die Erd.« Sie stärkt also die Manneskraft: Vor allem in Norddeutschland zeugen oft noch Petersiliengassen vom einstigen Gebrauch als Abtreibungspflanze – was manche Frauen unter die Erde brachte, weil sie bei ihren verzweifelten Abtreibungsversuchen verbluteten. In den Petersiliengassen waren einst die Frauenhäuser angesiedelt, in denen Abtreibungen gang und gäbe waren.

Nicht zuletzt zählen noch Pastinak (Pastinaca sativa) und Sellerie (Apium graveolens) zu den Kardinalgewürzen in der Liebesküche. Daher schrieb z.B. Leonhard Fuchs: »Die (Pastinak-)wurtzel gesotten unnd getruncken treibt den harn/un reitzt zu den Eelichen wercken (eheliche Werke = Geschlechtsverkehr)« (1543/1964).

Paracelsus sprach der Pastinakwurzel zwar keine großartigen Heilkräfte zu: »Sie ist zu nichts besser als zum Essen. Die Wurzeln, die Nahrungsmittel sind, haben nicht viel von einem Heilmittel in sich. So ist auch die Pastinak etc.« (III/573). Doch dank ihrer anregenden Wirkung auf die Libido des Mannes gab es Pastinak bis vor kurzem noch als Arznei in Apotheken zu kaufen (Aslan Herrenkapseln). Trotz der guten Verträglichkeit wurde dieses pflanzliche Liebesmittel leider rasch von Potenzmitteln wie Viagra verdrängt. Dafür hat das karottenartig schmeckende Wildgemüse in den letzten Jahren wieder vermehrt in die Bioküche Einzug gehalten und wird inzwischen rege zu Babybrei verarbeitet oder als Suppengemüse verwertet.

Eine die Lebensgeister erweckende und die Sexualkraft anfeuernde Wirkung geht auch von anderen Doldengewächsen aus. Allen voran sei hier die Meisterwurz genannt, die Adam Lonitzer in seinem Kräuterbuch lobt: »Die (Meister-)Wurzel gessen/macht wol dauen/was der Magen verundaulichs in ihm hat/treibt den Harn/Lenden stein und Frauenzeit/bringt Schweiß/vertreibt die Wassersucht/und hilfft dem kalten Mann gar gewiß wieder auf den Gaul« (1557/1962). Will man die Lebensgeister wecken und die Sexualkraft anfeuern, wie es Lonitzer beschreibt, dann ist das Lebenselixier Aquavit von Soluna einen Versuch wert (siehe Seite 374). Es ist eines der wenigen Lebenselixiere, das noch die Meisterwurz enthält.

König und Königin unter den Doldengewächsen

Die Meisterwurz verfügt, wie auch die Bibernelle, über eine unvergessliche Schärfe, die eine Wirkung auf den Darm anzeigt. »Scharf« entspricht in der Traditionellen Chinesischen Medizin dem Element Metall, das über Lunge und Dickdarm regiert; entsprechende Pflanzen sollen die Himmelsenergie (Chi) im Körper anreichern. Die Scharfstoffe haben jedoch auch eine erwärmende Wirkung auf die Sexualorgane.

Außerdem gehören die scharf schmeckenden Wurzeln der Bibernelle und der Meisterwurz zu den wichtigsten Heilmitteln der Volksmedizin: Egal, ob es darum geht, Gift aus dem Blut oder Schleim aus den Lungen auszutreiben, die Verdauung anzufeuern oder gegen Seuchen wie die Pest anzukämpfen – Bibernelle und Meisterwurz verfügen über große Heilkräfte (siehe Seite 203).

Als ganz ähnlich in ihrer Kraft und Wirkung, nur als viel edler erweist sich die Erzengelwurz. Sie zeigt am deutlichsten, was der anthroposophische Heilpflanzenkundige Wilhelm Pelikan meint, wenn er über die Doldenblütler schreibt, dass sie »über das Pflanzliche hinaus, dem Tierhaften entgegen« streben: Wie ein Engel in Pflanzengestalt erscheint das majestätische Gewächs, wenn es kurz vor der Blüte steht und als Lichtbringer fungiert.

Der gelbliche Pflanzensaft enthält wie auch andere Doldengewächse Furanocumarine, die die Haut für Sonnenlicht empfänglicher machen. Wenn der Saft auf die Haut gelangt, kann er in Kombination mit UV-Licht heftige Hautentzündungen mit Brandblasenbildung hervorrufen, und leider macht auch die längerfristige oder hochdosierte Einnahme der Pflanzenextrakte lichtempfindlicher – allerdings niemals in dem Maß, wie es bei Hautkontakt der Fall ist.

Gebraucht man die Angelika jedoch in der rechten Weise als Arznei, dann erhellt und erwärmt sie die Seele bei Angstzuständen und Depressionen wie kaum eine andere Heilpflanze. In seelischen Ausnahmezuständen wirkt es meist schon beruhigend,

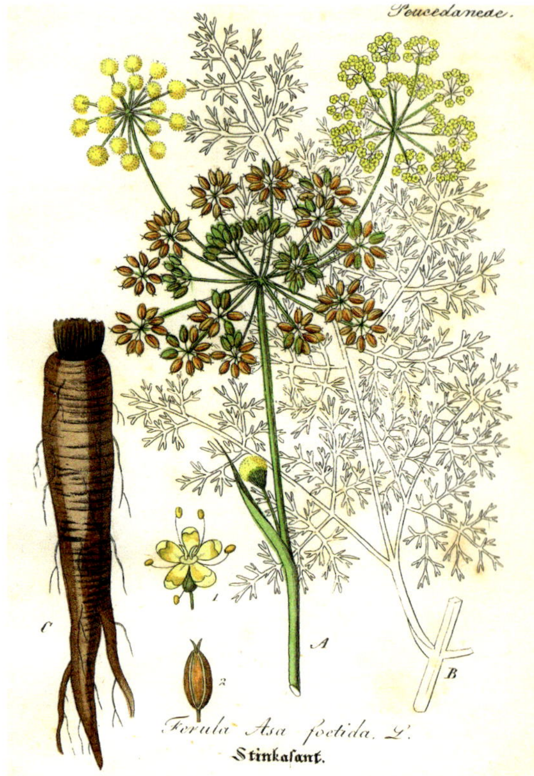

Die volkstümlichen Namen Stinkasant (foetida = stinkend) oder Teufelsdreck werden verständlich, wenn man den getrockneten Milchsaft der Wurzel riecht oder schmeckt. Danach weiß man, warum der Geruch die Geister vertreiben soll. Schon in antiker Zeit verwendete man das braungelbe getrocknete Harz (asa = Harz) als Räucherstoff oder Amulett zur Behandlung von Besessenheit und zum Exorzismus. Paracelsus schwärmte von der Wirkung als Geisterbanner. Kupferstich, 19. Jahrhundert.

wenn man den Betroffenen eine Pflanze mit dem vielversprechenden Namen Engelwurz zur Seite stellt (z.B. in Form von Echtronerval von Weber & Weber).

Der zarte Blütenduft ist zwar viel feiner, aber er erinnert doch an Baldrian. Beide, Angelika- und Baldrianblüten, enthalten Isovaleriansäure, einen Duftstoff, der auch im menschlichen Schweiß vorkommt und in seelischen Krisensituationen das erdrückende Gefühl der Einsamkeit etwas mildert und Trost spendet.

Die Wurzel schmeckt feurig-würzig und entfaltet eine viel mildere Schärfe als Bibernelle und Meisterwurz. Dennoch offenbart sich das Sonnenfeuer bereits im Mund, der warm und pelzig wird. Die Angelikawurz erwärmt auf sanfte Weise, dafür

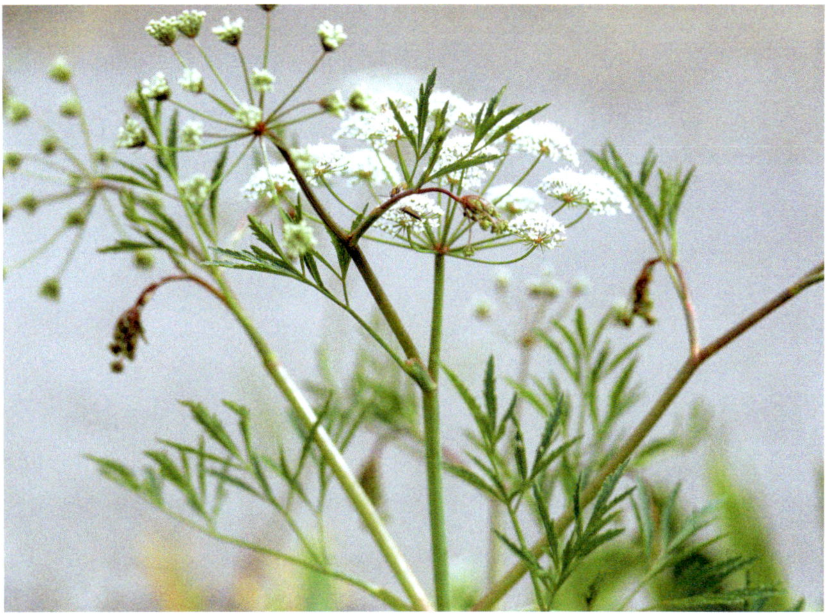

Manche unter den Doldengewächsen sind ausgesprochen giftig wie hier der Wasserschierling, Cicuta virosa. Mit seinen Hohlkammern im Wurzelstock und seinen fingerförmigen Blättern zeigt er nicht nur im Blütenbereich das Element Luft. Man verwendet ihn in der Homöopathie als entkrampfendes Mittel. Foto: Olaf Rippe.

aber tiefgreifend Leib und Seele. Die majestätische Gestalt, die lichte Ausstrahlung, der gelbliche Pflanzensaft sowie der mild-scharfe Geschmack und das erwärmende Wesen machen dieses Gewächs zu einer wahren Sonnenpflanze, die die Lebenskraft erneuert und Lebenswärme spendet. Nicht umsonst gibt es kaum ein Lebenselixier, das ohne diesen Vielheiler auskommt. Von ihren weitreichenden Heilkräften zeugen allein die vielen Beinamen, die sie verdientermaßen trägt: Angstwurz, Brustwurz, Cholerawurz, Engelwurz, Geilwurz, Giftwurz, Heiligenbitter, Heiliggeistwurzel, Nervenstärk, Theriakwurzel, Zahnwurz.

Teufelsdreck treibt Dämonen aus

Von der Gestalt her sind auch die Harzbildner unter den Doldengewächsen – Galbanum, Opoponax und Stinkasant – der Erzengelwurz recht ähnlich. Alle drei sind Ferula-Arten, die wenigstens mannshoch werden und Milchsäfte führen. Im menschlichen Körper entsprechen die Milchsäfte am ehesten der Lymphe, für die sie auch potenzielle Heilmittel wären; allerdings hat sich nur die eng verwandte Angelikawurzel als Lymphheilpflanze behaupten können (siehe Lymphsalbe Seite 205).

Die getrockneten Milchsäfte sind dann die eigentlichen Harze. Sie haben eine klebrige bis ölige Konsistenz und dienen seit frühester Zeit als Räucherstoffe sowie als Heilmittel. Galbanum fand beispielsweise schon in der Bibel Beachtung: »Galbanum wird im zweiten Buch Mose neben Olibanum, Styrax, Räucherklaue und Balsam als Zutat für eine Räucherung zu Jehovas Ehren genannt« (Chr. Rätsch, 1996).

Bei Asa foetida, auch Stinkasant oder Teufelsdreck genannt, soll es sich sogar um das sagenumwobene Wundermittel der Antike namens Silphion handeln. Diese Wunderpflanze soll über derart große Heil- und Zauberkräfte verfügt haben, dass sie bereits in der Antike als ausgerottet galt. Doch die heutige Asa foetida steht der antiken Stammpflanze wohl kaum in etwas nach, denn sie wirkt ebenfalls heilsam auf Leib und Seele und erweist sich – neben Angelikawurz und Johanniskraut – als eine der wirkungsvollsten schutzmagischen Heilpflanzen.

Asa foetida genoss bereits bei Paracelsus großes Ansehen als Räucherstoff zur Austreibung der Pestdämonen und bösen Geister, die Krankheit und Wahnsinn über die Menschen bringen. Er schätzte alle drei als Geschwürmittel und gebrauchte sie wegen ihrer außergewöhnlichen Wundheilkräfte beispielsweise als Zugpflaster bei eitrigen Abszessen sowie in Form von Salben oder Pflastern bei Pestbeulen und Leprageschwüren bis hin zu Krebs.

Vom Gift zur Arznei

Durch den Tod des Sokrates avancierte der gefleckte Schierling (Conium maculatum) zur bekanntesten Giftpflanze des Abendlands. Seine etwas düstere Gestalt mit dem braunvioletten Stengel, der nicht immer gefleckt ist (!), und die unangenehme Duftaura, die an warmen Tagen von ihm ausgeht, deuten das giftige Pflanzenwesen an, das auf Abstand halten will und beim Zerreiben von Blatt oder Frucht mit seinem eigentümlich abstoßenden Geruch (der an Urin von Mäusen erinnert) warnt.

Angelika und Conium: Beide Pflanzen flößen gleichermaßen Respekt ein, die eine wegen ihrer lichten und majestätischen Erscheinung, die andere wegen ihrer düsteren Ausstrahlung und der abstoßenden Duftaura. Wie Licht und Schatten stehen sie sich innerhalb der Doldengewächse gegenüber, und dennoch würde kein Heilkundiger auf eine der beiden verzichten wollen – obwohl Paracelsus darauf hinwies, dass der Schierling »Tobsucht hervorrufen« könne (II/139) und der Genuss »wahnsinnig, zerrüttet, toll, wild und wirr im Kopf« mache (IV/582); man nennt den Schierling auch »Wüterich«. Paracelsus gebrauchte das hochgiftige Doldengewächs wegen seiner resolvierenden Wirkung auch als Geschwürmittel (III/76).

Ferner schrieb er: »Was erkalten lässt und nicht den Lebensgeist angreift, ist in entsprechender Dosis ein Heilmittel, wie die Narcotica, Anodina, Somnifera (...), Cicuta« (III/384). Jedoch meinte er mit »Cicuta« sehr wahrscheinlich nicht den gefleckten Schierling, sondern den eng verwandten Wasserschierling (Cicuta virosa), der als noch giftiger gilt. In jedem Fall aber wohnen in diesen Giftpflanzen zwei Geister – ein guter, den es zu befreien, und ein böser, den es zu zügeln gilt. Wenn daher Paracelsus auf die richtige Dosis verweist, dann gilt dies für Giftpflanzen in ganz besonderem Maß. Was das umsichtige Dosieren angeht, so bietet die Homöopathie mit ihren verschiedenen Verdünnungsgraden die besten Möglichkeiten.

Während der Wasserschierling ausschließlich homöopathisch gebraucht wird (z.B. bei Epilepsie, Migräne, Nervenschmerz), findet der Flecken-Schierling äußerlich und innerlich nicht nur als Homöopathikum Anwendung. In Salben (z.B. Conium 5% Salbe von Weleda) reguliert er etwa die

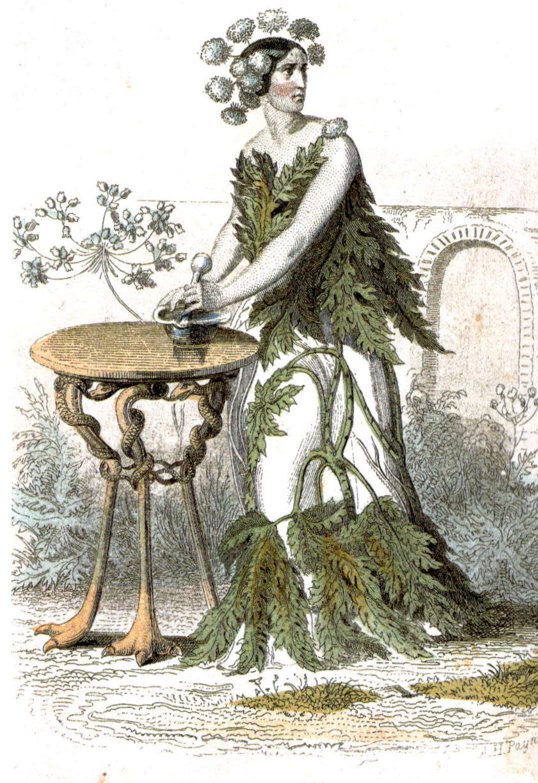

Obwohl sehr giftig, ist der gefleckte Schierling, Conium maculatum, in potenzierter Form ein wertvolles Heilmittel bei Altersleiden und zur Ableitung über die Lymphe. Der Schierling als Pflanzendeva beim Herstellen des Gifttrunks; Jean Ignace Isidore Gérard, genannt Grandville, Mitte des 19. Jahrhunderts.

Drüsentätigkeit bei Schilddrüsenüberfunktion und leistet ferner gute Dienste als wichtigstes Begleitmittel bei knotig-zystischer Veränderung der Brustdrüse (Mastopathie) bis hin zur Schmerzlinderung bei inoperablem Brustkrebs (äußerlich angewendet ist er rezeptfrei). Innerlich zählt der Schierling (z.B. Conium D6) zu den großen Lymphmitteln der Homöopathie, die zur Lymphentlastung, bei Lymphknotenschwellungen bis hin zu chronischen Erkrankungen im Lymphsystem wie dem Pfeifferschen Drüsenfieber eingesetzt werden (z.B. Itires spag. Tropfen und Salbe von Pekana). Im Sinne des Paracelsus, der bereits Jahrhunderte vor Hahnemann die homöopathische Grundidee aussprach, kann man sagen: Je giftiger die Krankheit ist, desto giftiger muss auch die Arznei sein. Eben darum ist Conium ein besonders kraftvolles Heilmittel, sofern man es richtig dosiert.

Damit erweisen sich die Doldengewächse als eine mächtige Heilpflanzenfamilie, die vom verdauungsfördernden Gewürz über das Liebesmittel und die Nervenarznei bis hin zum pflanzlichen Antibiotikum bei Seuchen wie Pest und Cholera viele Heilmittel liefert.

Schwermetallentgiftung mit Doldenblütlern

Die universell reinigenden und stoffwechselanregenden Heilkräfte der Doldenblütler kann man auch zu Ausleitungskuren nutzen, z.B. begleitend oder nach dem Entfernen von Amalgam. Eine solche Kur kann je nach Schwermetallbelastung etwa sechs bis zwölf Wochen lang durchgeführt werden. Sie bildet eine ideale Ergänzung zu mobilisierenden Arzneien wie Schwefel (z.B. Sulfur selenosum D6 Verreibung von Weleda), kann aber auch als alleinige Maßnahme Metalle aus dem Bindegewebe mobilisieren und deren Ausscheidung über den Urin fördern. Sofern man eine tiefgreifende Blutreinigung wünscht, sollte man die Schwefelgaben und die Doldenblütler unbedingt durch ein Leber-Lymph-Mittel ergänzen (z.B. Lymphdiaral Basistropfen von Pascoe) und während der Kur sehr viel trinken.

Zubereitung: Man nehme Angelikawurzel, Bibernellwurzel, Korianderkraut, Liebstöckelwurzel und Meisterwurz zu gleichen Teilen. Die frischen oder getrockneten Heilpflanzen können entweder als Abkochung oder als Alkoholextrakt zubereitet werden.
Abkochung: 2 × täglich 1 gehäuften EL der getrockneten Drogen in einer Mischung aus 200 ml Wasser und 50 ml Milch zum Kochen bringen und etwa 10 Minuten lang auf kleiner Flamme kochen lassen, abseihen und zwischen den Mahlzeiten trinken.
Alkoholextrakt: Je 50 g der frisch zerkleinerten oder der getrockneten Kräuter mischen und in ein sauberes 500-ml-Einweckglas geben. Das Ganze nun mit einem 50-prozentigen Alkohol-Wasser-Gemisch vollständig übergießen und gut verschlossen für etwa 4 Wochen ins Dunkle stellen – ab und zu kräftig schütteln! Dann den Extrakt durch ein sauberes Leintuch abseihen, den Pflanzenrückstand auspressen und den Alkoholextrakt zur Aufbewahrung in eine Braunflasche füllen. Die Haltbarkeit beträgt mindestens 2–3 Jahre.

Anmerkung: Die Dosierung ist individuell zu ermitteln, da sie von vielen Faktoren abhängt. In der Regel beginnt man mit 2–3 × täglich 15–20 Tropfen in einem Wasserglas und steigert die Dosis im Laufe einiger Tage bis zur Reaktionsschwelle (z.B. Hauterscheinungen, unangenehm riechender Schweiß, Stuhl und Urin); das heißt, wer es verträgt, kann bis zu 3 × täglich 1 TL voll in Wasser einnehmen. Bei heftigen Reaktionen (z.B. Allergien, Depressionen, Kopfschmerzen, Magen-Darm-Beschwerden, Nierendruck) oder bei Verschlimmerung vorhandener Beschwerden sollte die Dosis unbedingt reduziert werden.

Teemischung bei Magenbrennen

Augentrostkraut 20 g
Breitwegerichkraut 50 g
Ehrenpreis 20 g
Käsepappelblüten 20 g
Ringelblumenblüten 20 g
Sanikel 20 g
Schafgarbe mit Blüten 50 g

Alle Kräuter vermischen, 2 gehäufte TL pro Tasse à 200 ml heiß überbrühen, ca. 10–15 Minuten ziehen lassen, abseihen und im trinkwarmen Zustand mit echtem Bienenhonig süßen. Bei Bedarf 6–8 Wochen lang etwa 3–5 Tassen täglich vor und zwischen den Mahlzeiten trinken. Ergänzend sollte bei »Magenbrennen«, was zunächst auf eine Entzündung oder ein Geschwür deutet, auf basische Kost und Stressreduzierung geachtet werden.

Doldenblütler bei Paracelsus und in der heutigen Kräuterheilkunde

Name (Stammpflanze; verwendeter Teil)	Anwendung bei Paracelsus	Heutiger Gebrauch
Anis Pimpinella anisum; Früchte	Obwohl Paracelsus den Gewürzen große Kräfte zusprach, führte er Anis nur einmal zusammen mit Fenchel und Christrose als Stärkungsmittel (Confortativum) in einer Abführrezeptur auf (III/410).	Beliebtes Gewürz für Brot, Backwaren und Spirituosen (z.B. Ouzo, Pastis, Pernod). Wirkt antibakteriell, verdauungsfördernd, krampflösend, blähungswidrig. Regt als Tee die Milchbildung an (z.B. Weleda Milchbildungstee), löst bei Husten den Schleim und fördert den Auswurf.
Bibernelle Pimpinella major; Wurzel	Die sehr scharf schmeckende Wurzel findet sich in einem Rezept zur Herstellung eines Tranks, der die Pest über den Schweiß austreiben soll (I/724), sowie als Bestandteil des Winterweins des Paracelsus (II/479).	Altes Pestmittel: »Esst Kranawitt und Bibernell, dann sterbt ihr nit so schnell« (Sprichwort). Wirkt wegen der ätherischen Öle und Saponine antibakteriell und schleimlösend. Volksmedizinisch gebraucht bei Lungen- oder Magenverschleimung, bei Heiserkeit sowie als universelles Gegengift.
Dill Anethum graveolens; Kraut, Früchte	Von Paracelsus vielfältig genutzt: Bei Blähungen (I/868), als Wundöl (III/213, 399), zur Magenstärkung (III/549) bei Aufstoßen, Erbrechen, Mundgeruch und Sodbrennen sowie zur Anregung der Milchbildung in Wein (III/548), als Diuretikum bei Nierengrieß (III/549).	Beliebtes Gewürz für Gurken und Fischgerichte. Regt Appetit, Verdauung und Milchbildung an, wirkt Blähungen entgegen und treibt den Harn. Volksmedizinisch zur Nervenstärkung und bei Schlafstörungen. Sprichwort: »Baldrian, Dost und Dill – da kann die Hex nit, wie sie will.«
Erzengelwurz Angelica archangelica; Wurzel, Samen	Vermutlich wegen der angstlösenden Wirkung als Herzpflanze empfohlen (I/944, II/608); ferner als Bestandteil des Winterweins (II/479), bei Blähbauch (III/198), als Fiebermittel (III/442) sowie bei Würmern (III/631). Der Saft war für Paracelsus ein Arcanum gegen Infektionen durch die Luft und Schutzmittel vor der Pest (III/465).	Bestandteil vieler Magenbitter und Lebenselixiere: z.B. Aquavit, Klosterfrau Melissengeist, Schweden(trunk). Wirkt anregend auf Appetit und Verdauung (antimikrobielles Karminativum). In der Volksheilkunde zur Nervenstärkung bei Angst und Schlafstörungen (z.B. Echtronerval von Weber & Weber). Ferner zur Ausleitung von Metallen sowie zur Steigerung der Fruchtbarkeit und Sexualkraft beider Geschlechter.
Fenchel Foeniculum vulgare; Früchte	Macht laut Paracelsus weichen Stuhl (III/539) und laxiert (III/410, 546). Hilft zusammen mit Wegerichsaft bei Magenbrennen (III/560). Ferner als Heilmittel für Greise empfohlen, speziell als Augenmittel und weil es »frisch und gesund« erhält und »vor Fäulnis schützt« (III/560).	Hauptwirkstoffe sind die ätherischen Öle mit antibakteriellen, blähungswidrigen, krampflösenden und milchbildenden Eigenschaften. Beliebt als Kindertee bei Blähkoliken und Verdauungsschwäche der Säuglinge. Sonst als schleimlösender Bestandteil in Hustentees. Äußerlich gebraucht man Fenchel für Augensalben und Augenwässer.
Galbanum Ferula gummosa; Harz = getrockneter Milchsaft	Beliebtes Geschwürmittel (I/696, II/26, 63, III/413), auch bei Brüchen (II/464) und Gelenkschmerzen (III/217). Als Salbe gegen Nabelkolik (II/478) und bei durch Traumen tauben Gliedern (III/489). »Für das Gedächtnis soll man im Winter einmal im Monat das Hinterhaupt salben« (III/489).	Nah mit dem Stinkasant verwandte Pflanze, deren klebriges Harz als Räucherstoff schon in der Bibel genannt wurde. In der Antike wurde das Harz als Räucherstoff und Heilmittel gebraucht, u.a. zur Magenstärkung sowie für Wundsalben, ab dem Mittelalter als Räucherung bei Gebärmutterkrämpfen. Die Inhaltsstoffe wirken antibakteriell und krampflösend.
Koriander Coriandrum sativum; Früchte, Kraut	Die Früchte finden sich mit Baldrian und Fenchel in einem Elixier zur Lebensverlängerung (III/560). Von Paracelsus als blähungstreibendes Gewürz empfohlen (III/749). Ferner zur Waschung bei Nissen (III/568). Das Kraut soll laut Paracelsus Spulwürmer vertreiben (III/568).	Brotgewürz und Bestandteil von Lebenselixieren: z.B. Balsamischer Melissengeist von Weleda (Danziger Goldwasser, Karthäuser etc.). Regt Verdauung und Milchbildung an, wirkt blähungswidrig und krampflösend. Heute gebraucht man das Kraut, um Metalle aus dem Bindegewebe zu mobilisieren (z.B. mit Cilantris von Nestmann).

Name (Stammpflanze; verwendeter Teil)	Anwendung bei Paracelsus	Heutiger Gebrauch
Kümmel Carum carvi; Früchte	Von Paracelsus mehrfach bei Blähungen und Bauchgrimmen gelobt (I/872, II/370, III/546).	Gewürz für Brote und blähende Speisen (Kohl etc.). Wirkt blähungswidrig, antibakteriell und antimykotisch, krampflösend, milchbildend.
Liebstöckel Levisticum officinale; Wurzel, Blatt	Von Paracelsus als Gegengift gelobt: Als Destillat (III/196) oder mit Theriak, Angelika und Meisterwurz (III/565). Ferner bei Gebärmutterkrämpfen sowie als menstruationsförderndes Mittel. Paracelsus gebrauchte Kraut und Stengel und warnte vor der abortiven Wirkung in der Schwangerschaft (III/565).	Suppengewürz. Heute noch als harntreibendes Mittel bei Blasen- und Nierenleiden wie Harngrieß sowie zum Ausschwemmen von Ödemen gebraucht. Tee oder Extrakte wirken auch harnwegsreizend, menstruationsfördernd und leiten Metalle wie Quecksilber über den Harn aus. Daher zur Verbesserung der Nierenfunktion während Ausleitungskuren empfehlenswert (z.B. Nephroselect von Dreluso).
Meisterwurz Peucedanum ostruthium; Wurzelstock	Von Paracelsus als Schutzmittel vor der Pest angepriesen (I/726) , soll dem Kranken in den Mund gelegt werden. Ferner bei Kolikschmerz (II/477), bei Verdauungsschwäche und Leberschmerz in Wein (III/566) sowie bei Husten in Milch gekocht (III/566).	Vergessene Allheilpflanze der mittelalterlichen Kräuterheilkunde. Galt einst als universelles Gegengift sowie als Heilpflanze bei Magen- und Lungenverschleimung, Verdauungsschwäche, Fieber, Gicht, Rheuma usw. Heute eher seltener Bestandteil von Bitterelixieren (z.B. Amara-Tropfen von Weleda und Aquavit Nr. 2 von Soluna).
Opoponax Ferula opoponax; Harz = getrockneter Wurzelsaft	Bestandteil einer Milzsalbe (I/633), bei Pestbeulen (I/696), als Zugpflaster bei Eiterbeulen sowie als Geschwürmittel genannt.	In der Antike als Wund- und Geschwürmittel sehr geschätzt. Heute eigentlich nur noch als Beiwerk zu Räuchermischungen sowie zur Herstellung von Lacken in Gebrauch.
Pastinak Pastinaca sativa; Wurzel	Paracelsus sprach ihr keine Heilkräfte zu, da Nahrungspflanzen seiner Meinung nach keine Heilmittel sind (III/573). Dennoch führte er das Destillat vom Kraut bei Asthma auf (III/573).	Die möhrenartige Wurzel dient heute wieder als Wildgemüse und Suppenbeigabe. Wirkt vorwiegend harntreibend, gilt jedoch in der Volksmedizin seit Jahrhunderten und bis heute als Sexualtonikum für Männer.
Petersilie Petroselinum crispum; Blätter, Wurzel, Früchte	Von Paracelsus nur einmal in einem Rezept gegen Steinleiden aufgeführt, speziell gegen Blasengrieß oder Nierensteine (III/191).	Beliebtes Küchen- und Suppengewürz. Wirkt harntreibend bis harnwegsreizend und enthält v.a. in den Früchten abortives Apiol, das Kontraktionen der Gebärmutter hervorrufen kann.
Sanikel Sanicula europea; Blätter	Beliebtes Wundkraut des Paracelsus, das er vor allem als Knochenheilmittel (III/399) sowie bei Nabelbruch schätzte (III/552).	Wegen der entzündungswidrigen, virus- und pilzfeindlichen Wirkung manchmal in Husten- und Erkältungstees sowie als Magenmittel (z.B. Argentum Oligoplex von Madaus).
Schierling Conium maculatum; Kraut	Giftpflanze, die laut Paracelsus Tobsucht hervorrufen (II/139) und wahnsinnig machen kann (IV/582) – gemeint war vermutlich der Wasserschierling.	Großes Heilmittel der Homöopathie, das sich z.B. bei Lymphleiden aller Art und bis hin zum Krebs sowie bei Altersschwindel bewährt hat (Conium D6).
Sellerie Apium graveolens; Wurzel	Die Samen wurden von Paracelsus bei Steinleiden empfohlen (III/191, 566), ferner bei Wassersucht, als Gegengift und bei Brustschmerz nach der Geburt (III/545).	Suppengewürz und -gemüse mit harntreibender Wirkung. Beinamen wie Geilwurz zeugen vom einstigen Gebrauch als Liebesmittel. Heute nur noch selten als Rheumamittel sowie als Hustensirup gebraucht (eingekochter Wurzelsaft).
Stinkasant Ferula asa foetida; Harz = getrockneter Wurzelsaft	Geschwürmittel des Paracelsus, das er auch bei Lepra empfohlen hat (III/462, 467). Ferner als Räucherung zur Austreibung der Pest (I/696) und böser Geister (IV/320).	Als ayurvedisches Küchengewürz wie auch in der Homöopathie bei Hysterie (Asa foetida D6/C30) gebraucht und bei Neigung zu Blähungen oder Blähkoliken (z.B. als mehrmonatige Kur zur Stärkung der Bauchspeicheldrüse: Metaharonga von Meta Fackler).

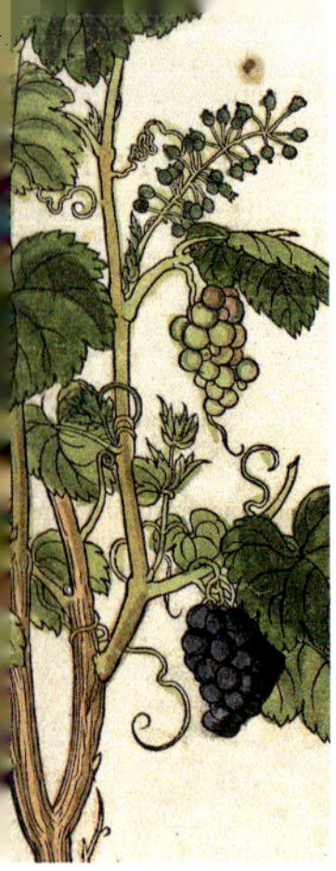

Tartarus und Entgiftung
Stoffwechselkrankheiten und Ausleitungstherapien

»Die Vergiftung des Körpers ist eine sehr gefährliche Krankheit des Menschen. Durch die Vergiftung entstehen alle anderen Krankheiten.«
(Paracelsus III/598)

Vergiftung: Ein zentrales Thema der Heilkunde

In der Antike stellte man sich unter einer Vergiftung noch die unheilvolle Wirkung übler Körpersäfte vor. Unter Gesundheit verstand man damals die Harmonie (= Eukrasie) der vier Säfte Blut, Schleim, schwarze Galle und gelbe Galle. Krankheit war dagegen die falsche Säftemischung (= Dyskrasie) bzw. das Überwiegen eines Safts, der den Körper als »schuldige Materie« vergiftet. Konsequenterweise bestand die Therapie in der Entleerung der überschüssigen Säfte (Evakuationstherapie durch Ausleitung der *materia pecans* = schuldigen Materie).

Die Kardinalmethoden zur Entgiftung waren Erbrechen, Abführen, Schwitzen, künstliche Wunden und vor allem der Aderlass. Sämtliche Methoden wurden auch von Paracelsus verwendet und spielen bis heute eine wichtige Rolle in der Naturheilpraxis.

Auch wenn uns die Säftelehre inzwischen sehr modellhaft erscheint, hat sie durchaus ihre Berechtigung, wenn es um das Thema Vergiftung geht. Entscheidend war vor allem, dass sich die Anhänger der Humorallehre (*humores* = Säfte) zum ersten Mal Krankheit als ein Problem von Stoffwechselvorgängen im Innern des Menschen vorstellten und nicht mehr länger nur als launischen Ausdruck unsichtbarer Mächte. Dieser medizinphilosophische Ansatz erlaubte erstmalig eine Differenzierung und Klassifizierung von Krankheitsprozessen, die in vielen Fällen bis heute Bestand hat – aus dieser Zeit stammen auch die ersten Konzepte zur Entgiftungstherapie. Leider entwickelte sich der rationale und sinnvolle Therapieansatz im Laufe der Geschichte sehr einseitig und endete schließlich im Dogma der scholastischen Medizin des Mittelalters.

Erst Paracelsus wagte eine Kritik an der Säftelehre. Wie wir bereits gesehen haben, umfasste seine Lehre von der Krankheitsentstehung weit mehr Gesichtspunkte als nur die Unreinheit der Säfte, die er im Übrigen nicht als solche ablehnte, sondern sehr geschickt in sein Therapiesystem integrierte. Wichtig an seiner Kritik war vor allem seine differenzierte, auf alchimistischer Sicht beruhende moderne Vorstellung der einzelnen Organprozesse und der damit zusammenhängenden Stoffwechselvorgänge.

Seine Ideen fasste Paracelsus, wie bereits gesehen, in seiner Entienlehre unter dem Begriff *ens veneni*[28] zusammen. Er unterschied sehr genau zwischen einzelnen Vergiftungsmöglichkeiten: Besonders wichtig sind beispielsweise seine Ausführungen zu möglichen exogenen Quellen von Giftstoffen, vor allem von Umweltgiften. Seine Schriften zur Bergsucht (das sind Krankheiten der Bergarbeiter, z.B. Vergiftungen und Staublunge) über die Auswirkungen einer Vergiftung mit Arsen oder Quecksilber waren die ersten Bücher über Berufskrankheiten überhaupt. Er war sich auch bewusst, dass jedes Heilmittel in der falschen Dosis potenziell toxisch wirken kann und umgekehrt jedes vermeintliche Gift heilend wirkt, wenn die Dosis stimmt. Seine Vorstellung vom Gift hat auch unser aller Denken zu diesem Thema grundlegend verändert.

Mit Sicherheit waren die damaligen Lebensumstände auch für einen Therapeuten wie Paracelsus

28 Lat. *venenum* = Gift; hiervon leitet sich übrigens auch das Wort »venös« für giftig ab. Tatsächlich erfolgt ja der Abtransport von Stoffwechselgiften durch das venöse Blut; entsprechend galt der Aderlass, der nur an Venen vorgenommen wird, als Kardinalmethode der Entgiftung).

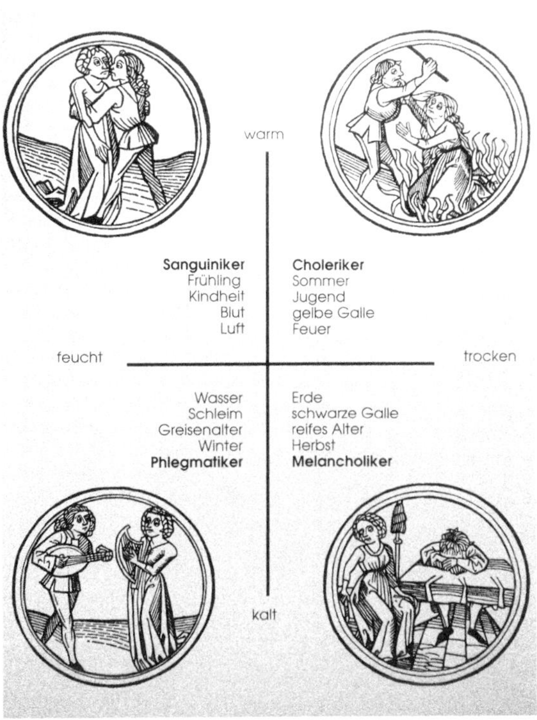

Polybos, der Schwiegersohn des Hippokrates, gilt als Begründer der antiken Säftelehre, die auf den Vorstellungen von den Elementen beruht. Medizinhistorisches Museum, Zürich. Foto: Olaf Rippe.

eine echte Herausforderung. Damals kämpfte man vor allem gegen Armut, Hunger und mangelnde Hygiene, heute haben wir es dagegen mit einer Überflussgesellschaft und damit mit völlig neuartigen Giftquellen zu tun. Anders als mittelalterliche Heiler muss sich der heutige Therapeut mit wirklich diabolischen Mächten in Form von Umweltgiften herumplagen – diabolisch vor allem deshalb, weil sie die »Tarnkappe Plutos« tragen: Man riecht und sieht sie nicht, aber stetig sind sie um uns. Pestizide, Schwermetalle, Radioaktivität oder Arzneirückstände verseuchen unser Trinkwasser und unsere Nahrung, die ohnehin in vielen Fällen inzwischen völlig denaturiert ist. Zahnamalgam, Wohnraumgifte und Impftoxine belasten das Immunsystem, während Genmanipulationen zu unüberschaubaren Störungen im biologischen Gleichgewicht führen. Abgase oder Ozon vergiften die Atemluft, während Lärm, Hektik und Elektrosmog die Nerven zerrütten. Ein weiteres Problem sind Überernährung und Bewegungsarmut – der moderne Mensch bewegt sich nur noch während 20 Prozent seines Alltags, vor 100 Jahren waren es noch 80 Prozent.

Wenn man die Krankheitsbilder in den Schriften des Paracelsus mit den heutigen vergleicht, fallen zahlreiche Ähnlichkeiten auf. Eigentlich haben sich nur die Dimensionen verschoben. Die Folgen einer Vergiftung umfassen das ganze Spektrum an pathologischen Möglichkeiten, besonders häufig sind aber chronische Erschöpfungszustände, Depressionen, Angstzustände, vegetative Störungen wie sexuelle Unlust und Schlafstörungen, Herzkrankheiten, neurologische Leiden bis hin zum Wahnsinn, mangelnde Fruchtbarkeit, Fettsucht, stinkende Ausscheidungen, chronische Hautausschläge und Geschwüre, Störungen des Immunsystems wie extreme Infektanfälligkeit, Autoimmunerkrankungen, Wucherungen, Ablagerungen in Geweben und natürlich die Degeneration bis hin zum Krebs. Besonders beängstigend ist die zunehmende Therapieresistenz und Chronifizierung selbst banaler Leiden sowie die Zunahme von Allergien[29]. Natürlich kann man solche Leiden als Bagatellen abtun, man sollte jedoch bedenken, dass nach einem Zusammenbruch der Abwehr die Zellentartung als nächste Stufe folgt. Die Tatsache, dass wir nicht alle längst am Giftcocktail verschieden sind, haben wir einzig und allein den Fähigkeiten der körpereigenen Entgiftung zu verdanken, die wir mit allen Mitteln unterstützen sollten.

Paracelsus scheint bereits die Nöte moderner Therapeuten geahnt zu haben: »Ihr sollt wissen, dass es zu Zeiten des Hippokrates (...) eine Glückseligkeit war, ein Arzt zu sein. Denn damals waren nur geringe Fegefeuer über die Menschen verhängt. Heute aber und in alle Zukunft hat man viel weniger Erfolg mit der Heilkunst, und dieser Erfolg wird sich im Laufe der Zeit immer noch vermindern, weil das Böse in der Welt zunimmt. Darum hat es auf der Welt niemals schlechtere Ärzte gegeben als heute« (I/57).

29 Es kann schon nachdenklich stimmen, wenn beispielsweise Dr. Eichelberger, ein in Fachkreisen bekannter homöopathischer Arzt aus München, im Unterricht davon berichtete, wie man in seiner Assistenzzeit vor dem Zweiten Weltkrieg ab und an die jungen Ärzte in der Klinik zusammenrief, um endlich einmal einen Patienten mit Heuschnupfen live zu begutachten, weil diese Krankheit damals noch eine Seltenheit war.

Vergiftungsquellen und Wege der Entgiftung

Schwäche und/oder Unterdrückung	Lebensweise/Sinnesreize	Chemisch-physikalische Noxen
Körpereigener Abbau-, Umbau- und Ausscheidungsvorgänge Infektionen und Immuntoxine	Jede extreme, einseitige Lebensweise, Reizüberflutung und Stress (Beengung, Hektik, Lärm), mangelnde Bewegung, einseitige und gewürzarme Kost	Radioaktivität, Schwermetalle, Atemgifte, Arzneimittel, Elektrosmog, kontaminierte, denaturierte und gentechnisch veränderte Nahrung Allergene
ENDOGEN	**Vergiftung** ——— **Entgiftung**	EXOGEN
Physiologische Reaktionen auf Toxine	Körpereigene Ausscheidungen	Künstlich erzeugte Ableitung
Fieber, Ausschläge, Mykosen, Infektanfälligkeit, Verhärtungen, Ablagerungen, Kanzerose, vegetative Störungen (z.B. Schlafstörung, sexuelle Apathie), Haarausfall, Motilitätsstörungen des Darms, Erschöpfung, seelische Störungen, Nervendegenerationen (MS, Parkinson, Alzheimer)	Schweiß, Kot, Harn, Menses, Lungen- und Nasensekret, Ohrschmalz und Tränen	Aderlass, Schröpfen, Steigerung der Hautdurchblutung, künstliche Ausschläge und Wunden, Purgation, Diaphoretika (Schweiß), Amara und Laxanzien (Magen-Darm), Choleretika und Cholagoga (Leber-Galle), Diuretika (Niere), Sekrolytika (Lunge, Nase) und Emmenagoga (Menses)

»Wenn die Kräfte der austreibenden Scheidung und Zerstörung gut sind, kann keine tartarische Krankheit entstehen. Wenn die Scheidung und die austreibende Kraft nicht wirken, muss eine Krankheit entstehen, die tartarisch genannt wird.« (Paracelsus I/573)

Von Schlacken und vom Tartarus

Vielleicht noch wichtiger als die Schriften des Paracelsus über Umweltgifte waren seine Ausführungen zu endogenen Toxinen, also über die Folgen körpereigener Stoffwechselvorgänge.

Er ging davon aus, dass Vergiftungen vor allem durch eine mangelnde Ausscheidung von Metaboliten entstehen, entweder durch mangelnde Scheidungsvorgänge der Organe oder durch eine »Verstopfung« der physiologischen Ausscheidungsmöglichkeiten, die einerseits durch eine Krankheit der Entgiftungsorgane in Folge von Toxinbelastungen entsteht, andererseits aber auch durch eine Unterdrückung der Ausscheidung durch eine allopathische Therapie. Die Folge ist ein Toxinstau, der zur Überlastung und Erkrankung der wichtigen inneren Organe führt und schließlich zu einer Ablagerung von Schlacken in Geweben, wo sie als tickende Zeitbombe irgendwann zum Auslöser für eine Degeneration und Entartung werden, besonders, wenn noch exogene Gifte wie Schwermetalle hinzukommen.

Paracelsus verglich diesen Prozess mit der Ausfällung von Weinstein aus Wein; die entstehenden Krankheiten nannte er entsprechend tartarische Leiden. Tartarus ist ein alter Name für Steine im Körper, den Paracelsus aber erheblich erweiterte; außerdem bezeichnet man so das Reich der Toten – mit anderen Worten, tartarische Materie ist gestorbenes Leben, das als Gift wirkt, wenn es nicht ausgeschieden wird.

Das Grundproblem der tartarischen Krankheiten beginnt bereits mit der Art der Nahrung. Während Paracelsus nur vor Innereien, zu viel Fleischgenuss und ähnlichen Ernährungssünden warnen

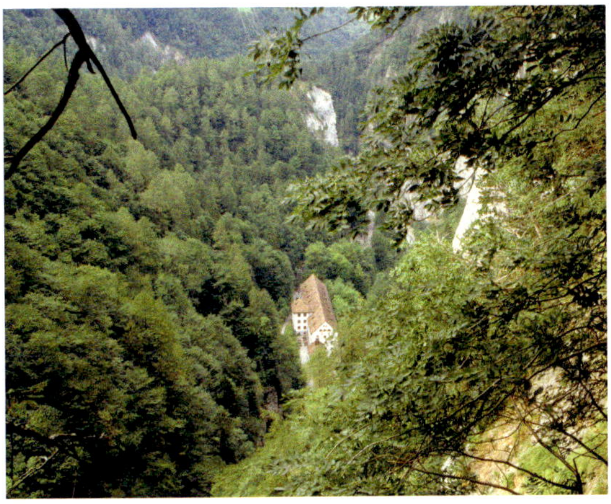

Im ausgehenden Mittelalter war die Bädertherapie zur Entschlackung in Mode gekommen. Paracelsus war jedoch der Erste, der Heilquellen konsequent analysierte – so z.B. das Bad Pfäfers in der Nähe von Bad Ragaz (Schweiz), das er mit der entspannenden Wirkung der Melisse und der entgiftenden des Hahnenfußes verglich. Foto: Olaf Rippe.

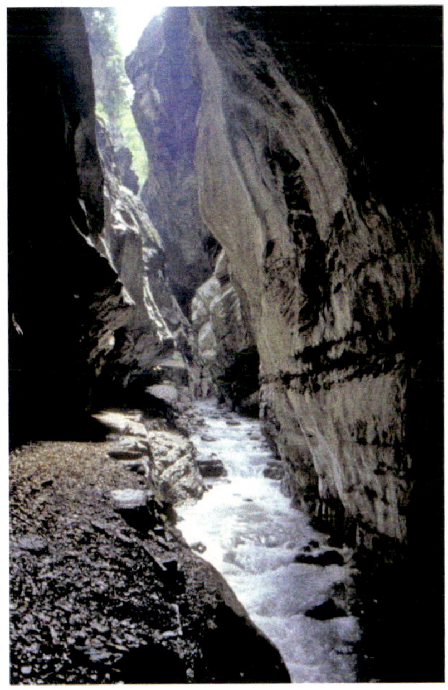

Die Quelle von Bad Pfäfers, die konstant 37 Grad warm ist, entspringt in einer engen Klamm. Kaum zu glauben, dass manche Heilsuchende hier ganze Tage zum Baden verbrachten, obwohl man in die Klamm abgeseilt werden musste. Als der Andrang zu groß wurde, baute man schließlich am Ausgang der Klamm ein neues Badehaus. Foto: Olaf Rippe.

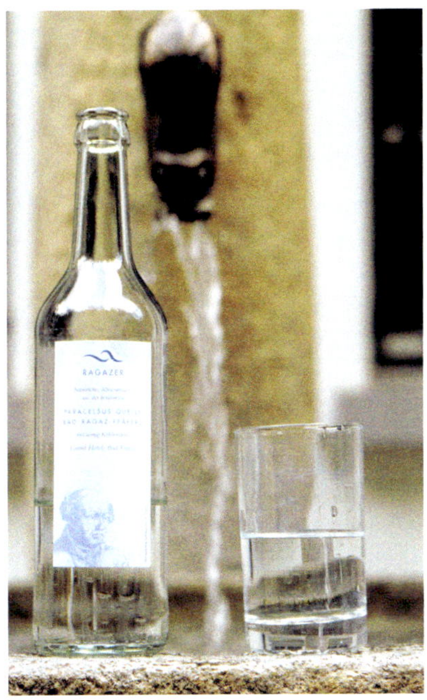

Das Wasser von Bad Pfäfers wird auch zu Trinkkuren angeboten, denn die Grundlage jeder Entgiftungstherapie ist eine ausreichende Flüssigkeitszufuhr zur Anregung der inneren Alchimie. Paracelsus äußerte sich z.B. auch lobend über die Heilquellen von Göppingen zur Behandlung von tartarischen Krankheiten. Noch heute erfreuen sich diese Sauerbrunnen großer Beliebtheit. Foto: Margret Madejsky.

musste, haben wir heute mit der Denaturierung und Belastung der Nahrung mit Pestiziden oder Arzneirückständen noch wesentlich größere Probleme zu bewältigen. Hinzu kommt die moderne Esskultur mit Mikrowelle, Fastfood und einem Überangebot an Süßem.

Das erste Organ, das unter Ernährungssünden leidet, ist die Bauchspeicheldrüse, die auch das empfindlichste Organ im Körper ist, wenn es um Umweltgifte geht. Die Folgen einer Degeneration der Pankreaszellen sind einerseits eine übermäßige Neigung zum Diabetes, andererseits aber auch eine Schwächung der enzymatischen Wirkung des Pankreassaftes auf die weiteren Verdauungsprozesse. Wichtig sind auch die immunologischen Folgen einer Pankreasbelastung, die eine allgemeine Allergenisierung bewirkt – es ist eine Erfahrung aus der Praxis, dass Allergien häufig über den Darm entstehen und daher auch dort zuerst behandelt werden müssen.

Wie Paracelsus immer wieder betonte, müssen die Verdauungsorgane gut temperiert sein, um ihre Aufgabe zu vollziehen. Hilfreich sind hier Bitterstoffe, Gewürzpflanzen oder die anregenden Wirkungen der Doldenblütler, um die scheidenden Funktionen des Magens zu unterstützen. Bei einer falschen Temperierung entsteht zunächst ein »Magentartarus«, der sich durch Druck- und Völlegefühl bemerkbar macht, aber auch durch Appetitlosigkeit, Sodbrennen, Magenstechen und -brennen und Verstopfung oder Durchfallattacken. Der Volksmund spricht ja nicht ohne Grund vom »Stein im Magen«.

In zweiter Linie gerät die Leber zunehmend durch eine mangelhaft aufbereitete Nahrung unter Druck. Sie spielt für sämtliche Entgiftungsprozesse die Schlüsselrolle, auch für exogene Gifte; über die Gallensäfte verfügt sie auch über eine wichtige

Ausscheidungsmöglichkeit. Sämtliche Therapiekonzepte zur Entgiftung, von der Immuntherapie bis hin zur Krebsbehandlung, enthalten daher Arzneien zur Leberregeneration und zur Anregung der Gallentätigkeit. Bei einer mangelnden Tätigkeit von Leber und Galle besteht ebenfalls die Gefahr des Tartarus, der sich als Verstopfung, Unverträglichkeit von Fetten, Erschöpfung und Ähnlichem bemerkbar macht, aber auch durch Leberschwellung mit Stechen und Druckschmerz oder als entzündliche Leberleiden bis hin zur Gelbsucht und natürlich in Form von Gallensteinen.

Als nächste Stufe folgt die Entgiftung von exogenen und endogenen Toxinen über die Niere. Gelingt dort die Entgiftung nicht ausreichend, kommt es zum Tartarus in der Niere oder der Blase, also zur Steinbildung. Wie Paracelsus richtig betont, kann die Steinbildung aber nur erfolgen, weil die Stoffwechselprozesse im Vorfeld ungenügend waren. Auch diese These wird in der Praxis bestätigt, denn immer benötigt man in der Therapie von Steinen der Harnorgane zusätzlich Leber- und Gallenmittel (z.B. Berberitze).

Doch nicht nur in den Ausscheidungsorganen kann es zum Tartarus kommen. Weitere Möglichkeiten sind Ablagerungen in Gelenken, also die gichtisch-rheumatische Diathese sowie Arthritis und Arthrose, aber auch Ischialgie. Paracelsus schrieb: »Alle Gelenks- und Hüftkrankheiten (...) sind nichts als tartarische Flüssigkeiten, welche in den Gliedern, in Hüftnerven und Bändern als fetter Saft liegt und Steinanfälle und ähnliche Anfälle hervorruft« (I/168).

Ferner nannte er den Tartarus des Blutes, der die Sklerose und die Thrombosenbildung darstellt – daher ist der Apoplex ebenfalls unter den tartarischen Krankheiten zu führen. Selbst im Nervensystem kann es durch Ablagerungen zu Störungen kommen, z.B. als Epilepsie, multiple Sklerose und Parkinsonismus. In der Lunge zeigt sich der Tartarus dagegen als chronische Bronchitis oder Asthma – tatsächlich findet man im Sputum von Asthmakranken mineralische Strukturen. In der Muskulatur kommt es schließlich durch Ablagerungen zu Muskelverhärtung und Lähmung.

Zusammenfassend kann man sagen, dass der Tartarus ein pathologischer Ausdruck für ein übersteigertes Sal-Prinzip im Körper ist und die eigentliche Ursache jeder chronischen Krankheit darstellt. Astrologisch ist der Tartarus immer saturnal, wobei er manchmal auch marshafte Züge trägt, vor allem bei entzündlichen Schüben, wie sie bei Gicht vorkommen. Natürlich sind auch Kolikschmerzen bei Steinen etc. dem Mars unterstellt; häufig verschlimmern sie sich durch den Mondstand, besonders zu Vollmond, worauf auch Paracelsus mehrmals hinwies. Mars und Saturn gelten als Übeltäter, die für bösartige Symptome verantwortlich sind – typisch sind ätzende, brennende und lähmende Symptome, die immer die Lebenskraft erheblich beeinträchtigen. Man hat es mit wirklich mächtigen Gegnern zu tun, entsprechend langwierig ist die Therapie.

> *»Hast du einen Tiger im Haus, öffne zuerst alle Fenster und Türen, bevor du ihn am Schwanz packst – vielleicht geht er ja von allein.« (Chinesisches Sprichwort)*

Entgiftung: Die Basis jeder Therapie

Die Therapie folgt vor allem den Gesetzmäßigkeiten des Stoffwechsels, besteht also zunächst in einer Regeneration der Stoffwechselorgane und in einer Anregung physiologischer Ausscheidungsmechanismen. Um aber Erfolg zu haben, muss die tartarische Materie aus den Geweben heraus- und aufgelöst werden. Zum Vergleich möge die Entkalkung eines Topfes mit Essigsäure dienen: Bloßes Herauskratzen hilft nicht, man muss die Materie wieder in einen flüssigen Zustand überführen. Außerdem muss man sie aus dem Körper heraustreiben, sonst setzt sie sich einfach wieder in Geweben ab – die therapeutische Trias lautet Mobilisieren, Binden und/oder Auflösen und Ausscheiden. Wenn dies gelingt, muss man dafür sorgen, dass der Körper sich nicht umgehend wieder mit tartarischer Materie anfüllt; daher ist die Therapie des Darms – wie im vorherigen Kapitel besprochen – unumgänglich für einen Erfolg bei Stoffwechselkrankheiten aller Art. Wichtig ist auch, dass pflanzliche Arzneien allein nicht ausreichen. Einerseits muss man die Materie mit bestimmten Stoffen auflösen, die ihrer Natur nach Mineralien angreifen können; hierzu gehören z.B. Säuren. Außerdem hat man nach dem homöopathischen Prinzip den mineralischen Tartarus auch

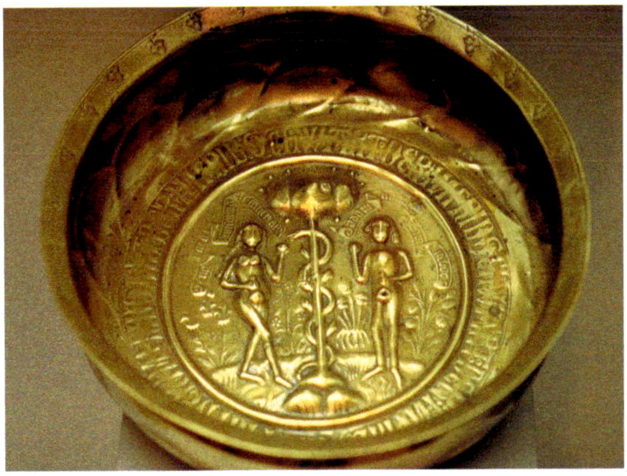

Gefäß für den Aderlass. Die Blutentziehung durch einen Aderlass ist seit Urzeiten eine Kardinaltherapie zur Entgiftung und Umstimmung. Medizinhistorisches Museum, Zürich. Foto: Olaf Rippe.

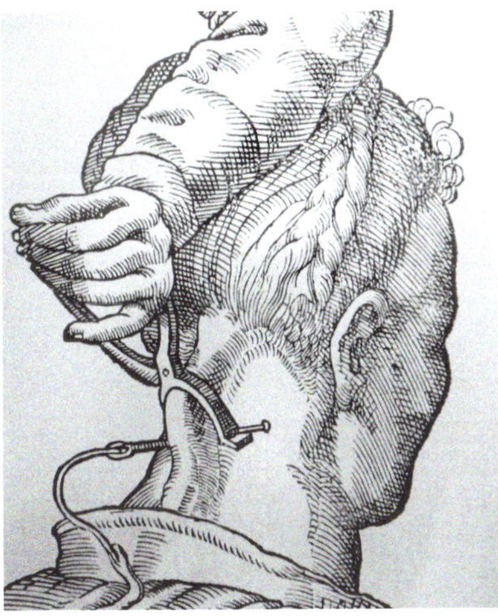

Eine alte Methode der Entgiftung ist das Haarseil. Hierzu wird ein Haarbüschel durch die Haut gezogen, was nach einiger Zeit zu Eiterungen führt, der sogenannten Eiterfontanelle. Das Bild zeigt die Behandlung von Nackenschmerzen; Holzschnitt aus dem 16. Jahrhundert.

mit Mineralien zu therapieren – die wichtigsten Mittel hierfür sind Antimon, Schwefel und Schwefelverbindungen, Arsen und Arsenverbindungen, Gold und natürlich der Weinstein selbst, den man wie die Krankheit Tartarus nennt.

Ein wichtiger Grundsatz der Therapie lautet: Die inneren, edlen Organe sind zu schützen, indem man von den edlen zu den unedlen Organen ableitet, also in Richtung Haut und Schleimhaut. Sollte eine Anregung der physiologischen Ausscheidung nicht möglich sein, hat man diese künstlich durchzuführen, z.B. durch Wunden, Aderlass oder blasenziehende Pflaster und natürlich eventuell auch durch chirurgische Maßnahmen (etwa das Öffnen von Abszessen). Nach den Vorstellungen des Paracelsus ist es häufig ratsam, die innere und die äußere Ausleitung miteinander zu kombinieren.

Durch die Sanierung und die konsequente Entgiftung kommt es immer zu einer Stimulation der Lebenskraft. Die Therapie verbessert das Allgemeinbefinden, schenkt Lebensfreude und stärkt die Libido. Sie wirkt prophylaktisch, da man bei einer regelmäßigen Entgiftung weniger krankheitsanfällig wird. Sie lindert die Beschwerden bei akuten Krankheiten und führt zu einer schnelleren und effektiveren Genesung (Rekonvaleszenz). Ferner nimmt die Gefahr des erneuten Aufflammens einer Krankheit deutlich ab (Rezidivprophylaxe), und man beugt auf diese Weise effektiv einer Chronifizierung und Degeneration vor. Indem man über »gesunde« Organe entgiftet, entlastet man erkrankte Organe und stärkt deren Regenerationsvermögen. Zudem wirkt eine Entgiftung als Reiztherapie, mit der man eine Deblockade erreichen kann, sofern die Krankheit durch allopathische Maßnahmen unterdrückt wurde (Status nach einer Therapie mit Antibiotika, Kortison, Antirheumatika oder Neuroleptika). Durch eine Entgiftung können auch andere spezifische Therapiemaßnahmen, auch die der Schulmedizin, wesentlich besser greifen. Eine Heilung ist somit wesentlich schneller und sanfter möglich. Es sprechen also genügend gute Gründe für eine Entgiftung.

Sehr häufig verwendete man früher die Purgation nach oben durch Brechmittel (Emetika) oder nach unten durch Abführmittel (Laxanzien). Noch immer ist bei Vergiftungen durch Nahrungsmittel oder Giftpflanzen das Erbrechen die wichtigste Erste-Hilfe-Maßnahme. Bereits in der antiken Medizin galt die Regel, dass man Krankheiten oberhalb des Zwerchfells nach oben purgieren sollte und Krankheiten unterhalb des Zwerchfells nach unten. In der Tat ist eine Brechtherapie bei psychischen Leiden oft hilfreich[30], während z.B. manche gynä-

30 In Thailand werden Heroinsüchtige in einigen Klöstern mit einer einwöchigen rituellen Brechkur behandelt. Die Erfolge sind absolut überzeugend und stellen alles in den Schatten, was man mit jahrelangen Entziehungskuren, wie sie im Westen üblich sind, erreichen kann. Auch Bernhard Aschner berichtet in seinen Schriften von beachtlichen Therapieerfolgen bei Psychosen durch Ausleitungsverfahren, vor allem durch Erbrechen und Aderlass (siehe Literatur).

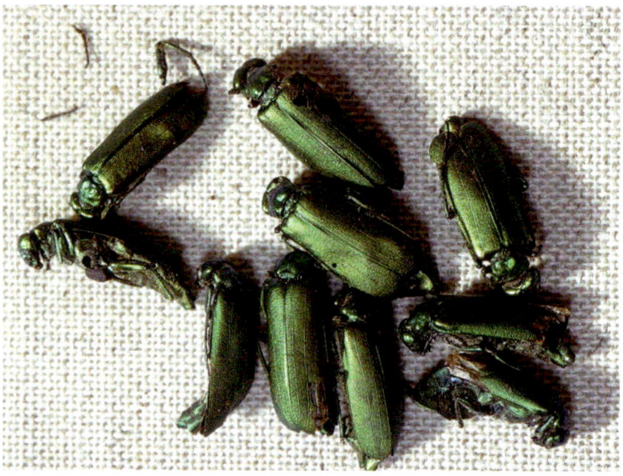

Paracelsus vertrat die Ansicht, dass der Körper dort, wo er Schmerz erzeugt, schädliche Stoffe zur Entgiftung anhäuft. Wenn an diesen Stellen keine physiologische Ausscheidung möglich ist, soll man sie künstlich erzeugen, z.B. mittels eines blasenziehenden Pflasters, das vor allem bei chronischen Gelenksleiden den Heilprozess günstig beeinflussen kann. Solche Pflaster bestehen noch heute aus der spanischen Fliege (Cantharis), die eigentlich eine Käferart ist. Foto: Margret Madejsky.

kologische Krankheiten sehr gut auf Arzneien ansprechen, die auch eine abführende Wirkung haben. Bei Menstruationsschmerzen, aber auch bei anderen schmerzhaften Leiden der Frau sind vor allem Mittel mit einer verstärkenden Wirkung auf die Menstrualblutung wichtig, sogenannte Emmenagoga (siehe Seite 296). Paracelsus schrieb hierzu: »Wo die Frauen Schmerzen empfinden, da ist eine Verstopfung, wie im Herzen, in der Galle und in allen übrigen wichtigen Gliedern. Dann soll man die Menstruation im ganzen Körper hervorrufen« (I/1006).

Damit spielte Paracelsus auch auf den Aderlass an. Der Aderlass war in alter Zeit besonders beliebt und bis ins 19. Jahrhundert geradezu ein Markenzeichen ärztlicher Kunst. Das blutige Schröpfen, das man auch als kleinen Aderlass bezeichnet, ist eine weitere Methode der lokalen Ableitung, während das unblutige »trockene« Schröpfen zur Steigerung der Durchblutung dient.

Eine ebenfalls beliebte Form der Entgiftung ist bis heute das Schwitzen mittels schweißtreibender Kräuter oder durch Schwitzbäder, die vor allem das Immunsystem stärken: »Durch die Diaphoretica werden alle kalten Krankheiten hitzig gemacht und erwärmt, und in solcher Hitze und Wärme werden sie geheilt« (III/66). »Ein Diaphoreticum dringt durch den ganzen Körper und heilt dadurch« (III/448). Besonders drastisch muten auch die Methoden an, bei denen man durch Kautherisation (künstliche Wunden) die schadhaften Säfte ableiten will, z.B. durch Brandwunden und Eiterfontanellen[31] oder blasenziehende Pflaster.[32]

Im Prinzip hat man all diese ausleitenden Methoden der Natur abgeschaut, denn Durchfall, Brechen oder Schweiß, ja sogar Ekzeme und Geschwüre sind eigentlich physiologische Reaktionen auf eine Vergiftung, die man durch geeignete Maßnahmen unterstützen will. Sämtliche Ausleitungsmethoden waren häufig Bestandteil der Therapiekonzepte des Paracelsus, auch wenn er die dahinter stehende Theorie der Säftelehre nicht immer akzeptierte.

Das Aderlassbesteck oder Schröpfköpfe gehörten früher jedenfalls zur ärztlichen Ausrüstung wie heute das Stethoskop und die Spritze. Leider gerieten die Ausleitungsverfahren durch die Fokussierung auf die Zellularpathologie und Erregerlehre

31 In Tibet ist es heute noch üblich, Kopfschmerzen mit Brandwunden an den schmerzhaften Stellen zu behandeln. In China gilt die Regel: Geh nie mit jemandem auf Wanderschaft, der nicht am Punkt des göttlichen Gleichmuts eine Brandnarbe hat. Dabei handelt es sich um den Meridianpunkt Magen 36, der unterhalb des Knies auf der Außenseite gelegen ist und den man mittels Abbrennen von Beifuß auf der Haut stimuliert (Moxatherapie).
Eine alte Methode der Eiterfontanelle ist das Haarseil. Hierzu zieht man ein Haar des Patienten mit einer Chirurgienadel durch die Haut (z.B. in Gelenksnähe bei Rheuma), verknotet es zu einem Kreis und bewegt es nun täglich mehrmals hin und her. Es kommt schon bald zur Wundeiterung. Nach einigen Tagen wird das Haar entfernt und die Wunde mit Heilsalbe behandelt. Mit dem Eiter sollen die krankhaften Säfte austreten. In der Tat kommt es lokal zu einer heftigen Entzündungsreaktion, die man auch als Umstimmungstherapie betrachten kann.

32 Blasenziehende Pflaster erwähnte Paracelsus an vielen Stellen. Sie bestehen zur Hauptsache aus einer Paste, die man aus »Spanischen Fliegen« (Cantharis), einer Käferart gewinnt, die man früher auch als Aphrodisiakum nutzte. Als Zusatzstoffe gebrauchte Paracelsus vor allem hautreizende Hahnenfußgewächse wie den Hahnenfuß selbst (Ranunculus sceleratus) oder die Waldrebe (Clematis vitalba); solche Mittel gebraucht man noch heute in der Homöopathie in potenzierter Form als Balsame bei Ekzemen.
Heute liefert der Handel immer noch das Cantharidenpflaster, z.B. »Spezialpflaster« (Walther Bock GmbH), das neben Cantharis noch Lärchenharz, äth. Thymian- und Lavendelöl enthält. Kleinere Pflaster (bis max. 10 × 10 cm) werden im Sinne der Reflexzonentherapie zur Ausleitung über die Haut gebraucht.
Über Nacht bildet sich unter dem Pflaster eine mit Sekret gefüllte Blase. Die Blase wird steril entfernt und wie eine Wunde versorgt; hierfür verwendete Paracelsus seine Wundsalben aus diversen Harzen. Gute Erfolge hat man auch mit der Ableitung bei Gelenksleiden wie Arthrose.

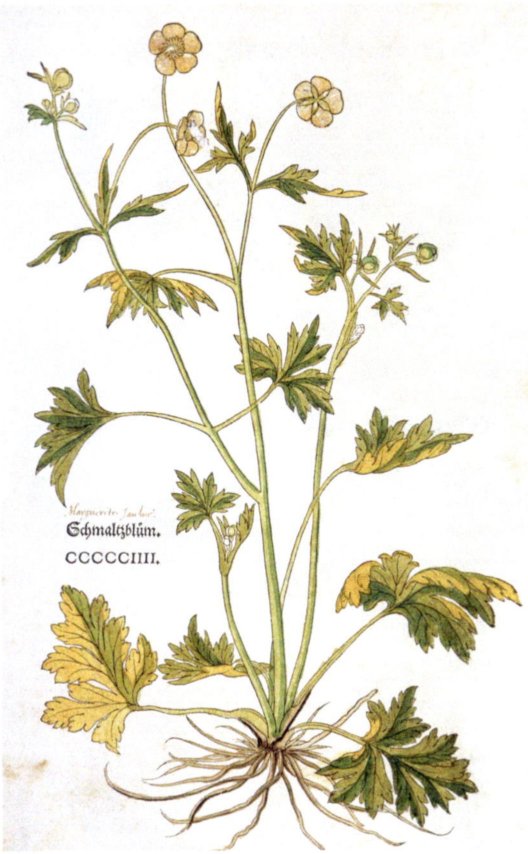

Den Hahnenfuß erwähnte Paracelsus öfter als Zusatz von blasenziehenden Pflastern. Kolorierter Holzschnitt aus dem Kräuterbuch des Leonhart Fuchs, 1543.

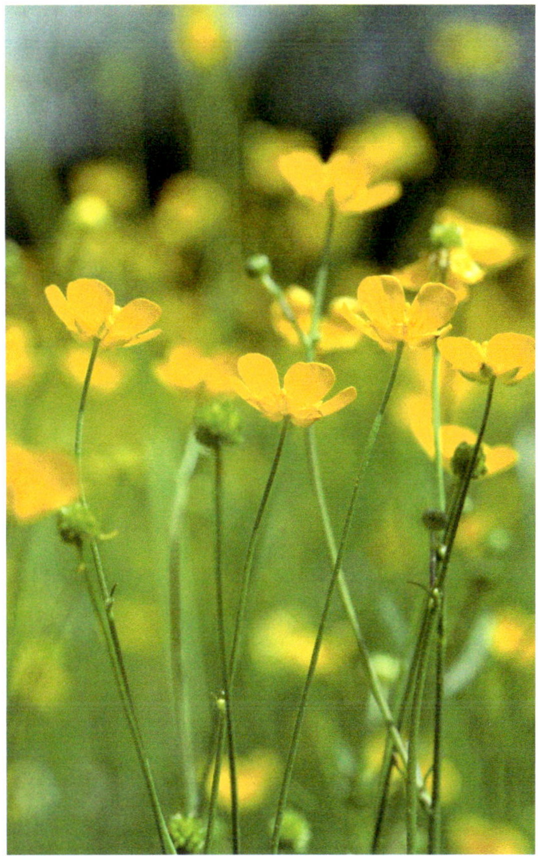

Hahnenfußgewächse enthalten häufig hautreizende Scharfstoffe. Besonders der Scharfe und der Knollige Hahnenfuß sowie der Gifthahnenfuß werden noch heute in der Homöopathie bei Hautentzündungen mit Blasenbildung verwendet; ein entsprechendes Firmenpräparat mit Hahnenfuß wäre z.B. Dercut Tropfen (Pekana). Foto: Margret Madejsky.

im 19. Jahrhundert fast in Vergessenheit. Erst durch die Schriften des Arztes Bernhard Aschner (ihm verdanken wir ja auch die leicht lesbare Überarbeitung der Schriften des Paracelsus), die zu den bedeutendsten ihrer Zeit zählen, kam es zu einer regelrechten Renaissance der Entgiftungstherapie, so dass diese Verfahren heute in der Naturheilpraxis wieder ihren festen Platz haben. In der Volksmedizin hat man sie ohnehin immer in Ehren gehalten.

Gründe für eine Entgiftungstherapie

- Stimulation der Lebenskraft
- Verbesserung des Allgemeinbefindens (Vegetativum)
- Intensivierung der Geistesfunktionen
- Prophylaktische Wirkung
- Linderung akuter Krankheiten
- Entlastung und Regeneration erkrankter Organe
- Gewählte Arzneien wirken schneller und effektiver
- Reiztherapie bei Status nach Unterdrückung (z.B. durch allopathische Medikamente)
- Vermeidung von Komplikationen während der Behandlung
- Vorbeugung einer Chronifizierung
- Vorbeugung von Rezidiven durch Ausleitung von Resttoxinen
- Verbesserte Rekonvaleszenz

Therapiemethoden mit Wirkung auf die Säftemischung

Bezeichnung	Wirkungsrichtung	Anwendungen	Beispiele
Alteranzien	Umstimmungsmittel mit allgemeiner Wirkung auf Säfte und Stoffwechsel	Zur Vorbeugung und Behandlung von Krankheiten mit Tendenz zur Chronifizierung	**Antimon*** (Antimonit, Antimonium crudum, Antimonium tartaricum) **Benediktenkraut** (Cnicus benedictus) **Ingwer** (Zingiber officinale) **Odermennig** (Agrimonia eupatoria) **Zaunrübe!** (Bryonia dioica)
Amara	Anregung der Verdauungsprozesse	Bitterstoffdrogen (A. verum) oder ätherische Öldrogen (A. aromaticum) zur Anregung der Verdauung bei Atonie des Magens, Anämie, Verstopfung, Übersäuerung, Mineralstoffmangel	**Engelwurz** (Angelica archangelica) **Enzian, Gelber** (Gentiana lutea) **Kalmus** (Acorus calamus) **Muskatnuss!** (Myristica fragrans) **Tausendgüldenkraut** (Erythraea centaurium)
Antidyskratika	Allgemeine Säfteverbesserer	Zur Vorbeugung und Behandlung von chronischen Krankheitsgeschehen mit Tendenz zu Degeneration und Entartung	**Arsen*** (Arsenicum album) **Guajak** (Guajacum officinale) **Klette** (Arctium lappa) **Nelkenwurz** (Geum urbanum) **Stiefmütterchen** (Viola tricolor)
Choleretika (Cholekinetika); Cholagoga	Anregung der Leberzellen zu vermehrter Sekretion von Gallensäuren (Cholerese); Kontraktion und Entleerung der Gallenblase durch Cholagoga	Bei Verdauungsschwäche zusammen mit Amara; Cholagoga sind meistens auch wichtige Mittel zur Regeneration und Anregung der Leberfunktion; Choleretika stimulieren gleichzeitig häufig die Bauchspeicheldrüse	**Artischocke** (Cynara scolymus) **Berberitze!** (Berberis vulgaris) **Gelbwurz** (Curcuma longa) **Mariendistel** (Silybum marianum) **Schöllkraut!** (Chelidonium majus) **Wermut!** (Artemisia absinthium)
Diaphoretika	Anregung der Schweißbildung; gut geeignet auch vor einem Saunagang oder Schwitzbad	Zur allgemeinen Ausleitung und zur Vorbeugung und Behandlung von fieberhaften Infektionskrankheiten	**Ingwer** (Zingiber off.) **Jaborandi!** (Pilocarpus jaborandi) **Holunder** (Sambucus nigra) **Linde** (Tilia cordata) **Schwalbenwurz!** (Vincetoxicum hirundinaria)
Diuretika	Anregung der Nierenausscheidung (Quantität und Qualität)	Bei Ödemen, Herzwassersucht, Ausleitung harnpflichtiger Stoffe wie Harnsäure, aber auch zur Ausleitung von Schwermetallen oder Arzneirückständen. Zur Durchspülungstherapie bei Entzündungen und Tendenz zur Steinbildung	**Brennnessel** (Urtica dioica) **Goldrute** (Solidago virgaurea) **Hauhechel** (Ononis spinosa) **Löwenzahn** (Taraxacum officinale) **Meerzwiebel!** (Scilla maritima) **Spargel** (Asparagus officinalis) **Weinstein** (Tartarus)
Emmenagoga	Anregung der Menstrualblutung	Bei schwacher Blutung, vor allem bei Schmerzen zu Beginn der Regel; zur Anregung der Ausleitung bei Infektionen im Genitalbereich; bei Neigung zu Fettsucht und Tendenz zu Ablagerungen; Emmenagoga können abortiv wirken	**Beifuß** (Artemisia vulgaris) **Liebstöckel** (Levisticum officinale) **Petersilie** (Petroselinum crispum) **Rainfarn!** (Tanacetum vulgare) **Raute!** (Ruta graveolens) **Sadebaum*** (Juniperus sabina)
Emetika	(= Purgation nach oben) Brechmittel; traditionell bei Leiden oberhalb des Zwerchfells	Bei oral erfolgten Vergiftungen; zur Behandlung psychischer Leiden; evtl. bei Asthma; heute nur noch selten gebraucht; die wirkungsvollen Mittel sind rezeptpflichtig	**Brechnuss*** (Strychnos nux vomica) **Brechweinstein***(Tartarus stibiatus) **Brechwurz*** (Psychotria ipecacuanha) **Nieswurz*** (Helleborus niger) **Zaunrübe!** (Bryonia dioica)

Bezeichnung	Wirkungsrichtung	Anwendungen	Beispiele
Expektoranzien/ Sekrolytika	Anregung der Schleimhautabsonderung aus Nase und Lunge	Bronchitis mit schwer löslichem Sputum; auch Asthma. Bei Schnupfen; früher auch Arzneien zum Niesen (Niespulver aus Germer oder Nieswurz)	**Efeu** (Hedera helix) **Hirschhornsalz** (Ammoniumkarbonat) **Nieswurz*** (Helleborus niger) **Schlüsselblume** (Primula veris) **Thymian** (Thymus vulgaris)
Laxanzien	(= Purgation nach unten) Abführmittel; traditionell bei Leiden unterhalb des Zwerchfells	Bei Leber-Gallen-Schwäche, Verstopfung, Fettsucht	**Faulbaum!** (Rhamnus frangula) **Glaubersalz!** (Natriumsulfat) **Gottesgnadenkraut!** (Gratiola off.) **Rhizinusöl!** (Rizinus communis) **Sennesblätter!** (Cassia angustifolia) **Weinstein** (Tartarus)
Resolvenzien	Lösende und auflösende Mittel	Bei Steinleiden von Galle, Niere und Blase; auch bei Sklerose, Gewebeverhärtungen, Lymphknotenverhärtungen und evtl. bei Kanzerose	**Antimon*** (Antimonium crudum) **Säuren allgemein!** (teils*) (z.B. Salpetersäure = Acidum nitricum) **Schierling, Gefleckter*** (Conium maculatum) **Schwefel und -verbindungen!** (Sulfur) **Steinbrech** (Saxifraga granulata) **Weinstein** (Tartarus)

(* = rezeptpflichtig; ! = Vorsicht beim Gebrauch)

Die besonderen Zeichen der reinigenden Kräuter

»Ubi malum, ibi remedium« (Wo das Übel, da ist das Heilmittel): Folgt man dieser alten Weisheit, dann dürften die typischen Kräuter zur Entgiftung nicht in abgelegenen Bergtälern oder in Naturschutzgebieten wachsen, sondern in unserer unmittelbaren Umgebung. Und in der Tat brauchen wir uns nur vor die Haustür zu begeben, um die wertvollsten Arzneien zum Thema zu finden. Als Ruderalflora verzaubern sie unsere an sich so tristen Zivilisationslandschaften, oder sie treiben den Gärtner mit ihrer unglaublichen Vitalität zur Verzweiflung. Ob auf pestizidverseuchten Äckern, überdüngten Wiesen, an Mülldeponien oder entlang viel befahrener Straßen – überall findet man Pflanzen, die man seit Generationen heilkundlich zum Ausleiten von Schadstoffen verwendet.

Während wir in dieser von uns selbst geschaffenen lebensfeindlichen Umgebung die unterschiedlichsten Krankheiten entwickeln, fühlen sich manche Überlebenskünstler aus der Pflanzenwelt in unserer Nähe ausgesprochen wohl. Dabei möchte man meinen, dass die Umweltgifte generell zu Kümmerwuchs oder Ähnlichem führen würden – dies ist auch bei vielen Pflanzen, vor allem Bäumen, tatsächlich der Fall, doch eben nicht bei allen. Was nicht nur überlebt, sondern auch noch üppig gedeiht, muss daher Heilkraft in sich tragen, wenn es um die Behandlung von Krankheiten durch Umwelttoxine geht.

Wenn man Pflanzen selbst sammelt, ist allerdings Vorsicht geboten, denn solche Wachstumsorte sind natürlich durch Gifte extrem belastet, die sich leider häufig auch in den Pflanzen anreichern. Das Sammelgut sollte daher nur aus einer möglichst unbelasteten Umgebung stammen.[33]

Oft wachsen Ruderalpflanzen in Gemeinschaften zusammen, die sich auch als Partner in der Therapie sehr bewährt haben – beispielsweise Nelken-

33 Man kann sich aber auch die Frage stellen, was für eine Arznei entstehen würde, wenn man Pflanzen gerade an besonders belasteten Standorten sammeln und potenzieren oder destillieren würde – hätte man nicht auf diese Weise vielleicht ein besonders wirksames Mittel gefunden? Man müsste es probieren. Doch leider sucht man z.B. herbizidangereichertes potenziertes Stiefmütterchen zur Behandlung von Neurodermitis vergebens in den Firmenlisten.

wurz und Löwenzahn. So findet man nicht selten auf einigen Quadratmetern zahlreiche Pflanzen, die man für ganz ähnliche Leiden gebraucht. Auch auf Brachäckern gedeihen wertvolle Kräuter, die nicht nur den heruntergewirtschafteten Boden heilen (wie z.B. Kamille oder Schachtelhalm), sondern auch bewährte Heilmittel zur Behandlung von Zivilisationskrankheiten sind. Zu den typischen Ruderalpflanzen gehören beispielsweise Brennnessel, Giersch, Hohlzahn, Klette und Klettenlabkraut, Königskerze, Kümmel, Schafgarbe, Stiefmütterchen, Vogelmiere, Wegwarte oder Zaunrübe (die leider inzwischen sehr selten geworden ist).

Generell sollte man immer auf den Bewuchs in der Umgebung des Kranken achten, eventuell findet man wichtige Hinweise für die Therapie. Vielleicht wird man von Rheuma geplagt und wohnt in der Nähe von Auenwäldern oder Feuchtwiesen, wo man auch die typischen antirheumatischen Pflanzen Mädesüß, Weide, Birke, Bittersüß oder Wasserdost finden würde, oder es hat sich eine Zaunrübe in den Garten verirrt. Auf den Bewuchs von Störzonen und die immunmodulierende und vitalisierende Wirkung von Pflanzen, die sich auf solchen Orten wohl fühlen, haben wir ja bereits an anderer Stelle hingewiesen (siehe Seite 49). Leider achtet man inzwischen auf diese Gesichtspunkte viel zu wenig. In alter Zeit war dies ganz anders: Damals sammelte der Arzt die ersten Kräuter immer auf dem Weg zum Kranken – etwa den Wegerich, den er dann als universelle Arznei sogleich einsetzen konnte.

Die Signaturen der Antidyskratika (Säfteverbesserer)

Signatur	Beispiele	Wirkspektrum
Klettfrüchte	Klette, alle Arten (Arctium lappa) Klettenlabkraut (Galium aparine) Nelkenwurz (Geum urbanum) Odermennig (Agrimonia eupatoria)	Allgemeine Toxinbindung und Verbesserung der Ausscheidung; bei Krankheiten mit vermehrter Sekretion (»Fluss«); lymphatische Diathese
Stacheln, Dornen oder Brennhaare	Benediktenkraut (Cnicus benedictus) Berberitze (Berberis vulgaris) Brennnessel (Urtica dioica, U. urens) Hauhechel (Ononis spinosa) Mariendistel (Silybum marianum) Schlehe (Prunus spinosa) Wacholder (Juniperus communis) Weißdorn (Crataegus oxyacantha)	Erhöhung der Widerstandskraft und Anregung von Vitalität und Ausscheidung; Gelenksleiden, chronisch trockene Leiden; Immunopathien; allgemein bei Vergiftungen und Leberleiden
Gelbe und rote Farbtöne	Benediktenkraut (Cnicus benedictus) Berberitze (Berberis vulgaris) Enzian, Gelber (Gentiana lutea) Löwenzahn (Taraxacum officinale) Nelkenwurz (Geum urbanum) Odermennig (Agrimonia eupatoria) Schöllkraut (Chelidonium majus) Gelbwurz (Curcuma longa)	Aktivierung der Prozesse von Leber, Galle und Pankreas; allgemein auch stimmungsaufhellend
Hohler Stengel	Engelwurz (Angelica archangelica) Löwenzahn (Taraxacum officinale) Schachtelhalm (Equisetum arvense) Schierling, Gefleckter (Conium maculatum)	Resolvierend (zerteilend, auflösend) und krebswidrig; »Milzmittel«
Senfiger, scharfer Geschmack und schwefeliger Geruch	Bärlauch (Allium ursinum) Brunnenkresse (Nasturtium officinale) Knoblauch (Allium sativum) Senf (Sinapis alba) Stinkasant (Ferula asa foetida) Zwiebel (Allium cepa)	Wirkung auf Darmsymbionten; Anregung der Darm- und Pankreasfunktionen; bei stinkenden Ausscheidungen

Eine der typischen Signaturen für drastisch reinigende Pflanzen ist ihre Wehrhaftigkeit. Pflanzen mit Dornen, Haken, Stacheln und Brennhaaren aktivieren Stoffwechselprozesse und wirken auf abgelagerte Toxine lösend. Zudem sind sie die Heilmittel der Wahl bei stechenden und brennenden Leiden. Man sollte grundsätzlich immer einige von ihnen in Therapiekonzepte bei Stoffwechselleiden integrieren. Im übertragenen Sinn stärken sie auch die Willenskräfte und übertragen ihre Kraft auf den Menschen, wodurch die Lebensenergie gesteigert wird.

Ähnlich giftwidrig wirken Pflanzen mit Klettfrüchten. Bildhaft bleiben die Toxine an den Kletten hängen und können so aus dem Körper geschleust werden. Die Pflanze vermittelt sich dem Körper über ihre Form, die sich als Bild in der Tinktur geistartig erhält. Das Geistartige regt im Körper spezifische Reaktionen an. Dies darf man natürlich nicht mit dem Wirkstoffprinzip auf eine Stufe stellen. Es handelt sich dabei um eine andere, eher metaphysische Wirkungsebene, die sich der wissenschaftlichen Beobachtung entzieht. Abgesehen davon enthalten natürlich Pflanzen mit Klettfrüchten (z.B. Odermennig, Nelkenwurz oder Klette) diverse Wirkstoffe, durch die ihre Wirkungen auch rational nachvollziehbar sind.

Dornen, Stacheln und Klettfrüchte sind eine Signatur für sogenannte Alteranzien und Antidyskratika, also Säfteverbesserer und Umstimmungsmittel, durch die der Krankheitsprozess von den edlen Organen nach außen hin gerichtet wird. Die mine-

Signatur	Beispiele	Wirkspektrum
Scharfer, brennender, aromatischer Geschmack	Bibernelle (Pimpinella major) Engelwurz (Angelica archangelica) Ingwer (Zingiber officinale) Kalmus (Acorus calamus) Meerrettich (Armoratia rusticana) Meisterwurz (Peucedanum ostruthium)	Anregung von Abwehr und Verdauung; »zur Erwärmung des Magens«; Diaphorese; allgemein vitalisierend; Bestandteile von Lebenselixieren
Bitterer Geschmack	Andorn (Marrubium vulgare) Bitterholz (Quassia amara) Enzian, Gelber (Gentiana lutea) Tausendgüldenkraut (Erythraea centaurium) Wegwarte (Cichorium intybus) Wermut (Artemisia absinthium)	»Amara«; Anregung sämtlicher Verdauungsdrüsen, speziell Leber/Galle; Bestandteile von Lebenselixieren
Standort feucht, Reizstreifen	Bitterklee (Menyanthes trifoliata) Bittersüß (Solanum dulcamara) Braunwurz (Scrophularia nodosa) Efeu (Hedera helix) Mädesüß (Filipendula ulmaria) Mistel (Viscum album) Wasserdost (Eupatorium cannabinum) Weide (Salix alba)	Antirheumatisch, allgemein bei Immunopathien und Kanzerose; Lymphbezug
Ruderalflora	Brennnessel (Urtica dioica, Urtica urens) Giersch (Aegopodium podagraria) Hohlzahn (Galeopsis segetum) Klette, alle Arten (z.B. Arctium lappa) Klettenlabkraut (Galium aparine) Löwenzahn (Taraxacum officinale) Nelkenwurz (Geum urbanum) Schierling, Gefleckter (Conium maculatum) Schöllkraut (Chelidonium majus) Wegwarte (Cichorium intybus)	Zeitgeist- und Zivilisationskrankheiten, z.B. Neurodermitis, Nahrungsallergien; Kanzerose, Immunopathien

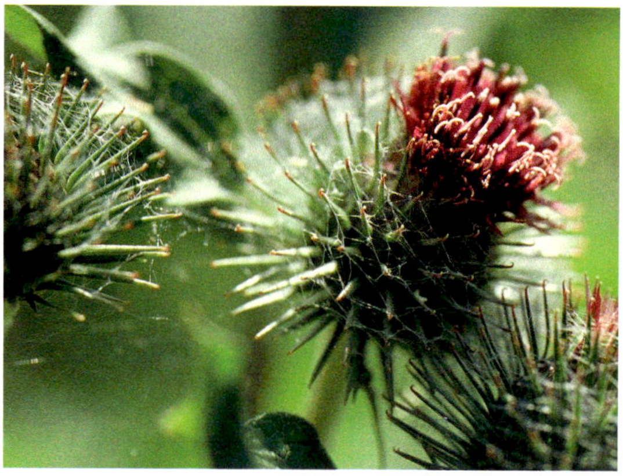

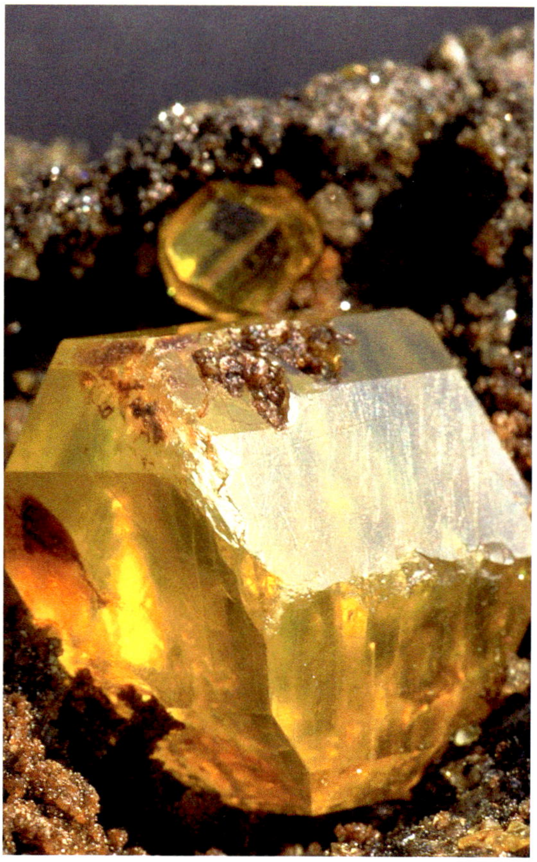

Die Klette findet man häufig an Feldrändern oder auf Schuttplätzen. Nicht nur der Standort, auch die Ausbildung von Klettfrüchten sind typische Signaturen entgiftender Heilpflanzen. Die Klette verwenden wir vor allem zur Anregung der Ausscheidung von Metallen und krebserregenden Stoffen aus der Petrochemie. Foto: Olaf Rippe.

Schwefel sollte in keinem homöopathischen Entgiftungskonzept fehlen. Durch Schwefel wird der Krankheitsreiz von innen nach außen getrieben. Besonders bewährt hat sich selenhaltiger Schwefel (Sulfur selenosum D6 Trituration von Weleda). Foto: Olaf Rippe.

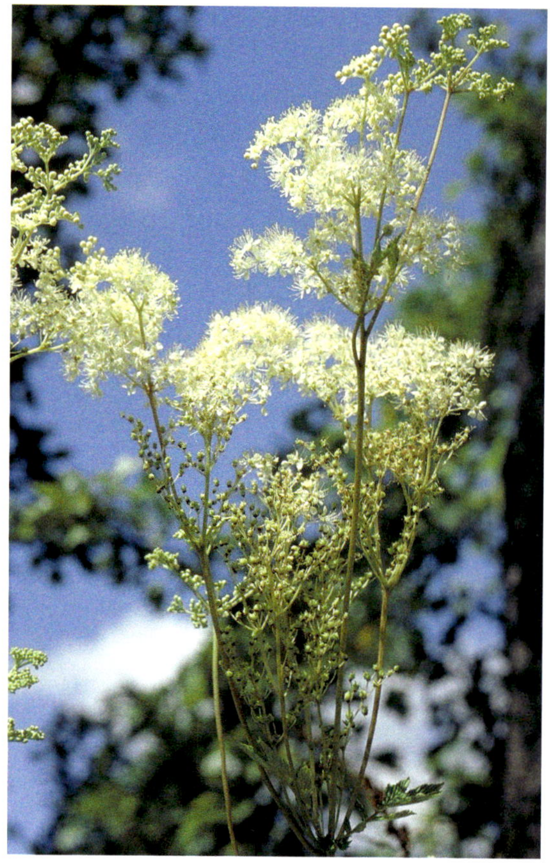

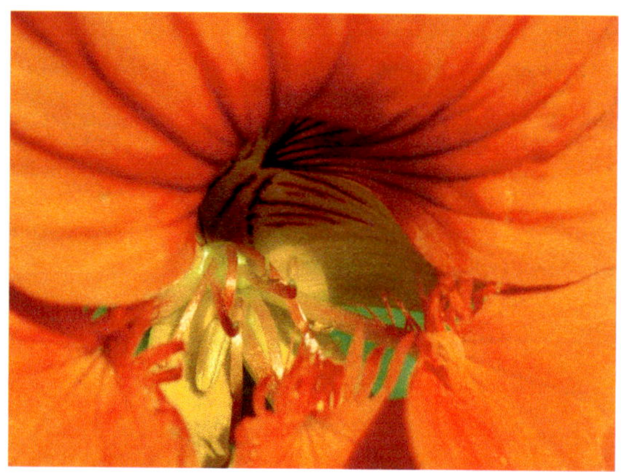

Mädesüß ist wegen seiner entzündungswidrigen Wirkstoffe, die für die Synthetisierung von Aspirin Vorbild waren, traditionell ein Mittel bei rheumatischen Erkrankungen, aber auch wirksam bei Kopfschmerzen. Foto: Olaf Rippe.

Typisch für Pflanzen mit einer anregenden Wirkung auf die innere Alchimie ist der scharfe und senfige Geschmack. Paracelsus sah hierin eine Signatur des alchimistischen Sulfurs. Die Kapuzinerkresse wirkt nicht nur günstig auf die Darmflora, sondern regt auch die unspezifische Immunabwehr an; ein bekanntes Präparat in diesem Zusammenhang ist Angocin N Tabletten (Repha). Foto: Olaf Rippe.

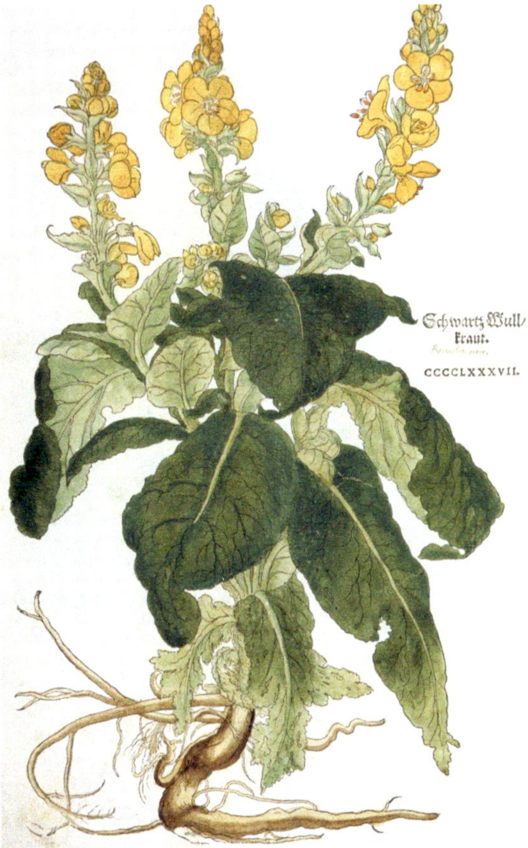

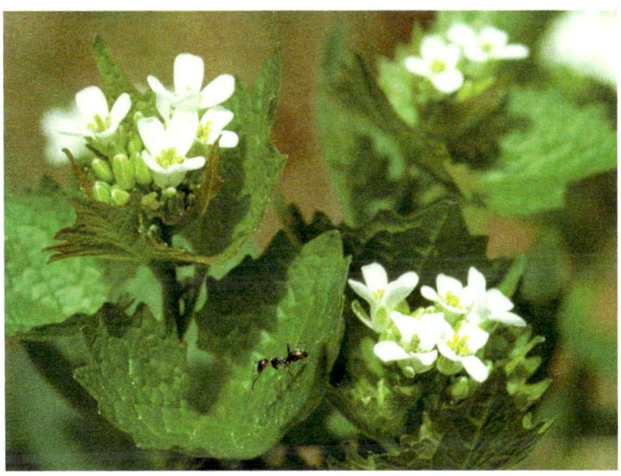

Die Königskerze folgt dem Menschen bis vor seine Haustür. Sie liebt wie die Klette besonders Bauschutt. Wir verwenden vor allem die Blüten bei allergischen und entzündlichen Lungenleiden und die zerstoßenen Blätter als Wundmittel. Kolorierter Holzschnitt aus dem Kräuterbuch des Leonhart Fuchs, 1543.

Knoblauchhederich oder Knoblauchsrauke ist in der Volksmedizin zur Entgiftung besonders beliebt. Wie die verwandte Kresse oder die Brunnenkresse sollte man den Kreuzblütler auch als Salat essen. Foto: Olaf Rippe.

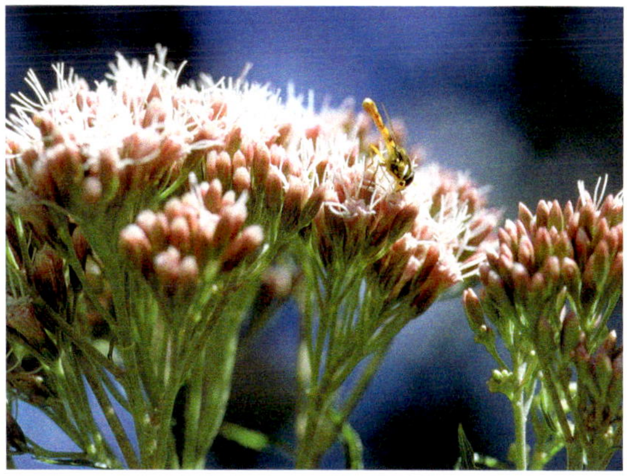

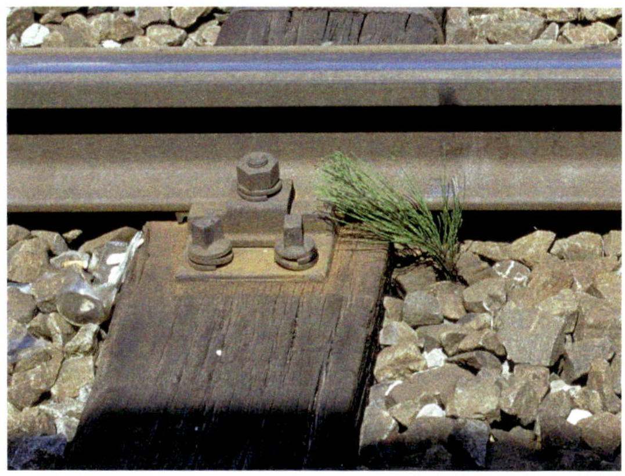

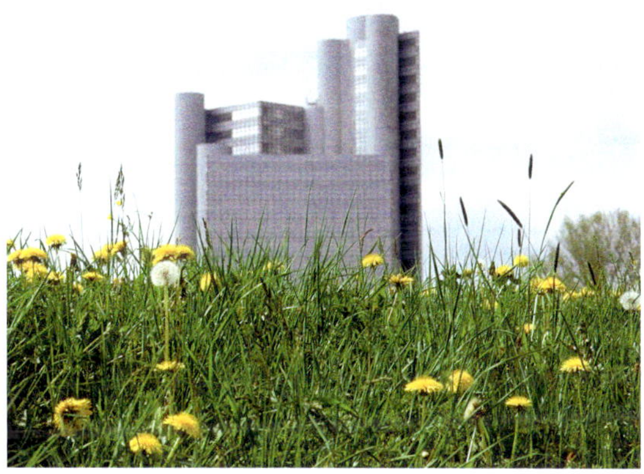

Feuchtpflanzen wie den Wasserdost verwendet man traditionell bei rheumatischen und fieberhaften Erkrankungen. Foto: Olaf Rippe.

Selbst die unwirtlichsten Stellen unserer urbanen Kultur werden von Pflanzen besiedelt: hier ein Bahndamm mit Schachtelhalm. Foto: Margret Madejsky.

Heilpflanzen für typische Krankheiten unserer Zeit wachsen wie der Löwenzahn vor der Haustür.
Foto: Margret Madejsky.

ralischen Ergänzungsmittel wären übrigens Arsen und Antimon, die in potenzierter Form den Körper vor Entartungen schützen (Arsenicum album/Antimonium crudum oder Antimonium tartaricum ab D6).

Man könnte die Therapie mit Antidyskratika mit einer Pfütze vergleichen, in der man mit einem Stock rührt, wodurch der am Boden liegende Schlamm aufgewühlt wird. Wenn man nun einen ableitenden Kanal gräbt, kann der Schlamm abfließen – diese Therapieart nennt man Drainage. Unterließe man dies, würde sich der Schlamm nach einiger Zeit wieder auf dem Boden ablegen – man hätte nur kurzfristig einen Sturm im Wasserglas erzeugt, ohne wirklich nachhaltige Effekte.

Durch dieses Bild wird auch verständlich, warum es bei einer echten Entgiftung vorübergehend zu krisenartigen Situationen kommen kann: Nicht selten fangen durch die aufgewirbelten Toxine Ausscheidungen an zu stinken, oder es kommt zu Schmerzen in den Gelenken, flüchtigen Ausschlägen und Anfällen von Kopfschmerz oder Depressionen. Hier heißt es als Therapeut die Übersicht behalten und solche Symptome nicht mit einer Verschlimmerung der Krankheit selbst verwechseln. Man sollte ein Absetzen der Mittel nur in Ausnahmefällen in Erwägung ziehen; oft genügt schon die Reduzierung der Dosis. Bei einer gelungenen Drainage verschwinden diese Symptome relativ schnell, und man fühlt sich anschließend allgemein sehr viel besser.

Ebenfalls typisch für entgiftende Pflanzenstoffe ist ihr extremer Geschmack und Geruch. Manche erinnern sogar an Ausscheidungen – etwa der Uringeruch der Brennnessel oder der jaucheartige Geruch von Pflanzen mit Senfölglykosiden wie der Brunnenkresse (man könnte dies ebenfalls als eine Art Homöopathie betrachten). Stinkende Pflanzen sind die Mittel der Wahl bei der Dysbiose des Darms; das wichtigste Ergänzungsmittel aus der Mineralwelt wäre hier der wesensverwandte Schwefel (Sulfur ab D6).

Schwefel zeigt die gelbe Farbe, die man oft auch bei Pflanzen mit Wirkung auf die Säftemischung findet. Diese Pflanzen hellen mit ihrer warmen, sonnenhaften Farbe nicht nur die Stimmung auf, was bei Vergiftungen prinzipiell notwendig ist – sie wirken auch nach alter Vorstellung vor allem ableitend auf die gelbe Galle, und auch die schwarze Galle wird durch sie angesprochen. Die Ableitung der melancholischen Säfte bewirken aber besonders Pflanzen mit Bitter- und Scharfstoffen. Ihre Wunderwirkungen auf die Säfte der Verdauungsorgane und das Gemüt haben wir ja bereits kennen gelernt (siehe Seite 221). Sie gehören zu den besonders wichtigen Pflanzen bei Stoffwechselleiden, da sie direkt auf den inneren Alchimisten heilend einwirken.

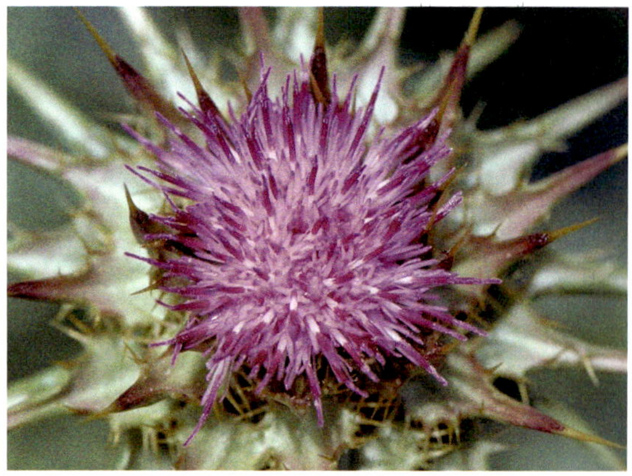

Mariendistel verwendet man seit Jahrhunderten als Heilmittel für die Leber, besonders bei Entzündungen und heute auch für Folgen unserer ungesunden Lebensweise. Die Ausbildung von Stacheln und Dornen ist eine typische Signatur für Antidyskratika. Foto: Margret Madejsky.

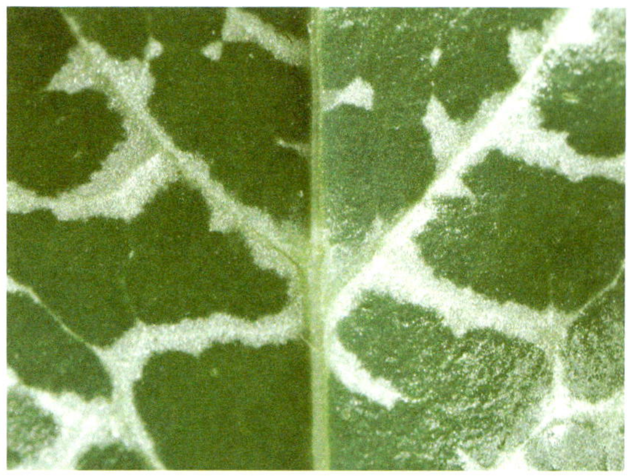

Die hellen Blattadern der Mariendistel sind eine Signatur für ein Heilmittel mit Wirkung auf die Lymphe. Die heilige Pflanze Marias ist Bestandteil von Lymphdiaral Basistropfen (Pascoe) zur Ausleitung über die Lymphe. Foto: Margret Madejsky.

»Was auf gedüngten Äckern wächst, ist ungesünder als das, was auf ungedüngten Äckern wächst.« (Paracelsus I/810)

Beispiele für entgiftende Heilpflanzen bei Paracelsus und in der Volksmedizin

Andorn (Marrubium vulgare; Mond, Sonne, Saturn)

Das äußerst bittere Gewächs, das zur Familie der Lippenblütler zählt, ist ein altbewährtes Mittel bei »schwachem und kaltem Magen«, wobei es keine direkt erhitzende Wirkung hat. Einerseits weist es die sulfurische Geschmacksnote auf, andererseits zeigt es aber mit dem silbergraugrünen Farbton der Blätter und den weißen Blüten auch eine kühlende Natur. Besonders ältere Menschen mit chronischen Magenproblemen schätzen seine anregende Wirkung auf die Verdauungssäfte. Im Tierversuch konnte die sekretionssteigernde Wirkung auf die Galle nachgewiesen werden, was aber für Bitterstoffdrogen typisch ist (hier hätte man sich die Tierquälerei wieder einmal sparen können). Dadurch bekam Andorn jedoch eine Positiv-Monografie für Indikationen wie Appetitlosigkeit und Dyspepsie, also bei Blähungen, Sodbrennen und ähnlichen Symptomen einer Gallenschwäche. Paracelsus empfahl Andorn zusammen mit Safran und Schöllkraut bei Gallenstau (I/948).

Volksmedizinisch nutzt man die Pflanze von jeher als Ausleitungsmittel bei chronischen Hautleiden und Geschwüren. Paracelsus verwendete hierzu eine Mischung mit Persicaria, dem pfirsichblättrigen Knöterich (II/183). Klassische Anwendungsgebiete sind auch Lungenleiden wie Asthma oder chronische Bronchitis; hierfür finden wir bei Paracelsus Rezepte, in denen er Andorn wegen der Formähnlichkeit mit Melisse mischt. Ein anderes Rezept ist Andorn gemischt mit Brennnesselwurzel, um »die Kälte aus der Lunge zu vertreiben« (I/910, III/190, 537). Weitere wichtige Asthmamittel bei Paracelsus sind Alant, Alpenveilchen, Lungenkraut, Weinstein oder Ysop.

Eine weitere Indikation bei Paracelsus sind Probleme von Bergarbeitern wie die Staublunge, aber auch Vergiftungen durch Schwermetalle, vor allem wenn sie mit unklaren Fieberzuständen verbunden sind. Hier empfahl er eine Mischung aus Andorn, Dachwurz, Betonie und Seerose. Alle vier Pflanzen gleichen in ihrer Wirkung dem kühlenden Element Wasser, so Paracelsus. Als Zubereitung soll man die Frischpflanzen verwenden, diese zerquetschen und mit gleichen Teilen Milchrahm in einer Kanne mischen. Das Ganze soll eine Stunde lang im Wasserbad gesotten und dann nüchtern gegessen werden. »Diese Speise schützt, bewahrt, verteidigt und heilt die Alchimisten, Goldschmiede, Münzer, Schmelzer« (II/415).

»Wider Keuchen und Tartarus der Lunge«: Rezept bei Asthma und chronischer Bronchitis

Die Mischung besteht einerseits aus saturnalen Mitteln, die dem Sal-Prinzip unterstehen (wie Antimon, Quarz und Tartarus, auch etwa dem Andorn und den Wurzeln von Meisterwurz, Alant und Seifenkraut), andererseits aus Heilpflanzen, die man bis auf Andorn alle Sonne und/oder Merkur unterstellt, sowie aus dem Marsmetall Pyrit, das als Schwefelverbindung nicht nur die Atemkraft stärkt, sondern auch entgiftet. Die Mischung wirkt beruhigend auf die Lungenfunktion, stärkend auf die Abgrenzungsprozesse im Schleimhautbereich und entzündungswidrig und erleichtert das Abhusten von zähem Schleim.

Jeweils 10 ml
Antimonium tartaricum (Brechweinstein) Dil. D6
Hyssopus officinalis (Ysop) Urtinktur
Imperatoria ostruthium (Meisterwurz) Urtinktur
Inula helenium (Alant) Urtinktur
Marrubium vulgare (Andorn) Urtinktur
Pulmonaria officinalis (Lungenkraut) Urtinktur
Pyrit (Eisensulfid) Dil. D6
Quarz (Bergkristall) Dil. D12
Saponaria officinalis (Seifenkraut) Dil. D1
Tartarus depuratus (gereinigter Weinstein) Dil. D4

Von der Firma Spagyra über die Apotheke mischen lassen. 3–5 × täglich 15–20 Tropfen (zur Rezepterstellung siehe Seite 429).

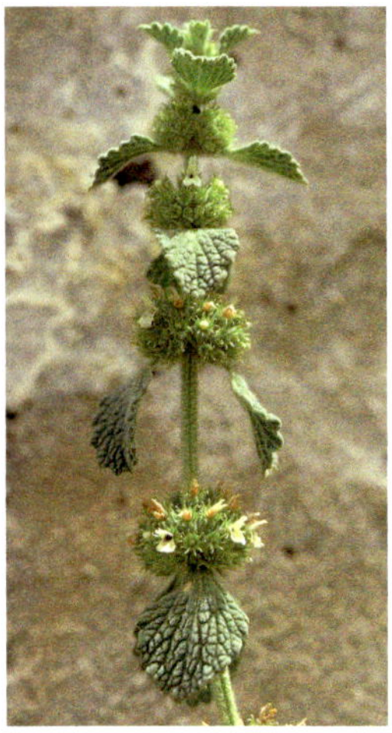

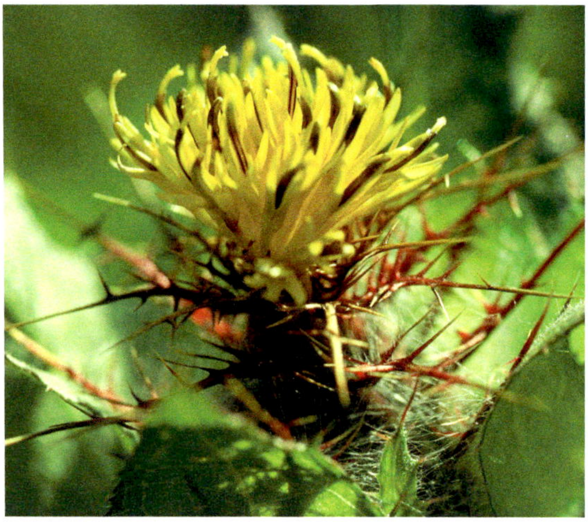

Paracelsus verglich Andorn und Melisse miteinander und verwendete sie wegen der ähnlichen Signaturen öfter gemeinsam, vor allem bei chronischen Lungenleiden. Wegen seiner Bitterkeit ist Andorn auch ein Heilmittel für die innere Alchimie – vor allem ältere Menschen schätzen ihn sehr. Foto: Margret Madejsky.

Die gelbe Farbe, aber auch die stachelige Struktur und der bittere Geschmack sind Signaturen des Benediktenkrauts, die auf ein Heilmittel bei Stoffwechsel- und Leberleiden hindeuten. Die Blütensymmetrie zeigt auch eine günstige Wirkung bei seelischen Leiden, besonders bei Leberdepressionen. Foto: Olaf Rippe.

Benediktenkraut (Cnicus benedictus; Sonne, Jupiter, Mars)

Die Pflanze aus der Familie der Korbblütler hat eine besondere Wirkung auf die gelbe Galle. Ihre entgiftenden Eigenschaften zeigen sich als Signaturen in der Stacheligkeit im Blütenbereich, der gelben Blütenfarbe und dem bitteren Geschmack – alles Zeichen, die für eine sulfurische Pflanze mit reinigenden Eigenschaften sprechen, vor allem auch bei »stechenden« Symptomen.

Die distelartige Pflanze gehört zu den aromatischen Bitterstoffdrogen. »Hauptwirkstoff ist der Bitterstoff Cnicin, der antimikrobielle, cytotoxische und antitumoröse Wirkung zeigt. Im Tierversuch konnte eine antiödematöse Wirkung nachgewiesen werden. Die Droge fördert die Speichel- und Magensaftsekretion durch die enthaltenen Bitterstoffe« (Chr. Jänicke/J. Grünwald/Th. Brendler, 2003). Als Magenmittel liegt eine Positiv-Monografie vor, man findet es daher häufig in entsprechenden Fertigpräparaten, z.B. Gastricol (Tropfen von Dr. Klein). Menschen mit Neigung zur Dyspepsie sind häufig melancholisch und ängstlich und empfinden das Leben als überaus bittere Erfahrung; entsprechend sollte man bei solchen psychischen Symptomen eine bittere Arznei verordnen.

Traditionell wird das Benediktenkraut als Kräftigungsmittel bei zehrenden Fiebern, Abmagerung, Gallenschwäche und bei Appetitlosigkeit gebraucht sowie wegen der diuretischen Wirkung als ausleitendes Mittel über die Niere. Außerdem wird es durch die kombinierte Wirkung auf Leber und Galle häufig bei Neigung zu Steinen in Galle und Blase verwendet. Paracelsus führte es unter den antitartarischen Mitteln auf, u.a. zusammen mit Benediktenwurzel und Akelei (I/607).

Er empfahl die Distel auch als stärkendes Mittel bei Schwindsucht und zur allgemeinen Entgiftung zusammen mit Engelsüß, Süßholz, Rettich, Betonie, Gundermann und Antimon, um die saturnalen Prozesse in die regenerativen Kräfte der Venus zu verwandeln (I/983). An anderer Stelle führte er eine Verordnung mit Ysop, Süßholz und Ehrenpreis bei chronischen Lungenleiden auf (II/474).

Wie so oft sagt auch hier bereits der Name, den das Volk dieser Pflanze gab, viel über ihre Heilkraft aus. Sie ist Benedikt von Nursia geweiht, der um 500 n. Chr. lebte und das erste Kloster in Europa gründete. Er galt als besonders streng und es heißt, dass gepeinigte Glaubensbrüder ihn schließlich während des Abendmahls vergiften wollten. Doch als Benedikt die Messe zelebrierte, kroch das Gift in Schlangengestalt über den Rand des Messkelchs, und Benedikt war gerettet (W.-D. Storl, 2005).

Benediktenwurzel = Nelkenwurz (Geum urbanum; Jupiter, Merkur)

Das Rosengewächs, das man im Volk auch »Aller Welt Heil« nennt (J. Künzle, 1935), hat ähnliche giftwidrige Wirkungen wie das Benediktenkraut, mit dem es aber nur namentlich verwandt ist. Wieder ist es eine Pflanze, die im Volk in höchsten Ehren gehalten wird und auch von Paracelsus oft verwendet wurde.

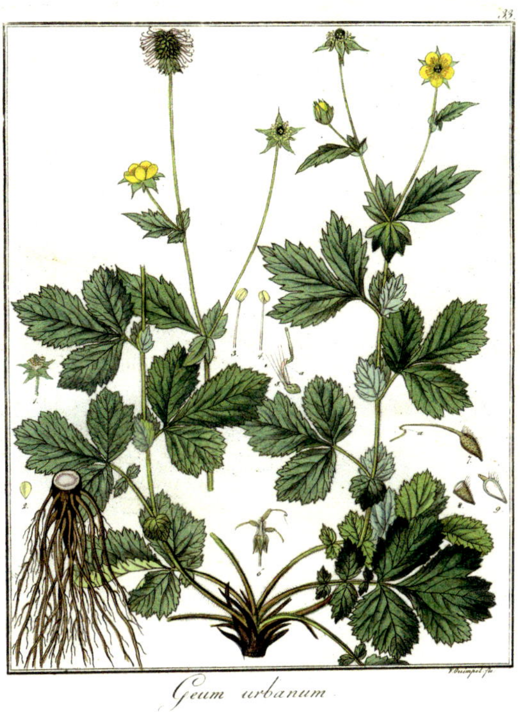

Nelkenwurz gilt in der Volksmedizin als universelles giftwidriges Mittel. Originaltext zum Kupferstich, Anfang 19. Jahrhundert: »Die Wurzel dieses Gewächses ist als ein sehr geschätztes Arzneymittel bekannt; jedoch wenn sie möglichst wirksam seyn soll, muß man sie im Frühjahre, ehe die Stengel hervorgetrieben werden, sammeln, und zwar an trockenen Orten. Auch muß das Trocknen bey nicht zu starkem Wärmegrade geschehen, weil sonst die ätherisch-öhligen Theile, die sie enthält, verloren gehen (...). In neuern Zeiten hat man sie mit dem besten Erfolg wider das Wechselfieber gebraucht.«

Ihre Wirkung gegen Durchfall, Darmentzündungen und Wundleiden erklärt sich durch die spezifischen Gerbstoffe im Kraut und das nach Nelke duftende ätherische Öl, das man in der Wurzel findet (Eugenol; kommt auch in der Gewürznelke vor). Am besten sammelt man das junge Kraut samt Wurzel im März (21.3.), April oder Mai und setzt es mit Weinbrand an. Natürlich ist es auch Bestandteil diverser Firmenmittel, vor allem mit einer stärkenden Wirkung auf die Verdauungsorgane, bei Blähsucht oder Neigung zu Magenkrämpfen, z.B. Infi-Cardamomum (Tropfen von Infirmarius-Rovit).

Paracelsus verwendete die Wurzel des heiligen Benedikt vor allem gegen den Tartarus der Verdauungsorgane. Zur Prophylaxe empfahl er einen Most mit Nelkenwurz, Benediktenkraut und Akelei: »Sie sind nicht nur ein Heilmittel bei der ersten Materie des Tartarus, sondern auch ein Schutzmittel, und sie können nicht genügend gelobt werden« Paracelsus I/607).

Wir verwenden heute die Nelkenwurz auch zur Ausleitung von Pestiziden, Schwermetallen und ähnlichen Giftstoffen, vor allem zusammen mit Doldenblütlern (siehe Rezept Seite 245). Die Wirkung erkennt man auch in der Ausbildung von Klettfrüchten, einer typischen Signatur von Pflanzen mit antidyskratischer Wirkung. Außerdem hellt das unscheinbare Rosengewächs, das inzwischen fast jeden Winkel unserer urbanen Landschaft besiedelt – daher auch der botanische Name –, deutlich die Stimmung auf, weshalb wir es beispielsweise zur Behandlung der Leberdepression infolge von Umweltgiften verwenden.

Auch der Schweizer Kräuterpfarrer Künzle erkannte die Wirkung auf die Psyche: »Dem St. Benediktskraut hat der Schöpfer die Kraft gegeben, alles aus Augen, Nase, Zähnen, Gehirn und vom Herz zu vertreiben, was nicht hingehört; es heilt Augenweh, Kopfweh, Zahnweh, Nasenkatarrh, auch Durchfall, stärkt das Herz wundersam und macht frohmütig« (1935).

Berberitze = Sauerdorn (Berberis vulgaris; Jupiter, Mars, etwas Saturn)

Die Pflanze zeigt von der Blüte bis zur Wurzel die Farbe Gelb, was wiederum auf Stoffwechselleiden, speziell von Leber und Galle, hindeutet. Tatsächlich konnte eine cholagoge Wirkung bestätigt werden. Die anregende Wirkung auf die Verdauungsorgane zeigt sich auch im überaus bitteren Geschmack. Berberitze ist in diversen Präparaten zur Leberentgiftung enthalten, z.B. in dem Ampullenpräparat Metahepat und in den flüssigen Zubereitungen Metaheptachol N und Metamarianum B12 N (alle Mittel von Meta Fackler). Diese Mittel enthalten auch die Mariendistel (Silybum marianum), deren leberprotektive Wirkung man erst in neuerer Zeit erkannte; heute ist die Distel mit den eigentümlichen weißen Blattadern ein Kardinalmittel bei entzündlichen Leberleiden.

Rezepte dieser Art dienen auch der Behandlung von chronischen trockenen Hautleiden wie der Psoriasis; hier empfiehlt sich die gleichzeitige Anwendung der Mahonie (Berberis aquifolium, Urtinktur

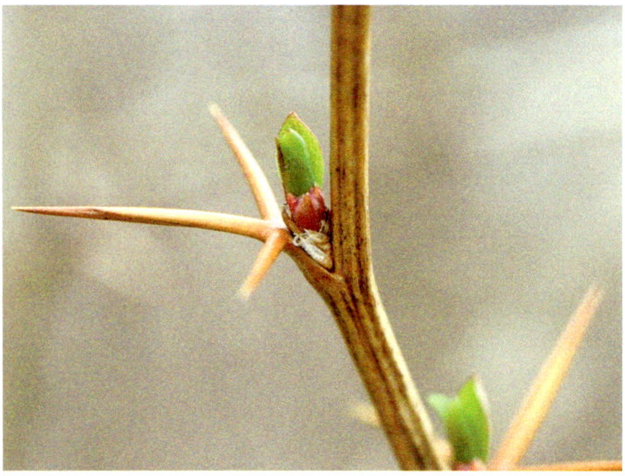

Die Berberitze ist nicht nur ein Heilmittel bei chronischen Leberleiden und bei einer Neigung zu Gallensteinen; man verwendet sie auch bei chronischen Gelenksleiden wie Arthrose oder bei trockenen Hautleiden wie Psoriasis. Foto: Margret Madejsky.

bis D2), die mit Berberitze verwandt ist. Die dreizackigen Stacheln der Berberitze sind wiederum ein Zeichen für ihre antidyskratische Wirkung und ein Hinweis auf ein Mittel gegen ätzende, brennende und stechende Leiden.

Hauptwirkstoff ist das Alkaloid Berberin, das zur Hauptsache in der Wurzel vorkommt. Es wirkt nicht nur stimulierend auf die Gallensäfte, sondern auch antibiotisch sowie blutdruck- und fiebersenkend. In der Schulmedizin dient das stachelige Gewächs sogar zur Entwöhnung von Morphium und Opium (Chr. Jänicke/J. Grünwald/Th. Brendler, 2003); hierfür würden sich eventuell auch die zuvor genannten Lebertherapeutika eignen. Man sollte bei Vergiftungen durch Alkaloide und/oder Narkotika (beispielsweise nach Operationen zur Ausleitung der Narkosestoffe) immer an solche Mittel denken, am besten zusammen mit der Brechnuss (Strychnos nux vomica D4).

Paracelsus empfahl die Berberitze als Mittel gegen Gicht, zusammen mit den Blättern der Schwarzen Johannisbeere (Ribes nigrum). Beberitze sollte immer in Rezepten der gichtisch-rheumatischen Diathese enthalten sein (Urtinktur bis D4); typisch ist aber auch die Anwendung bei Rheuma, Arthritis und Arthrose, also generell beim Tartarus in den Gelenken.

Die Firma Wala liefert zwei Präparate mit Berberitze bei Neigung zur Grieß- und Steinbildung: Chelidonium Kapseln für die Galle und Juniperus/Berberis comp. Kapseln für Blase und Niere. Ein gutes Ergänzungsmittel mit einer diuretischen Wirkung ist die Hauhechel (Ononis spinosa). Wegen ihrer Stachelsignatur verwendet man sie zusammen mit der Berberitze auch bei Gicht.

Die Beeren der Berberitze dienen dagegen zur Stimulierung des Immunsystems, denn sie enthalten u.a. relativ viel Vitamin C und Gerbsäuren. Sie werden auch zusammen mit Schlehenfrüchten zur Behandlung von chronischen Störungen der Nasennebenhöhlen (z.B. Sinusitis und Polypen) verwendet; der Handel hält hierfür Berberis/Prunus D3 (Tropfen von Weleda) und Berberis/Prunus Salbe (Weleda) zur Reflexzonentherapie bereit.

Herbstzeitlose (Colchicum autumnale; Saturn, Mars, etwas Venus)

Während sich bereits der Herbst im Jahreskreis ankündigt, verzaubert die Herbstzeitlose noch einmal unsere Wiesen mit ihrer herrlichen rosa Blütenpracht, die auf eine Venuskraft hindeutet. Doch man sollte sich nicht blenden lassen, denn die Pflanze aus der Familie der Liliengewächse ist in allen Teilen giftig und daher nicht ohne Grund rezeptpflichtig.

Die Giftsignaturen zeigen sich deutlich. Allein der Name mahnt zur Vorsicht: Colchicum leitet sich ab von Kolchis, der Heimat der Zauberpriesterin Medea. Die Pflanze wächst gegen die natürlichen Rhythmen und blüht zu Herbstanfang, während die Fruchtreife nach der Blattbildung im Frühling erfolgt. Daher kommt es immer wieder zu Verwechslungen mit Bärlauch, der aber heftig nach Knoblauch riecht. Das Wachstumsverhalten deutet auf Saturn hin, während die Giftwirkung auch auf Mars hinweist.

Hauptwirkstoffe sind Tropanalkaloide wie Colchicin, das in geringen Mengen zu Brennen in den Eingeweiden, Übelkeit und Brechdurchfall führt, langfristig aber auch erhebliche Schäden von Niere, Leber und Knochenmark bewirken kann. Letale Dosen (bei Kindern bereits 1 Gramm von den Samen) führen erst nach Stunden zu heftigen Krampfleiden, Schwindel und am Schluss zu einer aufsteigenden Lähmung mit Tod durch Atemstillstand und Kreislaufkollaps.

Doch bekanntlich ist alles eine Sache der Dosierung. Richtig angewendet, zeigt die Pflanze entzündungswidrige und regenerative Wirkungen. Paracelsus verwendete sie innerlich vor allem als Purgativum, z.B. zusammen mit der Purgierwinde (II/25) oder mit Nieswurz (III/459). Weitere Anwendungen waren purgierende Schutzrezepte für das Herz – hier gebrauchte er sie zusammen mit Koloquinte, Nieswurz, Ingwer und Muskatnuss (III/456). Ebenfalls kannte er die Wirkung von Colchicum bei Hautleiden; so finden sich Rezepte gegen Afterfissuren und Geschwüre, in denen er Colchicum mit Myrte oder Mastix kombinierte (III/216).

Früher verwendete man Salben mit Herbstzeitlose auch gegen Frostschäden, Psoriasis und bei Krebsgeschwüren.

Im Vordergrund stand jedoch immer die Anwendung bei Gicht und Rheuma, die auch heute noch die wichtigsten Indikationen darstellen. Die Herbstzeitlose ist häufig Bestandteil entsprechender Firmenmittel wie Colchicum-Strath (Tropfen von Strath), Colchicum comp. (Gelenk- und Rheumatropfen von Pflüger) oder Berberis Similiaplex (Tropfen von Pascoe).

Im homöopathischen Arzneimittelbild bei Boericke (1972) liest man: Missempfindungen in den Extremitäten wie Kribbeln und Ameisenlaufen bis hin zu reißenden Schmerzen, Bewegung und Berührung werden nicht ertragen. Gleichzeitig findet man Herzsymptome, Herzangst, Herzentzündungen mit Schmerzen, Beklemmung und Atemnot; Puls und Herzschlag sind schwach.

Colchicum ab D4 eignet sich als kühlendes Mittel bei allen roten, heißen Leiden mit Schwellungen und reißenden Schmerzen, was die Gicht deutlich beschreibt.

Alles ist mit großer Erschöpfung verbunden. Tatsächlich kommt ein Gichtanfall oder Rheumaschub oft nach Überanstrengung. Der Gichtige berichtet von Höllenqualen, während er sich gleichzeitig irgendwie euphorisch fühlt. Als unverbesserlicher Schlemmer (was auf das Sternzeichen Stier hindeutet) sieht man ihn noch humpelnd oder mit dem Arm in der Schlinge zum Essen eilen, wo es ihn trotz Schmerzen nach einer deftigen Schlachtplatte gelüstet, die er dann auch genüsslich verspeist.

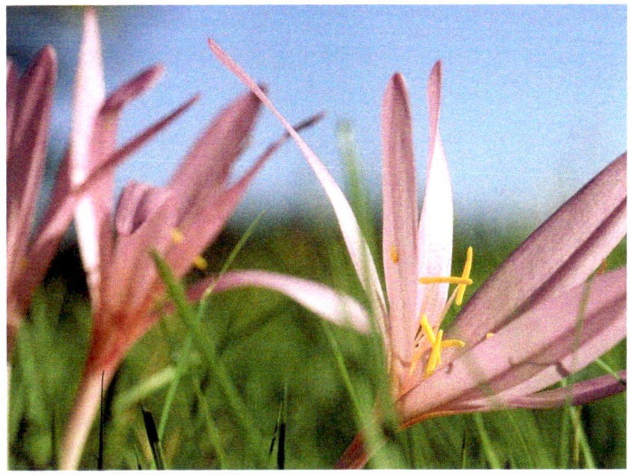

Seit ältester Zeit gilt die Herbstzeitlose als Heilmittel bei der Gicht (Paracelsus sprach vom Tartarus der Gelenke). Ihr botanischer Name Colchicum deutet auf Medea hin, die berühmte Priesterin der antiken Mysterien von Kolchis am Schwarzen Meer. Foto: Olaf Rippe.

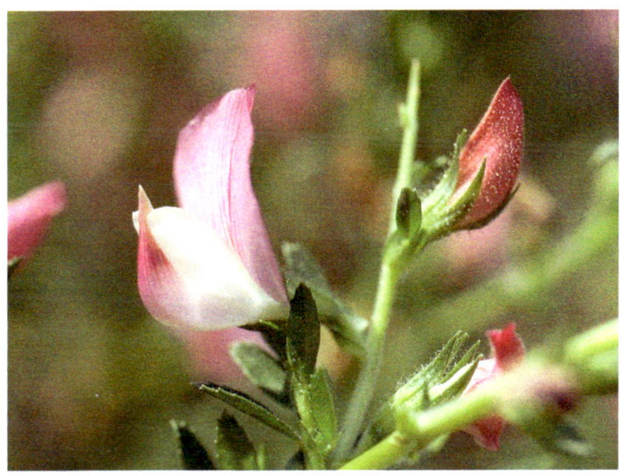

Die dornige Hauhechel gilt in der Volksmedizin als zuverlässiges Ausleitungsmittel bei Gicht und Rheuma. Auffallend ist die ähnliche Farbsignatur (Venus) wie bei der Colchicum autumnale. Foto: Margret Madejsky.

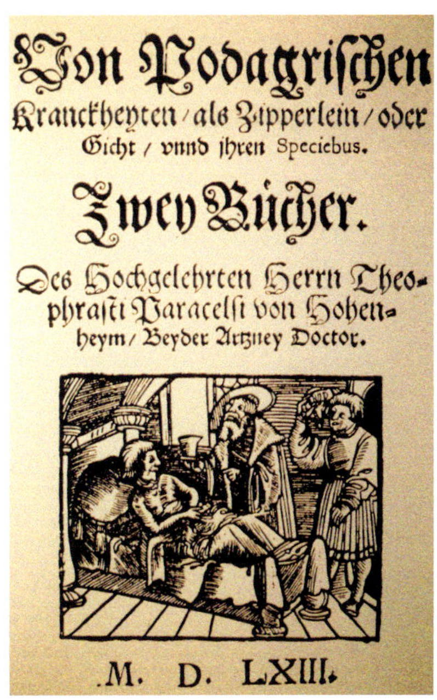

Von Podagrischen
Kranckheyten/als Zipperlein/oder
Gicht/vnnd jhren Speciebus.
Zwey Bücher.
Des Hochgelehrten Herrn Theophrasti Paracelsi von Hohenheym/Beyder Artzney Doctor.
M. D. LXIII.

Paracelsus widmete sich in vielen Schriften dem Thema der gichtisch-rheumatischen Diathese. Titelkupfer zu einem Buch über die Podagra von 1563, das wie so viele erst posthum veröffentlicht wurde.

Gicht- und Rheumatropfen

Das Rezept wirkt gegen den Tartarus in den Gelenken und eignet sich vor allem zur Behandlung von Gicht und Rheuma und zur Prophylaxe akuter entzündlicher Schübe. Die Kräuter sollen vor allem die Niere anregen und Harnsäure aus dem Körper ausleiten. Stechende Pflanzen oder solche mit Klettfrüchten wie Berberitze, Hauhechel und Klette sind antidyskratisch wirksam. Aber auch die Teufelskralle hilft gegen Stechen in den Gelenken und gegen die Entzündungsbereitschaft. Der Weinstein wirkt allgemein ausleitend bei tartarischen Leiden. Metasymphylen (Meta Fackler) enthält das Jupitermetall Zinn, das man bei allen Gelenksleiden bedenken sollte, sowie Alraune und Zaunrübe, die vor allem entzündungswidrig wirken.

Jeweils 10 ml
Aegopodium podagraria (Giersch) Urtinktur
Arctium lappa (Klette) Urtinktur
Berberis vulgaris (Berberitze) Dil. D2
Colchicum autumnale (Herbstzeitlose) dil. D4
Filipendula ulmaria (Mädesüß) Urtinktur
Tartarus depuratus (Weinstein) Dil. D4

Jeweils 20 ml
Ononis spinosa (Hauhechel) Urtinktur
Solidago virgaurea (Goldrute) Urtinktur

Von Spagyra über die Apotheke mischen lassen. 3–7 × täglich 15–20 Tropfen (zur Rezepterstellung siehe Seite 429).

Zusätzlich:
Vollmers Grüner Hafertee (Salus): Pro Tasse 1 EL mit kochendem Wasser überbrühen, 5 Minuten ziehen lassen, abseihen und ungesüßt 3 × täglich 1 größere Tasse trinken.
Teufelskralle-Ratiopharm (Tabletten von Ratiopharm), 3 × täglich 1 Tablette.
Metasymphylen Tropfen (Meta Fackler), 3 × täglich 20 Tropfen.
Bei Rheuma zur äußerlichen Therapie Rheumasalbe M (Weleda). Enthält Murmeltierfett und Lärchenterpentin.

Holunder (Sambucus nigra; Mond, Saturn)

Der kleine Baum galt bei den Germanen als heilig und als Wohnsitz wohlwollender Schutzgeister für Haus und Hof.

Frau Holle, die Göttin der Familie und der Kinder, verkörperte sich ebenfalls im Holunder, daher gab es früher kein Haus ohne einen Hollerstrauch. So hatte man die Apotheke gleich vor der Haustür.

Man weiß bis heute nicht genau, welche Wirkstoffe für die reinigende Wirkung des Holunders zuständig sind.

In alter Zeit war dies auch völlig unwichtig, hier galt ein Trank aus Holunderblüten als von den Göttern gesegnet. Man trieb bei Infektionen den Pestdämon damit über den Schweiß aus dem Körper oder gebrauchte die Beeren als drastisches Purgativum, um sich von innen heraus von dämonischen Mächten zu reinigen; hierzu nutzte man auch die Rinde junger Äste.

Blätter und Rinde enthalten jedoch größere Mengen an Blausäureglykosiden, daher sollte man vorsichtig damit hantieren.

Paracelsus nutzte die schweißtreibende Wirkung des Hollerstrauchs vor allem zur Gichtbehandlung (II/475).

Als Therapie bei Steinleiden gebrauchte er dagegen die Schößlinge des Holunders zusammen mit Wacholder, Steinbrech, Süßholz, Safran, Zimt und Muskatnuss.

Über die ausleitende Wirkung von Holunder über den Darm schrieb er: »Die ersten Schößlinge des Holunder im Mai, weil sie weich und jung sind, sollen im Schatten getrocknet und aufbewahrt werden. Jenes Laxativum purgiert und laxiert nicht, sondern es hält die Natur dazu an, dass die Natur ihre natürlichen Stühle liefert« (I/932).

Bemerkenswert ist der eigentümlich Geruch der Schößlinge, der an muffige alte Kleider erinnert, eine typische Signatur über die Haut ausleitender Pflanzen.

Da der Handel ein solches Präparat nicht liefert, muss man es selbst herstellen: Entweder man pulverisiert die getrockneten Schösslinge und nimmt 2 Mal täglich 1 Messerspitze ein, oder man macht eine Milchzuckerverreibung (siehe Seite 139). Auch ein Ansatz in Weinbrand, eventuell mit anderen ableitenden Kräutern, wäre ratsam.

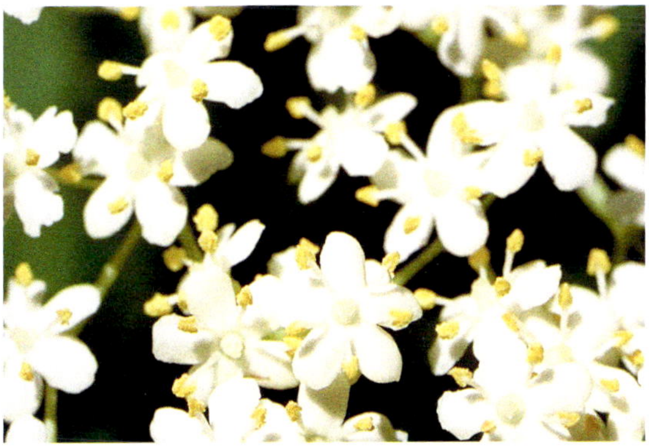

Ob Blüten, Beeren, Rinde oder Blätter – alle Teile des Holunders wirken ausleitend. Wegen der großen Heilwirkung, aber auch wegen der lichten Ausstrahlung des kleinen Baumes pflanzten unsere Vorfahren immer einen Holunder ans Haus. Er galt als Verkörperung der Frau Holle (auch Erda, Holda, Hertha, Perchta), die man als Schutzgöttin der Kinder und des Hauses sehr verehrte. Wieder findet man das schutzmagische Pentagramm in der Blütenausbildung. Foto: Olaf Rippe.

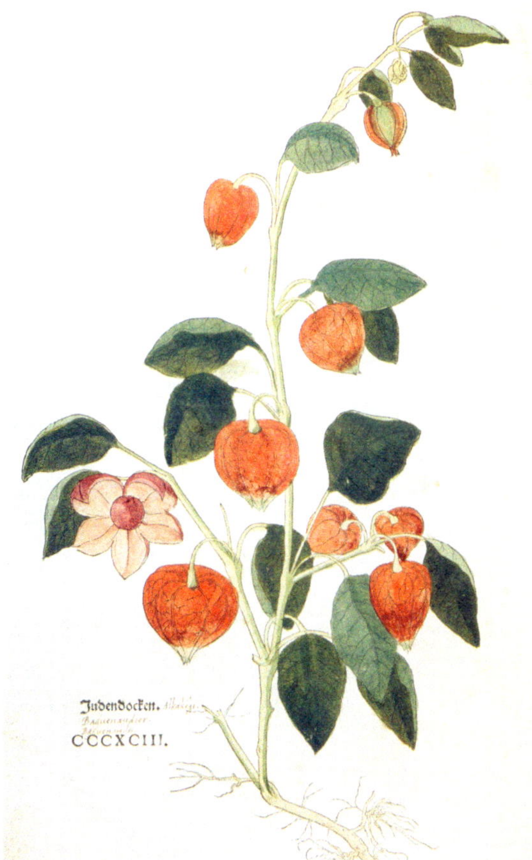

Die Judenkirsche verwendet Paracelsus vor allem als Ableitungsmittel über die Niere bei einem Tartarus der Harnorgane, also bei Nieren- und Blasensteinen. Kolorierter Holzschnitt aus dem Kräuterbuch des Leonhart Fuchs, 1543.

Judenkirsche (Physalis alkekengi; Mond, Venus, Saturn)

Heute hat man die ausleitende Wirkung dieses Nachtschattengewächses praktisch vergessen. Nur noch in der Homöopathie nutzt man die diuretische Wirkung bei Gicht, Rheuma, Blasenentzündung und Steinleiden. Früher war die Pflanze mit ihren eigentümlichen Lampionfrüchten dagegen sehr beliebt. Hieronymus Brunschwyck schrieb beispielsweise: »Ist der besten Wasser eines für den Stein. Judenkirschen Wasser (...) hat ein wunderbarliche krafft und Eygenschaft/in Bewegung und Reinigung der Nieren und Blassen. (...) Ist fast gut da ein Mensch nicht harnen kann/reiniget und heilet die Geschwer der Nieren und Blasen/Judenkirschen Kraut Wasser ist gut wider das Gesücht (Rheuma)« (1610/1963).

Man verwendet in der Hauptsache Tinkturen aus den orangefarbenen Früchten, die von einem luftigen ballonartigen Mantel umgeben sind, aber auch Zubereitungen aus Blättern oder Wurzeln. Die Pflanze enthält in den oberirdischen Teilen bittere Withanolide und in den Wurzeln Tropanalkaloide; über die übrigen Wirkstoffe weiß man hingegen noch wenig.

Paracelsus nutzte die Pflanze zur Behandlung von Krankheiten des Sal-Prinzips, so etwa bei chronischen Gelenksleiden wie Gicht und Rheuma, zur Nierenstärkung bei chronischen Entzündungen und bei Steinleiden, meistens zusammen mit Lärchenharz, Mastix, Rettich, Safran, Steinbrech, Weihrauch oder Weinstein (I/827, 842, 918, II/576, 605). Leider schrieb er jedoch nichts über die zu verwendenden Pflanzenteile.

Löwenzahn (Taraxacum officinale, Jupiter, Merkur, etwas Mond)

Der Löwenzahn, der heute eine der wichtigsten Pflanzen zur Entgiftung ist, wurde von Paracelsus überraschenderweise nicht einmal beiläufig erwähnt. Auch in alten Kräuterbüchern fand er nur wenig Beachtung. Dies ist nur dadurch zu erklären, dass die Umweltgifte, die der Löwenzahn aus dem Körper schleust, damals noch völlig unbekannt waren. Löwenzahn gedeiht besonders auf überdüngten Weideflächen, kann aber auch in jeder

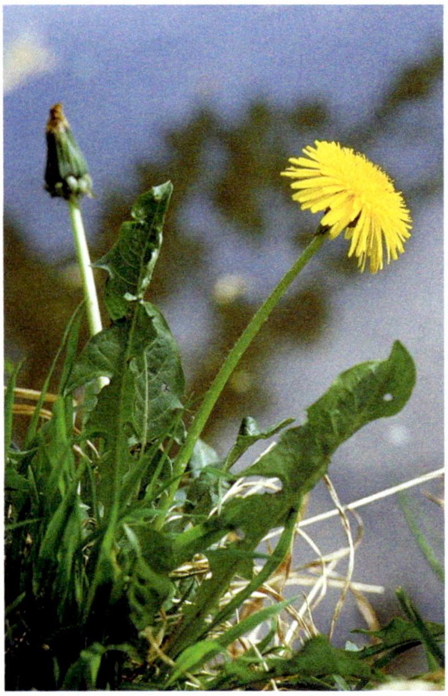

Früher vor allem als Nahrungspflanze genutzt, ist der Löwenzahn heute eines der wichtigsten Heilmittel bei Nahrungsmittelallergien und Pankreasleiden; gleichzeitig stärkt er die Milzfunktion, regt die Gallentätigkeit an und wirkt ausleitend über die Niere. Foto: Margret Madejsky.

Mauerritze überleben. Mit seinen langen Pfahlwurzeln holt er selbst aus völlig ausgelaugten Böden noch die notwendigen Nährstoffe und wirkt so regenerierend auf die Bodenbeschaffenheit.

Als Bodenheiler verwenden wir ihn therapeutisch vor allem bei nahrungsabhängigen Krankheiten sowie bei Gemütsleiden wie Depressionen, bei denen Stoffwechsel- und Umweltgifte eine Rolle spielen. Als Bittermittel regt Löwenzahn den inneren Alchimisten an, besonders von Pankreas und Leber. Wir verwenden ihn bei Darmdysbiose und zur Anregung der Nierentätigkeit. Indikationen sind z.B. Status nach Antibiotika, Nahrungsmittelallergien, allergische Hautleiden wie Neurodermitis oder Urtikaria, Schwermetallintoxikationen, chronische Hepatopathien, Steinleiden und Leberdepressionen. Weitere Signaturen, die auf eine entgiftende Wirkung hindeuten, sind die gelbe Farbe (Leber-Galle) und der weiße bittere Milchsaft (Lymphe).

Löwenzahn ist Bestandteil zahlreicher Ableitungsmittel über Leber, Galle, Darm, aber auch von Lymphmitteln, z.B. Lymphdiaral Basistropfen (Pascoe), zur Ableitung über die Lymphe bei Immunopathien und Krebs. Besonders Pankreasarzneien enthalten oft Löwenzahn, z.B. Metaharonga (Tropfen von Meta Fackler) zur Behandlung von Pankreasstörungen durch Umwelttoxine (O. Rippe, 2003). Weitere Löwenzahnarzneien sind Proal spag. (Tropfen von Pekana) zur Basistherapie von Allergien und Chelidonium-Strath (Tropfen von Strath) zur Ableitung über Galle und Pankreas.

Odermennig (Agrimonia eupatoria; Jupiter, Merkur)

Ein weiterer Bestandteil von Entgiftungsrezepten ist der Odermennig, auch Leberklette genannt. Während das Rosengewächs, das mit der Nelkenwurz verwandt ist, in der Volksmedizin hohes Ansehen genießt, behandelt man es in der rationalen Phytotherapie ausgesprochen stiefmütterlich, obwohl mit dem Gerbstoff Agrimoniin sogar eine krebsfeindliche Wirkung bestätigt werden konnte. Die spezifischen Gerbstoffe der Rosengewächse sind zudem bekannt für ihre toxinbindende und entzündungswidrige Kraft. Odermennig hat nur eine Positiv-Monografie als mildes verstopfendes Mittel bei Durchfall und als Wundheilmittel erhal-

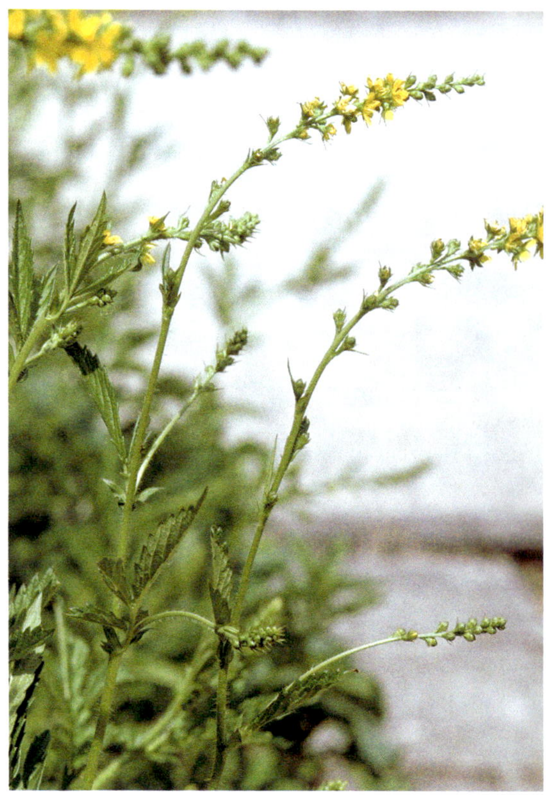

Die Ausbildung der Klettfrüchte, aber auch die gelbe Rispenblüte zeigen die entgiftende Wirkung an. Bereits bei Albertus Magnus findet man die astrologische Zuordnung zum Jupiter, dem Regenten über die Leber. Foto: Olaf Rippe.

ten, was sicher richtig ist, aber nur einen Teil des Wirkspektrums beschreibt.

Auch der Odermennig kann es in Menschennähe aushalten, allerdings bevorzugt er die eher bäuerliche Umgebung. Neben der gelben Farbe, die wieder auf die gelben Säfte von Leber und Galle hindeutet, sind es vor allem die Klettfrüchte, die eine entgiftende Signatur darstellen. Odermennig ist als Choleretikum Bestandteil der Lebermittel Hepatik Nr. 8 (Tropfen von Soluna), Chola-Plantin (Tropfen von Infirmarius-Rovit) und Metamarianum B12 N (Tropfen von Meta Fackler).

Die gelbe Farbe ist auch ein Zeichen für eine aufhellende Wirkung auf das Gemüt. Bereits Hildegard von Bingen empfahl Odermennig als Nervinum bei seelischen Krankheiten. Paracelsus gebrauchte die sanftmütige Pflanze ebenfalls als Nervenmittel, so etwa in seinen Rezepten gegen die Bergsucht (also bei Vergiftungen durch Metalle, vor allem Quecksilber), wo er sie gegen das »merkurialische Zittern« einsetzte, zusammen mit Maiglöckchen und Schwalbenwurz (II/434). Weiter findet man Angaben als Schutzmittel vor Zufällen (Komplikationen im Krankheitsverlauf) der Pest, vor Symptomen im Verlauf von fieberhaften Infekten (I/752) oder als Wundheilmittel und bei Knochenbrüchen zusammen mit Sanikel (I/848) und anderen Wundkräutern wie Beinwell, Drachenwurz, Frauenmantel und Rittersporn (II/593, III/412).

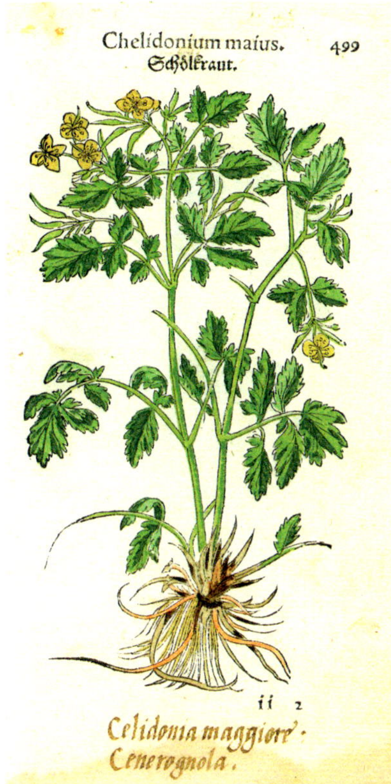

Schöllkraut empfahl Paracelsus bei entzündlichen Leber- und Galleleiden, vor allem aber beim Tartarus der Galle, also bei Steinbildung. Kolorierter Holzschnitt aus dem Kleinen Fuchs (Bestimmungsbuch nach Leonhart Fuchs), frühes 16. Jahrhundert.

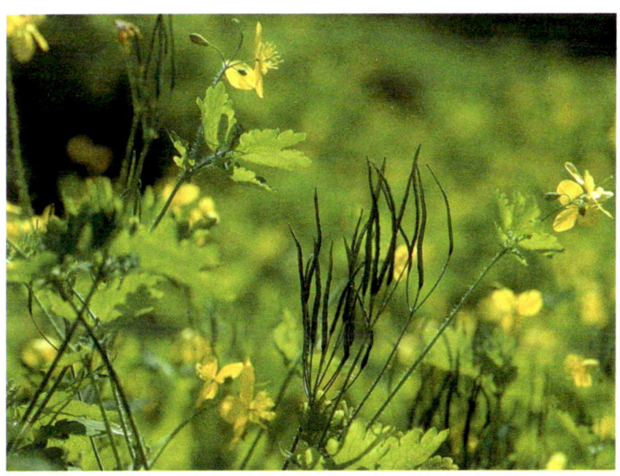

Blühendes Schöllkraut im Garten der Firma Soluna. Astrologisch ordnet man das Mohngewächs Jupiter und Mars zu; es ist somit eines der Kardinalmittel für Leber- und Galleleiden. Foto: Olaf Rippe.

Schöllkraut (Chelidonium majus; Jupiter, Mars)

Das Mohngewächs gehört zu den Lieblingsmitteln des Paracelsus. Wegen des bitteren, gelb-orangefarbenen Pflanzensafts gilt die Pflanze seit antiker Zeit als Arznei mit Wirkung auf die gelbe Galle. Tatsächlich konnte man cholagoge und choleretische Wirkungen nachweisen. Paracelsus gebrauchte das Schöllkraut gegen die Gelbsucht und andere Gallenleiden, vor allem mit weiteren Bitterstoffpflanzen wie Andorn, Tausendgüldenkraut und Wermut, aber auch – wegen der gleichen Farbsignatur – mit Johanniskraut oder Safran. Schöllkraut ist heute in zahlreichen Firmenmitteln mit Leber-Galle-Bezug enthalten, so in Hepatik Nr. 8 (Soluna) und sehr häufig auch in Kombination mit Berberitze (Chelidonium Kapseln von Wala oder Metaheptachol N von Meta Fackler).

Auch eine Kombination mit Gelbwurz (Curcuma longa) liegt nahe, sind doch beide von der gelben Farbe gezeichnet. Der Handel liefert mit Choleodoron (Tropfen von Weleda) ein solches Präparat zur Behandlung einer Neigung zum Tartarus der Galle, dem Gallenstein, den man auch als angestauten Ärger bezeichnen könnte. Man sollte jedenfalls bei einer anregenden Gallentherapie immer mit heftigen Temperamentsausbrüchen rechnen, schließlich ist die Galle das Organ des Mars. Das Präparat enthält die gelb gefärbte Wurzel beider

Pflanzen, was ganz der Indikation eines Sal-Prozesses in einem ansonsten sulfurischen Stoffwechselorgan entspricht.

Eine weitere Paracelsus-Kombination bei chronischen Leberleiden ist das Antidyskratikum Guajak (Guajacum officinale, I/944), das man früher vor allem im Kampf gegen die Syphilis gebrauchte. Heute ist Guajak ein wichtiges Mittel zur Behandlung leberabhängiger Ekzeme wie der Psoriasis sowie der gichtisch-rheumatischen Diathese mit rheumatischen Muskel- und Gelenkschmerzen.

In den meisten Fällen bevorzugte Paracelsus ein Destillat von Schöllkraut. Über die umstimmende Wirkung der vergeistigten Zubereitung schrieb er: »Quinta Essentia Chelidoniae verwandelt den Körper zum Guten, wie ein neu angestrichenes Bild« (III/28, III/94). Wegen der erneuernden Kraft verwendete er Schöllkraut aber auch als Wundmittel und bei Hautentzündungen. Er erwähnte Kombinationen mit Kamille (III/182), Wegerich (III/205) und Eichenblättern (III/208) zur Behandlung feuchter Wunden und Geschwüre (III/541).

Ferner führte Paracelsus das *pulvis apostolicus* auf, das ein Wundermittel gegen Geschwüre gewesen sein soll und zusätzlich Osterluzei, Beinwell und Drachenwurz enthielt (III/450). Bis auf Osterluzei, die nun wegen einer angeblich mutagenen Wirkung bis D12 verboten ist, könnte man sich dieses Rezept heute noch anmischen lassen (Zutaten von Spagyra).

Ein anderes Wunderrezept war sein *elixier subtilitatis* zur Salbung bei infektiösen Hautleiden. Dabei handelte es sich um eine alchimistische Zubereitung von Schöllkraut und Melisse in einer Öl-Bienenwachs-Salbe (III/80). Die Kombination sollte man unbedingt zur äußeren Therapie bei bakteriellen und viralen Hautinfektionen probieren, z.B. auch bei Warzen und Herpes simplex oder Herpes zoster. Dank dieser Wirkung bei Infektionen gebrauchte Paracelsus Schöllkraut auch innerlich als Schutzmittel gegen die Pestilenz (I/673).

Das Mohngewächs ist generell eine sehr gute Ergänzung zur Melisse. Paracelsus verwendete beide als Destillate in seinen herzstärkenden und lebensverlängernden Rezepten (siehe Seite 356).

Das alkaloidhaltige Mohngewächs wirkt allgemein spasmolytisch und auch zentral sedierend, weshalb man es als krampflösendes Schmerzmittel bei Migräne, Asthma und Muskelkrämpfen anwendet. Sein Gebrauch als *confortativum* (stärkende Arznei) ist durch die cholagoge Wirkung zu erklären, die zu einer Ableitung über die Galle führt und damit zu einer Entlastung der Herzfunktion. Die therapeutische Erfahrung zeigt, dass man bei sulfurischen Prozessen im Herzbereich (Bluthochdruck, Infarktneigung, Entzündungen) und auch bei einer Neigung zum Apoplex nach unten abzuleiten hat, also über Leber–Galle und Darm.

Auch die Immunwirkung kann in der Herztherapie sehr nützlich sein, schließlich reagiert das Herz bei jeder Infektion immer als regulierendes Organ mit. Eine der wichtigsten Therapiemaßnahmen bei fieberhaften Infekten ist daher die Verordnung von Bitterelixieren als Herzstütze (»Bitter macht das Herz froh!«).

Zu den gefürchteten Komplikationen bei Infektionskrankheiten gehören vor allem Herzmuskelentzündungen, die zur akuten Dekompensation, aber auch zu Spätfolgen führen können. Aus Gründen der Prophylaxe sollte man bei allen Infektionskrankheiten das Herz stützen.

An einigen Stellen bei Paracelsus finden sich auch Hinweise auf eine Verwendung von Schöllkraut bei neurologischen Leiden wie der Epilepsie (I/976, II/75).

Bemerkenswert ist sicher abschließend noch der Hinweis auf eine schutzmagische Wirkung, die Paracelsus nur bei wenigen Pflanzen aufführte (IV/320). Dies erklärt sich durch die Signaturen des kreuzförmigen Aufbaus der Blüte sowie des Milchsafts, der, ähnlich wie beim Johanniskraut, eine Signatur solarer und lichter Kräfte ist, die das Blut energetisieren und die Psyche von Dämonen befreien.

Steinbrech, Knöllchen- (Saxifraga granulata, auch andere Arten; Merkur, Mond, Saturn)

Eines der wichtigsten Mittel gegen den Tartarus von Niere und Blase war bei Paracelsus die Pflanze, die schon dem Namen nach den Stein bricht. Tatsächlich haben die Vertreter der Steinbrechgewächse die Fähigkeit, im Wurzelbereich, mit dem sie selbst auf nacktem Gestein gedeihen können, Säuren auszuscheiden. Auf diese Weise bereiten sie sich selbst den notwendigen Humus. Ähnliches tut

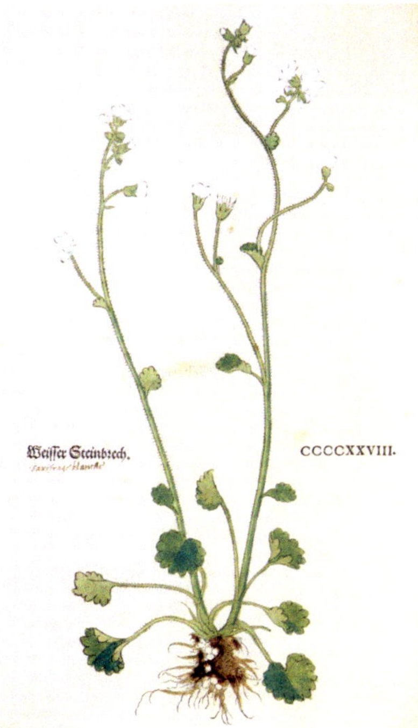

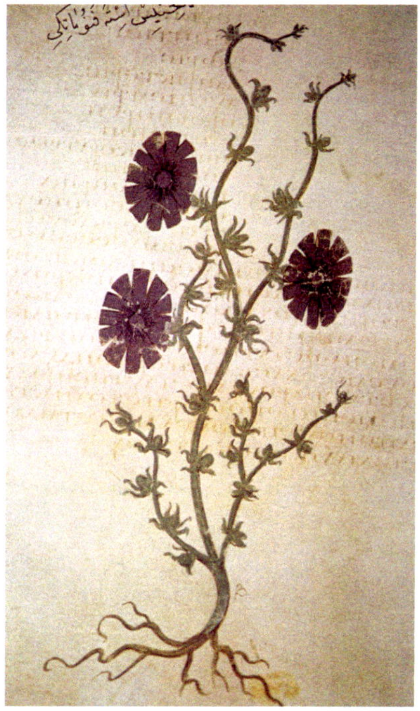

Steinbrecharten sind traditionell Bestandteil von Rezepten bei Nieren- und Blasensteinen. Paracelsus erwähnte ihn entsprechend häufig, doch heute hat man diese Indikation leider weitgehend vergessen. Kolorierter Holzschnitt aus dem Kräuterbuch des Leonhart Fuchs, 1543.

Wegwarte gilt seit antiker Zeit als wertvolles Mittel bei Leber- und Milzleiden und um die schwarze Galle auszuleiten. Kolorierte Handzeichnung um 500.

übrigens auch die Dachwurz, die Paracelsus zur Ausleitung von Schwermetallen verwendete (siehe Andorn Seite 263). Er gebrauchte den Steinbrech aber nicht nur bei Nieren- und Blasensteinen (I/929, II/605), sondern generell auch als nierenstärkendes Mittel und als Diuretikum bei Wassersucht (II/624).

Heute ist die Pflanze weitgehend unbekannt und auch kein Gegenstand wissenschaftlicher Forschung, weshalb man auch nur den Hinweis auf Gerbstoffe und Bitterstoffe findet.

Als Ergänzung zur diuretischen Behandlung bei Steinleiden erwähnte Paracelsus Judenkirsche, Lorbeeröl (I/880), Dill und Liebstöckel zusammen mit Weinstein: »Der Saft von Ligusticus mit kalziniertem Kristall (gebrannter Weinstein) treibt den weißen Stein aus« (III/565).

Aber auch Wacholder wurde von Paracelsus an mehreren Stellen als Mittel zur Behandlung des Tartarus der Harnorgane angegeben. Mit Juniperus/Berberis comp. (Kapseln von Wala) liefert der Handel ein entsprechendes Präparat zur Therapie bei Steinleiden, das man um Steinbrech und andere Mittel erweitern sollte. Wacholder dient in der Volksmedizin bis heute auch zur innerlichen und äußerlichen Behandlung der gichtisch-rheumatischen Diathese.

Wegwarte (Cichorium intybus; Jupiter, etwas Saturn, Blüte auch Merkur)

Botanisch eng verwandt mit dem Löwenzahn und auch heilkundlich sehr ähnlich ist die Wegwarte (Cichorium intybus). Bereits Tabernaemontanus schrieb: »Sie thut Widerstand aller Vergiftung« (1731/1993). Wir verwenden sie als Bitterpflanze zur Anregung von Leber, Milz und Pankreas – dies vor allem, wenn während oder nach Infektionen Immuntoxine die Organe belasten.

Eine weitere wichtige Indikation, die man bereits in alten Bergarbeiterrezepten findet, sind Intoxikationen durch Schwermetalle, was sich vom Wachstumsort ableiten lässt. »Sie blüht sogar (…) auf den Mittelstreifen der Autobahnen. (…) Dort stinkt es nach Abgasen, und der Boden ist vergiftet (…). Die Pflanze hält der Belastung jedoch stand und blüht scheinbar unverzagt weiter, während die Zivilisation um sie herum tobt und stinkt« (M. Madejsky, 2001). Verblüffend ist auch die Wandlungsfähigkeit dieser Pflanze: Während sie morgens in unvergleichlicher Pracht ihre blauen Blüten zur Sonne streckt, ist sie abends ein graues Mauerblümchen. So in etwa kann man sich den Wandel von Gesundheit in Krankheit durch giftige Schwermetalle vorstellen.

Die Firma Weleda liefert sogar ein Präparat von Wegwarte gedüngt mit potenziertem Blei zur Behandlung von Immunopathien und Ausleitung von Schwermetallen (Cichorium Plumbo cultum D2) sowie ein weiteres mit Zinn (Cichorium Stanno cultum D2) zur Leberentgiftung und Behandlung der Leberdepression. Zusammen mit Löwenzahn ist die Wegwarte auch Bestandteil von Hepatik Nr. 8 (Soluna), einem bewährten Präparat zur Behandlung von Hepatopathien. Bei einer kurmäßigen Anwendung über mehrmals sieben Wochen (3 × 10 Tropfen) sind selbst extreme Leberwerte schon bald wieder auf Normalniveau. Es empfiehlt sich, zur Entgiftung parallel auch Renalin Nr. 16 und Splenetik Nr. 18 anzuwenden, um harnpflichtige Substanzen aus dem Leber- und Milzstoffwechsel auszuleiten (beide Mittel von Soluna; jeweils 2 × täglich 10 Tropfen).

Es gehört zu den Grundregeln der Entgiftung, die Ausscheidungen von Leber und Niere immer gemeinsam zu fördern. Hierfür eignet sich vor allem die Goldrute (Solidago virgaurea, enthalten in Renalin), die den enterohepatischen Kreislauf entlastet und gleichzeitig die Tätigkeit der Nieren anregt, ohne diese zu reizen; am besten nimmt man die erwähnten Arzneien in Goldrutentee zu sich.

Paracelsus gebrauchte die Wegwarte in Mischung mit Weinstein, Wacholder und Ehrenpreis als antitartarisches Mittel (I/904), als Hautbalsam bei chronischen Entzündungen und bei Lepra zusammen mit Antimon, Melisse, Perle und Wacholder (I/991) und als Bestandteil seines Sommerweins zur Ausleitung über Darm und Leber (II/480, III/398).

Rätselhaft sind seine Ausführungen über die Metamorphose der Wegwarte in einen Vogel: »(…) verwandelt sich ihre Wurzel nach sieben Jahren in die Gestalt eines Vogels« (IV/340). Die Zahl Sieben haben wir bereits als magische Zahl der Lebensalter kennen gelernt: Alle sieben Jahre beginnt ein neuer Lebensabschnitt. Diese Wechsel sind immer von Saturn geprägt, und tatsächlich sollte man an die Wegwarte als Heilmittel zur Bewältigung dieser Umwandlungsprozesse denken – am besten zusammen mit Antimon, z.B. in Form einer Kombination von Hepatik Nr. 8 und Splenetik Nr. 18 (siehe oben).

Zaunrübe (Bryonia alba, Saturn-Jupiter, Merkur) und Alraune (Mandragora officinarum, Saturn-Jupiter)

Die Zaunrübe, Bryonia alba, nennt man im Volksmund auch Gichtrübe. Sie ist ebenfalls ein starkes Purgativum.

Früher war es Brauch, in einer ausgehöhlten Rübe über Nacht Bier einzufüllen, das man anderntags dann als Abführmittel einnahm. Sehr bewährt haben sich Salben mit Bryonia bei Gicht und Rheuma: Der Patient klagt dabei besonders über Schmerzen bei Bewegung und über schmerzhafte Schwellungen, die Stimmung ist äußerst gereizt. Am besten eignen sich Tiefpotenzen D6. Zaunrübe ist Bestandteil der »Schinder-Pillen«, einem Traditionsrezept mit Weinstein zur Ausleitung von Harnsäure (siehe Tabelle Seite 284).

In unseren Breiten findet man das giftige Gurkengewächs nur noch selten an Gartenzäunen ranken. In Italien und Griechenland fanden wir jedoch noch zahlreiche Exemplare.

Eine überraschende Entdeckung machten wir auf einer griechischen Insel, wo wir bei jeder Zaunrübe auch Alraunen entdeckten. Die Pflanzen bilden nicht nur eine Wachstumsgemeinschaft, sie sind zusammen auch in der Therapie von chronischen Gelenkleiden überaus wirksam. Beide Pflanzen zeigen in der übermäßigen Wurzelausbildung eine Gemeinsamkeit, was für eine Überbetonung des Sal-Prinzips spricht. Sie sind auch beide Bestandteil von Metasymphylen (Tropfen von Meta Fackler) zur Verbesserung des Gelenkstoffwechsels.

Alraunensalben gibt es natürlich auch: Hier hat sich Arnica/Symphytum comp. (Salbe von Weleda) bewährt – diese »Hexensalbe« ist für schmerzhafte Gelenke gedacht. Paracelsus gebrauchte Alraune häufig als entzündungswidriges Schmerzmittel, Angaben zur Zaunrübe sucht man bei ihm dagegen vergebens.

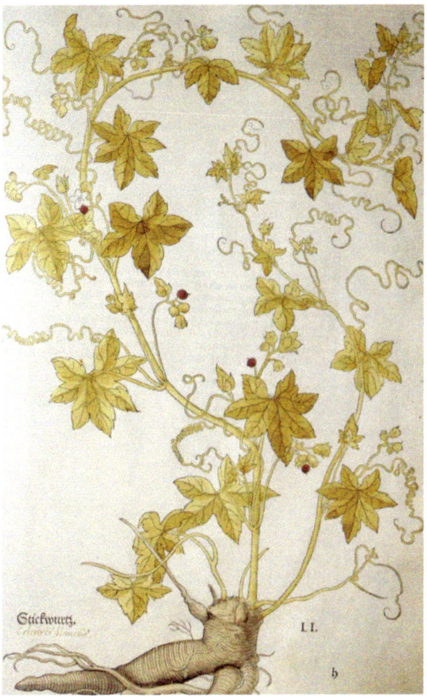

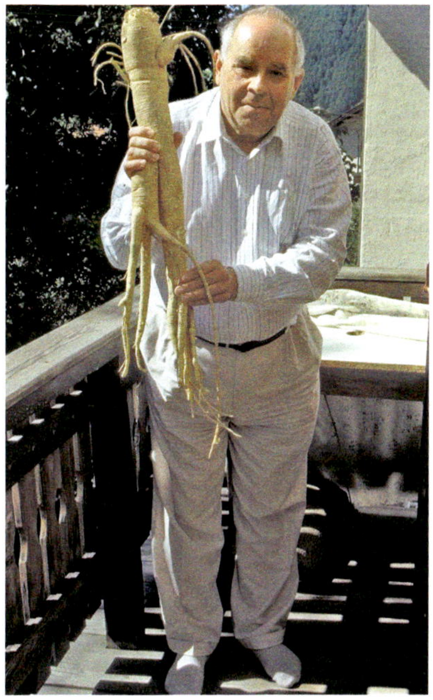

Die Zaunrübe nennt man im Volksmund auch Gichtrübe – so weiß jeder sofort, wofür man sie verwenden kann. Man gebraucht sie bei verschiedenen Gelenksleiden als Salbe oder innerlich, meistens in potenzierter Form. Kolorierter Holzschnitt aus dem Kräuterbuch des Leonhart Fuchs, 1543.

Unser Freund und Kollege Max Amann mit einer Zaunrübenwurzel, die er im Vinschgau für einen betagten Freund gegraben hat. Mit über 80 Jahren beklagte sich dieser Freund über sein Rheuma und darüber, dass er nicht mehr ohne Schmerzen auf den Ortler gehen konnte, der immerhin fast 4000 Meter hoch ist. Als Geburtstagsgeschenk wurde die Wurzel kurzerhand in eine Salbe verarbeitet – der Freund konnte so noch einige Jahre ohne Beschwerden seinen Lieblingsberg besteigen. Foto: Hertha Amann.

Therapiekonzepte bei Steinbildung in Galle, Niere und Blase

Nieren- und Blasensteine (Venus/Jupiter – Saturn)

- Silex-Lapis Cancri solutus Dil. D6: Sonderanfertigung von Weleda (weiterentwickelte Zubereitung von Renodoron), 2–3 × täglich 10 Tropfen.
- Calculi renales Dil. D30 oder Calculi vesicales Dil. D30 (Nosode aus Nieren- oder Blasenstein von Spagyra); 1 × wöchentlich 5 Tropfen.
- Juniperus/Berberis comp. Kapseln (Wala), 1–3 × täglich 1–2 Kapseln nach dem Essen.
- Speziell bei Harnsäuresteinen: Lithurex S Granulat (Phönix); 3 × täglich den Inhalt eines Portionenbeutels aufgelöst in 0,2 l Flüssigkeit einnehmen (beachte Packungsbeilage).
- Phönix Tartarus spag. (Phönix): 4 × täglich 20 Tropfen zur Anregung der Nierentätigkeit bei Neigung zur Steinbildung.
- Einnahme der Tropfen in Tee aus Kraut von Goldrute und Steinbrech sowie Birkenblättern und Löwenzahnwurzel (2–3 Tassen täglich).
- 1 × täglich Einreibung des Nierenbereichs mit Kupfersalbe rot (Wala) zur Durchwärmung.

Gallensteine (Mars/Jupiter – Saturn)

- Von Spagyra: Calculi biliarii Dil. D30, 1 × pro Woche 5–10 Tropfen (Gallenstein-Nosode).
- Chelidonium Kapseln (Wala): 2–3 × täglich eine Kapsel nach den Mahlzeiten. Das Mittel setzt sich aus gelben und bitteren Substanzen zusammen sowie aus ätherischen und fetten Ölen zur Umstimmung von Leber und Galle.
- Metaheptachol N Tropfen (Meta Fackler): 3 × täglich 20 Tropfen. Zinnhaltiges Präparat zur Regeneration der Leber – die Galle wird in der Leber gebildet, also muss dort die Therapie auch ansetzen.
- 1–2 × pro Woche Injektionen mit Metahepat Ampullen (Meta Fackler) im Bereich des rechten Rippenbogens über Galle und Leber sowie am Rücken unter dem rechten Schulterblatt.
- Choleodoron Tropfen (Weleda): 3 × täglich 5–10 Tropfen; gelbe Wurzel (Schöllkraut und Gelbwurz) bei einer Überbetonung des Sal-Prinzips in einem sulfurischen Organ.
- Splenetik Nr. 18 von Soluna: 2 × täglich 5–10 Tropfen; antimon- und weinsteinhaltiges Präparat mit allgemein antitartarischer Wirkung.

»Nehmet vom Wein,/wandelt ihn neu/zu Lebensfeurigem Blute.
Froh im Verein,/brudergetreu/zu kämpfen mit seligem Mute!«
(Richard Wagner, Parsifal: Die Enthüllung des Grals)

Die Heilkraft des Weins

Die Weinrebe ist eine der ältesten Kulturpflanzen der Menschheit: Seit über 5000 Jahren kennt man nun schon die wunderbaren heilenden Eigenschaften dieser sonnenhungrigen Pflanze, die wahrscheinlich aus dem Zweistromland zu uns kam.

Landschaften, in denen Wein gedeiht, haben in der Regel eine liebliche Ausstrahlung. Da wir den Wein Jupiter und Sonne zuordnen, als rankende Pflanze auch noch etwas dem Merkur, sind auch die Landschaften, in denen er sich wohl fühlt, von diesen lichten kosmischen Kräften gekennzeichnet. Wie Paracelsus feststellte, sind die Menschen in Weinanbaugebieten fröhlich und gesund, weshalb dies auch heute noch beliebte Urlaubsgebiete sind.

Die lebensverlängernden Eigenschaften des Weins zeigen sich bereits in seinen Signaturen. Besonders Rotwein gilt schon seit der Antike als Symbol des Blutes, auf das er in besonderer Weise stärkend wirkt. Auch die unglaublich tiefen Wurzeln, die bis zu 20 Meter tief reichen, und das hohe Alter mancher Weinstöcke, das bis zu 2000 Jahre betragen kann, sind Signaturen für ein Lebenselixier.

Wein selbst gilt schon lange als gesund, sofern man die Dosis nicht übertreibt und auch auf gute Weinqualität achtet. Im Kräuterbuch des Matthiolus heißt es: »Plinius spricht, der Wein sey das Blut der Erden. Nichts bessers ist/die Natur zu kräfftigen/dann guter natürlicher Wein/der an der Substanz subtil und lauter/an der Farb schön/am Geruch und Geschmack lieblich/an der Zeit nicht jung oder sehr alt sey (...). Solcher Wein getruncken/bringet lust zum essen/bessert die dewung (Verdauung)/wird leichtlich in allen Gliedern zertheilt und verwandelt/macht eine schöne Farb/vertreit die Schwermütigkeit/und stärckt in Summa alle natürliche Kräfften« (1562/1963).

Man führt heute die krebsfeindliche und gefäßstärkende Wirkung des Weins auf Phenole zurück.

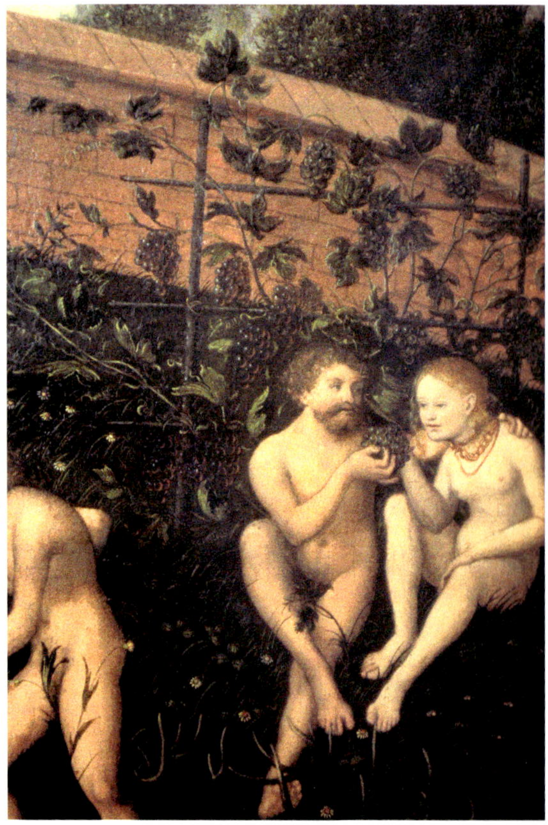

Ein Liebespaar nascht im Paradiesgarten an Weintrauben. Gemälde von Lucas Cranach, »Das goldene Zeitalter«, 1530, Detail; Alte Pinakothek, München.

Seine wichtigsten Wirkstoffe sind Anthocyane, Carotinoide und Flavonoide sowie Tannine, Salicylsäure, Vanillin und einige Geschmacksstoffe. Die rote Weintraube enthält mehr spezielle Polyphenole wie Resveratrol als die weiße. Für den Wein sind sie ein biologischer Schutz gegen Pilzbefall und UV-Strahlung und entsprechend in Beeren und Samen angereichert. Sie haben nachweislich eine antioxidative Wirkung und sind auch zur Prophylaxe bei Herz-Kreislauf-Leiden geeignet (Schönfelder, 2004).

Doch nicht nur der vergorene Saft aus Weintrauben ist ein universell wirkendes Heilmittel. Im Winter wirkt der Weinstock wie erstorben, doch schon bevor sich die Blätter im Frühjahr mit Sonnenlicht vollsaugen, fließt bereits der Lebenssaft wieder durch den Rebenstock. Hildegard von Bingen lobte das Wasser aus angeschnittenen Rebstöcken in Olivenöl als wichtiges Mittel gegen Ohrenschmerzen (als »Rebstockwasser« heute noch im Handel, zum Einträufeln ins Ohr und zur Einreibung hinter dem Ohr). Auch Matthiolus empfahl Rebstockwasser in die Augen geträufelt bei trüben Augen, in Olivenöl bei Ohrenschmerzen als Ohrentropfen sowie bei Kopfschmerzen zur Salbung der schmerzenden Stellen. Interessant ist sein Hinweis auf die Verwendung bei Nieren- und Blasensteinen: »Räbenwasser/so järlichs im Frühling aus den geschnitzten Räben schwitzt/getruncken/bricht und treibt den Stein« (1562/1963).

Wenn man Wein destilliert, erhält man mit dem Geist des Weins, dem Weinbrand, etwas ganz besonders Wertvolles. Im Apothekerlexikon von Johann Schröder aus dem 17. Jahrhundert liest man: »Der Spiritus vini ist warm und trocken/sehr durchtringend/unverderblich/widerstehet der Fäulung/wecket die Schlafsüchtigen auf (...), hintertreibet die Coagulation des Geblüts in denen Zerstossungen/resolvieret und zertheilet es« (1685/1963).

Dies ist ein erneuter Hinweis auf eine allgemein entgiftende Wirkung. Ansonsten wird Weinbrand vor allem zum Auszug von Heilmitteln benutzt. Er ist ein Medizinpferd, auf dessen Rücken die merkurielle Kraft einer Arznei in den Körper dringt und dort besonders schnell wirken kann. Außerdem wirkt Weinbrand konservierend, hinzu kommt der herrliche Geschmack. Es gibt eigentlich kein besseres Auszugsmittel für Heilpflanzen und andere Stoffe, denn er enthält selbst bereits einen hohen Anteil an quintessenzieller Heilkraft.

Ein weiteres wichtiges Präparat aus dem Wein sind die Weinblätter – als Pulver mit Erdbeerblättern vermischt. Die Rezeptur geht auf Rudolf Steiner zurück und dient der Anregung der Lebenskräfte der Leber, also dem Archeus selbst. Der Handel liefert das Präparat unter dem Namen Hepatodoron (Tabletten von Weleda); ihre Einnahme erfolgt kurmäßig über einige Monate mehrmals täglich zu den Mahlzeiten.

Die Leber ist bekanntlich ein ausgesprochen regenerationsfreudiges Organ, wie bereits die Sage von Prometheus erzählt. Dieser wurde von Zeus zur Strafe an die Felsen des Kaukasus geschmiedet, nachdem er den Menschen das Geheimnis der Beherrschung des Feuers offenbart hatte. Jeden Tag kam der Adler des Zeus und fraß von der Leber des Prometheus, doch jede Nacht wuchs die Leber wieder nach. Interessant ist die Betonung der Nacht als bester Zeitpunkt der Leberregeneration: Tatsächlich sind die drei Stunden nach Mitternacht die Zeit, in der sich die Leber von den Strapazen des Tages besonders gut erholen kann. Dies ist auch der Grund, weshalb man Lebermittel vor allem abends einnehmen sollte.

Selbst aus der Asche des Weinstocks lassen sich wertvolle Arzneien herstellen. Ein besonderes Präparat mit Rebholzasche ist Splenetik (Tropfen von Soluna) – es enthält außerdem Brechweinstein, Antimondestillat und gereinigten Weinstein, von dessen gewaltiger Heilkraft wir gleich noch mehr erfahren werden. Splenetik Nr. 18 (*splen* = Milz) ist ein Kardinalmittel für tartarische Leiden aller Art und auch ein wichtiges Begleitmittel bei Degenerationen bis hin zum Krebsgeschehen. Sämtliche Zutaten unterstehen dem Saturn und verkörpern das Sal-Prinzip; jedoch sind dies vier ganz verschiedene Arten von Sal, wobei das Destillat den vergeistigten Anteil darstellt. In der ayurvedischen Medizin spricht man von der Milz auch als spirituellem Zentrum der Lebensenergie, die durch diese Arznei angeregt wird.

> *»Essig kület und zeucht zusammen/spricht Dioscurides. Er ist dem Magen nutz und gut/bringt lust und begierde zum essen. Er stopft den bauchfluss (Durchfall)/(...). Der Essig obergelegt/dienet wider die geschwär (Geschwüre) so weiter umb sich fressen (stetige Ausbreitung mit Brennen und Jucken)/wider den roten lauff (Lymphangitis)/(...)/Flechten und Fingergeschwär (Nagelbetteiterung)« (Matthiolus, (1562/1963).*

Das Sulfurische des Weins: Über Weinessig und Weinsäure

Eine weitere wertvolle Zubereitung aus Wein ist der Weinessig, der anregend auf alle Verdauungsprozesse wirkt. Er heilt aber auch infektiöse Hautleiden. Um den Säuremantel der Haut zu stabilisieren, sollte man den Körper mit verdünntem Essig abwaschen; bei infektiösen Hautleiden kann man die Wirkung noch unterstützen, indem man Tinkturen diverser Hautmittel hineinmischt, z.B. Lärchenharz, Myrrhe oder Weihrauch.

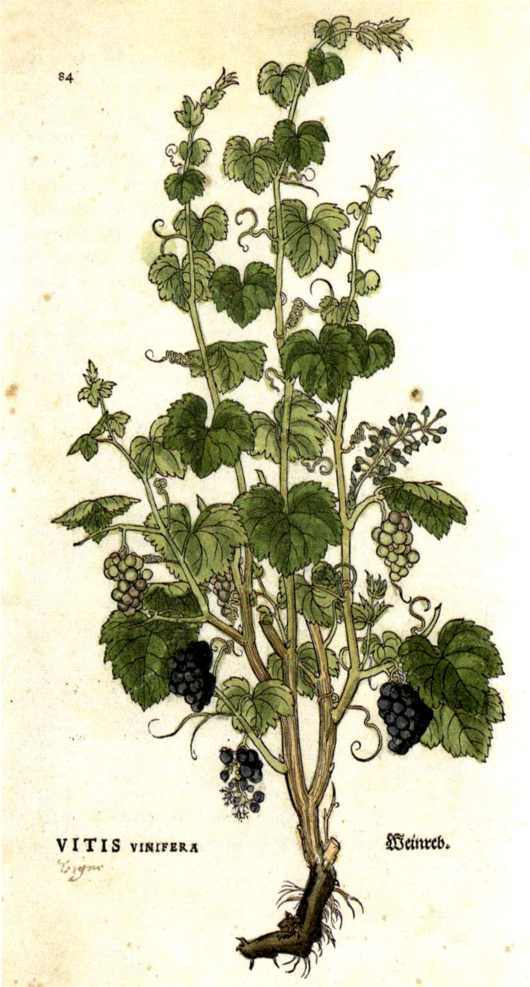

»Wein hat eine große Quinta Essentia in sich und dadurch hat er viele seltsame Wirkungen.« (Paracelsus III/22) Kolorierter Holzschnitt aus dem Kräuterbuch des Leonhart Fuchs, 1543.

Abwaschungen sind auch bei fieberhaften Krankheiten ratsam, z.B. als Wadenwickel. Die Großmutter stellte außerdem noch Schalen mit Essig gegen die pestilenzischen Dämpfe ins Krankenzimmer – sie scheint im Kräuterbuch des Matthiolus nachgelesen zu haben, denn dort heißt es »dass man zur Zeit der Pestilenz Essig auff heißen Ziegelsteinen giesse/und das Haus oder Zimmer darmit beräucher« (1562/1963).

Von einer ähnlichen giftwidrigen Wirkung berichtet Kräuterpfarrer Künzle in seinem Buch *Chrut und Uchrut*. Er erzählt vom Traubenwirt von Winital, der die Heilkraft von Weinessig gegen Bronchialkatarrh, schwacher Lunge, ja sogar gegen Tuberkulose zu schätzen wusste. Ein Verwandter des Wirts hatte eine Weinessigfabrik mit »200 bis 300 Mitarbeitern, von denen keiner irgendwie an den Lungen zu leiden hatte. Wohl hatte auch er tuberkulöse Leute eingestellt, die jedoch alle genasen« (J. Künzle, 1935).

In der Firma Weleda nutzt man den Weinessig vor allem zur Herstellung verschiedener Arzneien. So digeriert man Eisen unter Wärme in Weinessig; die entstandene Arznei ist unter dem Namen Ferrum hydroxydatum in verschiedenen Potenzen im Handel. Einsatzgebiete sind z.B. hypotone (Ampulle D6 und Trituration D2 bis D6), aber auch hypertone (Ampulle D20) Kreislaufregulationsstörungen, allgemeine Schwäche, Schwindel und präapoplektische Zustände. In alten Büchern findet man Ähnliches, z.B. Eisenfeilspäne, die man in gelöstem Weinstein siedete (= Cremoris Tartari; J. Schröder, 1685/1963).

Essig hat bekanntlich eine resolvierende Wirkung auf Kalkablagerungen, daher liegt es nahe, ihn auch zur Therapie bzw. zur Herstellung von antitartarischen Arzneien zu verwenden. Wiederum ist es die Firma Weleda, die hier nach alten Vorgaben ein entsprechendes Präparat herstellt. Ausgangssubstanz sind »Krebssteine« – Kalkkonglomerate, die der Flusskrebs bei seiner »Häutung« in den Verdauungsbereichen im Kopfbereich bildet, während er sich aus dem alten Panzer herausschält. Zur Bildung des neuen Panzers löst er den Kalkstein einfach wieder auf. Passender könnte die Signatur für ein Heilmittel bei einer Steinbildung nicht sein: Sie folgt ganz dem alchimistischen Gesetz »solve et coagula« – löse und schlage nieder.

Paracelsus wusste bereits aus Alchimiebüchern von der heilenden Wirkung beim Tartarus, wobei für ihn auch andere Ausgangsstoffe in Frage kamen: »Die Bereitung der Arznei ist so, dass sie von Steinen sein soll und in eine Flüssigkeit gebracht werden soll, die sich nicht wieder in Stein verwandeln lässt. (...) Die Dinge, die ich vorhalte, sind: Krebsaugen (Lapis cancri), Lapis judaicus (fossiler Seeigelstachel), Lapis lyncis (Luchsstein = fossiler Tintenfisch = Belemnit), Lapis lazuli (Lasurstein), Lapis spongiae (Meerschwamm), Lapis aquilae (Adlerstein = Achat), Lapis glaciei (wahrscheinlich Marienglas = Glacies mariae = Gips). Nicht alle sollen zusammen genommen werden, sondern jedes allein ist genügend. (...) Dabei sollet ihr auch wissen, dass Wurzeln, Kräuter und Samen usw. nicht stark genug sind, um den Tartarus von Grund aus zu vertreiben, sondern nur gleichmäßige Steine, wie es oben steht (...)« (I/609).[34] Letztere Ausführung ist besonders wichtig, denn sie besagt, dass Pflanzen beim Tartarus nur Begleitmittel, aber nicht die Kardinalmittel sind.

Der kalkhaltige Krebsstein wird nun in Weinessig aufgelöst. In einem aufwendigen Verfahren erfolgt eine Vermischung mit gelöstem Kaliumsilikat, das aus Kiesel (Flintstein) und Kalisalpeter gewonnen wurde. Das fertige Handelspräparat heißt Silex Lapis cancri solutus und ist in verschiedenen Potenzen (D4, D6, D15) als »Antiversteinerungsmittel« lieferbar; eine etwas veränderte Zubereitung ist unter dem Namen Renodoron im Handel (beide Mittel von Weleda). Indikationen dieser Mittel sind vor allem Nieren- und Blasensteine, aber auch sonstige tartarische Krankheiten; bei Paracelsus heißt es: »Es (Krebsstein) ruft auch Harn hervor. Es treibt Grieß und Sand, auch den reißenden Stein gewaltig aus dem Harn aus dem Menschen aus. Es lässt überhaupt keinen Stein im Menschen wachsen, sondern es vertreibt ihn mit Gewalt. Wer Krebse ständig isst und gebraucht, muss sich vor dem Stein und diesen Krankheiten (...) nicht fürchten, denn sie sind ein großes Schutzmittel« (III/709).

Paracelsus führte noch ein anderes Geheimmittel gegen Steine auf: »Ludus vertreibt alle Steine vom Tartarus (...) in der Blase und in der Niere, den Grieß und dergleichen; überhaupt alle tartarischen Steine im ganzen Körper« (I/123). Bis heute rätselt man, was er wohl mit *ludus* meinte. Im Alchimielexikon von Ruhland liest man, dass es sich um einen aus der Blase geschnittenen Stein handeln soll.

Interessant ist in diesem Zusammenhang die Tartarus-Salbe (II/25) zur äußerlichen Therapie, die man auf die entsprechenden Reflexzonen aufträgt. Sie besteht aus Terpentinae (Lärchenharz), Olei lini (Leinöl), Oculi cancrorum (Krebsauge), Lapis Lyncis (fossiler Tintenfisch), Spongiae (Meerschwamm), Olei Ludi (Blasenstein), Judaici (fossiler Seeigel) und Saxifragiae (Steinbrech). »Durch diese Salbung werden alle Steine des Körpers gelöst und zertrieben« (Paracelsus II/25; siehe hierzu auch das Rezept auf Seite 280).

Wenn es wirklich stimmt, dass Ludus ein Präparat aus einem »Menschenstein« ist, dann können wir heute stattdessen eine Nosode verwenden – der Handel liefert Nierenstein (Calculi renales), Blasenstein (Calculi vesicales) und Gallenstein (Calculi biliarii); die Potenz der Wahl ist die D12 oder die D30; als Dosis genügen alle 3 Tage bis 1 × pro Woche 5 Tropfen.

Bleibt zum Abschluss noch die Weinsäure (Acidum tartaricum D4 bis D6), die als organische Säure in Weintrauben, zahlreichen Früchten und im Weinstein vorkommt. Sie wirkt dämpfend und kühlend auf das venöse System und die Leberfunktion. Die Herstellung von Weinsäure aus Weinstein gelingt nach der Umwandlung in Calciumtartrat. Aus diesem kann man mit Schwefelsäure die Weinsäure freisetzen. Diese dient vor allem bei Übersäuerung zur Regulation des Säure-Basen-Haushalts (z.B. Entsäuerungsalz nach Bösser) und als Heilmittel bei Dyspepsie oder Sodbrennen. Beim Magentartarus hat sich das *sal mirabile et polychrestum* immer wieder bewährt.

Ein weiteres Handelspräparat ist beispielsweise Presselin Osmo Basenpulver zur Unterstützung der Verdauungstätigkeit und bei Sodbrennen oder Übersäuerung des Magens (zur Abpufferung nimmt

Vor der Neubildung seines Panzers bildet der Flusskrebs in seinen Verdauungsorganen sogenannte »Krebssteine« aus, die aus Kalziumkarbonat bestehen. Anschließend löst er die Steine wieder auf. Als Arznei wurde er entsprechend von Paracelsus bei Nieren- und Blasensteinen verwendet. Pharmaziehistorisches Museum, Basel. Foto: Margret Madejsky.

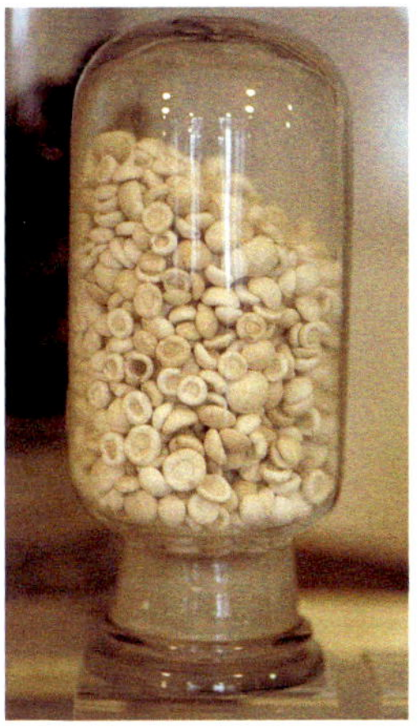

34 Zur weiteren Zubereitung heißt es bei Paracelsus: »Destilliere von ihnen (den Steinen) essentiam des Weines neunmal, dann kalziniere (= veraschen) die frischen Steine und löse sie in dieser essentia des Weines. Der Stein zergeht wie Salz im Wasser. Das destilliere, und was unten am Boden bleibt (Rückstand), vermische mit neuer essentia des Weines. Treibe es nach oben, bis alles oben ist, dann ist der Körper zerbrochen und zerstört, und du kannst ihn sicher gut gebrauchen. Du sollst dich nicht unterstehen, die Flüssigkeit von der essentia des Weines zu scheiden. (...) Sie hilft durchdringen, suchen, lenken und greift schärfer den Weinstein und Sand des inneren Tartarus an« (I/610).

man 2 × täglich 1 TL in Wasser gelöst). Ein fast schon historisches Mittel beim Magentartarus ist Retterspitz Innerlich, das neben Weinsäure noch andere Säuren und ätherische Öle enthält und zur Behandlung von Völlegefühl und zur Regulation des Magensaftes bei Reizmagen und Gastritis eingesetzt wird. Es gibt auch eine äußerliche Variante für Wickel und Salbenverbände zur Steigerung der Durchblutung, bei Hautinfektionen sowie bei Fieber und Muskel- oder Gelenkschmerzen.

Tartarussalbe nach Paracelsus

Die Rezeptur folgt den Angaben des Paracelsus (II/25) und ist um einige typische »antitartarische« Zutaten erweitert, die er an anderen Stellen genannt hat.

Silex Lapis Cancri solutus liefert die Firma Weleda, die anderen Substanzen bekommt man in Kräuterläden und in der Apotheke (zur Beschaffung der Rohstoffe und Rezepterstellung siehe auch Seite 429).

100 g enthalten:
Oleum Lauri ex. (Lorbeeröl) 5 g
Oleum Lini (Leinöl) 31 g
Silex Lapis Cancri Solutus D6 (spezielle Zubereitung von Flintstein und Krebsstein, Weleda) 2,5 g
Spongia D1 (Meerschwamm) 3 g
Calculi vesivales D12 (Blasenstein) 2,5 g
Saxifraga gran. Urtinktur (Steinbrech) 5 g
Tartarus depuratus (Weinstein) 2,5 g
Oleum Juniperi aeth. (Wacholderöl) 2,5 g
Oleum Rosmarini aeth. (Rosmarinöl) 2 g
Terebinthinum larcinae (Lärchenharz) 3 g
Cera flava (Bienenwachs) 17 g
Lanolin (Wollfett) 24 g

Die Salbe verwendet man mehrmals täglich zur Einreibung der Reflexzonen von Niere und Blase (unterer Rücken bis zum Kreuzbein und unterhalb des Bauchnabels bis zu den Genitalien). Man kann sie auch eventuell bei Gallensteinen und anderen »tartarischen« Krankheiten probieren, z.B. bei Muskelverhärtungen, Gicht und Rheuma.

»Erstlich so sollen wissen/dass in dem Gewächs des Weins und dem Wein/als dem edelsten Gewächs unter allen Vegetabilien oder wachsenden Dingen/ dreyerley art Salis, dreyerley art des Mercurii, und dreyerley art des Sulphuris gefunden werden/als nemblich im Weinstock oder Rebenholz/item im Tartaro oder Weinstein/der sich von dem Wein in den Fässern niederschlegt und angelt/und dann im Wein selbst.« (Basilius Valentinus, 1681)

Das Kardinalmittel bei Tartarus: Weinstein

»Viele Kräfte werden nämlich im Weinstein gefunden, mehr als im Weine« (III/58), schrieb Paracelsus. Die mineralischen Ausfällungen aus Wein waren nicht nur eines seiner Lieblingsmittel, sondern auch sein wichtigstes Heilmittel gegen tartarische Krankheiten.

Weinstein (lat. *tartarus*) ist ein Bestandteil des Weintraubenmostes, der sich als harte kristallinische Kruste an den Wänden der vorzugsweise eichenen Lagergefäße des Weins absetzt. Dies bezeichnet man als rohen Weinstein, Tartarus crudus, der je nach Weinsorte auch gefärbt ist. Im alchimistischen Sinn handelt es sich dabei also um eine Koagulation und Verwandlung vom Vegetabilen zum Mineralischen. Weinstein ist damit ganz dem Sal-Prinzip unterstellt und ein Spiegelbild der Tartarusentstehung im Menschen.

In der Hauptsache besteht Weinstein aus saurem, weinsaurem Kali; er enthält fast immer schwankende Mengen von weinsaurem Kalk (Calciumtartrat), kleine Mengen Magnesium, Eisenoxid, Zucker, Farbstoff und Zellsubstanz in Form von Hefe; manche Sorten von Weinstein enthalten auch Traubensäure.

Durch die Reinigung der Rohware, bei der man den weinsauren Kalk entzieht, entstehen harte weiße Kristallkrusten, die man als Crystalli tartari oder Tartarus depuratus bezeichnet; dieser ist weiß, geruchlos, schmeckt schwach sauer, ist in Wasser schwer löslich und in Alkohol praktisch unlöslich. Er dient als Ausgangsstoff für die Weiterverarbeitung, z.B. mit Antimon zu Brechweinstein (= Tartarus stibiatus, Antimonium tartaricum, Tartarus emeticus), einem der wichtigsten Mittel bei chronischen Krankheiten (ab D4) zur Regeneration – vor allem bei Lungenleiden wie Asthma oder chronischer Bronchitis, Wassersucht, Herzinsuffizienz, Gastritis und Geschwüre von Haut und Schleimhaut sowie bei Brechdurchfall (alle Symptome sind mit Mattigkeit und Schwäche verbunden). Früher verwendete man Brechweinstein auch als Purgativum, was ja bereits der Name nahe legt; wegen seiner Giftigkeit ist dies jedoch bei falscher Dosierung mit erheblichen Nebenwirkungen verbunden, außerdem ist das Mittel wie alle Antimonverbindungen rezeptpflichtig.

Doch der gereinigte Weinstein ist an sich bereits eine wertvolle Arznei. Paracelsus gebrauchte ihn zur Behandlung chronischer Hautleiden, als Ableitungsmittel über Niere und Darm und vor allem zur Behandlung bei Steinbildungen in den ausscheidenden Organen.

Bei Asthma empfahl er Rezepte von Weinstein mit Melisse und Lungenkraut (II/637). Wichtig ist auch sein Hinweis auf die prophylaktische Wirkung bei Gefahr einer Vergiftung durch Metalle, wo er Weinstein gebrauchte (II/392).

Man findet Bemerkungen über Weinstein in jedem Alchimiebuch; so heißt es im *Chymischen Handleiter* von 1674: »Die Kräffte dieses gereinigten Tartari seynd diese; erstlich löset er auf/und machst die grobe und tartarische Humores, welche die Verstopffungen des oberen Leibes verursachen/dünne/derowegen kann man ihn vor die Verstopffung der Leber/des Milzes/des Mesenterii und Pancreasis/oder Rückleins/wie auch der Nieren gebrauchen/fürnemlich aber erweiset er seine Tugend in den melancholischen Kranckheiten/die ihren Sitz in den Hypochondrien haben. Auch melden alle Authores, dass es ein Digestivum universale sey« (N. Le Febure, 1674/1997).

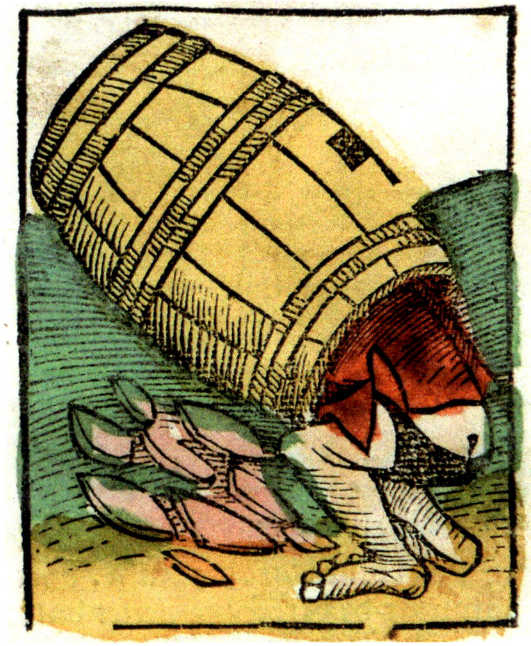

»Der Weinstein schuf dem Wein ein Fass« (J.W. Goethe, Faust II). Das Bild zeigt, wie der Weinstein aus einem Fass gekratzt wird. Aus *Gart der Gesundheit*, 1521.

Heilmittel aus Wein und Weinstein

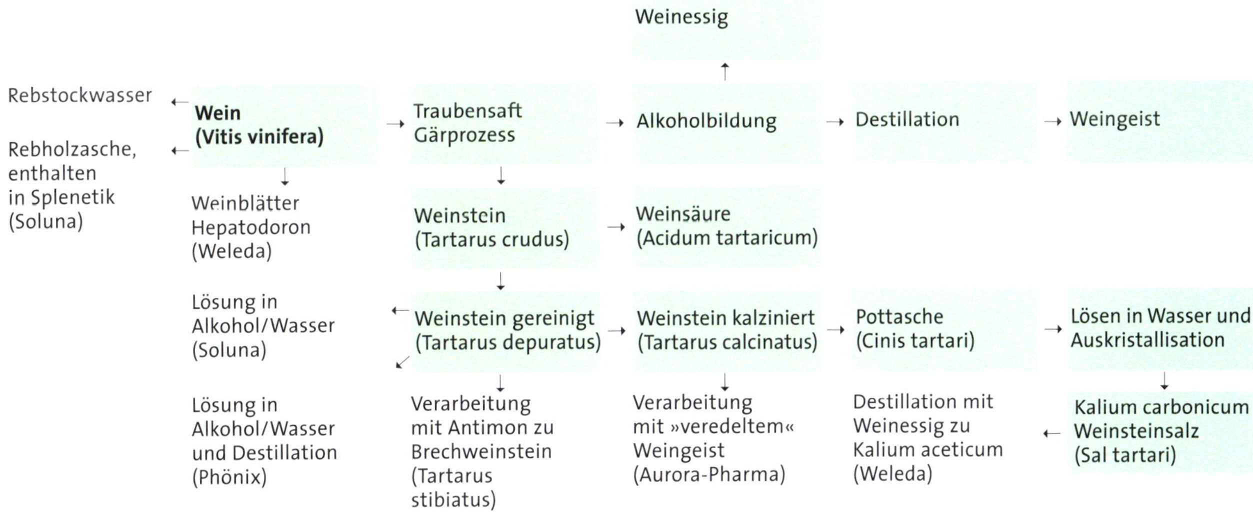

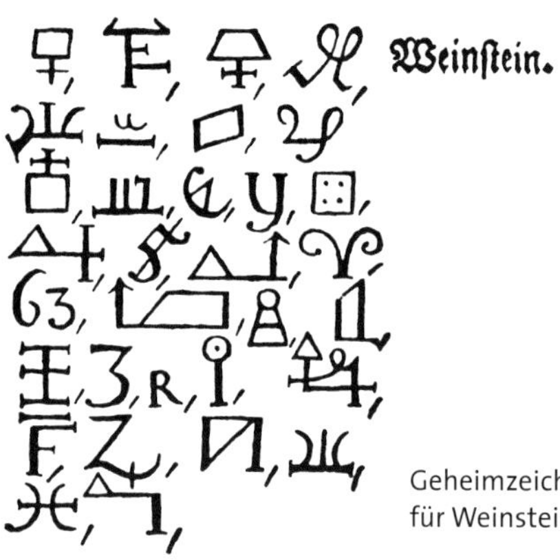

Geheimzeichen für Weinstein.

An diesen Angaben hat sich bis heute eigentlich nur die Wortwahl etwas geändert. So heißt es in einer neuzeitlichen Beschreibung: »Der gereinigte Weinstein wirkt auflösend und gleichzeitig ausscheidend, so dass er als ›Antidyskraticum‹ (biliäre Dyskrasie) Verwendung findet. Weinsteinpulver verbessert eine zu basenhafte Galle und besänftigt die Leber sowie das Venen- und Pfortadersystem. Wie fast alle Kaliumpräparate wirkt der Weinstein auch diuretisch und bei etwas höherer Dosierung ist er ein ›kühlendes Abführmittel‹« (E. Schmitt, 2001).

Gereinigten Weinstein finden wir als Bestandteil in Splenetik Nr. 18 (Tropfen von Soluna, siehe Tabelle Seite 284), das wir bereits genannt haben, sowie in den »Schinder-Pillen«, einem Traditionsrezept einer Münchener Apotheke zur Ausleitung von Harnsäure bei der gichtisch-rheumatischen Diathese (Dragees; siehe Tabelle Seite 284).

Die wichtigsten Arzneien aus dem Weinstein sind jedoch alchimistische Zubereitungen durch Destillation. Paracelsus gab hierzu konkrete Anweisungen; so empfahl er eine Herstellung aus rohem Weinstein als Confortativum zur Belebung des Lebensgeistes, die er *aqua tartari* nannte: »Nimm einen guten Weinstein, diesen destilliere auf das Stärkste, rektifiziere ihn durch den Pelikan auf das Feinste. Gib gleich viel Aqua vitae circulata darunter; von diesem Mittel gib 10 Tropen auf einmal. Im Weinstein ist eine besondere Kraft enthalten, daher ist er für die Glieder gut. Denn er besitzt die Eigenschaft, den ganzen Körper zu durchdringen, und hilft besonders bei Lähmungen« (II/94).

Destillate aus Weinstein finden wir außerdem regelmäßig als Bestandteil seiner Rezepte bei Steinleiden: »Damit die harte Materie und der Stein gebrochen werden, muss eine gelinde Medizin verwendet werden, die ihn angreift. Für harten Stein gibt es keine vortrefflichere Medizin als Kristall (= Weinstein)« (I/828). »Die beste Behandlung des Steines ist destilliertes Tartarum und Vitriolum (Schwefelverbindungen)« (II/575). Interessant ist auch sein schweißtreibendes Rezept zur Behandlung ansteckender Infektionskrankheiten mit destilliertem Weinstein, Myrrhe, Schwalbenwurzel, Diptam, Bibernelle, Baldrian und Kampfer (I/724).

Destillierten Tartarus gibt es zum Glück noch von einigen Firmen, die alchimistische Traditionen pflegen. Die Firma Phönix vertreibt gleich zwölf unterschiedliche Arzneien mit einem Destillat aus gereinigtem Tartarus als Bestandteil, die alle zur Behandlung unterschiedlicher Stoffwechselstörungen dienen (siehe auch Tabelle Seite 284). Die Herstellung erfolgt nach den Vorschriften des *Homöopathischen Arzneibuches* (HAB, §54B; vergleiche Seite 148).

Im *Chymischen Handleiter* kann man Folgendes zum »spiritualisierten Tartarus« lesen: »Eines von den besten Hülffmitteln/so die Chymische Kunst bereitet/denn er hat Macht und Gewalt einzudringen/zu erdünnern/und zu resolvieren oder aufzulösen/alles dasjenige/was Verstopffungen der innerlichen Glieder verursachet; (...) so vermag er wegen seiner großen Subtilität/bis zu den fern entlegenen Theilen zu penetrieren/so er durch den Urin und Schweiß alles überflüssige in den Verdauungen austreibet/derowegen man ihn mit Nutze in der Wassersucht/Schmerzen des Zipperleins (Gicht)/und allen Glieder- und Gelenckgebrechen in der Schlag-Lähmung Paralysis genant (Apoplex)/(...) Krätze/Jucken und Contractur gebrauchen kann« (N. Le Febure, 1674/1997).

Eine spagirische Zubereitung durch Lösung von gebranntem Weinstein (Tartarus Urtinktur) in einem speziell hergestellten Branntwein liefert die Schweizer Firma Aurora-Pharma. Eigentlich ist es eine besondere Tartarustinktur, die angenehm aromatisch und leicht säuerlich schmeckt und sich als Basismittel zur Behandlung aller tartarischen Leiden eignet.

Abschließend sei noch ein besonders aufwendig hergestelltes Mittel der Firma Weleda erwähnt: Kalium aceticum comp., das auch Bestandteil verschiedener weiterer Präparate ist (siehe Tabelle Seite 284). Ausgangssubstanz ist ein kalzinierter Weinstein, der durch eine sanfte Auswaschung zu größter Reinheit gebracht wird. Das Ergebnis ist reines Kaliumkarbonat. Der Stoff wird nun durch mehrere Destillationsschritte mit angereichertem Weinessig zu Kalium aceticum umgewandelt. In einem weiteren Schritt gibt man Antimonit sowie Safran zu, der zuvor in Weinbrand angesetzt wurde. Wiederum wird schrittweise destilliert, zum Abschluss kommt als letzter Bestandteil noch pulverisierte rote Koralle hinzu. Nun wird letztmalig destilliert (insgesamt waren es ca. 30 Destillationen!). Das Besondere dieses Mittels ist aus alchimistischer Sicht die Vergeistigung aus dem Sal des Weins, wobei man gleichzeitig den sulfurischen Anteil und den Merkur des Weins verwendet.

Der Aufbau des Mittels beginnt mit dem mineralischen Sal-Prinzip, das dann um das Pflanzliche, den Safran und schließlich noch um das Animalische, nämlich die rote Koralle, erweitert wird. Das Mittel ist ein Spiegelbild der Blutentstehung, wobei es die inneren Gestaltungskräfte anregt, zentriert und strukturiert. Das Mittel bringt den tartarischen Zustand der Schwere wieder in die Leichtigkeit hinein. Indikationen sind beispielsweise Venenerkrankungen wie Varikosis, Magengeschwüre, seelische Erschöpfung und Depression.

Vielleicht nicht beabsichtigt, aber dennoch auffällig ist das Farbenspiel der Arznei, das vom Weiß (Kaliumkarbonat) über Schwarz (Antimon) zum Rot (Safran und Koralle) geht. Diese drei Farben spielen in der Alchimie immer wieder eine wichtige Rolle, außerdem sind dies die Farben der germanischen Schicksalsgöttinnen Urd, Verdandi und Skuld.

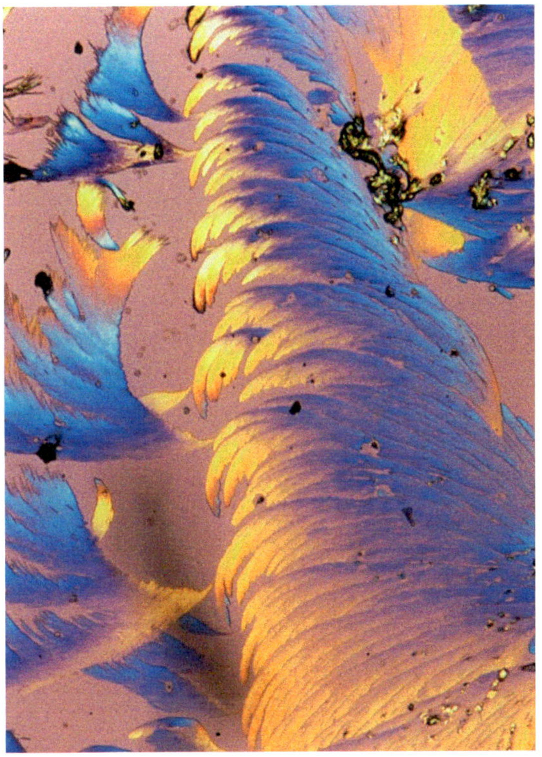

›Tartarus Arcanum Quinta Essentia‹. Ein Tropfen aus dem Öl nach der Chymischen Hochzeit (vergleiche Seite 147) wird eingetrocknet und im Mikroskop mit Hilfe eines Polarisationsfilters betrachtet. Zu sehen ist das Ausmaß und die Struktur des kristallisierten Salzes aus der spagyrischen Tinktur von Weinstein. Foto: Aurora-Pharma.

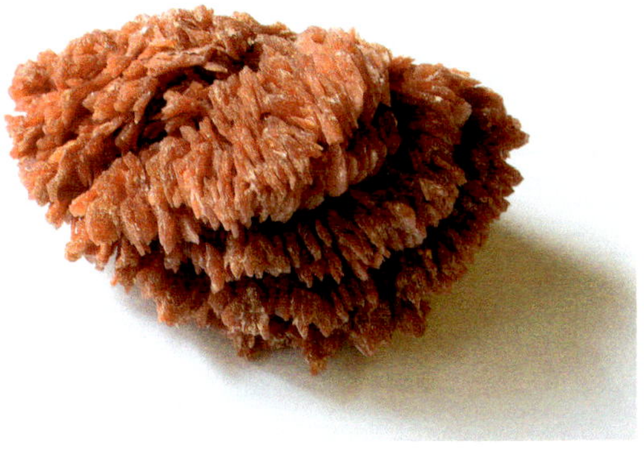

Roher Weinstein. Foto: Wolfram Engel.

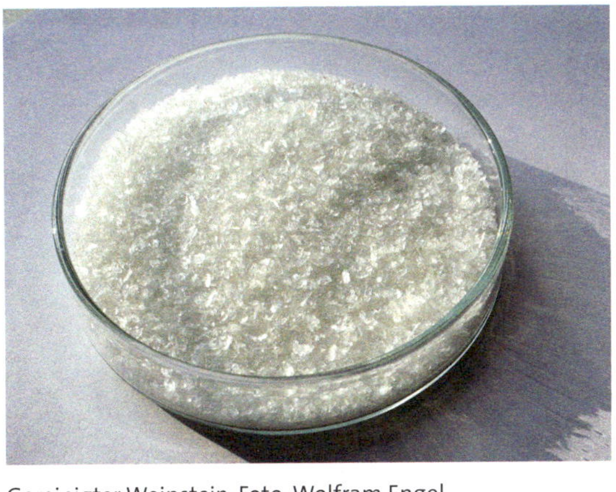

Gereinigter Weinstein. Foto: Wolfram Engel.

Auswahl an Firmenpräparaten auf der Basis von Weinstein

Firmenpräparat (Hersteller)	Zusammensetzung	Indikationen
Anagallis/Malachit comp. (Tropfen; Weleda)	Anagallis arvensis D3, Chamomilla Flos D3, Malachit D6, Kalium aceticum comp. D6 (siehe unten)	Entzündliche und krampfartige Magen-Darm-Leiden; Stressmagen.
Chamomilla/Malachit comp. (Tropfen; Weleda)	Chamomilla Radix D3, Kalium aceticum comp. D6 (siehe unten), Malachit D6, Tabacum D10	Degenerative und krampfartige Magen-Darm-Leiden, Geschwürneigung, Blähungen.
Kalium aceticum comp. (Tropfen Trituration und Ampullen, diverse Potenzen; Weleda)	Besondere Herstellung, u.a. durch mehrfache Destillationsprozesse, von Kalium carbonicum, Acetum vini destillatum, Antimonit, Crocus sativus in Weingeist, Corallium rubrum	Anregung und Strukturierung des Flüssigkeitsorganismus, vor allem des venösen und lymphatischen Rückstroms im Stoffwechsel-Bewegungssystem; z.B. periphere Kreislaufschwäche mit Ödemen, Varikosis, Hämorrhoiden, akute und chronische Magen-Darm-Erkrankungen, Ulkuskrankheit, Ekzeme, depressive Verstimmung.
Schinder-Pillen (Tabletten; Löwen-Apotheke, München) seit 2006 nicht mehr im Handel	Aloeextrakt, Arnikablütenextrakt, Petersilienwurzelextrakt, Rhabarberextrakt, gereinigter Weinstein, Zaunrübenwurzelextrakt	Gichtisch-rheumatische Diathese; zur Ausscheidung von Harnsäure (Tartarus der Gelenke und bei Tendenz zu harnsauren Nieren-Blasen-Steinen).
Silybum spag. (Tropfen; Phönix)	Acid. arsenicosum D4, Aesculus, Arnica Flor. D2, Belladonna D4, Aurum chlor. D5, Bolus alba, Chelidonium D3, Crataegus Fol, et. Flor., Cupr. sulf. D4, Digitalis D4, Filipendula ulmaria, Hydrargyrum bichlor. D6, Juniperus com., Kalium nitr. D3, Orthosiphon. Paeonia off. Flor., Silybum marianum D2, Solidago, Stibium sulf. nigr. D8, Tartarus dep., Camphora, Zinc. met. D8	Biliäre Konstitution mit Leberschwäche und Neigung zum Tartarus in Galle und Darm (chronische Verdauungsschwäche, Sodbrennen und Steinbildung).
Splenetik Nr. 18 (Tropfen; Soluna)	Kalium carbonicum aus Rebholzasche, Weinstein = Tartarus dep., Tartarus stibiatus D3, Antimondestillat	Allgemein bei Neigung zu Tartarus; chronische Stoffwechselkrankheiten; bei Steinbildung, Gicht-Rheuma und Neigung zu Degeneration und Entartungen, Depressionen.
Stellaria spag. (Tropfen; Phönix)	Acidum arsenicosum D4, Arnica flor. D2, Aurum chlor. D5, Bolus alba, Colocynthis e fruct. D4, Cuprum sulf. D4, Digitalis D4, Hydrargyrum bichlor. D6, Plumbum acet. D4, Raphanus sat., Solidago, Stellaria media, Stibium sulf. nigr. D8, Tartarus dep., Urginea maritima D4, Camphora	Krankheiten des rheumatischen Formenkreises, auch Gicht; allgemein bei Gelenksleiden mit Steifheit (Tartarus in den Gelenken).
Tartarus spag. (Tropfen; Phönix)	Arnica flor. D2, Aurum chlor. D5, Bolusalba, Camphora, Chelidonium D3, Cuprum sulf. D4, Digitalis D4, Filipendula ulmaria, Hydrargyrum bichlor. D6, Juniperus com., Kalium nitr. D3, Orthosiphon, Solidago, Stibium sulf. nigr. D8, Tartarus dep., Zincum metallicum D8	Basismittel zur Anregung der Ausscheidungsprozesse, speziell Harnsäure; allgemein bei allen tartarischen Leiden.

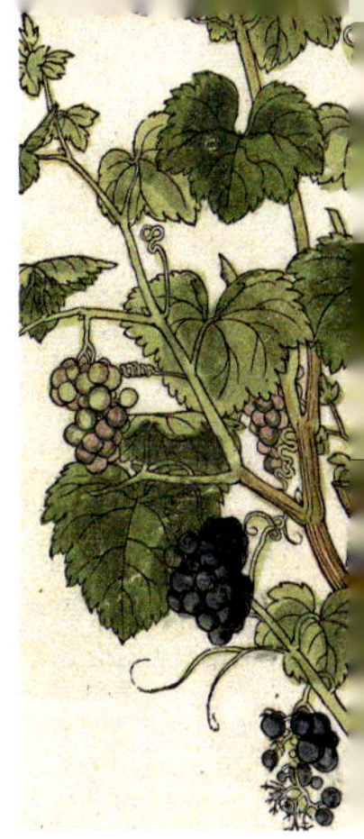

Die Frauenheilkunde des Paracelsus

»Die magische Kraft in den Frauen ist die Gebärmutter.« (Paracelsus I/750)

Grundregeln der Frauenheilkunde nach Paracelsus

Wer sich mit der vielschichtigen Heilerpersönlichkeit Paracelsus befasst, wird sich vielleicht fragen, ob man überhaupt von einer Frauenheilkunde nach Paracelsus sprechen kann. In zahlreichen Schriften finden sich Hinweise darauf, dass Theophrastus Bombastus von Hohenheim klein und bucklig gewesen sein soll. Seine Mutter ist früh gestorben, er selbst hatte weder Frau noch Kind. Paracelsus war also bestimmt kein Frauenkenner oder gar ein herausragender Geburtshelfer.

Außerdem war die Frauenheilkunde zu seiner Zeit noch Domäne der Hebammen und Kräuterweiber. Sein frauenheilkundliches Wissen hatte er wohl größtenteils von den Hebammen und Kräuterweibern aufgeschnappt, denen er während seiner Reisen begegnet war. Vor allem in ländlichen Gegenden waren es meist die ältesten Frauen oder die Hebammen, die über Erfahrungen in der Geburtshilfe sowie über Kenntnisse im Umgang mit den Frauen- und Mutterkräutern verfügten. Nicht zuletzt waren ärztliche Dienste für das einfache Volk unerschwinglich, so dass die Frauen sich in ihren Kindsnöten eben untereinander helfen mussten.

Trotzdem ist die Frauenheilkunde des Paracelsus keineswegs nur der Bauernmedizin, Hebammenkunst und Zigeunerheilkunde seiner Zeit entlehnt. Wenn er auch viel über andere Kräuterkundige wetterte, so verwertete er doch deren Heilpflanzenwissen, so dass es nicht verwundert, wenn die eine oder andere Aussage schon bei Hippokrates, bei Dioskurides oder bei Hildegard von Bingen zu finden ist. Aber Paracelsus stellte auch einige neue Grundregeln zur Frauenheilkunde und Geburtshilfe auf. Ergänzt man das Geschriebene um die Erkenntnisse, die sich aus der Signaturenlehre gewinnen lassen, dann entsteht ein zeitloses Gedankengebäude, in dem sich auch Antworten zu heutigen Frauenthemen finden. Bemerkenswert ist in jedem Fall, dass man nach bald fünf Jahrhunderten die im Gesamtwerk des Paracelsus verstreuten Informationen zur Frauenheilkunde ohne weiteres zusammenfassen und beinahe unverändert in einem modernen Lehrbuch zur Anwendung von Heilpflanzen in Gynäkologie und Geburtshilfe veröffentlichen könnte.

1. Was den Harn treibt, regt auch die Menstruation an

Im Kapitel über Abrotanum, die Eberraute, erwähnt Paracelsus fast beiläufig, dass ein harntreibendes Heilkraut auch die Menstruation fördert (III/533). Die gleiche Aussage findet man im Kapitel über die Kamille: »Alle Arzneien, die Harn hervorrufen, rufen auch die Menstruation hervor« (III/556). Neben Eberraute (Artemisia abrotanum) und Kamille (Matricaria recutita) trifft diese Regel auf viele weitere Heilkräuter zu, deren harntreibender Effekt auf eine blutungsfördernde Wirkung hinweist. Zum Beispiel wirken Beifuß und Liebstöckel relativ stark harntreibend und zählen glei-

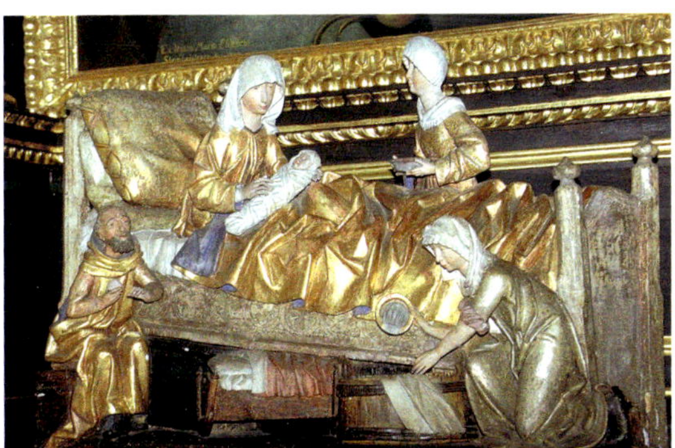

Geburtsszene in der Kirche St. Wolfgang östlich von München, um 1500. In der Kirche entspringt eine Quelle, die bei Kinderlosigkeit hilfreich sein soll. Selbst die Wittelsbacher sollen dort regelmäßig zu Besuch gewesen sein. Die reichen Schenkungen zeugen von der Wirksamkeit des Heilwassers. Foto: Olaf Rippe.

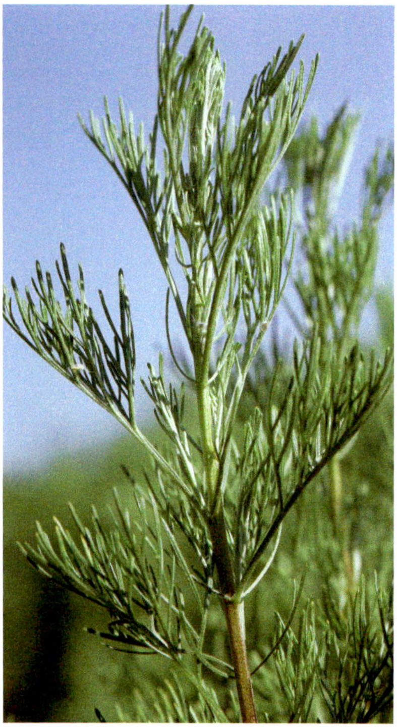

Paracelsus führte die Eberraute als blutungsfördernde Frauenheilpflanze auf. Im Volksglauben galt das Artemisiagewächs wegen seines starken Geruchs auch als magische Schutzpflanze. Foto: Margret Madejsky.

chermaßen zu den Emmenagoga (blutungsfördernden Heilpflanzen).

Es wäre von Vorteil, wenn unsere Frauenärzte und Hebammen diese Grundregel kennen würden: Zum einen könnten sie vor solchen Heilpflanzen gezielt warnen, falls eine Frau zu stark blutet; zum anderen kann man eine stockende Regelblutung mit diesen Kräutern ins Fließen bringen. Leider ist es in der heutigen Gynäkologie üblich, bei ausbleibender Regelblutung Hormonpräparate zu verordnen, deren Folgeerkrankungen wie etwa Unfruchtbarkeit wiederum mit Hormonpräparaten zu behandeln. Den Zyklus der so gezeugten Mädchen muss man nach unserer Erfahrung möglicherweise auch mit Hormonen ankurbeln, so dass es aus dem hormonellen Teufelskreis kein Entrinnen geben wird.

In vielen Fällen könnten jedoch harntreibende und zugleich menstruationsfördernde Heilkräuter wie der Beifuß (Artemisia vulgaris) Abhilfe schaffen. Beifuß hat sich jedenfalls in Form von Teekuren bei Neigung zu schwacher oder ausbleibender Regel bis heute in der Praxis bewährt (siehe Seite 298). Ein anderes Frauenkraut, das die Vorstellung des Paracelsus bestätigt, ist der Liebstöckel (Levisticum officinale). Bereits Hildegard von Bingen führte Liebstöckelsaft, in Suppe genossen, als Heilmittel für den verhaltenen Monatsfluss an. Paracelsus lobte das Heilkraut beim »Grimmen der Beermutter« (III/565), worunter Gebärmutterkrämpfe zu verstehen sind. Obwohl Beinamen wie »Gebärmutterwurzel« die Anwendung in der Frauenheilkunde nahe legen, wird die Wurzel aufgrund ihrer harntreibenden Wirkung heute fast nur noch zum Ausschwemmen von Wassereinlagerungen gebraucht.

Das würzige Doldengewächs wirkt jedoch nicht nur harntreibend, sondern auch harnwegsreizend und gilt daher als Aphrodisiakum. Aber damit sind wir bereits bei der Erweiterung der paracelsischen Regel: Erfahrungsgemäß sind nämlich alle aphrodisierenden Heilkräuter menstruationsfördernd; ihr Wirkungseintritt ist dadurch gekennzeichnet, dass den Betroffenen zu Beginn ein imperativer Harndrang überkommt, während die sexuell stimulierende Wirkung erst nach Abklingen der anfänglichen Harnflut durchschlägt. Dementsprechend sollten Frauen, die zu übermäßig starken oder langanhaltenden Blutungen neigen, keine aphrodisierenden, harntreibenden und menstruationsfördernden Heilpflanzen anwenden – zumindest nicht kurz vor oder während der Regelblutung sowie in der Schwangerschaft. Dies trifft ferner auf Sexualtonika wie Damiana (Turnera aphrodisiaca) oder Rosmarin (Rosmarinus officinale) zu, aber auch auf direkte Aphrodisiaka wie Yohimbe.

2. Was die Verdauung fördert, regt auch die Menstruation an

Im Kapitel über Ostruthium, die Meisterwurz, schrieb Paracelsus: »Es ruft die Menstruation hervor, weil es eine verstopfungbehebende Kraft hat« (III/566). Hinter dieser Aussage verbirgt sich eine weitere Regel, die sich mehr oder weniger auf alle verdauungsfördernden und abführenden Heilpflanzen übertragen lässt – vor allem jene verdauungsfördernden Kräuter und Wurzeln, die scharf schmecken (etwa die Meisterwurz oder die Angelikawurzel), haben einen erwärmenden Effekt auf den Bauchraum und steigern zugleich die Beckendurchblutung.

Abführdrogen wie Faulbaum oder Sennesblätter verstärken ebenfalls die Menstruation, so dass Frauen, die unter starken oder lang anhaltenden Blutungen leiden, ihre Verdauung auf andere Weise

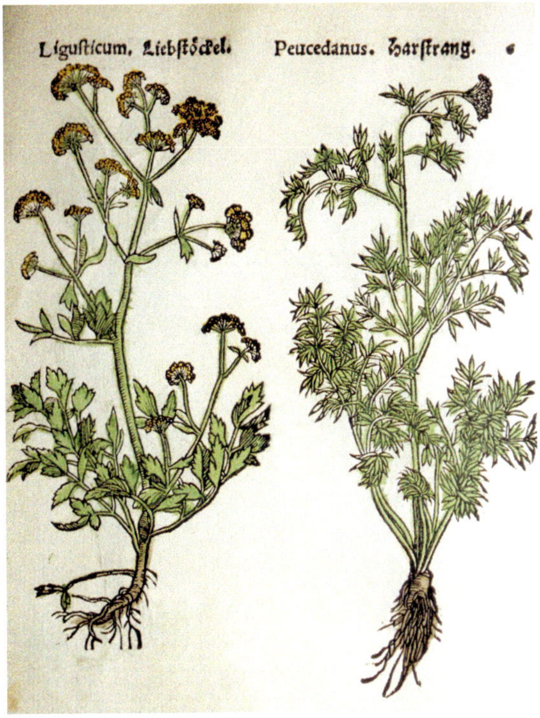

Einige typische Gewürzpflanzen wie der Liebstöckel erwärmen nicht nur den Magen, sondern auch den Unterleib und regen daher die Menstruation an. Kolorierter Holzschnitt aus dem Herbarium von Engenolph, 1552 – zusammen mit Haarstrang, einem beliebten Reinigungs- und Kräftigungsmittel aus der alpenländischen Volksmedizin.

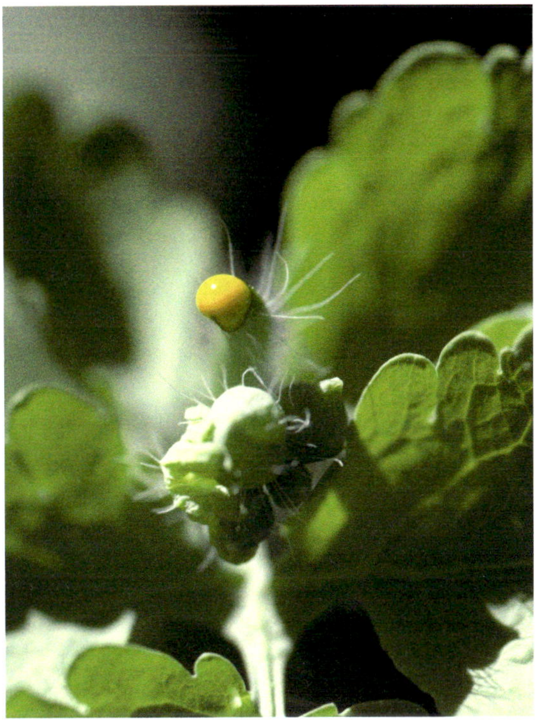

Bei Frauenleiden, die mit Blutungen und Gestaltanomalien einhergehen (z.B. Myome), erweisen sich Leberheilpflanzen wie das Schöllkraut als unentbehrliche Begleitmittel zu den Blutstillern. Paracelsus sah im gelben Pflanzensaft eine Analogie zur Menstruation. Foto: Olaf Rippe.

fördern sollten, z.B. durch Ernährungsumstellung auf ballaststoffreiche Kost, vermehrte Flüssigkeitszufuhr, Leinsamen usw. Frauen, die jedoch unter Unterleibskrämpfen leiden, empfinden abführende oder verdauungsfördernde Heilpflanzen meist als Wohltat. Erfahrungsgemäß ist nämlich die Verdauung bei vielen Frauen in der zweiten Zyklushälfte spürbar träger, und Heißhungerattacken nehmen kurz vor der Regelblutung zu. Doch je voller der Bauch, desto stärker sind die Regelkrämpfe: Viele Frauen geben an, dass die Schmerzen nicht so stark sind, wenn der Darm nicht so voll ist. Der Blutungseintritt ist bei vielen auch mit einer häufigeren Darmentleerung bis hin zu Durchfällen bei Beginn der Regel kombiniert. Darm und Gebärmutter unterliegen demnach einem gleichgerichteten Reinigungsprozess, so dass es nicht verwundert, wenn verdauungsfördernde Maßnahmen die Menstruation ins Fließen bringen. Daher finden sich verdauungsfördernde Bitterdrogen wie Angelikawurzel oder Abführdrogen wie Sennesblätter in Frauenteemischungen. Denn Regelkrämpfe lassen oft nach, sobald das Blut richtig fließt.

3. Was die Menstruation fördert, wird am besten bereits einige Tage vorher gebraucht

Im Kapitel über Artemisia, den Beifuß, bemerkte Paracelsus, dass Beifußwein die Menstruation hervorruft, wenn er vorbeugend getrunken wird (III/531). Es ist eher unwahrscheinlich, dass Paracelsus die komplexen Vorgänge im weiblichen Körper, die zu einer beschwerdefreien Regelblutung führen, genau durchschaute. Dennoch entspricht diese Aussage den Erfahrungen, die man in der Praxis machen kann: Arzneien, die die Menstruation (Blutungsstärke oder auch Regelkrämpfe) beeinflussen sollen, wirken am zuverlässigsten, wenn sie bereits einige Tage vor der Menstruation gebraucht werden.

Am besten lässt man daher sogenannte Frauenteemischungen bereits eine Woche oder wenigstens einige Tage vor dem erwarteten Blutungseintritt trinken. Will man die zu schwache Blutung fördern, kommen Beifuß (Artemisia vulgaris), Eberraute (Artemisia abrotanum), Liebstöckel (Levisticum officinale) oder Rosmarin (Rosmarinus officinalis) in Frage. Will man die Blutung eher drosseln, dann wählt man am besten zwischen Blutwurz (Potentilla tormentilla), Hirtentäschelkraut (Capsella bursa-pastoris), Schafgarbe (Achillea millefolium) oder Silbermantel (Alchemilla alpina) oder kombiniert diese Kräuter miteinander. Bei Neigung zu Regelkrämpfen bewährt sich die vorbeugende Anwendung von hormonell regulierenden Pflanzen wie Frauenmantel (Alchemilla vulgaris) oder Mönchspfeffer (Agnus castus) oder von Krampfkräutern wie dem Gänsefingerkraut (Potentilla anserina).

4. Was die Menstruation hervorruft, sollen Schwangere nicht gebrauchen

Eine unter Hebammen beliebte Arzneipflanze ist der Liebstöckel (Levisticum officinale), der den meisten als »Maggikraut« bekannt sein dürfte. Paracelsus nannte ihn noch Ligusticus und gebrauchte die Wurzel als universelles Gegengift. Heutzutage wird die Wurzel, vor allem der daraus bereitete Tee, am häufigsten zum Ausschwemmen von Ödemen gebraucht. Wegen ihrer harntreibenden und menstruationsfördernden Wirkung eignet sich die Wurzel speziell für Frauen, die zu einer eher verhaltenen Regelblutung sowie zu Nierenschwäche und Gewebewassersucht neigen.

Nun neigen Schwangere vor allem im letzten Schwangerschaftsdrittel häufig unter Ödemen. Doch Paracelsus warnte klar und deutlich vor der Anwendung des Liebstöckel in der Schwangerschaft: »Es (Ligusticus) ruft Harn und Menstruation hervor, auch einen Abortus. Schwangere und fruchtbare Frauen sollen ihn daher nicht gebrauchen« (III/565). Sicher vertragen die meisten Frauen während der Schwangerschaft ein wenig Liebstöckeltee oder Maggikraut als Suppenwürze, doch in einer Problemschwangerschaft kann diese harnwegsreizende Gewürzpflanze durchaus eine Fehlgeburt auslösen. Wenn also eine Schwangere von Anfang an blutet – egal, ob nur tröpfchenweise Blut abgeht oder mehr – oder wenn sich eine sogenannte Schwangerschaftsgestose anbahnt, die bekanntlich von Bluthochdruck, Nierenschwäche mit eiweißhaltigem Urin und Ödemneigung begleitet ist, dann sollte der Liebstöckel eben nicht gebraucht werden. Eine harmlosere und genauso heilkräftige Alternative wäre hier die Goldrute (Solidago virgaurea), die den Harn auf viel sanftere Weise treibt, die Harnwege nicht reizt und ebenfalls Wassereinlagerungen vermindert.

Im Kapitel »Über Satureia« präzisiert Paracelsus seine Grundregel nochmals: »Alles, was eine Fehlgeburt, Menstruation und Harn hervorruft, sollen fruchtbare Frauen nicht gebrauchen, denn sie werden dadurch unfruchtbar, wie durch Sabina usw.« (III/564).

5. Es besteht ein Zusammenhang zwischen Blut und Leber

Interessanterweise kannte Paracelsus bereits den Zusammenhang zwischen Blut und Leber: »Denn das Blut hat seine Quelle und seinen Ursprung aus der Leber« (III/309). Heute wissen wir, dass in der Leber die Blutgerinnungsfaktoren gebildet werden; aus diesem Grund gehen Lebererkrankungen wie die Leberzirrhose u.a. mit einer verstärkten Blutungsneigung einher. Für die Praxis bedeutet das, dass die Neigung zu starken oder langanhaltenden Blutungen stets über die Leber mitbehandelt werden sollte.

Die Leber ist in der Frauenheilkunde ohnehin ein Zentralorgan, denn sie untersteht astrologisch dem Jupiter und regiert u.a. über das Bindegewebe und über die Formprozesse im Körper. Diese sind beispielsweise gestört bei Hämorrhoiden oder Krampfadern, bei Myomen, Zysten oder Krebs. Lange bevor die Leberwerte entgleisen, liefern spezielle Symptome Hinweise auf den Schwachpunkt Leber: chronische Erschöpfungszustände, frühzeitiges Altern und Ergrauen, Bindegewebsschwäche (Besenreiser, Hämorrhoiden, Krampfadern, Senkungsbeschwerden), Einschlafstörungen oder Erwachen zur Leberzeit (1–3 Uhr nachts).

In jedem Fall lohnt es sich, nicht nur bei Blutungsneigung die Leber zu entlasten und diese mit Hilfe von Leberheilpflanzen wie der Mariendistel oder mit Leberkomplexen zu regenerieren (z.B. Hepatik von Soluna oder Metamarianum B12 N von Meta Fackler). Frauenleiden wie Myome oder

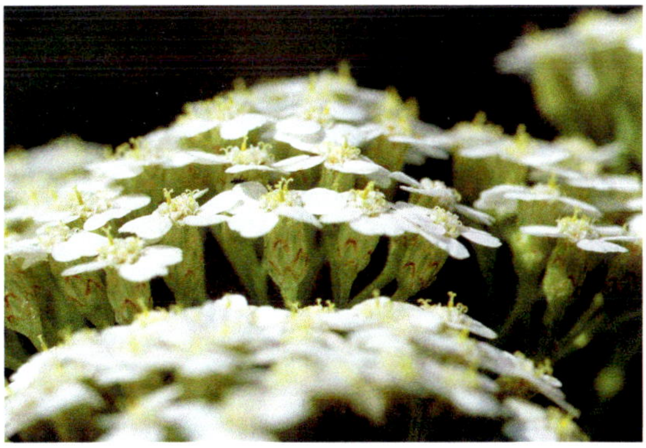

Schafgarbe, die ihren botanischen Namen dem Krieger Achilles verdankt, wirkt nicht nur entzündungswidrig und entkrampfend, sondern auch blutstillend. Im Volksmund nennt man sie auch Soldatenkraut, doch nichts erinnert an etwas Kriegerisches – ganz im Gegenteil zeigt die Pflanze Signaturen von Venus und Mond. Foto: Olaf Rippe.

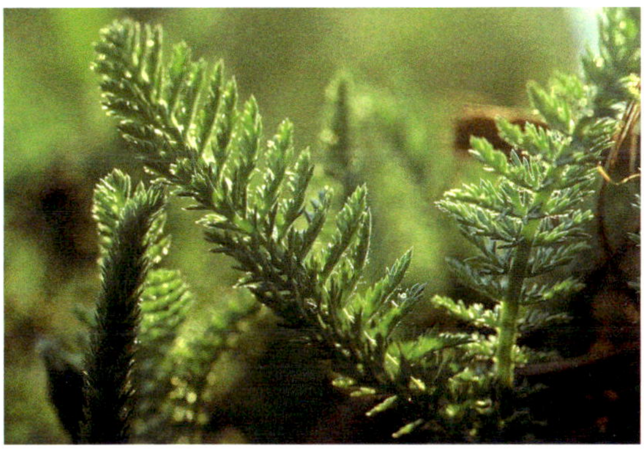

Wegen ihrer Blattgestalt heißt das sanft wirkende Gewächs aus der Familie der Korbblütler auch »Augenbraue der Venus«. Junge Blätter eignen sich auch als Wildgemüse. Foto: Margret Madejsky.

auch Senkungsbeschwerden sprechen nämlich oft erst an, wenn die Leber dauerhaft, also über viele Monate hinweg, mitbehandelt wird.

Nicht weniger wichtig ist die Galle, die in der astrologischen Medizin dem Planetenprinzip Mars untersteht. Gallenleiden gehören nicht grundlos zu den häufigsten Frauenleiden, und eine gestörte Gallenfunktion führt keineswegs nur zu Fettunverträglichkeit oder zu Gallenkoliken. Die Galle ist außerdem bei bestimmten Formen der Migräne mitbeteiligt, vor allem wenn diese sich vermehrt rechtsseitig und an der Schläfe, also im Bereich des Gallenmeridians abspielt. Darüber hinaus sind auch Brusterkrankungen wie Mastopathie und Brustkrebs oftmals mit Gallenschwäche vergesellschaftet.

Aus diesem Grund ist auch das Schöllkraut (Chelidonium majus) eine Universalmedizin bei chronischen Frauenleiden. Leckt man einmal am Blattrand, dann zeigt der austretende Milchsaft außergewöhnliche Schärfe, was eine Zuordnung zu Mars erlaubt und eine Wirkung auf die Galle anzeigt. Die gelben Blüten und der orangegelbe Milchsaft deuten dagegen das Wirken von Jupiter an und zeigen neben den dreigelappten Blättern die Leberheilwirkung an. Vielleicht erkannte Paracelsus aus diesem Grund im Schöllkraut eine Frauenarznei: »Wie eine Frau ihre Menstruation hat, so hat es auch diese Wurzel und das Kraut; das beweist die Anatomie. Wenn man es aufschneidet, fließt ein Saft, der dem Menstrualblut gleicht, aus« (I/673). Jedenfalls sollte das Schöllkraut in der Frauenheilkunde intensiver genutzt werden.

> *»Alles, was eine Fehlgeburt, Menstruation und Harn hervorruft, sollen fruchtbare Frauen nicht gebrauchen, denn sie werden dadurch unfruchtbar, wie durch Sabina usw.«* (Paracelsus III/564)

Laut Paracelsus sind in der Schwangerschaft mit Vorsicht zu genießen:

Scharfstoffpflanzen: Hierzu zählen alle scharf schmeckenden Gewürz- oder Heilpflanzen wie z.B. Chili, Ingwer, Meisterwurz oder Pfeffer, die den Bauchraum erwärmen, die Beckendurchblutung steigern und die Verdauung fördern.
Abführdrogen: Hierzu zählen etwa Anthranoiddrogen wie Aloe, Faulbaumrinde, Sennesblätter oder Rhabarberwurzel, die eine laxierende Wirkung haben. Anthranoide stimulieren die Darmnerven, regen die Darmmotorik an und verhindern im Dickdarm die Rückresorption von Wasser, so dass der Stuhl nicht eindickt. Gleichzeitig steigern sie die Beckendurchblutung, verstärken Gebärmutterblutungen und lösen Fehlgeburten aus.
Diuretika: Hierzu zählen alle Heilpflanzen, die eine stark harntreibende Wirkung haben, z.B. Beifuß, Liebstöckel, Petersilie und Wacholder.
Emmenagoga: Hierzu zählen alle Arzneipflanzen, die die Menstruationsblutung fördern, z.B. Beifuß, Liebstöckel, Petersilie und Rosmarin (siehe Seite 298).

Frauentee mit anregender Wirkung auf Blutung und Verdauung

Dieses volksmedizinische Teerezept empfahl der Südtiroler Kräuterpfarrer Weidinger bei Regelbeschwerden:

> »Unpässlichen Frauen rate ich zu folgender Teemischung, da sie wahres Wohlbehagen verleiht:
> Frauenmantel 3 Teile
> Schafgarbe 2 Teile
> Faulbaumrinde 1 Teil
> Brennessel 3 Teile
> Kamille 2 Teile
> Pfefferminze 3 Teile.«
> (H.-J. Weidinger, 1993)

Anmerkung: Abgesehen von der Pfefferminze, die als Geschmacksverbesserer enthalten ist, handelt es sich um einen typischen Frauentee. Frauenmantel, Kamille und Schafgarbe zeigen durch ihre Signaturen einen Bezug zu den weiblichen Geschlechtsorganen (siehe Seite 309). Diese Frauenkräuter wirken in erster Linie hormonell regulierend und krampflösend.

Der Brennnessel kommt die Aufgabe zu, den Blutverlust auszugleichen und den Bluteisenspiegel wieder aufzufüllen.

Ganz im Sinne des Paracelsus, der normalerweise die heimischen Heilpflanzen für besonders nützlich hielt (II/384), bevorzugt Weidinger den Faulbaum, der in Mitteleuropa häufig in Auenwäldern anzutreffen ist und dessen Rinde abführende Anthranoide enthält. Faulbaumrinde

Auswahl an Firmenpräparaten mit Schöllkraut für die Frauenheilkunde

Firmenpräparat (Hersteller)	Inhaltsstoffe	Anwendungsgebiete und Praxiserfahrungen
Chelidonium D4 (Tabletten; DHU)	Schöllkraut D2	Das »Warzenkraut« sollte wegen seiner antiviralen Wirkung bei genitalen Warzen (Papillomaviren) als Lokalmittel versucht werden; z.B. kurmäßig 2 × täglich 2 Tabletten einführen.
Chelidonium Ferro cultum D3/Rh (Tropfen und Ampullen; Weleda)	Vegetabilisiertes Metall = spezielle Herstellung (Düngung der Pflanze mit potenziertem Eisen und Kompostierung über insgesamt drei Generationen)	Vegetabilisiertes Metall. Regt Gallenbildung und -fluss an. Bewährtes Begleitmittel in der Migränebehandlung, vor allem bei rechtsseitiger Migräne oder Schläfenbeteiligung.
Hepatik Nr. 8 (Tropfen; Soluna)	Spagirischer Auszug von Bitterholz, Ackergauchheil, Aloe, Leberkraut, Löwenzahn, Mariendistel, Odermennig, Schöllkraut, Wegwarte, Zinkacetat	Spagirisches Leber-Gallen-Elixier; regt Gallenbildung und -fluss an und stärkt die Leberfunktion. Eignet sich kurmäßig zur Leberentlastung während oder zur Regeneration nach Hormonbehandlungen oder Antibabypille.
Löwe Komplex Nr. 14 Agnus castus (Tropfen; Infirmarius-Rovit)	Ovaria D8, Mönchspfeffer D4, Frauenmantel D4, Aloe D4, Schöllkraut D7, Mitchella D4, Küchenschelle D4	Eignet sich zur Anregung des Hormonsystems nach Absetzen der Pille, bei ausbleibenden Eisprüngen, Gelbkörpermangel sowie als Begleitmittel bei Kinderwunsch ab 35.
Metamarianum B12 N (Tropfen; Meta Fackler)	Wermut D1, Odermennig D2, Berberis D2, Mariendistel, Schöllkraut D7, Cyanobalaminum D3, Flor de piedra D6, Magnesium sulf. D2, Bitterholz D2, Zinn = Stannum met. D8	Wegen der Kombination von Schöllkraut und Zinn geeignet zur Kräftigung des Bindegewebes sowie zur Entlastung der Leber bei Verdauungsschwäche, Myomen oder Zysten.
Phyto L (Tropfen; Steierl)	Schöllkraut D5, Mariendistel D5, Mönchspfeffer D5	Bewährter Komplex bei hypophysär bedingten Zyklusschwankungen (z.B. nach Antibabypille) sowie bei Gelbkörpermangel; besonders bei Neigung zu kurzen Zyklen nach Absetzen der Antibabypille (z.B. alle 24 Tage).

bewirkt eine leichtere Darmentleerung, indem sie die Darmnerven stimuliert und im Dickdarm die Wasserrückresorption, also das Eindicken des Darminhalts, verhindert, was bei Eintritt der Regelblutung den Bauchraum wohltuend entlastet.

»Die Frauen, bei denen ihre Krankheit auftritt, sollen breite Wegerichwurzel und das Kraut nehmen und in Rosenwasser eintauchen.« (Paracelsus I/728)

Die Blutstiller des Paracelsus

Ein weiteres Hauptanliegen und eine wichtige Aufgabe der Ärzte, Hebammen und Kräuterweiber des 15. Jahrhunderts war das Stillen von Blutungen, vor allem nach Verletzungen oder nach der Geburt. Insbesondere funktionelle Blutungen, also Blutungen ohne erkennbare organische Ursache, aber auch Geburtsblutungen oder Myomblutungen sind bis heute ein wichtiges Thema in der Gynäkologie und Geburtshilfe geblieben. Immer noch verlieren Jahr für Jahr unzählige Frauen ihre Gebärmutter, weil z.B. Blutungen bei Myomen (gutartige Gebärmuttermuskelgeschwulst) auf die schulmedizinischen Maßnahmen nicht ansprechen. Vielen könnte aber geholfen werden, wenn sie die blutungsregulierenden Kräfte der Heilpflanzen kennen und nutzen würden.

Paracelsus hat zwar nur wenige Blutstiller (Styptika) aufgeführt, dafür sind die genannten Heilpflanzen und Mineralien allesamt heute noch gebräuchlich.

Allen voran empfahl er das Hirtentäschelkraut (Capsella bursa-pastoris), das nicht umsonst Beinamen wie »Blutkraut« oder »Blutwurz« trägt: »In der Bursa Pastoris liegt die Kraft der Blutstillung bei der Dysenterie (Durchfällen) und bei der Menstruation. Nun ist auch in ihr die Macht, den Bauchfluss zu erzeugen, das Blut nicht zu stillen, sondern oft zu provozieren« (I/444). Dies entspricht ganz und gar der Erfahrung, die man mit diesem Kraut machen kann. Denn von den Frauen, die wegen zu starker oder zu langer Blutungen Hirtentäscheltee oder -extrakt eingenommen hatten, berichten in der Tat einige wenige, dass sich die Blutungen während der Einnahme verstärkt hätten.

Allerdings klingen solche unerwünschten Reaktionen rasch ab, wenn man das Kraut wieder absetzt. Das Hirtentäschelkraut hat nämlich eine dem Mutterkorn ähnliche Wirkung, wenn auch viel schwächer, und zählt somit zu den Uterustonika. Es stillt Blutungen durch Kontraktion der Gefäße; diese Wirkung kann zu Gebärmutterkrämpfen führen, die in seltenen Fällen eine Blutung verstärken und bei einer Problemschwangerschaft einen Abort begünstigen können. Daher ist das Hirtentäschelkraut vor allem bei Blutungen in der Schwangerschaft nicht angezeigt. Dennoch ist und bleibt das Hirtentäschelkraut das bewährteste Frauenkraut bei Neigung zu starken oder zu lang anhaltenden Blutungen bei Myomen, durch Spirale oder nach der Geburt. Um die Blutungsstärke einzudämmen, genügt oft schon die alleinige Einnahme von Hirtentäscheltee oder -extrakten (z.B. Capsella bursa-pastoris Urtinktur von Ceres) oder die Einnahme von blutflusshemmenden Komplexmitteln in Hirtentäschel (z.B. Styptik Nr. 21 von Soluna).

Neben der blutungsregulierenden Wirkung verfügt das Hirtentäschelkraut über weitere Heilkräfte, die sich aus den Signaturen ableiten lassen. Mit bis zu 64 000 Samen pro Pflanze und Wachstumsperiode pflanzt sich dieses Unkraut sehr effektiv fort und könnte dieser Signatur entsprechend bei Fruchtbarkeitsstörungen gute Dienste leisten. Da die Samen der Pflanzen den Keimzellen der Menschen ähnlich sind und die Samenbildung in der Pflanzenwelt sowie die Eizellreifung oder die Spermienbildung verwandte Urprinzipien der Natur sind, sahen schon die alten Völker in samenreichen Pflanzen wie Brennnessel oder Granatapfel Fruchtbarkeitssymbole.

Daher wäre es einen Versuch wert, Hirtentäschelkraut in Tees oder Mischrezepte zur Anregung der Spermienbildung zu geben; auch könnte man die Samen wie auch die Brennnesselfrüchte zur Fruchtbarkeitssteigerung der Männer wieder in die Speisen mischen – beispielsweise als Kräutersalz oder, wie es einst in ländlichen Gegenden gebräuchlich war, als Pfefferersatz.

In der Taschenform der Schötchen erblickt man eine weitere Signatur: Ähnelt nicht auch die Gebärmutter, die als Hohlorgan die Leibesfrucht trägt, einer Tasche? Und erinnern die Schötchen nicht auch ein wenig an die Eierstöcke mit den unzähli-

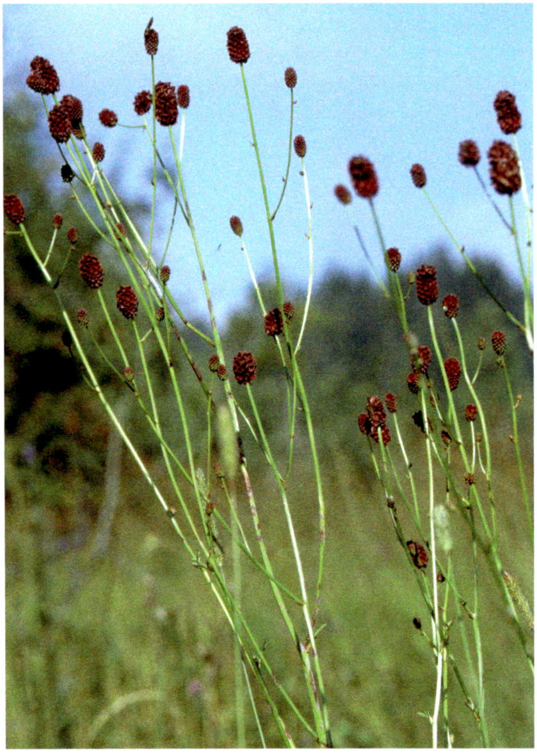

Die rubinrote Farbe des Wiesenknopfs ist eine Signatur für eine Pflanze, die allgemein günstig auf das Blut und die Lebensenergie wirkt, die nach Paracelsus ebenfalls von rubinroter Farbe ist. Foto: Margret Madejsky.

gen Keimzellen? Schließlich hält die Pflanze, was die Signatur verspricht: Das Hirtentäschel sieht immerhin auf eine jahrhundertelange Tradition als Gebärmutterarznei und Geburtsmittel zurück.

Nicht weniger bedeutsam ist die Tatsache, dass dieses »Unkraut« dem Menschen bis in die Städte hinein folgt, denn eine alte Regel der Heilkunst lautet: Wo das Übel, da ist auch das Heilmittel. Als Kulturfolger findet sich das Täschelkraut an fast jedem Wegrand. Vergleicht man nun die Signaturen der Ruderalpflanzen mit deren bekannten Heileigenschaften, so wird rasch klar, dass alle sogenannten »Unkräuter«, die den Umweltgiften der modernen Zivilisation trotzen, ein Heilpotenzial gegen Zivilisationskrankheiten in sich bergen. Man könnte auch sagen: Je häufiger die Pflanze in den Städten, am Rand stark befahrener Straßen oder neben Bahngleisen anzutreffen ist, desto dringender brauchen wir sie.[35] Zu den Umwelterkrankungen kann man in diesem Zusammenhang beispielsweise Eierstockzysten oder Myome zählen, die häufig mit verstärkter Blutungsbereitschaft einhergehen, oder eben die zunehmende Unfruchtbarkeit, der man stets mit besonders fruchtbaren Heilpflanzen begegnete.

»Die Blutwurzel hat ihren Namen, weil sie besser als andere Wurzeln Blut stillt.« (Paracelsus III/308)

Die blutflusshemmenden Kräfte der Rosengewächse

Abgesehen vom Hirtentäschel führte Paracelsus auch die Blutwurz (Potentilla tormentilla) als pflanzliche Blutstillerin (Styptikum) auf: »Tormentilla stillt das Blut, warum? Sie ist in der Anatomie dem Blute gleichförmig, Carniola auch, Haematites auch, Korallen auch, ein jedes stillt das Blut« (II/280).

Die Sympathie zum Blut offenbart sich dem Signaturkundigen bereits in der Farbe der Wurzel, die sich im frischen Zustand an den Bruch- oder Schnittstellen rot färbt und im getrockneten Zustand einen blutroten Tee ergibt oder, wenn man das Wurzelpulver mit Alkohol ansetzt, einen blutroten Extrakt erzeugt. Verantwortlich für die Blutfarbe sowie für die weitreichenden Heilwirkungen sind nach heutiger Erkenntnis vor allem Catechin-Gerbstoffe (»Tormentillrot«), die u.a. an der blutungsregulierenden Wirkung beteiligt sind.

Außer im Blutwurzelstock, der 15 bis 20 Prozent Gerbstoffe enthält, kommen diese Multitalente unter den Pflanzeninhaltsstoffen in vielen weiteren Rosengewächsen reichlich vor, z.B. im Frauenmantelkraut (Herba Alchemillae), in Rosenblütenknospen (Flores Rosae), im Silbermantelkraut (Herba Alchemillae alpina) oder im Wiesenknopf (Herba Sanguisorbae), die aufgrund des Gerbstoffgehalts einst allesamt als Wundkräuter sowie als Blutstiller in Gebrauch waren. Im Gegensatz zur Blutwurz, die ihren Bezug zum Blut durch ihre rotfärbende Eigenschaft zeigt, sieht man den übrigen Rosengewächsen die blutungsregulierende Wirkung nicht gleich an. Doch Paracelsus wies bereits darauf hin, dass man keineswegs alle Heileigenschaften an den Signaturen ablesen kann, sondern dass der Heiler so

35 Vergleiche hierzu »Die Botschaften der Zaunkräuter«, in: Naturheilpraxis Spezial 6/2005, S. 15–20.

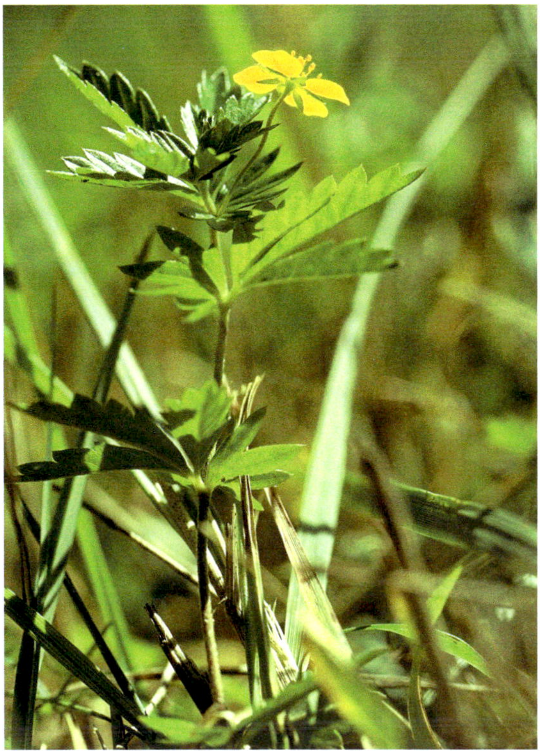

Durch ihre rotfärbende Wurzel zeigt die Blutwurz Sympathie zum Blut. Ganz der Blutsignatur entsprechend eignen sich Tee oder Extrakte zur Regulierung von Gebärmutter- oder Darmblutungen. Foto: Margret Madejsky.

manche Wirkung eben auf andere Weise erfährt: »Wer hat dem Arzt gesagt, dass Plantago die Menstruation stillt, da er es ja in ihm nicht sieht?« (II/309).

Am leichtesten erkennt man das blutstillende Heilkraut noch in den dunkelroten Blüten des großen Wiesenknopfs (Sanguisorba officinalis), dessen lateinischer Name sich von *sanguis* (Blut) und *sorbere* (aufsaugen) ableitet. Im Volksmund wird der Wiesenknopf ebenfalls »Blutwurz« genannt, was zuweilen zu Verwechslungen mit der Tormentilla führte. Im Frauenmantel, in der Rose oder im Silbermantelkraut erkennt man die Blutstiller dagegen nur schwer. Allein der trockene und zusammenziehende Geschmack der Drogen, im Fachjargon adstringierend genannt, lässt auf Gerbstoffe schließen, deren zusammenziehende und austrocknende Eigenschaften man durch eine kleine Kostprobe erfahren kann.

Dafür zeigen diese Gewächse ihren Bezug zu den weiblichen Sexualorganen und zur Menstruation durch andere Signaturen: Im Frauenmantel ist es das schüsselförmige Blatt, das seit Jahrhunderten mit dem weiblichen Geburtsschoß verglichen wurde. In der Rose wirkt sicht- und riechbar die Planetenkraft der Venus, die im weiblichen Körper u.a. über die Gebärmutter regiert. Die Blätter von Frauen- oder Silbermantel tragen dagegen klare Rhythmen zur Schau, die den rhythmischen Vorgängen im Körper (etwa der Regelblutung) entsprechen. Daher verwundert es nicht, wenn sich alle genannten Rosengewächse als Heilpflanzen für übermäßige Gebärmutterblutungen anbieten.

Den Signaturen entsprechend gebraucht man den Frauenmantel immer noch rund um die Geburt als Kräftigungsmittel für die Gebärmutter; daher findet sich das Kraut häufig als Bestandteil in Frauen- oder Schwangerschaftsteemischungen. Rumänische Wissenschaftler fanden außerdem heraus, dass sich die hoch dosierte Einnahme der Extrakte günstig auf die Blutgerinnung auswirkt und daher bei Neigung zu starker Regelblutung sowie zur Vorbeugung von Blutverlusten durch Operationen zu empfehlen ist. Wegen des hohen Gerbstoffgehalts wirkt auch das Silbermantelkraut blutungsregulierend und findet sich in volksmedizinischen Myomteemischungen (z.B. vom Kräuterhaus Lindig in München).

Doch zurück zur Blutwurz. In der Volksmedizin erfreut sich das kleine Rosengewächs bis heute größter Beliebtheit; der schwäbische Volksmund sagt nicht umsonst: »'s mag mer fehle, was mer will, dann trink i halt mei Tormentill.« Die Blutwurz verfügt nämlich über weitreichende Heilkräfte: Insbesondere das Wurzelpulver hat sich immer wieder als Akutmittel für Darm, Gebärmutter, Wunden und Zahnfleisch bewährt und sollte daher in keiner Haus- oder Reiseapotheke fehlen. Mehrmals täglich eine großzügige Messerspitze davon in Tee oder Wein eingenommen, zügelt es zu starke Blutungen meist rasch und zuverlässig.

Jedoch gibt es auch blutstillende Arzneikomplexe, die Tormentilla enthalten und übermäßigen Blutungen entgegenwirken; z.B. Tormentilla comp. Globuli oder Ampullen von Wala oder Styptik Nr. 21 Tropfen von Soluna (siehe Seite 294). Bei Zahnfleischbluten, Zahntascheneiterung oder bei Halsentzündungen kann der Extrakt sogar Antibiotikagaben ersetzen, wenn er mehrmals täglich aufgepinselt oder verdünnt gegurgelt und zur Mundspülung gebraucht wird (als Firmenmittel hat sich hier Repha-Os Mundspray bewährt). Selbst eitrige oder nässende Wunden trocknen durch das Betupfen mit verdünntem Extrakt ab (1:10) und schließen sich rasch.

Nicht zuletzt lassen sich auch Durchfälle durch die Einnahme des Pulvers in Tee oder Wein rasch lindern. In wissenschaftlichen Untersuchungen erwiesen sich die Tormentill-Gerbstoffe nämlich als geradezu idealer Infektionsschutz, da sie Bakterien bis hin zu Cholera-Bazillen wirksam bekämpfen, sogar Coxsackie-Viren im Wachstum hemmen, was sie zu einer bewährten Kinderarznei macht (!). Auch für Pilze sind sie pures »Gift«.

Obwohl Gerbstoffe bei Blutungen oder Entzündungen aller Art zuverlässig wirken, schien Paracelsus keineswegs nur an der stofflichen Wirkung der Rosengewächse interessiert zu sein, denn er empfahl u.a. auch das Rosendestillat, in das vor allem die ätherischen Öle übergehen. Dennoch schrieb er: »Rosenwasser hemmt die Menstruation« (III/562). Wenn auch eine breitere Heilwirkung von den gerbstoffreichen Zubereitungen der Rosenblütenknospen, speziell von Alkoholextrakten, zu erwarten ist, so wusste Paracelsus vielleicht um die Seelenwirkung der Rose. Erfahrungsgemäß sprechen nämlich nicht alle Gebärmutterblutungen gleichermaßen gut auf Gerbstoffdrogen wie Blutwurz oder Frauenmantel oder überhaupt auf materielle Arzneien an.

Manchmal lassen sich Blutungen nur durch feinstoffliche Arzneien behandeln. Eine Erklärung bietet hier möglicherweise die Psychosomatik, in der nach der Seelenursache der Erkrankungen gesucht wird.

Von Blutungen, wie sie in den Wechseljahren oder nach seelischen Traumen gehäuft vorkommen, heißt es etwa, dass auf diese Weise die Gebärmutter weint. Eben in solchen Situationen – wenn also Verluste die Erkrankungsauslöser waren – erweist sich die Rose als eine große Seelentrösterin aus dem Pflanzenreich. Dann sollten ihre Blütenknospen die Frauentees schmücken, Destillate die Seele balsamieren (z.B. Rosa centifolia spagyrische Urtinktur von Spagyra) und das ätherische Rosenöl in Form von Bädern und Massagen die Aura durchdringen, damit die Gebärmutter nicht mehr in Form von Blutungen weinen muss.

Styptik: Eine von Paracelsus inspirierte Frauenarznei

> *»Nimm 3 Wurzeln von Plantago und die Pflanze selbst. Gib dies in Aqua Plantaginis und lasse es trinken. Es hemmt die Menstrualblutung.« (Paracelsus III/542)*

Mit Styptik (Solunat Nr. 21) hat Alexander von Bernus (1880–1965), Alchimist und Begründer der spagirischen Heilmittelfirma Soluna, eine alte Rezeptur für die moderne Praxis nutzbar gemacht. In Styptik sind gleich drei Blutstiller des Paracelsus vereint: Blutwurz, Hirtentäschel und Plantago. Außerdem enthält das Solunat Brennnesselfrüchte und -kraut, Eichenrinde, Johanniskraut, Ratanhiawurzel, Schafgarbe, Wiesenknöterich sowie kolloidales Eisen. Zur Herstellung von Styptik wurden alle Pflanzen gemeinsam angesetzt und einem speziellen Herstellungsverfahren unterzogen (siehe auch Seite 149).

Aufgrund der Zusammensetzung eignet sich Styptik zur Behandlung von Blutungen aller Art, denn die pflanzlichen Blutstiller wirken auf ganz unterschiedliche Weise regulierend auf den Blutfluss: Während das Hirtentäschel die Gefäße verengt, stillen Eichenrinde, Johanniskraut, Ratanhia, Tormentill und Wiesenknöterich aufgrund ihres Gerbstoffgehalts das Blut. Schafgarbe und Wegerich zählen u.a. zu den Wundkräutern; Brennnessel und Eisen fördern die Blutbildung und füllen die Eisenspeicher wieder auf. Man kann Styptik also sowohl bei Neigung zu Nasen- oder Zahnfleischbluten anwenden als auch bei blutenden Hämorrhoiden oder bei Polypen sowie bei Gebärmutterblutungen. In der Frauenpraxis hat sich die Einnahme von Styptik in Hirtentäscheltee beispielsweise bei funktionellen Blutungen (= Blutung ohne erkennbare organische Ursache), bei Neigung zu starken oder anhaltenden Blutungen, bei Myomblutungen oder bei Blutungen infolge Spirale bewährt.

Die Einnahme kann zwar auch im Akutfall Blutungen mäßigen, aber bei Blutungsneigung sollte die Anwendung kurmäßig erfolgen (wobei sich die Kurdauer nach der Dauer der Beschwerden richtet). Im Falle einer sechswöchigen Dauer-

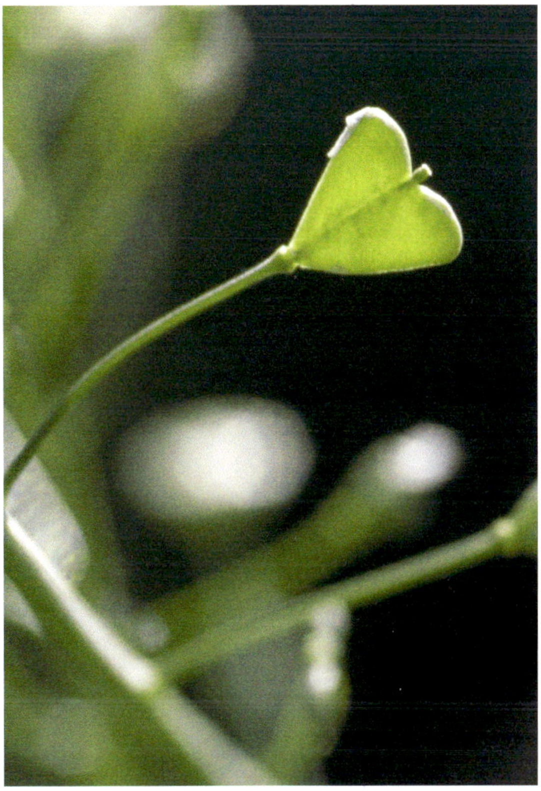

Paracelsus kannte bereits die blutungshemmenden Kräfte des Hirtentäschels, das bis heute zu den zuverlässigsten Blutstillern gehört. Foto: Margret Madejsky.

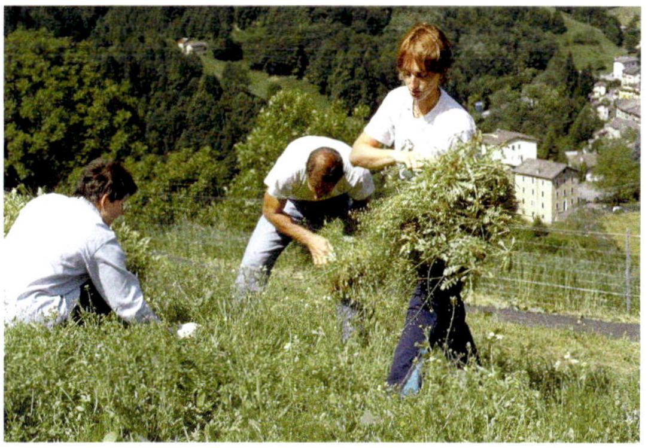

Im Heilpflanzengarten des alchimistischen Laboratoriums Soluna wird das Hirtentäschel nach den Regeln der astrologischen Medizin bei Mond im Skorpion geerntet, was die Heilkräfte bei Unterleibsleiden verstärken soll. Foto: Margret Madejsky.

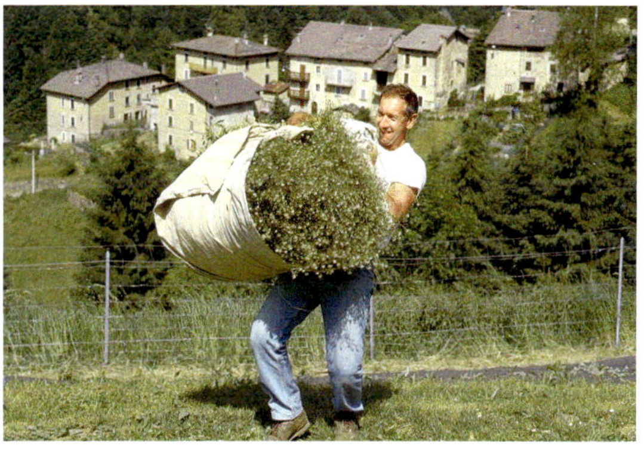

Im Laboratorium Soluna werden aus dem Hirtentäschelkraut gleich zwei blutungsregulierende Frauenarzneien im Sinne des Paracelsus hergestellt: Matrigen II und Styptik.

blutung sollte Styptik bis zu sechs Wochen lang durchgehend eingenommen werden, je nach Blutungsstärke 2–5 × täglich 10 Tropfen auf Zucker, in Wasser, in etwas Rotwein oder in Hirtentäscheltee. Ergänzend kann man – ganz im Sinne des Paracelsus – zusätzlich pulverisierte Koralle (Corallium rubrum Trituration D6 von Weleda) oder Blutstein (Hämatit Trituration D6 von Weleda) einnehmen, die beide durch ihre rote Farbe Sympathie zum Menstrualblut zeigen.

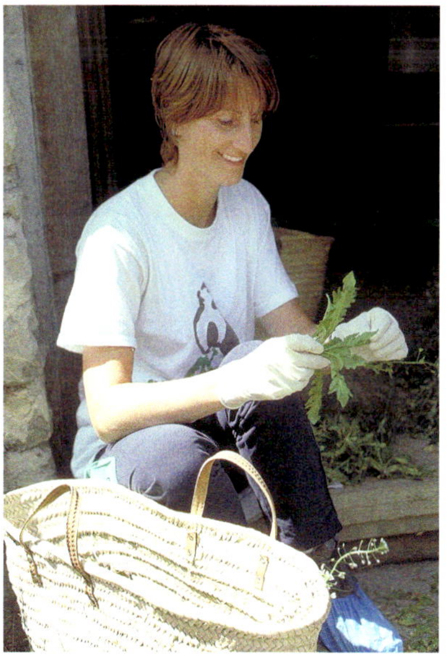

Vor dem Labor der Soluna Italien wird das frisch geerntete Kraut von Hand verlesen und anschließend in wohltemperierten Trockenräumen auf Seide schonend getrocknet. Foto: Margret Madejsky.

»Unter allen Kräutern zur Hervortreibung und Hervorrufung der Menstruation ist Sabina das wirksamste. Man soll sie nur bei alten Weibern gebrauchen, die schon unfruchtbar zu werden beginnen usw. Man muss sie in gutem Wein gekocht verordnen.« (Paracelsus III/553)

Die Menstruationsmittel des Paracelsus

Beim Studium der Paracelsus-Schriften fällt auf, dass sich die meisten Anmerkungen zur Frauenheilkunde auf Menstruation und Fruchtbarkeit sowie auf die Geburtshilfe beziehen. Nur hier und da finden sich Hinweise zur Behandlung von Rhagaden der Scheide oder Warzen am Genital. Abgesehen von lebensbedrohlichen Geburtsblutungen beschäftigte die Zeitgenossen des Paracelsus in erster Linie die Fortpflanzungsfähigkeit wie auch die Geburtenkontrolle. Seinerzeit kannte man längst den Zusammenhang zwischen Menstruation und Fruchtbarkeit: Analog zur Natur, in der nur Bäume, die zuvor Blüten hatten, auch Früchte hervorbringen konnten, sprach man im Zusammenhang mit der Regelblutung von der »Monatblum« der Frau, die eine Voraussetzung für die Entstehung der Leibesfrucht ist (C. Richter, 2002). In alten Kräuterbüchern finden sich daher Beschreibungen von Frauenheilkräutern wie »bringet den Weibern ihre Blumen« oder »treiben den Harn und weibliche Monatblumen« (J. Tabernaemontanus, 1731/1993).

Paracelsus unterschied klar, ob die »Monatblum« einer jungen und somit potenziell fruchtbaren Frau oder einer alten Frau hervorgerufen werden sollte. Die stärkste der ihm bekannten blutungsfördernden Pflanzen war der Sadebaum (Juniperus sabina); er sollte seiner Meinung nach nur bei alten Weibern gebraucht werden. Als Emmenagogum, also zur Hervorrufung der Monatsblutung, wurde der Sadebaum schon von Dioskurides erwähnt. Jahrhundertelang gebrauchte man die Abkochung der Triebspitzen als Abtreibungsmittel, bis der Anbau des Sadebaums wegen der vielen Todesfälle zeitweise sogar verboten wurde.

Wegen seines starken Geruchs nannte man den immergrünen Strauch einst »Stinkwacholder«. Der eindringliche Duft stammt nach heutiger Erkenntnis von ätherischen Ölen, deren höchste Konzentration mit bis zu 5 Prozent in den Triebspitzen erreicht wird. Als Hauptwirkstoff gilt das im ätherischen Öl enthaltene Sabinol, zu dessen Vergiftungsbild eine gesteigerte Beckendurchblutung gehört, die u.a. zu einem Abort führen kann, sowie Uteruskrämpfe bis hin zu Lähmungen und Koma. Bei Abtreibungsversuchen mit dem Stinkwacholder kam es daher nicht selten zu Todesfällen. Glücklicherweise verfügt die moderne Gynäkologie inzwischen über weit ungefährlichere Abtreibungsmethoden, so dass im Grunde genommen keine ungewollt Schwangere mehr auf eine Feld- und Wiesendoktorei dieser Art angewiesen ist. Auch die Anwendung zur Menstruationsförderung ist längst nicht mehr üblich, weil wirksame und toxische Dosis sehr nahe beieinander liegen. Daher steht das ätherische Öl, das bis zu 50 Prozent Sabinol enthält, inzwischen unter Rezeptpflicht.

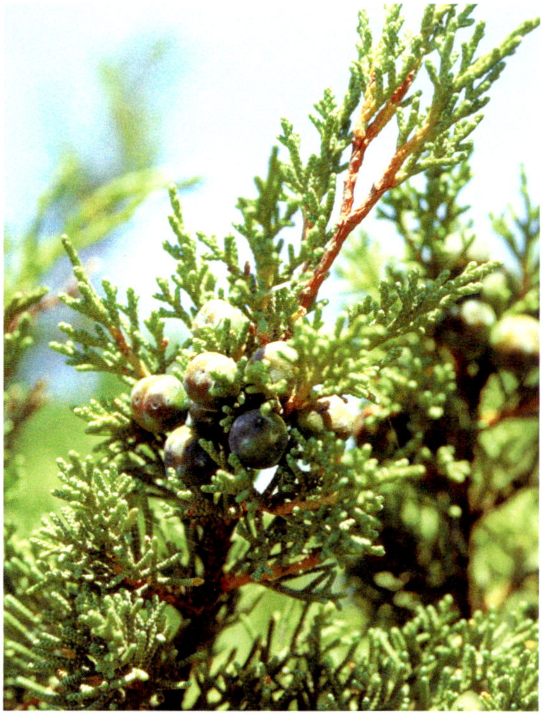

Wie viele immergrüne Pflanzen wirkt auch der Sadebaum emmenagog und abortiv, weshalb er von Paracelsus nur für »alte Weiber« empfohlen wurde, die bereits unfruchtbar sind. Foto: Margret Madejsky.

Sicherlich hatte Paracelsus Kenntnis von der Abtreibung mit Hilfe pflanzlicher Mittel, aber vermutlich sah er sich als Arzt eher als Bewahrer des Lebens und gehörte eben nicht zu den Engelmachern,

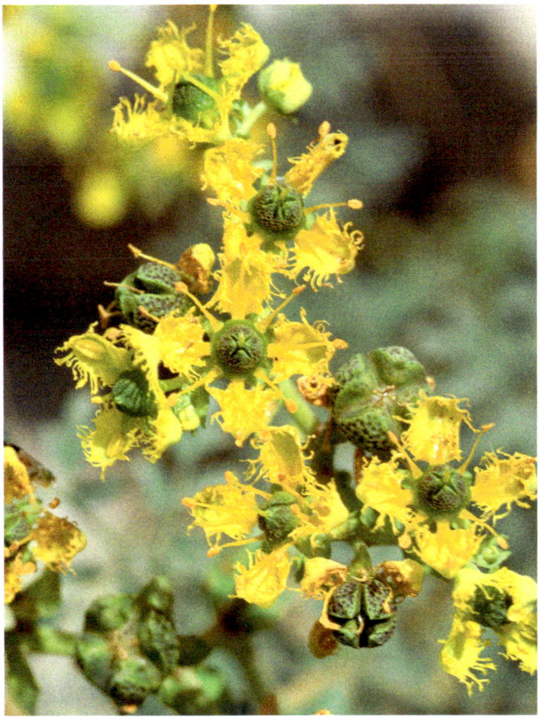

Die Weinraute findet man traditionell als Emmenagogum in Rezepten zur Anregung der Menstruation. Wegen der kreuzförmigen Blütenstruktur und wegen des intensiven Dufts gilt die Raute auch als schutzmagisch wirksam. Paracelsus erwähnte sie als Mittel gegen Dämonen und Besessenheit. Foto: Margret Madejsky.

die seinerzeit Profit aus der Not ungewollt Schwangerer schlugen. Bei Pflanzen mit abortivem Potenzial wies er nicht umsonst darauf hin, dass diese nur von den älteren Frauen zu gebrauchen seien. Daraus lässt sich weiterhin schließen, dass er das Ausbleiben der Monatsblutung als behandlungsbedürftig einschätzte, vielleicht weil dies weitere Beschwerden nach sich zieht. In der Frauenpraxis lässt sich bis heute beobachten, dass es vielen Frauen Unannehmlichkeiten verursacht, wenn die Regel frühzeitig ausbleibt. Nicht selten kommt es nämlich ab dem Ausbleiben der Regelblutung zu Depressionen, Libidoschwäche, Rheuma oder Schlafstörungen. Zum einen entfällt mit der Blutung ein Entgiftungsprozess, zum anderen kann die ausbleibende Regel auch Ausdruck einer hormonellen Störung sein, die eben noch andere Wirkungen auf den weiblichen Körper hat.

Ein weiteres Menstruationsmittel des Paracelsus ist die Weinraute (Ruta graveolens). Paracelsus empfahl sie wegen ihrer abortiven Wirkung wiederum nur älteren Frauen: »Sie (die Raute) bewirkt eine Fehlgeburt. Daher soll man es die schwangeren Frauen nicht gebrauchen lassen. Es ist das, wovon man sagt: Es treibt durch einen Trunk die Frucht aus usw. (...). Mit Aqua Pulegii (Poleiminzendestillat) verordnet, treibt es (die Raute) das Menstrualblut aus. Man soll es jungen Frauen nicht geben, sondern nur alten, die 40 bis 50 Jahre alt sind, wenn die Menstruation im Abklingen ist« (III/544).

Früher gebrauchte man das bittere Kraut, um damit den Wein zu würzen und auf diese Weise den Trank haltbarer zu machen. Doch das Weingewürz hat noch eine weitere Eigenschaft, wegen der es im Mittelalter rege gebraucht wurde: Es diente nämlich der Triebdämpfung und war daher ein beliebtes Mönchsmittel. Bereits Hildegard von Bingen bemerkte in ihrer *Physica*, dass die Raute »die unrechte Hitze des Blutes« unterdrückt. Dieser Meinung schlossen sich die Kräuterkundigen der nachfolgenden Jahrhunderte an. So schrieb etwa Adam Lonitzer, dass die Raute die »Lust zur Unkeuschheit« nimmt. Noch konkreter wurde schließlich Jakobus Tabernaemontanus, bei dem man liest: »Weinrauten gessen oder getruncken/dämpffet und trucknet aus den natürlichen Saamen/und vertreibet die unmäßige Unkeuschheit/ist eine heilsame und gesunde Arztney vor die Geistlichen (...) den Weibern aber mehret es die Lust zur Unkeuschheit derowegen die geistlichen Weibspersonen/Jungfrauen und Wittiben/den Gebrauch der Rauten fliehen sollen (...)« (1731/1993).

Brave Nonnen, Jungfrauen oder Witwen mieden die Weinraute ohnehin, denn sie zählte wie der Sadebaum einst zu den wichtigen Abtreibungskräutern. Ein Beiname lautete bezeichnenderweise *herbe à la belle fille*, was »Kraut des schönen Mädchens« bedeutet und auf die Anwendung durch Dirnen hinweist, die zu Paracelsus' Zeiten über Kräuterkenntnisse rund um Verhütung und Abtreibung verfügten. Im Grunde genommen war es aber eines der bedeutendsten Frauenkräuter überhaupt, mit dem die Frauen ein wahres Machtmittel an der Hand hatten: Mit der Weinraute konnten sie ihre Schmerzen und Krämpfe während der Blutung lindern, in Speisen oder Tränke getan den Geschlechtstrieb der Männer dämpfen, die bereits versiegte Blutung wieder hervorbringen und in Notzeiten einen Abort auslösen. Paracelsus führte darüber hinaus sogar ein Verhütungsrezept mit der Weinraute auf – jedoch mehr in Form einer Warnung –, das seinerzeit vermutlich gebräuchlich war: »Man soll es (Weinraute) nicht zu einem Einlauf zur Gebärmutter oder in den After verwenden. Denn wenn das Öl zur Gebärmutter kommt, wird die Gebärmutter schlüpfrig und kann keinen Samen mehr empfangen« (III/544).

Von all diesen Eigenschaften weiß man heute nicht mehr viel. Als Frauenkraut und Menstruationsmittel ist die Weinraute fast in Vergessenheit geraten. Auch wirkt das bittere Kraut nur in größeren Mengen oder in Problemschwangerschaften abtreibend. In erster Linie löst es Unterleibskrämpfe, fördert die Regelblutung und hat östrogenartige Eigenschaften. Weil die Raute zu den Östrogenpflanzen gehört, wirkt sie auch unterschiedlich auf Frau und Mann. Östrogene, die weiblichen Sexualhormone, sind für die Stimmungslage von Frauen enorm wichtig. Sinken diese Hormone im Blut, dann sinkt meist auch das sexuelle Interesse sowie die Lebenslust. Daher empfinden Frauen, die vorzeitig in den Wechsel gekommen sind und deren Regelblutung früh ausgeblieben oder schwächer geworden ist, die Raute mit ihrer reinigenden und die Sexualkraft belebenden Wirkung meist als Wohltat.

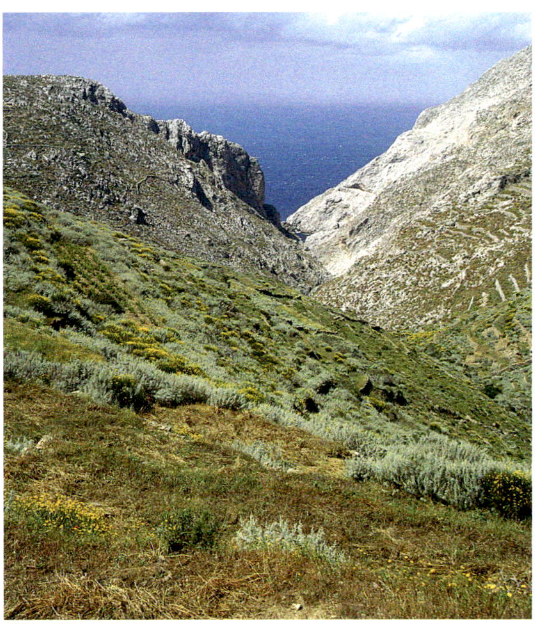

Wermut bevorzugt extreme sonnenexponierte Standorte wie hier auf der Kykladeninsel Amorgos. Foto: Olaf Rippe.

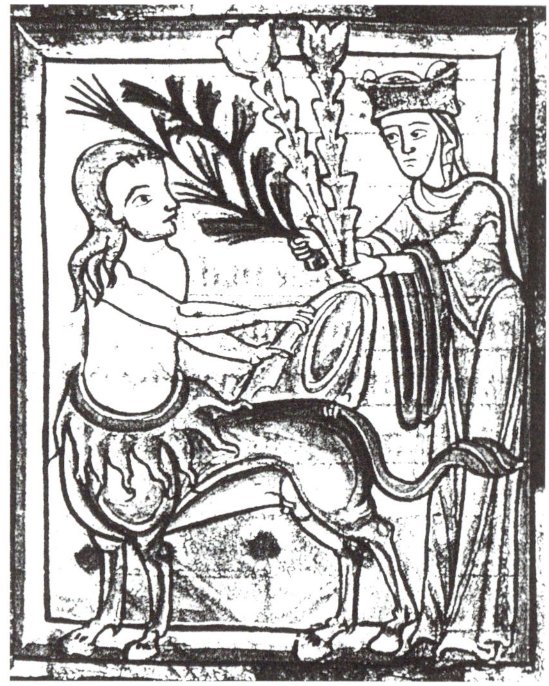

Artemis überreicht Chiron die Pflanze Artemisia. Aus dem Hortus medicinalis, 12. Jahrhundert.

Die Artemisiagewächse in der Frauenheilkunde

Neben Sadebaum und Raute zählten vor allem die Artemisiagewächse zu den wichtigsten Menstruationsmitteln des Paracelsus. Zur Gattung Artemisia gehören beispielsweise Beifuß (Artemisia vulgaris), Eberraute (Artemisia abrotanum) und Wermut (Artemisia absinthium). Allesamt blicken sie auf eine jahrhundertelange Tradition als Heil- und Zauberpflanzen zurück. So wurde der Beifuß schon in einem angelsächsischen Kräutersegen als erste und älteste Heilpflanze erwähnt:

> »Erinnere dich, Beifuß, was du verkündetest,
> Was du anordnetest in feierlicher Kundgebung,
> Una heißt du, das älteste der Kräuter;
> Du hast Macht gegen 3 und gegen 30,
> Du hast Macht gegen Gift und Ansteckung,
> Du hast Macht gegen das Übel, das über das
> Land dahinfährt.«[36]

36 Zit. n. G. Neményi, 1991.

Der Beifuß genoss schon bei den alten Völkern wie den Germanen großes Ansehen und wurde von allen bedeutenden Kräuterkundigen von der Antike bis in die Neuzeit geschätzt. So tauchte er bereits bei den Vätern der Botanik und der Heilkunst, also bei Hippokrates, Dioskurides, Plinius sowie Galenus als Frauenheilpflanze und gynäkologisches Mittel auf.

Daher verwundert es nicht, dass auch Paracelsus den Beifuß als Heilpflanze für die Gebärmutter kannte. Erstaunlich ist nur, dass er das Kraut der Venus zugeordnet hat, denn der Gattungsname »Artemisia« ist von der griechischen Mondgöttin Artemis abgeleitet und die silbrig behaarten Blattunterseiten sind eher mondhafte Signaturen. Zudem wirkt das Attribut der Artemis auf die dem Mond unterstellten Organe wie Gehirn und Keimdrüsen, denn es zählt zu den alten Epilepsiemitteln (z.B. Polypathik Tropfen von Soluna), ferner regt es bei ausbleibender Regelblutung die Hirnanhangsdrüse (Hypophyse) sowie die Eierstöcke an und fördert daher bei richtigem Gebrauch die Empfängnisbereitschaft. Nicht zuletzt gehört der Beifuß zu den bedeutenden Geburtskräutern, die rund um die Geburt sowohl in Form schutzmagischer Räucherungen wie auch als Arzneipflanze zur Geburtserleichterung oder zur Austreibung der Nachgeburt gebraucht wurde. All dies deutet auf den Mond als Hauptregenten hin.

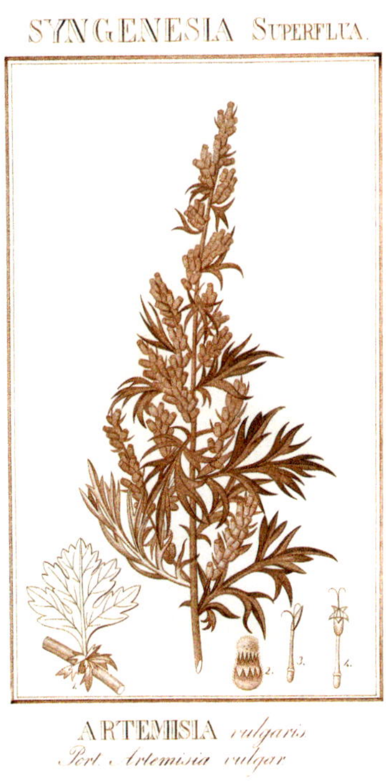

Beifuß hat auch Beinamen wie Geisterbanner. Kupferstich, 20 Jahrhundert.

Die schlanke Gestalt, die lanzettförmigen Blätter sowie der Standort an Wegrändern oder entlang von Bahngleisen zeigen dagegen Merkur an; der intensive Pollenflug, der im Sommer den Allergikern zu schaffen macht, ist ebenfalls Merkur unterstellt. Merkur oder Hermes, die geflügelten Götterboten, weisen auch auf die Hauptanwendungsgebiete hin: Hormonsystem und Stoffwechsel. Die den Stoffwechsel aktivierenden Eigenschaften nutzt man seit Jahrhunderten im Rahmen volksmedizinischer Blutreinigungskuren. Hierzu wird das Kraut entweder in Honigmet oder in Wein gekocht (2–3 EL auf ½ l) und 7–14 Tage lang bei abnehmendem Mond getrunken. Kaum eine Heilpflanze vermag die natürlichen Entgiftungswege des Körpers besser zu öffnen, denn Beifuß treibt den Harn und den Schweiß, fördert die Verdauung und die Menstruation. Während solcher Kuren riechen meist alle Ausscheidungen, besonders aber Harn und Schweiß, unangenehm.

Im roten Stengel zeigt sich schließlich noch etwas Mars, der das Kraut zum Kraft- und Potenzmittel sowie zum Kreislauftonikum macht. Nicht umsonst heißt es im Volksaberglauben, Beifuß mache den Wanderer unermüdlich. Wer eine Kur mit dem Kraut durchführt, spürt, was gemeint ist, denn Beifuß kann koffeinartig wirken. Dabei ist er nicht der einzige kreislauftonisierende Korbblüter (Arnika heißt aus demselben Grund »Kraftwurz«). Doch in der Farbe verbirgt sich noch eine weitere Botschaft: »Die Farbe der Pflanze spielte bei dieser Heilweise (der Signaturenheilkunde) eine wesentliche Rolle. So galt der rotstengelige Beifuß als probates Mittel gegen Gebärmutterblutungen, eignete sich aber andererseits auch dazu, die Regelblutung in Gang zu bringen« (J. Gélis, 1989).

Jedenfalls tut man sich schwer, im Beifuß das ästhetische, liebliche und sinnliche Prinzip der Venus zu erkennen. Trotzdem traf Paracelsus eine klare Zuordnung: »Was meint ihr, ist Venus sonst allein als Artemisia?« (I/424). Seine Zuordnung bezieht sich allerdings mehr auf das Zielorgan als auf die Signaturensprache der Pflanze, denn die Gebärmutter untersteht astrologisch der Venus und bringt als Venusorgan die Regelblutung wie auch die Leibesfrucht hervor. Als Heilkraut wirkt der Beifuß vor allem auf die Gebärmutter, die er entstaut und entkrampft. Daher erkannte Paracelsus in der Artemisia ein Universalheilmittel für die Frau und lobte speziell die Abkochung in Wein (siehe Seite 304): »Dies ist eine sehr gute Arznei für alle Frauenkrankheiten. Es reinigt die Gebärmutter von der Menstruation und für die Geburt« (III/532). Das beweist einmal mehr, dass Paracelsus ein großer Alchimist war: Die Zubereitung als Tee ist aufgrund der Pflanzeninhaltsstoffe lange nicht so wirkungsvoll wie eine Weinabkochung, denn die ätherischen Öle lösen sich leichter in alkoholischen Auszugsmitteln.

Außerdem gebrauchte Paracelsus den Beifuß noch zu Bauchauflagen. Speziell bei Bauchgrimmen und Menstrualkolik lautete seine Empfehlung: »(...) artemisia, pulegium (Poleiminze), absynthium (Wermut) werden gekocht und auf den Bauch gelegt. Sie beheben den Schmerz (...)« (I/880).

Eine andere Bauchauflage des Paracelsus bestand aus Beifuß, Kamille und Buchenasche (II/70). Solche Kräuterauflagen sind heute noch sehr beliebt in der Volksmedizin. Denn die Bauchauflagen haben zweierlei wohltuende Eigenschaften. Zum einen entspannt sich durch die Wärmeanwendung die Bauch- und Gebärmuttermuskulatur, und es öffnen sich die Gefäße, so dass die Blutung ins Fließen kommt. Zum anderen wirken die inhalierten wie auch über die Haut resorbierten Pflanzeninhaltstoffe wie ein Balsam für Körper und Seele. Deswegen sollten Frauen, die unter Menstrualkoliken leiden und sich sonst nur mit Wärmflaschen behelfen, lieber wieder zu den altbewährten Bauchauflagen mit Heilkräutern wechseln.

Nicht zuletzt erwähnt Paracelsus den Beifuß gleich zweimal als Heilmittel für Schwangere. Einmal schreibt er: »Mit Artemisia werden Schwangere purgiert« (II/577). An anderer Stelle heißt es: »Artemisia heilt die schwangeren Frauen, die die Menstruation haben« (III/449). Dies widerspricht offensichtlich seinen eigenen Regeln der Frauenheilkunde, nach denen Schwangere weder harntreibende noch abführende Kräuter gebrauchen sollten. Darüber hinaus steht der Beifuß bis heute in dem Ruf, eine Abtreibungspflanze zu sein. Dies trifft allerdings nur teilweise zu, da im Kraut nur relativ geringe Mengen des abortiven Nervengifts Thujon vorkommen, so dass eine Fehlgeburt nur mit sehr großen Mengen ausgelöst werden kann und bei der üblichen Dosierung nur bei Problemschwangerschaften wirklich Gefahr droht. Meist verspüren Schwangere ohnehin eine Abneigung gegen das etwas bittere Kraut und sollten ihren Instinkten daher unbedingt folgen. Auch kann es sich durchaus um einen Übertragungsfehler handeln, da der Wermut ebenfalls als »Artemisia« gehandelt wurde – dieser weist einen wesentlich höheren Thujongehalt auf als der Beifuß, so dass der Wermut und eben nicht der Beifuß die eigentliche Abtreibungspflanze gewesen sein dürfte. Trotzdem sollte Beifuß in der Schwangerschaft nur mit Vorsicht und auch nur in kleinsten Dosen gebraucht werden.

Eine ganz ähnliche Wirkung schrieb Paracelsus zwei weiteren Artemisiagewächsen zu: der Eberraute (Artemisia abrotanum) und dem Wermut (Artemisia absinthium). Beide sind, was Geruch, Geschmack und vor allem Bitterkeit angeht, wesentlich intensiver als der Beifuß. Wie allen stark duftenden Kräutern sprach man auch der Eberraute und dem Wermut einst eine dämonenwidrige Wirkung zu. Daher wurden beide im Mittelalter zu schutzmagischen Zwecken gebraucht und sind bis heute Bestandteil von reinigenden Räucherungen.

Wegen der schmalen, zarten Blätter erkannten die Alten vor allem in der Eberraute ein Heilmittel gegen Abmagerung, Asthma oder Schwindsucht. Paracelsus lobte Abrotanum ebenfalls bei Engbrüstigkeit und Husten als Salbe: »Es (eine ölige Mixtur aus Eberraute, Mastix und Wacholder) hilft bei Asthma und Husten. Es ist eine Brustsalbe. Auch bei Atembeschwerden soll man damit salben« (III/533). Bis heute gelten die homöopathische Urtinktur sowie die Tiefstpotenzen als Kräftigungsmittel für magere Kinder und Greise. Für Paracelsus waren möglicherweise die feinnervigen Blätter eine Signatur, die ihm den Weg zur Arznei gegen den Nervenschmerz wiesen: »Es hilft den Nerven« (III/533).

Doch die Hauptanwendungsgebiete von Abrotanum liegen im Bauchraum. Paracelsus lobte die Eberraute u.a. als wurmtreibendes Mittel: »Wenn jemand Würmer im Magen oder im Darm hat, soll

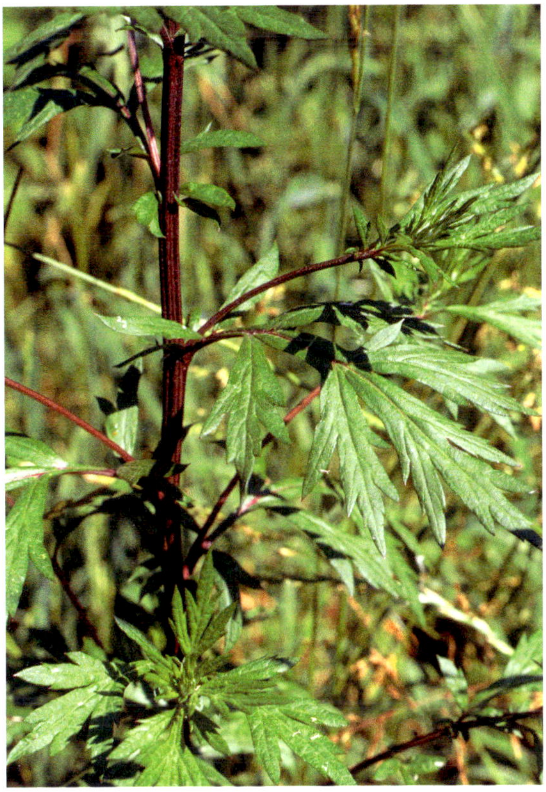

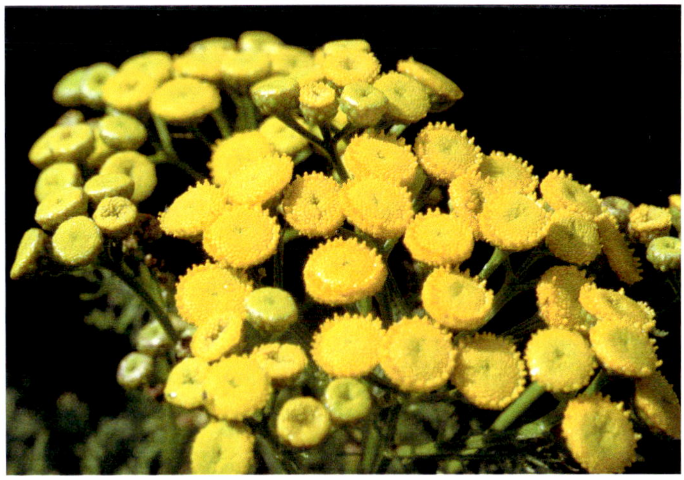

Auch der Rainfarn (Tanacetum vulgare), ein Verwandter von Beifuß und Wermut, enthält handfeste Mengen Thujon. Man gebraucht ihn traditionell als Emmenagogum sowie in Kräuterbuschen und als Räucherstoff zur Schutzmagie. Foto: Olaf Rippe.

In Form von Teekuren, als Heilwein oder Bauchauflage bringt der Beifuß, das Kraut der geburtsmächtigen Mondgöttin Artemis, die Menstruation ins Fließen und erleichtert und beschleunigt die Geburt. Foto: Margret Madejsky.

man Abrotanum mit Öl sieden und zu trinken geben. Es hilft besonders bei den Arten der Spulwürmer« (III/534). Doch solche Ölkuren sind nicht ohne Gefahr, denn das Öl kann Gallensteine ins Rollen bringen oder eine Wurmkolik auslösen. Daher empfiehlt es sich, mehrere Tage lang den Presssaft einzunehmen oder eine Kur mit dem Alkoholauszug zu machen (z.B. 3–5 × täglich 20–30 Tropfen Urtinktur).

Nicht zuletzt schätzte Paracelsus die Eberraute als Frauenheilpflanze und lobte das Kraut vor allem als menstruationsförderndes Mittel: »Es (Abrotanum) reinigt die Menstruation. Was den Harn hervorruft, das reinigt auch die Menstruation. Wenn du eine vollständige Reinigung der Menstruation haben willst, nimm Aquam Abrotani (Eberrautenwasser) und gib Abrotanum (Eberraute) dazu. Lasse dies über Nacht in einer Kanne sieden. Dann hilft es« (III/533). Diese Zubereitungsart ist recht stark und wirksam, weil dabei viele Wirkstoffe übergehen.

Weit weniger umständlich und in der Praxis ebenso bewährt ist die Eberraute als Bestandteil von menstruationsfördernden Teemischungen (siehe Seite 304). Allerdings sollte der Anteil an Eberraute in solchen Mischungen relativ gering sein, da nur durch Heilkräutertees aus der Traditionellen Chinesischen Medizin abgehärtete Patientinnen den eigentümlich-würzigen Geschmack tolerieren. Eine Patientin beklagte sich sogar einmal darüber, dass ein Gärtner ihr ein unerträglich widerlich stinkendes Kraut in den Garten gepflanzt habe. Als sie uns zur Identifizierung einige Blätter per Post schickte, erkannten wir die Eberraute, die im Mittelalter nicht von ungefähr zur Austreibung von Geistern genutzt wurde.

Auch der Wermut wurde von Paracelsus mit einer eigenen Monografie gewürdigt. Darin geht er zuerst auf die Wirkung als Magenmittel ein, die bis heute in dem Binnenreim »Wermut tut dem Magen gut« Ausdruck findet. Doch Paracelsus relativierte diese Volksweisheit, indem er darauf hinwies, dass Wermut den Magen nur dann stärke, »wenn der Magen mit Speisen gefüllt war (...). Den Leuten, die infolge mangelnder Ernährung krank sind, schadet es« (III534).

Für Menschen mit leerem Magen wäre der Wermut ohnehin viel zu bitter und zu stark. Dies war

Paracelsus bekannt: »Alle Kräuter, die die Kühe nicht essen, haben eine große Kraft« (III/534). Sogar die gefräßigsten Ziegen würdigen den überaus bitteren Wermut keines Blickes – doch ebendiese Bitterkeit macht ihn zur Arzneipflanze. Wie stark er ist, zeigt auch die Dosierung, die der Schweizer Kräuterpfarrer Johann Künzle gibt: »Ist einer grün wie ein Laubfrosch, mager wie eine Pappel, nimmt täglich ab an Gewicht und Humor und wirft keinen Schatten mehr, der probiere es mit einem Teelöffel voll Wermut alle zwei Stunden; Wermut leidet jedoch keinen Zucker. Schleckermäuler, o weh!« (1935). Bei der Krankheit, die der Kräuterpfarrer beschrieb, handelt es sich um eine Form der Gelbsucht. Der sehr bittere und gelb blühende Wermut war nämlich schon vor vielen Jahrhunderten als Gelbsuchtmittel in Gebrauch: Von den Alten wurde er sogar als bestes Heilmittel »für die bösen, gallsüchtigen Weiber gelobt«. Dem schloss sich Paracelsus an, indem er schrieb, dass Absinthium eine Arznei sei, »wenn die Weiber gelb werden« (III/536).

Ähnlich wie bei der Koloquinte wies Paracelsus auch auf die Giftigkeit hin: »Es (Absinthium) hat nämlich ein Gift in seinem Stamm. Darum soll man das Kraut nicht essen« (III/535). Bei diesem Gift handelt es sich nach heutiger Erkenntnis um Thujon, ein Abtreibungs- und Nervengift, das in unterschiedlichen Konzentrationen im ätherischen Öl von Salbei, im Lebensbaum (Thuja) und in manchen Korbblütlern vorkommt (am meisten in Wermut, dann folgen Rainfarn und Schafgarbe, während Beifuß relativ wenig enthält). Ebendieses Gift ist auch für die wurmtreibende und ungezieferfeindliche Wirkung des Wermuts verantwortlich, die Paracelsus beschrieb: »(...) Nießwurz mit Wermut gekocht, vertreibt Flöhe, Läuse, Wanzen usw., wenn man das Gewand damit wäscht« (III/536).

In der Frauenheilkunde führte Paracelsus den Wermut wiederum nur als Menstruationsmittel auf, doch als solches ist das Kraut heute nicht mehr gebräuchlich: »Es ruft die Menstruation hervor. Aber nicht bei Frauen, die unfruchtbar sind. Nur bei denen, die fruchtbar sind, wie nach der Geburt löst es und ruft es die Menstruation hervor. Wenn du Spica dazugibst, ruft es auch bei einer Frau, die noch nicht geboren hat, die Menstruation hervor« (III 535).

Dagegen erlangte der Wermut als Absinthpflanze weltweiten Ruhm. Bezeichnungen wie die »grüne Fee« oder der berüchtigte »Wermutsbruder« weisen auf die berauschende und damit universelle Heilwirkung des aus Wermut hergestellten Absinth hin. Auch Paracelsus kannte und nutzte diese Wirkung, die auf den Gehalt an Thujon zurückzuführen ist: »Wenn man jede Nacht Wermutwein trinkt, dem Mohnsamen zugesetzt ist, macht es wohl schlafen« (III/535).

Die Emmenagoga des Paracelsus

Beifuß (Artemisia vulgaris)	Altes Frauenheilkraut und Attribut der Geburtsgöttin Artemis. Paracelsus empfiehlt die Weinabkochung, um die Menstruation hervorzurufen, und nennt Artemisia eine »sehr gute Arznei für alle Frauenkrankheiten«, die auch die Geburt erleichtert (III/532).
Bohnenkraut (Satureja vulgaris)	Mediterrane Gewürzpflanze. Erwärmt den Bauchraum, fördert die Verdauung und löst die Fehlgeburt aus (III/564). Gilt als mild aphrodisierend, daher der Gattungsname Satureja (= Kraut des Satyr).
Brennnessel (Urtica dioica)	Hauptanwendungsgebiete sind Stoffwechselleiden wie Allergien, Gicht und Rheuma sowie die Anregung der Blutbildung und das Auffüllen des Eisenspiegels; die Wirkung gleicht der von Eisentabletten, wobei die Brennnessel verträglicher ist. Die Zuordnung zu den Emmenagoga bezieht sich nur auf die äußerliche Anwendung: Paracelsus empfiehlt, Brennnesselsaft mit Myrrhe gemischt am Steiß aufzulegen, um die Menstruation hervorzurufen (III/537).
Dill (Anethum graveolens)	Arznei- und Gewürzpflanze, die zur Anregung der Milchbildung sowie bei Blähungen und Verdauungsschwäche gebraucht wird (siehe Seite 231). Als gebärmutterreinigende Arznei von Hippokrates und von Paracelsus gelobt (III/549), ferner gegen Ausfluss und Feigwarzen der Scheide empfohlen (III/550); hierfür sollen Dillsamen etwa 3 Monate lang getrunken werden.

Eberraute (»weißer Beifuß«, »Stabwurz«; Artemisia abrotanum)	Mit Beifuß und Wermut verwandte Heilpflanze, die wegen ihres starken Geruchs im Mittelalter zur Dämonenabwehr herangezogen wurde. Von Hippokrates bei Lungenleiden, zur Reinigung des Uterus sowie zur Geburtserleichterung empfohlen. Paracelsus lobte Abrotanum bei Asthma (III/533), bei Nervenschmerz (III/533), bei Gelbsucht (I/940), gegen Unterleibskrämpfe (III/201), als Emmenagogum (III/533) sowie zur Austreibung von Spulwürmern (III/534). Bei Geschwüren am Scheideneingang soll die Kranke Abrotanum trinken und wieder ausurinieren. Heute vor allem homöopathisch als Kräftigungsmittel bei Abmagerung, Anämie und Neurasthenie verwendet.
Fenchel (Foeniculum vulgare)	Blähungswidriges und krampflösendes Brotgewürz (siehe Seite 231). Paracelsus empfahl Fenchel zusammen mit Euphrasia und Centaurea in Wein gesotten bei Sehschwäche alter Leute, für die er ein Lebenselixier sei. Ferner lobte er den Fenchel zur Anregung der Milchbildung, zur Reinigung des Menstrualblutes sowie der Nieren bei eitrigem Harn (III/559).
Kamille (Matricaria recutita)	Krampflösendes und entzündungswidriges Mutterkraut. Paracelsus empfahl das Destillat zur Menstruationsförderung sowie gegen Bauchgrimmen. Die antibiotische Kraft war ihm ebenso bekannt, da er Kamille zur Reinigung von Geschwürhöhlen empfahl (III/557).
Liebstöckel (Levisticum officinale)	Gewürzpflanze, »Maggikraut«. Der Liebstöckelsaft wurde von Hildegard von Bingen gegen die »Verhocktheit« der Frau empfohlen. Paracelsus wusste, dass Liebstöckel die Menstruation wie auch einen Abort hervorrufen kann, und warnte daher Schwangere vor dem Gebrauch (III/565).
Meisterwurz (Imperatoria ostruthium)	Volksmedizinische Allheilwurzel mit Hauptangriffspunkten Darm und Lungen; Paracelsus führte Ostruthium neben Angelika und Liebstöckel als unspezifisches Gegengift auf. Die menstruationsfördernde Eigenschaft führte er auf eine die Verstopfung behebende Kraft zurück (III/567). Vor allem lobte er die Wurzel bei Leberschmerz und Gelbsucht (III/566).
Poleiminze (Mentha pulegium)	Diese Minzeart war als Emmenagogum und Abortivum bereits im Altertum in Gebrauch. Das Kraut enthält den abtreibenden sowie Leber und Nieren schädigenden Wirkstoff Pulegon. Paracelsus warnte davor, die Poleiminze Schwangeren zu geben, und bemerkte, dass sie die Menstruation besser hervorrufe als Beifußwasser und auch die Nachgeburt austreibe (III/558).
Raute (Ruta graveolens)	Altes Universalgegengift, Frauenheilkraut und Mönchsmittel, das als konservierendes und triebdämpfendes Gewürz dem Wein beigemengt wurde. Raute war schon im Altertum als Abtreibungsmittel und Emmenagogum in Gebrauch. Paracelsus lobte die Raute – zusammen mit Majoran, Salbei und Minze in Wein abgekocht – außerdem als Migränemittel (III/545).
Sadebaum (Juniperus sabina)	Alte Abtreibungspflanze; enthält Sabinol, das Darm und Nieren reizt und eine gesteigerte Beckendurchblutung bewirkt. Paracelsus nannte »Savina« das wirksamste Kraut zur Auslösung der Menstruation, doch weil es unfruchtbar mache, solle es nur bei alten Weibern gebraucht werden. Ferner rühmte er den Saft bei nässenden und stinkenden Wunden (III/553).
Salbei (Salvia officinalis)	Arznei-, Gewürz- und Räucherpflanze; enthält Thujon (siehe Wermut) sowie antibiotische Gerbstoffe und Harze. Wirkt laut Paracelsus (zusammen mit Kanthariden äußerlich angewandt) emmenagog. Ferner empfiehlt er Salbeiumschläge bei Rhagaden der Scheide (III/564). Volksmedizinisch bei Halsentzündungen sowie zum Abstillen und gegen Schweiß gebraucht.
Wermut (Artemisia absinthium)	Bittermittel; enthält das Nerven- und Abtreibungsgift Thujon. Paracelsus empfahl den Genuss von Wermutwein als Wurmprophylaxe sowie mit Mohnsamen als Schlafmittel und führte Wermut als Arznei gegen Völlegefühl, Verstopfungsneigung und Bauchgrimmen auf (III/535).
Zwiebel (Allium cepa)	Paracelsus glaubte, dass der häufige Genuss gerösteter Zwiebeln die Menstruation hervorrufe. Ferner lobte er Zwiebeln zur Magenstärkung in der Speise und als Arznei gegen Hundebiss, Zahnschmerz, Mundfäule, Durchfall und Hämorrhoiden (III/571).

»Wenn du eine vollkommene Reinigung der Menstruation haben willst, nimm Aquam Abrotani und gib Abrotanum dazu. Lasse dies über Nacht in einer Kanne sieden.« (Paracelsus III/533)

Beifußrezepte für die Frauenpraxis

Menstruationsfördernde Teemischung (Kräuterladen)

Beifußkraut 50 g
Beifußwurzel 50 g
Eberraute 20 g
Liebstöckelwurzel 40 g
Poleiminze 20 g
Rosmarin 20 g

Alle Kräuter vermischen; 1–2 TL pro Tasse (ca. 200 ml) mit kochendem Wasser überbrühen. Etwa 8–10 Minuten ziehen lassen, abseihen und im trinkwarmen Zustand mit etwas echtem Bienenhonig süßen.

Bei ausbleibender Monatsblutung oder bei Neigung zu schwacher Tröpfchenblutung 3–4 Tassen täglich bis zu 12 Wochen lang über den Tag verteilt trinken. Danach bei Bedarf mit 1 großen Tasse täglich fortfahren, am besten mehrere Zyklen lang jeweils einige Tage vor der Regel.

Anmerkung: Diese Teemischung ist nicht für Schwangere geeignet, da die enthaltenen Kräuter eine Blutung auslösen und die Frucht schädigen können! Daher bitte im Zweifelsfall vor Gebrauch prüfen, ob die Regel vielleicht infolge einer Schwangerschaft ausgeblieben ist.

Beifußwein nach Paracelsus

»Sie (Artemisia) ist so, dass sie mit Wein und nicht mit Wasser gekocht werde, und zwar so:
Rec. Artemisiae Vini (nimm Beifußwein = in Wein vergorener oder gesottener Beifuß)
Aqua Pulgegii (Poleiminzenwasser = Destillat aus Poleiminze)
Fiat decoctio tertiae partis (koche dies so lange, bis nur noch ein Drittel übrig ist)

Diese Abkochung ruft die Menstruation hervor, die Menstruation, die zwei Monate ausgeblieben ist. Oder wenn sie rein und roh gebraucht wird. Sie soll gestoßen werden, und dann soll man sie in Wein sieden lassen. Dies hilft, wenn es ein oder zwei Tage vor der Zeit der Menstruation getrunken wird« (Paracelsus III/531).Paracelsus äußerte sich leider nicht darüber, welchen Pflanzenteil er verwendete. In den mittelalterlichen Kräuterbüchern werden Kraut wie auch Wurzel erwähnt.

Madaus führte speziell die Beifußwurzel als menstruationsförderndes Mittel auf, und auch die Homöopathie bedient sich zur Herstellung der Urtinktur der Wurzel.

In der Praxis liegen uns Erfahrungen mit der Anwendung des Krauts vor, das etwa als Tee getrunken in Einzelfällen auch die monatelang ausgebliebene Regelblutung wieder hervorrufen konnte. Daher erscheint eine Weinabkochung der ganzen Pflanze mitsamt Wurzel sinnvoll.

Die Ernte sollte kurz vor der Blüte bei Mond im Skorpion (Unterleib) oder in den Fischen (Hypophyse) erfolgen, ferner sollte man auf eine günstige Venusstellung achten (z.B. keine Rückläufigkeit).

Zubereitung: Die ganze Pflanze verlesen und säubern, nur die Wurzel von Erde befreien und gründlich waschen. Ober- und unterirdische Pflanzenteile zerkleinern und im Mörser zu feinem Pflanzenbrei verarbeiten. Den Brei in Weißwein geben und etwa 1 Stunde auf kleiner Flamme zugedeckt sieden lassen. Abgedeckt abkühlen lassen und in die Weinflasche zurückfüllen; im Kühlschrank aufbewahren.

Diese Weinabkochung kann bereits als Frauenarznei für sich gebraucht werden, z.B. indem man eine 2- bis 4-wöchige Beifußweinkur mit 2–3 Glas täglich macht (je ca. 100 ml).

Laut Paracelsus ist dies »eine sehr gute Arznei für alle Frauenkrankheiten. Es reinigt die Gebärmutter von der Menstruation« (III/532). Will man die Wirkung des Beifußweins zusätzlich verstärken, so kann man Poleiminzendestillat beimengen; hierzu bietet sich eine spagyrische Urtinktur an, von der man beispielsweise 10 ml pro 100 ml Beifußwein beimengen kann.

Entstauende Bauchauflage nach Paracelsus

»Auf den Bauch lege den vorher gut gesottenen Sack mit: Rec. Artemisiae, Chamomillae, Buchenasche ana (...).« (Paracelsus II/70)

Je 200 g Beifußkraut, Kamillenblüten und Buchenasche (= Medizinalkohle mit hohem Kaliumkarbonatanteil) in einen alten Leinensack einnähen. Backofen auf 200 °C vorheizen und 1–2 Tassen mit Wasser hineinstellen. Das Kräuterkissen eventuell mit etwas Wasser besprühen und für einige Minuten in den Backofen legen. Das heiße Kissen in ein Handtuch wickeln und etwa 10–15 Minuten lang auf den Bauch auflegen. Das Kräuterkissen zur Aufbewahrung an der Luft trocknen.

Beifuß und Kamille wirken entkrampfend auf den Unterleib, weshalb diese feuchtwarme Kräuterauflage bei krampfartigen Unterleibsbeschwerden gut tut, Stauungen löst und die Blutung ins Fließen bringt. Die Buchenasche ist mit einer Basenanwendung vergleichbar und dient vermutlich auch als Arzneiträger. Weil Buchenasche einen besonders hohen Kaliumkarbonatgehalt aufweist, kräftigt die Auflage zudem die Gebärmutter. Der Homöopath Richard Haehl schrieb über Kalium: »Was Phosphor den Nerven, Kalk den Knochen, das ist Kali dem Uterus« (zit. n. E. Schlüren, 1977).

»Alles, was der Gebärmutter hilft, hat ihre Anatomie.« (Paracelsus I/82)

»Die wahre Kunst besteht darin, der Frauenarznei keine Männerarznei und der Männerarznei keine Frauenarznei beizumengen, sondern jede dieser Arzneimittelgruppen nur mit anatomisch verwandten zusammen zu verwenden.« (Paracelsus I/197)

»Der Mann hat nämlich das Heiße und Trockene in sich, die Frau aber das Kalte und Feuchte.« (Paracelsus III/381)

Frauenkräuter – Männerkräuter

Paracelsus war der Ansicht, dass Frauen und Männer unterschiedliche Arzneien benötigen, und aufgrund der anatomischen Unterschiede der Geschlechter erscheint eine Differenzierung zwischen Frauen- und Männerarzneien auch durchaus sinnvoll: Eine Vielzahl typischer Frauenheilpflanzen wirkt auf hormoneller Ebene, und das weibliche Hormonsystem funktioniert nun einmal anders als das männliche; es ist also verständlich, wenn so manches Frauenkraut den Männern nicht unbedingt gut tut.

Zum Beispiel wirken östrogenhaltige Pflanzen wie der Hopfen (Humulus lupulus) bei Frau und Mann gegensätzlich. In den Anbaugebieten ist dies lange schon bekannt: Durch den Hautkontakt mit dem Hopfen gelangen die Pflanzenhormone in den Körper und lösen bei Hopfenpflückerinnen u.a. Zwischenblutungen aus. Ein weiterer Effekt ist, dass die Frauen durch die Pflanzenöstrogene angeregt werden. Aufgrund der hormonellen Wirkung sind Hopfenblüten für Frauen eine wunderbare Arznei, die sich in Teemischungen für die Wechseljahre oder zum Abstillen findet. Im Volksglauben gelten die Hopfensprossen als Fruchtbarkeitsspeise für Frauen. Auch die Gourmetküche hat diese Delikatesse längst entdeckt und handelt das lustbringende Gemüse inzwischen teurer als den feinsten Spargel.

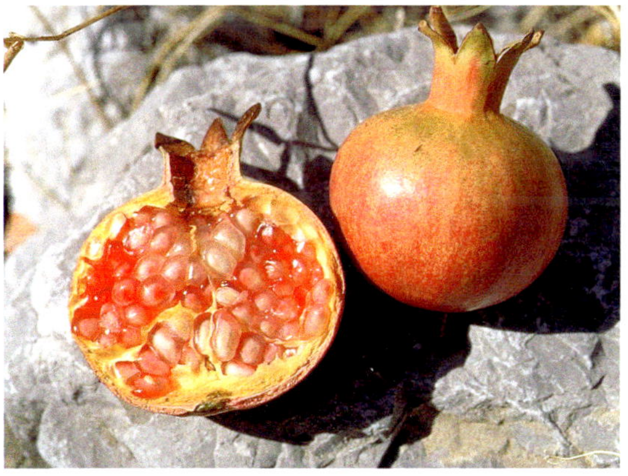

Der Granatapfel gilt seit Urzeiten als Fruchtbarkeitssymbol und als heilige Frucht der Liebesgöttin Aphrodite. In den Samen konnte man reines Östron nachweisen, eine schwach wirksame Östrogenart, die mit dem weiblichen Hormon identisch ist. Foto: Margret Madejsky.

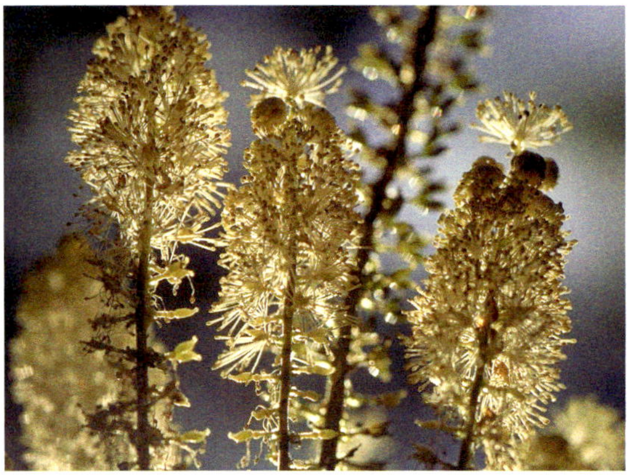

Die Silberkerze (Cimicifuga racemosa, hier eine chinesische Unterart) ist heute wegen der hormonartigen Wirkung bei Beschwerden in den Wechseljahren eines der wichtigsten Frauenkräuter geworden. Astrologisch zeigen sich Mond und Merkur. Foto: Olaf Rippe.

Dagegen ist der Hopfen wegen der dämpfenden Wirkung auf den Sexualtrieb für Männer eher ungeeignet. Trotzdem wird der Hopfensaft in den Bierschänken rege konsumiert – nicht zuletzt, weil die beruhigende und schlaffördernde Wirkung von Hopfenblütentee oder von gehopftem Bier beiden Geschlechtern nützlich sein kann. Bei hoch dosiertem Dauergenuss, wie er von manchen Biertrinkern praktiziert wird, kann gehopftes Bier jedoch eine optische Verweiblichung des Mannes sowie Impotenz zur Folge haben.

Ähnlich verhält es sich mit der Weinraute (Ruta graveolens), die wegen ihrer östrogenartigen Wirkung den Geschlechtstrieb der Frauen steigert und den der Männer dämpft. Aus diesem Grund empfahl man im Mittelalter den Mönchen, zur Triebdämpfung dem Wein Raute beizumengen, während den Frauen vom Genuss der Raute abgeraten wurde (siehe Seite 297). Wenn auch an den Beispielen Hopfen und Raute gezeigt werden kann, dass es spezifische Frauenheilpflanzen gibt, so darf daraus noch lange nicht geschlossen werden, dass alle Frauenkräuter bei Männern kontraindiziert sind. Was die östrogenartigen Pflanzen angeht, so ist man heute der Meinung, dass die Wirkung vor allem von der zugeführten Menge abhängt. Inzwischen gilt als gesichert, dass geringe Östrogenmengen das starke Geschlecht vitalisieren. In arabischen Ländern nutzt man diese Erkenntnis seit langem, denn Frauen wie Männer kauen dort regelmäßig Granatapfelkerne, um sich jung zu erhalten.

Der Granatapfel (Punica granatum) ist auch ein Paradebeispiel für die Signaturenlehre, denn seine Anatomie ist einem Eierstock sehr ähnlich. Im Querschnitt gleichen die Kerne den weiblichen Keimzellen, und die amphorenförmigen Blüten erinnern ein wenig an die Gebärmutter. Nun verhält es sich tatsächlich so, dass Granatapfelkerne eine reichhaltige Quelle pflanzlicher Östrogene sind. In den Kernen findet sich reines Östron, eine schwach wirksame Östrogenart, die mit dem in den Eierstöcken gebildeten weiblichen Hormon identisch ist. Ein weiteres Beispiel liefert die Silberkerze (Cimicifuga racemosa), die sich bei Wechseljahrsbeschwerden wie Hitzewallungen, Schweißausbrüchen oder depressiver Verstimmung bewährt hat. Uns liegen Erfahrungsberichte von Männern vor, die jenseits der vierzig unter heftigen Schweißausbrüchen litten, welche sich durch kleine Gaben Silberkerze (Remifemin Tabletten von Schaper & Brümmer) beheben ließen; Männer benötigen jedoch meist weniger als die halbe Frauendosis.

Wenn man die Liste der sogenannten Frauenkräuter überprüft, dann finden sich darunter nicht wenige Heilpflanzen, die sogar bei typischen Männerleiden heilsam sind, und umgekehrt. Zwei Beispiele sollen dies veranschaulichen: Der Frauenmantel (Alchemilla vulgaris), Sinnbild des weiblichen Geburtsschoßes, ist ein Frauenkraut, das auf eine jahrtausendealte Heiltradition zurückblickt. Das Rosengewächs gilt in der Volksmedizin als Gebärmuttertonikum und Universalmedizin für Frauen. Doch das Kraut enthält – ganz im Gegensatz zur Anatomie – Phytosterine, das sind Pflanzenwirkstoffe, die sich als entzündungswidrig und tumorhemmend bei Prostataadenomen erwiesen haben. Volksmediziner empfehlen daher zur Erhaltung des männlichen Wohlbefindens eine Teemischung, die zwei Teile Weidenröschen und einen Teil Frauenmantelkraut enthält. Dagegen sollen Frauen zur Erhaltung ihrer Gesundheit täglich eine Teemischung trinken, die zwei Teile Frauenmantel und nur einen Teil Weidenröschen enthält.

Ein anderes Beispiel findet sich in der weißen Taubnessel (Lamium album), deren Signaturen eine frauenheilkundliche Verwendung nahelegen: Die Lippenblüten zeigen nämlich eine Formverwandtschaft zur Vagina, weshalb sie volksmedizinisch bei typischen Frauenleiden wie etwa bei Weißfluss oder

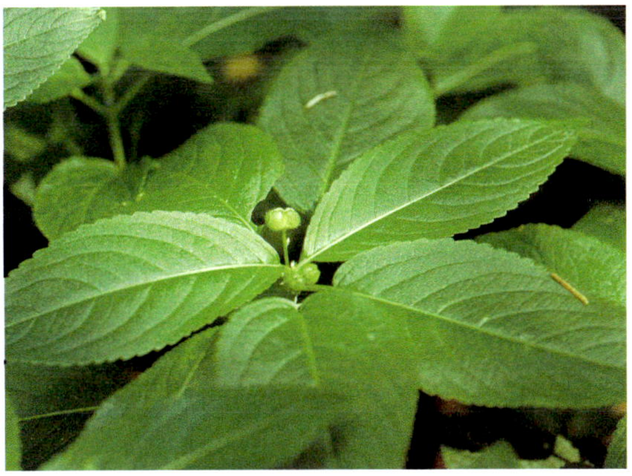

Bei den Germanen war das Bingelkraut dem Wotan heilig. Die Früchte sind hodenförmig ausgebildet, was auf ein mögliches Aphrodisiakum für Männer hindeutet. Heute verwendet man das Kraut vor allem noch zur Anregung der Wundheilung. Foto: Margret Madejsky.

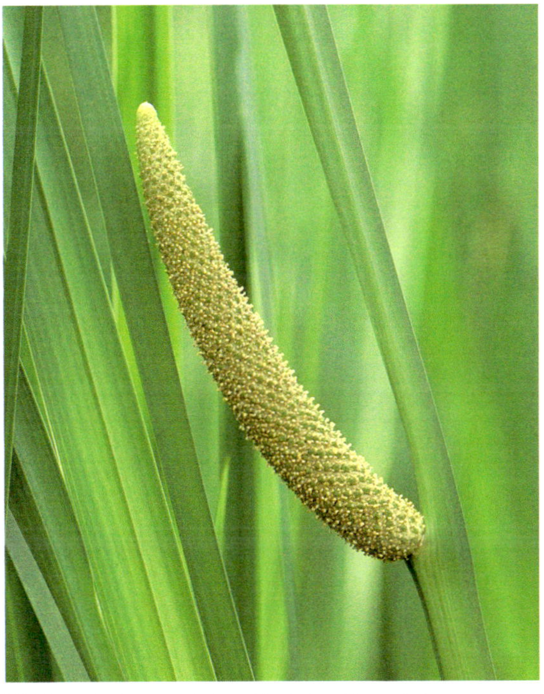

Nicht nur in der arabischen Medizin gilt der Kalmus als Aphrodisiakum für Männer – die Signatur spricht hier eine eindeutige Sprache. Foto: Margret Madejsky.

bei Scheidenpilz gebraucht werden. Die weißen, schleimhaltigen Blüten deuten auf ein mondhaftes Wirken hin. Für die zarte Scheidenhaut, die in der Astromedizin dem Mond untersteht, ist die Pflanze als Spülung, Sitzbad oder in Teemischungen eine wahre Wohltat. Zwar finden sich in der Taubnessel weder Hoden- noch Penisform, aber dennoch dienen die Blüten oder das blühende Kraut als entzündungswidrige und reizlindernde Männerarznei, die in Männerteemischungen bei Harnwegsreizungen oder Prostataleiden nicht fehlen sollte. Das liegt daran, dass der Mond nicht nur in der Frau, sondern auch im Mann über Haut, Schleimhaut und Fortpflanzungsorgane regiert. Umgekehrt erweisen sich bewährte Heilmittel für die Prostata, z.B. Kürbiskerne, als heilsam bei der Reizblase der Frauen.

Dies verhält sich mit Frauenmitteln aus der Homöopathie ganz ähnlich, denn eine Pulsatilla (Küchenschelle) oder eine Sepia (Tintenfisch) ist keineswegs nur der Frauenheilkunde und Geburtshilfe vorbehalten. Die homöopathische Pulsatilla vermag die Blasenentzündung einer Frau gleichermaßen zu heilen wie die Reizblase von Männern (z.B. in Form von Urotruw Tropfen von Truw). Sepia ist ebenfalls nicht nur eines der wichtigsten Frauenmittel, sondern zählt u.a. zu den Prostatamitteln der Homöopathie. Daher sollte man die paracelsische Regel neu formulieren: Viele Frauenkräuter stärken ebenfalls die männlichen Geschlechtsorgane, aber die hormonartigen Pflanzen sollte man geschlechterspezifisch gebrauchen.

Paracelsus wies ferner darauf hin, dass es auch hermaphroditische Kräuter gebe, und führte als Beispiel den Wegerich auf: »Hermaphroditisch ist zum Beispiel Wegerich, er heilt die Ruhr bei Männern ebenso wie bei Frauen. Er vereinigt beide Anatomien in sich und hilft bei beiden Geschlechtern der Menschen« (I/197). Vermutlich erblickte Paracelsus in den phallischen Ähren die männliche Signatur und in dem leicht muschelförmigen Blatt den Bezug zur weiblichen Sexualsphäre, weshalb er wohl auf die Heilwirkung auf den Unterleib kam: »Wer Eiter, Sperma oder Fett der Nieren uriniert, soll Aqua Plantaginis (Wegerich) mit ihrem Samen und dem Samen von Lactuca (Giftlattich) trinken usw.« (III/543). Dann wären jedoch auch die Aronstabgewächse hermaphroditisch, da sie ebenfalls beide Anatomien in sich vereinen.

»Was ist die Venus des Erdkreises als die Gebärmutter des Leibes.« (Paracelsus I/353)

»Was für Wert hat deine Arznei, die du Frauen für die Gebärmutter gibst, wenn dir die Venus sie nicht dahinleitet?« (Paracelsus I/383)

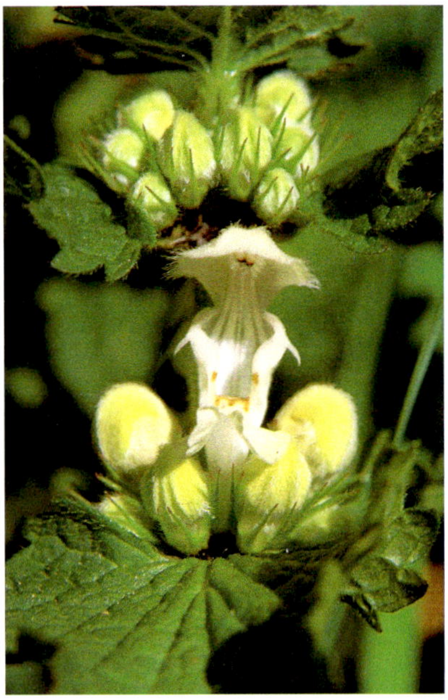

In der Form der Taubnesselblüten erkennen Signaturkundige ein pflanzliches Ebenbild der Vagina; in der Blütenfarbe zeigt sich die Sympathie zu den Sekreten. Daher heißt es im Volksmund, die weiße Taubnessel helfe bei Weißfluss, die gelbe bei gelbem und die rote bei rotem Ausfluss. Foto: Margret Madejsky.

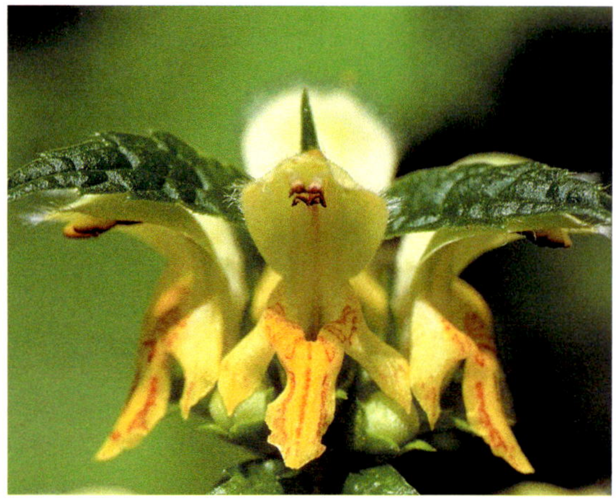

Die Indikation »gelber Ausfluss« bei der gelben Taubnessel ist gynäkologisch noch abzuklären. Die Schleimstoffe in allen drei Arten sind aber in jedem Fall reizlindernd bei Entzündungen der Schleimhäute. Foto: Margret Madejsky.

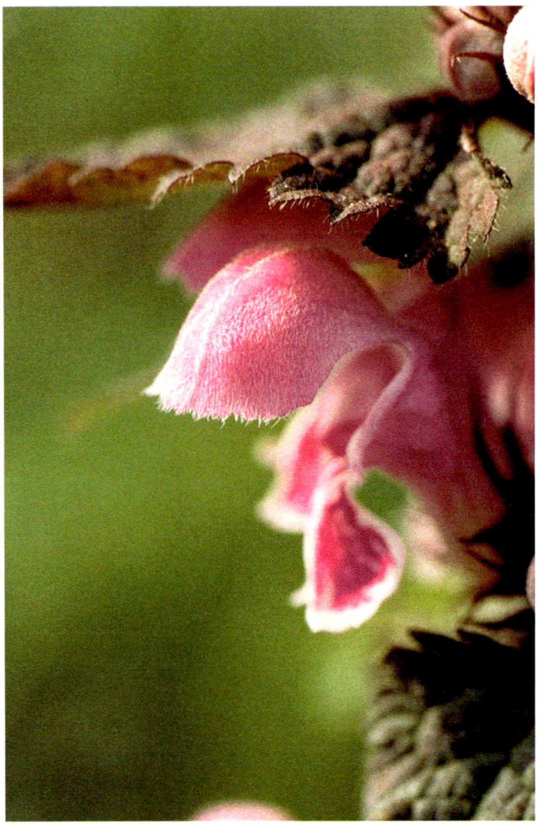

Auch die rote Taubnessel zeigt deutlich das sanfte Wesen von Venus und Mond. Foto: Margret Madejsky.

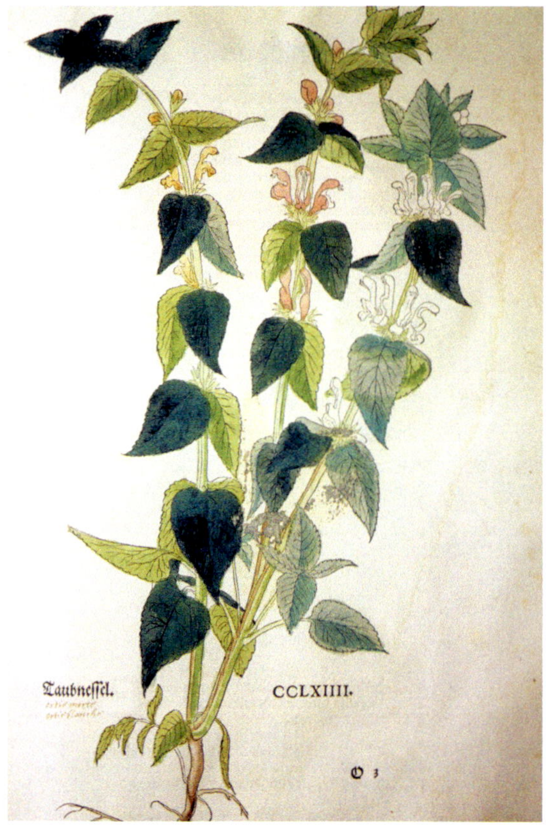

Auf dem Holzschnitt aus dem Kräuterbuch des Leonhart Fuchs (1543) hat der Künstler alle drei Farben in ein und dieselbe Pflanze hineingezeichnet.

Die Planetenkräfte der Frauenarzneien

In der Frauenheilkunde spielen zwei kosmische Kräfte eine herausragende Rolle: Mond und Venus. Am deutlichsten wahrnehmbar ist der Einfluss des Mondes, der sichtbar Ebbe und Flut hervorbringt. Aber nicht nur die äußere Natur unterliegt den Gezeiten, sondern auch der Mensch und insbesondere das weibliche Geschlecht. So findet die Flut ihre Entsprechung in Aufbauprozessen wie der Reifung der Eizelle und dem Eisprung, während man die Ebbe mit Abbau- und Reinigungsprozessen wie der Monatsblutung vergleichen kann. Daher beeinflussen viele der Heilpflanzen, die dem Mond unterstellt sind, Fruchtbarkeit und Menstruation. Zum Beispiel fördert der Beifuß (Artemisia vulgaris), dessen Gattungsname von der Mondgöttin Artemis stammt, den Eisprung, wenn man ihn als Tee in der ersten Zyklushälfte trinkt, wohingegen er in der zweiten Zyklushälfte die Menstruation fördert.

Darüber hinaus unterliegt der Menstruationszyklus, der bei den meisten Frauen alle 28 bis 29 Tage wiederkehrt, dem Rhythmus des Mondes. Früher bluteten die Frauen zudem noch in Einklang mit den Mondphasen, weshalb die alten Fruchtbarkeitsfeste wie etwa Ostern oder die Erntefeste im August zu Vollmond stattfanden, wenn möglichst viele Frauen ihren Eisprung hatten, damit sich die Fruchtbarkeit der Natur direkt auf die Frauen übertragen konnte.

Eben weil die Fruchtbildung in der Natur und die Fruchtbarkeit des Menschen eine Art Urverwandtschaft miteinander verbindet, waren frucht- oder samenreiche Pflanzen wie Granatapfel, Mohn, Reis oder Kornfrüchte seit frühester Zeit Fruchtbarkeitssymbole und Hochzeitsspeisen. Im Körper des Menschen regiert der Mond über die Keimdrüsen, bei Frauen über die Eierstöcke und bei Männern über die Hoden. Weil dies im Pflanzenreich der Fruchtbildung entspricht, ordnete man dem Mond frucht- und samenreiche Pflanzen zu oder unterstellte diese als Attribut den Fruchtbarkeitsgöttinnen.

Im Grunde genommen untersteht alles Werden dem Mond, und aus diesem Grund bezeichnet man besonders fruchtbare Gewächse wie die Keimzumpe (Bryophyllum) als mondhaft. Wegen ihrer Fortpflanzungsfreudigkeit heißt die Keimzumpe auch »Brutblatt«: Aus einem Blatt können nämlich Dutzende von Ablegern hervorgehen, und eine Pflanze kann Tausende von Tochterpflänzchen produzieren, die alle mitsamt Wurzel an den Blatträndern austreiben und auf fruchtbaren Boden warten, den sie als Bodendecker überwuchern können. Dieser Signatur wegen entdeckte man in der Keimzumpe die Heilpflanze zur Behandlung von Fruchtbarkeitsstörungen. Bei Fehlgeburtsneigung wird Bryophyllum daher manchmal vorbeugend verordnet – in der anthroposophischen Medizin etwa gilt sie als beste Arznei gegen frühzeitige Wehen (z.B. Bryophyllum 50 % Verreibung von Weleda).

Wenn nun die gesamte irdische Fruchtbarkeit und überhaupt alles Werden dem Mond untersteht, dann zählt hierzu im Extremfall ebenso das ungebremste Wachstum, wie man es vom Krebs kennt. Die Pflanzen, die zum Wuchern neigen, zeigen somit nicht nur mondhafte Eigenschaften, sondern sie deuten mögliche Heilkräfte gegen Krebserkrankungen an: Zum Beispiel »metastasiert« die Dachwurz ähnlich wie ein Krebsgeschwür, und in vergleichbarer Weise wuchert die volksmedizinische Krebsheilpflanze Ringelblume in manchen Gärten oder die Mistel auf geeigneten Wirtsbäumen.

Nicht zuletzt wird die Haut astrologisch ebenfalls dem Mond zugeordnet, da sie sich, ähnlich wie die Gebärmutterschleimhaut, im Vier-Wochen-Rhythmus regeneriert. Aus diesem Grund finden sich unter den mondhaften Pflanzen einige, welche die Haut regenerieren. Eben weil der Mond die Weltenmeere wie auch andere irdische Flüssigkeiten bewegt, nennt man ihn den Herrscher über das Element Wasser. Deshalb unterstehen besonders saftreiche und schleimhaltige Heilpflanzen dem Mond. Saftreichtum zeichnet nicht nur die Aloe vera aus, sondern auch die Pflanzenfamilie der Dickblattgewächse, zu denen Dachwurz und Fetthenne gehören. Alle drei dienen u.a. der Hautpflege und fördern die Wundheilung, wobei die Aloe wegen ihrer Wundheilkräfte schon vor mehr als 100 Jahren die Fensterbänke vieler Bauernhöfe eroberte. Sobald sich ein Familienmitglied verbrannt oder verletzt hatte, brach man ein Blattstück ab und trug den Saft auf die Haut auf. Nicht ganz so ergiebig, aber dank ihrer Blattrosette, die einem Sonnenmandala gleicht, weit schöner, ist die Dachwurz (Sempervivum tectorum), deren Saft schon von Pa-

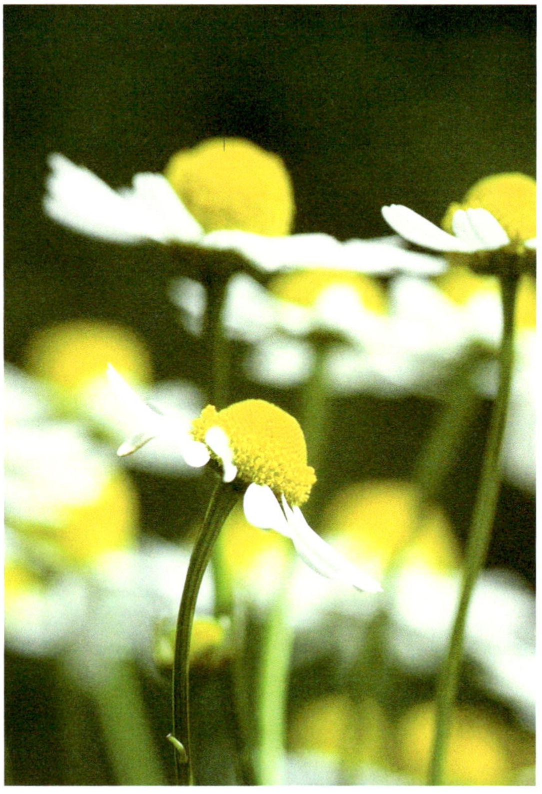

Die hohlen Blütenköpfchen der Kamille zeigen eine Art Urverwandtschaft zu Hohlorganen wie der Gebärmutter, auf die sie entkrampfend wirken. Diese altbekannte Wirkung klingt bereits im lateinischen Namen »Matricaria« an, der sich von mater (Mutter) ableitet. Foto: Margret Madejsky.

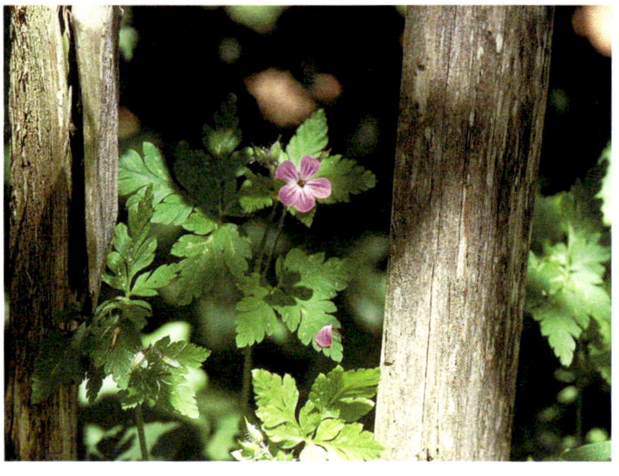

Storchschnabel heißt im Volksmund auch Kindsmacher. Bauern geben das Kraut dem Milchvieh, damit es schneller trächtig wird. Wie so oft kann man diese Wirkung auch auf den Menschen übertragen. Die venusische Heilkraft zeigt sich vor allem im Rosa der Blüte, während sich der Mars in dem eigenartigen Geruch äußert, der an Blut erinnert, und im Rot der Stengel. Die Pflanze macht nicht nur fruchtbar, sie wirkt auch abwehrsteigernd bei Virusleiden. Foto: Margret Madejsky.

racelsus zur Pflege von Brandwunden empfohlen wurde (II/436). In der Frauenheilkunde sollten die frischen (und nicht die konservierten!) Presssäfte von Aloe oder Dachwurz viel intensiver genutzt werden, z.B. zur Pflege der Scheidenhaut, wenn diese trocken oder wund ist.

Wegen des Saftreichtums hieß der Ackerschachtelhalm (Equisetum arvense) in den alten Kräuterbüchern »Saftheu«. Dabei vereinen sich im kieselsäurereichen Schachtelhalm Mond und Saturn, das regenerierende und das strukturierende Prinzip. Dem Gärtner dient die Abkochung aus Schachtelhalm als biologisches Dünge- und Pflanzenschutzmittel, der Naturheilkundler nutzt das urzeitliche Gewächs als Universalmedizin für Haut, Schleimhaut, Knochen und Immunsystem. Weil es die mondhafte Saftsignatur trägt, wirken Zubereitungen aus dem Schachtelhalm u.a. auf das Mondorgan Haut-Schleimhaut; bei chronischen Ekzemen oder bei Neigung zu Scheidenpilz bewährten sich daher Kuren mit Equisetum arvense Silicea cultum von Weleda oder Teekuren mit Schachtelhalm (Dekokt: 2 EL mit 250 ml Wasser ansetzen und 20 Minuten auf kleiner Flamme auskochen).

Außerdem unterstehen dem Mond Pflanzen, die wie der Frauenmantel Guttationstropfen hervorbringen oder eng mit dem Element Wasser verbunden sind, indem sie wie Algen, Blasentang, Fieberklee, Kalmus oder Seerose im Wasser gedeihen. Allesamt richten sie ihre Heilkräfte vornehmlich auf mondhafte Prozesse oder Organe im Menschen, wie etwa Fieber (Fieberklee), Schleimhäute von Gebärmutter oder Magen-Darm (Kalmus heißt im Volksmund »Magenwurz«) oder Sexualorgane (Frauenmantel, Seerose).

Ferner regiert der Mond in der astrologisch orientierten Medizin über die Lymphe, die in den Milchsäften von Löwenzahn, Schlafmohn oder Schöllkraut ihr pflanzliches Gegenbild findet. Vor allem der Löwenzahn erweist sich in der Praxis als wertvolle Lymphheilpflanze (z.B. in Form von Lymphdiaral Basistropfen von Pascoe), die wegen ihrer gelben Blüten auch auf die Leber wirkt und in der Volksmedizin zu den Universalreinigern der Bauchorgane zählt. Schließlich deutet noch die milchig-weiße Blattzeichnung der Mariendistel den Bezug zu Mond und Lymphe an. Weiß, milchig oder bleich wie das Mondlicht sind also die Farben

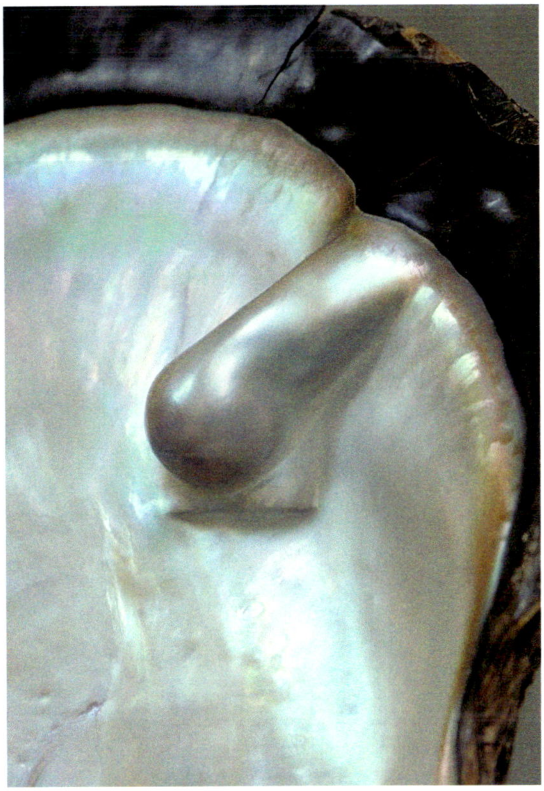

Austernschale mit der mondhaften Ausstrahlung ist in der Gynäkologie, aber auch in der Kinderheilkunde ein wichtiges Mittel. Es steigert die Fruchtbarkeit und fördert die Entwicklungsprozesse im Kleinkindalter. Die Perle selbst verwendete Paracelsus als Universalheilmittel zur Regeneration. Foto: Margret Madejsky.

mondhafter Pflanzen. Daher gehören weiß blühende Gewächse wie Basilikum, Löffelkraut, Madonnenlilien, Majoran, Oregano, Schafgarbe oder Taubnesseln zum Mond und wirken auf die mondhaften Organe. Weil der Mond u.a. über die Fortpflanzung regiert, sind die ihm zugeordneten Gerüche vor allem Sexualdüfte wie Jasmin oder Tuberose, deren betörender Effekt auf Pheromonen basiert, jenen hormonartig wirkenden Lockstoffen, die das Sexualverhalten von Mensch und Tier mitbestimmen. Mondhaft sind folglich sogenannte Ähnlichkeitsgerüche, die menschliche oder tierische Ausscheidungen imitieren und die – in feinster Verdünnung und blumig getarnt – sexuell stimulieren. Zu den Ähnlichkeitsgerüchen gehören beispielsweise der Uringeruch von Sandelholz, der Kotgeruch von Jasmin, der Schweißgeruch von Salbeiarten sowie der Spermageruch der Blüten von Berberitze, Kastanie oder Türkenbund.

Die astrologische Zuordnung zur Venus lässt sich leicht von der mythologischen Bedeutung ableiten. Die Liebesgöttin Venus wird wie ihre Attribute, z.B. Rose und Myrte, mit Sinnlichkeit assoziiert. Weil kaum einer den Reizen der Venus zu widerstehen vermag, werden Anblick, Geruch oder Geschmack von Venuspflanzen im Allgemeinen als angenehm empfunden. Das Gesetz der Venus heißt Harmonie und Goldener Schnitt, denn die Liebesgöttin ist in ihrer Schönheit einfach nicht zu übertreffen. Im Pflanzenreich spiegelt sich dies in besonderem Maß in den Rosengewächsen wider, die ästhetische Blattformen oder Blütenstrukturen aufweisen, liebliche Düfte und köstliche Früchte wie Äpfel, Birnen, Brombeeren, Erdbeeren oder Himbeeren hervorbringen.

Wegen ihrer Anmut wurde die Rose von Sappho »Königin der Blumen« genannt; aber auch der Anblick des Frauenmantels (Alchemilla vulgaris), der die Beinamen »Taurose« und »Venusmantel« trägt, erfreut – wie alles Venusische. Neben der Rose schmücken sich auch andere Rosengewächse wie Apfelbäume, Bachnelkenwurz, Silberwurz oder Weißdorn mit bezaubernden Blüten. Man kann sagen: Die Planetenkraft der Venus wirkt mehr oder weniger durch alle Rosengewächse auf den Menschen, und das sowohl als Schmuck- wie auch als Heilpflanzen.

Edel gezähnte Blätter, wie man sie von Rosengewächsen kennt, zeichnen auch Betonie (Stachys officinalis), Edelgamander (Teurium chamaedrys) oder Engelwurz (Angelica archangelica oder Angelica silvestris) aus und zeigen, dass diese Heilpflanzen u.a. auch über venusische Heileigenschaften verfügen. Wiederum an der edel gebuchteten Blattstruktur erkennt man, dass auch Damiana (Turnera aphrodisiaca) zu den Pflanzen der Liebesgöttin gehört, und in der Tat haben sich Zubereitungen daraus (z.B. Tee oder Extrakte) als milde Aphrodisiaka für beide Geschlechter bewährt. Abgesehen davon, dass Venuspflanzen sich großer Beliebtheit erfreuen, wirken sie vor allem krampflösend auf Körper und Seele. Gelassenheit und Sinnlichkeit sind eben die Eigenschaften der Liebesgöttin. Daher finden sich unter den Pflanzen der Venus nicht nur Pflanzen der Liebe – allen voran Rose und Damiana –, sondern auch bewährte Krampfkräuter wie Frauenmantel, Gänsefingerkraut oder Melisse.

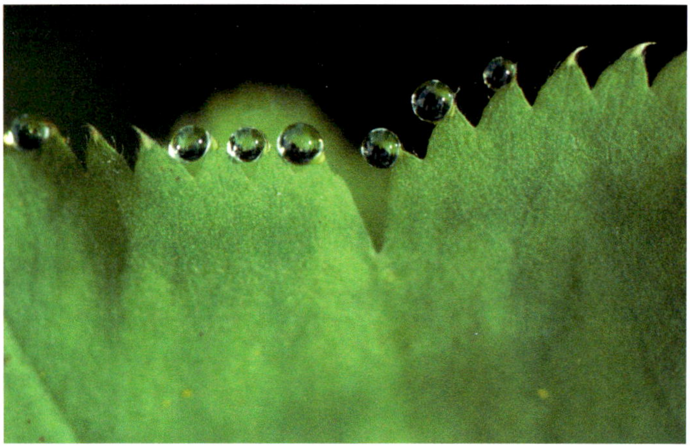

Frauenmantel nennt man auch Marien- und Venusmantel oder Taurose. Foto: Margret Madejsky.

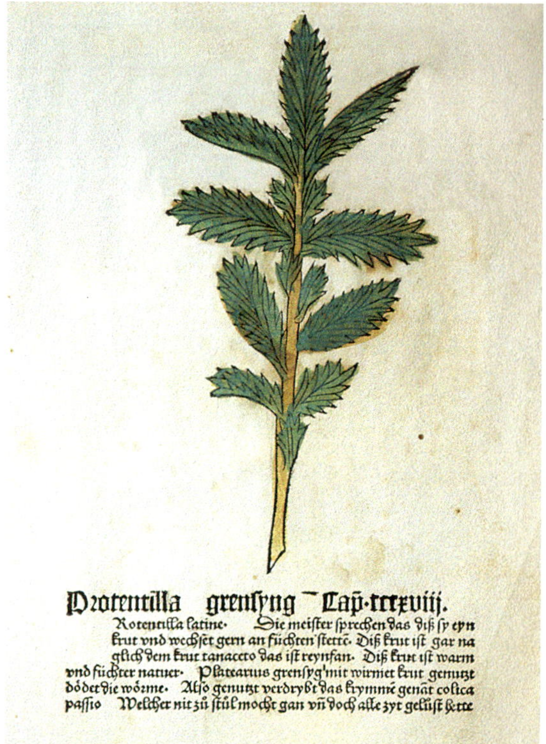

Potentilla grensyng Cap·cccxviij.
Rotentilla latine· Die meister sprechen das diß sy eyn
krut vnd wechßet gern an füchten stette· Diß krut ist gar na
glich dem krut tanaceto das ist reynfan· Diß krut ist warm
vnd füchter natuer· Platearius grensyg mit wirmet krut genutzt
dödet die wörme· Also genutzt verdrybt das krymmē genāt colica
passio Welcher nit zů stůl mocht gan vñ doch alle zyt gelüst hette

Gänsefingerkraut (Potentilla anserina) nennt man im Volksmund auch »Krampfkraut«. Wir verwenden das rhythmisch aufgebaute Rosengewächs als Spasmolytikum bei Menstruationskrämpfen, aber auch bei entzündlichen Magenleiden mit Krampfneigung und bei Kopfschmerz. Altkolorierter Holzschnitt aus dem Hortus sanitatis, 1485.

Unterleibskrämpfe lindert ebenfalls der Tee aus Damianablättern oder die Engelwurz in Form von Melissengeist (siehe Seite 356).

Im menschlichen Körper unterstehen der Planetenkraft Venus die Gebärmutter sowie die Nieren, aber auch die Schilddrüse und die Kopfbehaarung. Ein gestörter Venusprozess zeigt sich daher nicht selten an allen Venusorganen gleichzeitig. Deswegen kann z.B. ein Myom (= gutartige Gebärmuttermuskelgeschwulst) mit einer Schilddrüsenfehlfunktion vergesellschaftet sein; die betroffenen Frauen klagen eventuell zudem über Haarausfall und Nierenschwächezeichen wie etwa kalte Füße.

In der Natur offenbart sich Venus auf vielfältige Weise. Paracelsus bemerkte, dass sich die Venus in der grünen und blauen Farbe zeige (II/204). Gemeint sind die freundlichen Grüntöne, die man von Frauenmantel und Melisse oder von jungem Birkenlaub kennt. Aus der Mineralwelt gehört das Smaragdgrün zur Venus, und ebendieses Grün findet sich auch in venusischen Pflanzen, die meist besonders reich an Chlorophyll sind. Der Pflanzenwelt dient das Blattgrün zur Photosynthese, also zur Energiegewinnung; arzneilich gebraucht man es u.a. als Wundheilmittel, auf die Seele wirkt es jedoch wie Balsam. Wenn im April die Sonne in den venusregierten Stier eintritt, dann bewirkt der Anblick des zarten Grüns, das nun überall ausschlägt, nachweislich die Ausschüttung von Glückshormonen. Wie alles, was der Venus untersteht, lösen eben auch ihre Farben Wohlgefallen aus. Darum strahlt auch das Venusblau keine Düsterkeit aus, sondern geht mehr in Richtung Türkis. Die venushaften Grün- oder Blautöne werden in der Mineralwelt vom Venusmetall Kupfer hervorgebracht: Kupfer erzeugt das Giftgrün des Dioptas (Kupfersilikat) ebenso wie das Malachitgrün oder das Azuritblau (Kupferkarbonate). Wegen des Gehalts an Kupfer wirken solche Mineralien in homöopathischer Verdünnung krampflösend.

Außerdem ordnet man Rosatöne der Venus zu, weshalb unter den Mineralen der Rosenquarz und aus dem Pflanzenreich der Edelgamander, der Quendel, der Storchschnabel, das Tausendgüldenkraut oder das Weidenröschen zur Venus gehören.

Abgesehen von dem lieblichen Farb- und Formspiel zeigt sich die Venus nicht zuletzt noch in der Ungiftigkeit bzw. Essbarkeit mancher Pflanzen. Während beispielsweise Nüsse Jupiter unterstehen, ordnet man süße Früchte der Venus zu. Nicht zuletzt sind auch Wohlgerüche wie der Rosenduft, Rosengeranie oder Tuberose der Venus unterstellt.

Signaturrezepte in der Frauenheilkunde

Mondhaftes Teerezept: Schleimhaut-Teemischung

Beifußkraut 30 g
Birkenblätter 20 g
Frauenmantelkraut 50 g
Gänseblümchen 20 g
Löffelkraut 20 g
Sanikel 20 g
Schafgarbenblüten 50 g
Stiefmütterchenkraut 20 g
Taubnesselblüten 20 g

Alle Kräuter vermischen. 2 TL pro Tasse (à 200 ml) heiß überbrühen, 8–12 Minuten ziehen lassen. Zur Reinigung des Schleimhautorgans bei Neigung zu Ausfluss, Pilzinfektionen, Unterleibsinfekten oder Zysten 6–8 Wochen lang täglich ½–1 l trinken, danach eventuell mit 1 Tasse täglich fortfahren.

Anmerkung: Weil Haut und Schleimhaut astrologisch dem Mond unterstellt sind, vereint diese Rezeptur neun (= Zahl des Mondes) Schleimhautheilpflanzen. Die Zuordnung zum Mond zeigt sich z.B. in den weißen Blüten von Löffelkraut, Sanikel, Schafgarbe und Taubnessel oder in der silbrigweißen Rinde der Birke. Der Frauenmantel offenbart sein mondhaftes Wesen in den »Tautropfen«, die er hervorbringt, und das Gänseblümchen tut dies, indem seine Blüten auf die Luftfeuchtigkeit reagieren. Das Stiefmütterchen wird zwar mehr Venus und Merkur zugeordnet, enthält jedoch wasserlösliche Saponine.

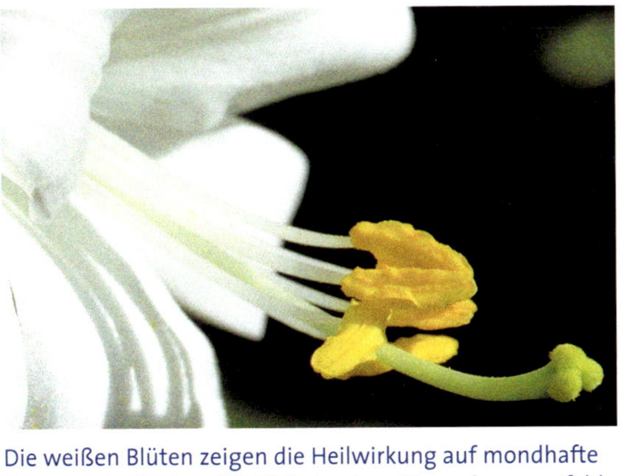

Die weißen Blüten zeigen die Heilwirkung auf mondhafte Organe wie Haut und Schleimhaut an. Paracelsus empfahl die Madonnenlilie, die bis heute als Antifaltenmittel in der Kosmetik Anwendung findet, bei Rhagaden der Scheide. Foto: Olaf Rippe.

»Damit die Frauen fruchtbar werden, sollen sie Basilicum mit Lauch in die Suppe geschnitten essen. Dies macht jüngere Frauen fruchtbar.«
Paracelsus III/554)

Mondhafte Mischrezeptur: Fruchtbarkeitstropfen

Aqua Marina Dil. D12 (Meerwasser) 10 ml
Argentum metallicum Dil. D8 (Silber) 10 ml
Artemisia vulgaris Urtinktur (Beifuß) 10 ml
Basilicum Urtinktur (Basilikum) 10 ml
Calcium carbonicum Dil. D12 (Austernschalenkalk) 10 ml
Ovaria Dil. D8 (Eierstock) 10 ml
Rosmarinus officinalis Urtinktur (Rosmarin) 10 ml
Vitex agnus castus Dil D4 (Mönchspfeffer) 10 ml
Alchemilla Urtinktur (Frauenmantel) 20 ml

Über die Apotheke von Spagyra mischen lassen; zur Anregung von Eisprung und Keimdrüsentätigkeit oder zur unspezifischen Empfängnisförderung vom Ausklingen der Regelblutung bis zum Eisprung 2 × täglich 20–25 Tropfen, vom Eisprung bis zur Regelblutung 2 × täglich 10 Tropfen (zur Rezepterstellung siehe auch Seite 429).

Anmerkung: Als Sinnbild des Geburtsschoßes und Symbolpflanze der Fruchtbarkeit untersteht der Frauenmantel den weiblichen Planetenkräften Mond und Venus und dient als Universalmedizin für Frauen. Empfängnisfördernd wirkt auch der Austernschalenkalk, der durch die Perlenbildung nach Verunreinigung den Prozess der Empfängnis widerspiegelt. Beifuß, dessen Gattungsname von der Mondgöttin Artemis stammt, regt die Hypophyse an. Das weiß blühende Basilikum fördert laut Paracelsus die Fruchtbarkeit junger Frauen. Rosmarin, dessen Name »Tau des Meeres« bedeutet, zählt nicht nur zu den Hochzeitspflanzen, sondern fördert auch den Eisprung. Mönchspfeffer zeigt seine Mondnatur dadurch, dass er an Flussufern und bis ans Meer herunter gedeiht; er reguliert zusammen mit Alchemilla die Gelbkörperhormone. Als Mondmetall rundet Silber, dessen größtes Vorkommen man im Meerwasser gelöst vermutet, die Rezeptur ab und regt zusammen mit Ovarium die Keimdrüsen an.

»Bei Rhagaden der Scheide ist sie (die Lilie) auch eine Arznei.« (Paracelsus III/563)

Rezept: Regenerierende Vaginalsalbe

Ceres Calendula Urtinktur (Ringelblume) 3 ml
Aloe-vera-Gel, Bio (Aloe-vera-Presssaft) 3 ml
Oleum aethereum Lavandulae (äth. Lavendelöl) 5 Tropfen
Oleum Lilium candidum (Madonnenlilienöl) 10 Tropfen
Oleum aethereum Salviae (äth. Salbeiöl) 5 Tropfen
Tropfen Retinolpalmitat (Vitamin A) 3 Tropfen
neutrale Salbengrundlage 42 g

Die Salbengrundlage in ein sauberes Glas geben und im Wasserbad verflüssigen. Dann nacheinander der Calendula Urtinktur, Aloe-vera-Gel, Madonnenlilienöl, ätherische Öle und Retinolpalmitat einrühren. Das verschlossene Glas kräftig schütteln und abkühlen lassen. Im Kühlschrank aufbewahren. Anmerkung: Betörender Duft und schneeweiße Blüten machen die Lilie zu einer mondhaften Heilpflanze, die dem Mythos zufolge der Muttermilch der Göttin Juno entsprossen sein soll und von Paracelsus gegen Falten und Hautrisse empfohlen wurde. Aloe-vera-Gel und Vitamin A ergänzen die Lilie in ihrer regenerierenden Heilkraft. Die milden ätherischen Öle von Lavendel und Salbei tragen ebenfalls zur Wundheilung bei und verbessern die Haltbarkeit dieser Salbe, die bei Wundheitsgefühl und Rhagaden am Scheideneingang oder bei Afterfissuren versucht werden kann.

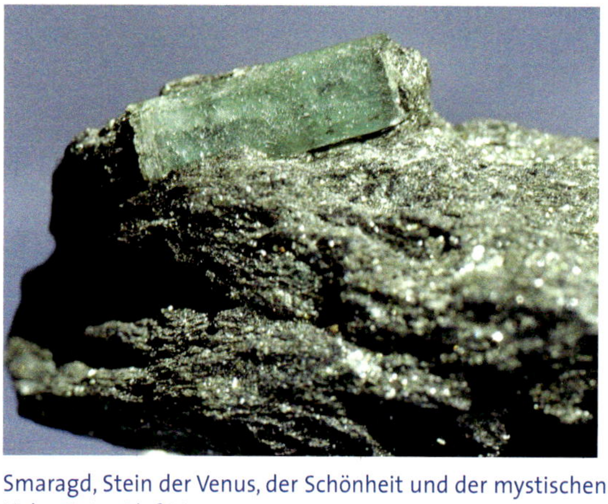

Smaragd, Stein der Venus, der Schönheit und der mystischen Liebe. Foto: Olaf Rippe.

»Der Smaragd stärkt die Frauen bei ihren Schmerzen und ist bei diesen Erkrankungen das höchste Arcanum (...).« (Paracelsus III/200)

Therapiekonzept zur Stärkung der Venuskräfte

1. Edelsteintherapie: Smaragd D6 Verreibung (Weleda): Zur Verstärkung der Weiblichkeit und der sinnlichen Ausstrahlung täglich 1–2 Messerspitzen im Mund zergehen lassen.

2. Metalltherapie: Von den vielen Möglichkeiten, das Venusmetall Kupfer in die Behandlung zu integrieren, seien hier drei vorgestellt:

- Kupfersalbe rot (Wala): Bei Neigung zu kalten Füßen sowie zur Funktionsstärkung der Nieren (Venusorgan) mindestens 2 × wöchentlich abends nach dem Fußbad in die warmen Fußsohlen einmassieren, denn an den Füßen entspringt der Nierenmeridian.
- Melissa Cupro culta Dil. D2 (Weleda): Bei Neigung zu schmerzhafter Regelblutung sowie zur allgemeinen Entkrampfung des Unterleibs 2 × täglich 10–15 Tropfen im Mund zergehen lassen.
- Cuprum metallicum praeparatum D12 Verreibung (Weleda): Zur Regulierung der Nierenenergie sowie bei Krampfneigung täglich 1–2 Messerspitzen im Mund zergehen lassen.

3. Venus-Teemischung

Betonienkraut 20 g
Damianablätter 50 g
Frauenmantelkraut 50 g
Gänsefingerkraut 20 g
Melissenblätter 20 g
Muskatellersalbei 20 g
Rosenblüten 20 g

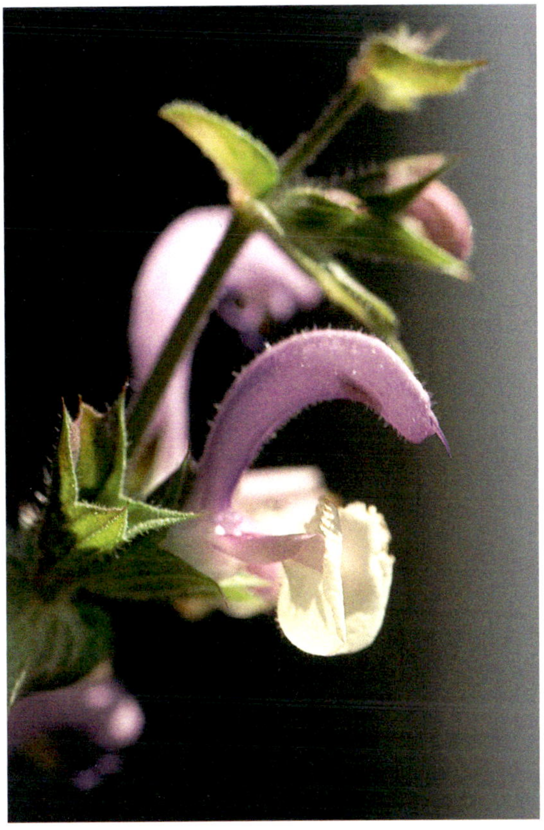

Der Geruch von Muskatellersalbei erinnert an Schweiß, eine Signatur für seine aphrodisische Wirkung. Foto: Margret Madejsky.

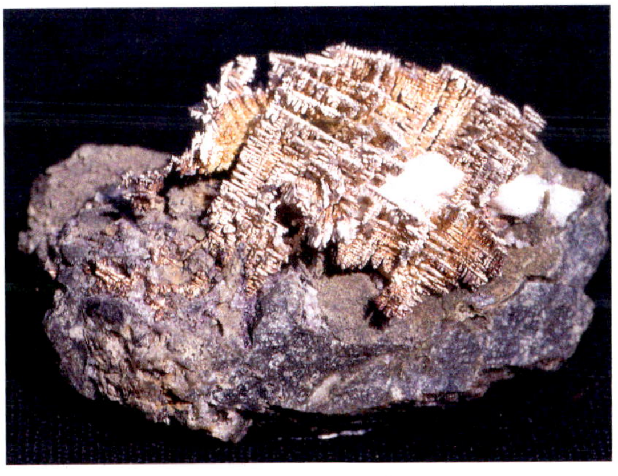

Das Mondmetall Silber bezeichnete Paracelsus als Weibchen unter den Metallen, im Gegensatz zu Gold, das er Männlein nannte. Heute verwenden wir Silber unter anderem zur Fruchtbarkeitssteigerung. Foto: Margret Madejsky.

Alle Kräuter vermischen. 1–2 TL pro Tasse heiß überbrühen, 5–8 Minuten ziehen lassen, abseihen und im trinkwarmen Zustand mit Bienenhonig süßen. 1–3 Tassen täglich trinken.

Anmerkung: In dieser Rezeptur sind sieben (= Zahl der Venus) Heilpflanzen vereint, die alle die Zeichen der Venus tragen. Entweder gehören sie wie Damiana, Muskatellersalbei oder Rose wegen ihres angenehmen Aromas oder wegen ihrer rosa Blüten zur Venus. Betonie, Damiana und Melisse sind sich durch die edel gezähnten Blätter ähnlich. Der Frauenmantel, der einst Venusmantel hieß, und das Gänsefingerkraut unterstehen wegen ihrer krampflösenden Wirkung der Venus. Die Teemischung wirkt vor allem hormonell regulierend, krampflösend sowie nierenstärkend und fördert die Sinnlichkeit.

Rosenzäpfchen: Eine Venusarznei für ein venusisches Organ

Ceres Alchemilla Urtinktur (Frauenmantel) 2 ml
Oleum aethereum Rosae verum (echtes äth. Rosenöl) 2–3 Tropfen (je nach Qualität)
Oleum aethereum Geranii (äth. Rosengeranienöl) 1 Tropfen
Adeps solidus (Hartfett) 18 g

In der Apotheke zu 10 Vaginalzäpfchen à 2 Gramm verarbeiten lassen. Bei Bedarf bis zu täglich 1 Vaginalzäpfchen in die Scheide einführen (zur Rezepterstellung siehe Seite 429).

Anmerkung: Paracelsus schätzte den Frauenmantel vor allem als Wundarznei (III/145 und 172). Wegen seiner Gerbstoffe wirkt er leichten Entzündungen entgegen und beugt Pilzinfektionen vor. Die Rose, das Attribut der Liebesgöttin Venus, verleiht den Zäpfchen den sinnlichen Duft, der durch das ätherische Öl der Rosengeranie noch abgerundet und in seinen pilzfeindlichen Eigenschaften verstärkt wird. Daher eignen sich die Rosenzäpfchen als Vaginalpflege bei Neigung zu Scheidenentzündungen und Weißfluss.

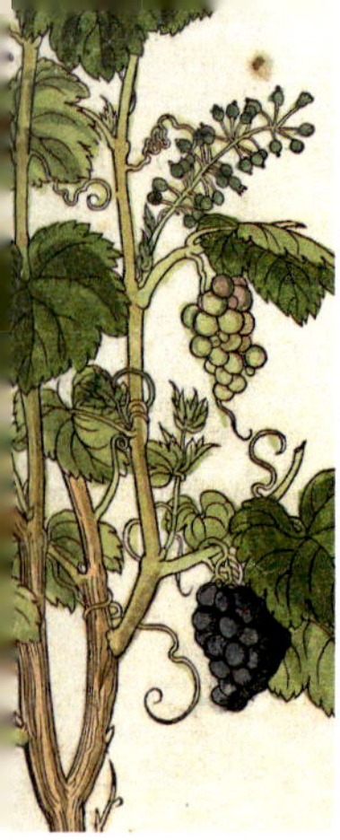

»Die Sonne im Menschen«
Herzerkrankungen und deren Therapie

»Nun ist der Leib nicht der Mensch, sondern das Herz ist der Mensch und das Herz ist das ganze Sternbild und Gestirn.« (*Paracelsus IV/825*)

Heimat der Seele und Organ der Lebenswärme

Jahrtausendelang glaubte der Mensch an einen beseelten Leib, dessen geistiges Zentrum das Herz war. Im alten Ägypten galt das Herz noch als Sitz der Vernunft sowie als Ort der Erkenntnis und des Gedächtnisses. »Das Herz *denkt*, ist eine Grunderkenntnis der ägyptischen Anschauungen« (W. Chr. Simonis, 1975). Man bestattete das Herz daher auf besondere Weise in eigenen Gefäßen, da man es als Träger magischer Seelenkräfte verstand und an seine Unsterblichkeit glaubte. »Die Ägypter waren davon überzeugt, dass im Herzen des Menschen sein Gewissen wohnt. Deshalb wird beim Totengericht der Verstorbene vor die Seelenwaage geführt. Hier wird sein Herz von Anubis und Horus gegen das Symbol der Wahrheit (...) gewogen. Der Schreibergott Thot vermerkt das Ergebnis auf einer Rolle, vor ihm sitzt der Totenfresser, ein Mischwesen, der das Herz frisst, falls es als zu leicht befunden wird« (M. Reich-Ranicki, 1998).

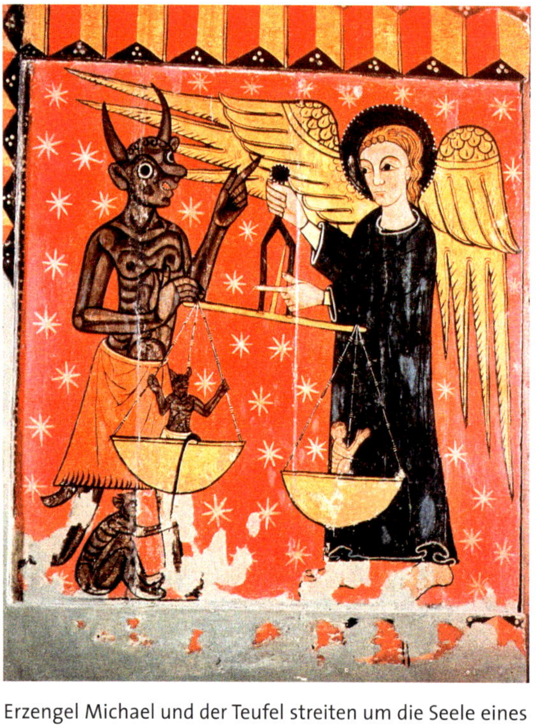

Erzengel Michael und der Teufel streiten um die Seele eines Toten. Katalanisch, 13. Jahrhundert.

Bei Hippokrates war das Herz ebenfalls noch der Sitz der Vernunft und der Seele, während Aristoteles meinte, das Herz sei die Vollendung des ganzen Organismus: »Deshalb muss bei den mit Blut ausgestatteten, lebenden Wesen notwendig im Herzen das Prinzip des Empfindungs- und Ernährungsvermögens der Seele liegen« (Aristoteles, zit. n. W. Chr. Simonis, 1975). Auch Hildegard von Bingen sprach vom Herzen als dem Seelenorgan (*domus animae*). Sie glaubte, dass vom Herzen unsere Gedanken ausgehen, die im Gehirn umgeformt werden. Ähnliches vermutete auch Paracelsus: »Wisset nun ferner vom Sitz und der Stätte der Seele, dass sie im Herzen sitzt.« (IV/641).

Was damals eine Selbstverständlichkeit war, hat heute eigentlich nur noch theologische Bedeutung. Der Begriff Seele ist nun schon seit Generationen aus dem medizinischen Vokabular verschwunden. Man spricht inzwischen von Psyche oder Emotion, deren zentrale Schaltstelle nunmehr das Gehirn ist. Spätestens seit der ersten Herztransplantation hat das Herz seine spirituelle Bedeutung endgültig verloren. Vom Seelenorgan zum Kunstherz war es jedoch ein langer Weg. Es ist kaum zu glauben, doch erst im Jahre 1616 entdeckte der englische Arzt William Harvey den Blutkreislauf in seinem ganzen Ausmaß. Zur gleichen Zeit verglich René Descartes das Herz bereits mit dem Mechanismus eines Springbrunnens. Das Seelenorgan verwandelte sich schließlich in eine Maschine mit kontrollierbaren Funktionen und austauschbaren Teilen.

Doch selbst im heutigen Zeitalter der chirurgischen Wundertaten zeugt der Volksmund noch von der Verbundenheit des Herzens mit unseren Seelenzuständen. Auch der Herzchirurg kennt beherzte, herzliche und herzlose Menschen. Im Gespräch schütten wir unser Herz aus. Besonderes liegt uns am Herzen. Erinnerungen bewahren wir im Herzen auf. Sorgen fallen uns wie ein Stein vom Herzen. Kummer bricht uns das Herz, und schon so mancher hat sein Herz verloren.

Besonders deutlich werden diese Zusammenhänge in unserer Gestik: Wenn wir zu jemandem über uns sprechen und dabei auf uns deuten, dann berühren wir unsere Brust auf Herzhöhe – weltweit wird diese Geste von allen Völkern verstanden; würde man sich beim Vorstellen an den Kopf tippen, dürfte dies dagegen einige Missverständnisse hervorrufen.

Der Mensch identifiziert sein Selbst mit seinem Herzen, deshalb kann man es nicht nur als Seelenorgan bezeichnen, sondern sogar als »Ich-Organ« oder »Organ des Ich-Bewusstseins«. Das Herz ist das Zentrum des »mentalen Leibes«, daran hat der technische Fortschritt nichts ändern können. Zudem ist das Herz auch im Hightech-Zeitalter das Organ der Lebenskraft geblieben. Wir sprechen von einem Menschen mit einem starken Herzen, wenn wir auf seine Vitalität anspielen. Leider hat die Medizin aber verlernt, auf den Volksmund zu hören, und die Konsequenzen, die sich aus der mechanistischen Weltsicht ergeben haben, sind durchaus dramatisch. In den westlichen Industriestaaten sind heute mehr als 50 Prozent aller Todesursachen auf Herz-Kreislauf-Erkrankungen zurückzuführen. Zwar kannte man schon immer Krankheiten von Herz und Kreislauf, in diesem Ausmaß sind sie jedoch Folge einer kulturellen Entwicklung der letzten 200 Jahre, in der sich das mechanistische Weltbild bis in die kleinsten Lebensbereiche durchsetzen konnte.

Unterstützt wird diese Ansicht durch das Phänomen, dass der Herztod bei Naturvölkern weitgehend unbekannt ist. Im Gegensatz zu diesen Menschen leben wir in einer technisierten Welt, die uns das harte Leben in rauer Natur erspart. Dafür haben wir eine hektische Lebensweise entwickelt, in der unnatürliche Zeitrhythmen unser Leben bestimmen. Wir haben uns von der Natur abgewendet und sie in einen Freizeitpark oder eine Nutzfläche verwandelt. Zugleich leben wir in einer Welt ohne Magie, alles erscheint manipulierbar. Wie das Herz selbst wird auch der Einzelne zum austauschbaren Objekt. Heute hat man nicht mehr Angst vor Dämonen, sondern vor der Arbeitslosigkeit, die einen ins soziale Abseits und damit in die Bedeutungslosigkeit katapultiert. Erschwerend kommen heute Risikofaktoren der Wohlstandsgesellschaft hinzu, wie Übergewicht, Nikotin, Alkohol und Bewegungsmangel sowie Vergiftungen durch die Produkte der chemischen und pharmazeutischen Industrie. Je länger man darüber nachdenkt, desto mehr drängt sich der Gedanke auf, dass ein Leben in einer entzauberten Welt, in der man die Seele zu einem austauschbaren Ding degradiert hat, einfach krank machen muss.

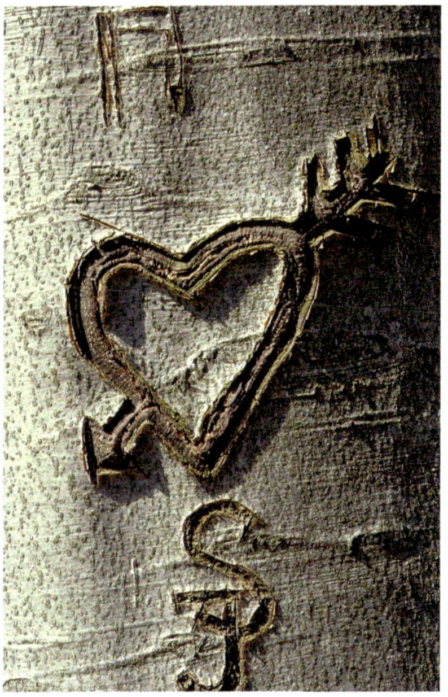

Der Geist der Buche soll über die Liebe zweier Menschen wachen.
Foto: Margret Madejsky.

Die seelischen Hintergründe von Herzleiden waren bei Paracelsus ebenfalls ein zentrales Thema. Er war der festen Überzeugung, dass Herzkrankheiten nur dadurch entstehen, dass der Mensch nicht mehr auf die Stimme seines Herzens hört und sich vom Göttlichen abgewandt hat. Mit dem Seelenorgan steht der Mensch in einer unsichtbaren direkten Beziehung zur Sphäre des Göttlichen. Aus dem Kosmos empfängt das Herz ein astrales Licht, das im Blut gespeichert wird und jeden kleinsten Teil mit spiritueller Energie ernährt. Aus dem Nahrungs- und Atmungsstoffwechsel kommt hingegen

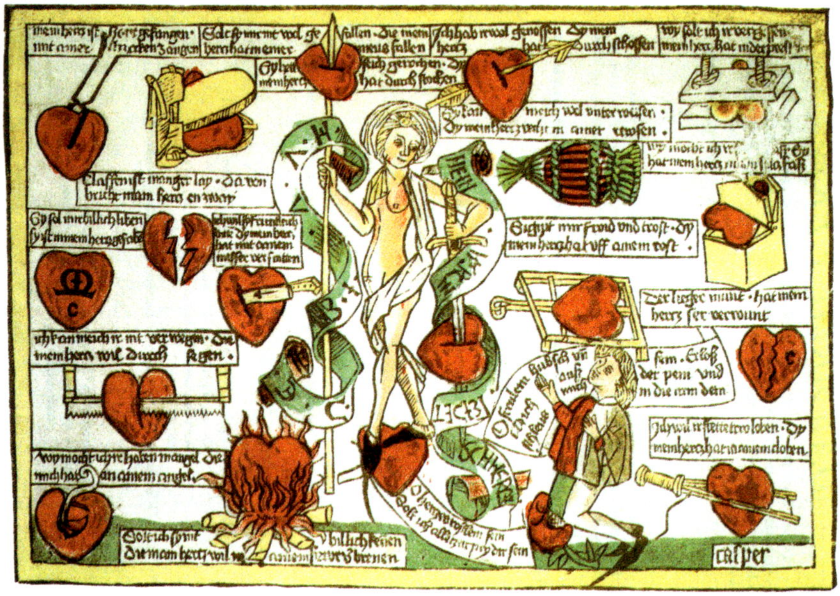

Frau Minne und der Verliebte voller Herzschmerz. Caspar von Regensburg, Holzschnitt um 1480.

die Lebensenergie, die wiederum über das Blut den ganzen Körper erwärmt; der Volksmund spricht nicht ohne Grund auch von »Seelenwärme«.

Licht und Wärme sind die zwei Kräfte, aus denen sich der Spiritus vitalis (Lebensgeist) zusammensetzt. Sie sind der Garant für körperliche Gesundheit und seelisches Wohlbefinden und damit für ein glückliches Leben. Eine Therapie des Herzens, die nur das Organ selbst im Blickfeld hat, wie die moderne Herzchirurgie oder die Arzneitherapie mit Herzglykosiden und Betablockern, kann hier nur bedingt helfen. Wesentlich ist – und hier können wir von Paracelsus lernen – eine Therapie, die auf eine Herzstärkung und auf seelische Aspekte achtet. Daher überrascht es nicht, wenn Paracelsus eigentlich nur psychogen wirkende Mittel und Lebenselixiere in der Herztherapie verwendete.

Moderne Krankheitsbegriffe wie Insuffizienz oder Infarkt kannte man damals ebenfalls noch nicht; man sprach vielmehr von seelischem Herzzittern (Tremor cordis) oder vom »Tropfen«, was die »Verstopfung« des Lebensgeistes meinte. Der »Tropfen«, den Paracelsus *gutta* nannte, fällt ins Herz und erstickt das Leben, wodurch ein Krampf entsteht. Man verstand darunter eine Art übeltätigen, schelmischen Dämon, der als mikrobischer Wicht zum »Tropf« wurde« (M. Höfler, 1970). Die Begriffe »Tropfen« und »Gutta« wurden allgemein für Anfallsleiden verwendet, darunter Schlaganfall, Infarkt, Gicht, Epilepsie und akute Arthritis. Paracelsus verglich diese Krankheiten mit einem Blitz aus heiterem Himmel (II/128ff). Dem »Tropfen« sehr ähnlich, sind *fraisen*, Dämonen, die besonders Kinder erschrecken und Krämpfe verursachen (z.B. Fieberkrämpfe mit Delir, Zahnungskrämpfe).

Paracelsus hatte eine eigene Theorie: »Paralysis ist eine Materie vom gelösten Trockenen, die von den Flüssigkeiten des Kopfes zum Nacken herabsteigt. Ihre Arten sind Apoplexia, Paralysis, Consumptio, das ist Schwindsucht, teilweises Zittern, Ethica, das ist die Schwindsucht eines Gliedes, Phthisis (Kachexie)« (III/460). Anfallsleiden unterschiedlicher Genese behandelte Paracelsus noch auf ähnliche Weise, da die Plötzlichkeit des Anfalls, aber auch der komatöse Zustand danach Gemeinsamkeiten zeigen. Die Erfahrung lehrt, dass Angina pectoris, Infarkt oder Apoplex immer von Gefühlen der Existenzvernichtung und von panischer Angst begleitet werden und praktisch immer Folge von schicksalhaften Ereignissen oder schockartigen Erlebnissen sind. Gleiches zeigt sich beim epileptischen Anfall, der ebenfalls häufig durch seelische Erschütterungen ausgelöst wird, oder bei Fieberkrämpfen von Kindern, nachdem sie sich vor irgendetwas gefürchtet hatten.

Diese Idee zeigt sich auch in den Therapieansätzen. Manche Herzmittel wie Lavendel, Melisse, Safran, Koralle, Gold und Antimon verwendete Paracelsus als eine Art zauberwidrige und schutzmagische Arznei bei bösen Folgen von Schicksalsschlägen, seelischer Zerrüttung und Status nach Schock. Solch eine komplexe Wirkung kann man indes nicht von einzelnen Substanzen erwarten, sondern nur von Mischrezepten: »Merket euch, dass nicht nur eine Medizin für das Herz eingenommen werden soll, sondern verschiedene. Eine Arznei soll es für elementare Zufälle stärken, eine zweite für seine eigene Fäulnis, eine dritte für äußere Zufälle« (Paracelsus I/629). Die Herztherapie besteht demnach aus drei Faktoren: Erstens soll sie das Herz vor Komplikationen im Krankheitsverlauf schützen, die durch Fehlleistungen anderer Organe entstehen (elementare Zufälle), zweitens soll man das Organ direkt stärken (Schutz vor Fäulnis), und drittens muss man die Lebenskraft stärken, so dass man allgemein widerstandsfähiger und weniger anfällig ist (äußere Zufälle).

Dies erklärt einerseits die komplexen Rezepte in alten Büchern, andererseits aber auch die verwendeten Bestandteile, von denen man heute nur noch wenige zur Herzbehandlung verwendet. Heute konzentriert man sich vielmehr auf das Herzorgan selbst. Früher versuchte man dagegen immer, das Herz durch universell wirkende Rezepte anzusprechen, einerseits um den Lebensgeist und die Lebenskraft zu stärken, und andererseits, um die seelische Stimmung auszugleichen.

> *»Die Pflanze produziert aus dem Sonnenlicht unsere Nahrung und unsere Atemluft. Und unser Bewusstsein ist letztlich nichts anderes als die höchste Umwandlung dieser Sonnenenergie. Wir sind Sonnenkinder!« (Albert Hofmann, zit. n. Mathias Broeckers/Roger Liggenstorfer, 2006)*

Die goldene Mitte

Das Herz ist bei Paracelsus nicht nur eines der sieben Hauptorgane des Menschen – für ihn war es das edelste Organ überhaupt, das er mit der Sonne gleichsetzte. William Harvey, Hermetiker und Entdecker des Blutkreislaufs, vertrat eine ähnliche Position wie Paracelsus: »So ist das Herz der Urquell des Lebens und die Sonne der kleinen Welt, so wie die Sonne im gleichen Verhältnis den Namen Herz der Welt verdient. Das Herz der Lebewesen ist der Grundstock ihres Lebens, der Fürst ihrer aller, der kleinen Welt Sonne, von der alles Leben abhängt, alle Frische und Kraft ausstrahlt« (W. Harvey, zit. n. F. Husemann/O. Wolff, 1986).

Dabei spielt es keine Rolle, ob man dem Weltbild des Ptolemäus oder des Kopernikus folgt, denn in beiden Fällen bildet die Sonne die Mitte, nur der Standpunkt der Betrachtung ist ein anderer. Bei Ptolemäus, der die Erde zum Zentrum der Welt erklärte, bildete die Sonne die Mitte zwischen der obersonnigen Trinität Mars, Jupiter und Saturn im Gegensatz zur untersonnigen Trinität Mond, Merkur und Venus. Kopernikus sah die Welt dagegen von der Sonne aus: »In der Mitte aber von allem steht die Sonne. Denn wer wollte diese Leuchte in diesem wunderschönen Tempel an einen anderen oder besseren Ort setzen als dorthin, von wo aus sie das Ganze zugleich beleuchten kann? Zumal einige sie nicht unpassend das Licht, andere die Seele, noch andere den Lenker der Welt nennen. Trismegistos bezeichnet sie als den sichtbaren Gott, die Elektra des Sophokles als den Allessehenden. So lenkt in der Tat die Sonne, auf dem königlichen Thron sitzend, die sie umkreisende Familie der Gestirne« (zit. n. W. Bauer/I. Dümotz/S. Golowin, 1980).

Da der Mensch ein Abbild des Kosmos ist, kennt auch er einen solchen Mittelpunkt. Bei ihm ist es die Seele, die einer Sonne gleicht und im Herzen ihre Heimat hat. Von ihrem Wesen her vermittelt die Sonne Harmonie und Ausgleich. Sie ist der Lebensodem der Natur (Paracelsus IV/493). Im Menschen ist sie der Ursprung der Lebenskraft und die Wurzel der Vernunft. Darunter verstand Paracelsus das Bewusstsein des Selbst und das rechte Maß in allen Gefühlsangelegenheiten. Er folgte hierin antiken Vorstellungen, die Selbsterkenntnis und Mäßigkeit mit dem Lichtgott Apollon gleichsetzten.

Analog dazu gleicht das Herz polare Spannungen aus. Kein anderes Organ zeigt nach den Gesichtspunkten der Dreigliedrigkeit mehr merkurielle Eigenschaften. Schon der Herzschlag selbst ist mit Diastole und Systole ganz dem rhythmischen Prinzip unterstellt. Das Herz wirkt ausgleichend zwischen Anspannung und Entspannung, zwischen Erregung und Erschlaffung, zwischen Wärme- und Kälteprozessen. Das gesunde Herz lässt uns in

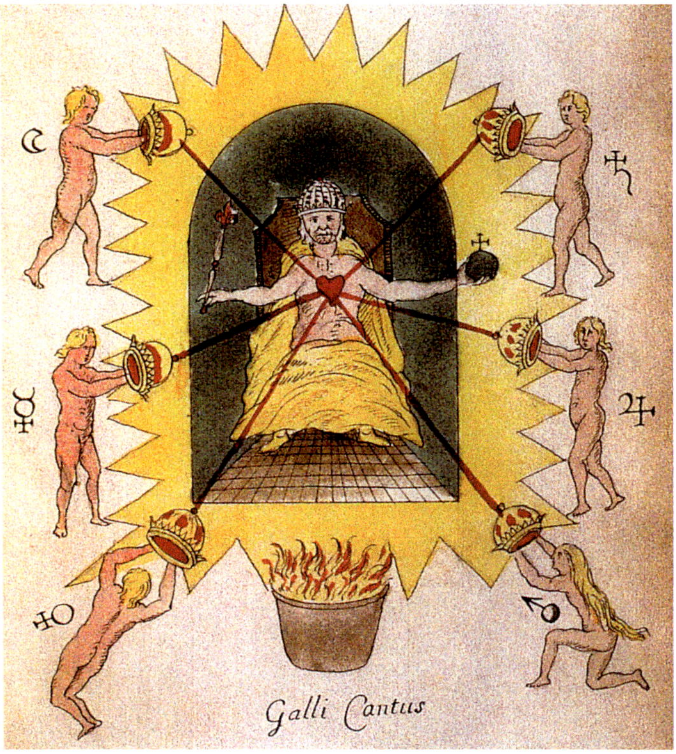

Der kranke Sonnenkönig, umgeben von den anderen sechs kosmischen Kräften. Symbolische Andeutung von Gold als Universalheilmittel, vor allem bei Herzleiden. La Sagesse des anciens, 18. Jahrhundert.

einem natürlichen Rhythmus schwingen, es ist wie der Tanz der Sonne durch die Jahreszeiten oder durch Tag und Nacht.

Hier zeigen sich Gemeinsamkeiten mit der Lungenfunktion, die ebenfalls rhythmische Aufgaben erfüllt – Einatmen und Ausatmen der Lunge gleichen Diastole und Systole des Herzens.

Um das Wesen des Rhythmischen zu begreifen, stellt man sich am besten dessen Abwesenheit vor. Es entsteht dann eine polares Spannungsfeld – hier Takt, dort Chaos. Auf Dauer ist jedes Fehlen von Rhythmus disharmonisch. Der Takt zeigt ein Überwiegen von Kälte und des Sal-Prinzips; typische Beispiele für pathologische Geschehen sind Sklerose und Neurasthenie. Die chaotische Arhythmie zeigt dagegen ein Überwiegen von Wärme und sulfurischen Prozessen; Beispiele sind Herzentzündungen, Hypertonie und Insuffizienz.

Das Wesen des Rhythmischen ist jedoch der Ausgleich, der fließende Wechsel zwischen Wärme und Kälte, Ausdehnung und Kontraktion, je nach physiologischer Notwendigkeit. Der Rhythmus bildet die goldene Mitte, er ist die vollendete Harmonie. Wie Rudolf Steiner einmal formulierte, trägt der Rhythmus das Leben. Er sah den Herzschlag sogar in Analogie zu dem rhythmischen Pulsieren des Weltalls: »Die Herzbewegungen sind nicht nur ein Ausdruck desjenigen, was im Menschen geschieht, sondern durchaus auch ein Ausdruck außermenschlicher Verhältnisse. Wenn Sie das Herz des Menschen in Betracht ziehen, so spiegelt sich darinnen (…) der ganze Weltenprozess. Der Mensch ist eigentlich nur als geistig-seelisches Wesen individualisiert. Er ist eingeschaltet in den ganzen Weltenprozess dadurch, dass z.B. sein Herz in seinen Schlägen tatsächlich ein Ausdruck ist, nicht für das, was im Menschen vorgeht, sondern für jenen Kampf, der zwischen Licht und Schwere sich im ganzen Kosmos abspielt« (R. Steiner, zit. n. F. Husemann/O. Wolff, 1986).

Denkt man länger darüber nach, stellt man überrascht fest, dass das Rhythmische eigentlich nicht erkranken kann, es kann höchstens seiner kompensierenden Funktion nicht mehr gerecht werden. Dies ist allerdings immer ein lebensbedrohlicher Zustand.

Nichts empfindet der Mensch extremer, als den Zusammenbruch der merkuriellen, rhythmischen Kräfte, weil dies immer mit der Existenzvernichtung gleichzusetzen ist. Nach astrologischen Gesichtspunkten zeigt sich hier das ewige Ringen von Sonne und Saturn bzw. von Licht und Finsternis, Leben und Tod. »In diesem Falle hat man erlebnismäßig die depressive Verstimmung vor sich, das zu starke Wahrnehmen von Erdenkräften, ein Überwältigtsein durch sie, was auch als Mangel an Leichte, also Lichteskräften, bezeichnet werden kann. In diese Kräftepolarität von Schwere und Licht ist das Herz vermittelnd eingeschaltet. Die prinzipiell selbe Situation kann sich aber auch als das Gefühl der Todesangst äußern, die ja typisch auf dem Herzorgan beruht und Ausdruck dafür ist, dass das Herz zu stark die Erdenschwere, mit welcher ja die Todeskräfte zusammenhängen, erlebt. Das Vernichtungsgefühl, das sich typisch bei Angina pectoris oder Herzinfarkt einstellt, geschieht auf der Gefühlsebene und ist unabhängig von der effektiven Todesnähe und auch zu unterscheiden von der Todesfurcht. Es ist der Wahrnehmungsbezug von Tod und Leben, der sich im Herzen äußert« (Husemann/Wolff, 1986).

Mit einer seelisch orientierten Herztherapie versucht man, vermittelnd in den Konflikt von Saturn und Sonne einzugreifen (= Merkur). Indem man in der Hauptsache Seelenbalsame einsetzt, wirkt man entängstigend auf die Gefühlssphäre ein. Gleichzeitig kann man durch Lebenselixiere die Kraft der Sonne bis zu einem gewissen Grad stärken. Manche Heilmittel sollten aber entsprechend den Krankheitsprozessen auch saturnale Signaturen zeigen, z.B. wachsen und gedeihen sie im Winter (Mistel, Nieswurz) oder haben andere saturnale Signaturen wie Giftigkeit oder Düsterkeit (Fingerhut, Bilsenkraut, Immergrün). Viele Arzneien zeigen auch merkurielle Signaturen; entweder sind dies blaue Farbtöne (Lavendel, Borretsch, Immergrün) oder ihr rhythmischer Aufbau (Herzgespann).

»Das Vernichtungsgefühl, das sich typisch bei Angina pectoris oder Herzinfarkt einstellt, geschieht auf der Gefühlsebene und ist unabhängig von der effektiven Todesnähe und auch zu unterscheiden von der Todesfurcht. Es ist der Wahrnehmungsbezug von Tod und Leben, der sich im Herzen äußert.«
(Friedrich Husemann/Otto Wolff, 1986)

»Im Rhythmus von Sonne und Mond«

Rezept bei Schlafstörungen und seelischen Herzproblemen

Das Mischrezept reguliert den Schlaf-Wach-Rhythmus. Die abendliche Mischung dient der seelischen Integration der Tageserlebnisse und dem »Loslassen«. Sie beruhigt gleichzeitig bei seelischen Herzbeschwerden, z.B. Herzklopfen, die am Einschlafen hindern, und besteht aus lunaren Mitteln – bis auf Herzgespann, das wir Merkur und Venus zuordnen, und der Venuspflanze Melisse, die aber im Blütenbereich mondhaft ist. Als Gegenpol zum Ausgleich der rhythmischen Funktionen nimmt man morgens und mittags eine goldhaltige Herzarznei, die der Sonne unterstellt ist.

Argentum met. praep. (Silberspiegel) Dil. D12, 5 ml
Conchae (Calciumcarbonat) Dil. D30, 5 ml
Bryophyllum (Keimzumpe) Dil. D4, 10 ml
Cactus grandiflorus (Königin der Nacht) Dil. D4, 10 ml
Convallaria (Maiglöckchen) Dil. D3, 10 ml
Leonurus cardiaca (Herzgespann) Urtinktur, 20 ml
Melissa (Melisse) Dil. D1, 20 ml
Passiflora incarnata (Passionsblume) Dil. D1, 20 ml

Alle Zutaten vermischen. Abends 10 Tropfen und ½ Stunde vor dem Schlafengehen 20 Tropfen mit etwas Wasser gut einspeicheln. Bei nächtlichem Erwachen eventuell nochmals 10 Tropfen einnehmen.

Das Rezept sollte man aus Kostengründen am besten über die Apotheke direkt in der Weleda-Apotheke mischen lassen (zur Rezepterstellung siehe auch Seite 429).

Zusätzlich: Cordiak 50 ml (Soluna). Morgens und mittags jeweils 5–10 Tropfen mit etwas Wasser verdünnt gut einspeicheln.

Körperzonen mit Herzbezug

Bei Herzleiden hat sich eine Kombination von innerlicher Arzneitherapie und äußeren Anwendungen besonders bewährt. Für eine Therapie von außen eignen sich Salben, Ölmischungen und vor allem Injektionspräparate, da diese das rhythmische System am intensivsten ansprechen. Dies entspricht der Trinität: Innen (Sulfur)/Grenze (Merkur)/Außen (Sal). Entsprechende Arzneien oder Rezepte sind im Text aufgeführt.

Die Zonen mit einem direkten Bezug zum Herzen sind:

Sonnengeflecht (Solarplexus): Die Zone hat die Größe eines Handtellers und liegt direkt unterhalb des Brustbeins. Sie wird durch die Rippenbögen begrenzt und hat daher die Form eines Dreiecks mit der Spitze nach oben. Man nennt diesen Bereich auch »Alarmzone des Herzens«.

Punkt der Himmelsenergie: Eine weitere Zone von der Größe eines Daumennagels liegt in der Mitte des Brustbeins. In der chinesischen Medizin ist dies der Punkt, durch den die Himmelsenergie in den Menschen einströmt.

Inkarnationszone: Als Gegenpol zu diesem Punkt findet man auf dem Rücken zwischen den Schulterblättern links und rechts von der Wirbelsäule eine dritte Zone, wiederum von der Größe eines Handtellers. Diesen Bereich nennen wir »Inkarnationszone«, weil dort ebenfalls Himmelskräfte einfließen, die vor allem auf die Lebenskraft wirken, während auf der Brust eher die Punkte für seelische Prozesse liegen. Je mehr Energie durch diese Zone einströmt, desto intensiver ist eine Seele mit dem Körper verankert bzw. desto tiefer ist sie inkarniert. Der Volksmund spricht hier von Menschen mit Rückgrat. Die Zone hat eine Erweiterung bis unter das linke Schulterblatt. Diese drei Zonen nutzt man für alle äußeren Therapien, besonders aber für Injektionspräparate mit Herzwirkung.

Für Salben und Ölmischungen oder auch zur Massage mit Edelsteinen eignen sich zwei weitere Zonen.

Herzzone: Diese liegt als Projektion direkt auf Herzhöhe (oberhalb der linken Brustwarze bis zur Mitte des Brustbeins) und geht vor allem auf der linken Körperhälfte auf der Innenseite des Arms bis zum kleinen Finger (Verlauf des Herzmeridians). Bei Herzkrämpfen sind gerade diese Bereiche am schmerzhaftesten. Man massiert die Salben spiralförmig über dem Herzen ein und streicht dann prinzipiell immer vom Herzen weg aus, in Richtung zum kleinen Finger.

Schicksalszone: Bei Schlaganfall oder anderen Leiden mit einem Kopfbezug eignet sich als Reflexzone am besten der Nacken. Das Schicksal schlägt im Nacken zu, dort sitzt auch die Angst. Die Therapie soll vom Kopf ableiten. Daher beginnt man am Haaransatz und arbeitet links und rechts der Wirbelsäule in Richtung Schulteransatz. Ein weiterer Angstpunkt von der Größe eines Daumennagels liegt vorn am Körper oberhalb des Brustbeins – dort schnürt einem die Angst die Kehle zu.

Man kann zur Massage Salben aus dem Handel nehmen; hier haben sich Aurum/Lavandula comp. (Weleda; enthält Gold, Lavendel, Rose) und Aurum comp. (Wala; enthält Gold, Weihrauch und Myrrhe) bewährt.

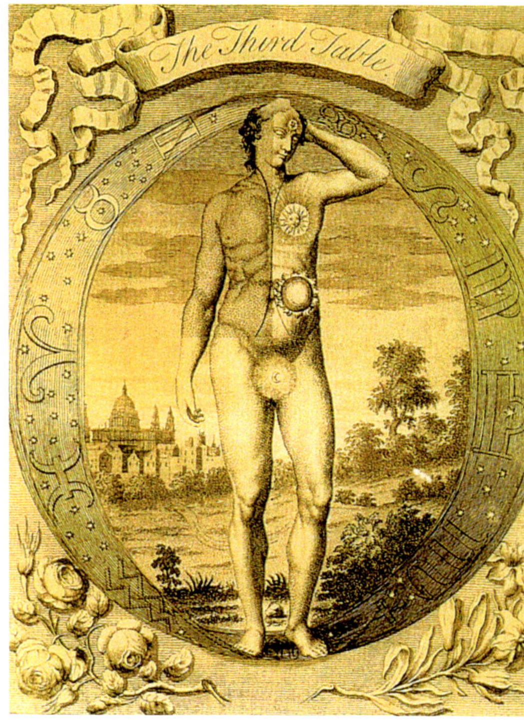

Der Mensch als Mikrokosmos. Kupferstich von D. A. Freher, 1764.

»Wenn wir auch dasjenige, was die Sinnestätigkeit des Herzens ist, nicht unmittelbar im Bewusstsein haben, wenn es auch zu den unterbewussten Sinnestätigkeiten gehört, was im Herzen vorgeht, so ist deshalb doch das Herz dazu da, dass gewissermaßen die oberen Tätigkeiten wahrnehmen, empfinden können die unteren Tätigkeiten des Menschen. (...) Das Herz ist im Wesentlichen dasjenige Organ, welches in seinen beobachtbaren Bewegungen der Ausdruck ist des Ausgleiches zwischen diesem Oberen und Unteren.« (Rudolf Steiner, zit. n. F. Husemann/O. Wolff, 1986)

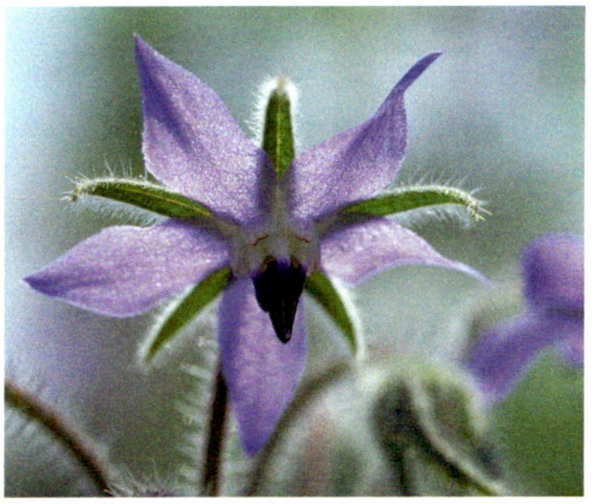

Borretsch. Foto: Margret Madejsky.

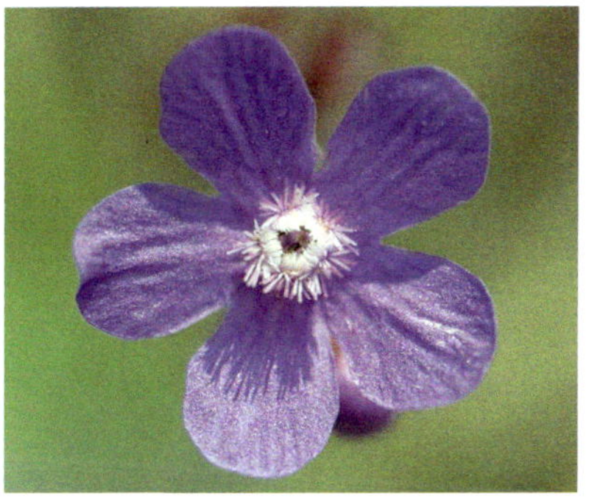

Die Farbsignatur ist typisch für eine Pflanze mit einer Wirkung auf die Geisteskräfte. Deutlich sieht man das schutzmagische Pentagramm in der himmelblauen Blüte. Italienische Ochsenzunge (Anchusa italica). Foto: Olaf Rippe.

Herzenstrost und Wohlgemut: Blaue Blüten für die Seele

Borretsch (Borago officinalis) und Ochsenzunge (Anchusa officinalis), zwei Vertreter der Raublattgewächse (Boraginaceen), die man früher traditionell in der Herztherapie verwendete, sind heute weitgehend in Vergessenheit geraten. Dies konnte nur geschehen, weil man den seelischen Anteil bei Herzkrankheiten inzwischen so wenig beachtet. Beide Pflanzen wirken am Herzen weniger auf der organischen, sondern mehr auf der geistig-seelischen Ebene.

Schon die Volksnamen Herzenstrost oder Wohlgemut deuten auf die psychogene Heilwirkung hin. Besonders auffällig ist ihre unvergleichliche blaue Farbe, die mehr oder weniger ein Kennzeichen der ganzen Pflanzenfamilie ist. Besonders beeindruckend ist beim Erblühen der Wechsel der Farbe von Rosatönen nach Tiefblau, eine Signatur des Götterboten Merkur. Es ist die Farbe des Himmels, die man in der Pflanze wahrnimmt. Goethe meinte über Blau, es sei durch Licht gesehene Finsternis. So ist es ja auch tatsächlich – das überirdische Blau entsteht nur durch das Licht der Sonne, in der Nacht verwandelt es sich in die Schwärze der Unendlichkeit. Blau ist die Farbe des Geistes und des Trostes. Maria ist in einen blauen Himmelsmantel gehüllt, und die blaue Blume der Romantik steht für die Suche nach der Wahrheit, die tief im Innern des Herzens verborgen liegt.

Die Blütenform zeigt bei beiden Pflanzen deutlich ein Pentagramm, das man häufig bei psychogen wirkenden Pflanzen findet. Die Blüte beim Bor-

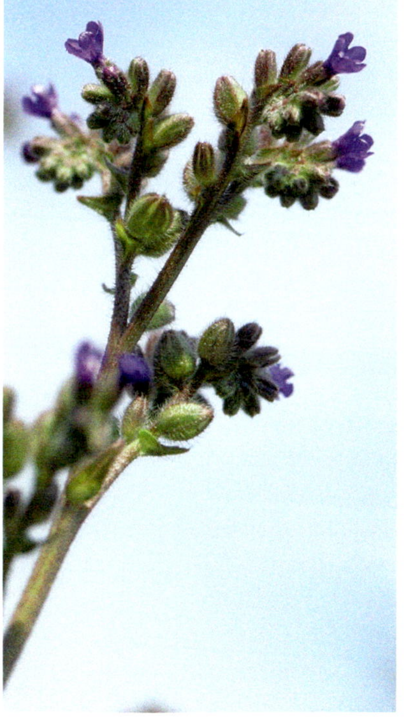

Ochsenzunge. Foto: Olaf Rippe. »Den schwachen und blöden Menschen soll man Blumen und Kraut (...) zu einem Muslein bereiten/ und ihnen zu essen geben/ bekomt ihnen wol wider die Traurigkeit. Auch sollen sie fleißig die Blümlein trincken/erquicket und erfreuet die blöde Natur und das ohnmächtige Herz. Und thut wol denjenigen so von langwiriger Schwacheit matt und krafftlos seyn. Welcher Mensch groß Herzzittern hätte/so von hiz käme/derselbige koche Borragen und Ochsenzungenkraut und Blumen in Wasser/und trincke darvon. Ist aber das Herzzittern von Kälte/so siede er bemeldete Kräuter und Blumen in Wein.« (Jakobus Theodorus Tabernaemontanus über Borretsch und Ochsenzunge, 1731/1993)

retsch senkt sich gegen die Erde, eine Signatur, die auf ein Mittel bei Melancholie hindeutet. Beide Pflanzen fühlen sich rau und borstig an – dies deutet auf einen hohen Kieselsäuregehalt hin und damit auf strukturbildende Kräfte, z.B. bei Gewebeschwäche und Entzündungen (Signatur von Saturn und Jupiter). Obwohl Raublattgewächse zunächst trocken aussehen, sind sie voller Pflanzensaft, was wiederum eine Signatur für ihre anfeuchtende Wirkung bei trockenen Leiden ist (Saturn und Mond).

Wegen des hohen Gehalts an Schleimstoffen und Kieselsäure nutzt man die Pflanzen heute noch in der Volksmedizin als Mucilaginosum bei Husten, Halskatarrh sowie bei entzündlichen Nieren- und Blasenleiden und Venenentzündungen. Traditionell ist auch die Verwendung bei Augenbrennen und -entzündungen.

Gebräuchlich sind heute vor allem Zubereitungen von Borretsch, den man weitgehend als harmlos einstuft. Der Handel liefert ihn als Tinktur, Destillat, Salbe und sogar als Augentropfen (Borago D3 von Weleda). Ochsenzunge enthält dagegen angeblich bedenkliche Mengen an »hapatokarzinogenen« Pyrrolizidinalkaloiden, daher wird von der Anwendung abgeraten. Dies ist ein typisches Vorgehen der pharmazeutischen Forschung, die bisher gebräuchliche Heilpflanzen in Verruf bringt und als gefährlich einstuft. Dabei wird unterschlagen, dass man solche Ergebnisse durch Überdosierungen der Einzelsubstanz erzielt, auch sind die Versuchsbedingungen bei genauem Hinsehen meistens ziemlich zweifelhaft und nicht an die Wirklichkeit angepasst. Als erfahrener Therapeut, der natürlich stets auf die Dosis achtet und zudem Pflanzen immer in Mischungen verabreicht, um eventuelle toxische Wirkungen auszugleichen, kann man über solche Warnungen nur staunen. Dennoch lässt sich eine embryotoxische Wirkung nicht ausschließen, so dass man Schwangeren diese Mittel nicht geben sollte.

Der hohe Gehalt an Linolsäure und Á-Linolensäure von Borretschöl ist im Übrigen wahrscheinlich auch für die dämpfende Wirkung auf die Herzfrequenz und für die Verminderung des Blutdrucks verantwortlich.

Blau beruhigt – daher sind die wichtigsten Indikationen blauer Blütenpflanzen seelische Unruhe und Erregungszustände, die sich auch als übermäßiges Herzklopfen und innere Hitze bis zur Hypertonie bemerkbar machen können. Paracelsus lobte den Borretsch als »das Beste bei Herzkranken, auch gegen Zittern des Herzens und Magenschmerzen infolge Schwäche« (III/465). Er empfahl ihn zur Prophylaxe bei Neigung zu Schlaganfall und Gicht. Bei Folgen von Apoplex und Infarkt nutzte er den Borretsch zusammen mit Kamille, Salbei, Rosmarin und Liebstöckel als Badezusatz für Schwitzbäder (III/473).

Die Ochsenzunge erwähnte er als Heilmittel bei krampfhaften Herzleiden und zur Steigerung der Gedächtnisleistung (III/571). Er lobte sie auch als Wundkraut bei Entzündungen und chronischen Hautausschlägen (III/571).

Obwohl er die Wirkung sehr hervorhob, blieb es bei diesen wenigen Erwähnungen. Bei anderen Autoren finden wir dagegen weitere Lobgesänge. Lonitzer berichtet uns vom Borretsch, er diene zur »Bekräftigung schwacher Leut«, auch soll er die »Vernunfft mehren und die Melancholey nehmen. Syrup von Borrich und Ochsenzung nützt man/dem Herzen und Geistern des Lebens Kraft zu geben. Das Wasser (…) kräfftiget das Herz/stärcket das Hirn/gibt Krafft der Gedächtnuß und Verständnuß und reinigt das bös Geblüt« (A. Lonitzer, 1557/1962). Johann Schröder weist in seinem Apothekerlexikon aus dem 17. Jahrhundert darauf hin, dass man die Pflanze am besten sammelt und zubereitet, wenn die Sonne in den Löwen geht.

Originell sind auch die Anmerkungen von Hieronymus Brunschwyck, der den Borretsch den »subtielen Leuten« empfahl, also den ganz empfindsamen Seelen. Von der Ochsenzunge meinte er, dass sie das Hirn der Manischen und der Unsinnigen stärken würde. Wunderbar ist auch diese abschließende Empfehlung von ihm: »Wann in einer Wirdtschafft die Gesellschaft damit besprenget wirdt/so werden sie alle frölich« (1610/1963).

»Burzeskraut (Borretsch) ist ein treffenliche gesunde Speiß den blöden und schwachen Menschen/die soll man (…) die holdseligen blumen zu trincken befehlen/auff das die schwachen trawrigen menschen ihres leyds vergessen mögen.« (Hieronymus Bock, 1577/1964)

»Ein köstlich Krafftwasser«

Hieronymus Bock erwähnte in seinem Kräuterbuch (Erstauflage 1539) ein »köstlich Krafftwasser« mit Wirkung auf die Lebensgeister. Das Rezept besteht aus 15 Zutaten zu jeweils ca. 15–20 g, die man in Weinbrand ansetzt:

Blüten von Betonie, Lavendel, Salbei, Ochsenzunge und Borretsch
Blätter vom Rosmarin
Kraut von Melisse, Ysop und Dost, den man wie Borretsch ebenfalls Wohlgemut nennt
Samen und Wurzeln der Pfingstrose (statt Samen kann man auch die Blüten nehmen)
Zimtrinde, Kardamom, Kubebe und Zitronenschalen

Alle Zutaten zerkleinern, in einem Mörser miteinander gut vermischen, in ein verschraubbares Glas geben (Füllmenge 1 l; kein Plastikdeckel!) und mit Weinbrand bis zum Rand übergießen. Gut verschlossen 40 Tage an einem warmen Ort ziehen lassen (nicht direkt in die Sonne stellen!), ab und an zur Durchmischung schütteln. Danach Abfiltern und in einer Braunglasflasche aufbewahren.
Dosis: ca. 1–3 × täglich 1 TL einnehmen.

Das Rezept kann man auch in der Apotheke anfertigen lassen (zur Rezepterstellung siehe auch Seite 429).

Kräuter für Lebenskraft und Seelenwärme

Als Universalmittel bei seelischer Erschöpfung und nachlassender Lebenskraft verwendete Paracelsus häufig Lavendel (Lavandula officinalis, L. angustifolia). Die Pflanze hat wie so viele mediterrane Aromapflanzen stark tonisierende Eigenschaften, wirkt jedoch als blaue Blütenpflanze beruhigend und nicht erregend. Man könnte die Gesamtwirkung als energetisierend und ausgleichend bezeichnen. Indikationsgebiete sind z.B. Erregungs- und Spannungszustände, geistige Unruhe, Schlafstörungen, psychosomatische Organstörungen, alle verbunden mit nervöser Erschöpfung und nachlassender Geisteskraft. Nach einem auslaugenden Arbeitstag ist z.B. ein Lavendelbad genau das Richtige.

Astrologisch ordnen wir die Pflanze Merkur zu (Blütenfarbe, Gestalt). Als Pflanze des Götterboten wirkt sie vornehmlich auf das Nervensystem, aber auch auf die Atmungsorgane. Im Blattbereich zeigt die Pflanze noch etwas den Saturn (verholzend, graugrüne Farbe); daher wirkt sie vor allem bei älteren Menschen positiv auf Ausdauer und Spannkraft.

Eine verwandte Art, die man ebenfalls schon lange verwendet, ist der Schopflavendel (Lavandula stoechas). Mit seinen dunkelvioletten Blüten, seiner hellvioletten Scheinblüte und seinem deutlich herberen Geruch zeigt er noch mehr astrale Eigenschaften. Er wirkt auch deutlich tonisierender, ist aber ansonsten dem gewöhnlichen Lavendel sehr ähnlich. Die aufrechte schlanke Form der Lavendelarten und die Anordnung der Blüten sprechen generell für ein merkurielles Heilmittel mit Wirkung auf den Kopfbereich.

Paracelsus verwendete Lavendel als Seelenbalsam und Energiemittel zur Behandlung von Lähmungen besonders nach Schlaganfall. Diese Indikation finden wir auch bei Hieronymus Brunschwyck: »Lavendel Wasser ist gut für das Schwindeln in dem Haupt/das Haupt damit bestrichen (…) und getruncken. Ist gut für den Krampff. Vertreibet die bösen Siechtagen[37]/und die Paralisi[38], und mundert die schlaffente Glieder widerumb auff/Stillet das zittern der Glieder und der Händt. Auch gut/wem seine Zunge schwehr ist/und er sie nicht erheben mag. Verbessert die läme der Glieder. Ist gut so einer mit der Paralisi behafftet ist. Getruncken so komt die Sprach widerumb« (1610/1963). Die Beschreibung von Brunschwyck zählt die typischen Symptome des Schlaganfalls auf, beschreibt aber auch den Status nach einem epileptischen Anfall oder böse Folgen von auszehrenden Krankheiten, besonders bei alten Menschen.

Paracelsus empfahl bei Paralysis und Herzzittern Gold zusammen mit Lavendel (III/209). Abgesehen von den schulmedizinischen Notfallmaßnahmen sollte man prinzipiell bei Schlaganfall und Herzin-

37 Unter »Siechtagen« verstand man früher Erschöpfungszustände, bei denen man zur Bettlägerigkeit verdammt war. »Siechlinge« waren ständig krank und anfällig. Fallendes Siechtum bezeichnet den Zustand nach einem Schlaganfall oder einem epileptischen Anfall.
38 Paralysis = Lähmungen.

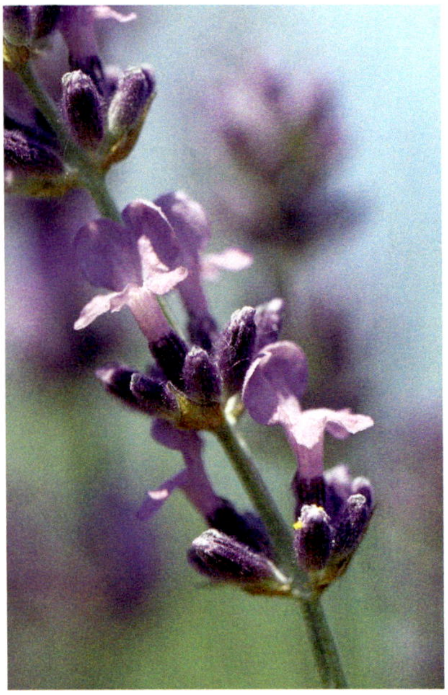

»Lavendel ist ein köstlich Kraut wider alle kalten Gebresten des Hirns (...)/als da ist Schwindel/gantze und halbe Schlag/der fallend Siechtag/die Schlafsucht/Krampff/Zittern/Contract und Lähme« (Petri Andrae Matthiolus 1626/1963). Foto: Margret Madejsky.

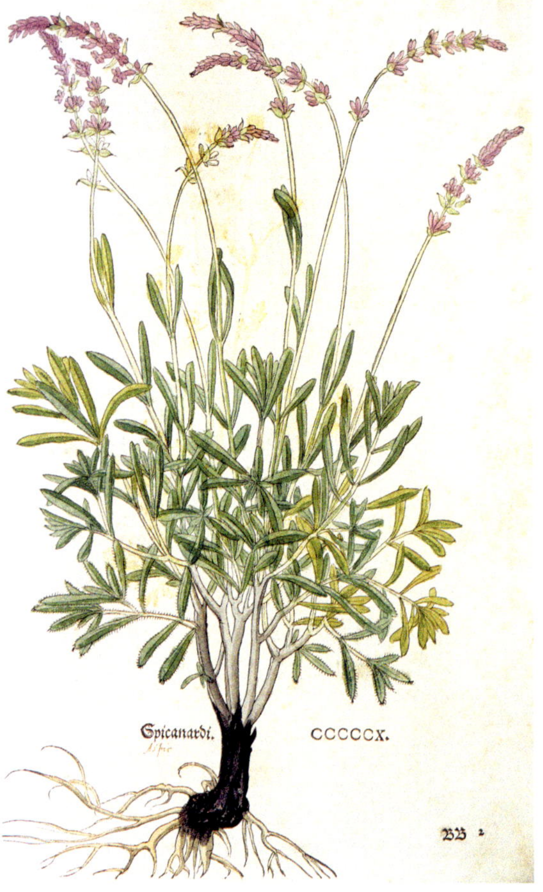

Lavendel wirkt anregend, ohne zu überhitzen. In der Duftlampe oder als Bad, aber auch innerlich als Tinktur angewandt, stimuliert Lavendel die Lebensgeister auf sanfte Weise. Andere Arten wie der Spiklavendel eignen sich ebenfalls für die Therapie, sie wirken allerdings etwas anregender. Kolorierter Holzschnitt aus dem Kräuterbuch des Leonhart Fuchs, 1543.

farkt umgehend Gold in höheren Potenzen verabreichen (D30) sowie Arnica (D12) und potenzierte Schlangengifte wie Naja und/oder Lachesis (beide D12 bis D30, auch als Naja comp. Dilution und Ampullen von Weleda); als Dosis empfiehlt sich von jeder Arznei 2 × täglich 5 Tropfen über mindestens 3 × 7 Tage.

Wenn der Patient die Arzneien nicht mehr oral einnehmen kann, sollte man die Arzneien subkutan am besten im Nacken injizieren (siehe Seite 322). Der Nacken ist die Reflexzone für eine Behandlung von Symptomen durch schicksalhafte Erlebnisse: Die Angst sitzt bekanntlich im Nacken, und der Schlag ins Genick ist sprichwörtlich ein Hinweis auf den Apoplex.

Neben Gold erwähnte Paracelsus bei Apoplex Betonie, Melisse, Maiglöckchen und vor allem Lavendel, von dem er schrieb, er sei bei Paralysis mit die wertvollste Arznei (II/135, III/422). Man kann Lavendel z.B. als Duftkissen dem Kranken ins Bett legen, oder man macht Abwaschungen der Extremitäten mit Lavendelwasser, gemischt mit etwas Rosen- oder Obstessig. Weitere Möglichkeiten bietet das ätherische Öl, das man in Duftlampen verwenden kann und verdünnt in fettem Öl oder in Salben zur Reflexzonentherapie, vor allem im Nackenbereich.

Lavendel ist auch prophylaktisch wirksam, wenn man wegen Bluthochdruck oder familiärer Belastung eine Neigung zum Apoplex hat. Paracelsus schrieb hierzu: »Lavendula ist bei Gutta (Apoplex) die höchste Arznei und einmal im Monat genommen ein Schutzmittel bei Gutta« (III/465).

Lonitzer erwähnte ein Schlagwasser mit Lavendel nach Croll, einem Schüler des Paracelsus. Es ist dies »Aqua apoplectica Crollii«, ein Destillat aus: »Der Blumen (Blüten)/als Meyenblümichen (Maiglöckchen)/Lindenblüth (Lindenblüte)/Päonienrosen (Pfingstrosenblüten)/Schlüsselblümichen/Majoran/Lavendel/Betonien/Salven (Salbei)/Rosmarin/Schwarze süße Kirschen/die im zunehmenden Mond abgebrochen worden« (A. Lonitzer, 1557/ 1962).

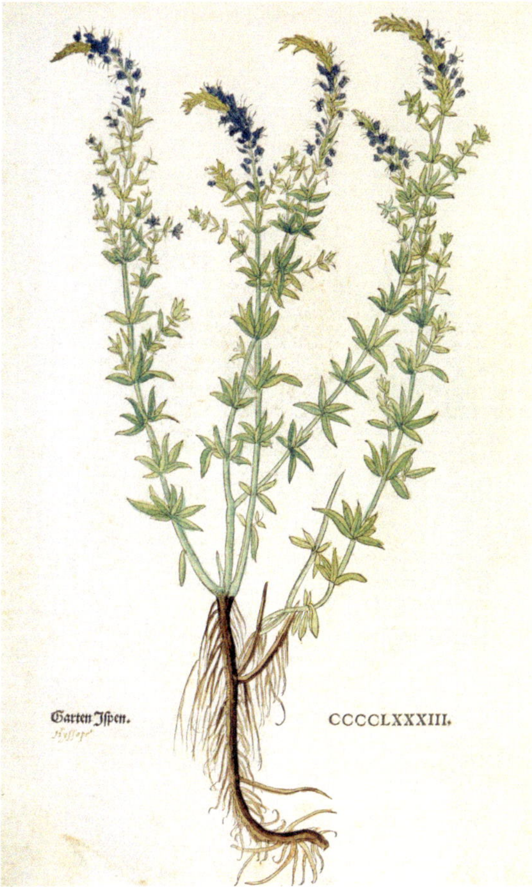

Paracelsus verwendete Ysop vor allem als Asthmamittel und als Tonikum bei Kraftlosigkeit. Das blau blühende Kraut ist eine ideale Unterstützung, wenn man in übertragenem Sinne einen langen Atem braucht. Kolorierter Holzschnitt aus dem Kräuterbuch des Leonhart Fuchs, 1543.

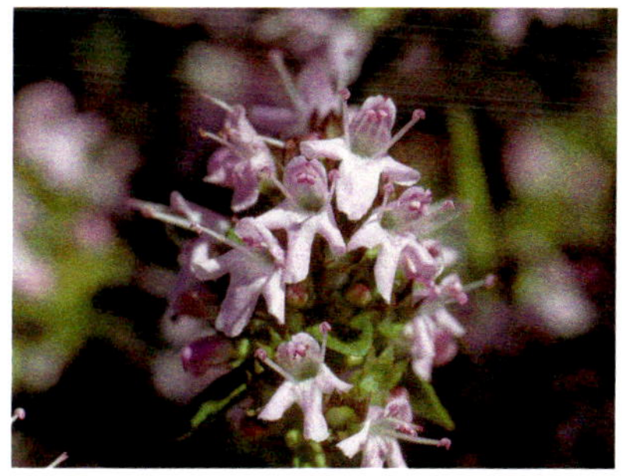

Thymian erwärmt nicht nur den Magen, sondern auch die Seele und den Lebensgeist. Üblich ist die Verwendung bei Husten und Bronchitis, man sollte aber auch bei Erschöpfung und Willensschwäche an Thymian denken. Foto: Margret Madejsky.

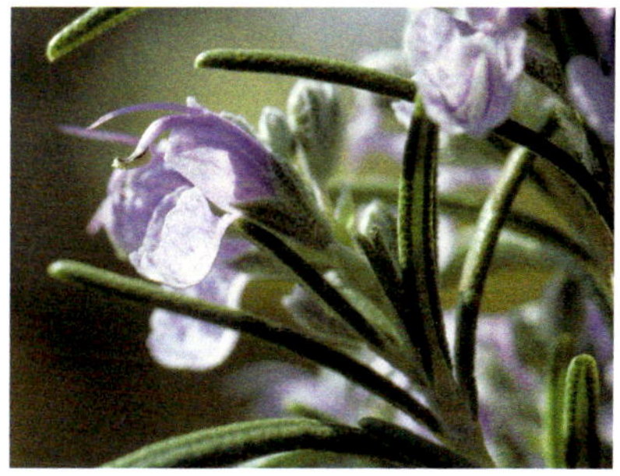

»Rosmarin stärckt und erneuert den Leib/ und macht den Menschen jung geschaffen. Rosmarin stärckt und kräfftiget die Sinn/ und gibt ein gut Gedächtnuß und Verständnuß« (Hieronymus Brunschwyck, 1610/1963). Foto: Margret Madejsky.

Bei Tabernaemontanus finden wir ein weiteres interessantes Rezept zur Behandlung von Kopfschmerzen und Apoplex: »Wider die Flüß des haubts/soll man Lavendel/Lorbeerblätter/Betonie und schwarzen Koriander in die lauge legen und das Haubt darmit zwagen (massieren)« (J. Tabernaemontanus, 1731/1993). Auch die Anwendung eines Kräuterkissens erwähnte er. Diese Art der Therapie hat man heute weitgehend vergessen, obwohl sie zu den einfachen, billigen und wirksamen Möglichkeiten einer Kräutertherapie gehört: »Lavendelblumen in ein seiden Säcklein genähet/und stätigs auf dem haubt getragen/benimt das hauptwehe/und stärcket auch das schwache haubt/und so man der blumen nicht genug haben kann/solll man Rosmarein/Majoran/Salbey und Chamillenblumen darzu thun/zu einem Pulver zerreiben/und in baumwoll fassen lassen/und solches wie ein Hütlein stätigs auf dem haubt tragen.«

Das Rezept erwähnt u.a. auch den Rosmarin, einen nahen Verwandten des Lavendels. Man findet häufig Rezepte, in denen beide Pflanzen zusammen aufgeführt sind. Da Rosmarin wesentlich anregender wirkt als Lavendel, sollte man solche Rezepte mehr als Tonika der Lebenskraft gebrauchen. Bei Bluthochdruck ist eine umsichtige Dosierung angebracht. Rosmarin wirkt wie starker Kaffee, daher sollte man ihn abends nur behutsam verwenden – dies gilt auch für Salbei, Ysop und Thymian, drei weiteren Lippenblütlern, die ebenfalls stark tonisierend wirken.

Rosmarin gebrauchte man bereits in antiker Zeit als »wohlriechendes Kraftwasser«. Seine speziellen ätherischen Öle wirken antimikrobiell und antiviral – immer wieder stößt man auf solche Zusammenhänge zwischen einer immunologischen Wirkung bei gleichzeitiger Stärkung der Herzkraft. Rosmarin, der seine Sonnenkräfte vor allem in den Blättern speichert, zeigt mit seinen blauen Blüten und der schmalen Blattform auch deutlich einen merkuriellen Charakter. Deshalb wirkt er auch nicht übermäßig erhitzend. Traditionell ist der Rosmarin der

Liebesgöttin Aphrodite geweiht. Er ist ein Attribut und ein Schmuck der Götter sowie ein Symbol der Liebe. Noch heute verwendet man ihn in Griechenland als Brautstrauß, und Weinauszüge von Rosmarin sind ein beliebtes Aphrodisiakum – daher sollte man den Brautstrauß nicht wegwerfen, sondern lieber in Wein einlegen und den Auszug einnehmen, damit es in der Hochzeitsnacht nicht langweilig wird.

In modernen Kräuterbüchern findet man Rosmarin unter den durchblutungsfördernden Pflanzen immer an erster Stelle erwähnt. Ein Tipp zur Massage: 100 ml Arnika-Massageöl (Weleda) mit 10–20 Tropfen atherischem Rosmarinöl anreichern – der entspannende Effekt bei Muskelhartspann ist beeindruckend. Seine hautreizende Wirkung indes nutzt man zur Schmerzstillung bei Myalgien, Neuralgien und Rheuma. Man kann hierzu wiederum das ätherische Öl in fettem Öl verdünnt verwenden oder eine der zahlreichen Salben des Handels, z.B. Rosapinol von Steierl-Pharma.

Auch als Badezusatz ist Rosmarin geeignet – aber Vorsicht, wenn man abends zur Ruhe kommen will, sollte man lieber Lavendel gebrauchen. Brunschwyck schwärmte vom Rosmarinbad als Jungbrunnen: »Dieses Bad ist auch ein Bad des Lebens und Auffenthalterung des alters/und erneuert den Menschen« (1610/1963). Weitere traditionelle Indikationen sind der Gebrauch des Rosmarins als Gewürz wegen seiner anregenden Wirkung auf die Galle sowie seine Verwendung in Leberrezepten. Da er leberprotektiv wirkt, sagt man dem Rosmarin sogar eine tumorhemmende, antimutagene Wirkung nach.

Die gebräuchlichsten Anwendungen sind jedoch Erschöpfungszustände und Hypotonie. Hier zeigt sich der Rosmarin als Tonikum für Geist und Kreislauf. Paracelsus erwähnte ihn daher auch als Zusatz in Lebenselixieren (II/91).

Bei Brunschwyck lesen wir, dass die beste Zeit der Ernte die Blütezeit ist, also recht früh im Jahr, wenn die Pflanze noch nicht viel ätherisches Öl angereichert hat. Nach ihm sollte die blaue Blüte reichlich verwendet werden: »Rosmarin hat wunderbarliche Eigenschaften dem Menschen Leib fast heilsam und bequem/denn es dinet zu allen kalten Krankheiten/rechtfertiget und stärkt die Geister/ und die angeborne Wärme mit seinem guten Geruch/darinnen die Seele sich erfreuet und erlustigt. Rosmarin stärkt und kräftiget das Hirn. Rosmarin macht den Menschen herzhaftig/dann es stärkt die Substanz des Herzens/und hilft demselbigen aller Schmerzen ab« (1610/1963).

In zahlreichen Rezepten zur Stärkung der Lebenskraft wird auch Salbei immer wieder erwähnt. Bei Paracelsus finden wir ihn als Bestandteil seines Lebenswassers (II/92). Er gebrauchte ihn zur Herzstärkung, aber auch zur Abwehrsteigerung bei fieberhaften akuten Erkrankungen, vor allem wenn diese mit Kopfschmerzen und Schläfrigkeit einhergehen. Hier empfahl er folgendes Rezept als Kopfwickel: Betonie, Majoran, Salbei, wilde Rosenblätter und Holunderblüten soll man zu gleichen Teilen in einer Mischung aus Wein und Rosenessig, ebenfalls zu gleichen Teilen, ca. 10 Minuten sieden lassen. Anschließend die Kräuter etwas ziehen lassen, bis das Wasser auf Handwärme abgekühlt ist, dann die Flüssigkeit mit einem Tuch abpressen und mit diesem einen warmen Umschlag um den Kopf machen; nach Erkalten des Tuchs erwärmt man dieses wieder in besagtem Wein mit Essig. Dies wiederholt man mehrmals. Dann geht, wie er sich ausdrückt, der tödliche Schlaf in einen milden natürlichen Schlaf über (I/721).

Auch innerlich kann man Salbei zur Immunstärkung und als Herzstütze bei Infektionen verwenden, besonders bei starker Schweißneigung, die durch Salbei gemildert wird. Allerdings sollte man eine Überdosierung wegen des hohen Gehalts an Thujon vermeiden, da dies eventuell zu Herzrasen, Krämpfen und in Extremfällen sogar zu lähmungsartigen Erscheinungen führen kann. Besonders das ätherische Öl ist stark thujonhaltig. Salbei hat möglicherweise embryotoxische Wirkung, weshalb ihn Schwangere generell meiden sollten.

Salbei ist jedoch nicht gleich Salbei. Es gibt zahlreiche Unterarten mit zum Teil völlig unterschiedlichen Eigenschaften. Wer beispielsweise eine thujonarme Sorte haben möchte, sollte den Griechischen Salbei verwenden (Salvia fruticosa). Der Muskatellersalbei (Salvia sclarea), der schon im frühen Mittelalter in die Klostermedizin Eingang fand, enthält z.B. kein Thujon, sondern zitrusartige ätherische Öle, die einen starken sinnlichen Schweißduft imitieren. Man verwendet ihn daher als dionysischen Zusatz für Wein und als Aphrodisiakum. Die weiteren Indikationen sind wiederum Infektionen, Darmträgheit, Krämpfe oder Erschöpfung an Herz und Seele.

Es gibt aber auch einheimische Arten, deren Wirkung man heute weitgehend vergessen hat. Beim Klebrigen Salbei (Salvia glutinosa), der im Voralpenland und in heimischen Gebirgswäldern häufig vorkommt, deutet der sinnliche warme Duft der Blütensprossen, aber auch deren hellgelbe Farbe mit der eigentümlichen braunvioletten Zeichnung auf eine Kraftpflanze hin, die sich auch zur Psychotherapie eignet, vor allem zur Lösung okkulter Probleme (Astralfarben), die mehr im Unbewussten als irrationale Ängste wirken. Man kennt auch zahlreiche exotische Salbeiarten: Der Wahrsagesalbei (Salvia divinorum) aus Mittelamerika gehört beispielsweise zu den besonders potenten psychoaktiven Pflanzen und entführt den Geist in völlig unbekannte Dimensionen.

Alle Salbeiarten zeigen neben merkuriellen Eigenschaften deutlich auch saturnale Signaturen. Merkur-Saturn findet man oft als Kombination bei Pflanzen, die man im Schamanismus gebraucht (die Pflanze als Götterbote zum Überschreiten der Schwelle). Beim gewöhnlichen Salbei zeigen die weißgrauen, pelzigen Blätter und der herbbittere Geschmack die saturnalen Eigenschaften an, während man Merkur in der Blattform und dem Blütenaufbau findet; in vielen Büchern wird der Salbei auch der Sonne zugeordnet, was nicht ganz falsch ist, wenn man seine erwärmende Wirkung bedenkt.

Der etwas schweißige Geruch der Blätter, der gleichzeitig etwas Feierliches und Strenges hat, macht ihn auch zu einem beliebten Räucherwerk, dem man früher nachsagte, dass man mit seiner Hilfe über die Geister gebieten könne. An einem heiligen Ort in der Natur ein Räucheropfer aus Salbei zu entzünden, versetzt uns in eine andere Welt und beglückt mit Sicherheit die ortsansässigen Naturwesen.

Die astralen Eigenschaften machen Salbei zu einem Heilmittel bei Altersleiden, nachlassenden Geisteskräften oder Folgen von Schicksalsschlägen und Schock, die zu Nervenzerrüttung geführt haben. Solche nervenaufreibenden Zustände schwächen die Schutzaura, so dass zerstörerische Geistwesen in die Seele eindringen können. Lavendel, Rosmarin und vor allem Salbei zusammen mit Eisen und anderen Lebenselixieren festigen wieder die schutzmagische Barriere. Wem das zu esoterisch klingt, der möge sich damit behelfen, dass hierdurch ein Zuwachs an Lebenskraft erfolgt und die Nerven belastbarer werden.

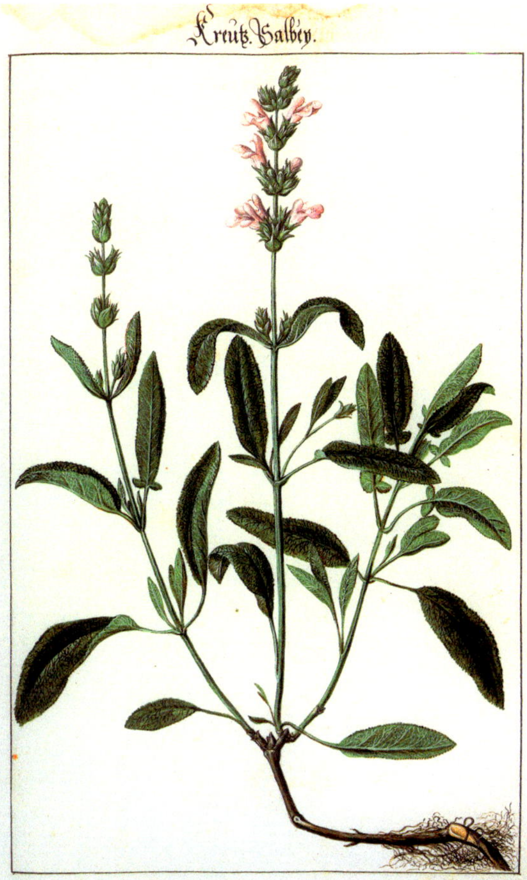

Salbei ist ein typischer Bestandteil energetisierender Rezepte. Der Mönch Walahfried Strabo eröffnet mit Salbei den Hortulus, ein Gedicht über die Heilkräfte der Gartenpflanzen aus dem 9. Jahrhundert: »Der Salbei leuchtet an erster Stelle hervor,/lieblich im Geruch,/bedeutend an Kraft und nützlich als Trank;/hilfreich ist er befunden/in den meisten Krankheiten der Menschen und hat es verdient,/ sich stets einer grünen Jugend zu erfreuen.« Aus dem Kräuterbuch des Johannes Kentmann, 1563.

Besonders ältere Menschen schätzen Salbei als Kraftpflanze. Als solche kann man ihn aber auch in jüngeren Jahren bereits gut gebrauchen, besonders wenn man einen auslaugenden Beruf hat oder an Kraftlosigkeit infolge Eisenmangel leidet, da man Salbei traditionell auch bei Anämie einsetzt. In einer Studie an 300 Probanden, die an nervösen und körperlichen Erschöpfungszuständen litten, konnte

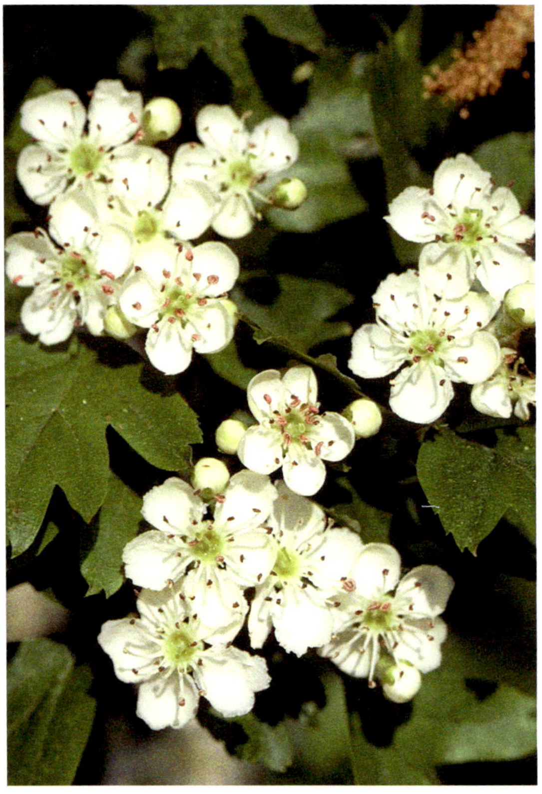

Weißdornblüten und -blätter fehlen heute in keinem Herzrezept. Die Wirkung auf das Sonnenorgan erkannte man allerdings erst vor etwa 200 Jahren. Zu dieser Zeit war das Herz schon nicht mehr ein Seelenorgan, sondern man verglich es mit der Mechanik einer Pumpe. Foto: Olaf Rippe.

man diese Ansicht bestätigen. Bei diesem Versuch bildeten sich innerhalb von sechs Wochen die typischen Beschwerden deutlich zurück, und dies bei guter Verträglichkeit. Es zeigte sich eine generelle Besserung des Allgemeinbefindens. Bei einem Teil der Patienten wurde ein bis zu 20-prozentiger Anstieg der Serumeisenwerte gemessen (Lippmann/Wegener, 2001).

Eine Erhöhung des Eisenspiegels wirkt auf jeden Fall energetisierend. Nicht umsonst enthalten Lebenselixiere oft auch Eisen. Da dieses aber nur schwer aufgenommen werden kann, ist der indirekte Weg über Bitterstoffdrogen, die eine verbesserte Aufnahme des Nahrungseisens bewirken, oft der elegantere Weg. Bei Anämie ist es ohnehin generell besser, potenziertes Eisen einzunehmen; hier hat sich besonders Hämatit bewährt (Eisenoxid = Blutstein; trit. D4 von Weleda; kurmäßige Einnahme über 3 Monate, 3 × täglich eine erbsengroße Menge gut einspeicheln).

»Stärkungswein«

Ein tonisierendes Salbeirezept, das man bei Erschöpfung, aber auch zur Prophylaxe und Nachsorge bei Apoplex und bei Neigung zu Schwindel verwenden kann, ist uns von Tabernaemontanus überliefert (1731/1993): »Wider den Schwindel des Haubts soll man nehmen Salbey 3 Handvoll/Paeonienkörner 2 Loth (Samen der Pfingstrose)/Anis und Fenchel jedes 2 Quintlein/Betonien und Rosmarin jedes ein halbe Handvoll/Süßholz zwey Quintlein/solche Stück in Wein sieden/und darvon trincken. Dieses Wasser ist auch gut getruncken denjenigen/so mit dem Schlag gerühret sind/und sehr mit den Händen zittern. Wehret dem künfftigen Schlag; stärcket die schwache Gedächtnuß und Vernunfft. Dieser Wein ist herzlich gut das kalte und schwache Haubt und Hirn zu stärcken und zu erwärmen/ist gut gebraucht wider alle Gebrästen desselbigen/als da ist fürnemlich der Schlag/der Schwindel/das Zittern und erstarren der Glieder/der Krampff und die Schlaffsucht.«

Das Rezept besteht aus unterschiedlichen Blüten-, Blatt- und Wurzeldrogen. Mischt man die Teile miteinander, entsteht durch den Synergismus das Bild einer fiktiven neuen Pflanze, die nunmehr ein Spiegelbild der Person oder des zu behandelnden Leidens darstellt.

Paracelsus empfahl als Schutz vor Paralysis, vor allem wegen ihrer ausleitenden Wirkung, u.a. Goldlack, Nelkenwurz, Holunderblüten, Kalmus und Majoran (II/462). Im Lavendel, der als Nervinum wirkt, sah er sogar das wichtigste Mittel bei Schlaganfall. Nach heutigen Vorstellungen und Geschmacksvorlieben würde das Rezept in etwa so aussehen (gerechnet mit getrockneten Kräutern):

Blüten von Holunder, Lavendel, Pfingstrose (Samen nicht im Handel) je 10 g
Anis- und Fenchelsamen je ca. 5 g
Betonien-, Goldlack- und Majorankraut, Rosmarinblätter je ca. 4 g
Salbeiblätter 8–12 g (je nach Empfindlichkeit)
geschnitte Wurzeln von Nelkenwurz, Kalmus, Süßholz je ca. 5 g

Die Kräuter in einem Mörser miteinander zerquetschen und verreiben. Das Gemisch in 1,5 l Rotwein mit 100 g Honig ca. 10 Minuten sieden und anschließend nochmals ca. 10 Minuten ziehen lassen, dann abseihen und abgekühlt in eine verschließbare Flasche umfüllen und im Kühlschrank aufbewahren. Täglich 2–3 × 1 Likörglas voll zu den Mahlzeiten einnehmen.

Das Rezept kann man auch in der Apotheke anfertigen lassen (siehe hierzu Seite 429).

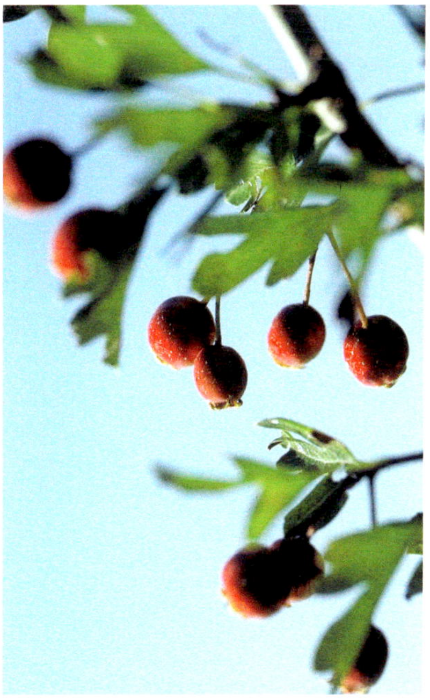

Dem Mythos nach soll Merlin in einen Weißdornbusch verwandelt worden sein. Noch heute hängt man daher Wunschbänder an Büsche, um den Segen Merlins zu erbitten. Die Früchte des Weißdorns zeigen die rote Farbe des Lebensgeistes. In guten Herzpräparaten sind sie daher ebenfalls enthalten. Foto: Olaf Rippe.

»Paralysis-Salbe«

Paracelsus empfahl bei bösen Folgen von Schlaganfall, aber auch bei chronischen Neuralgien, Gelenk- und Muskelleiden mit schmerzhaften Bewegungseinschränkungen Salben mit Lorbeeröl und ätherischen Ölen, die eine balsamische und durchwärmende Wirkung haben sollen, ohne dabei zu erhitzen (was z.B. bei Kampfer der Fall wäre). Gleichzeitig wird durch Gold der Energiekörper gestärkt.

100 g enthalten:
fettes Lorbeeröl (Oleum Lauri ex.) 6 ml
äth. Lavendelöl (Oleum Lavandulae) 4,5 ml
äth. Muskatnussöl (Oleum Myristicae) 0,5 ml
äth. Kardamomöl (Oleum Cardamoni) 0,5 ml
äth. Pfefferöl (Oleum Piperis) 0,5 ml
Aurum colloidale D4 (kolloidales Gold) 5 g
Castoreum D3 (= Bibergeil) 2,5 g
Lanolin anhydricum (Wollfett) 15 g
Cera flava (Bienenwachs) 14 g
Olivenöl (Oleum Olivarum) 51,5 ml

Täglich mehrmals in die betroffenen Körperpartien einmassieren, bei Schlaganfall speziell auch im Nacken. Das Rezept kann man auch in der Apotheke anfertigen lassen (siehe hierzu Seite 429).

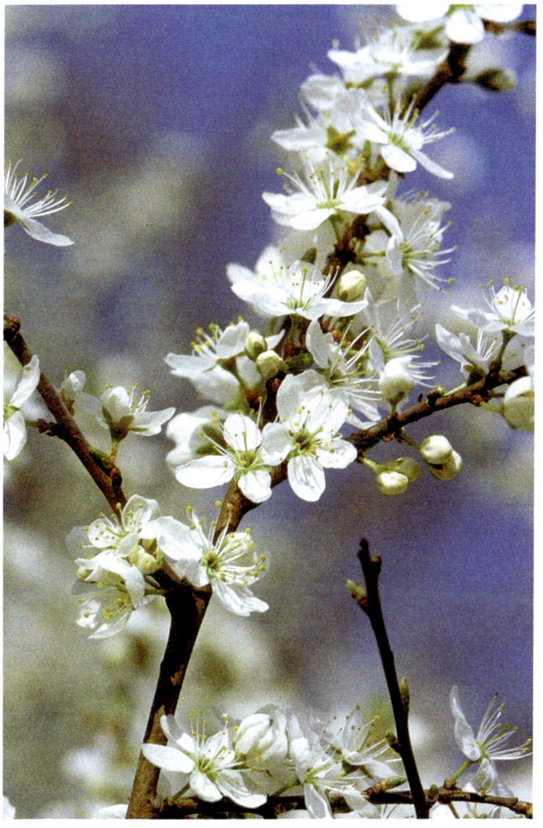

Die Triebspitzen der Schlehe (Prunus spinosa, Summitates) wirken besonders anregend auf den Kreislauf. Wir verwenden sie als Tonikum, wenn man sich psychisch ausgelaugt fühlt oder wenn man sich nach einer Krankheit nicht mehr richtig erholen kann. Foto: Olaf Rippe.

Stachelige Pflanzen zur Herzstärkung

Zu den herzstärkenden Arzneien zählen auch einige stachelige Pflanzen. Nach den Vorstellungen der Sympathiemagie überträgt sich die wehrhafte Signatur beim Gebrauch auf den Menschen. Auch wenn man die jeweiligen Heilpflanzen unterschiedlichen Planetenprinzipien unterstellt, zeigt sich hier immer die Signatur des Mars. Die Attribute des Kriegsgottes sind seine Rüstung, sein Schild und sein Schwert, mit dem er sich und andere vor Angriffen schützt und, wenn es sein muss, selbst angreift. Manchmal geht sein Temperament allerdings mit ihm durch – so gibt es auch Marspflanzen, die giftig, ätzend oder beißend sein können. Wenn eine Pflanze jedoch Stacheln oder Dornen ausgebildet hat, ist sie als Arznei meistens relativ ungiftig. Die Pflanze schützt sich ja auf diese Weise bereits effektiv vor Fraßfeinden, weshalb sie auf stärkere Gifte weitgehend verzichten kann.

Pflanzen mit Marssignaturen nutzt man generell zur Entgiftung und Energetisierung bei Kraftlosigkeit, egal aus welcher Ursache. Ferner sind dies die Heilmittel der Wahl zur Steigerung der Abwehrleistung. Eine weitere wichtige Indikation sind Angstzustände und Willensschwäche – Mars bringt nicht nur verbrauchte Energie sofort zurück, er verleiht auch den Mut zur Initiative.

Die wichtigste Herzpflanze mit den entsprechenden Signaturen ist heute der Weißdorn (Crataegus oxyacantha). Für unsere heidnischen Vorfahren war das Rosengewächs eine besonders heilige Pflanze, war es doch von dem mächtigen Zauberpriester Merlin beseelt. Der Weißdorn galt als Baum der Weisheit und Wohnort der Feen, daher brachte man ihm Opfer und Weihegaben dar – ein Brauch, der sich heute noch in Irland findet. Als Verkörperung lichter Wesenheiten krönte man mit den Blüten zu Beltane die Maikönigin (W.-D. Storl, 2000). Neben den Marssignaturen zeigt Weißdorn im Blüten- und Blattbereich seine feminine Seite; diese Teile ordnet man der Venus zu.

Wenn man mit offenen Augen durch die Natur geht, stellt man immer wieder fest, dass eindrucksvolle Exemplare gern an Orten wachsen, die häufig verwunschen wirken – oft sind dies energetische Zentren, an denen sich der Genius Loci besonders stark manifestiert.

Ein überlieferter Name aus dem Germanischen ist Hagedorn. Man pflanzte Weißdorn damals gern als Begrenzung um Siedlungen – exoterisch, damit seine Dornen wilde Tiere abhielten, esoterisch, weil er einen magischen Schutzwall bewirkte und daher der Sippe inneren Frieden schenkte. »Auch Dämonen, Krankheitsgeister und andere Unholde würden – so war man überzeugt – an den spitzen Dornen hängen bleiben, versuchten sie in den heiligen Kreis einzudringen, in dessen Mitte als Herz der Gemeinschaft ein Feuer brennt« (W.-D. Storl, 2000). Noch heute verwenden wir das Wort »umhegen«, wenn man sich besonders liebevoll um jemanden kümmert.

Ganz ähnlich lässt sich auch die Wirkung als Herzarznei verstehen. Weißdorn zentriert und aktiviert die Lebenskräfte im Herzbereich, er verbessert die Koronardurchblutung und den Stoffwechsel des Herzmuskels. Die Indikationen umfassen leichte Formen einer beginnenden Herzinsuffizienz, Altersherz, Herzschwäche, Druck- und Beklemmungsgefühle in der Herzgegend, Hypertonie, Sklerose, Herzrhythmusstörungen, müden und schleppenden Herzschlag.

Weißdorn eignet sich auch zur Behandlung von Schlafstörungen und seelischen Problemen, besonders wenn gleichzeitig die oben genannten Herzsymptome vorliegen (der Volksmund nennt ihn auch »Schlafdorn«). Weißdorn wird jedoch nur selten in alten Kräuterbüchern erwähnt, obwohl er schon von den Druiden verehrt wurde. Und man findet überraschenderweise nicht einen einzigen Hinweis bei Paracelsus.

Die kardiotonischen Qualitäten des Weißdorns entdeckte man erst im 19. Jahrhundert in Irland (W.-D. Storl, 2000). Vorher brauchte man ihn für diese Zwecke einfach nicht, da die Lebensweise eine andere war als unsere moderne und damit auch die Art der Herzkrankheiten. Heute ist dagegen eine Herztherapie ohne Weißdorn undenkbar. Man verwendet ihn häufig auch als Dauermedikation über Jahre, z.B. beim Altersherz, da er sehr gut verträglich und nebenwirkungsfrei ist.

Ein naher Verwandter ist der Schwarzdorn oder die Schlehe (Prunus spinosa). Manchmal findet man beide Pflanzen eng beieinander, obwohl die Schlehe Reizstreifen bevorzugt, die der Weißdorn nicht unbedingt schätzt. Störzonen haben wir bereits als für

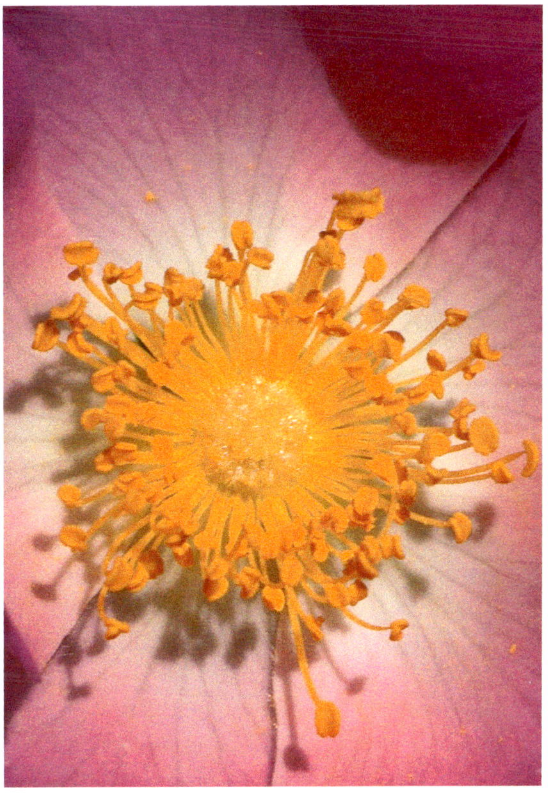

Die Rose ist ein Attribut der Liebesgöttin Aphrodite; in der Hermetik gilt sie auch als Symbol für die Vereinigung von Männlich und Weiblich und für das große Werk der Alchimie. Foto: Margret Madejsky.

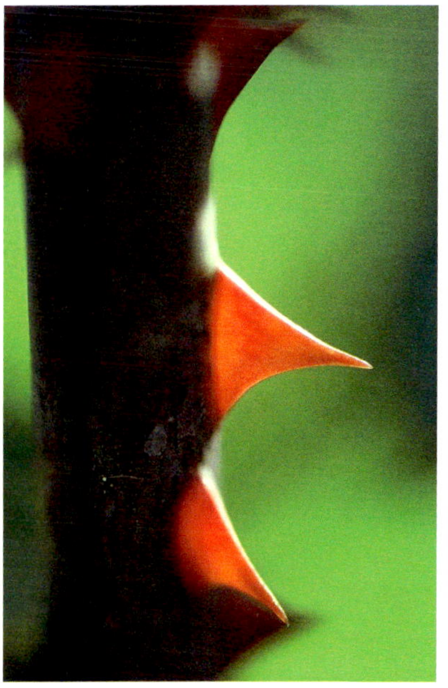

Mit ihren Dornen zeigt die Rose auch eine Signatur des Mars. Foto: Margret Madejsky .

Menschen ungünstige energetische Orte kennen gelernt. Wenn man in solchen Zonen lebt, fühlt man sich ausgebrannt, ständig hat man irgendeinen Infekt, oder man erholt sich nicht mehr richtig von einer Krankheit. Genau hier setzt nun die Schlehe an. Sie ist die ideale Arznei bei schlechter Rekonvaleszenz, mangelnder Spannkraft und Apathie. Typisch sind auch die Kreislaufschwäche und der niedrige Blutdruck, der durch Schlehe gesteigert werden kann; daher sollte man sie bei Hypertonie nur vorsichtig verwenden.

Während man vom Weißdorn Blätter, Blüten (Erntezeit Mai/Stier) und Früchte (Erntezeit Oktober/Waage) gleichermaßen einsetzt, sind es bei der Schlehe vor allem die Triebspitzen, die man am besten im April bei zunehmendem Mond im Löwen sammelt. Zu den empfehlenswerten Handelspräparaten zählt Prunuseisen (Globuli und Ampullen von Wala), das neben Schlehe das Marsmetall Hämatit (Eisenoxid) enthält und damit eine Arznei ist, die sich ganz an einem astrologischen Synergismus orientiert. Weleda liefert die Triebspitzen in unterschiedlicher Dosierung von der Urtinktur bis zu D6 (Prunus spinosa, Summitates).

Während die Schlehe bei Paracelsus keine Rolle spielte, erwähnte er die Rose, die Königin der Blumen, relativ häufig. Er gebrauchte sie vor allem als Wundbalsam und zusammen mit Wasserpfeffer bei Fieber, Husten, Asthma und bei Hautentzündungen (als Wundheilmittel wurde sie übrigens bereits in antiker Zeit von Theophrast und Dioskurides erwähnt). Er verwendete die Rose gern auch in Essig als Lösungsmittel und Trägermedium der Arzneiinformation. Als Herzmittel erwähnte er sie nicht. Im Kräuterbuch des Adam Lonitzer (1557/1962) findet man jedoch Hinweise: »Der Rosen Gebrauch ist überaus trefflich/und zu vielen Dingen nützlich (…)/Ist ein köstliche Kühlung in den hitzigen Fiebern/und stärcket das Herz und Haupt. Die Rosen machen fröhlich Geblüt.« Hieronymus Bock empfiehlt die Rose ebenfalls zur Herzstärkung, Matthiolus erwähnt sie bei Herzklopfen.

In einer seelisch orientierten Herztherapie sollte die Blume der Aphrodite nicht fehlen – jedoch weniger wegen ihrer pharmakologischen Wirksamkeit, sondern mehr aus magischen Gründen. Die Rose verkörpert das Prinzip der Harmonie und ist die vollkommene Vereinigung von Mars und Venus,

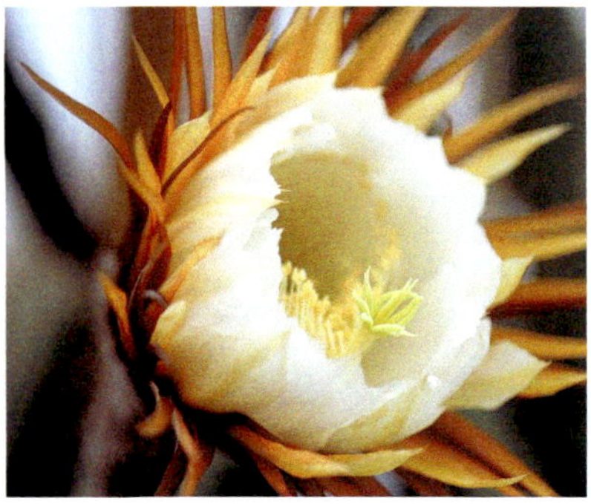

Die Königin der Nacht verwendet man in der Homöopathie bei psychosomatischen Herzbeschwerden und bei Schilddrüsenleiden mit Herzbeteiligung. Foto: Olaf Rippe.

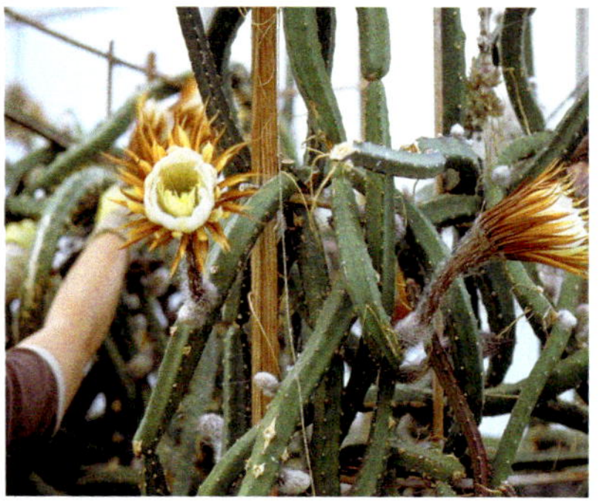

In der Firma Weleda sammelt man die Königin der Nacht rund um die Sommersonnenwende in den frühen Morgenstunden. Foto: Olaf Rippe.

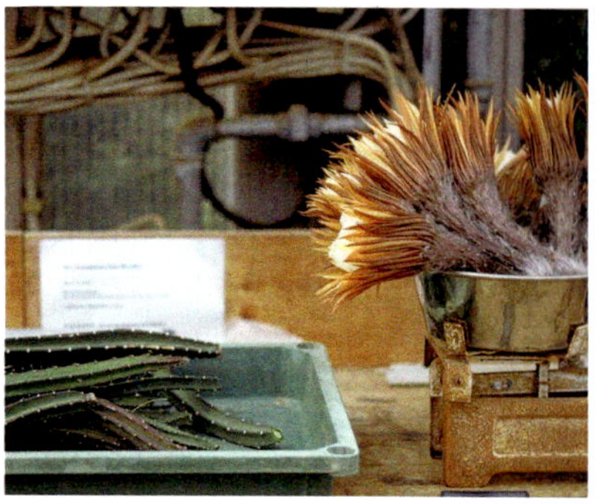

Für Herzpräparate verwendet man bei Weleda die Blüten und die Triebspitzen von Cactus grandiflorus. Foto: Olaf Rippe.

Yang und Yin, Männlich und Weiblich. Aus diesem Grunde setzen wir sie häufig Rezepten zur Abrundung zu. Die Rose verbindet unterschiedliche Wirkspektren von Bestandteilen harmonisch miteinander.

Diese Eigenschaft hat auch Lavendel, obgleich nicht ganz so stark. Diese Gemeinsamkeit kennt der Blumenfreund schon seit langem, wirkt doch nichts auf das Auge entspannender als der Blick auf einen blühenden Lavendelbusch, neben dem ein Rosenstock in voller Blüte steht. Daher pflanzt man beide gern zusammen. Entsprechend sollte man sie auch auf dem Rezeptblock kombinieren.

Rosa damascena ist übrigens deutlich stacheliger als die Rosa centifolia; beide verwendet man als Edelrosen zu therapeutischen Zwecken. Man gebraucht sie als ätherisches Öl in Aromamischungen zur Massage, als Badeöl und Parfüm. Getrocknete Blütenblätter gibt man als »Schönungsdroge« Teemischungen zu. Der Handel liefert die Rose aber auch als Arznei zum inneren Gebrauch (Spagyra: R. canina und R. centifolia ab Urtinktur, R. damascena ab D5). Zu empfehlen sind auch Wildrosenarten, sofern ihr Geruch intensiv genug ist. Wer selbst Präparate herstellen will, sollte bei Rosen die gerbstoffhaltigen Blätter nicht verschmähen, die sich besonders gut zu kosmetischen Zwecken und zur Wundtherapie eignen. Zur Aromamassage eignet sich das »Wildrosenöl« von Weleda, dem man noch einige Tropfen ätherisches Lavendelöl zugeben kann, wenn man beruhigend einwirken will; soll es dagegen aphrodisierend wirken, eignen sich eher Zusätze von Jasmin oder Tuberose.

Wenn es um den besonderen Duft geht, gibt es kaum etwas Schöneres als die »Königin der Nacht« (Selenicereus grandiflorus = Cactus grandiflorus). Diese Pflanze kommt in Kuba und Mittelamerika vor. Paracelsus kannte sie noch nicht, dennoch sei sie hier kurz beschrieben, weil sie in unseren Augen zu den wichtigen Herzpflanzen zählt und weil sie mit ihren Signaturen ein deutliches Spiegelbild seelischer Herzkrankheiten darstellt.

Eigentlich ist es ein nicht sehr attraktiver Kaktus mit kleinen, aber unangenehmen Stacheln, der sich schlangenartig emporwindet und in rhythmischen Abständen Seitentriebe und bepelzte graue Blütenknospen bildet, die ebenfalls ziemlich wehrhaft sind.

Doch einmal im Jahr vollzieht sich eine unglaubliche Metamorphose. Wenn sich zur Sommersonnenwende des Nachts die Blüten für nur wenige Stunden öffnen, ist dies ein unvergesslicher Moment. Die Blüte ist einfach prachtvoll, ihr einzigartiger Duft erinnert an Vanille, Kakao und Haselnüsse. Der ganze Habitus der Pflanze erinnert eher an ein Tier als an eine Pflanze – sie gleicht, wie ihr Name »Schlangenkaktus« andeutet, einem exotischen Reptil, während die Blüte mit ihren langen Zungen wie ein aufgerissener Schlund aussieht. Selbst im Knospenstadium hat die Blüte etwas Animalisches.

Astrologisch zeigen sich neben Marskräften (stachelig) deutlich mondhafte Signaturen, vor allem im Blütenbereich (als Arznei verwendet man Triebe und Blüten, also zeigen sich im Präparat Mars und Mond). Wenn eine Pflanze so bizarr duftet, sich nur nachts öffnet und dies auch nur für wenige Stunden, dann sind dies Signaturen für eine Wirkung auf das Unbewusste, den lunaren Bereich des Geistes, aber auch für Verschlimmerungen des Leidens während der Nacht. Die Arznei riecht muffig und schmeckt süßlich und pappig – typisch für Mondmittel (hier zeigen sich Ähnlichkeiten zum Baldrian).

Mit ihrem eigenartigen Wesen ist die Pflanze geradezu zum Psychotherapeutikum geboren. Sie ist die ideale Arznei für Menschen, die sich durch Schicksalsschläge in sich zurückgezogen haben. Sie sind voller Trauer, melancholisch und schweigsam, auf Zuspruch reagieren sie abwehrend oder schreien vor (seelischen) Schmerzen. Vielleicht haben sie nahe Angehörige verloren, leben in Scheidung, oder die vielen Sorgen haben ihre Kräfte aufgebraucht. Sie fühlen sich müde und matt, ihr Blutdruck und ihr Puls sind schwach. Oft leiden sie an periodisch auftretenden spastischen und stechenden Schmerzen, die nicht nur die Nerven zerrütten, sondern auch die letzten Kraftreserven aufbrauchen (Stachelsignatur). »Der ganze Körper fühlt sich wie in einem Käfig, bei dem jeder Draht enger gezogen wird« (W. Boericke, 1972). Im Arzneimittelbild findet man zahlreiche Herzsymptome, z.B. eine Zusammenschnürung des Herzens wie von einem eisernen Band, heftiges Herzklopfen, besonders beim Liegen auf der linken Seite, Herzstiche und Schwäche, Herzleiden nach Tabakgenuss, Schwäche bei Sklerose, Herzentzündungen mit Klappenfehlern, verbunden mit heftiger, schneller Herztätigkeit, die schlaflos macht. Schilddrüsenüberfunktion mit Herzrasen ist eine weitere Indikation.

Je körperlicher das Symptombild, desto materieller wählt man die Dosis (Urtinktur, am besten aus den Blüten), bei psychosomatischen Beschwerden wirken Potenzen oft besser (D6 bis D30). Ein bewährtes Handelspräparat mit Cactus, das auch Gold enthält, sind die Herztropfen N von Schuck.

Die Königin der Nacht lässt sich sehr gut mit den zuvor genannten Pflanzen kombinieren, besonders mit Weißdorn. Ähnliche Signaturen zeigt auch die Passionsblume (Passiflora incarnata), deren Blüte sich ebenfalls nachts öffnet, um am Vormittag schon wieder zu verblühen; auch sie ist eine rankende Pflanze. Wir verwenden sie ebenfalls bei Herzneurose und Schlafstörungen sowie bei Menschen, für die das Leben ein Martyrium darstellt.

»Wenn einem der Hals schwillt und das Herz klopft«: Rezept bei Herzneurose und Hyperthyreose

Die Bestandteile wirken regulierend auf die Schilddrüse und gleichzeitig beruhigend auf das Herz. Das Rezept eignet sich zur Behandlung einer Herzneurose, besonders infolge einer Schilddrüsenüberfunktion. Viele Menschen, die unter »Dauerstrom« stehen, sind hiervon betroffen. Oft bewegen sich die Schilddrüsenwerte im Normbereich, was aber nicht gegen die Anwendung dieses Rezepts spricht, im Gegenteil – wenn die Werte erst pathologisch sind, ist eine Therapie umso schwieriger; das Rezept eignet sich daher auch zur Prophylaxe bei einer Disposition zu Hyperthyreose. Astrologisch ist die Mischung auf Mond, Venus und Merkur aufgebaut; Magnesium ordnet man der Sonne zu.

Jeweils 10 ml
Betonica off. Urtinktur
Cactus grandiflorus Dil. D2
Crataegus Urtinktur
Cuprum metallicum Dil. D12
Lavandula off. Urtinktur
Leonurus cardiaca Urtinktur
Lycopus europaeus Urtinktur
Magnesium carbonicum Dil. D6
Melissa off. Urtinktur
Zincum metallicum Dil. D12

Über die Apotheke bei Spagyra mischen lassen. Dosis: 3–5 × täglich ca. 20 Tropfen (zur Rezepterstellung siehe Seite 429). Da das Rezept nicht billig ist, kann man Betonie, Weißdorn, Lavendel, Wolfstrapp und Melisse selbst sammeln und als Tinktur ansetzen. Die restlichen Substanzen holt man aus der Apotheke und mischt alles selbst an.

Zusätzlich: Einreibungen der Herzzonen mit Aurum/Lavandula comp. Salbe (Weleda).

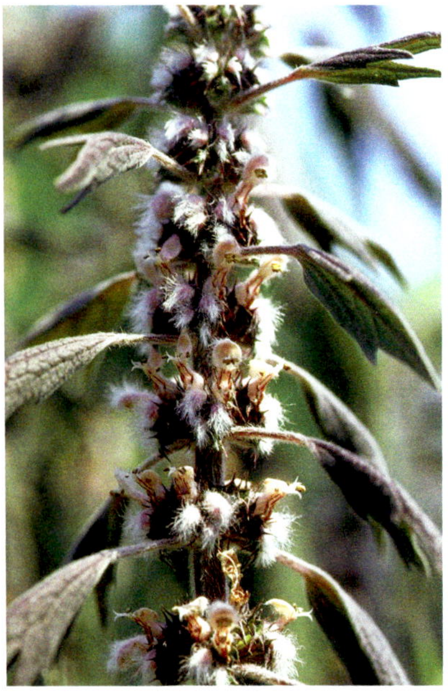

»Hertzsgespann ist fürtreffenlich gut zu dem klopffen des hertzens« (Matthiolus über Leonurus cardiaca). Foto: Margret Madejsky.

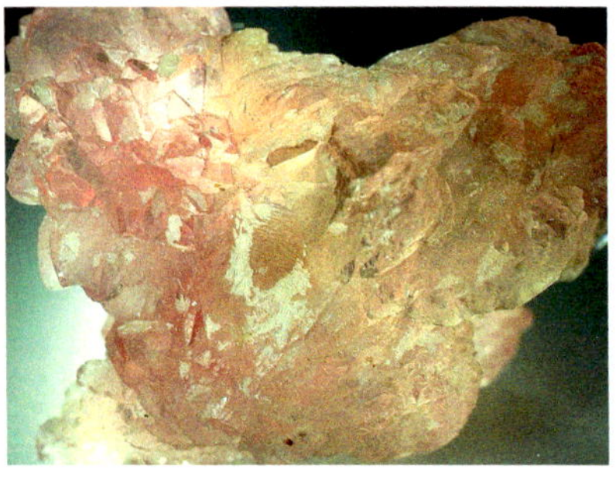

Rosenquarz ist der Stein der Herzensgüte und des Mitgefühls; er passt farblich, aber auch energetisch zum Herzgespann. Foto: Olaf Rippe.

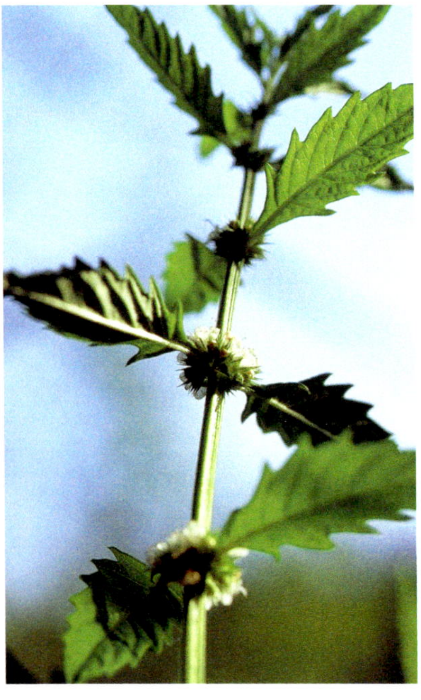

Wolfstrapp ist nicht nur mit Herzgespann botanisch verwandt, sie bilden auch in Rezepten bei Herzunruhe einen idealen Synergismus. Foto: Olaf Rippe.

Rhythmische Signaturen von Herzpflanzen

Einige Pflanzen, die man traditionell bei Herzleiden verwendet, zeigen durch ihren rhythmisch gegliederten Aufbau, dass sie als Heilmittel auf das rhythmische System wirken.

Sehr deutlich sieht man dies beim Herzgespann (Leonurus cardiaca). Schon der Name deutet auf die spezifische Wirkung bei Herzkrämpfen hin. Auffällig ist vor allem die symmetrische Blattrhythmik. Wenn man an den Blättern reibt, riechen diese dumpf, muffig, wie Lumpen, was man immer wieder bei psychisch wirkenden Mitteln findet.

Demjenigen, der Herzgespann sammeln möchte, zeigt die Pflanze sich keineswegs sanft – besonders in den abgeblühten Teilen ist die Pflanze so stark strukturiert, dass sie fast stachelig erscheint. Diese Kieselsäurebetonung ist eine Signatur für Pflanzen mit Wirkung auf die Nerven (zeigt saturnale Eigenschaften).

Die rosa Blüte von Herzgespann ist eine Signatur für eine Seelenpflanze. Rosa ist die Farbe der Herzensgüte – hier passt das Herzgespann gut zur Rose und zum Weißdorn oder auch zum Rosenquarz, den wir ebenfalls bei psychosomatischen Herzleiden einsetzen (als Handschmeichler, Kette oder zur Injektion, Ampullen D15 von Wala; den Inhalt der Ampullen kann man auch in Quellwasser oder in anderen Flüssigkeiten innerlich einnehmen: 1 Ampulle auf ½ l Flüssigkeit über 3 Tage verteilt trinken).

Neben blauen Farbtönen sind Rosa und Weiß die Farben, aus denen sich psychosomatische Herzrezepte zusammensetzen. Wir verwenden Herzgespann in Mischungen bei Herzklopfen, Herzangst, Beklemmungszuständen, allgemein zur Beruhigung, bei Hypertonie und bei Schilddrüsenüberfunktion, vor allem bei gleichzeitiger Herzbeteiligung, ähnlich wie bei der Königin der Nacht.

Als Ergänzungsmittel eignet sich der Wolfstrapp (Lycopous europaeus), der ebenfalls einen stark rhythmisch gegliederten Aufbau hat, mit kleinen weißen mondhaften Blüten, die auf das Nervensystem hindeuten. Wir finden ihn vor allem in Feuchtbiotopen. Er hat auch eine starke Ähnlichkeit mit der Melisse, so dass man beide gut kombinieren kann. Die Signaturen von Wolfstrapp zeigen

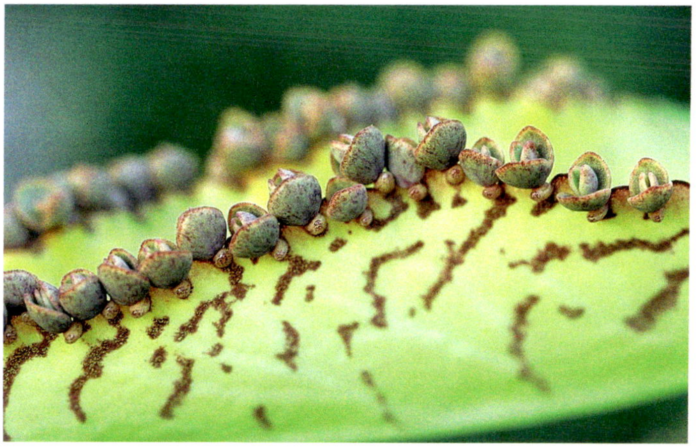

In der anthroposophischen Heilkunde nutzt man die vielseitigen Wirkungen der Keimzumpe vor allem bei Schlafstörungen. Das Dickblattgewächs enthält auch herzwirksame Stoffe. Foto: Olaf Rippe.

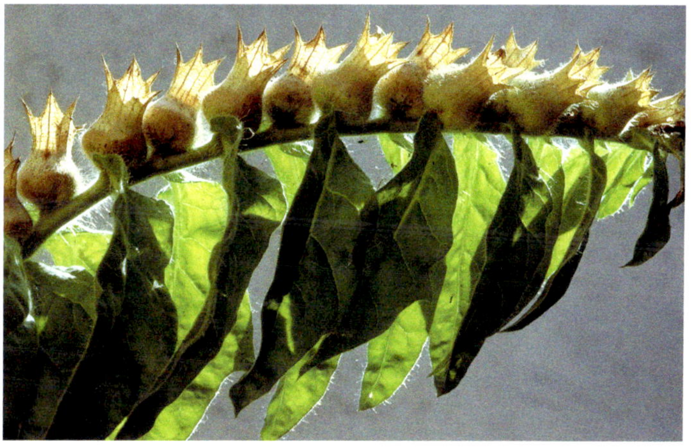

Nicht wenige Herzpflanzen zeigen rhythmische Strukturen wie hier das Bilsenkraut; es ist Bestandteil des Herzpräparates Cardiodoron (Weleda). Foto: Margret Madejsky.

eine kühlende und beruhigende Wirkung bei Schilddrüsenüberfunktion, die häufig mit einer Herzerregung verbunden ist.

Eine ähnlich beruhigende Wirkung hat das Brutblatt, das man auch Keimzumpe (Kalanchoe daigremontiana = Bryophyllum) nennt. Die Pflanze, die zu den Dickblattgewächsen gehört und deren Heimat Madagaskar ist, hat sehr eigenwillige Signaturen. Am Blattrand kommt es zur Ausbildung von rhythmisch angeordneten Tochterpflanzen, die völlig autonom sogar eigene Wurzeln entwickeln. Fallen diese ab, können sie umgehend verwurzeln, und eine neue Pflanze ist geboren.

Wegen dieser Signatur und der fleischigen Blätter ordnen wir die Pflanze Mond und Merkur zu. Wir verwenden sie u.a. zur Steigerung der Empfängnisfähigkeit. Hebammen kennen sie auch als wirkungsvolles Mittel bei Abortneigung oder vorzeitigen Wehen (Bryophyllum trit. 50 % von Weleda). Die Signatur ist auch ein Hinweis für ein Mittel bei Ablösungsproblemen zwischen Eltern und Kind. Die wichtigsten Indikationen sind jedoch Hysterie, Schlafstörungen und Probleme mit dem »Sichfallenlassen«. Die Pflanze enthält aber auch herzwirksame Stoffe mit einer sedierenden und digitalisähnlichen Wirkung (Schönfelder, 2004). Daher eignet sich das Brutblatt auch zur Behandlung von Beklemmungszuständen im Herzbereich, bei Herzunruhe und Schwächegefühl am Herzen (Bryophyllum D2, D3 von Weleda). Um die Wirkung auf das lunare Gehirn zu verstärken, kann man die Pflanze auch mit dem Mondmetall Silber kombinieren (Bryophyllum Argento cultum D2 von Weleda).

Ebenfalls ganz im Rhythmischen zu Hause ist das Bilsenkraut (Hyoscyamus niger, rezeptpflichtig bis D4), das Paracelsus in zahlreichen Zusammenhängen erwähnte, vor allem als Schmerzmittel. Die rhythmischen Eigenschaften zeigen sich sehr deutlich in der fortgeschrittenen Wachstumsphase, wenn sich die ersten Samenkapseln ausbilden, die

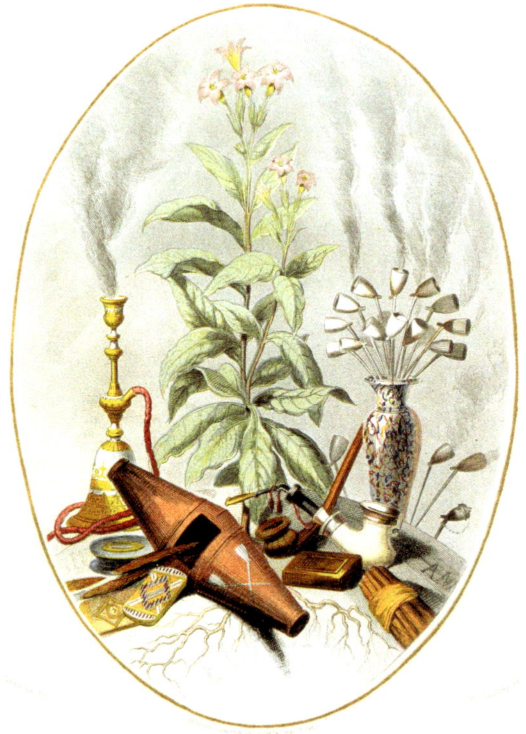

Die meisten Nachtschattengewächse wirken deutlich auf das Herzgeschehen. Der Tabak eignet sich als Heilmittel bei Neigung zum Kreislaufkollaps und Herzklopfen. Jean Ignace Isidore Gérard, genannt Grandville, Mitte des 19. Jahrhunderts.

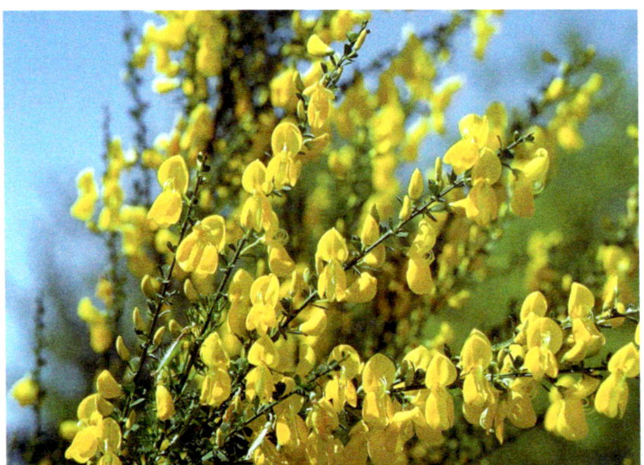

Den Besenginster verwendet man vor allem bei Herzrhythmusproblemen. Foto: Olaf Rippe.

»Man sieht nur mit dem Herzen gut, das Wesentliche ist für die Augen unsichtbar.« (Antoine de Saint-Exupéry, Der kleine Prinz)

an einen Drachenrücken erinnern. Herakles brachte die Pflanze von seinen Abenteuern in der Unterwelt mit ans Tageslicht. Betrachtet man die hellgelb-violette Blüte, dann hat es tatsächlich den Anschein, als ob etwas Hypnotisches einen in den Bann ziehen und in eine andere Welt entführen wollte. Wenn man noch den Geruch nach Fußschweiß und die eigenartige klebrige Konsistenz der behaarten Blätter berücksichtigt, dann zeigt die Pflanze deutlich ihre astralen Eigenschaften. Sie gehört zu den Halluzinogenen und kann bei extremen Überdosierungen sogar tödlich sein.

Pharmakologisch ist Bilsenkraut eine alkaloidhaltige Pflanze, die betäubend und narkotisch wirkt und zu Veränderungen im Nervensystem und in der Hirnchemie führt. Wir werden an anderer Stelle noch ausführlicher darauf eingehen (siehe Seite 417). Hier interessiert uns nur ihr Bezug zum Herzen. In der richtigen Dosierung wirkt die düster aussehende Pflanze, die wir astrologisch Saturn und Mond, heute auch Neptun und Pluto zuordnen, sehr entspannend. Wir setzen sie vor allem bei Erregungszuständen ein und wenn irrationale Angstzustände, Beziehungskonflikte (besonders Eifersucht), Schockzustände oder ständige seelische Überlastung zur Nervenzerrüttung geführt haben. Im Herzbereich kann sich dies als krampfartiger Schmerz bemerkbar machen oder als Arhythmie. Einige weitere auffällige Symptome sind zitternde Schwäche, Muskelzucken und extreme Ruhelosigkeit.

Weleda liefert mit dem Herzmittel Cardiodoron mite (Dilution und Ampullen) eine Zubereitung, in der man das dunkle Bilsenkraut mit der lichten und sonnenhaften Schlüsselblume kombiniert hat, welche im wahrsten Sinne des Wortes ein Schlüssel zum Licht der Seele ist: »Durch die Primel wird des Lebens Kraft gesammelt und über die Peripherie in das lebende Blut des Organismus hereingeführt« (F. Husemann/O. Wolff, 1986). Der dritte Bestandteil des Präparats sind die Blüten der Eselsdistel (Onopordon acanthium), die als marshafte Pflanze mit sonnenhaften Zügen nicht nur die Lebenskräfte im Herzen zentriert und stärkt, sondern auch eine Art magischen Schutzwall um das Herz bildet. Prinzipiell sollte man machtvolle Astralpflanzen wie Bilsenkraut immer mit lichten Geschöpfen aus dieser Welt kombinieren. Sie bilden ein energetisches Gegengewicht und mildern eventuelle unerwünschte Nebenwirkungen.

Wegen der starken Wirkung auf den Geist verwendet man das Nachtschattengewächs in der Homöopathie auch bei neurologischen Leiden, beispielsweise neurotischen Schlafstörungen, Status nach Apoplex, multipler Sklerose, Parkinson und als Begleitmittel bei psychotischen Krankheiten wie Manie und Schizophrenie. Man hat das Gefühl, dass eine diabolische Kraft im Kranken wirkt – oft sind es plutonische Kräfte, zu denen man als Therapeut kaum vordringen kann, außer man ist selbst bereit für eine Reise in die »Unterwelt«. Hier müsste der Heiler aber zum Schamanen werden, der sich in eine exogene Psychose versetzt, um nach den Gesetzen der Homöopathie die Seele in der Anderswelt zu heilen – was in unserer Gesellschaft aber ein (gesetzliches) Tabu ist. Außerdem würde dies die meisten Therapeuten völlig überfordern, denn um Erfolg zu haben, müssten sie zunächst einmal ihre eigenen Dämonen bändigen.

Eine weitere rhythmisch aufgebaute Giftpflanze ist der Weiße Germer (Veratrum album; rezeptpflichtig bis D4). Vor allem im Blattbereich zeigt die Pflanze rhythmische Strukturen, auch sind die Blätter schraubenförmig verdreht, was den rhythmischen Eindruck verstärkt. Die deutlich hervortretenden Blattadern und die grünlich-weißen Blüten mit ihrem astralen Braunton in der Mitte sind typisch für Nervenmittel. Alle Signaturen deuten auf eine Giftpflanze hin (vergleiche Seite 166).

Das Liliengewächs liebt die Gebirgswiesen und Viehweiden des Voralpenlands. Wir fanden es auch ganz nah beim Geburtsort des Paracelsus, der es als Psychotherapeutikum am Rande erwähnte. Die Pflanze heißt auch Weiße Nieswurz, im Gegensatz zur Schwarzen Nieswurz, Helleborus niger. Die Pflanzen sind botanisch nicht verwandt, wurden aber früher für ähnliche Indikationen verwendet, nämlich als Niespulver (ist heute als Zusatz verboten!). Man war früher der Meinung, das Niesen reinige das Gehirn von schädlichen Säften. Da Niespulver gleichzeitig etwas den Tränenfluss anregt, glaubte man an eine umfassende Wirkung auf die Psyche. Paracelsus gebrauchte die Weiße Nieswurz für den jugendlichen Wahnsinn, die Schwarze Nieswurz dagegen eher bei älteren Menschen. Beide Pflanzen werden heute noch in der Homöopathie als Psychotherapeutika verwendet. Die Alkaloide im Germer wirken auf den Blutdruck senkend und auf den Geist erregend. Daher benutzt man ihn in potenzierter Form zur Kreislaufstabilisierung, vor allem bei Infektionskrankheiten wie Durchfallleiden, aber auch bei Kreislaufschwäche in der Rekonvaleszenz und zur Beruhigung bei manischer Erregung von Jugendlichen.

Im Gegensatz zum düster erscheinenden Germer ist das Maiglöckchen (Convallaria majalis) ganz auf der lichten Seite zu Hause, auch wenn man es zu den giftigen Liliengewächsen zählt. Gift ist aber ein durchaus relativer Begriff, wie wir von Paracelsus gelernt haben. Die Pflanze ist der germanischen Frühlingsgöttin Ostara heilig und ein Bote der wiederkehrenden Vegetationskräfte. Viele Menschen lieben den betörenden Duft der Blüten. Der durchaus penetrante Duft und vor allem die roten Früchte mahnen den Signaturkundigen aber auch zur Vorsicht – wir ordnen sie Mond (Blüte, Duft) und Mars zu (Frucht und Toxizität). Maiglöckchen enthält herzwirksame Glykoside, die in Überdosierungen auch zu Übelkeit, Brechreiz und Kreislaufproblemen führen können. Es ist zwar nicht verschreibungspflichtig, dennoch sollte man mit der Dosierung vorsichtig sein.

Das kleine Liliengewächs zeigt besonders im Blüten- und Wurzelbereich rhythmische Strukturen. »Wenn man sich das Maiglöckchen ansieht, fällt sofort die Betonung des rhythmischen Elements ins Auge. Es erscheint nahezu ›musikalisch‹ rhythmisch: Die Blüten sitzen am Stängel wie Notenköpfe auf dem Notenblatt als Akkord, manchmal wie eine Quinte, gelegentlich wie eine Oktave. Und genau derselbe Rhythmus findet sich in der Knotenfolge der Wurzel« (V. Bott, 1982).

Zur Zeit des Paracelsus genoss die Pflanze höchstes Ansehen. Auf mittelalterlichen Tafelbildern verwendete man sie als Ausdruck christlicher Frömmigkeit. Sie galt als Pflanze des Heils und war damit auch eine Segenbringerin. Zahlreiche Ärzte ließen sich mit ihr porträtieren, so dass sie zeitweilig zu einer regelrechten Symbolpflanze der Heilkunst wurde.

Paracelsus gebrauchte sie vor allem als neurologisches Mittel bei Nerven- und Muskelzittern, also bei Folgen von Apoplex, Parkinson, Alterstremor und hysterischen Erregungszuständen (II/135, 434).

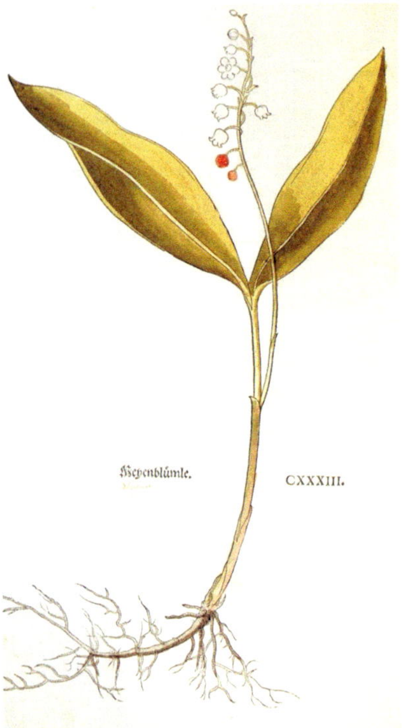

»Meyenblumenwasser (…) stercket daz Hertz und Hirn/bringet die verlorne Sinn wider zu recht und bringet die verlorene sinne wieder« (Hieronymus Bock über Maiglöckchen, 1577/1964).
Von den typischen Pflanzen mit Herzglykosiden verwendete Paracelsus am häufigsten das Maiglöckchen. Es zeigt im Blütenbereich deutlich rhythmische Signaturen. Kolorierter Holzschnitt aus dem Kräuterbuch des Leonhart Fuchs, 1543.

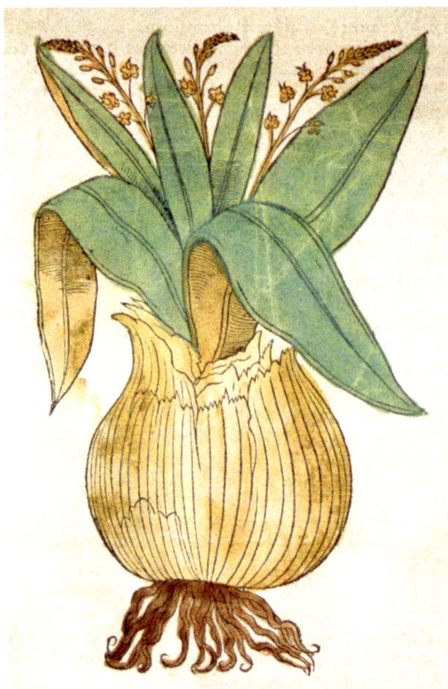

Unter den Pflanzen mit Herzglykosiden wirkt die Meerzwiebel, ebenfalls ein Liliengewächs wie das Maiglöckchen, besonders stark diuretisch. Sie war bereits in antiker Zeit ein wichtiges Mittel zur Behandlung der Wassersucht. Kolorierter Holzschnitt aus dem *Kreütterbuch* des Hieronymus Bock, 1577.

Man verwendete sie wie Germer und Nieswurz früher auch als Niespulver zur Reinigung des Gehirns von »schädlichen Dämpfen«.

Bei Tabernaemontanus (1731/1993) finden wir Rezepte mit Maiglöckchen, Lavendel und Bibergeil (Castoreum) bei Schlaganfall: »Ist derohalben gut genützt wider den Schlag/Tropffen und verlorene Gedächtnus.« Mischungen mit Borretsch und Melisse sollen dagegen wirksam bei einer Neigung zur Ohnmacht sein. Er beschrieb auch ein »kostbarlich Kraftwasser: Frische Mayenblüten in Wein, etliche Tage an die Sonne gestellt, nach Abseihen noch eine Zeitlang an die Sonne gesteelt, stärckt und erquikket das Herz, die Vernunft und das Gedächtnuß.«

Ein weiteres Rezept zur Erweckung der Lebensgeister besteht aus einem Weinansatz von frischen Maiglöckchenblüten mit Pfefferkörnern, Lavendel, Rosmarin, Zimt, Gewürznelke und Muskatnuss. Nachdem das Gemisch einige Zeit in der Sonne gestanden hat, stellt man einen »Geist« her, indem man den Alkohol abdestilliert.

Eine ausführliche Beschreibung finden wir auch bei Hieronymus Brunschwyck. Vielleicht hat Paracelsus von ihm sogar die möglichen Indikationen erfahren, schließlich war sein Buch über die Destillierkunst damals ein Bestseller, das jedem Arzt bekannt war: »Meyenbluemlin in wasser getruncken (…) stercket das hyrn, die synne und das hertz. Vertreibet das zyttern (…) Das Haupt damit bestrichen/kräfftiget das hyrn/und stärckt die Sinn. Vertreibt die schwehre kränk. Widerbringt die verlorene Sprach/die Zunge etwas damit bestrichen.«

Die Kombination von Seele und Herzorgan ist auch Bestandteil des homöopathischen Arzneimittelbildes: »Dumpfer Intellekt, leicht besorgt, Gefühl, als ob das Herz mit dem Schlagen aufhöre und dann wieder anfängt. Herzklopfen bei geringster Anstrengung, Tabakherz, Puls rasch und unregelmäßig« (W. Boericke, 1972).

Als Mond-Mars-Mittel verwenden wir Maiglöckchen zur Herzstärkung, aber auch zur Psychotherapie, vor allem wenn seelische Erschütterungen zu Symptomen im Herzbereich geführt haben. »Durch die Maiglöckchen-Heilwirkung verbindet sich Ich und Astralleib intensiver mit dem Blutorgan; der Blutdruck steigt, die Gefäße ziehen sich zusammen.

Der Flüssigkeitsorganismus wird angeregt, die Diurese steigert sich. Störungen des Herzrhythmus, Extrasystolen weichen, eine Beruhigung von Erregungszuständen tritt ein. Verkrampfungen des Astralleibes im rhythmischen Gebiet können sich lösen, Asthma, basedowähnliche Erscheinungen können sich bessern (…) – vor allem Herzstörungen Jugendlicher« (W. Pelikan, 1958).

Alkaloidhaltige Pflanzen in der Herztherapie

Pflanze	Verwendeter Teil, Wirkstoff und Wirkprofil	Firmenpräparate
Besenginster (Cytisus scoparius) Schmetterlingsblütler (Merkur/Sonne)	Kraut und Blüten; enthält Flavonoide und Chinolizidinalkaloide, ferner Spartein. Hemmt die Reizbildung und -leitung im Herzen und wirkt koronarerweiternd. Wirkt erregend auf die glatte Muskulatur. Anwendung bei Tachykardie, Arhythmien, Hypotonie und wegen seiner wehenerregenden Wirkung in in der Geburtshilfe.	**Rytmopasc** (Tropfen; Pascoe) bei Insuffizienz, Herzneurose und Rhythmusstörungen, Angina pectoris. **Sarothamnus comp.** (Globuli, Ampullen von Wala) bei Rhythmusstörungen und Herzneurose, Hypotonie (enthält Gold).
Bilsenkraut (Hyoscyamus niger) Nachtschattengewächs (Saturn-Mond/Neptun, Pluto)	Kraut und Früchte; enthält Tropanalkaloide Hyoscyamin und Scopolamin, Cumarine, Flavonoide. Hemmung der Speichel-, Schweiß- und Bronchialdrüsensekretion sowie der Magensaftsekretion; Erschlaffung der glatten Muskulatur von Gallenblase, Harnwegen und Gebärmutter. Wirkt zentral dämpfend, schmerzstillend und lähmend (narkotische Wirkung), erregt in hohen Dosen die Großhirnrinde und bewirkt heftige Halluzinationen.	**Aurum/Hyoscyamus comp.** (Ampullen, Dilution; Weleda) bei Herzerregung, Schlafstörungen; seelisches Notfallmittel (enthält auch Antimon). **Aurum/Cardiodoron comp.** (Dilution, Weleda) bei Herzneurose und Kreislauflabilität.
Kaffee (Coffea arabica) Krappgewächs (Mond/Mars)	Ungeröstete Samen; enthält das Purinalkaloid Koffein. Wirkt zentral erregend (rote Farbe der Früchte!), regt die Herztätigkeit an, wirkt blutgefäßerweiternd, verengt die Hirngefäße, ist harntreibend (Steigerung der Nierendurchblutung); wirkt anregend auf den Geist (weiße, jasminartig duftende Blüte). Überdosierungen führen zu Neurasthenie, Schlafstörungen, nervöser Erregung und kollapsähnlichen Symptomen. Potenziert wird Kaffee als Beruhigungsmittel und zur Stabilisierung bei Kreislaufschwäche verwendet.	**Aranisan-N** (Tropfen; Weber & Weber) bei Nervosität, Herzkrämpfen, Herzklopfen, Schlafstörungen (enthält u.a. Maiglöckchen und Königin der Nacht). **Co-calm** (Tropfen; Pekana) bei Herzerregung und Herzkrämpfen (enthält u.a. Königin der Nacht, Herzgespann, Maiglöckchen).
Germer, Weißer (Veratrum album) Liliengewächs (Mond, Mars, Saturn/Neptun)	Wurzeln; Steroidalkaloide wie Protoveratrin, Germerin, Veratridin. Haut- und schleimhautreizend (Niesreiz erregend). Bewirkt Blutdruckabfall, Verlangsamung der Herzfrequenz und Tod durch Atemlähmung und Herzstillstand. Rezeptpflichtig bis D4. Potenziert bei Enteritis, Kreislauflabilität, zur Rekonvaleszenz und bei neurotischen Erregungszuständen.	**Metarubini N** (Tropfen; Meta Fackler) bei Hypotonie, Kreislaufschwäche und Müdigkeit (enthält u.a. Königin der Nacht und Adonis). **Skorodit Kreislauf** (Ampullen und Globuli; Wala) bei Erschöpfung, Hypotonie, Willensschwäche, Rekonvaleszenz.
Immergrün (Vinca minor) Hundsgiftgewächs (Merkur, Saturn)	Blätter; enthält Flavonoide und Indolalkaloide, Vincamin. Erhöht die zerebrale Sauerstoffaufnahme, steigert die Hirndurchblutung und verbessert die zerebrale Glukoseverwertung. Die Pflanze ist in größeren Mengen toxisch, daher vorsichtig gebrauchen. Anwendung bei Cerebralsklerose. Wirkstoff wird auch in der Krebstherapie angewendet.	Ab der Urtinktur lieferbar; zur Verschreibung als Einzelmittel oder in individuell erstellten Mischungen.
Mutterkorn (Secale cornutum) Mutterkornpilze (Clavicipitaceae) (Saturn, Pluto)	Pilzkörper; enthält Ergometrin (wirkt oxytozinartig; Wehenmittel), Ergotoxin (führt zu Gefäßerweiterung und Blutdrucksenkung), Ergotamin (wirkt sympathikolytisch, serotoninantagonistisch, vasokonstriktorisch, dopaminerg). Wegen der Gefäßwirkung bei Migräne gebraucht. Am Uterus führt Ergotamin zur Dauerkontraktion, daher zur Blutstillung nach der Geburt verwendet. Toxisch, daher unter Rezeptpflicht gestellt. Verwendung in Potenzen bei Durchblutungsstörungen und Sklerose.	**Metaginkgo** (Tropfen; Meta Fackler) bei Arteriosklerose (enthält u.a. Tabak und Blei). **Secale/Bleiglanz** (Ampullen und Globuli; Wala) bei sklerotischen Gefäßleiden; Raynaud-Syndrom.

Pflanze	Verwendeter Teil, Wirkstoff und Wirkprofil	Firmenpräparate
Schlangenwurzel (Rauwolfia serpentina) Hundsgiftgewächs (Mond, Saturn)	Wurzel; enthält Indolalkaloide, Reserpin. Wirkt blutdrucksenkend und beruhigend (auch in Potenzen). Wirkt auf die Stressfaktoren dämpfend (Adrenalin ist bei Stress ein »Herzkiller«), bewirkt eine ausgeglichene Stimmungslage. Die Pflanze ist seit einigen Jahren rezeptpflichtig bis D4. Wahrscheinlich war man in der natürlichen Behandlung der Hypertonie zu erfolgreich, schließlich ist der Umsatz mit synthetischen Blutdruckmitteln ein Milliardengeschäft, das man sich nicht verderben lassen will.	**Allium-Strath comp.** (Tropfen; Strathlabor) bei Hypertonie und Übererregung am Herzen. **Antihypertonicum-forte Hevert** (Tropfen; Hevert) bei Hypertonie (enthält u.a. Gold).
Tabak (Nicotiana tabacum) Nachtschattengewächs (Venus, Saturn)	Blätter; enthält Nikotin und weitere Pyridinalalkaloide. Eines der stärksten bekannten Pflanzengifte, traditionell als Opferpflanze im Schamanismus gebraucht. Als Genussmittel potenter Suchtstoff und weltweit die »Killerdroge« Nr. 1 – was man auch als böse Folge der Entweihung einer heiligen Pflanze interpretieren könnte. Nervengift, das an den prä- und postganglionären Nervenfasern angreift. Kleine Dosen wirken anregend auf das Zentralnervensystem und das Vegetativum. Hohe Dosen führen zur Steigerung der Herzfrequenz und zum Kreislaufkollaps. Ab D4 bei Kreislaufschwäche, Angina pectoris, Migräne, Blähkoliken, Hypertonie, Arteriosklerose.	**Strophantus/Nicotiana comp.** (Ampullen und Globuli von Wala) bei Altersherz, Angina pectoris, Bradykardie, Sklerose (enthält Blei). **Spasmo-Injectopas SL** (Ampullen; Pascoe) bei Durchblutungsstörungen, Herzkrämpfen, spastischen, Kopfschmerzen, Wetterempfindlichkeit (enthält u.a. Mutterkorn).

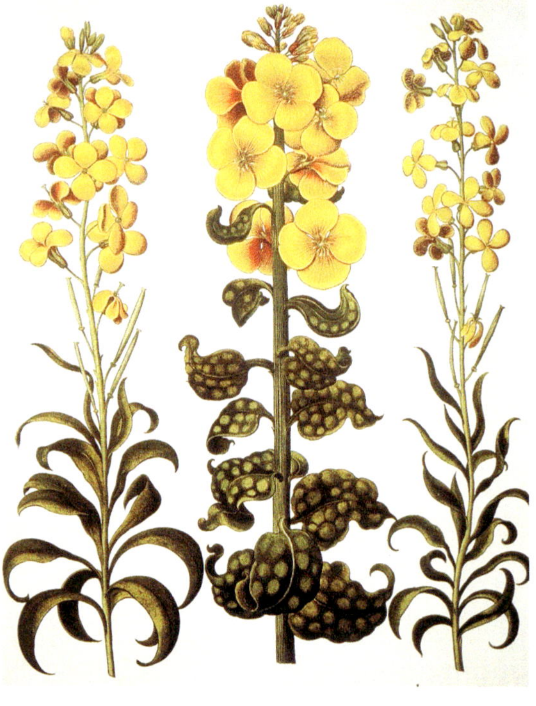

Goldlack findet man bei Paracelsus als Bestandteil von Lebenselixieren – dies vor allem wegen der sonnenhaften Farbe, die das Licht im Inneren des Körpers anregen soll; Herzglykoside waren Paracelsus noch unbekannt. Kolorierter Kupferstich aus Hortus Eystettensis von Basilius Besler, 1613.

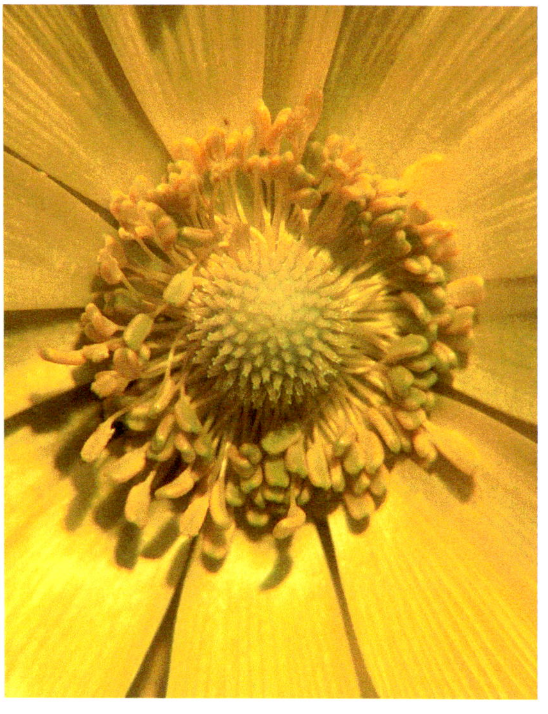

Schon der Name Adonis zeigt die sonnenhaften Eigenschaften des Frühlingsblühers. Im Mythos kommt mit der Frühlingstagundnachtgleiche der schöne Jüngling Adonis wieder aus der Unterwelt hervor. Als Herzmittel passt Adonis besonders gut auch zum Sonnenmetall Gold. Foto: Olaf Rippe.

»Aus ihm (dem Herzen) stammt das neue Leben des Menschen. Alles, was der Mensch tut, tut er unter dem Antrieb des Herzens. Er fühlt, was ihn glücklich oder unglücklich macht. Er fühlt die Gegenwart, er fühlt aber auch dasjenige, mit dem er in die Zukunft hineinwächst; das eigentliche Schicksal des Menschen wird vom Herzen empfunden.«
(Rudolf Steiner, zit. n. F. Husemann/O. Wolff, 1986)

Das Herz in der modernen Medizin: Herzglykoside

Heute weiß man, dass für die spezifische Wirkung von Maiglöckchen Herzglykoside verantwortlich sind. Dieser Wirkstofftyp ist im Pflanzenreich weit verbreitet. Inzwischen kennt man mehr als 100 Pflanzen mit herzwirksamen Glykosiden. Sogar unter den tierischen Giften findet man vergleichbare Stoffe, z.B. das Krötengift Bufotoxin oder das Schlangengift der Kobra (Naja tripudians): »Das Gift der Brillenschlange konzentriert seine Wirkung besonders auf den Herzmuskel, den es erst erregt und später lähmt. Dies ist auf ein curareähnlich wirkendes Cardiotoxin zurückzuführen, das noch in Verdünnungen von 1:400 zu Herzstillstand führen kann. Außerdem fand man im Kobragift blutdrucksenkende Substanzen. Zu den homöopathischen Indikationen zählen daher Herzleiden wie postinfektiöse Klappenfehler, Rhythmusstörungen, Blutdruckschwankungen oder Angina pectoris. Gebräuchlich sind vor allem mittlere Potenzen« (M. Madejsky, 11/1997).

Die herzwirksamen Glykoside steigern die Kontraktionskraft des Herzmuskels und die Auswurfleistung des Herzens. Gleichzeitig senken sie die Herzschlagfrequenz und verzögern die Erregungsleitung im Herzen. Zudem wirken sie stark entwässernd, besonders die Meerzwiebel.

Herzglykoside besitzen eine geringe therapeutische Breite, d.h. wirksame Dosierungen liegen nahe am toxischen Bereich – daher ist von einer Selbstbehandlung dringend abzuraten. Wichtig bei einer Therapie ist auch, dass der Kaliumspiegel im Normbereich liegt. Kommt es beispielsweise durch eine Behandlung mit Abführmitteln oder Diuretika zu einer Hypokaliämie, so können lebensbedrohliche Herzrhythmusstörungen auftreten. Als allgemeines Ergänzungsmittel verwendet man daher häufig das Schüßlersalz Kalium carbonicum (D6).

Die stärkste Wirkung haben Fingerhut und Strophanthus; sie sind beide aus guten Gründen rezeptpflichtig, da der Umgang mit ihnen viel therapeutisches Geschick erfordert. Sie sind aber auch in potenzierter Form hervorragende Herzarzneien – vor allem kommt es nicht zu einer Überdosierung, die etwa beim Fingerhut böse enden könnte. Die Digitalisintoxikation gehört zu den häufigsten Arzneimittelvergiftungen, deren Symptome Herzrhythmusstörungen, Übelkeit bis Erbrechen, Durchfall, Kopfschmerz, Verwirrung und Sehstörungen (Objekte erscheinen grün und gelb) sind.

Heute gehören Herzglykosidpräparate zu den am häufigsten verschriebenen Arzneien überhaupt. Wir wissen inzwischen warum. Nach dem Gesetz der Synchronizität erfolgten die Entdeckungen der Herzglykoside zu einem Zeitpunkt, als der Mensch durch seine Lebensweise zunehmend herzkrank wurde und diese Arzneien unbedingt brauchte.

Der Engländer William Withering (1741–1799) stieß Ende des 18. Jahrhunderts auf die Herzwirkung des Fingerhuts, als er ein Rezept gegen Wassersucht ausprobierte, auf das ihn Volksmediziner aufmerksam gemacht hatten. Seinen therapeutischen Erfolg führte er auf den Fingerhut zurück, der in dem Rezept enthalten war. Er schrieb: Digitalis »übt auf die Bewegung des Herzens einen starken Einfluss aus, wie es bisher bei keiner anderen Medizin beobachtet wurde; und dieser Einfluss kann zu Heilzwecken genutzt werden« (zit. n. G. Stille, 1994). Seitdem gilt der Fingerhut als »Wunderarznei« für das Herz, und es begann ein Siegeszug, wie man ihn nur selten in der Pharmaziegeschichte findet. So liest man in einem pharmazeutischen Lexikon aus dem 19. Jahrhundert (*Hager's Handbuch*): »Die Digitalis ist ein Narkoticum. Sie mindert den Blutumlauf und daher die Pulsfrequenz und Körperwärme, wirkt deprimierend auf die Nerven der Geschlechtsorgane und vermehrt die Harnabsonderung. Man wendet sie an bei entzündlichen Herzleiden, bei Hypertrophie und Erweiterung des Herzens, Schlagadergeschwülsten, (...) Reizungszuständen der Genitalien, krampfhaften Neuralgien und Wahnsinn« (zit. n. G. Stille, 1994).

Die Pflanze wurde bereits im *Kreüterbuch* des Leonhard Fuchs (1543) als Mittel gegen Epilepsie und

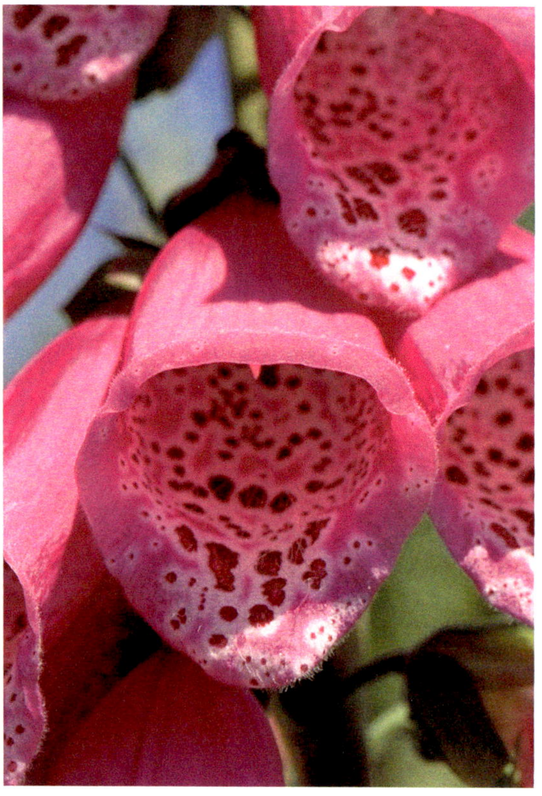

Erst seit etwa 200 Jahren kennt man die Wirkung von Digitalis auf das Herz. Heute ist der Fingerhut die wichtigste Herzpflanze in der konventionellen Herztherapie. Foto: Margret Madejsky.

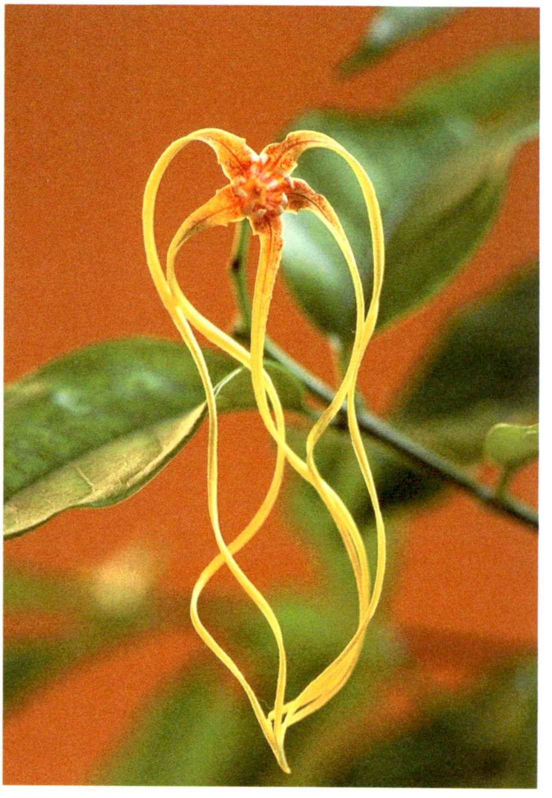

Strophanthus gehört zur Familie der Hundsgiftgewächse (Apocynaceen), die zahlreiche weitere Herzarzneien kennt. Das Pfeilgift verwendet man heute vor allem, wenn einem die Hektik der modernen Zeit zu viel wird, wie beim Managerherzsyndrom. Foto: Margret Madejsky.

Parkinson sowie zur Wundheilung erwähnt, nicht jedoch als Herzmittel. Auch die anderen Pflanzen mit diesem Wirkstofftyp – Adonis (Adonis vernalis), Meerzwiebel (Scilla maritima) und Oleander (Nerium oleander) – verwendete man zwar für die unterschiedlichsten Indikationen, meistens zur Wundheilung und zur Entwässerung, die Wirksamkeit auf das Herz entdeckte man aber auch hier erst in neuerer Zeit. Strophanthus wurde sogar erst Ende des 19. Jahrhunderts zum ersten Mal erwähnt. Der englische Forschungsreisende David Livingstone entdeckte die Pflanze, die Einheimische als Pfeilgift verwendeten, auf einer seiner Afrikareisen. Nur das Maiglöckchen bildet eine Ausnahme: Seine herzspezifische Wirkung kennt man schon seit Jahrhunderten.

Doch hier beginnt auch die Qual der Wahl: Für welche der Alternativen soll man sich nun entscheiden? Nach den Vorstellungen des Paracelsus würde man die Pflanze bevorzugen, die in der Nähe des Kranken wächst. Eine Bestätigung dieser Idee fanden wir in einem modernen Phytotherapielehrbuch, wo wir es am wenigsten vermutet hätten: »Auch sonst lehrt uns die Pflanzengeografie einige bemerkenswerte Tatsachen gerade bei den herzwirksamen Heilpflanzen. Es zeigt sich nämlich, dass in jedem Lande diejenigen herzwirksamen Heilpflanzen am meisten verwendet wurden, die gerade dort wachsen. So haben die Mittelmeergebiete, wo es keine Digitalis gibt, die Scilla als Herzmittel gefunden (…). Im nördlichen Teil von Russland (…) wurde Adonis schon immer als Herzmittel gebraucht. (…) In Südfrankreich hat man dagegen mehr die Ginsterarten verwandt (…). In Nordwest-Europa herrscht Digitalis purpurea, in Südost-Europa die Digitalis lanata als Herzmittel vor« (R.F. Weiß, 1991).

Interessant ist auch, dass deutsche Kardiologen heute hauptsächlich Digitalis verordnen, während man in englischsprachigen Ländern, speziell in den

USA, eher den exotischen Strophanthus bevorzugt. Rudolf Steiner meinte über Strophanthus, er sei das Mittel der Wahl, um die schädlichen Einflüsse der heutigen Zivilisation auszugleichen. Man könnte auch überspitzt sagen, dass Digitalis eher etwas für das konservative »alte Europa« ist, während Strophanthus sich mehr für Menschen eignet, die sich dem hektischen »American way of life« verschrieben haben, dem Stress jedoch nicht mehr gewachsen sind.

In Potenzen (ab D4) hat sich Strophanthus vor allem beim Managersyndrom bewährt. Dieser Zustand beginnt zunächst eher undramatisch, z.B. mit einer Gastritis, dann folgen irgendwann Nervenzerrüttung und Herzbeschwerden und schließlich der Infarkt.[39] Der Homöopath verschreibt in solchen Fällen gern zusätzlich die Brechnuss (Strychnos nux vomica), die sich in Potenzen (D6 bis D30) bei Stresskrankheiten und Reizmittelabusus bewährt hat. Auch im Arzneimittelbild von Strophanthus findet man das Stichwort »böse Folgen von Stimulanzien«.

Der »konservative« Digitalistyp ist dagegen niedergeschlagen und angstvoll, vor allem wenn es um die Zukunft geht. Weil ihn Veränderungen verunsichern, möchte er gern, dass alles beim Alten bleibt. Die geringste Bewegung verursacht Herzklopfen und eine unregelmäßige Herzaktion. Der Patient hat das Gefühl, dass sein Herz zu schlagen aufhört. Der Puls ist schwach und beschleunigt. Sofern noch keine fortgeschrittene Insuffizienz vorliegt, kann man hier mit Tiefpotenzen wunderbar helfen (ab D4; auch als spagirische Zubereitung im Handel).

Von allen Pflanzen mit Herzglykosiden zeigt der Fingerhut am deutlichsten rhythmische Signaturen, besonders im Blütenbereich. Anders als beim Maiglöckchen deuten die pinkfarbigen Blüten mit den eigentümlichen Punkten eher auf eine stärkere Giftwirkung hin. Der rosa Farbton zeigt wieder eine Seelenpflanze. Wir ordnen die Pflanze Merkur (Gestalt), Venus (Farbe) und Saturn zu (Gestik). Die Blüten öffnen sich zur Erde statt zum Licht, die

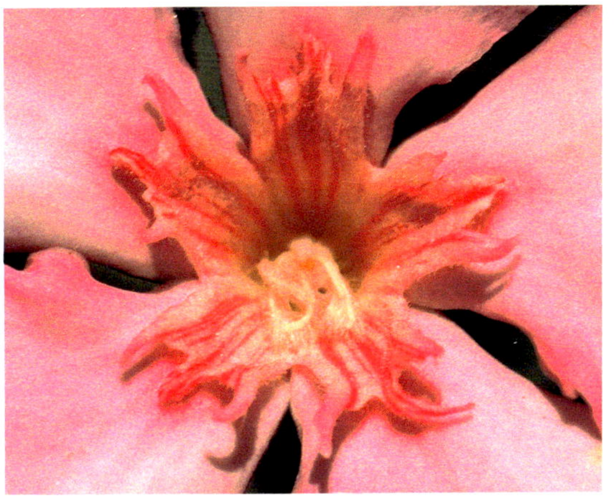

Auch den Oleander, ebenfalls ein Hundsgiftgewächs, entdeckte man erst in neuerer Zeit als Herzheilmittel. Seine rosa Farbe deutet auf eine Seelenpflanze hin, die man auch gut mit Herzgespann und Rosenquarz kombinieren kann. Foto: Olaf Rippe.

Pflanze wirkt melancholisch, man möchte sie stützen. Über die Spannung zwischen Licht und Schwere schrieb der Kräuterkundige Wilhelm Pelikan (1958): »Eine solche ›Kräfte-Natur‹ ist aber für die Herzheilpflanzen sehr charakteristisch; wir finden sie bei Digitalis, Strophanthus, Primula, Cactus grandiflorus, um nur einige zu nennen, wieder. Das Herz ist ja auch im Menschen das Organ zwischen Oben und Unten, zwischen Leichte und Schwere, zwischen den dem Licht sich öffnenden und den sich ihm verschließenden Gebieten unserer Gesamtorganisation, endlich das im rhythmischen Ausgleich ätherischer und astralischer Impulse lebende Organ.«

Die ganze Ausstrahlung der Pflanze hat etwas Beeindruckendes, aber auch Befremdliches an sich. Im Volksglauben gilt sie als Anzeiger für Orte, an denen elfenartige Naturwesen hausen. Diese astralen Eigenschaften spüren viele Menschen, was sicher auch einer der Gründe ist, dass man den Fingerhut so gern im Garten anpflanzt, um eine naturnahe und märchenhafte Stimmung zu erzeugen.

39 Eine ähnliche Wirkung wie Strophanthus hat der Hanfartige Hundswürger (Apocynum cannabinum), der ebenfalls ein Hundsgiftgewächs ist – die ganze Familie scheint einen Bezug zum Herzen zu haben, man denke nur an Immergrün, Oleander und Rauwolfia. Apocynum wirkt schwächer auf das Herz, dafür aber deutlich diuretischer, man verwendet es daher vor allem bei kardialen Ödemen (ab D2).

Herzglykoside im Vergleich

Pflanze	Verwendete Teile, Wirkstoff und Wirkprofil	Firmenpräparate
Adonis (Adonis vernalis) Hahnenfußgewächs (Sonne, Merkur)	Blühendes Kraut; enthält Flavonoide und Cardenolidglykoside, besonders Adonitoxin und Cymarin, die Ähnlichkeit mit Strophanthus haben. Anwendung bei leichten Formen von Herzschwäche und nervösen Herzbeschwerden mit Unruhe. Die Wirkung erfolgt schnell, hält aber nicht lange an. Auch bei Schilddrüsenüberfunktion (der Patient fühlt das Herz im Hals schlagen). Adonis hat von allen Herzpflanzen den stärksten Sonnenbezug; gute Ergänzung einer Goldtherapie des Herzens. Nicht rezeptpflichtig, aber toxisch, daher vorsichtig gebrauchen.	**Löwe-Komplex Nr. 10** (Tropfen; Infirmarius-Rovit) zur Behandlung leichter Insuffizienz, Angina pectoris und Rhythmusstörungen (enthält u.a. Strophanthus, Maiglöckchen, Gold). **Metarubini N** (Tropfen; Meta Fackler) bei Hypotonie, Kreislaufschwäche, hypotonem Schwindel und Müdigkeit (enthält u.a. Königin der Nacht und Germer).
Fingerhut, Roter (Digitalis purpurea) Rachenblütler (Merkur, Saturn)	Blätter; Purpureaglykoside, aus denen nach Abspaltung von Glukose Digitoxin entsteht, über 30 weitere Herzglykoside, Anthrachinone. Klassisches Mittel gegen Herzinsuffizienz. Rezeptpflichtig bis D4. Potenziert bei Melancholie, Angstsyndrom, Mattigkeit und unregelmäßiger Herztätigkeit. Status nach Schock und Schicksalsschlag.	**Pflügerplex Adonis 346 H** (Tabletten; Pflüger) bei Herzinsuffizienz, Altersherz und Herzwassersucht (enthhält u.a. Adonis, Naja) **Derivatio H** (Tabletten; Pflüger) zur Entgiftung des Herzens, postinfektiös oder bei Toxinbelastung (enthält u.a. Strophanthus Ginster, Gold).
Goldlack (Cheiranthus cheiri) Kreuzblütler (Sonne, Merkur)	Blüten und Samen; enthält herzwirksame Steroidglykoside (Cardenolide), besonders in den Samen. Digitalisähnliche Wirkung. Laxierend durch Hemmung der Na^+- und H_2O-Resorption und erregende Wirkung auf die glatte Muskulatur des Magen-Darm-Traktes; Emmenagogum (Chr. Jänicke/J. Grünwald/Th. Brendler, 2003). Von Paracelsus als Bestandteil des Aqua vitae erwähnt. Nicht rezeptpflichtig, aber toxisch, daher nur vorsichtig gebrauchen. Wegen der gelben Farbe auch Verwendung als Lebermittel. Wohlriechend als Hinweis auf eine psychische Wirkung.	**Rytmopasc** (Tropfen; Pascoe) bei Insuffizienz, Herzneurose und Rhythmusstörungen, Angina pectoris.
Maiglöckchen (Convallaria majalis) Liliengewächs (Mond, Mars)	Kraut und Blüten; enthält Flavonoide, Saponine und herzwirksame Steroidglykoside wie Convallatoxin. Anwendung bei Herzschwäche, Altersherz, Rhythmusstörungen und Herzödemen. Nicht rezeptpflichtig, aber toxisch, daher nur vorsichtig gebrauchen. Auch bei Erschöpfung durch Sorgen und Hysterie, Nikotinherz.	**Convastabil** (Tropfen; Dr. Klein) bei leichter Insuffizienz, nervösen Herzsymptomen, Herzkrämpfen. **Primula/Convallaria comp.** (Ampullen und Globuli; Wala) bei Insuffizienz und Rhythmusstörungen (enthält Meerzwiebel und Bilsenkraut).
Meerzwiebel (Urginea = Scilla maritima) Liliengewächs (Mond, Merkur)	Zwiebel; Schleimstoffe, Flavonoide und herzwirksame Steroidglykoside. Beginnende Herzinsuffizienz, vor allem bei eingeschränkter Nierenfunktion. Wirkt stärker auf das Herz als Digitalis, aber nicht so nachhaltig, und entwässert kräftiger. Herzödeme, da stark diuretisch wirksam. Bereits von Dioskurides als Wundmittel und Diuretikum gebraucht. Nicht rezeptpflichtig, aber toxisch, daher nur vorsichtig gebrauchen. Altersbronchitis; Blasenschwäche.	**Scilla comp.** (Globuli und Ampullen; Wala) bei Insuffizienz, Altersherz und kardialen Ödemen (enthält u.a. Convallaria und Adonis). **Infi-Spartium** (Tropfen; Infirmarius-Rovit) bei Arhythmien, Extrasystolen und Herzklopfen (enthält u.a. Ginster, Tollkirsche, Adonis, Maiglöckchen, Schöllkraut).

Pflanze	Verwendete Teile, Wirkstoff und Wirkprofil	Firmenpräparate
Nieswurz, Schwarze (Helleborus niger) Hahnenfußgewächs (Mond, Saturn)	Wurzeln; herzwirksame Glykoside vom Bufadienolid-Typ, Hellebrin; Steroidsaponine. Früher als Herzmittel, Psychotherapeutikum (Niesmittel) und Purgativum verwendet. Rezeptpflichtig bis D4. Potenziert bei Schwächezuständen bis zur Kachexie und bei Sinnestäuschungen, Zwangsneurosen, neurologischen Erkrankungen, Anfallsleiden wie Epilepsie; Status nach Apoplex. Von Rudolf Steiner in die Krebstherapie eingeführt.	**Helleborus-Komplex-Hanosan** (Tropfen; Hanosan) bei kardialen Ödemen, Wassersucht (enthält u.a. Apocynum, Convallaria, Digitalis). **Polypathik N Nr. 14** (Tropfen von Soluna) bei Psychoneurosen, Erregung, Anfallsleiden und Status nach Apoplex.
Oleander (Nerium oleander) Hundsgiftgewächs (Venus-Merkur, Saturn)	Blätter; herzwirksame Cardenolidglykoside wie Oleandrin; Flavonoide. Digitalisähnliche Wirkung, wurde daher früher bei verminderter Herzleistung gebraucht. Stärkere diuretische Wirkung als Digitalis. Nicht rezeptpflichtig, aber toxisch, daher nur vorsichtig gebrauchen. Potenziert bei Melancholie und nachlassender Geisteskraft; Schwindel, juckenden herpesartigen Hautausschlägen; ähnlich wie Phosphor bei schwankendem Energiehaushalt; Verdauungsschwäche, Herzklopfen mit Schwäche.	**Canomaspag.** (Tropfen; Pekana) bei Herzstechen, Herzbeklemmung, nervöser Überanstrengung und toxisch-infektiösem Herzgeschehen. **Crataegus comp.-Hevert** (Tropfen; Hevert) bei nervösen Herzbeschwerden und Angina pectoris.
Strophanthus (Strophanthus gratus) Hundsgiftgewächs (Merkur, Saturn)	Samen; herzwirksame Cardenolidglykoside, Strophanthin. Zur Erhöhung der Kontraktionskraft bei Herzinsuffizienz. Vor allem in der Notfallmedizin wichtig. Rezeptpflichtig bis D4. Potenziert bei bösen Folgen von Stress, nervösen Herzstörungen, Angstsyndrom, Erwartungsangst, Herzschwäche, Nikotinherz, Arteriosklerose.	**Anginapect Hevert Komplex** (Tropfen; Hevert) bei Herzstechen und -krämpfen, Herzstress, Koronarsklerose, kardialen Angstzuständen (enthält u.a. Gold). **Corvipas SL** (Tropfen; Pascoe) bei Herzschwäche, Hypotonie und als Kreislaufstütze bei Infektionen (enthält u.a. Cactus, Meerzwiebel und Germer). **Strophanthus comp.** (Ampullen und Globuli; Wala) bei Herzschwäche rund um Infektionen und bei seelischen Belastungen.

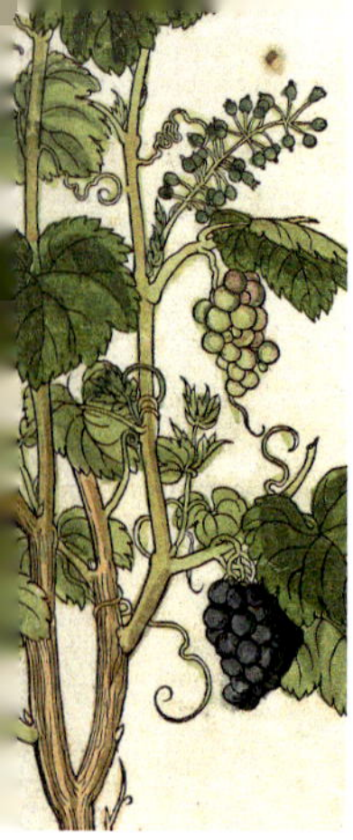

»De vita longa«
Über Lebenselixiere und die Kunst des langen Lebens

»Es ist richtig, dass die Arznei wegen unseres langen Lebens geschaffen wurde, damit wir eine Zeit von 80 Jahren erreichen und weiter noch die Jahre der Mühe und Arbeit. (...) Denn wir sind Staub und Schatten, die alle Tage zergehen wie eine Wasserblase.«

(Paracelsus II/688)

Das Geheimnis des Methusalem

Seit ältesten Zeiten ist der Mensch daran interessiert, sein Leben zu verlängern: Erste Rezepte für Lebenselixiere sind uns aus der Antike überliefert. Von der arabischen Medizin verfeinert, spielten sie vor allem in der mittelalterlichen Klostermedizin eine bedeutende Rolle. Noch heute sind die Herstellung und der Vertrieb von Lebenselixieren ein lukratives Geschäft für viele Klostergemeinschaften. Hier ist also eine ungebrochene Tradition am Werk, und manche zeitgenössischen Rezepte unterscheiden sich kaum von denen aus alter Zeit. Bei den Zutaten hat man sich aber doch inzwischen etwas gemäßigt, wenn man bedenkt, dass zu Zeiten des Paracelsus bis zu 300 Ingredienzien in einem einzigen Mittel keine Seltenheit waren.

Unter den Begriffen Theriak oder Mithridat wurden diese Wundertränke seit dem 13. Jahrhundert in jeder Apotheke geführt und in alten Kräuterbüchern wegen ihrer giftwidrigen und positiven Wirkung auf die Stimmung gerühmt.[40]

Früher enthielten die Wundertränke häufig Opium – einmal weil es das wirkungsvollste Schmerzmittel war, das man kannte, andererseits aber auch, weil es einen Heilschlaf bewirkte, ähnlich dem Tempelschlaf in den alten Mysterienstätten der Medizin. Heute gehört Opium zu den gesetzlich verbotenen Substanzen (bis D6 rezeptpflichtig und dem Betäubungsmittelgesetz unterworfen). Weitere Zusätze, die man häufig auch heute noch verwendet, sind in erster Linie aromatische Kräuter, aber auch Mineralien, vor allem Edelsteine wie Granat oder Rubin oder Metalle wie Eisen und natürlich Gold. Zubereitungen aus tierischen Substanzen – beispielsweise Ambra, Moschus oder Vipernfleisch – findet man heute genauso

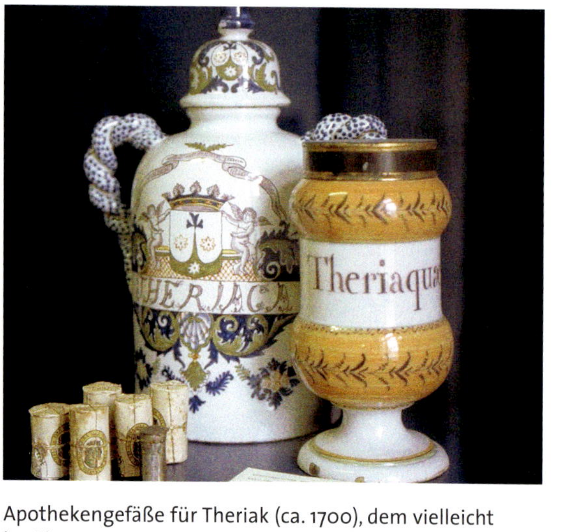

Apothekengefäße für Theriak (ca. 1700), dem vielleicht berühmtesten Arzneimittel der Medizingeschichte. Pharmaziegeschichtliches Museum, Basel. Foto: Margret Madejsky.

40 So liest man beispielsweise im Confect Büchlein und Hausz Apoteck des Walter Ryff (1544/1983): »Die alten Ärzte haben den Tiriac in trefflichen eren und wirden gehabt/in nit allein zugeniessen dass er leibliche gebrechen und zufell heyle und vertreibe/sonder warhafftig befunden/dass auch die Gebrechen des gemüts/auch damit vertrieben werden sollenn./Derhalben solche hochnützliche Latwerg auch denen gegeben werden soll/welche vonn Melancholischer feuchte onmütig/traurig/und trostlos werden onbewußter ursache/unnd von solcher ursach wegen etwann gar inn aberwitz kummen/unsinig und doll werden/In Zeit vergifftes Lufftes und Pestilenz/ist auch der Tiriac über die maß ein sehr trefliche arznei nit allein den menschen von vergifftung zuuerhüten/sonder auch dasselbig vom Herzen zu treiben/die leiblichen geister/und leibliche Krefft zu stärcken und erquicken/und den menschen von tödtlicher geferligkeit zu erretten.«

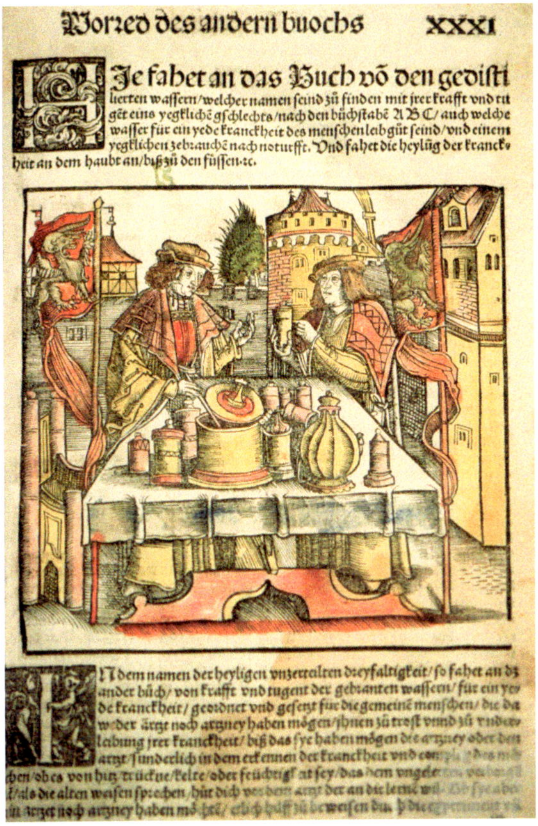

Öffentliche Herstellung von Theriak; Holzschnitt aus dem Destillierbuch von Hieronymus Brunschwyck, 1531.

wenig wie pulverisierte Mumie, die im Mittelalter eine Universalmedizin darstellte und auch von Paracelsus viel verwendet wurde. Wenn etwas die Zeiten überdauert wie eine einbalsamierte Leiche, dann musste dies nach dem Gesetz der Sympathie einfach das Leben verlängern können.

Obwohl Paracelsus häufig Lebenselixiere verwendete, wetterte er immer wieder gegen die ellenlangen Zutatenlisten. Er plädierte für überschaubare Mischungen, was vor allem die Apotheker seiner Zeit wenig erfreute. Seine längsten Rezepte bestanden aus etwa zehn bis zwölf Zutaten, meistens waren es aber wesentlich weniger. Allerdings kombinierte er seine Rezepte gerne miteinander, um den unterschiedlichen Organprozessen zu entsprechen. Ein Vorgehen, wie es heute in der Schulmedizin, aber auch in der »klassischen« Homöopathie üblich geworden ist – nämlich die Behandlung mit Einzelsubstanzen –, hätte er mit Sicherheit ebenso abgelehnt wie extrem umfangreiche Rezepturen. Wir selbst kennen Fälle, bei denen Patienten Mischungen von bis zu 400 Homöopathika in den unterschiedlichsten Potenzen verabreicht wurden. Dr. Otto, leitender Mitarbeiter bei der ehemaligen Staufen-Pharma, erzählte uns von einer Rezeptur, bei der alle lieferbaren Zimpel-Spagyrika in eine 100-ml-Flasche gegeben werden sollten, was damals immerhin um die 100 Stoffe waren. Abgesehen vom Irrwitz der Rezeptur und dem schockierenden Preis spricht gegen solche Mittel, dass sie zu völlig therapieresistenten Zuständen führen können.

Lebenselixiere müssen indes immer etwas komplexer zusammengesetzt sein, weil sie als Universalheilmittel möglichst alle Bereiche des Körpers ansprechen sollen. Sie wirken anregend auf sämtliche Stoffwechsel- und Ausscheidungstätigkeiten und ausgleichend auf vegetative Funktionen, fördern also einen gesunden Appetit, bewirken einen guten Schlaf und steigern die Lebens- und Liebeslust. Gleichzeitig sollen sie sämtliche Geisteskräfte positiv stimulieren. Wichtig ist dabei auch, dass Lebenselixiere eigentlich nicht zur Behandlung spezifischer Erkrankungen gedacht sind, sondern der Gesunderhaltung dienen. Sie sind also prophylaktisch wirksam, indem sie alle lebenswichtigen Organfunktionen anregen und regenerieren.

Auch Landschaft und klimatische Einflüsse gelten von jeher als bedeutsam für eine vitale Lebenskraft. Paracelsus erwähnte an mehreren Stellen, dass eine wohltemperierte Landschaft die Gesundheit fördere – vor allem Weinanbaugebiete seien allgemein empfehlenswert, der Wein ist schließlich selbst ein Elixier des Lebens. Ein Teil der Lombardei, der Veltlin, hatte es ihm wohl besonders angetan. Dort strotzten die Menschen vor Gesundheit, vor allem kannten sie keine tartarischen Krankheiten, also chronische Stoffwechselleiden, wie Paracelsus hervorhob. Natürlich haben Industrialisierung und Tourismus auch in den italienischen Alpen viel zum Negativen verändert, doch die Gebiete rund um den Comer See wirken tatsächlich immer noch ausgesprochen wohltuend. Bei unseren Seminaren in den Kräutergärten der spagirischen Firma Soluna, die in den Bergen nördlich von Bergamo liegen, stellten wir eine sehr hohe Energie in der ganzen Umgebung fest, die man nicht nur den Heilpflanzen, sondern auch den daraus hergestellten Arzneimitteln anmerkt. Es verwundert daher auch nicht, dass sich in dieser Landschaft seit Generationen alte Menschen aus Mailand monatelang zur Erholung aufhalten oder gleich ihren Altersitz dort einrichten.

Der beste Weg zur Verlängerung des Lebens war für Paracelsus jedoch eine gemäßigte, naturnahe und einfache Lebensweise. Eine Bestätigung dieser Ansicht erhielten wir durch einen befreundeten Griechen, der einer Familie entstammt, deren Mitglieder fast alle über 100 Jahre alt geworden sind. Sein Großvater, der mit 110 Jahren noch die Ziegen in den Bergen hütete, offenbarte ihm eines Tages das Geheimnis seines langen Lebens: »Wenn du so alt werden willst wie ich, dann musst du möglichst immer frisches Quellwasser trinken, dich viel an der frischen Luft bewegen und dich möglichst karg ernähren, am besten von dem, was du selbst angebaut hast oder was dir die Natur um dich herum schenkt.« Dem ist eigentlich nichts mehr hinzuzufügen. Ein weiteres Geheimnis vieler Hundertjähriger ist ihre Gemächlichkeit. Hektik ist für sie ein Fremdwort, und kleine Sünden zwischendurch wissen sie durchaus zu schätzen.

Zur Gesunderhaltung empfahl Paracelsus auch regelmäßige Badekuren, möglichst in natürlich warmen Quellen, wie z.B. in Bad Pfäfers. Wir haben uns selbst von der regenerierenden und entspannenden Wirkung dieses Jungbrunnens überzeugen können, die Paracelsus mit der Heilkraft von Melisse verglich. Das Wasser, das ausgesprochen mineralarm und konstant 37 Grad warm ist, entzieht dem Körper Schlackenstoffe; nach einiger Zeit wird man innerlich ganz ruhig und entspannt. Leider kann man heute nicht mehr in der Schlucht selbst baden, da man das Wasser in die Bäder von Bad Ragaz ableitet. Wenn man in der dunklen Klamm steht und dem tosenden Bach lauscht, hat man das Gefühl, am Eingang zum Hades zu stehen. Es ist kaum vorstellbar, dass man dort sogar mehrere Tage ununterbrochen in Bottichen sitzend zubrachte, während Bademeister sich um das leibliche Wohl der Badegäste kümmerten.

Außerdem braucht der Lebensgeist regelmäßiges Training. Gesund ist man schließlich auch, wenn man Krankheiten möglichst unbeschadet übersteht; wir sprechen dann von einer robusten Natur. Besonders Kinder brauchen die Überwindung von Erkrankungen zur Ausbildung ihrer individuellen Lebenskraft. Es ist aus der Sicht besorgter Eltern zwar

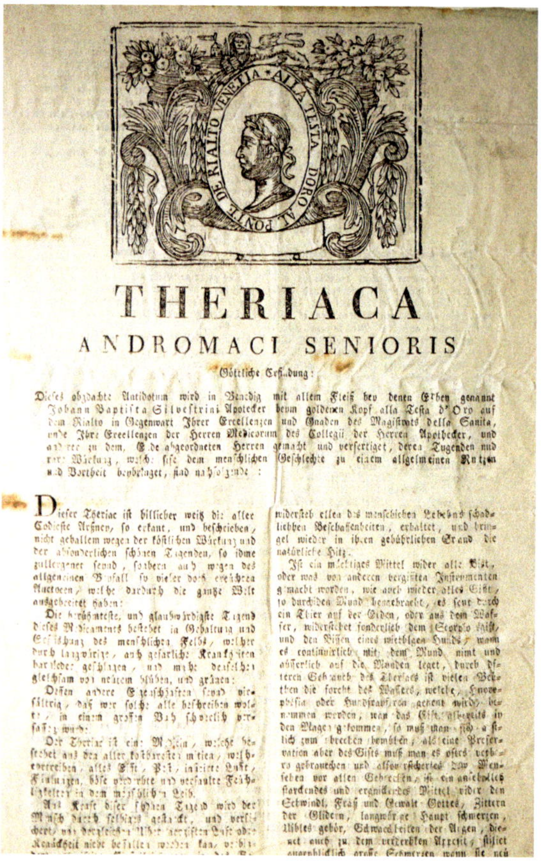

AL PONTE DE RIALTO VENETIA ALLA TESTA D'ORO

THERIACA

ANDROMACI SENIORIS

Göttliche Erfindung:

Dieses obgedachte Antidotum wird in Venedig mit allem Fleiß bey denen Erben genannt Johann Baptista Silvestrini Apotecker beym goldenen Kopf alla Testa d'Oro auf dem Rialto in Gegenwart Ihrer Excellenzen und Gnaden des Magistrats della Sanita, und Ihre Excellenzen der Herren Medicorum des Collegii der Herren Apothecker, und anderer zu dem Ende abgeordneten Herren gemacht und verfertiget, deren Tugenden und rare Würkung, welche sie dem menschlichen Geschlechte zu einem allgemeinen Nutzen und Vortheil beybringet, sind nachfolgende:

Flugblatt zum Thema Theriak. Spätes 18. Jahrhundert.

durchaus verständlich, wenn man durch Impfungen oder eine desinfizierte Umwelt alles Infektiöse vom Kind fernhalten will. Inzwischen zeigen sich jedoch immer mehr Probleme, die erst durch das Vermeiden von Krankheiten entstanden sind, z.B. eine extreme Zunahme von Verhaltensstörungen, Allergien und eine generelle Infektanfälligkeit, vor allem aber eine immer schlechtere Rekonvaleszenz. Wurden die Kinder zudem nicht oder nicht lange genug gestillt, ist der chronischen Krankheit Tür und Tor geöffnet.

Auch die zunehmende Verzärtelung trägt zur Anfälligkeit bei, wie bereits Kräuterpfarrer Künzle (1935) meinte: »Kinder, die den Sommer über barfuss gegangen sind, ertragen dreimal so viel Kälte und sind dreifach ausdauernder als die verwöhnten und verhätschelten Kinder, die selbst im Hochsommer als Adelszeichen Schüeli und Strümpfli tragen. (…) Sie sehen aber auch immer darnach aus, diese Puppenkinder, bleich wie Mehlsäcke, leicht wie Federn und gebrechlich wie Kaffeebeckeli.« Das Ergebnis, so Künzle, sei eine Jammerorgel mit 365 Registern. Eine kleine Erkältung ist inzwischen für viele Kinder tatsächlich der Beginn einer langjährigen Odyssee durch Arztpraxen, bis sie schließlich nach zahlreichen Antibiotikagaben beim Heilpraktiker oder Naturheilarzt als chronischer Fall landen. Nur sehr zögerlich bahnt sich hier eine Änderung in der Einstellung an. Auf jeden Fall muss man inzwischen immer häufiger lebensschwachen Kindern Arzneien geben, die bisher älteren Menschen vorbehalten waren.

Beim Thema Lebensalter ist die Frage berechtigt, ab wann man denn Lebenselixiere überhaupt einsetzen sollte. Die Antwort ist eigentlich ganz einfach – wenn sich die ersten Verschleißerscheinungen bemerkbar machen, was bei den meisten inzwischen ab Mitte dreißig bzw. Anfang vierzig der Fall ist.

»Fang an zu hacken und zu graben,
Erhalte dich und deinen Sinn,
In einem ganz beschränkten Kreise,
Ernähre dich mit ungemischter Speise,
Leb mit dem Vieh als Vieh und acht es nicht für Raub,
Den Acker, den du erntest, selbst zu düngen!
Das ist das beste Mittel, glaub,
Auf achtzig Jahr dich zu verjüngen!«
(Johann Wolfgang von Goethe, Faust I, »Hexenküche«)

Lebenselixier für Kinder

Die Mischung stärkt die Abwehr- und die Willenskräfte des Kindes, sie wirkt aber auch ausgleichend auf die Stimmung, günstig auf die Darmflora und lindert zudem entzündliche Hauterkrankungen. Bis auf Saturn sind alle Planetenkräfte enthalten.

Erdbeerblätter (Ausläufer von Walderdbeere, Venus) 10 g
Fenchel, süß gemahlen (Merkur, Sonne) 5 g
Gänseblümchenblüten (Venus, Sonne) 20 g
Lindenblüten (Venus, Merkur) 20 g
Odermennigkraut (Jupiter, Merkur) 10 g
Vanille, gemahlen (Mond, Merkur) 5 g
Zimtrinde, gemahlen (Sonne) 5 g

Alle Kräuter zerkleinern und in einem Mörser miteinander zu Pulver verreiben; dann mit 20 g Corallium rubrum D3 (rote Koralle, Trituration von Apotheke an der Weleda; Mond-Mars) und 20 g Siderit D6 (Spateisenstein; Trituration von Apotheke an der Weleda; Mars) gut vermischen und in einem Braunglas gut verschlossen an einem dunklen, trockenen und kühlen Ort aufbewahren. 1–2 × täglich 1 Messerspitze Pulver in Fruchtsaft oder Früchtetee auflösen (die Menge muss man natürlich dem Alter und dem Allgemeinstatus anpassen).

Anmerkung: Die Kräuter bekommt man im Kräuterladen oder in der Apotheke (möglichst nur kontrolliert biologische Ware verwenden), die Homöopathika in der Apotheke. Einige der Zutaten könnte man auch ohne Probleme selbst sammeln und nach einer schonenden Trocknung mit dem Rest verreiben, was sicher besser wäre, als nur gekaufte Ware zu verwenden (zur Erstellung von Rezepten siehe Seite 429).

Das Wasser des Lebens: Aqua vitae

Jedes Alter hat seine besondere Arznei. Um dies zu verstehen, müssen wir uns nochmals daran erinnern, dass man auch die Lebensalter den Planeten zuordnet. Die Entwicklung erfolgt in Siebenjahresschritten, was wiederum eine Zuordnung zu den einzelnen Planeten erlaubt. Saturn hat alle sieben Jahre bei seinem Lauf durch den Tierkreis eine Beziehung zum Geburtssaturn[41]. Alle sieben Jahre kommt es zu einer Erneuerung, ähnlich der Metamorphose eines Schmetterlings. Oft erlebt man diese Phasen als eine Zeit, in der man seine Charakterstärke entwickeln und unter Beweis stellen kann.

Bis zum 21. Lebensjahr ist der Mensch ausschließlich mit seiner körperlichen und seelischen Entwicklung befasst; die ersten drei Mal sieben

41 Transitierender Saturn in Quadrat, Opposition oder Konjunktion zum Saturn im Geburtshoroskop; bei einem Umlauf von ca. 28 bis 29 Jahren kommt es alle sieben Jahre zu einem entsprechenden Winkel. Natürlich bildet Saturn bei seinem Lauf durch den Tierkreis auch zu anderen Planeten Spannungswinkel, was man als alltägliche Krisen sehen kann, die Saturn-Saturn-Transite gelten aber als die entscheidenden zyklischen Abschnitte im Leben.

Jahre unterstehen Mond, Merkur und Venus. Anschließend beginnen drei Mal sieben Jahre, in denen man vor allem mit geistigen Reifeprozessen beschäftigt ist; diese Phase wird der Sonne zugeordnet. Die gewonnenen Erfahrungen prägen die nächsten Lebensabschnitte, in denen man sich eher der Erforschung höherer Welten widmen sollte. Diese Phasen unterstehen Mars, Jupiter und ab dem 63. Lebensjahr ganz dem Saturn, dem Herrn über die Zeit und Hüter des kosmischen Bewusstseins, die man auch (Alters-)Weisheit nennt.

Entsprechend den Lebensphasen sind auch die Arzneien den Planeten unterstellt. Venusmittel zeigen starke regenerierende und seelische Wirkungen; sie wirken vor allem auf der Libidoebene, die in der Pubertät erwacht. Mit dem Übergang zur Sonnenphase des Lebens, also mit ca. 21 Jahren, ist man in der Regel in der mit Abstand besten körperlichen Verfassung – man ist optimistisch und voller Tatendrang.

Sämtliche Lebenselixiere bestehen daher mehr oder weniger aus Stoffen, die man Venus und Sonne unterstellt. Beide Kräfte harmonieren perfekt miteinander, und durch ihren Synergismus erhalten sie die Lebenskraft am besten. In erster Linie wirken sie harmonisierend auf die vegetativen Funktionen (Venus) und anregend auf alle Wärmeprozesse (Sonne). Ihre harmonischen Wirkungen machen sie zu den wichtigsten Heilmitteln, wenn die Lebensflamme langsam, aber sicher schwächer wird. Je näher man sich der eigentlichen Lebensphase des Saturns nähert, desto mehr sollte man an sie denken. Hauptbestandteil der klassischen Rezepte ist die Melisse, die man als Prototyp einer Venuspflanze bezeichnen kann. Aber auch die Rose oder andere Vertreter der Rosengewächse, etwa Weißdorn, sind öfter enthalten.

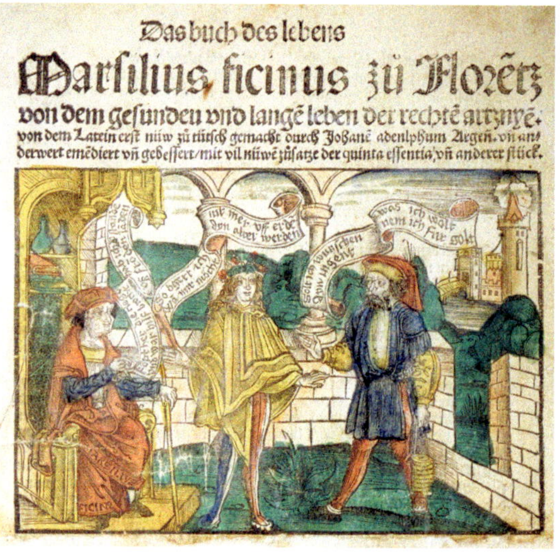

Über das lange Leben; Titelbild aus dem Werk des Ficino (um 1500), an dessen philosophischen Ideen sich Paracelsus stark orientierte.

Die weiteren Zutaten sollten dagegen vor allem sonnenhafte Signaturen zeigen. In erster Linie finden wir die Farben Gelb, Orange und Rot – Beispiele sind Johanniskraut, rote Koralle, Gold, Goldlack, Safran und Schöllkraut. Sonnenhafte Pflanzen zeigen auch oft einen stattlichen, majestätischen Wuchs, wie Engelwurz, Enzian oder Liebstöckel. Sie sind gut strukturiert, trocken und fest, wie z.B. Rosmarin. Blüten von Sonnenpflanzen orientieren sich zum Licht wie die Sonnenblume oder die Wegwarte und sind wie die Blüte des Adonisröschens strahlenförmig aufgebaut. Korbblütler zeigen dieses Prinzip ebenfalls, wobei hier einige auch der Venus unterstellt sind, wie die Kamille oder das Gänseblümchen.

Der Geschmack der Sonnenpflanzen ist würzig, aromatisch, oft etwas scharf und bitter, aber nie extrem; daher unterstehen fast alle Gewürze der Sonne; Beispiele sind Bohnenkraut, Gelbwurz, Ingwer oder Macis. Der Geruch ist ebenfalls aromatisch, herb-würzig, oft auch warm und süß; hier ist der Zimt ein ideales Beispiel. Wohlgerüche sind eines der Geheimnisse eines Elixiers.

Weil man noch keine Vorstellung von Erregern hatte, machte man früher pestilenzische Dämpfe für Krankheiten verantwortlich. Diese Idee ist keineswegs von der Hand zu weisen. In Krankenzimmern herrscht mitunter eine unerträglich »dicke Luft«. Man weiß heute, dass Aromastoffe nicht nur die Atmosphäre bessern, sondern auch die Luft von Keimen befreien; abgesehen davon fühlt man sich damit einfach sehr viel wohler – was wiederum zur Gesundung beiträgt – als mit ekelhaft riechenden Desinfektionsmitteln. Aromatische Stoffe sind auch innerlich ähnlich wirksam. Hierzu schrieb Oswald Croll: »Wer durch einen schlechten Geruch erkrankt (Pesthauch), der ist nur schwer zu heilen, weil der schlechte Geruch mit dem Spiritus in alle Teile des Körpers gelangt, vor allem aber in das Gehirn und in die Brustorgane eindringt. Nach

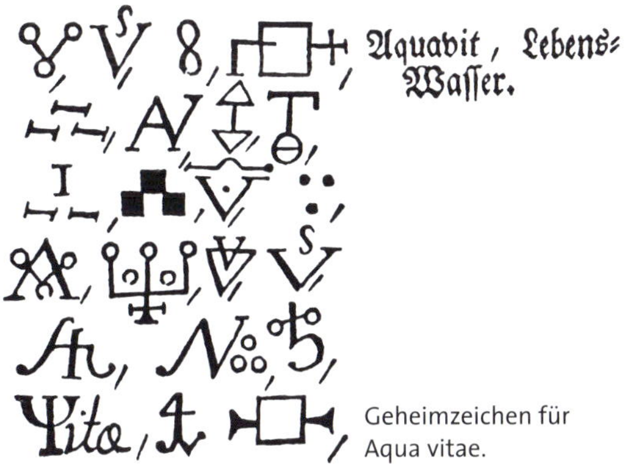

Geheimzeichen für Aqua vitae.

Baptista Porta und auch nach der allgemeinen Erfahrung wird häufig durch den Geruch eines Lebenselixiers aus aromatischen Pflanzen die entweichende Seele zurückgehalten. (...) Sind doch die angenehmen Gerüche analog und austauschbar unserem Spiritus, die allein Träger unseres Lebens sind« (zit. n. G. Stille, 1994).

Man ordnet die einzelnen Duftstoffe selbstverständlich den unterschiedlichsten Planeten zu, doch die Aromatherapie untersteht ganz dem Götterboten Merkur. Das Merkur-Prinzip wirkt besonders stark energetisierend auf das Nerven- und Hormonsystem; wir erinnern uns an die merkuriellen blauen Blüten in der seelisch orientierten Herztherapie. Merkur stimuliert jedoch auch alle Stoffwechselvorgänge, da ihm das Prinzip der Wandlung unterstellt ist. In der Heilmittelwelt sind es vor allem Doldenblütler, die eine solche Wirkung entfalten. Ihre Blütenbildung erinnert an ein Feuerwerk. Durch ihren strahligen, lichthaften Blütenaufbau scheinen sie einen Bezug zur gesamten Sternenwelt zu haben. Tatsächlich fangen ihre Blüten die kosmischen Strahlen ein und teilen sie der Umgebung mit. Verwenden wir sie als Arzneien, dann wirken sie wie ein Katalysator anregend auf die alchimistischen Umwandlungsprozesse im Energiehaushalt (Zitronensäurezyklus und Atmungskette). Sie sind also unverzichtbare Bestandteile eines Elixiers. Hieronymus Bock erwähnte beispielsweise einen »Theriak des armen Mannes«, der praktisch nur aus Doldenblütlern besteht, die in Mitteleuropa entweder wild vorkommen (z.B. Bärenklau, Bärwurz, Bibernelle, Engelwurz, Giersch, Haarstrang, Kümmel, Meisterwurz, Möhre und Pastinak) oder die man leicht anbauen kann (wie Dill, Fenchel, Liebstöckel und Petersilie).

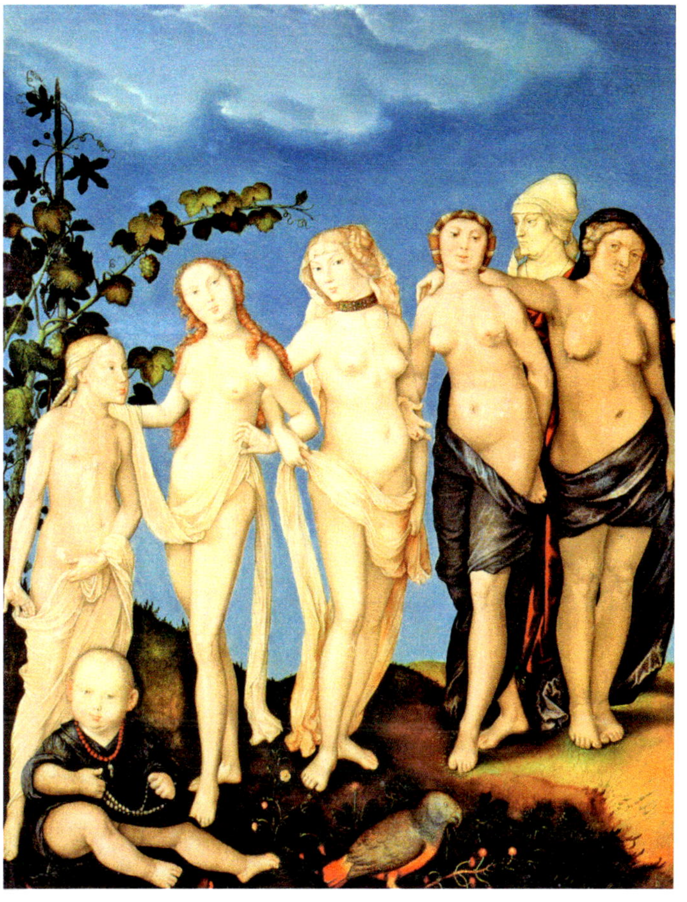
»Die sieben Lebensalter« von Hans Baldung, genannt Grien, 1544. Museum der Bildenden Künste, Leipzig.

Heute würden wir auch noch den giftigen Schierling (Conium maculatum) zusetzen, allerdings nur potenziert (innerlich rezeptpflichtig bis D4). Als vergeistigtes Heilmittel wird auch er zu einem Tonikum der Lebenskraft. Conium ist ein wichtiges Mittel in der Homöopathie zur Behandlung von Altersleiden, z.B. bei Depressionen, vor allem bei Alleinstehenden; damit ist er das »Psychomittel Nr. 1« für Bewohner von Altersheimen (D12 bis D30). Weitere Indikationen sind Arteriosklerose, Altersschwindel, nachlassende sexuelle Kraft, chronische Immunopathien und Verhärtungen, vor allem im Lymphbereich, Präkanzerose und Krebs (D6 bis D12). In der alten Medizin war diese Wirkung noch völlig unbekannt – wir verdanken sie ganz der Homöopathie. Äußerlich verwenden wir Schierling als Resolvens zur Auflösung von Drüsenverhärtungen (Conium maculatum Salbe 5 % von Weleda).

Aber auch die anderen Planetenkräfte sollte man nicht ganz vergessen. Jupiterkräfte fließen fast schon von selbst mit ein, da viele Sonnenpflanzen gleichzeitig dem Regenten des Olymps unterstehen (Jupiter ist die höhere Oktave der Sonne); Beispiele sind Engelwurz oder Gelber Enzian. An Marsmittel sollte man immer denken, wenn man insbesondere die Abwehrkräfte stärken will, oder wenn man sich ohnmächtig und willensschwach fühlt. Auch hier zeigen sich oft Gemeinsamkeiten zur Sonne, da beide Kräfte dem Feuerprinzip unterstellt sind; Beispiele wären Meisterwurz, Sonnenhut oder Berberitze.

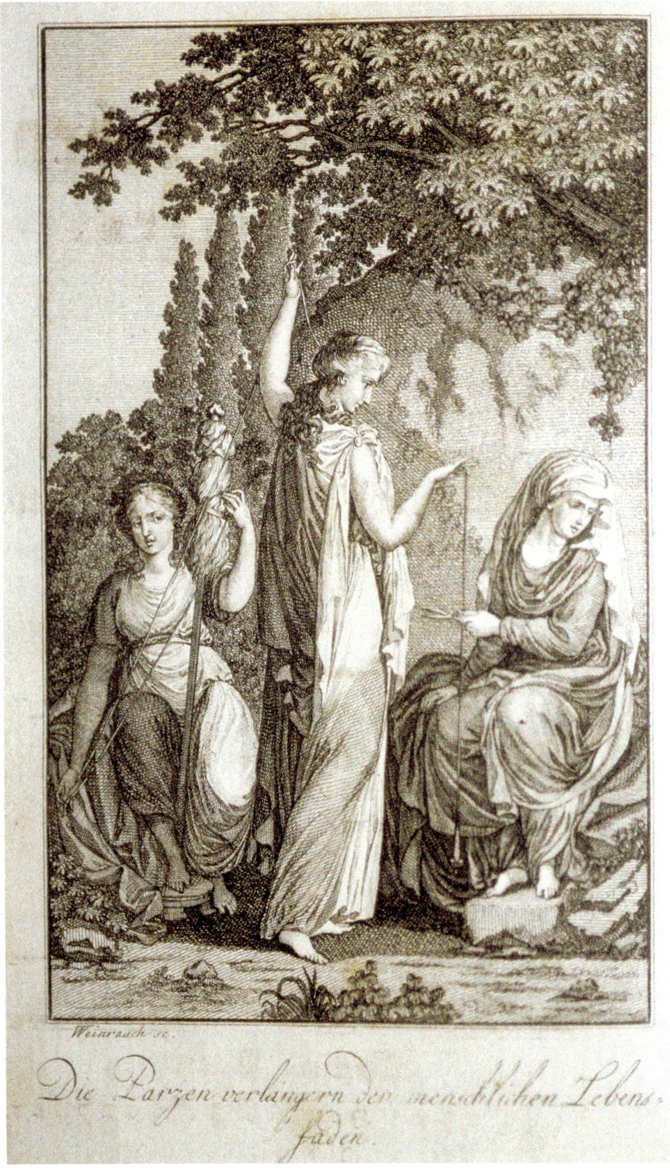

Die drei Schicksalsgöttinnen weben den Faden des Lebens. Titelkupfer aus dem Werk von Hufeland über die Kunst, das menschliche Leben zu verlängern, 1797.

Heilmittel mit lunaren Eigenschaften findet man dagegen selten in Elixieren, da sie nicht erwärmend, sondern eher kühlend wirken. Gleiches gilt für Saturn. Seine Kräfte möchte man ja in die Schranken weisen, daher wird man sie nur indirekt in das Rezept einfließen lassen können.

Mond und Saturn beherrschen den Winter, und Paracelsus unterstellte beide dem Sal-Prinzip. Sie regieren über die Kälteprozesse im Menschen (Saturn gilt in der Astrologie als höhere Oktave des Mondes). Trotz der Gemeinsamkeiten bilden Saturn und Mond eine Polarität. Saturn regiert das Alter – saturnale Arzneien sind dunkel, trocken und starr. Dagegen regiert der Mond die Kindheit – seine Mittel sind licht, feucht und weich. Würde man beide Prinzipien harmonisch vereint finden, dann wäre dies eine ideale Arznei für Altersleiden. Tatsächlich finden wir im Schachtelhalm ein Beispiel: Er zeigt den Saturn durch seine harten Strukturen und seine blütenlose spartanische Erscheinung, während er im Inneren aber sehr viel Feuchtigkeit gespeichert hat. Wir nutzen den Schachtelhalm bei Knochenleiden wie der Osteoporose, zur Regeneration des Bindegewebes, zur Behandlung von chronischen Entzündungen und in der Krebstherapie zur Entgiftung (ein bewährtes Firmenmittel hierzu ist Metasilicea N Tropfen von Meta Fackler).

Weitere Pflanzen, die beiden Prinzipien unterstellt sind, wären die Mistel und die Schwarze Nieswurz. Beide Pflanzen wachsen gegen natürliche Rhythmen und haben ihren Vegetationshöhepunkt im Winter, was den Bezug zu Saturn herstellt – während die weiße, schleimige Frucht der Mistel und die weiße Blüte der Nieswurz mondhaft anmuten. Rudolf Steiner empfahl beide Pflanzen bei Krebsleiden, die eindeutig ebenfalls Mond und Saturn unterstehen (Wucherung und Entartung). Paracelsus gebrauchte sie dagegen bei psychischen Erkrankungen mit geistiger Umnachtung und bei Anfallsleiden wie der Epilepsie, was ebenfalls auf das Wirken der zwei Kräfte hindeutet. Der Wahnsinn in alter Zeit ist heute schlichtweg zum Krebsgeschehen mutiert, das man auch als Wahnsinn auf der Zellebene bezeichnen könnte. Die Blätter der

Nieswurz verwendete Paracelsus auch als Geriatrikum in seinem »Rezept des langen Lebens« (siehe Seite 373). Ferner findet sich in seinen Rezepten sehr häufig auch die Perle, die man dem Mond (Farbe und Herkunft), aber auch dem Saturn (Formbildungsprozess) unterstellt.

Ideale Arzneien für das Alter wären auch solche, die neben Sonnensignaturen gleichzeitig den Saturn zeigen. Beide Kräfte findet man in Harzen, z.B. Myrrhe, Weihrauch und Bernstein. Auch immergrüne Pflanzen sind beiden Kräften unterstellt. Sie sind ein Symbol für die Unvergänglichkeit der Lebenskraft; Beispiele sind Efeu, Immergrün, Mistel, Wacholder oder Zypresse; alle Nadelgehölze unterstehen Saturn und Sonne, und natürlich verwendet man alle genannten Beispiele auch als Geriatrika.

Da Saturn als Planetenkraft mit Sal-Charakter über die Wurzelkraft gebietet, würden sich Wurzeln von sonnenhaften Pflanzen ebenfalls ideal eignen (Sal-Sulfur). Die meisten Beispiele hierzu findet man in Lebenselixieren: z.B. Engelwurz, Alant, Gelbwurz, Galgant, Ingwer oder Meisterwurz. Sonnenhafte Wurzeln dienen als »innere Erhalter des Körpers« (III/73) und haben durch ihre kombinierte Wirkung auf Verdauung und Abwehr auch eine besondere Wirkung auf die Milz, dem Organ des Saturns. Paracelsus schrieb: »Was ein langes Leben erhält, dient der Milz« (III/404).

Wie man sieht, sind Lebenselixiere möglichst aus allen Planetenkräften zusammengesetzt, wobei Merkur, Venus und Sonne deutlich dominieren. Zusammen bewirken sie eine Belebung und Erhaltung der Lebenskraft auf allen Ebenen. Das Elixier lässt den Körper »nicht faulen und auch nicht krank werden. Es erhält den Lebensgeist (...), das ist für das Herz und für Orte, wo das Leben ist, das ist für den Lebensgeist, der im ganzen Körper verteilt ist« (III/76).

Wie es damals Tradition war, nannte auch Paracelsus seine Elixiere *Aqua vitae* (Wasser des Lebens); mit ihrer stärkenden Kraft sind sie ein Jungbrunnen in der Flasche. Arzneien, die eine Erhöhung der Lebenskraft bewirken und gleichzeitig das Nervenkostüm stärken, waren früher auch als *confortativa* bekannt und standen bei Paracelsus im Mittelpunkt der Herztherapie: Die Vitalisierung des Sonnenorgans war für ihn die wichtigste Form

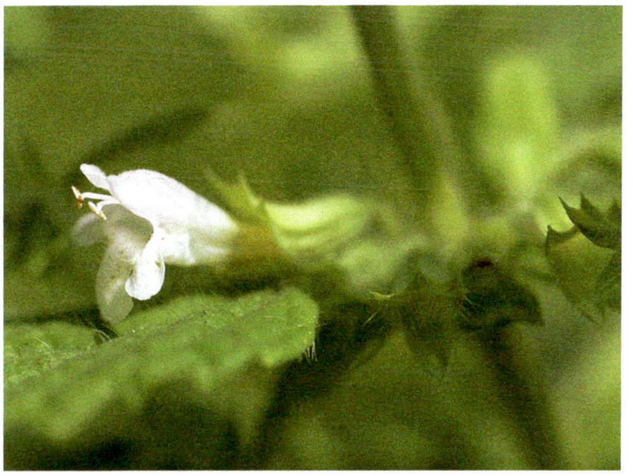

»Die Melissen werden zu vielen Schwachheiten gebrauchet/als nämlich zu den kalten Gebresten (Gebrechen = Krankheitsbereitschaft) des Haupts und des Hirns/des Herzens/des Magens und der Mutter (Gebärmutter) (stillet das Mutterwehe = Gebärschmerz). Vertreibt alle Traurigkeit und Schrecken/so von der Melancholey herkommen/und machen fröhliche Träume. Es hat auch die Melissen ein groß Lob bekommen/das schwache ohnmächtige Herz zu erfreuen/stärcken und zu kräfftigen/und so es erkaltet ist/wiedrum zu erwärmen. (Jakobus Theodorus Tabernaemontanus, 1731/1993). Foto: Olaf Rippe.

der Krankenbehandlung, die man prinzipiell durchführen sollte, egal, welches Leiden den Patienten sonst noch quälte. Da das Herz sich nur schlecht von sich aus regenerieren und stärken kann, bilden Confortativa die Basis der Therapie: »Das Herz begehrt nichts anderes, nur seine Stärkung. Was für das Herz widerwärtig ist und womit es beladen wird, das soll genommen werden. Von selbst ist es zu schwach, allem, was ihm täglich zustößt, zu widerstehen. Daher soll es durch Arznei gestärkt werden« (Paracelsus I/628). Confortativa sollen also nicht nur die Lebenskraft stärken, sondern auch schützen und entgiften und eine bessere Rekonvaleszenz bewirken.

Auf der körperlichen Ebene eignen sich vor allem Bitterelixiere, wie wir sie im Kapitel über die Verdauung besprechen (siehe Seite 221). Da die Lebenskraft aber in erster Linie etwas Geistartiges ist, sollten auch Lebenselixiere »ein geistiges Arzneimittel sein, da nur ein Geist, der fein ist, durch den ganzen Körper dringen kann. (...) Deshalb, weil sie den Körpersaft und Lebensgeist zum Wachsen bringen und ihn vermehren, so dass dieser die Krankheit vertreibt« (II/89). Dies ist der Grund, warum wir uns in diesem Kapitel weitgehend auf alchimistische Zubereitungen beschränken.

Melisse: Ein Arcanum für Herz und Seele

Zu den Lieblingspflanzen des Paracelsus gehörte ohne Zweifel die Melisse (Melissa officinalis). Er verwendete die zitronenartig duftende Pflanze vor allem als herzstärkende Arznei (Confortativum), denn sie »ist ein Erneuerer der Lebenskräfte« (III/448) und »von allen Dingen, die die Erde hervorbringt, die beste Pflanze für das Herz« (III/452). Bereits in der antiken Medizin genoss die Melisse höchstes Ansehen. Sie wurde von Dioskurides als Schmerzmittel verwendet, während Plinius sie als Spezifikum bei hypochondrischen und hysterischen Beschwerden rühmte. Im Mittelalter fand man die Melisse schon in jedem Klostergarten. Hildegard von Bingen nutzte sie als Seelenbalsam. In ihren Augen hat die Melisse einen wärmenden Charakter (Element Feuer im schwachen Grad) – »wer sie isst, der lacht gerne, weil ihre Wärme die Milz berührt und daher das Herz erfreut wird« (1993). Hildegard wollte damit ausdrücken, dass die melancholischen kalten Säfte der Milz durch die Freundlichkeit und Wärme der Pflanze zu neuem Leben erweckt werden.

Da man die Melisse astrologisch der Venus zuordnet, kann man die Indikation auch als Stärkung der venusischen Kräfte verstehen, wenn saturnale Einflüsse (Milz/Melancholie) überhand genommen haben. Bemerkenswert ist hierbei, dass auch Paracelsus Melisse als Begleitmittel bei auszehrenden Saturnkrankheiten empfahl. Er gebrauchte sie vor allem als Ergänzung einer Antimontherapie zur Anregung der Lebenskräfte.

Das sanfte Wesen der Melisse erfährt jeder, der an ihren weichen Blättern reibt und den lieblichen zitronenartigen Duft einatmet. Ihre ätherischen Öle sind der Grund für diese entspannende und ausgleichende Wirkung. Die Sanftmut zeigt sich auch im Aufbau der Blätter, die mit ihrer edlen Zahnung an ein Rosengewächs erinnern – diese Art der Formgebung ist eine typische Signatur ungiftiger, aber universell wirkender Pflanzen. Die Blattnerven treten deutlich hervor, was auf ein Nervenmittel hinweist. Eine Nervensignatur ist auch die kleine, perlmuttartig schimmernde weiße Lippenblüte, die bescheiden in den Blattachseln ruht. Der vierkantige Stängel, typisch für die Familie der Labiaten, deutet auf strukturierende festigende Kräfte hin.

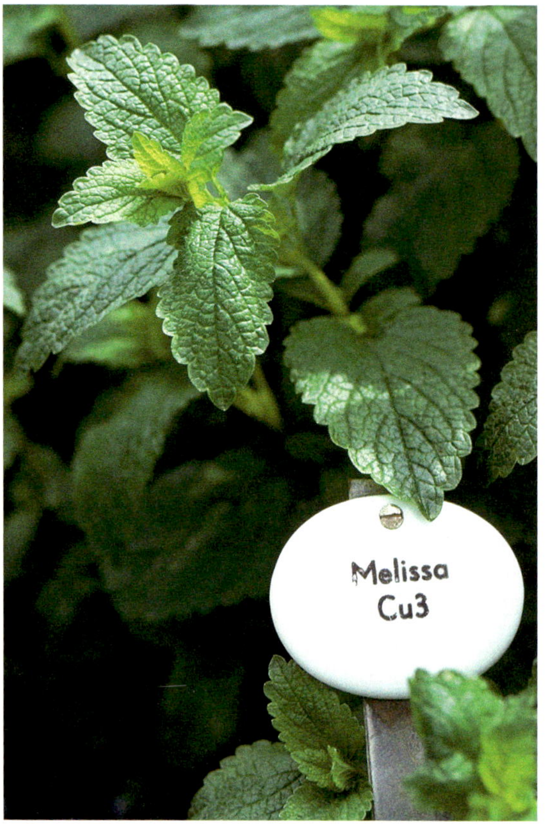

Wegen der gemeinsamen venusischen Eigenschaften düngt man die Melisse (Melissa officinalis) in der Firma Weleda mit potenziertem Kupfer (Cuprum metallicum). Die Pflanze soll das Metall gleichsam »potenzieren«. Das vegetabilisierte Metall Melissa Cupro culta eignet sich vor allem zur Behandlung von körperlichen und seelischen Krampfzuständen. Foto: Olaf Rippe; aufgenommen im Garten der Firma Weleda (Cu3 bedeutet, das es sich um die dritte Generation handelt, die nunmehr zur Herstellung verwendet wird).

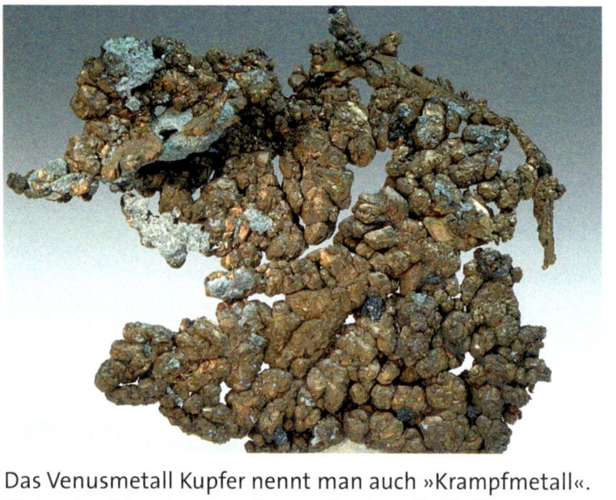

Das Venusmetall Kupfer nennt man auch »Krampfmetall«. Unter den Planetenmetallen ergänzt es die Melisse am besten. Foto: Olaf Rippe.

Ihr Aufbau ist rhythmisch geordnet, was auf ihre harmonisierende Wirkung hindeutet. Wer schon einmal Melisse angebaut hat, kennt ihre wuchernde Vitalität, die sie als Arznei auch auf den Menschen überträgt. Melissa, »die Honigsüße«, hieß jene Nymphe, die zusammen mit einer Ziege den allmächtigen Zeus als Kind nährte.

In der Literatur, die Paracelsus zur Verfügung stand, wird die Melisse nicht nur als Nervinum und Herzmittel erwähnt. Im Kräuterbuch des Macer erscheint sie als Sekretum bei Asthma, als Schmerz-, Magen- und vor allem auch als Frauenmittel. Die Melisse zählt zu den »Mutterkräutern«: »Sie ist gut den Frawen, die gern Kinden hetten, macht dieselbige zur Empfängnis düchtig«, schrieb Hieronymus Brunschwyck in seinem Destillierbuch (1610/1963). Tatsächlich wird sie noch heute zur Empfängnissteigerung gebraucht. Sie ist Bestandteil von Melissa/Phosphorus comp. (Dilution von Weleda), das wir allgemein zur Anregung der Keimdrüsentätigkeit und zur Auslösung des Eisprungs verwenden. Paracelsus nutzte die Melisse zusammen mit Eberraute und Smaragd auch bei schmerzhaften Menstruationsbeschwerden (III/201).

Die hohe Wertschätzung der venusischen Pflanze nicht nur als Frauenmittel, sondern auch als Seelenbalsam und psychogen wirkendes Mittel findet sich in fast jedem alten Kräuterbuch; so lesen wir bei Brunschwyck: »Melisse macht dem Menschen schnelle Sinn/und ein Verständnuß und Vernufft alles das zu gedenken und ihn Gedächtnuß zu behalten/was einem Menschen möglich ist. (...) Nüchtern auf drey loht getruncken/macht die von Zorn oder sonsten traurig und beschwehret sindt/widerumb frölich/es bringt auch gute Sinn und beständige farb. (...) Melisse vertreibt die Unsinnigkeit und Daubheit des Haupts (...). Melissenkraut Wasser macht frölich die Seel/und stärckt das Herz und Hirn/und nimbt alle Sorgfeltigkeit und Forcht/die da von verbrannter Melancholey und Phlegma gern entsteht. Ist gut, wem sein Herz siech ist von kält/es erwärmet dasselbige widerumb« (1610/1963). Mit anderen Worten: Melisse stärkt das Herz, aber auch sämtliche Sinnesfunktionen, sie verbessert die Gedächtnisleistung, bewirkt Sanftmut und Fröhlichkeit, wirkt klärend bei dumpfen Kopfschmerzen und entlastend bei Sorgen. Die beruhigenden Eigenschaften sind wahrscheinlich eine Folge der Senkung des Thyreotropin-Spiegels durch Melissenextrakte, was sich dämpfend auf die Schilddrüse auswirkt (M. Wichtl, 2002). Gleichzeitig darf man nie vergessen, dass Wohlgerüche immer direkt auf das limbische System einwirken, also auf das Zentrum der Affektverarbeitung, und dass die dadurch bewirkte Ausschüttung von Endorphinen ein angenehmes Lebensgefühl erzeugt.

Wie zu seiner Zeit üblich verwendete Paracelsus die Melisse auch als Schutzmittel vor Ansteckungen bei Infektionskrankheiten aller Art und als Lungenheilmittel. Bei Asthma und Bronchitis empfahl er einen Kräuterwein aus Melisse und Lungenkraut (II/480) sowie Rezepte mit Ysop, Johanniskraut, Myrrhe, Safran, Mastix und alchimistischen Zubereitungen von Weinstein und Schwefel (I/998ff). Andere Rezepte für nervöse Lungenleiden bestanden aus Melisse und Ochsenzunge oder aus der Kombination mit Andorn (Marrubium vulgare): »Wie Melissa und Marrubium sich in der Farbe sehr gleichen, so gleichen auch ihre Tugenden« (III/583).

Melisse wirkt kräftigend, entzündungswidrig, antibakteriell und antiviral. »Mit großer Wahrscheinlichkeit liegt die Ursache für diesen Effekt in einer Reaktion der Labiatengerbstoffe mit den Virus- und Zellmembranproteinen. Diese Phenole besetzen Virusrezeptoren und verhindern damit die Adsorption von Viren an die Zellwand« (M. Wichtl, 2002). Man nutzt diesen Effekt heute z.B. zur Behandlung von Herpesinfektionen (Lomaherpan Lippencreme von Lomapharm).

Weitere Indikationen für Melisse findet man bei Paracelsus in seinen Rezepten zur Nachbehandlung von Nervenleiden und dem Apoplex, wo er sie dem Lavendel allerdings unterordnete.

Über die allgemein entkrampfende und entspannende Wirkung schrieb Wilhelm Pelikan (1958): »Erwärmend, erfrischend, belebend wirkt die Melisse, weniger auf die Stoffwechsel- als auf die rhythmischen Prozesse, entsprechend ihrer rhythmisch blatthaften Natur. Sie fördert die Menses, die Empfängnis, dämpft sexuelle Reizzustände, hat auch ihre anregend-beruhigenden, krampflösenden, blähungstreibenden Wirkungen auf den Verdauungstrakt, lindert Brechreiz und Übelkeit (...). Herzklopfen, Herzneurosen, sogar pektanginöse Zustände gehören ihr als Heilgebiet zu. Schlaflosigkeit, Hysterie, Melancholie, Ohnmachtsanwandlungen sind oft Begleiterscheinungen solcher Erkrankungen.«

Besonders ältere Menschen schätzen die stärkende Heilkraft der Melisse. In solchen Fällen sollte man auch an die Kraftpflanzen des Mars denken, denn stachelige Pflanzen tonisieren die Lebenskraft. Interessant ist in diesem Zusammenhang auch die Empfehlung von Paracelsus, alten Menschen Melisse mit Eberwurz (Carlina acaulis) zu verabreichen – »dies hält sie frisch und gesund« (II/560). Die silbrig blühende Distel wurde bereits im Kapitel über die Signaturenlehre besprochen (siehe Seite 75).

Natürlich kannte er auch die beruhigende Wirkung auf die Magennerven und die schmerzstillenden Eigenschaften. Melisse wirkt stimulierend auf die Gallentätigkeit und als Carminativum anregend auf die Verdauung, hierzu erwähnte er die Kombination mit Wermut (I/910). »Für die schon lange bekannte choleretische Wirkung der Melissenblätter sind möglicherweise die Labiatengerbstoffe verantwortlich« (M. Wichtl, 2002). Bei Magenkrämpfen, Sodbrennen und Blähungen hat sich z.B. das Melissenöl von Wala bewährt. Das Mittel enthält neben Melisse Oregano, Kümmel und Fenchel in einer öligen Zubereitung zur Bauchmassage und ist besonders für Säuglinge und Kleinkinder geeignet.

Ja nach Indikation sollte man eine unterschiedliche Zubereitung wählen. Alkoholische Auszüge, also Weine, Tinkturen oder Extrakte, sind besonders anzuraten, wenn man die entzündungswidrige und antivirale Wirkung nützen möchte; Teezubereitungen sind hier meistens zu schwach und im wahrsten Sinne des Wortes eher ein Genussmittel. Destillate eignen sich dagegen vor allem zur Behandlung von Herz und Nerven. Tabernaemontanus schrieb über das Destillat, es sei »überaus gut/das schwache ohnmächtige Herz zu stärcken und zu erquicken/insbesondere wann es des Nachts pochet und beängstiget wird (...) Es ist auch gut dem kalten schwachen Hirn/den erkalten Nerven/ und dem Haupt/dienet wider alle oberzehlte Gebrechen desselbigen/als da ist der Schwindel/der Schlag/das Erstarren der Glieder/und andere mehr« (1731/1993). Als besten Zeitpunkt der Zubereitung wählt man den schönen Mai, also das venusische Zeichen Stier: »Das beste Theil und Zeit seiner Destillierung ist allein das Kraut gehackt/und im Ende des Meyen gebrant« (H. Brunschwyck, 1610/1963).

Ihr umfassendes Wirkspektrum macht die Melisse zu einem wahren Universalheilmittel; als solches ist sie auch Bestandteil zahlreicher Lebenselixiere. Paracelsus verwendete die Melisse als Grundlage seines Aqua vitae. Um dieses zuzubereiten, muss man zuerst Melisse klein hacken und mit Wasser guter Qualität ansetzen, das man abdestilliert. Hierdurch gewinnt man ein Melissenwasser, in dem das ätherische Öl angereichert ist. Dieses Wasser setzt man nun zu gleichen Teilen mit Weinbrand an und destilliert das Gemisch nochmals. Das alkoholische Destillat ist das gewünschte Lebenswasser (I/907).

Üblicherweise gewinnt man »Melissengeist« durch Destillation eines alkoholischen Ansatzes von zerkleinerter Melisse. Melissengeist ist inzwischen nicht nur die Bezeichnung für ein spezifisches Herstellungsverfahren, sondern auch ein Synonym für diverse alchimistische Rezepturen mit Melisse und anderen Seelenbalsamen zur Stärkung der Lebenskraft. Der Handel liefert auch heute noch zahlreiche Produkte, von denen sich einige nun schon seit Generationen großer Beliebtheit erfreuen (siehe Tabelle).

Wenn man die Wahl hätte, sich unter allen Arzneien eine aussuchen zu dürfen, dann müsste ein gut gemischter und auf die richtige Weise zubereiteter Melissengeist eigentlich der aussichtsreichste Kandidat sein. Michael Schmid, ein guter Freund und Mitarbeiter von uns, hat in seinen Melissengeist über zwei Jahre Arbeit investiert. Heraus kam eine wahrhaft wunderbare Arznei, deren genaue Herstellung er auf seiner Internetseite ausführlich beschreibt (www.lichtdernatur.de). Leider sind solche Wunderarzneien nicht im Handel erhältlich, doch auch hier gibt es durchaus einige Beispiele, die man gern empfiehlt, so z.B. den Balsamischen Melissengeist von Weleda oder Aquavit Nr. 2 von Soluna.

Zusammensetzungen von Melissengeist

Präparat / Bestandteile	**Aquavit (Soluna)** 1000,0 g spagirischer Auszug nach »Alexander von von Bernus« (wässriges Destillat 61,49 Teile und 38,5 Teile Ethanol 96 Vol.-%) aus	**Balsamischer Melissengeist (Weleda)** 100 g enthalten: Destillat (63 Vol.-%) aus	**Doppelherz Melissengeist (Queisser Pharma)** 100 ml enthalten: Destillat (71 Vol.-%) aus (nicht mehr im Handel)	**Klosterfrau Melissengeist (Klosterfrau)** 100 ml enthalten: ätherische Öle im alkoholischen Destillat (79 Vol.-%) aus	**Echter Regensburger Karmelitengeist Karmeliterkloster St. Josef)** 1000 ml enthalten Destillat (75 Vol.-%) aus	**St. Benedikt-Melissengeist (Pharma Aldenhoven)** 100 ml enthalten 371 mg eines Destillats (bezogen auf 1000 ml alkoholisches Destillat 79 Vol.-%) aus
Angelicae Radix (Engelwurzwurzel)	10 g	1,1 g	0,5 g	0,714 g	1,96 g	
Anisi Fructus (Anisfrüchte)		2 g				
Artemisiae Herba (Beifußkraut)						0,392 g
Aurantii amar. Pericarp. (Bitterorangenschalen)			1,0 g	0,714 g		
Aurum chloratum (Goldchlorid)	0,001 g					
Cardamomi Fructus (Kardamomfrüchte)				0,01 g	2,1 g	0,392 g
Carvi Fructus (Kümmelfrüchte)	2 g					
Caryophylli Flores (Gewürznelkenblüten)		0,65 g	0,3 g	0,285 g	2,1 g	2,94 g
Cassiae Flores (Zimtblüte)				0,036 g		0,98 g
Centaurii Herba (Tausendgüldenkraut)	4 g					
Chinae Cortex (Chinarinde)	1 g					
Cinnamomi Cortex (Zimtrinde)	2 g	1,5 g	0,25 g	0,321 g		0,98 g
Citri, aeth. Ol. (ätherisches Zitronenöl)			0,06 g			
Citri Pericarpium (Zitronenschalen)			1,5 g		11,1 g	5,88 g
Colae Nuces Semen (Kolanuss)	2 g					
Coriandri Fructus (Korianderfrüchte)	1 g	0,75 g			3,2 g	0,392 g
Cubebae Fructus (Kubebenfrüchte)	2 g				2,1 g	0,588 g
Galangae Rhizoma (Galgantwurzel)	5 g			0,285 g		
Gentianae Radix (Enzianwurzel)				0,714 g		0,392 g
Helenii Rhizoma (Alantwurzel)				0,714 g		
Hyperici Herba (Johanniskraut)	10 g					
Hyssopii Herba (Ysopkraut)	2 g					
Imperatoriae Rhizoma (Meisterwurzwurzel)	10 g					1,568 g
Juniperi Fructus (Wacholderfrüchte)	5 g					

Blau gekennzeichnete Kräuter von Paracelsus als Bestandteil von Aqua vitae oder als Arznei für das Herz erwähnt

Präparat / Bestandteile	Aquavit (Soluna) 1000,0 g spagyrischer Auszug nach »Alexander von von Bernus« (wässriges Destillat 61,49 Teile und 38,5 Teile Ethanol 96 Vol.-%) aus	Balsamischer Melissengeist (Weleda) 100 g enthalten: Destillat (63 Vol.-%) aus	Doppelherz Melissengeist (Queisser Pharma) 100 ml enthalten: Destillat (71 Vol.-%) aus	Klosterfrau Melissengeist (Klosterfrau) 100 ml enthalten: ätherische Öle im alkoholischen Destillat (79 Vol.-%) aus	Echter Regensburger Karmelitengeist Karmeliterkloster St. Josef) 1000 ml enthalten Destillat (75 Vol.-%) aus	St. Benedikt-Melissengeist (Pharma Aldenhoven) 100 ml enthalten 371 mg eines Destillats (bezogen auf 1000 ml alkoholisches Destillat 79 Vol.-%) aus
Lavandulae Flores (Lavendelblüten)	5 g					0,98 g
Macis (Muskatblüte)					3,2 g	0,98 g
Majoranae Herba (Majorankraut)	5 g					
Melissae Folia (Melissenblätter)	15 g	4,5 g	2,0 g	0,536 g	40 g	3,528 g
Mentae crispae Folia (Krauseminze Kraut)						0,588 g
Menthae piperitae Folia (Pfefferminze Kraut)						0,392 g
Myristicae Semen (Muskatnuss)	2 g	2,2 g	0,3 g	0,071 g	3,2 g	0,98 g
Myrrha (Myrrheharz)						0,98 g
Olibanum (Weihrauchharz)						3,136 g
Origani vulg. Herba (Dostenkraut)	1 g					
Piper Fructus album (Pfefferfrüchte, weiß)	1 g					
Piper Fructus nigrum (Pfefferfrüchte, schwarz)		1 g			0,071 g	
Rosmarini Folia (Rosmarinblätter)	10 g					
Salviae offic. Folia (Salbeiblätter)	10 g					
Violae odor. Rhizoma (Veilchenwurzel)						0,588 g
Zingiberis Rhizoma (Ingwerwurzel)	2 g			0,714 g		

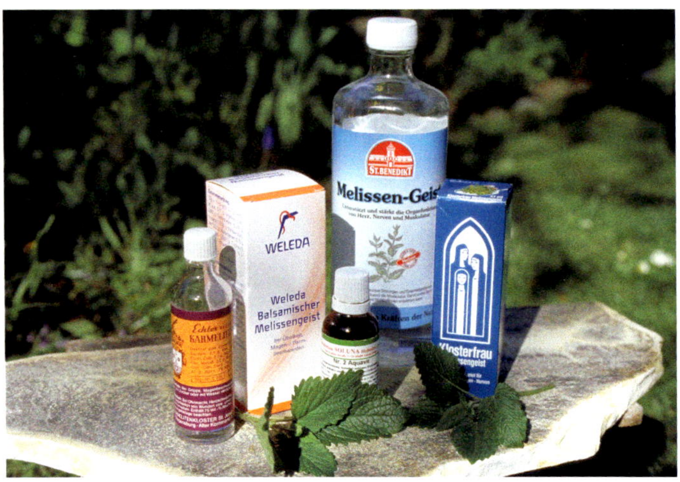

Melissengeist ist noch heute eines der beliebtesten Arzneimittel zur Belebung des Spiritus vitalis. Foto: Olaf Rippe.

»Das Wasser so aus dem Wein (...) distillieret wirt/nennen die Artzes mit mancherley Namen: von etlichen wirt es genannt aqua vitae/das ist/ein Wasser des Lebens/darumb das es das Leben des Menschen lengere unnd erhaltet/unnd das alter auffzeucht und hinderstellig machet.«
(Cunrat Geßner, 1583/1979)

Safran: Das königliche Gewürz

Im Gewürzregal gehört Safran (Crocus sativus) mit Sicherheit zu den wertvollsten Gewürzen. Als Heilmittel wurde er bereits in ägyptischen Papyri und in der Bibel erwähnt. Hippokrates und Dioskurides nutzten ihn ebenfalls, vor allem gegen Schlaflosigkeit infolge von Schmerzen oder als »Mutterarzeney« zur Regulierung der Menses, als Emmenagogum, zur Erleichterung bei der Entbindung und als Aphrodisiakum.

Man nennt Safran nicht ohne Grund das »Gold unter den Gewürzen«. Diesen Beinamen bekam die Gewürzpflanze, die zur Familie der Schwertliliengewächse gehört, nicht nur wegen ihres hohen materiellen Wertes (für 100 Gramm benötigt man ca. 50 000 Blütennarben), sondern auch wegen ihrer großen Heilkraft und der Wesensverwandtschaft zum Metall der Sonne, dem Gold. Die Narbenschenkel der Blüte, die man als Gewürz, aber auch zur Heilmittelherstellung verwendet, erinnern mit ihrer leuchtend orangeroten Farbe an einen Sonnenuntergang. Die Pflanze zeigt eine Übereinstimmung mit dem Lebensabend des Menschen, denn Safran erblüht im Herbst, wenn sich die Vegetationsgeister bereits zurückgezogen haben.

Die rote Farbe erinnert auch an Blut und ist damit die Farbe des Lebens. Diese Idee geht bis in älteste Zeiten zurück – bereits in der steinzeitlichen Höhlenmalerei benutzte man roten Ocker als Lebenssymbol. Nach dem Gesetz der Sympathie ist jede Ähnlichkeit mit Blut ein Hinweis auf ein Heilmittel mit einer universellen Wirksamkeit, da es mit der Lebenskraft der Sonne angereichert ist und daher auch den ganzen Körper mit Licht und Wärme erfüllen kann. Dies gilt also auch für Hämatit, Zinnober, Koralle und eben für Pflanzen, bei denen Rot dominiert, z.B. Hagebutten und Weißdornfrüchte oder Johanniskraut.

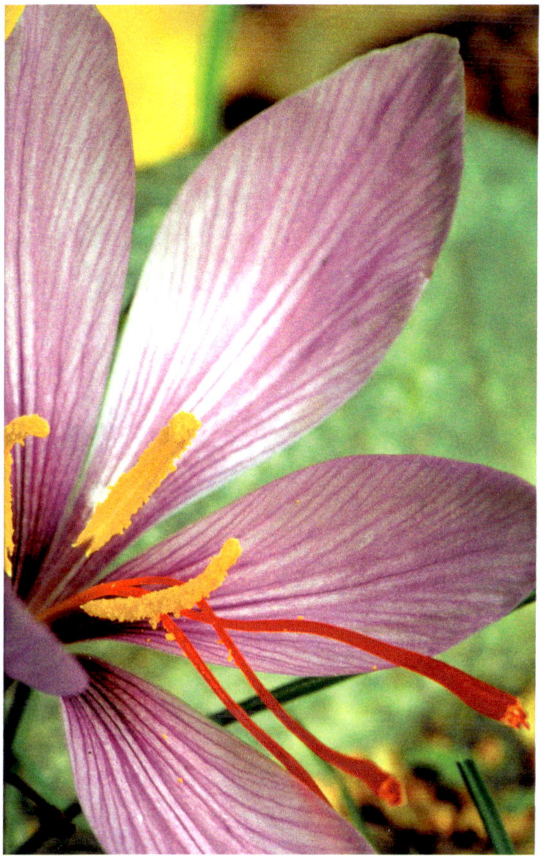

Safran gilt unter den Gewürzpflanzen als der »Stein der Weisen«. Nicht zuletzt wegen seiner roten Farbe wird das königliche Gewürz als Tonikum des Lebensgeistes betrachtet. Foto: Olaf Rippe.

Die Farbpalette von Gelb bis Rot hellt selbstverständlich auch die Stimmung auf. Ganz besonders gilt dies für Safran. Seine positive Wirkung auf das Gemüt kennt man seit Jahrhunderten. Im *Moyländer Kräuterbuch* vom Ende des 15. Jahrhunderts liest man beispielsweise, dass Safran das Herz stärkt und bewirkt, dass man fröhlich ist und man »in Freuden schwebt« (1470/2004). Der gleichen Meinung war auch Paracelsus, der über einen Auszug von Safran in Weinbrand (Vinum vitae) schrieb: »Dies ist die höchste Freude des Herzens für Alte, Kranke, Melancholische und Schwermütige« (I/629). An einer anderen Stelle heißt es: »Crocus ist die höchste Arznei gegen die Trauer. Trauer ist eine Krankheit, wenn jemand zur Verzweifelung kommt« (III/466); im gleichen Kapitel erwähnte er Kalmus als Ergänzungsmittel bei Milzleiden und melancholischen Krankheiten.

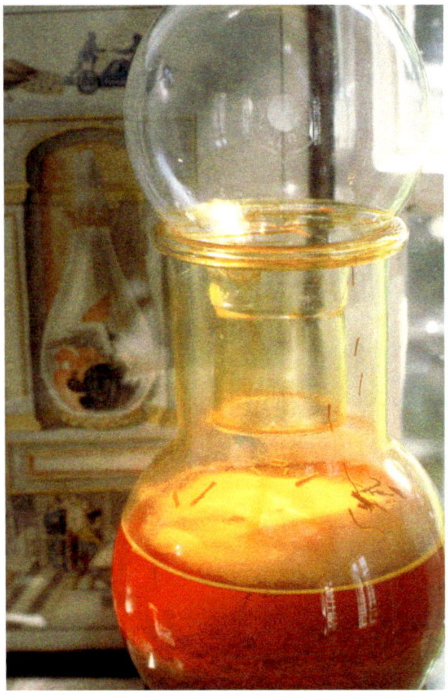

Für Paracelsus war Safran das wirksamste Mittel gegen die Trauer. Tinkturansatz mit Safran für das goldhaltige Präparat Sanguisol Nr. 17 (Soluna). Foto: Soluna.

Er gebrauchte das goldene Gewürz aber nicht nur als Antidepressivum, sondern auch zur Anregung der Lebenswärme: »Wenn man die Verstopfung des Lebensgeistes beheben will, muss man den Lebensgeist warm erhalten, damit er in der Hitze stark sei. Er soll diaphoretisch gemacht werden (d.h. man soll seine luftigen Eigenschaften stärken), in seinem Wesen immer brennen und in der Hitze leben. Dies geschieht durch das Rezept: Rec. Croci (Safran), Zinziberis (Ingwer), Theriacae usw. Aus diesen extrahiere Essentiam usw.« (I/628). Als herzstärkende Arznei erwähnte Paracelsus Safran zusammen mit Rosmarin und Engelwurz (II/608).

In seinen Auflistungen über Arzneien zur Behandlung chronischer Krankheiten stand Safran immer mit an erster Stelle. Ihn verwendete er auch als Bestandteil in seinem Geheimmittel zur Lebensverlängerung (III/116). In praktisch allen alten Kräuterbüchern findet man ähnliche Angaben. Bei Lonitzer liest man: »Safran ist hitzig im andern Grad/und trocken im ersten (also dem Element Feuer unterstellt). Stärcket das Herz/und macht ein fröhlich Geblüt. Ist gut dem Milz/bringt Begierde zur Unkeuschheit« (1557/1962).

Interessant sind auch die Beschreibungen von Johann Schröder in seinem Apothekerlexikon aus dem 17. Jahrhundert, besonders weil er Synonyme von Safran erwähnte: »Safran dienet dem Herzen/ und der Lungen, so dass man ihn auch der Lungen-Seel nennet (ein interessanter Hinweis für Bronchitis- oder Asthmarezepte!), dienet der Mutter (Gebärmutter)/und andern Lebensgliedern/stillet die Schmerzen/bringet den Schlaff/treibet den Monatsfluss/und die Geburt. Man gebrauchet ihn öfters in Ohnmachten/dem Schlag/man gebet 1 oder 2 gutt. (= Tropfen) der Tinctur einem auf die Zungen. Wegen der Kräfte/die er bald in Heilung aller Krankheiten besitzet/ist er von etlichen Aroma philosophorum[42], von andern Rex vegetabilium[43], Panacea vegetabilis[44] genannt worden. Er tauget auch dem Haupt/zur Melancholie/dem Schwindel/der Tobsucht. Der allzu viele Gebrauch (…) tödtet den Menschen durchs Lachen« (1685/1963).

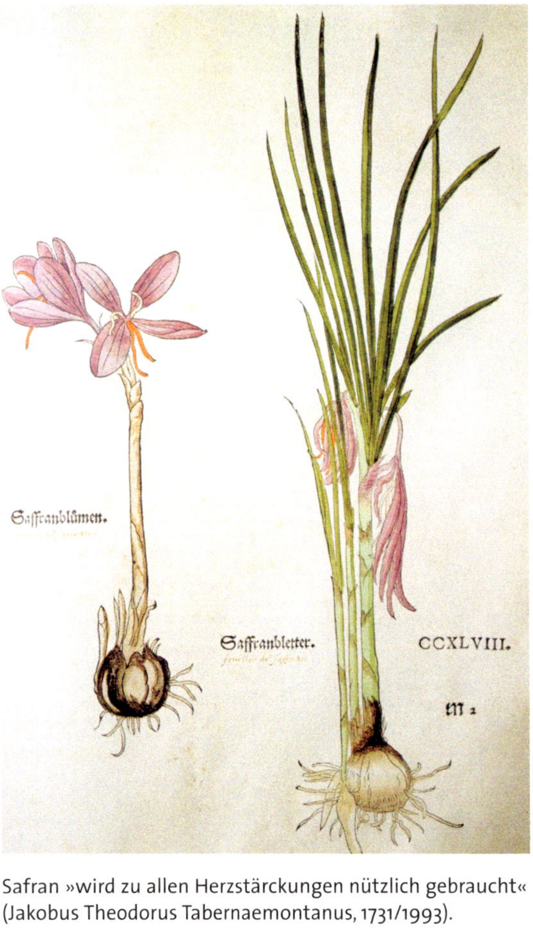

Safran »wird zu allen Herzstärckungen nützlich gebraucht« (Jakobus Theodorus Tabernaemontanus, 1731/1993). Kolorierter Holzschnitt aus dem Kräuterbuch des Leonhart Fuchs, 1543.

42 Aroma philosophorum ist eine Ableitung von Lapis philosophorum, dem Stein der Weisen; man könnte Safran damit auch als die Quintessenz unter den Aromapflanzen bezeichnen.
43 Rex vegetabilium = königliche Pflanze.
44 Panacea vegetabilis = alles heilende Pflanze.

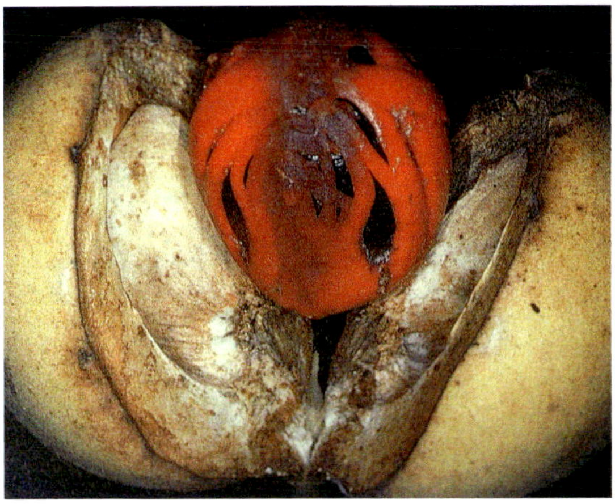

Die Muskatnuss, hier zusammen mit Macis, dem Samenmantel, abgebildet, wirkt stark erwärmend und anregend auf Stoffwechselprozesse. In der Homöopathie ist sie ein wichtiges Mittel bei Nervenschwäche und Stimmungsschwankungen. Foto: Christian Rätsch.

Der letzte Satz deutet auf die Giftigkeit von Safran hin, die sogar zum Tode führen kann (als Letaldosis vermutet man 12 bis 20 Gramm). Der Tod durch Lachen wäre ja durchaus eine Überlegung wert, wenn nicht noch andere Symptome das Vergiftungsbild prägen würden, darunter Darmkoliken, Erbrechen, blutige Durchfälle, Hautblutungen, Schwindel, Benommenheit, zentrale Lähmung. Daher sollte man Safrantinktur wirklich nur tropfenweise oder in Potenzen und als Destillat verwenden.

Der toxischen Wirkung entsprechen auch die Beschreibungen in den homöopathischen Arzneimittelbildern: Hysterie, wechselnde Stimmung, lachende, vergnügte Manie. Glücklich und liebevoll, dann zornig, Wechsel von Heiterkeit und Melancholie. Diese Aufzählung beschreibt ein Übermaß an Luft und Feuer – als Gift kommt es nach einer kurzzeitigen Überhitzung (= Feuer) zu einem spontanen Wechsel von Luft zu Erde, was dem Wechsel von Manie zur Depression entspricht.

Wegen der ebenfalls betäubenden und einschläfernden Wirkung gebraucht man Safran auch in geringen Dosen bei Unruhe der Kinder. Er hat nicht ohne Grund den Beinamen »Opium der Kinder«; in Tiefpotenzen (D2 bis D4) wirkt er entspannend bei Blähkolik und Krampfleiden wie Keuchhusten, aber auch bei anderen nervösen und spastischen Leiden, z.B. als Ergänzung zur Kamille bei Zahnungs- und Fieberkrämpfen (beide Mittel in D6).

In der modernen Phytotherapie schenkt man Safran kaum noch Beachtung. Das königliche Gewürz hat eine Null-Monografie[45] erhalten, obwohl man die anregende Wirkung auf die Magensaftsekretion und die Wirkung bei zu hohen Cholesterinwerten nachweisen konnte. Auch weiß man heute, dass größere Mengen die glatte Muskulatur des Uterus erregen können (die antike Anwendung als Uterustonikum war also »goldrichtig«). Die entsprechenden Wirkstoffe sind ätherische Öle (z.B. Safranal), glykosidische Bitterstoffe (Picrocrocin), Carotinoide (z.B. Lycopin) und Crocin, ein intensiv gefärbtes gelborangefarbenes Apocarotinoidglykosid. Bemerkenswert sind in diesem Zusammenhang auch die Forschungsergebnisse zu Carotinoiden, speziell dem Lycopin, in Bezug auf ihre anioxidative und antitumoröse Wirksamkeit (Chr. Jänicke/J. Grünwald/Th. Brendler, 2003).

Da man in der »rationalen Phytotherapie« die Signaturlehre nicht beachtet, hat man das Wesentliche jedoch inzwischen vollständig vergessen – und das sind nun einmal die beglückenden Wirkungen auf Körper, Seele und Geist.

45 Im Zuge der gesetzlichen Maßnahmen zur Arzneimittelsicherheit wurden wissenschaftliche Untersuchungen zu den bisher üblichen Indikationen von Pflanzen durchgeführt. Der Gesetzgeber hatte hierfür einen bestimmten Zeitrahmen festgelegt, der inzwischen abgelaufen ist. Konnten die Indikationen bis dahin nicht bestätigt werden oder lagen zu wenige Daten für eine indikationsspezifische Wirkung vor, wurde die Pflanze mit dem Begriff Null-Monografie versehen; entsprechende Mittel konnten dann nicht mehr unter den bisherigen Indikationen geführt werden. Daher findet man heute oft die Bezeichnung auf dem Beipackzettel: »Homöopathische Mischung ohne Angabe der Indikation«, oder man kürzte das Rezept kurzerhand um den entsprechenden Bestandteil, was man oft durch ein N oder S nach dem Firmennamen erkennen kann. Beim wissenschaftlichen Nachweis einer Indikation spricht man dagegen von einer Positiv-Monografie.
Man sollte dabei beachten, dass die Monografie nur den derzeitigen Stand der wissenschaftlichen Forschung widerspiegelt. Sie ist keineswegs ein endgültiges Urteil über die therapeutische Wirksamkeit. Tragischerweise entspricht eine Null-Monografie eigentlich einem »Todesurteil«, zumindest was den offiziellen Arzneimarkt angeht. Hunderte von bewährten Mischungen sind inzwischen aus arzneirechtlichen Gründen nicht mehr auf dem Markt, oder Rezepte wurden bis zur Unkenntlichkeit verstümmelt – sehr zum Schaden des Verbrauchers und zur Freude der Hersteller synthetischer Arzneien, die nunmehr die verlorenen Marktanteile übernehmen können.

Gewürze der Sonne

Außer Safran findet man zahlreiche weitere sonnenhafte Gewürzpflanzen in Lebenselixieren. Sie stammen vor allem aus exotischen Ländern und haben besonders viel Sonnenenergie gespeichert.

Eine gute Ergänzung zu Safran ist die Muskatnuss (Myristica fragrans = Nux moschata) und ihr Samenmantel, den man Macis nennt. Die Sonnenkraft sieht und schmeckt man ihr deutlich an (brennender Geschmack, rotgelbe Farbtöne). Allerdings hat die Muskatnuss auch etwas Betäubendes – ein typischer Effekt bei Pflanzen, die in höherer Dosierung zu Überhitzung führen, was für Mars spricht. Bei Lonitzer findet man die Zuordnung nach der galenischen Vorstellung zum Element Feuer: »Muscatennüß und Muskatenblumen/seynd warm und trocken in dem andern Grad. Ihre Tugend ist/dass sie stärken und alle bösen Feuchtigkeiten verzehren« (1557/1962).

Besonders beliebt war die Muskatnuss bei Hildegard von Bingen, die die positive Wirkung auf das Nervensystem erkannte: »Nimm, wie auch immer, Muskatnuss und in gleichem Gewicht Zimt und etwas Nelken und pulverisiere das. Und dann mach mit diesem Pulver und etwas Semmelmehl und etwas Wasser Törtchen, und iss diese oft, und es dämpft die Bitterkeit des Herzens und deines Sinnes, und es öffnet dein Herz und deine stumpfen Sinne, und es macht deinen Geist fröhlich und reinigt deine Sinne, und es mindert alle schädlichen Säfte in dir, und es verleiht deinem Blut einen guten Saft und macht dich stark« (1993).

Im Prinzip hat sich inzwischen nur die Wortwahl geändert. Heute verwendet man Nux moschata vor allem in der Homöopathie als wichtiges Mittel zur Behandlung der neuropathischen Konstitution. Sie wirkt vor allem in tiefen bis mittleren Potenzen ausgleichend bei Stimmungslabilität; eine Urtinktur oder Destillate gebraucht man vor allem wegen der stimulierenden Wirkung auf die Magennerven. Der Betroffene lebt wie in einem Traum, er wirkt wie in Trance und berauscht, seine Reaktionen sind verlangsamt. Es ist eines der Hauptmittel bei nervöser Erschöpfung, Überarbeitung, Schwindel und Ohnmachtsneigung und gleichzeitiger Herzbeklemmung. Der Homöopath Karl Stauffer schrieb: »Nux moschata ist ein Nervinum; sie wirkt wechselnd, teils erregend, teils deprimierend auf das Gesamtnervensystem und ist indiziert bei geistig schwachen und nervös widerstandslosen Frauen, besonders wenn sich bei geringsten Anforderungen an das Nervensystem ein Erschöpfungszustand oder ein Nervenkollaps sofort einstellt, mit albernem, kopflosem Gebaren oder gar Ohnmachtsanfällen, kurz ein Auslassen der Nerven bei Nervenschwachen« (1988).

Paracelsus empfahl Muskatnuss und Macis als Confortativa für das Herz (I/629) sowie als Zutaten für Rezepte bei Sodbrennen oder bei Neigung zu Steinbildung. Außerdem gebrauchte er sie zur Stärkung der Magennerven nach einer purgativen Therapie zusammen mit Zimt (III/409). Ferner nutzte er auch die psychotherapeutische Wirkung der »betäubenden Nuss«. Einen Ölauszug aus Muskatnuss gebrauchte er zur Einreibung der Schläfen, »denn das nimmt auf wunderbare Weise die Manie hinweg und löscht die Hitze des Leibes aus, es nimmt das Wüten im Blute« (Paracelsus II/64). Ein weiteres Rezept zur Einreibung nach Schlaganfall im Nacken und an den gelähmten Gliedmaßen bestand aus Lavendel, Goldlack, Pfeffer, Kardamom, Bibergeil, Anacardium, Lorbeeröl und Muskatnuss (III/460; siehe auch Rezept Seite 331).

Eine weitere klassische Zutat von Lebenselixieren ist der Zimt, der die meisten von uns bereits als Kind beglückte, in Form von Milchreis oder Gebäck. Lonitzer (1557/1962) schrieb über das feurige, aber dennoch sanfte Temperament der Baumrinde: »Zimmetrinde ist hitzig im dritten Grad/und trocken im anderen. Zimmetrinde sänfftiget den Husten und benimt den Schnupffen. Ist gut den Wassersüchtigen/benimt die böse Befeuchtigung im Menschen/dienet dem erkalteten Magen/stärcket das Gesicht/Herz/und macht ein gut Geblüt.« Lonitzer beschreibt damit die allgemein günstige Wirkung von Zimt auf das Immunsystem; in der ayurvedischen Medizin schätzt man seine abwehrsteigernde Wirkung sehr hoch ein.

Eine weitere Beschreibung findet sich im Apothekerlexikon von Johann Schröder (1685/1963): »Der rote Zimmet, der wohlriecht und einen an sich ziehenden scharfen Geschmack hat, ist der beste. (…) Er wärmt und trocknet, eröffnet, zerteilt, befördert den Monatsfluss und Geburt, erquickt alle Geister und Lebensglieder, taugt zur Kochung.

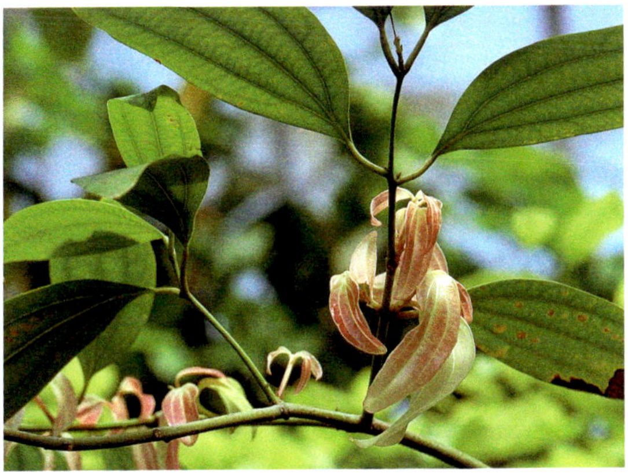

Zimt erwärmt den Lebensgeist, stärkt die Abwehr und bewirkt eine ausgeglichene Stimmung. Foto: Margret Madejsky.

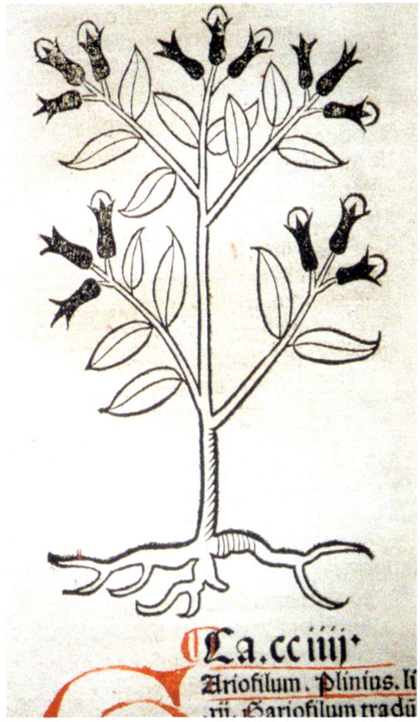

Die Gewürznelke wurde früher auch aus symbolischen Gründen in Lebenselixieren verwendet. Die Früchte erinnern an kleine Nägel, daher der Volksname »Nägelein«; sie verkörpern das Martyrium von Jesus, entsprechend balsamisch soll die Nelke wirken. Holzschnitt aus Hortus sanitatis, 1491.

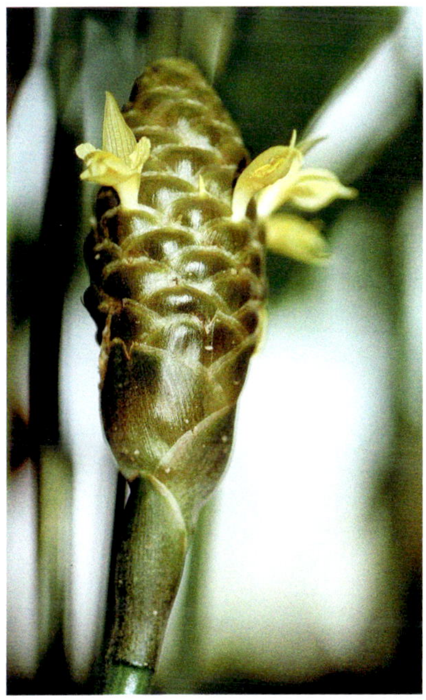

Ingwer ist in der ayurvedischen Medizin eines der wichtigsten Mittel zur Anregung der Lebenskraft. Paracelsus nutzte ihn vor allem als schweißtreibendes Mittel und als Prophylaktikum vor ansteckenden fieberhaften Krankheiten (Pestilenz). Foto: Olaf Rippe.

Daher gebraucht man ihn in Schwachheit der Kräfte, Ohnmachten und kalten Zuständen des Haupts, Magens und der Mutter. Er wird auch unter die gifttreibenden Mittel gerechnet, wie Dioscorides bezeugt, daher er zum Theriak, Mithridat und Alkermes Confect kommt.« Neuerdings hat man auch die positive Wirkung von Zimt auf den endokrinen Anteil der Bauchspeicheldrüse entdeckt und gebraucht ihn als Adjuvans in der Diabetestherapie.

Ferner findet man verschiedene Pfefferarten in einem Lebenselixier. »Pfeffer ist hitzig und trocken im vierdten Grad, eine Tugend ist aufzulösen/ zu verzahren und an sich zu ziehen« (Lonitzer). Wegen der extremen Hitze (vierter Grad) darf man Pfeffer nur in Spuren zusetzen. Man schätzte ihn bereits in der arabischen Medizin als Bestandteil von Theriak und Mithridat. Eine häufig verwendete Pfefferart ist Kubebe, den man vor allem als Roborans (Stärkungsmittel) bei Nervenschwäche und hypotonem Schwindel einsetzte.

Eine weitere Zutat sind Gewürznelken, die man auch aus magischen Gründen zusetzte. Ihre Form erinnert entfernt an Nägel; sie dienten daher als Symbol für Jesu Leiden am Kreuz. Lonitzer schrieb über die Gewürznelke: »Nägelein dienen dem Magen und der Leber/stärcken das Herz (…) und machen wol dauen (gute Verdauung).«

Bei Johann Schröder heißt es: »Sie stärken das Herz, Haupt und den Magen, wärmen und trocknen im 3. Grad, zerteilen, daher taugen sie in Ohnmachten, Zahnweh, Rohigkeit des Magens und Schwindel, sie (…) taugen wider allerhand kalte Hirn-Krankheiten, schwaches Gesicht, Ohnmachten, Herzklopfen und Venus Unmächtigkeit« (1685/1963). Gewürznelken sind also auch ein Aphrodisiakum (was übrigens für alle sonnenhaften Zutaten in Elixieren gilt). »Nägelein« gehören auch zu den mild adstringierenden, die Tätigkeit des Nerven- und Gefäßsystems anregenden Mitteln. Durch den hohen Gehalt an ätherischen Ölen wie Eugenol wirken sie zudem schmerzstillend, antiseptisch und desinfizierend. Besonders beliebt unter den weiteren Zutaten sind Ingwergewächse wie Kardamom, das schon von Dioskurides gegen Epilepsie, Paralyse, Magenleiden, Krämpfe und als Aromatikum, Tonikum und Carminativum gebraucht wurde. Der Ingwer selbst wird seit ältester Zeit als Bestandteil giftwidriger Mischungen geschätzt. In der ayurvedischen und chinesischen Medizin gilt er als Universalheilpflanze, wenn der Lebenswille geschwächt ist. »Imber (Ingwer) ist hitzig im dritten/und feucht im ersten Grad. Imber erhitzet den Menschen sehr«, schrieb Lonitzer (1557/1962). Interessant ist die Zuordnung zum Element Luft (warm-feucht), die keineswegs häufig ist; Zwiebel wird beispielsweise ähnlich zugeordnet. Die Erklärung ist die Feuchtigkeit bei gleichzeitiger Schärfe. In der chinesischen Medizin ordnet man den Ingwer dem Element Metall zu, also Lunge und Dickdarm. Er stärkt die Atemkraft und bewirkt eine Anreicherung der Lebenskraft Chi. Er entfacht das innere Feuer aber auf relativ sanfte Weise, im Gegensatz zum verwandten Galgant, der wesentlich erhitzender wirkt, obwohl er weniger scharf schmeckt.

Ingwer ist ein Antioxidans und daher tumorfeindlich. Er senkt den Blutzucker, vermehrt die Drüsentätigkeit der Verdauungsorgane und wirkt günstig bei erhöhten Bluttfetten, antimikrobiell bei Darmkeimen aller Art, außerdem blutdrucksenkend und anregend auf den Herzmuskel. Paracelsus gebrauchte ihn nicht nur als Lebenselixier, sondern vor allem als Diaphoretikum, also als schweißtreibendes Mittel zur allgemeinen Entgiftung und um den Lebensgeist bei Laune zu halten.

Damit sind keineswegs alle Zutaten der Lebenselixiere aufgelistet, sondern nur die wichtigsten; weitere Informationen, vor allem zu den unentbehrlichen Doldenblütlern wie Koriander, Engelwurz oder Meisterwurz, finden sich in den Kapiteln zum Thema Verdauung (siehe Seite 239).

Pflanzen der Mittwintersonne

Eine der wesentlichen Signaturen für Heilmittel bei Altersleiden ist der Bezug zur winterlichen Jahreszeit. Wie uns der Mythos erzählt, zieht sich die Korntochter Persephone zu Herbstbeginn in die Unterwelt zurück. In ihrem Gefolge finden wir die Vegetationsgeister, die sich ebenfalls für einige Monate eine Pause gönnen.

Mit der zunehmenden Kälte kommt auch die Dunkelheit, bis schließlich zu Mittwinter das große Mysterium geschieht: die Wiedergeburt des Lichts, die seit Urzeiten ein Anlass zur Freude ist. Noch immer feiern wir diese geweihte Nacht, in der sich für einige Zeit die Tore zur Geisterwelt öffnen sollen. Wer sich nicht vom Konsumterror blenden lässt, spürt auch heute noch die Magie, wenn sich der Jahreskreis wieder einmal vollendet hat und von Neuem beginnt.

Ein Tag ist wie ein Jahr, ein Jahr ist wie das ganze Leben – der Rhythmus des Sonnenlaufs durch Tag und Jahr vermittelt ein Bewusstsein von den Wandlungsphasen des Seins. Mit dem Frühling, der dem Morgen gleicht, erwacht das Leben. Im Sommer, der Mittagszeit des Jahres, reift es zur vollen Blüte, während im Herbst die Früchte reifen. Im Winter zieht sich das Leben in seine Wurzeln zurück, um schließlich erneut geboren zu werden. In Wahrheit hat sich das Leben also nur gewandelt. In der Alchimie vergleicht man diesen Kreislauf mit dem Phönix, der aus der Asche aufersteht.

Paracelsus sah im Winter eine Verkörperung der Sal-Prozesse, die er mit dem Wirken von Mond und Saturn gleichsetzte, im Gegensatz zu Sonne und Mars, die als sulfurische Kräfte über den Sommer gebieten. Zwischen diesen Polen wirkt Merkur als Vermittler. Winter und Sal-Prinzip entsprechen im Lebenslauf dem Alter. Wenn wir nach Heilmitteln für ein langes Leben suchen, dann müssen diese die Signaturen der Winterzeit in sich tragen.

Wir haben schon festgestellt, dass Wurzeln, als Sal-Pol der Pflanze, möglichst mit sulfurischen Eigenschaften, die idealen Arzneien für das Alter wären. In Lebenselixieren findet man immer einige Pflanzen, die diese Idee verkörpern, wie Alant, Engelwurz oder Enzian. Diese ergänzt man mit sonnenhaften Gewürzen, von denen die meisten aus dem »Morgenland« kommen, z.B. Zimt oder Muskatnuss. Daher erklärt sich auch der Brauch, das winterliche Gebäck und auch Getränke mit den Gewürzen der Sonne anzureichern, um die Lebensgeister wach zu halten.

Doch ein echtes Geriatrikum besteht auch aus Pflanzen, die in der kalten Jahreszeit ihre »Grünkraft« behalten. So spielen etwa immergrüne Pflanzen als Symbole des ewigen Lebens noch heute im Totenkult eine Rolle. Astrologisch zeigen sich hier fast immer Sonne-Saturn-Signaturen. Im Folgenden seien einige Beispiele für solche Pflanzen aufgeführt:

Efeu (Hedera helix)

Die rankende Pflanze (auch Merkur!) ist nicht nur immergrün, sondern fruchtet auch im Winter. Efeu enthält Saponine, die bei Viruserkrankungen eine immunstimulierende Wirkung haben und sich auch zur Behandlung von chronischen Hautleiden wie Zellulitis eignen (Zelloran Salbe von Pekana). Wir verwenden junge Blätter, die wir als Sirup oder Tinktur bei Bronchitis anwenden, speziell bei Kindern und alten Menschen. Als Verwandter von Ginseng und Eleutherokokkus hat Efeu ebenfalls eine tonisierende Wirkung. Er eignet sich auch zur Anregung der Geisteskräfte, wenn diese im Alter nachlassen. Efeu wächst bevorzugt auf Störzonen, was eine Signatur für seine Wirkung auf das Immunsystem ist (vergleiche Seite 49).

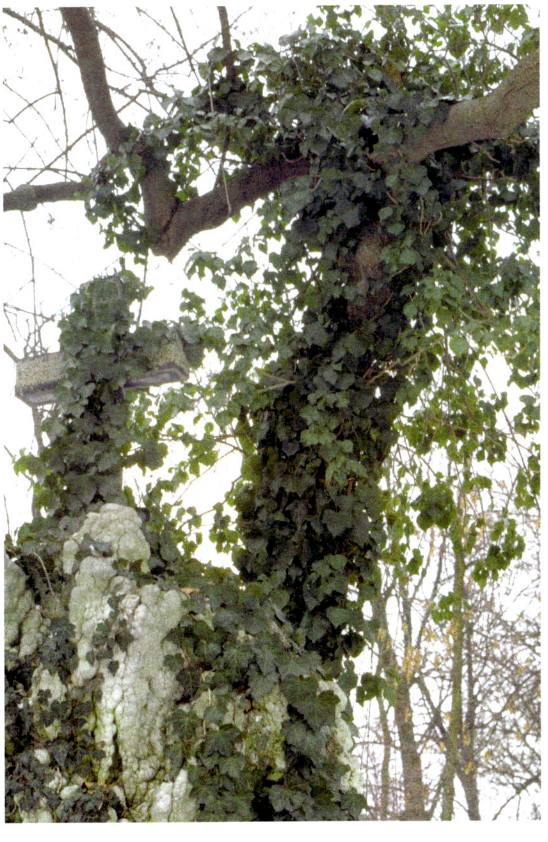

Efeu ist die heilige Pflanze des Dionysos, der in antiker Zeit als Fruchtbarkeitsgott zur Wintersonnenwende gefeiert wurde. Efeu ist mit Ginseng und Eleutherokokkus verwandt und wie diese ein bewährtes Geriatrikum. Foto: Olaf Rippe.

Fichte (Piceae abies), Tanne (Abies alba), Kiefer (Pinus silvestris), Zirbe (Pinus cembra)

Man kann die Nadelbäume zusammenfassen, da sie ähnliche Wirkstoffe und auch Indikationen haben. Sie enthalten spezifische ätherische Öle mit einer besonderen Wirkung auf die Atemwege (Pinus-Strath Tropfen von Strath), eignen sich aber auch zur allgemeinen Entschlackung und haben sich bei rheumatischen Erkrankungen bewährt. Man verwendet junge Sprossen oder junge Zapfen. Abkochungen oder die reinen ätherischen Öle dienen als Badezusatz oder zur Inhalation. In Salben verwendet man sie auch zur Einreibung. Als Latwerge (Einkochungen mit Zucker) oder als Tinktur gebraucht man sie innerlich bei Bronchitis und zur Vitalisierung. Nicht ohne Grund sind Tanne und Fichte zum Weihnachtsbaum erkoren worden. Besonders wohltuend sind auch Räucherungen mit dem Harz der Bäume, die man mit Nadeln mischen kann.

Wacholder (Juniperus communis)

Das Zypressengewächs gilt seit ältester Zeit als Wohnstätte von Elementarwesen, die man als zauberkräftig und heilsam verehrt; daher opferte man dem Baumgeist Speisen und Getränke. Wacholderzweige über der Haustür sollen Dämonen abwehren.

Man verwendet Wacholderbeeren heute noch als Carminativum – hierzu nimmt man die Früchte auch als Gewürz. Man gebraucht Wacholder aber auch zur Entschlackung bei einer Neigung zum Tartarus in der Niere, also bei Nieren- und Blasensteinen (Juniperus/Berberis comp. Kapseln von Wala) und bei rheumatischen Erkrankungen.

Wacholder ist also ein typisches Heilmittel bei einem Übermaß an Sal, was die Entstehung von tartarischen Erkrankungen begünstigt. Wacholder gebraucht man ebenfalls als Räucherstoff zum Austreiben von Krankheitsdämonen.

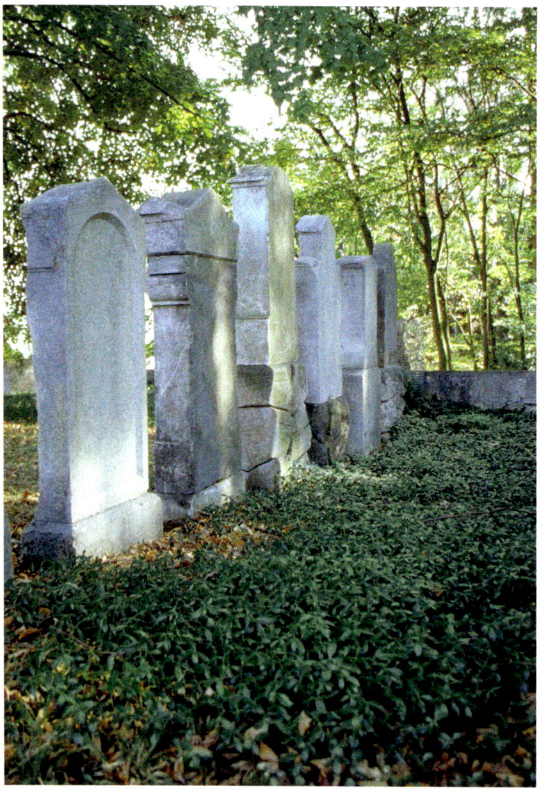

Immergrün pflanzt man traditionell als Symbol für die Unvergänglichkeit der Seele auf Gräber. Das blau blühende Gewächs aus der Familie der Hundsgiftgewächse nutzt man bei Zerebralsklerose zur Verbesserung des Hirnstoffwechsels. Foto: Margret Madejsky.

Immergrün (Vinca minor)

Das Hundsgiftgewächs zeigt wie seine Verwandten Oleander oder Rauwolfia eine Wirkung auf Herz und Kreislauf. Immergrün erblüht zur Osterzeit: Als Symbol für Tod und Auferstehung ist sie deshalb eine beliebte Grabpflanze, die früher auch als Schutz vor »Wiedergängern« dienen sollte. Paracelsus gebrauchte die blau blühende Pflanze auch als schutzmagisches Mittel bei Besessenheit und einem Gefühl der Gottverlassenheit (siehe Seite 403). In der Blüte zeigt sich deutlich ein Pentagramm, das Symbol der Schutzmagie; im Kräuterbuch des Leonhard Fuchs wird sie sogar als Fünfstern dargestellt.

Wir verwenden Zubereitungen aus den Blättern gegen erhöhten Blutzucker, bei chronischen nässenden Hautausschlägen (auch äußerlich), Zerebralsklerose und zur allgemeinen Steigerung der Geisteskräfte (Urtinktur bis D4). Wir können auch die beruhigenden Wirkungen bei manischen Verwirrungszuständen bestätigen, bei denen man z.B. Stimmen zu hören glaubt; hier ist eine Kombination mit Engelwurz sinnvoll. Bei Sklerose eignen sich zur Ergänzung Metaginkgo N von Meta Fackler (enthält Secale, Ginkgo und Blei). Wir ordnen die Pflanze neben Sonne und Saturn auch Merkur zu. Die Wirkung bei Cerebralsklerose konnte wissenschaftlich bestätigt werden, dennoch erhielt die Pflanze eine Null-Monografie. Als Hauptwirkstoffe gelten Flavonoide und das Alkaloid Vincamin.

Die Pflanze ist rezeptfrei, es wird jedoch vor der Einnahme von substanziellen Dosen gewarnt (dies erscheint uns aus eigener Erfahrung als etwas übertrieben); der reine Wirkstoff ist rezeptpflichtig.

Mistel (Viscum album)

Paracelsus bezeichnete die Mistel als Krankheit des Baumes. Efeubewachsene Bäume und solche mit Misteln sind Signaturen für Störzonen. Ein längerer Aufenthalt in diesen Störzonen entzieht dem Lebensgeist die notwendige Wärme, was eine Beschleunigung von Altersprozessen zur Folge hat. Umgekehrt wirken Pflanzen, die sich in solchen Zonen wohl fühlen, als Heilmittel anregend auf die Lebensprozesse.

Die Mistel spielt im Mittwinterkult eine wichtige Rolle; sie soll, über der Tür angebracht, das Haus vor Unglück schützen. Im Druidenkult war sie die heilige Pflanze schlechthin. Sie galt als Sperma der Götter, was ein Hinweis auf eine alte sexualmagische Wirkung sein könnte. Maria Treben empfahl jedenfalls Mistelauszüge bei Unfruchtbarkeit, und dieser Tipp hat tatsächlich schon bei manchem aussichtslosen Fall geholfen.

Ferner sind Extrakte ein wirkungsvolles Mittel bei Hypertonie (Allium-Strath Tropfen von Strath). Sie eignen sich auch zur Immunstimulation bei Virusleiden und allgemein zur Behandlung von degenerativen Hautleiden, Narbenwucherungen und Strahlenschäden der Haut (Echinacea/Viscum comp. Gelatum von Wala).

Paracelsus gebrauchte die Mistel, speziell von Eichen, als magisches Mittel bei Anfallsleiden wie Epilepsie, aber auch als Arznei nach Schlaganfall; ähnliche Indikationen findet man in homöopathischen Arzneimittelbildern. Eventuell hat Paracelsus

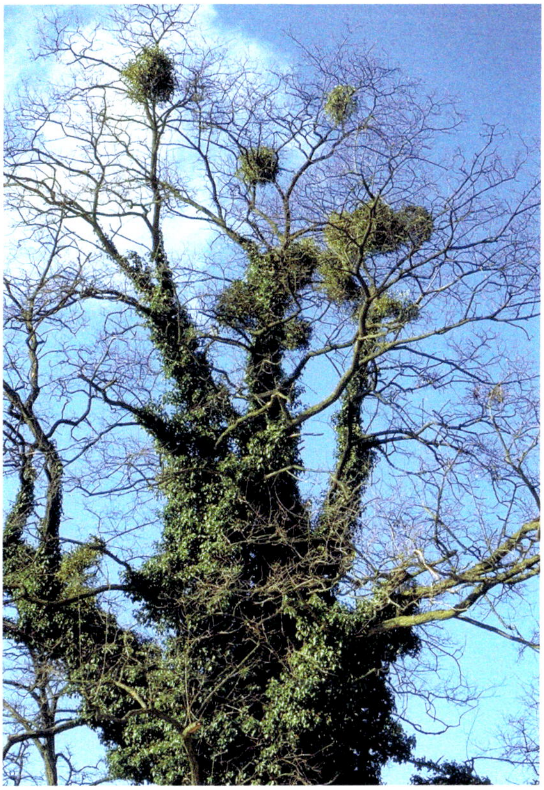

Wegen ihrer eigentümlichen Signaturen erkannte Rudolf Steiner in der Mistel ein Mittel gegen Krebs. Wie man auf dem Bild sieht, eignet sich Efeu als Ergänzungsmittel. Beide Pflanzen zeigen auch Störzonen an. Foto: Olaf Rippe.

statt der Mistel die wesensverwandte Riemenblume (Loranthus europaeus) verwendet, die als Halbschmarotzer praktisch nur auf Eichen vorkommt, vor allem im Osten Österreichs und in Südosteuropa (der Handel liefert Potenzen ab D6).

Rudolf Steiner erkannte in der Formbildung der Mistel eine Verwandtschaft zum Krebsgeschehen. Die Mistel enthält Eiweißkomplexe, Lektine und Viscotoxine, die den Zellstoffwechsel beeinflussen. Die Wirkstoffkomplexe stimulieren die Thymusdrüse, aktivieren die Abwehr und verbessern die Reparaturmechanismen zerstörter DNS. Das Wachstum von Tumorzellen und die Gefahr der Metastasierung werden hierdurch vermindert.

Zur Therapie muss man die Pflanze jedoch als Injektionspräparat und in potenzierter Form verwenden (z.B. Iscucin-Präparate von Wala oder Iscador-Präparate von Weleda). Die Injektion bewirkt eine Erhöhung der Körpertemperatur und führt zu lokalen Reizerscheinungen, stimuliert also die sulfurischen Prozesse und wirkt damit den salhaften Tendenzen entgegen. Dies ist auch einer der Gründe, warum man generell in der Geriatrie an die Mistel denken sollte. Rudolf Steiner stellte sich übrigens in erster Linie die Misteltherapie als eine Prophylaxe bei familiärer Disposition vor. Der prophylaktische Therapieansatz hat sich aber leider bis heute kaum durchsetzen können.

Zu den Krebs-Signaturen der Mistel gehören: Ihr Wachstum als Halbschmarotzer; die Pflanze hat einen eigenen Chlorophyllstoffwechsel, partizipiert aber am Wirtsbaum, daher sind die Misteln je nach Wirtsbaum unterschiedlich wirksam; Apfelmistel verwendet man z.B. speziell für Frauen, Eichenmistel dagegen für Männer oder Tannenmistel bei Magen-Darm-Leiden. Weitere eigentümliche Signaturen sind der Wandel im Wachstum von der normalen Pflanzenstruktur in die unnormale kugelige Gestalt und die metastasenähnliche Erscheinung mehrerer Misteln oder die Fruchtbildung entgegen natürlichen Rhythmen im Winter (auch eine Signatur für abwehrsteigernde Arzneien) sowie das Wachstum auf Störzonen.

Astrologisch ist die Mistel neben Saturn und Sonne auch dem Mond unterstellt. Wir finden also die drei Lichter, was eine sehr seltene Zuordnung ist und die Heiligkeit der Pflanze unterstreicht – häufig steht in Horoskopen von Krebskranken der Mond im Zeichen Steinbock, oder man findet einen Spannungswinkel zwischen Mond und Saturn (Quadrat, Opposition und Konjunktion), was die Betroffenen aber nur als Hinweis verstehen sollten und nicht als fixe Tatsache. Wie bereits erwähnt: Die Sterne machen nur geneigt und üben keinen Zwang aus – diese Weisheit ist eine der grundlegenden Thesen des Paracelsus.

Schwarze Nieswurz: Die Blume für den Lebenswinter

Auch die Schwarze Nieswurz (= Christrose, Helleborus niger) zeigt deutlich mondhafte und saturnale Signaturen. Auch hier hat Rudolf Steiner auf ein eventuelles Heilmittel beim Krebsgeschehen hingewiesen, wobei er meinte, die Schwarze Nieswurz würde am besten in potenzierter Form helfen und mehr bei Männern als bei Frauen wirken.

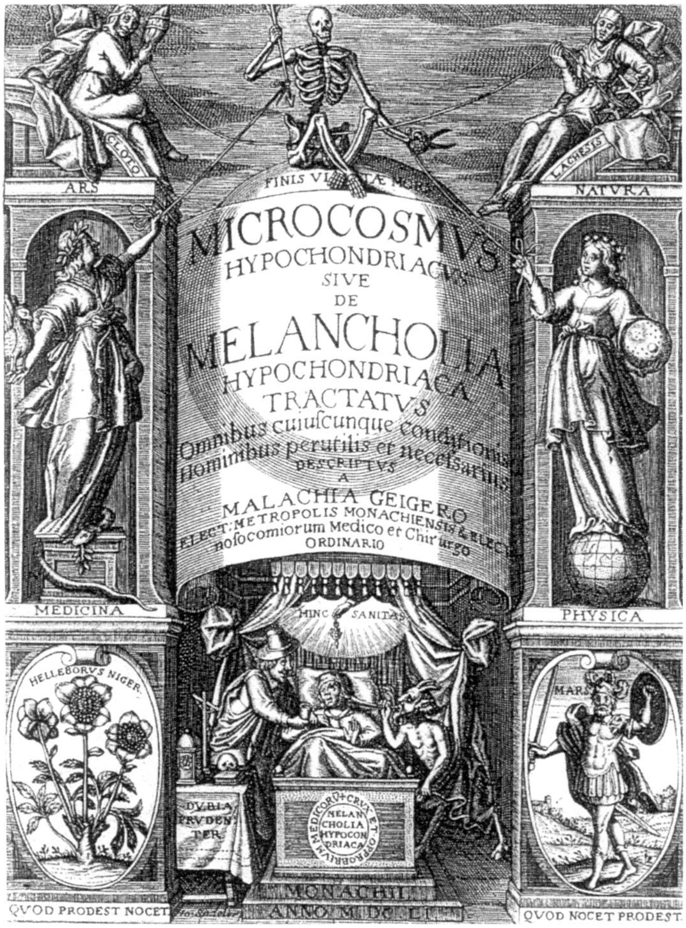

Die Schwarze Nieswurz verwendete Paracelsus bei Melancholie und bei saturnalen, schwächenden Krankheiten. Das Bild zeigt neben der Pflanze selbst (links unten) einen Kranken, um dessen Seele sich Arzt und Teufel streiten; ferner den Kriegsgott Mars, der die erneuernden Kräfte des Frühlings symbolisiert. Darüber sieht man die Medizin und die Natur (Physica) als Göttinnen. Ganz oben sind die Schicksalsgöttinnen zu sehen, darunter auch der Tod, der den Lebensfaden durchschneidet, welchen die Göttin Natur in Händen hält. Die Göttin Medizin hingegen richtet einen Pfeil auf den Tod, als Symbol für die Arzneikunst. Titelkupfer aus Microcosmus hypochondriacus sive de melancholia hypochondriaca von Malachias Geiger, 1651.

Wie die Mistel hat auch die Nieswurz ein eigentümliches Wachstumsverhalten. »Der Lebensrhythmus der Christrose stemmt sich gegen den Kräfterhythmus des Erdenjahres. Er bringt die Pflanze zur Blüte, wenn rings alles Leben sich in Samen und Wurzel zurückgezogen hat. (...) Nicht Johanni, sondern Weihnachten ist die Zeit dieser Blüte. (...) Die anmutig geneigte, schneeweiße Blüte ist nach dem Abblühen nicht dem Verwelken und Absterben der normalen Blüten ausgeliefert, sondern überdauert; das Schneeweiß wird purpurn, dann grün und lebt als richtig Blatthaftes ins kommende Frühjahr hinein in seinem Kelchblattteil weiter« (W. Pelikan, 1958).

In der weißen Blüte zeigt sich deutlich eine mondhafte Signatur, während sich in der eigentümlichen Metamorphose von Blüte und Blatt der Saturn zeigt und das Sal-Prinzip. Saturn finden wir auch in den düster erscheinenden, ledrigen Blättern, die den Winter überdauern und erst absterben, wenn sich neue im Mai gebildet haben (Venuszeichen Stier!). Das Blatt ist – typisch für Hahnenfußgewächse – fingerförmig, was auch etwas auf den Merkur hinweist. Alle Nieswurzarten werden wegen ihres widerlichen, betäubenden Geruchs vom Vieh nicht berührt (G. Madaus, 1987), was ebenfalls auf Saturn deutet, besonders bei der Stinkenden Nieswurz (Helleborus foetidus).

Paracelsus verwendete die Nieswurz nach antiker Tradition vor allem als Purgativum zur Entgiftung und bei psychischen Erkrankungen, z.B. Epilepsie und Wahnsinn (speziell bei alten Menschen). Weitere Indikationen sind Lähmungen nach Schlaganfall, Gicht und Wassersucht. Da die Pflanze diuretisch wirkende Herzglykoside enthält, ist vor allem letztere Indikation auch aus wissenschaftlicher Sicht vertretbar.

Für alle vier Indikationen verwendete Paracelsus Zubereitungen aus der Wurzel. Da er um deren Giftigkeit wusste, gebrauchte er sie auch in einer spagirischen Zubereitung als Destillat. Die Pflanze ist heute rezeptpflichtig, wir müssen daher auf potenzierte oder spagirische Zubereitungen zurückgreifen, sofern man nicht als Arzt tätig ist.

Alle Indikationen und Angaben zur Giftigkeit in alten Büchern von Hildegard bis Tabernaemontanus bezogen sich auf antike Autoren wie Theophrast oder Dioskurides. Hier ist es wichtig zu wissen, dass man in der Antike nur die wesentlich giftigere Art Helleborus orientalis kannte (H. Fischer, 1936), während man in neuerer Zeit ausschließlich die eher schwach giftige Art Helleborus niger verwendete. Diese ist zwar ebenfalls ein drastisches Purgativum mit digitalisähnlicher Herzwirksamkeit, doch gilt dies speziell für die Wurzel, die zwölf Mal giftiger sein soll als die Blätter (E.F. Scheller, 1977). Vergiftungssymptome sind Schwindel, Herzklopfen, Erbrechen, Durchfall, Kolikschmerz, Delirien und Kollaps.

Für sein Rezept des langen Lebens verwendete Paracelsus nun aber nicht die Wurzel, sondern junge Blätter (leider sind alle Teile der Pflanze rezeptpflichtig, so dass es keine entsprechenden Handelspräparate gibt). Die oberirdischen Teile enthalten ebenfalls Herzglykoside und Saponine, jedoch nur in abgeschwächter Form, und auch die purgative Wirkung ist bei den Blättern sehr viel geringer. Paracelsus hatte richtig entdeckt, dass man für eine langfristige Einnahme, die bei einem Lebenselixier ja notwendig ist, unbedingt mit schwachen Dosen arbeiten sollte. Er wusste zwar noch nichts über Herzglykoside, erkannte aber bereits die Bedeutung einer stetigen, minimalen Reiztherapie zur Herzstärkung (R.F. Weiß, 1991[46]). In der richtigen Dosierung soll man mit einem Lebenselixier aus Nieswurzblättern das Alter des Methusalem leicht übertreffen können – 100 bis 140 Jahre wären nichts Besonderes, so wenigstens die Werbebotschaft des Meisters (III/116).

Als Zubereitung empfahl er eine Milchzuckerverreibung, die sich bei vielen Pflanzen bewährt hat, wenn man sie längere Zeit verwenden möchte: »Merket euch zuerst von den Kräften der alten Nieswurz, die sie in den Blättern hat, nämlich in der Bereitung, dass sie in dem Zeichen der Erhaltung abgebrochen werden soll (vergleiche Seite 122). Sie soll im Schatten in trockener Luft gut gedörrt, dann aufs kleinste gestoßen und mit wenig Zucker vermengt werden« (IIII/601).

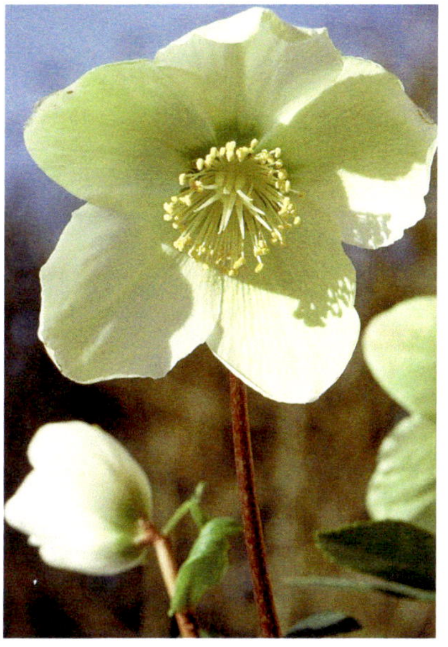

Früher verwendete man Helleborus als Niespulver zur Ableitung schadhafter Säfte aus dem Gehirn und als Purgativum. Das Erbrechen galt früher auch als Heilmittel bei psychischen Krankheiten; man glaubte, auf diese Weise die Lebensgeister anzuregen. Foto: Olaf Rippe.

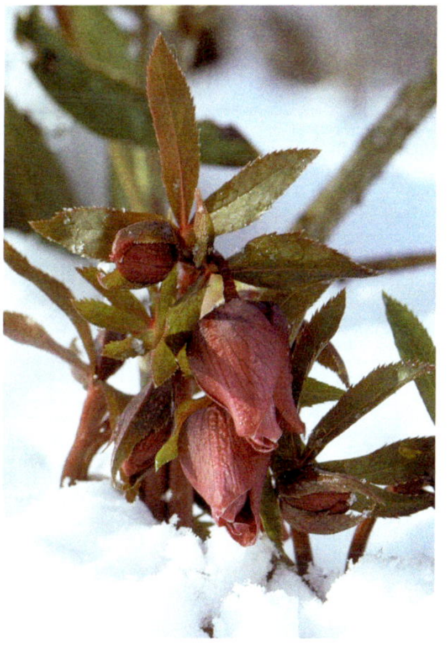

Eine Signatur für ein Heilmittel bei Krankheiten des Alters ist die Blütezeit im Winter. Hier zeigen sich Ähnlichkeiten zur Mistel, die zu dieser Jahreszeit fruchtet. In antiker Zeit verwendete man die stärker wirkende orientalische Art (Helleborus orientalis). Foto: Margret Madejsky.

46 »Sehr aufschlussreich sind demgegenüber phytochemische Untersuchungen von Martinek über die Blätter von Helleborus niger. Er fand in den getrockneten Blättern aus Frischpflanzen ein bisher unbekanntes, gut kristallisierbares Glykosid. Dadurch gewinnen die Angaben von Paracelsus einen neuen Aspekt. Es handelt sich bei seinem Lebenselixier [...] also um nichts anderes als um die Verabfolgung eines Herzglykosids in kleinen Mengen. Das erinnert an die Feststellung von Fahrenkamp vor einigen Jahrzehnten, der kleine Dosen von nur etwa 5–10 Tropfen Digitalistinktur pro Tag bei alten Leuten gab und davon Gutes sah. Paracelsus hatte offensichtlich sehr richtig herausgefunden, dass die getrockneten Helleborus-Blätter besser vertragen werden als Zubereitungen aus dem Wurzelstock« (Deutsche Apothekerzeitung 123, 1983, 623; Martinek, Planta medica 24, 1964, zit. n. R. F. Weiß, 1991).

Da man auf jeden Fall ganz junge Nieswurzblätter verwenden muss (nur sie enthalten überhaupt etwas Saft, der sich mit Zucker vermischen lässt), ist unter dem Zeichen der Erhaltung eindeutig die Sonne im Sternzeichen Stier zu verstehen (fixes Zeichen, Element Erde). Es handelt sich um eine Blattdroge, und daher ist der zunehmende Mond zum Sammeln und zur Zubereitung günstig, besonders bei Stellung im Löwen (Zeichen der Vitalität und Herzbezug). Im *Lehrbuch der biologischen Heilmittel* von Gerhard Madaus findet man einen weiteren astrologischen Hinweis, der von dem antiken Autor Theophrast stammen soll. Dort heißt es, dass man die Blätter sammeln soll, wenn der Saturn hoch steht und dabei einen positiven Winkel zu Jupiter und Mond bildet. Dies bedeutet, dass man warten muss, bis Saturn über dem Horizont in der Himmelsmitte steht – in dieser Stellung hat jede Planetenkraft einen besonders starken Einfluss; gleichzeitig wären Trigone oder Sextile zu Mond und/oder Jupiter günstig, da diese beiden Kräfte für Vitalität und Regeneration stehen. Da man das Präparat ja ohnehin selbst herstellen muss, ist es möglich, solche Hinweise zu berücksichtigen.

Weiter empfiehlt Paracelsus als Dosis zwei Mal am Tag die Menge zwischen drei Fingern. Die Dosis ist also nicht sehr hoch. Man soll auch auf den Allgemeinstatus achten, was bedeutet, dass nur robuste Naturen die volle Dosis bekommen. Wenn man gleichzeitig bedenkt, dass die Menschen insgesamt deutlich empfindlicher geworden sind, sollte man die Dosis zunächst einschleichen und nur langsam erhöhen.

Nieswurzblätter finden wir bei Paracelsus auch als Bestandteil in seinem »Rezept der Erhaltung« (III/116). Mit diesem Rezept befasste sich E. F. Scheller sehr ausführlich in seinem Buch *Langlebigkeit mit Paracelsus-Arzneien*. Das Rezept ist zunächst etwas rätselhaft, es lautet: Florum sectarum 1 Unze[47], Foliorum Daurae 5 Unzen, je eine halbe Unze Essentiarum Auri und Perlarum, Quintae Essentiae Croci, Chelidoniae und Melissae jeweils 5 Drachmen. Von diesem Rezept soll man ungefähr ab dem 50. bis 60. Lebensjahr einmal im Monat eine Drachme einnehmen (4–5 g), diese Dosis steigert man ab dem 70. Lebensjahr auf einmal pro Woche und ab dem 90. oder 100. Lebensjahr auf alle drei Tage (III/116).

Folia Daurae wird von Scheller überzeugend als Nieswurzblätter übersetzt, also sind wohl die zuvor genannten Milchzuckerverreibungen gemeint, da keine weiteren Herstellungsvorschriften angegeben wurden. Bei *Essentiarum Auri* handelt es sich natürlich um eine alchimistische Goldzubereitung (siehe unten), die Paracelsus als das stärkste Confortativum bezeichnete. *Perlarum* ist in Essig gelöste Perle, die man zusätzlich durch spagirische Verfahren vergeistigt.[48] Sie gilt seit ältester Zeit als Verjüngungsmittel: Schon Kleopatra soll sie gebraucht haben. Die Perlenessenz »stärkt so, dass seinesgleichen unter den Edelsteinen nicht gefunden werden kann« (Paracelsus II/92). *Croci* ist der königliche Safran, *Chelidoniae* das Schöllkraut und *Melissae* das venusische Lieblingsmittel des Paracelsus, die Zitronenmelisse; alle drei Pflanzen soll man in einer spagirischen Zubereitung verwenden (Quintessenz; siehe Seite 130).

Was aber soll man unter *Florum sectarum* verstehen? Hierzu schrieb Scheller (1977): »Der Plural von Florum sectarum (von *secare*, *sectum*, schneiden, geschnitten), was zunächst eine Menge geschnittener Blüten bedeutet, zeigt an, dass es sich um eine Menge verschiedener Blüten handeln muss. Solche kann es nur auf den Wiesen geben, die voll Gräser steht. Es darf also nach dem Sprachgebrauch der Pharmazeuten graminum ergänzt werden, so dass es sich um Blüten geschnittener Gräser handelt. Heute würden wir sagen geschnittene Heublumen (…). Demnach ist das anfänglich unklare und teil-

47 1 Unze entspricht 35 g; 1 Drachme = 1/96 Pfund, 1 Pfund entspricht zwischen 350–560 g, je nach Apothekerverordnung. 1 Drachme = ca. 3,65–5,8 g. Als Mittelmaß nimmt man 4,36 g, damit sind 5 Drachmen = 21,8 g.

48 Quintessenz aus Perlen: »Perlen grob zerstoßen mit verschärftem Essig übergießen, fünf Finger hoch. Lasse dies einen Monat in ventre digerieren, und dann ist die Materie ganz flüssig. Diese Materie wasche mit einem anderen Aceto radicato gut, und der Essig nimmt die Farbe des Gesteins an. Schütte ihn in ein anderes Glas und schütte so lange dazu, bis keine Farbe mehr mitgeht. Nimm die Farbe und lasse sie langsam zu einer trockenen Substanz einsieden. Dann entferne mit destilliertem Wasser ihre Süße (…). Dann lasse das Pulver sich über Marmor lösen, und du hast die Quintessenz aus Perlen« (Paracelsus III/32).
Einfache Arznei aus Perlen: »Rec. Acetum concorrectum, gib gestoßene und kleingeriebene Perlen hinein. Lasse es einen Monat lang digerieren, es entsteht ein Wasser. Dieses setze in ein Bad und scheide den Essig davon. Du findest am Boden im Wasser gelöste Margariten, die das Magisterium der Perlen sind« (Paracelsus III/54).

weise unverständliche Rezept entschlüsselt und wie folgt nach moderner Schreibweise zu lesen:

Elixier der Lebenserhaltung

Rp. Florum gramin. spag. Ess. 40 ml
Hellebori nig. spag. Ess. 200 ml
Solut auri colloid 1 % aquos.
Essentiae perlar. aa 20 ml
Croci spag. Essenz
Chelidonii spag. Ess.
Melissae spag. Ess. aa 25 ml
M. D. in vitro S. 1 × wöchentlich 1 Teelöffel in etwas Wein

Leider ist das Rezept, wie es Scheller angibt, heute nicht mehr über die Apotheke lieferbar – es sei denn, man würde eine (unbezahlbare) Sonderanfertigung bestellen. Spagirische Zubereitungen von Heublumen und Nieswurzblättern sind nicht zu bekommen, auch eine spagirische Zubereitung der Perle gibt es nicht. Natürlich könnte man eine Eigenherstellung versuchen; diese setzt aber umfangreiche Kenntnisse voraus. Da uns dies alles etwas kompliziert erscheint, plädieren wir für eine andere Lösung (siehe Rezept Spiritus vitalis).

Statt Heublumen nehmen wir Schachtelhalm (Equisetum arvense) in einer spagirischen Zubereitung aus der ganzen Pflanze. Er bildet mit seinen Signaturen einen idealen Synergismus zur Nieswurz und zum Kalkprinzip der Perle (Mond-Saturn). Er wächst am liebsten auf ausgelaugten Böden, um diese mit kosmischer Energie aufzuladen. Als Bodenheiler verbessert er die mineralische Zusammensetzung bis in einige Meter Tiefe, also bis in einen Bereich, in den seine Wurzeln gar nicht reichen. Durch einen Freund, der bei der Gesellschaft für Strahlenforschung tätig war, wissen wir von Anpflanzungsversuchen auf verseuchten Böden, die durch Schachtelhalm wieder nahezu »jungfräulich« wurden.

Man verwendet ihn seit ältester Zeit zur Verjüngung und als krebswidriges Mittel. Er wirkt reinigend auf das Bindegewebe, verbessert als Kieselsäuredroge die Abwehr und die Lungenfunktion, stärkt auch das Nervenkostüm und ist zusammen mit Kalk ein wichtiges Mittel, um einer Entmineralisierung der Knochen vorzubeugen (Osteoporose).

Natürlich könnte man statt Schachtelhalm auch andere der besprochenen Mittel verwenden, wenn man das Gefühl hat, dass diese passen würden – der therapeutischen Fantasie sind zum Glück keine (bürokratischen) Schranken gesetzt.

Wir verzichten auch auf Nieswurzblätter und verwenden stattdessen eine spagirische Zubereitung, die wie beim Schachtelhalm aus der ganzen Pflanze gewonnen wurde; Gleiches gilt für Safran, Melisse und Schöllkraut. Bei der Perle begnügen wir uns mit potenzierter Austernschale in Essig gelöst, also der Mutter der Perle, die man ebenfalls Mond und Saturn unterstellt (chemisch sind beide Calciumkarbonat). Bei Gold eignet sich am besten die kolloidale Zubereitungsweise, da diese durch ihre rubinrote Farbe der Sonnenkraft am nächsten kommt und eine besondere Sympathie zum Blut zeigt.

Spiritus vitalis

Die Mischung ist eigentlich nicht zur Behandlung von Krankheiten gedacht, sie soll vielmehr den Lebensgeist energetisieren und Alterungserscheinungen entgegenwirken. Die Mischung baut auf dem Rezept der Erhaltung nach Paracelsus auf.

Jeweils 10 ml
Aurum colloidale D4*
Calcium aceticum D6*
Crocus sativus spag. D3*
Helleborus niger spag. D4* aa 10.0
Jeweils 20 ml
Chelidonium majus spag. Urtinktur**
Equisetum arvense spag. Urtinktur**
Melissa off. spag. Urtinktur**
(* = Spagyra, ** = Phylak Sachsen)

Das Rezept kann man über die Apotheke mischen lassen (zur Erstellung von Rezepten siehe Seite 429). Spätestens ab dem 60. Lebensjahr einmal täglich 10 Tropfen; mit zunehmendem Alter bis zu 3 × täglich 10 Tropfen steigern.[49]

49 Die Autoren würden sich ab einem erreichten Alter von 100 Jahren über ein kurzes Feedback freuen.

Goldhaltige Elixiere

»Von allen Elixieren ist das höchste und mächtigste das Gold. (...) Wenn eine so große Kraft im Golde ist, dass es den Körper erhält und frei von jeder Krankheit bewahrt und ihn nicht verderben lässt, wie viel mehr geschieht dies ohne jede Infektion. Es verbessert und stellt alles her, was nicht gesund ist« (Paracelsus III/148).

Ein Kapitel über Lebenselixiere im Sinne des Paracelsus wäre unvollständig, wenn man nicht auch auf Gold eingehen würde. Als Metall der Sonne war es für ihn eines der mächtigsten Heilmittel. Er glaubte, dass man mit Gold jede pathologische Planetenschwingung im Menschen korrigieren kann. Schon der Name für Gold, Aurum metallicum, zeigt die spirituelle Kraft als Arznei (griech. *aur* heißt »Licht«). Mit seiner spirituellen Energie ist es das beste Schutz- und Stärkungsmittel gegen die Kräfte der seelischen Finsternis. Es wirkt harmonisierend auf den Lebensgeist im Menschen ein, stärkt die Selbstheilungskräfte und bewirkt eine harmonische Verteilung des Spiritus vitalis. Besonders bei Lähmungen, also z.B. nach einem Schlaganfall, sorgt Gold dafür, dass sich der Lebensgeist wieder in alle Bereiche entfalten kann; gleichzeitig beugt es Alterungserscheinungen vor, da es den Lebensgeist erwärmt. Es ist daher auch ein wichtiges Mittel zur Rekonvaleszenz, die ja eine Art Wiederbelebung des Lebensgeistes ist.

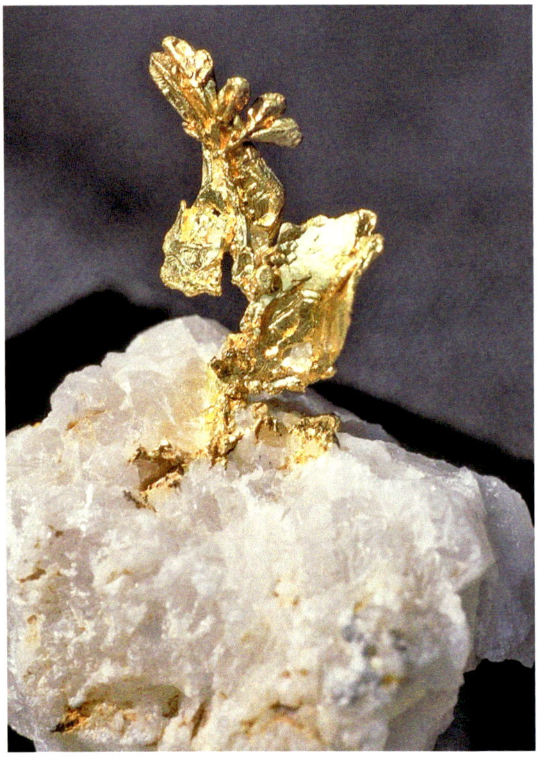

Das Sonnenmetall Gold war für Paracelsus das wirksamste Mittel für das Seelenorgan Herz. Er gebrauchte es auch zur Anregung der Lebenskraft. Foto: Olaf Rippe.

Als Lichtmetall ist es ein materieller Träger geistiger Schöpferkräfte, die im ganzen Universum wirksam sind. Auf diesen Aspekt wies auch Rudolf Steiner hin: »In uns wissen wir, dass die Kraft, die im Golde in ungeheuer feiner Dosierung im ganzen Weltall ausgebreitet ist, unser Herz trägt, und damit das Bewusstsein aufrechterhält, das wir haben, wenn wir im Tagesleben, im gewöhnlichen Tagesleben sind. So dass wir sagen können: Auf das Herz des Menschen wirkt das Gold. (…) Durch das Gold nur sind Sie auf Erden. Sie sind immer im Weltenall; nur das Herzbewusstsein deckt Ihnen das zu. (…) Dasjenige, was macht auf Erden, dass Sie ein Erdenwesen sind zwischen Geburt und Tod, das ist das Herz« (zit. n. F. Husemann/O. Wolff, 1986).

Der Handel liefert zahlreiche goldhaltige Arzneien zur Herztherapie (siehe auch die Tabellen im vorigen Kapitel), von denen wir hier drei hervorheben wollen, weil sie dem Dreiklang der Goldwirkung besonders gerecht werden. Die Mittel wirken durch ihre besondere Zubereitung gleichzeitig auf der substanziellen und auf der geistigen Ebene. Man nimmt sie alle drei nur morgens und mittags ein, also zu den Sonnenzeiten des Tages.

Aquavit Nr. 2 (Tropfen von Soluna; Sal-Prinzip)

Das Elixier zur Lebensverlängerung und zur Anregung der Lebenswärme besteht aus Goldchlorid, gemischt mit einem Rezept aus 24 Kräutern (siehe Seite 359), von denen die meisten der Sonne zuzuordnen sind. Schon ein Tropfen entfaltet einen aromatischen, leicht brennenden Geschmack auf der Zunge, der stundenlang zu spüren ist. Die Mischung umfasst sämtliche Spektren eines Lebenselixiers. Bitterstoffdrogen sind enthalten, aber auch die zuvor besprochenen Wurzelkräfte sonnenhafter Gewürzpflanzen und seelisch wirkende Pflanzen wie Melisse, Johanniskraut, Rosmarin, Salbei oder Lavendel.

Aquavit stärkt die Lebensgeister bei Herzschwäche, Inappetenz, mangelnder Rekonvaleszenz und chronischer Müdigkeit, was sich inzwischen offenbar bis Taiwan herumgesprochen hat. Vor kurzem bestellte ein Händler und Heiler aus dem fernen Land ein Muster bei Soluna – mit der Bitte um eine kurze Wirkungsbeschreibung. Etwas in Erklärungsnot geraten, gab man als Indikation »Aphrodisiakum« an. Kurze Zeit darauf erfolgte bereits die nächste Bestellung; inzwischen hat der Kunde schon mehrmals einige tausend Flaschen geordert, was hoffentlich dazu beiträgt, dass die Schildkröten-, Schlangen- und Nashornbestände weltweit geschont werden.

Cordiak Nr. 5 (Tropfen von Soluna; Sulfur-Prinzip)

Die Arznei stärkt das solare Prinzip des Herzens und tonisiert damit allgemein die Lebenskräfte im ganzen Körper über eine Astralisierung des Blutes. Das Rezept ist ganz auf dem Rubinrot der Lebensessenz aufgebaut. Es enthält trinkbares Gold und Kräuter, von denen die meisten die rote Farbe des Lebens in sich tragen (wie Wiesenknopf, Johanniskraut und Weißdornfrüchte). Die übrigen Bestandteile wirken besonders harmonisierend auf das rhythmische Prinzip, darunter Melisse, Herzgespann, Rose, Rosmarin sowie Weißdornblüten und -blätter. Cordiak stärkt die astralen Kräfte, die durch das Herz als Zentralorgan des Blutkreislaufs auf den Gesamtorganismus einwirken.

Sanguisol Nr. 17 (Tropfen von Soluna; Merkur-Prinzip)

Die Arznei hat die gleiche Zusammensetzung wie Cordiak, enthält aber zusätzlich Safran und wurde bei der Herstellung durch einen spezifischen Destillationsprozess mehr vergeistigt. Daher eignet sie sich mehr zur Behandlung seelischer Krankheiten. Wir verwenden sie zur Stärkung der Ich-Kräfte, vor allem wenn der Betroffene glaubt, dass es nie mehr ein Licht am Ende des Tunnels geben wird.

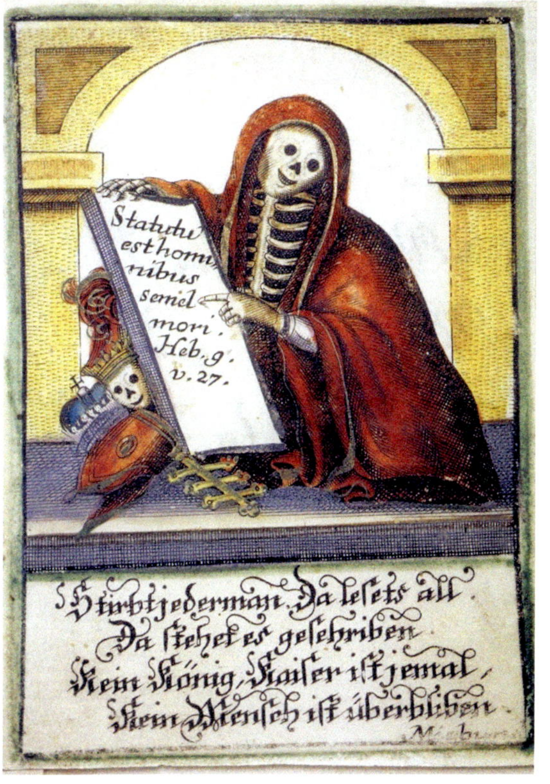
Statutu est homi nibus semel mori. Heb. 9. v. 27.
Stirbt jederman, Da lesets all
Da stehet es geschriben
Kein König, Kaiser ist jemal
Kein Mensch ist überbliben

Paracelsus sprach vom Tod als einer Stufe des Seins auf dem Weg zur Vollkommenheit. Er vertrat die Ansicht, dass die Stunde des Todes erst dann gekommen ist, wenn man seine irdischen Aufgaben erfüllen konnte. Altkolorierte Miniatur aus dem 17. Jahrhundert.

Traditionelle Lebenselixiere

Aqua vitae nach Paracelsus

Er erwähnte mehrere Rezeptvarianten. So bestand ein Rezept für Aqua vitae (II/91) aus Weinbrand, gemischt mit Rosarum (Rose), Melissae (Melisse), Rosmarini (Rosmarin), Anthos (alte Bezeichnung für Blüte oder Rosmarin – was hier gemeint war, ist unklar), Cheiri (Goldlack), Folior, Hellebori utriusque (Blätter von Nieswurz), Maioranae (Majoran, Dost), Cinamomi (Zimt), Maceris (Macis), Muscatae (Muskatnuss), Caryophyllorum (Nelke), Zinziberis (Ingwer), Cubebarum (Kubebe), Succi Chelidoniae (Schöllkrautsaft), Tapsi (Königskerze), Melissae (Melisse), Cinerum fabarum (?; eventuell Bachbunge = Veronica beccabunga, auch *fabaria* genannt; H. Fischer, 1929). Dieses Gemisch soll 10 Tage im Pelikan aufeinander einwirken, dann soll man durch Destillation abtrennen.

Eine Rezeptvariante (II/92) bestand aus Weinbrand gemischt mit Rosarum (Rose), Melissae (Melisse), Salviae (Salbei), Cheiri (Goldlack), Balsamitae (Balsamäpfel?), Menthae (Minze), Maioranae (Majoran, Dost), Cinamomi (Zimt), Maceris (Macis), Piperum omnium (Pfeffer), Caryophyllorum (Gewürznelke), Zinziberis (Ingwer), Cubebarum (Kubebe), Myrrhae (Myrrhe), Masticis (Mastix), Succi mellis (Honig), Succi Vitrioli (Vitriol), Tartari (Weinstein), Antimonii (Antimon). Dieses Gemisch soll 6 Tage aufeinander einwirken, danach soll man es abdestillieren.

Als weitere mögliche Zutaten erwähnte Paracelsus auch (II/93) Zitwer und Kampfer sowie tierische Bestandteile wie Ambra, Moschus und Zibet.

Modernes Handelsrezept ohne Opium (Theriak sine opio)

Engelwurz 6 g
Schlangenknöterich (Polygonum bistorta) 4 g
Kardamom, Myrrhe und Eisensulfat (Pyrit) je 1 g
Sherry 6 ml
gereinigter Honig (nicht mehr enthalten: 1 g Opium) 72 g

Alle Bestandteile werden als Pulver gemischt und im Wasserbad ausgezogen.

Elixier nach Dr. Max Amann (1995)

200 g Mischung aus etwa gleichen Teilen Aloe, Berberitze, Eberwurz, Engelwurz, Gamander, Ginseng, Goldrute, Liebstöckel, Ringelblume, Rose, Schachtelhalm und Vogelmiere in einem Gemisch von 400 ml Alkohol (96 Vol.-%) und 400 ml Wasser ziehen lassen und gelegentlich umschütteln. Filtrieren und danach den Alkohol abdestillieren (ergibt ca. 400–500 ml Destillat).

Pflanzenrückstände veraschen und in Destillat lösen, 10 g Lakritze, 1 g Ambra (dieses ist aus Gründen des Artenschutzes heute durch Tiefpotenzen zu ersetzen: 20 ml D2 von Spagyra) und 1g Bibergeil (pulverisiert) zusetzen. Diese Mischung unter gelegentlichem Schütteln längere Zeit stehen lassen (ca. 40 Tage), danach filtrieren. Dem fertigen Präparat kann man noch 10 ml Aurum colloidale dil. D4 zusetzen. Maximal 4 Wochen 1 × täglich 1 EL in verdünntem Zitronensaft oder Rotwein einnehmen, am besten morgens oder mittags.

Aqua Vitae für Kaiser Friedrich III. (um 1460)

Eine Mischung aus Eibisch, Feigen, Galgant, Ingwer, Kampfer, Wurzel von Nelkenwurz, Kubebe, Lavendel, Muskatnuss, Nelken, Paradieskörnern[50], Rosinen, Salbei, Zimt, Zitwer, Zucker, Ysop, Endivien-, Holunderblüten- und Rosenwasser, Malvasierwein und Weinbrand in einem großen Glaskolben 16 Tage in die Sonne stellen, und zwar 8 Tage vor bis 8 Tage nach der Sommersonnenwende. Abseihen und esslöffelweise einnehmen. Ein Beispiel für ein Elixier ohne Gärung und Destillation. Friedrich III. erreichte trotz eines sehr aufreibenden Lebens ein Alter von 78 Jahren (M. Amann, 1995).

Lebenselixier des Leonhard Fioravanti (um 1500; aus: C. Geßner, 1583/1979)

Mischung aus Ackerminze, Aloe, Basilikum, Beifuß, Datteln, Enzianwurzel, Feigen, Galgant, Holunderblättern, Honig, Ingwer, Kubebe, Lorbeer, Majoran (Kraut und Samen), Mandeln, Moschus, Muskat, Nelken, Pfeffer (weiß und schwarz), Pfefferminze, Pomeranzenschalen, Poleiminze, Rosen (weiß und rot), Rosmarin, Salbei, Spiklavendel, Wacholderbeeren, Weinbeeren, Zirbelnüssen, Zitronenschalen, Zitwer und Zucker, mit hochprozentigem Weingeist ausziehen, im Wasserbad den Alkohol abziehen und diesen 2 Monate zirkulieren lassen (d.h. Kochen am Rückfluss). Dies ist das Geriatrikum, ein alchimistischer Merkur. Der flüssige Rückstand dieser ersten Destillation wird mit heißer Flamme weiter destilliert, wobei eine wässrige rote Flüssigkeit übergeht, die ebenfalls 2 Monate zirkuliert. Dies ist ein Stoffwechselmittel, ein alchimistischer Sulfur.

50 Paradieskörner: kardamomähnliches Ingwergewächs (Aframomum melegneta = Guineapfeffer), das von der Westküste Afrikas stammt und ätherische Öle sowie Scharfstoffe enthält; der Geschmack ist mild-scharf und warm.

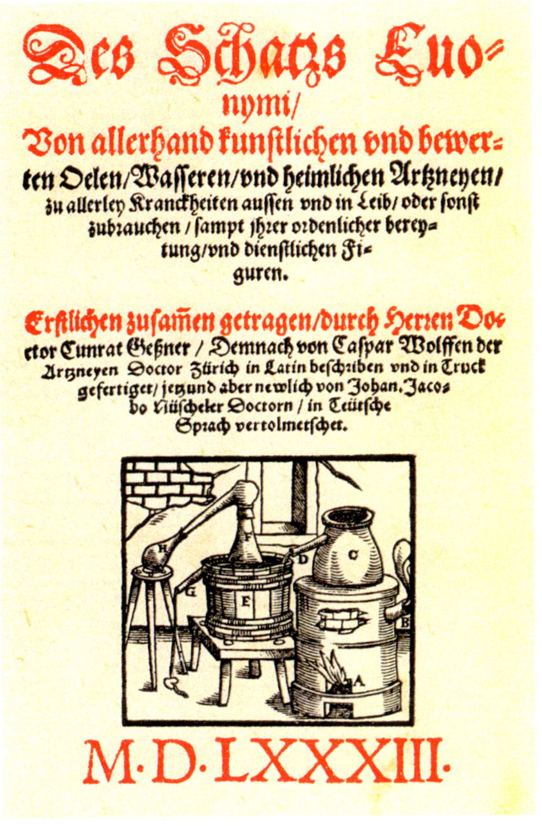
Des Schatzs Euonymi/
Von allerhand kunstlichen vnd bewerten Oelen/Wasseren/vnd heimlichen Artzneyen/ zu allerley Kranckheiten aussen vnd in Leib/ oder sonst zubrauchen / sampt jhrer ordenlicher bereytung/vnd dienstlichen Figuren.
Erstlichen zusamen getragen/durch Herren Doctor Cunrat Geßner / Demnach von Caspar Wolffen der Artzneyen Doctor Zürich in Latin beschriben vnd in Truck gefertiget/ jetzund aber newlich von Johan. Jacobo Nüscheler Doctorn / in Teütsche Sprach vertolmetschet.
M·D·LXXXIII·

Titelbild des Rezept- und Destillierbuchs von Cunrat Gessner, 1583.

Beide Mittel werden einzeln oder in Mischung innerlich und äußerlich gebraucht. Vom Geriatrikum wird alle 3 Tage ein Quäntchen[51] (= ca. 4 g) eingenommen. Die Mischung ist ein Spezifikum für Apoplexie auch in schwersten Fällen (M. Amann, 1995).

Zwei Elixiere nach Cunrat Geßner (1516–1565), 1583/1979

»Ein wasser deß Lebens/welches zu vilen kranckheyte sehr nutzlich gebraucht wirt. Nim Lavendel/Salbeyen (Salbei)/jedes achtzehn lot/Rauten ein lot[52] (Raute)/Imber (Ingwer)/Muscatnussen/Nägelin (Gewürznelke)/Zimmet (Zimt)/Paradeiskörner/weissen Zucker/jedes ein lot/Muscatblum (Macis)/Judenkirsch (Physalis alkekengi)/jedes ein lot (ca. 15 g)/Baumöl zwey quintle (Olivenöl, ca. 8–9 g). Diese stuck alle laß in anderhalb Maasen deß besten und stercksten Firnenweins/vier zehen tag lang stehn zu beytzen/darnach so Distilliers mit einem ringen und sanfften kolenfeuhrlin (am besten im Marienbad).«

»Ein aqua vitae für den Schlag unnd fallenden Siechtag (Epilepsie). Nim Imber (Ingwer)/Nägelin (Gewürznelke)/Muscatnuß/Paradeiskörner/eines jeden ein lot/Salbeyenbletter ein pfund/Cardamömlin/Cubebe/Mastix/Galgant/Rosmarin/Lavendel/Meyeron (Majoran)/Melissen/Betonien/jedes zwey quintle (ca. 8–9 g). Zerstoß alles zu pulver/thus in ein Glesinen kolben (gläsernen Kolben)/giesse Neun pfund guten Firnen/oder Brannten wein daran (Weinbrand)/laß es zehen tag lang stehn zu beytzen (10 Tage ziehen lassen)/als dann so Distilliers. Diß aqua vitae taugt zu der Parlys (Lähmungen)/Schwindel/Schlag/macht ein gute Gedechtnus/sterckt das blöd (schwaches) Haupt/erwermet den erkaltenen Magen.«

51 1 Quint ist $1/128$ Pfund. 1 Pfund entsprach damals in Österreich 560 g. 1 Quintlein = ca. 4,3 g.
52 1 Lot entspricht 15 g.

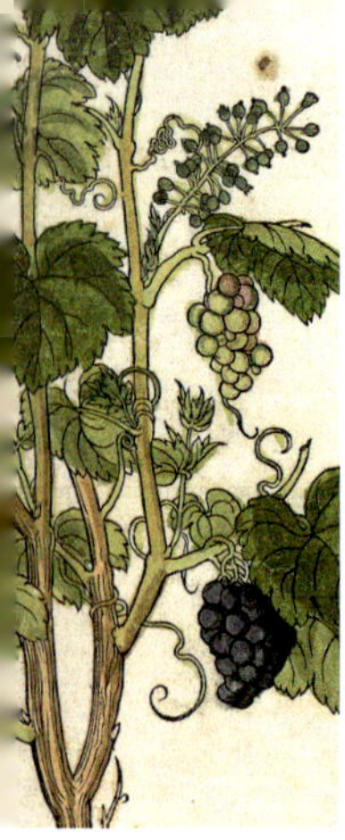

»Wider das Berufen«
Psychoregulation mit den Heil- und Zauberpflanzen des Paracelsus

»Es ist zu verstehen, dass die Zaubereien, die Wahnvorstellungen und Einbildungen in unserem Gemüt unser Gemüt ertränken, wenn unsere Gedanken stärker sind als unsere Vernunft. Durch die Größe und Stärke der Einbildung, des Wahnes und Zauberei wird die Vernunft vernichtet …« (Paracelsus III/111)

Leidenschaft und Selbstverzauberung

Während seine Zeitgenossen weitgehend an der galenischen Vorstellung von den Temperamenten festhielten, beruhten die psychotherapeutischen Ansätze des Paracelsus einerseits auf magisch-kabbalistischen Traditionen, andererseits aber auch bereits auf Ideen, die sich erst im 20. Jahrhundert durchsetzen konnten, darunter etwa die Dreigliedrigkeit des Bewusstseins. Die Psyche als Ursache für Krankheit fasste Paracelsus in seiner Krankheitslehre unter dem Begriff »Ens spirituale« zusammen. Carl Gustav Jung, der sich sehr eingehend auch mit der Alchimie auseinander setzte, entdeckte wohl als Erster die große Bedeutung dieser Ideen für die moderne Psychotherapie.

Paracelsus ging davon aus, dass der Mensch ein selbstbestimmtes Individuum sei. Gleichzeitig existiert aber in jedem von uns auch noch eine triebhafte Natur, die nur sehr schwer vernunftmäßig zu kontrollieren ist und daher meistens ein chaotisches Eigenleben hat. Die historische Wurzel dieser Vorstellung findet man in der Antike in der Lichtgottheit Apollon und ihrem leidenschaftlichen Gegenpol Dionysos. Das Temperament, mit dem der Mensch sein Leben meistert, ist ein Spiegelbild kosmischer Kräfte – die olympischen Gottheiten mit ihren Feindseligkeiten und Animositäten sind hier das Vorbild. Je nach Geburtshoroskop sind die Wege der Lebensgestaltung sehr unterschiedlich: Was der eine mit Besonnenheit erreicht, will der andere im Sturm erobern, oder es gelingt mit Intrigen und Hinterlist. Die galenische Lehre von den Temperamenten lehnte Paracelsus ab, vielmehr verstand er die Cholerik als Folge eines ungünstigen Marseinflusses oder die Melancholie als Wirken des Saturn (vergleiche Seite 97). Neben dieser kosmischen Veranlagung hat jeder Mensch aber auch eine Geisteskraft in sich – von Paracelsus als Vernunft bezeichnet –, mit der man seine triebhaften Kräfte läutern kann, so dass schöpferische Potenziale frei werden. Durch die intensive Arbeit an der Persönlichkeit lassen sich die leidenschaftlichen Neigungen korrigieren und manchmal sogar in eine völlig andere Richtung lenken.

Paracelsus sah die Psyche immer in Analogie zu alchimistischen Prozessen. Der Weg der Selbsterkenntnis gleicht der Transformation von Blei zu Gold, und die einzelnen Schicksalsstationen sind Initiationen und Stufen zum großen Werk. Lebenskrisen sind das Fegefeuer oder die Putrefactio, bei der sich das Reine vom Unreinen trennen kann. Erkenntnisprozesse und die daraus resultierende Lebensführung (Diätetik = Mäßigung) bilden die Purificatio. In der höchsten Stufe erfährt man schließlich die mystische Vereinigung mit dem Göttlichen als universelle Liebe. Als Therapeut kann man helfen, indem man eine spirituelle Orientierung unterstützt, Hintergründe beleuchtet (z.B. durch eine Horoskopanalyse) und mit Arzneien hilft, wenn der andere aus eigener Kraft nicht mehr weiter kommt.

Paracelsus wusste aber auch, dass zahlreiche körperliche Krankheiten zu psychischen Störungen führen können und dass sich umgekehrt eine seelische »Schieflage« irgendwann auch somatisch ma-

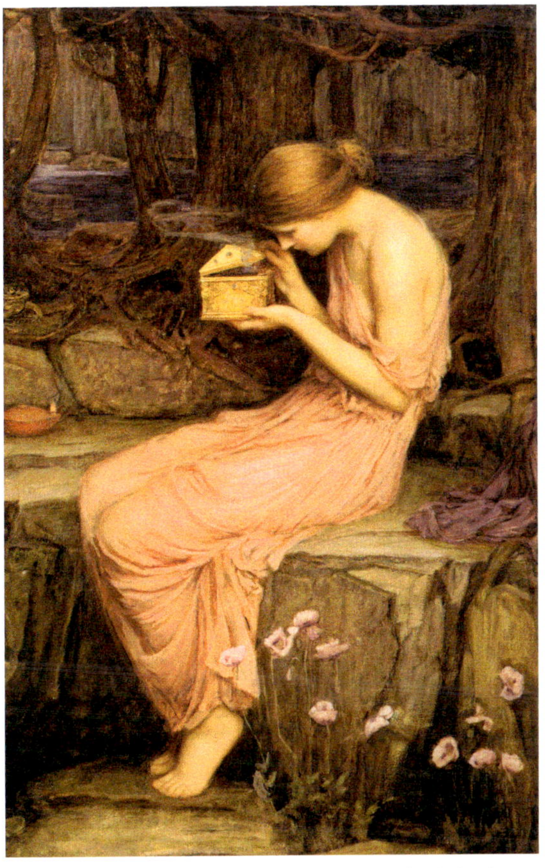

Psyche öffnet aus Neugier die goldene Schachtel, die ihr von Persephone in der Unterwelt überreicht wurde. Kurze Zeit darauf fällt sie in einen todesähnlichen Schlaf, dargestellt durch Schlafmohn. Amor findet die tote Geliebte, belebt sie wieder und bringt sie in den Olymp, wo sie unter dem Beifall aller Götter Hochzeit feiern – so wurde ihre Liebe unsterblich. Der antike Mythos von Amor und Psyche beschreibt eine Initiation und die alchimistische Transmutation. J.W. Waterhouse, 1903; Privatsammlung.

nifestieren wird. Besonders die Angst entdeckte er als treibende Kraft der Krankheitsentstehung. Was für Paracelsus bereits selbstverständlich war und entsprechend differenziert behandelt wurde, entdeckte man unter dem Stichwort Psychosomatik eigentlich erst in den letzten Jahrzehnten. Inzwischen gibt es hierzu sogar eine spezielle Fachrichtung der Medizin, die Psychoneuroimmunologie.

In diesem Zusammenhang spielt vor allem die Imagination eine wichtige Rolle. Im Geist entstehen Bilder, die lebendig werden wollen. Jeder Gedanke will Wahrheit werden – dies ist eine der grundlegenden Thesen des Paracelsus, der zutiefst von der magischen Macht des Geistes überzeugt war, wie folgende Zitate zeigen: »Die Gedanken tun, was das Gestirn und die Elemente nicht vermögen, sondern die Gedanken herrschen und regieren wider alle diese, und die Gedanken sind frei und werden von nichts beherrscht, und auf den Gedanken beruht die Freiheit des Menschen, und sie übertreffen das natürliche Licht. (...) Die Gedanken schaffen einen neuen Himmel, ein neues Firmament und dazu auch eine neue Kraft, aus der neue Künste hervorgehen« (IV/550).

»So gewaltig ist der Mensch geschaffen, dass er mehr ist als Himmel und Erde. Er hat den Glauben, und der Glaube übertrifft das natürliche Licht und die Kraft und Macht aller Kreaturen« (IV/551).

Paracelsus erkannte aber beispielsweise auch Zusammenhänge zwischen Stoffwechselleiden oder Schwermetallvergiftungen und Geistesstörungen. Obgleich recht nahe liegend, werden solche Ansätze heute eigentlich nur in der Naturheilkunde berücksichtigt. Während unserer Berufsjahre in psychiatrischen Kliniken haben wir feststellen müssen, dass beispielsweise der Zusammenhang zwischen Schilddrüsenleiden und Psychosen praktisch nicht beachtet wird. Nach Entgiftungskuren sucht man in der modernen Psychiatrie ebenfalls vergebens.

Paracelsus unterschied auch zwischen neurologischen und psychiatrischen Krankheitsbildern, die man damals noch in einen Topf warf. Er war sich auch darüber im Klaren, dass zahlreiche Leiden erblich sind oder familiär gehäuft auftreten können, wie z.B. die Epilepsie. Neben der genetischen Anlage kannte er jedoch noch so etwas wie ein spirituelles Erbe (man könnte dies auch Karma nennen).

Die häufigste Ursache für Störungen des Geistes sah er allerdings in der Einwirkung eines fremden Willens auf die eigene Persönlichkeit und in der Selbstverzauberung durch die eigenen Gedankenkräfte. Mögliche Ursachen für Störungen des Geistes sind beispielsweise schockartige pränatale Einflüsse, aber auch eine schlechte Erziehung, familiärer Zwist oder soziale Probleme. Bei einer entsprechenden astralen Veranlagung zu Minderwertigkeitsgefühlen oder Versagensängsten sind der Krankheit dann Tür und Tor geöffnet.

Neben diesen durchaus nachvollziehbaren Möglichkeiten kannte Paracelsus auch magische Ursachen von seelischem Leid. Er ging davon aus, dass

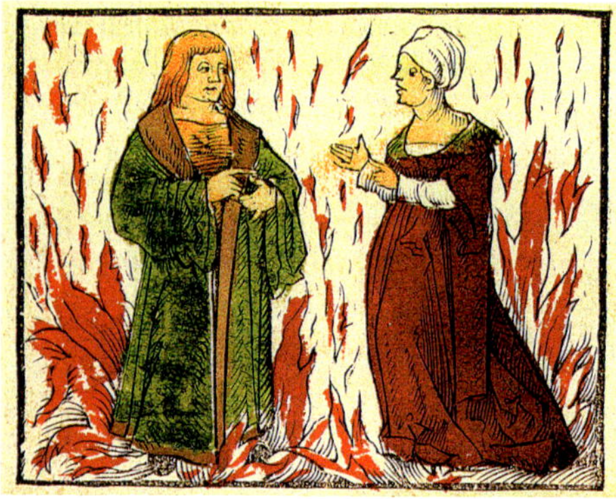

Choleriker

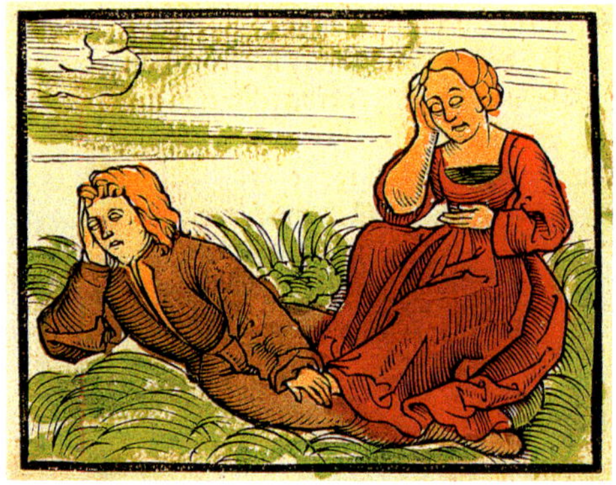

Melancholiker

Die vier Temperamente galten seit Galen als Auswirkung der Säftemischung Erst Paracelsus wagte eine Kritik. Er sah psychische Zustände in Zusammenhang mit dem Sternenwirken. Züricher Kalender, um 1508.

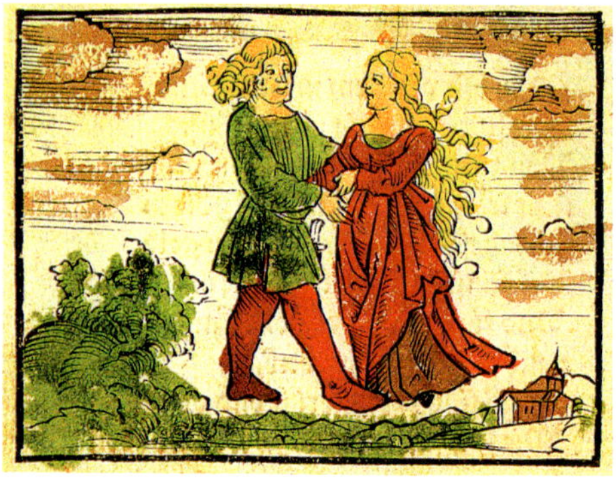

Sanguiniker

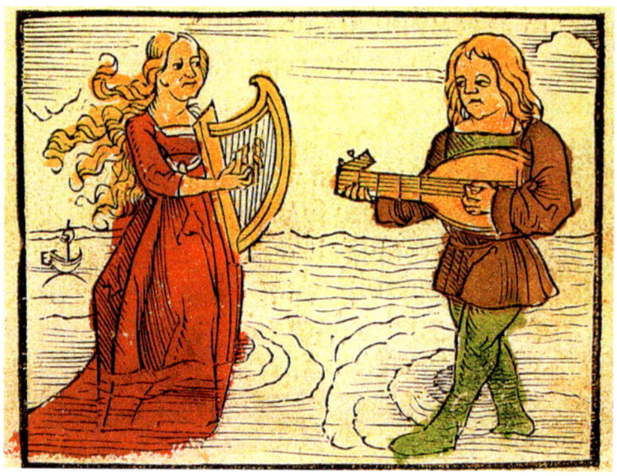

Phlegmatiker

sich der Geist eines Menschen im Dschungel der Gefühle derart verirren kann, dass er jede Form von Moral vergisst.

Emotionale Extremzustände gleichen einer diabolischen Besessenheit – dann kann es geschehen, dass man sich oder dem anderen nur das Übelste wünscht und auch alles Erdenkliche tut, damit das Unglück geschieht: »Wenn ich mit vollkommenem Willen jemandem zu schaden begehre, so ist nun dieser Wille ein Geschöpf meines Geistes, so dass mein Geist nach meinem Gefallen wider den Geist dessen handelt, den ich meine, und nicht wider seinen Leib, sondern wider seinen Geist und diesen Geist schädigt« (I/50). Wenn verwirrte Emotionen den Geist vergiften, kann es auch geschehen, dass man jemanden verflucht oder sogar mit Hexenkunst Schaden stiftet, z.B. mit Voodoopuppen oder der Beschwörung von schadenbringenden Dämonen.

Bei diesem Kampf der Geister wird der Besiegte einen Schaden davontragen, doch auch der Übeltäter bleibt nicht verschont, denn es ist Gesetz, dass der Schaden auf einen zurückfällt, den man verursacht hat.

Die Merkmale einer Verhexung bewirken laut Paracelsus eine bleibende Anfälligkeit oder therapieresistente Beschwerden, aber auch eine seelische Zerrüttung: »Wenn jemand natürlich von einer Hexe oder sonst von einem Manne oder Zauberer verzaubert ist, sind die Zeichen so: Der verzauberte Mensch kann nicht schlafen, und er begehrt auch nicht zu schlafen. Er wird nie still gefunden, denn er hat weder Frieden noch Ruhe« (I/709). Es ist bezeichnend, dass in psychischen Krisensituationen Schlafprobleme und extreme Unruhe zu den auffälligsten Symptomen zählen.

Paracelsus kannte außerdem auch nichtmenschliche Einflüsse auf das seelische Gleichgewicht. Immer wieder findet man Stellen in seinen Werken, an denen er explizit Geistwesen und sogar den Teufel selbst als Krankheitsursache erwähnt. Diese Kräfte werden umso wirksamer, je mehr sich der eigene Geist vom Licht abgewendet hat und durch Leidenschaften verblendet ist.

Folgende Geisteskranke (II/49) und -krankheiten (III/196 und 519) unterschied Paracelsus:

Incantatum bedeutet, verhext zu sein. Dies geschieht auf verschiedene Weise, z.B. durch den bösen Blick oder durch Magie; heute gehört vielleicht auch Mobbing dazu.

Insani werden die genannt, die von Geburt an wahnsinnig sind und die Krankheit als Erbteil empfangen haben. Hierzu zählen beispielsweise Erbleiden, die zu geistiger Umnachtung führen, oder auch durch Inzucht bedingter familiärer Wahnsinn.

Lunatici sind die Mondsüchtigen, die ihre Krankheiten vom Mond empfangen, sich nach ihm richten und verhalten. Heute würde man vielleicht von Neurosen sprechen.

Melancholici sind nach Paracelsus die von Saturn Gezeichneten, die durch ihr eigenes Wesen die Vernunft verlieren und wahnsinnig werden. Ein moderner Begriff wäre endogene Depression.

Obsessi sind die vom Teufel Besessenen, was auf verschiedene Weise geschehen kann. In der katholischen Kirche gibt es für solche Fälle immer noch den Exorzismus.

Fantasien umfassen auch das ewige Grübeln sowie fixe Ideen.

Spektra bezeichnet die Wahrnehmung von Wiedergängern: wenn man also die ätherischen Körper Verstorbener sieht. Dies kommt bei manchen Medien vor oder auch im Sterbeprozess.

Timidum ist jemand, der scheu oder extrem schüchtern ist.

Vesani sind die Kranken, die durch Speise oder Trank vergiftet und dadurch wahnsinnig wurden. Hierzu gehört auch der Liebeszauber durch vergiftete Speisen oder Getränke. Aber auch die Metallvergiftung könnte hierunter fallen, denn Metalle wie Blei oder Quecksilber – etwa aus Farben (»Bleiweiß«), Salben (»Quacksalber«) oder Zahnamalgam – lagern sich nachweislich im Gehirn ab und führen zu Demenzkrankheiten wie Alzheimer.

»Man darf sich von der modernen rationalistischen Angst vor Aberglauben nicht dermaßen verblenden lassen, dass man den Blick für die noch wenig bekannten, unser derzeitiges wissenschaftliches Begreifen übersteigenden psychischen Phänomene überhaupt verliert.« (C.G. Jung, 2001)

Seelenbalsam und Homunculus

Wegen der unterschiedlichen Möglichkeiten der Krankheitsentstehung schlug Paracelsus natürlich auch die unterschiedlichsten Therapiewege ein. Für die richtige Auswahl muss man zunächst unterscheiden, ob es sich um eine emotionale Störung handelt oder um eine neurologische Erkrankung, Schwachsinn, Wahnsinn oder sogar um die Folgen eines magischen Angriffs. Prinzipiell hat die Therapie immer dem Gesetz der Sympathie zu folgen: Je nach Ursache benötigt man also eine andere Art der Therapie.

Handelt es sich um die Folgen einer Stoffwechselerkrankung, dann hat man diese an erster Stelle zu therapieren. Beispielsweise kann eine Schilddrüsenregulation eine Stimmungslabilität beseitigen, eine Leberreinigung depressive Verstimmungen erheblich verbessern, oder man kann durch eine galletreibende Therapie und durch eine Stimulation des Eisenstoffwechsels die Willenskräfte stärken.

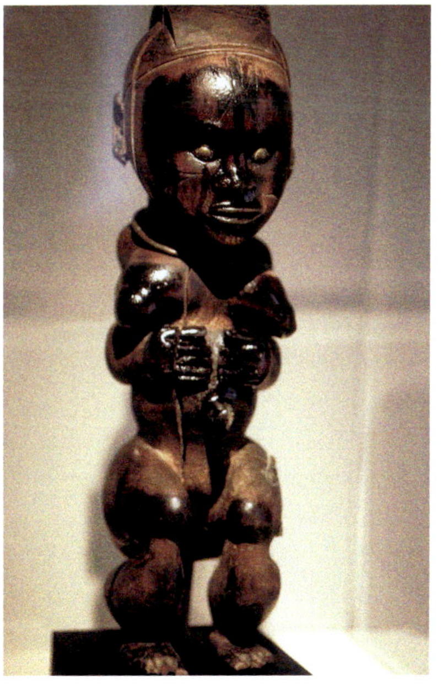

Puppenmagie geht bis in älteste Zeit zurück. Auch Paracelsus bediente sich dieser uralten Kunst. Mit Blut und Palmöl eingeriebener Fetisch aus Gabun, 19. Jahrhundert. Rietberg Museum, Zürich. Foto: Olaf Rippe.

Handelt es sich dagegen um die Folgen einer Vergiftung, dann muss man nach dem Gesetz der Sympathie ebenfalls eine giftige Substanz als Gegenmittel einsetzen. Hier verwendete Paracelsus häufig alchimistisch zubereitetes Quecksilber, Arsen oder Antimon, aber auch Giftpflanzen wie Germer, Nieswurz oder Bilsenkraut – alles Mittel, die man noch heute in der Homöopathie zur Behandlung von Geistesstörungen einsetzt.

Ist jemand beispielsweise von Angst beherrscht, dann sollte man auch an einen magischen Schutzwall denken, z.B. in Form von Amuletten. Die Wirkung solcher Zauberobjekte ist nicht stofflich zu erklären; vielmehr wirken sie als Medium, weil sie mit Geistkräften aufgeladen wurden und in Resonanz zu astralen Kräften stehen. Amulette wirken spezifisch auf den Astralkörper, was besonders wichtig ist, denn dort nisten sich krank machende fremde Schwingungen gern ein. Amulette kann man am ehesten mit vergeistigten Arzneien vergleichen. In der Magie der Renaissancezeit galten magische Objekte aus den Planetenmetallen als besonders wirksam, vor allem, wenn man sie zum richtigen Zeitpunkt mit astrologischen Symbolen und Sigillen (okkulten Zeichen) verzierte. In den Werken des Paracelsus findet man hierzu zahlreiche Beispiele, wobei wohl viele von seinen Schülern stammen dürften.

Duftstoffe wirken ebenfalls vornehmlich auf der Geistebene. Entweder man räuchert mit ihren, um astrale Phänomene zu beeinflussen, oder man trägt diverse riechende Pflanzenteile als Amulette. Diese Tradition ist uralt und weltweit bekannt. Stark riechende Stoffe beeinflussen über das limbische System direkt regulierend die Affektverarbeitung, gleichzeitig wirken sie über das Medium Luft auch in die Geisterwelten hinein.

Man hat indes auch auf die Form zu achten: So sind gestalthafte Bildungen, vor allem wenn sie an Tiere erinnern oder Menschen ähneln, besonders interessant. Solche Pflanzen sind nicht nur zauberkräftig, sondern meistens auch dämonenbannend (z.B. Allermannsharnisch, Alraune, Eberwurz, Engelwurz, Enzian, Narde, Salomonssiegel oder Zaunrübe).

Eine besonders beliebte Methode der Hexerei ist weltweit das Anfertigen eines Bildes oder einer Puppe; man kann aber auch einen »magischen Willen« in ein Band hineinknoten, was man Nestelknüpfen nennt. Indem man das Bildnis mit Nadeln oder auf andere Weise traktiert, kommt es bei der gemeinten Person zu entsprechenden Krankheiten; auf gleiche Weise kann man aber auch einen Heilzauber ausführen, da weiße und schwarze Magie den gleichen Gesetzmäßigkeiten unterliegen. Meistens wird das Bildnis aus Baumbast hergestellt (z.B. aus Linde oder Ulme), oder es wird aus Wurzeln oder aus Hölzern geschnitzt. Man kann ebenso auch eine Wachspuppe oder einfach eine Zeichnung anfertigen. Besonders Begabte brauchen sich den Betreffenden nur vorzustellen, weshalb die Fähigkeit der Gedankenkontrolle in der Magie besonders wichtig ist, damit nichts Unerwünschtes geschieht.

In Fällen eines magischen Angriffs mit Puppen kann nur ein entsprechender Gegenzauber helfen, z.B. mittels eines Homunculus. Doch damit die Puppenmagie funktioniert, muss man das Bildnis mit etwas von der betreffenden Person beleben – beispielsweise mit Haaren oder, noch besser, mit Blut. Auch das Verbohren von Krankheiten gehört in diesen Bereich (siehe Seite 54).

Paracelsus machte zum Schutz vor solchen Angriffen sehr konkrete Angaben: »Der Patient soll ein Bild, das ihm gleicht, aus Wachs oder Harz machen und soll daran fest denken, dass alle Schwüre, die er getan hat, mit seinem Willen in das Bild verlegt werden. Er soll seine Gedanken und sein Gemüt, ohne an eine andere Person zu denken, vollkommen in das Bild verlegen und hernach mit diesen Gedanken das Bild ins Feuer werfen und ganz verbrennen lassen, so dass weder Asche noch Ruß von den körperlichen Bestandteilen des Bildes gefunden werden sollen. Dadurch gehen seine Gedanken so kräftig und stark aus ihm auf das Bild über, so dass gegen ihn nichts unternommen werden kann, wie wenn das Bild lebend wäre. Denn die Flüche schaden den Menschen, die sie aussprechen, und nicht denen, gegen die sie ausgesprochen werden« (II/66). Wichtig ist, dass beim rituellen Verbrennen alles restlos in Rauch aufgeht, denn sonst bleibt der Fluch als geistiges Bild erhalten, und alles war vergebens.

In vielen Fällen genügte Paracelsus aber auch die reine Gedankenmagie als Gegenzauber, wie folgendes Zitat zeigt: »Ich versetze mein Gemüt in Ruhe

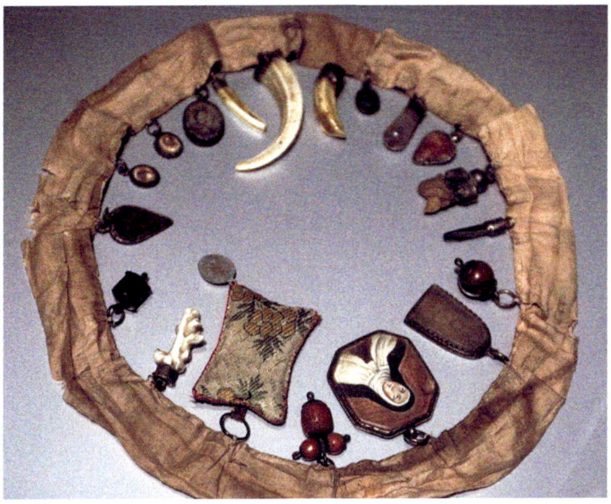

Amulettkette aus dem Alpenraum gegen Fraisen, das sind Dämonen, die bei Kindern Krämpfe auslösen. Die Kette besteht aus Krallen, Zähnen, eingenähten Gebeten und aus getrockneten Samen und Wurzeln schutzmagisch wirkender Kräuter wie Pfingstrose, Engelwurz oder Nelke. Medizinhistorisches Museum, Zürich. Foto: Olaf Rippe.

zur Verteidigung, indem ich daran denke, niemandem etwas Übles zuzufügen. Durch diese Milde kann der große Neid, der gegen mich gerichtet ist, nicht wirken. Frömmigkeit ist die höchste Bewahrung vor Zauberei, die von einem anderen gegen mich gerichtet ist« (III/119).

Wichtig ist auch der Zauberspruch, der bei jeder Art von Magie eine Rolle spielt. Diese Sätze sind einfach gehalten und immer affirmativ, denn wie bei hypnotischen Befehlen kann das Unbewusste Negationen nicht verstehen. Das therapeutische Gespräch ist hiervon nicht ausgenommen. Leider achten viel zu wenige Therapeuten auf die Macht ihrer Worte: Es trägt entscheidend zum Therapieerfolg bei, ob man seinen Patienten positiv motiviert oder irritiert und verunsichert. Genauso wichtig ist die Atmosphäre, in der eine Behandlung stattfindet. Je mehr technische Geräte und je steriler der Raum, desto angsterfüllter wird der Patient sein, und desto weniger wird die Therapie anschlagen. Auch der Therapeut muss von seiner Kraft überzeugt sein. Im Zweifelsfall soll man laut Paracelsus selbst Amulette bei sich tragen, z.B. die Zunge eines Löwen, um den Krankheitsdämonen gewachsen zu sein und damit keine Übertragungen stattfinden.

Ferner hat man wie beim Sammeln von Kräutern auf den richtigen Zeitpunkt zu achten. Jedes Unternehmen kann nur gelingen, wenn die Atmosphäre günstig ist; diese wird durch die Gestirne beeinflusst, wobei es keinen Unterschied macht, ob man einen Kräuterbuschen sammelt, den Geist der Venus beschwört oder eine Operation durchgeführt wird. Bei der paracelsischen Definition von Magie findet man die Bedeutung der Gestirne bestätigt: »Diese Kunst zwingt des Himmels Kräfte herab in die Steine, Kräuter, Wörter und dergleichen. Sie lehrt auch eines in etwas anderes verwandeln. Sie lehrt auch die übernatürlichen Gestirne erkennen, die Kometen, sie lehrt das gleiche, sie zu deuten und zu erklären« (IV/812).

Immer wieder hat sich gezeigt, dass bei seelisch-geistigen Problemen eine Horoskopdeutung wesentlich zum Heilungsprozess beitragen kann, weil man die okkulten Hintergründe eines Problems besser erkennt. Außerdem erlaubt das Horoskop eine Therapie, die auch die spirituelle Natur des Menschen berücksichtigt – man denke nur an die Aszendentenregel nach Culpeper (siehe Seite 116).

Neben diesen psychotherapeutischen und magischen Techniken verwendete Paracelsus auch zahlreiche Arzneien mit einer geistbewegenden Wirkung. Viele psychisch wirkende Mittel haben wir bereits an anderer Stelle besprochen, z.B. das Seelenbalsam Melisse oder Safran, »die höchste Arznei gegen die Trauer« (III/466). Doch der Arzneischatz des Paracelsus zum Thema Psyche ist damit noch lange nicht erschöpft, wie die folgenden Beispiele zeigen werden.

> *»Das soll jeder Arzt wissen, dass Gott ein großes Arcanum in das (Johannis-)Kraut gelegt hat, nur wegen der Geister und tollen Fantasien, die den Menschen in Verzweiflung bringen.«*
> *(Paracelsus III/633)*

Johanniskraut als Fuga daemonum

Das »Sankt-Johannes-Kraut« (Hypericum perforatum) war für Paracelsus ein Gottesgeschenk, ein pflanzliches Ebenbild der Sonne, ein Arcanum und somit eine wahrhaft königliche Arznei. Er nannte die Pflanze wegen der wie durchlöchert erscheinenden Blätter meist »Perforata«.

Er widmete dem Johanniskraut nicht nur ein ausführliches Kapitel (III/628), sondern erwähnte es in seinen Werken von allen Heilkräutern mit am

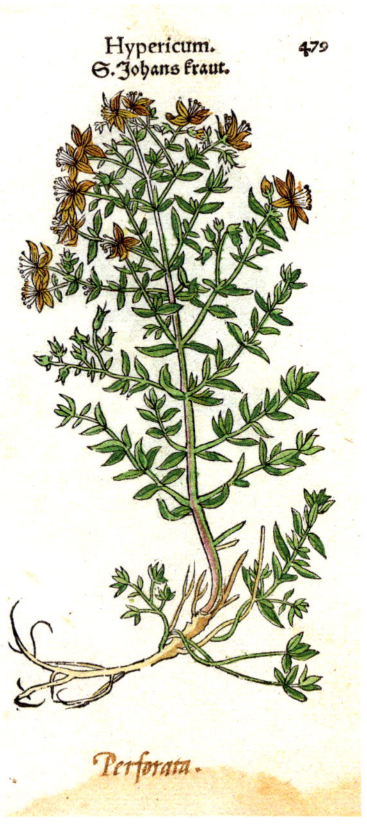

Johanniskraut mit der handschriftlichen Notiz »Perforata«. Die Löcher in den Blättern der Pflanze stammen vom Teufel, der über die weißmagische Wirkung so erbost war, dass er vor Wut die Blätter durchstieß. Kolorierter Holzschnitt aus dem Kleinen Fuchs (Bestimmungsbuch nach Leonhart Fuchs), frühes 16. Jahrhundert.

häufigsten. Kein Wunder, denn Paracelsus sprach der Perforata vier Kräfte zu, die das Kraut zu einem Universalheilmittel machen: »Ich habe die vier Kräfte gemeldet, die in der Perforata sind, nämlich gegen die Fantasie, gegen Würmer, gegen Wunden und die balsamische Tugend« (III/631). Dabei hatte er ganz konkrete Vorstellungen von jener Krankheit, die er »Fantasie« oder »Phantasmata« nannte: »Merket euch (...), dass Phantasmata eine Krankheit ohne Körper und Substanz ist. Nur im Geist wird ein anderer Geist geboren, von welchem der Mensch regiert wird. Wenn nun dieser Geist geboren wird, gibt er dem Menschen andere Gedanken, ein anderes Gebaren ganz wider die angeborene Natur und Sinnlichkeit. Gegen diese Krankheit sind nicht viele Arzneien von Gott bestimmt. Nur Perforata und die Korallen sind mir bekannt« (III/631). An anderer Stelle wies er auf die Gefahren der Fantasien hin: »Denn die Fantasiegebilde rufen Erscheinungen hervor, so dass der Mensch Geister und Gespenster sieht und Fantasien hört. Es sind die Krankheiten, die die Leute zwingen, sich selbst zu töten« (III/630).

In der von Dämonen bevölkerten Vorstellungswelt des 15. und 16. Jahrhunderts hätte man einen solchen Seelenzustand auf Verzauberung, auf elbischen Einfluss, auf Besessenheit oder gar auf das Machwerk des Teufels höchstpersönlich zurückgeführt. Das Johanniskraut trug seinerzeit Beinamen wie »Fuga daemonum«, was Teufelsflucht bedeutet; seine perforierten Blätter führte man auf den Teufel zurück, der einer Südtiroler Sage zufolge über die außergewöhnlichen Kräfte der Pflanze so erbost gewesen sein soll, dass er vor Wut Löcher in die Blätter stach.

Es sei dahingestellt, ob die für die Seelennöte verantwortlichen Dämonen oder der Teufel außerhalb der christlichen Vorstellungswelt tatsächlich existieren – wichtig ist im Grunde nur, dass das Johanniskraut als Verkörperung des lichten und heilsamen Prinzips den dunklen und krank machenden Kräften gegenübersteht, und eben daran hat sich im Lauf von rund 500 Jahren nichts geändert. Mit der Zeit hat sich nur die Begrifflichkeit gewandelt, denn die von Paracelsus beschriebenen psychischen Leiden sind im Wesentlichen dieselben geblieben. Statt Besessenheit oder Verzauberung würde man heute eben psychiatrische Diagnosen wie paranoide Psychose oder depressives Syndrom wählen.

Jeder, der schon einmal einen Menschen im akuten Depressionsschub erlebt hat, kann bestätigen, dass die Erkrankung den »Phantasmata« nahe kommt: Im Schub erscheint es so, als ob im Geist des Depressiven ein anderer Geist geboren würde, der Oberhand über die Person gewinnt. Dies kann so weit gehen, dass man den Eindruck gewinnt, man hätte einen anderen Menschen vor sich. Mimik und Schrift als Ausdruck der Persönlichkeit verändern sich, auch sprechen depressive Menschen im Schub anders und werden von dem »zweiten« Geist gelähmt und regiert.

Neben dem depressiven Syndrom gibt es noch weitere Seelenzustände, die ebenfalls an »Phantasmata« erinnern. Im Sinne des Paracelsus fallen z.B. auch Suchtkrankheiten darunter, da Suchtkranke fremdbestimmt handeln, also von einem »zweiten« Geist, vom »Geist der Droge«, regiert werden, welcher ihnen Schaden zufügt. So zwingt z.B. der mächtige Geist der Tabakpflanze Raucher immer wieder zum Rauchen. Hier soll nicht der Eindruck entstehen, dass es zur Suchtentwöhnung genügen würde, nur Johanniskrauttee zu trinken; wenn jedoch der Wille zur Befreiung von der Sucht groß genug ist, dann kann das Johanniskraut den Entzug wesentlich erleichtern, indem es die Nerven stärkt und die Stimmung aufhellt (siehe Johanniskrautpräparate Seite 388).

Jedenfalls lobte Paracelsus gegen alle Zustände, bei denen der Geist durch einen anderen Geist regiert wird, zwei Arzneien: das Johanniskraut und die rote Koralle. Während das Johanniskraut als Antidepressivum mittlerweile wissenschaftliche Anerkennung erlangt hat, blieb die Koralle nur im Volksglauben ein Schutzmittel, das heute vor allem noch als magischer Amulettschmuck gebräuchlich ist (siehe Seite 400).

> *»Denn Hypericon ist die Sonne und die richtige Sonne.« (Paracelsus III/861)*

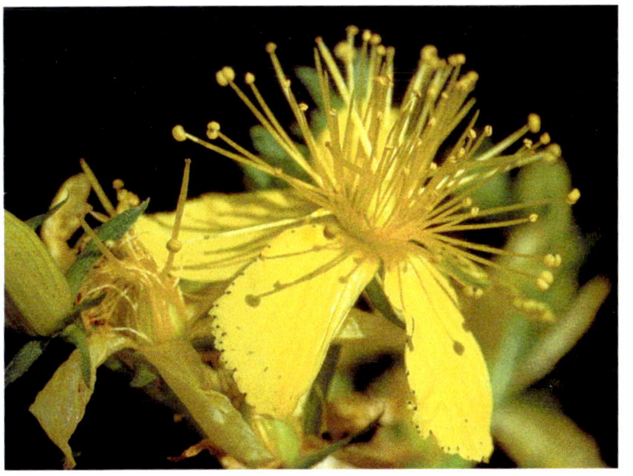

Im Mittelalter hieß das Johanniskraut auch »Fuga daemonum« (Teufelsflucht). Paracelsus schätzte die edle Sonnenpflanze als Universalmedizin für den ganzen Menschen und lobte die Wirkung bei psychischen Leiden bis hin zur Besessenheit. Foto: Margret Madejsky.

Vom sonnigen Wesen des Johanniskrauts

Was aber macht das Johanniskraut zu einem Arcanum für des Menschen Seele? Die Antwort lautet: Es ist sein sonnenhaftes Wesen. Die goldgelben Blüten mit ihren strahlenartigen Staubgefäßen sind wie ein irdisches Abbild der alles erhellenden und seelenerwärmenden Sonne. Zudem beginnt die Blüte rund um Johanni (24. Juni), also zu Sommeranfang, zur Zeit der längsten Tage und der kürzesten Nächte, wenn das Licht in seinem ewigen Kampf über die Finsternis gesiegt hat. Dieses Licht sowie die Wärme der Mittsommersonne speichert das heilsame Gewächs in sich, denn es blüht nicht nur in der heißesten Jahreszeit, sondern es wählt auch nur die sonnigsten Standorte entlang von Bahngleisen, auf Brachwiesen, in Kiesgruben oder an Wegrändern, wo kein Schatten die Umwandlung von Licht in Stoff beeinträchtigen kann. Je mehr Sonne das Johanniskraut empfangen hat, umso mehr »Johannisblut« bildet sich.

Vor der Zeit des Paracelsus fand das Kraut – wenn man einmal von der Volksmedizin absieht – nur wenig Beachtung. Zwar wurde es bereits von Diokurides als Wundarznei angeführt, und Andromachus, der Leibarzt des Kaisers Nero, verwendete eine Johanniskrautart für seinen Theriak, der in dem Ruf stand, alle Gifte zu neutralisieren. Doch im *Macer floribus* aus dem 11. Jahrhundert wurde das Kraut nicht einmal erwähnt, und auch Hildegard von Bingen verkannte die weitreichenden Heilkräfte dieser Sonnenpflanze völlig, als sie in der *Physica* schrieb: »Für die Medizin jedoch taugt es (das Johanniskraut) nicht viel« (1993). Sogar der Kräuterkundige Leonhard Fuchs berichtete 1543 noch über das *harthaw*, es habe »in den Apotheken keinen brauch« (1543/1964).

Dies legt die Vermutung nahe, dass Paracelsus der Vater der modernen Psychoregulation mit Johanniskraut gewesen sein könnte. Weil er im Sankt-Johannes-Kraut ein pflanzliches Ebenbild der Sonne erkannte, forderte er sogar, dass man das Kraut im Einklang mit der Sonne einnehmen solle: »Wenn man Perforata bei Fantasien gebrauchen will, soll sie nach dem himmlischen Lauf genommen werden, so dass die Influenz auch gegen die Geister ist. (...) Es soll auch nicht am Nachmittag oder in der Nacht genommen werden, sondern im Aufgang der Sonne und bei der Morgenröte oder in der Morgendämmerung« (III/631).

Diese Vorgehensweise hat sich auch in der modernen Praxis bewährt. Hält man seine Patienten dazu an, Johanniskrautpräparate frühmorgens einzunehmen, dann beginnt der Tag mit einer Art Sonnenheilzauber, was an sich schon einen gewissen Schutz vor dunklen Mächten darstellt. Dabei muss man keineswegs an die Kraft der Kräuter glauben, aber der eigene Glaube oder besser die bewusste morgendliche Einnahme verstärkt die Heilwirkung: »Denn der Glaube bekräftigt alles, bestätigt alles,

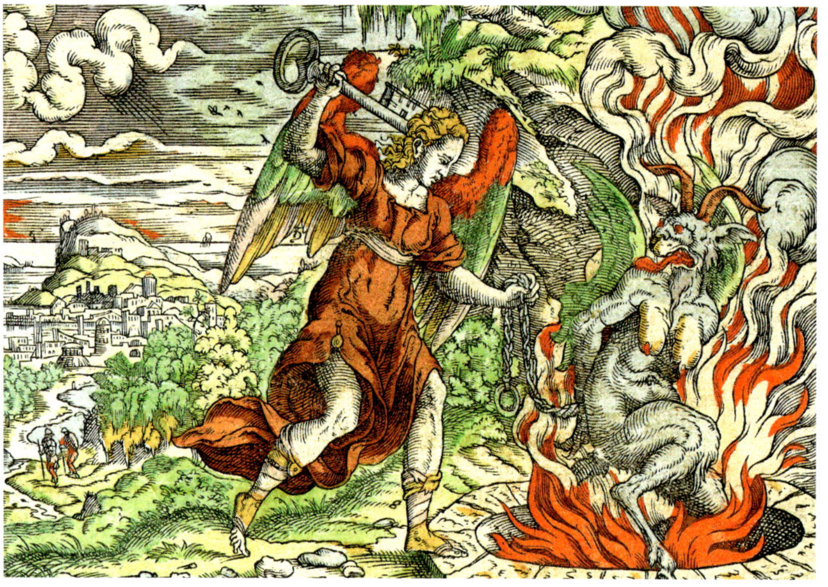

Paracelsus entdeckte vielleicht als Erster das Johanniskraut als wirksame Waffe gegen die Mächte der Finsternis. Aus der Apokalypse des Johannes. Kolorierter Holzschnitt, frühes 16. Jahrhundert.

erhält alles und vermag alles« (Paracelsus IV/326). Heilung ist schließlich kein passiver Vorgang, der allein von der richtigen Arzt- und Arzneiwahl abhängt. Vielmehr ist sie ein komplexes Geschehen, bei dem die Bereitschaft des Kranken, an seiner Heilwerdung aktiv teilzunehmen, einen wesentlichen Faktor darstellt. Viele Patienten stehen ihrer Heilung durch eine Art Selbsthypnose im Weg, indem sie sich täglich einreden: »Das schaffe ich nicht« oder »Mir kann sowieso niemand helfen«. Besser wäre es, jeden Morgen die Sonne zu begrüßen und dieses Ja zum Leben mit der Einnahme einer Sonnenmedizin zu bekräftigen.

Am Beispiel des Johanniskrauts zeigt sich schließlich die Komplexität der paracelsischen Heilkunst. Es genügt nicht zu sagen, dass und wofür ein Heilkraut gut ist. Die Frage muss vielmehr lauten: Wie wird die Pflanze zur Arznei? Dieses Wie schließt nämlich die richtige Zeit der Einnahme ein, denn: »Jedes Kräutlein, es sei klein oder groß, muss zu einer bestimmten Zeit verordnet werden« (I/673).

Eben daran krankt die rationale Phytotherapie, die ein Kraut auf ihren Hauptwirkstoff reduziert und dann von den Menschen einheitliche Reaktionen wie von Maschinen erwartet, die, wenn man sie geölt oder aufgetankt hat, reibungslos funktionieren. Erfahrungsgemäß reagiert aber jeder Mensch ein wenig anders auf das Johanniskraut – je nachdem, ob das Sonnenhafte im Menschen gestärkt oder nur reguliert werden muss. Außerdem sinkt die Verträglichkeit von Johanniskraut im gleichen Maß, wie Haare und Teint heller werden. Insbesondere Hellhäutige und Rothaarige vertragen oft schon kleinste Mengen nicht, während Personen mit dunklem Teint selbst nach monatelanger Einnahme kaum Nebenwirkungen wie Lichtempfindlichkeit entwickeln. Man kann daher sagen: Je heller der Teint, desto feinstofflicher sollte man das Johanniskraut anwenden.

Eine besondere Sonnenmedizin, die Johanniskraut in feinstofflicher Form enthält, ist z.B. Aurum/Apis regina comp. (Globuli und Ampullen von Wala). Dabei handelt es sich um einen Arzneikomplex, der sich u.a. aus einer goldenen Kette von Sonnenheilmitteln zusammensetzt: Das Sonnenmetall Gold, das Sonnentier Biene und die Sonnenheilpflanze Johanniskraut sind in Tiefpotenzen enthalten. Die Wirkung des Komplexmittels aus der anthroposophischen Medizin beruht weniger auf dem Stofflichen, sondern mehr auf dem Synergismus seiner Bestandteile. Im Gegensatz zu hoch dosierten Johanniskrautpräparaten, deren stimmungsaufhellende Wirkung meist erst nach einigen Wochen eintritt, bewirkt Aurum/Apis regina comp. nicht selten sogar Sekundeneffekte.

Am wirkungsvollsten ist es, das Mittel, das auch in Ampullenform erhältlich ist, zu spritzen (z.B. intrakutane Injektionen in den KG17 = Konzeptionsgefäß 17, Meridianpunkt in der Mitte des Brustbeins). Auch die morgendliche Einnahme der

Globuli zeitigt gute Erfolge: Eine Frau bemerkte einmal, dass ihr das Mittel besser geholfen hätte als jahrelange klassisch-homöopathische und psychotherapeutische Behandlungen. Eine andere Frau, die unter depressiver Verstimmung litt und deswegen jeden Morgen zu Sonnenaufgang nüchtern 15 Globuli Aurum/Apis regina comp. im Mund zergehen ließ, war begeistert über die königlichen Gefühle, die diese Sonnenarznei in ihr freisetzte. Daher sollte man bedenken, dass nicht allein der Stoff die Heilwirkung einer Arznei ausmacht.

Johanniskraut: Ein modernes pflanzliches Antidepressivum

Das Johanniskraut ist eine altbewährte Heilpflanze, deren Wirksamkeit in zahlreichen Studien und klinischen Versuchen wissenschaftlich bestätigt werden konnte. Nicht umsonst war Hypericum perforatum 2003 mit einem Gesamtumsatz von 74 Millionen Euro die nach Gingko am zweithäufigsten verkaufte pflanzliche Arznei (*Deutsche Apothekerzeitung* Nr. 10; 04.03.2004).

Jahrelang rätselten Wissenschaftler, welcher Stoff im Johanniskraut für die antidepressive Wirkung zuständig sei. Man glaubte lange Zeit, der rote Farbstoff Hypericin sei dafür verantwortlich. Neueren Untersuchungen zufolge sind jedoch die beiden Pflanzeninhaltsstoffe Hyperforin und Rutin maßgeblich an der Stimmungsaufhellung beteiligt (Wurglics/Schubert-Zsilavecz, 2003). Daher gelten Präparate mit hohem Hyperforin-Gehalt wie etwa Neuroplant (Schwabe) oder Jarsin (Klosterfrau) als die zuverlässigsten Stimmungsaufheller. Die Schwellendosis liegt bei etwa 300 mg Hyperforin.

Inzwischen konnte auch gezeigt werden, dass die gesamte Pflanze wirkungsvoller und verträglicher ist als der isolierte Wirkstoff: »Nach bisherigen wissenschaftlichen Erkenntnissen ist die Wirkung von Johanniskraut nicht nur auf einen einzelnen Inhaltsstoff der Arzneipflanze bzw. des Extraktes zurückzuführen« (Wurglics/Schubert-Zsilavecz, 2003). Es liegen Studien vor, die beweisen, dass Johanniskraut bei leichten bis mittelschweren depressiven Verstimmungszuständen zum Teil sogar wirksamer ist als schulmedizinische Vergleichspräparate: »Im Vergleich mit Imipramin oder Fluoxetin waren die Erfolge mit Hypericum gleichwertig oder sogar besser« (V. Schulz, 2003). Im Gegensatz zu den Psychopharmaka zeichnet sich Johanniskraut durch seine hervorragende Verträglichkeit aus: »In einer doppelblinden Vergleichsstudie zwischen Amitriptylin und Johanniskrautextrakt traten unter dem ersteren Mundtrockenheit bei 44 %, Müdigkeit bei 26 % und Schwindel bei 14 % der Patienten auf, gegenüber 5 %/5 %/2 % in der Johanniskrautextrakt-Gruppe« (V. Schulz, 2003).

Allerdings kann eine langfristige und hoch dosierte Einnahme von Johanniskraut zu einer Fotosensibilisierung führen, das heißt, nach Sonnenexposition können sich bei Mensch und Tier sonnenbrandähnliche Hautentzündungen einstellen. In der Tiermedizin ist das Phänomen als Hypericismus bekannt und gefürchtet: Nehmen Weidetiere, vor allem Kühe oder Schafe, mit dem Futter große Mengen Johanniskraut auf, dann kommt es nach starker Sonneneinstrahlung zu Hautrötungen und Schwellungen bis hin zu Nekrosen (Johne/Roots, 2003).

In der Humanmedizin verläuft die Lichtsensibilisierung nicht ganz so dramatisch. Echte fototoxische Reaktionen werden normalerweise nur bei Patienten beobachtet, die sich gleichzeitig einer Laser- oder einer Lichttherapie unterziehen (Johne/Roots, 2003).

Trotzdem sollte man während der Einnahme von hoch dosierten bzw. stofflichen Johanniskrautpräparaten auf Höhensonne sowie auf ausgedehnte Sonnenbäder verzichten. Nach langfristiger Einnahme von Johanniskraut werden insbesondere hellhäutige und rothaarige Menschen zunehmend lichtempfindlich. Dieser Hauttypus sollte hoch dosierte Präparate generell meiden und eine maximale Tagesdosis von 300 mg Hypericin nicht überschreiten oder lieber gleich auf feinstoffliche Johanniskrautpräparate ausweichen. Will man eine Lichtsensibilisierung ausschließen, so kann man es mit homöopathischen oder spagirischen Zubereitungen versuchen, die auch bei langfristiger Einnahme keine Nebenwirkungen hervorrufen (z.B. Aurum/Apis regina comp. von Wala oder Sanguisol von Soluna; siehe Tabelle.

Auswahl an homöopathischen Zubereitungen und anderen alkoholischen Extrakten

Hypericum Urtinktur (Ceres)	Speziell zubereiteter Alkoholauszug aus der Frischpflanze, der höchst sparsam dosiert werden kann (z.B. 2 × täglich 5 Tropfen) und daher besonders gut verträglich ist.
Hypericum Urtinktur (Spagyra)	Eignet sich z.B. zur Erstellung individueller Mischrezepte.
Hypericum Tiefpotenzen (z.B. D6)	Hilfreich bei Neuralgien und Stich- oder Schnittverletzungen.
Hypericum Hochpotenzen (z.B. D30/C30)	Einzeldosen sind nach Stich- oder Schnittverletzungen nervenreicher Gewebe angezeigt. Nach der Ähnlichkeitsregel kann man das lichtsensibilisierende Johanniskraut auch bei Lichtallergien, Lichtdermatosen oder Lichtempfindlichkeit versuchen.
Hyperforat (Tropfen; Klein)	Bewährt zur Behandlung von Wunden der Haut oder Schleimhaut; z.B. nach Zahnextraktion oder bei Zahntascheneiterung mehrmals täglich mit Pipette einträufeln.
Extractum Hyperici fluid (Caelo)	Hoch konzentrierter, besonders kostengünstiger Alkoholextrakt; geeignet zum innerlichen wie auch äußerlichen Gebrauch.

Auswahl an Kombipräparaten

Aurum/Apis regina comp. (Globuli/Ampullen; Wala: enthält u.a. Gold, Biene, Johanniskraut)	»Sonnendoping für die Seele«; bewährt bei depressiver Verstimmung; zur Dauereinnahme geeignet.
Berberis/Hypericum comp. (Globuli; Wala)	Bewährtes Begleitmittel bei Bettnässen.
Echtronerval-N Mixtur (Weber & Weber: enthält u.a. Erzengelwurz, Johanniskraut, Passionsblume und Safran)	Schutzmagisches Mittel zur Nervenstärkung und Stimmungsaufhellung in Seelenkrisen.
Levico comp. (Globuli/Ampullen; Wala: Hypericum D2, Prunus D2 und Levico-Wasser D2)	Begleitmittel bei Erschöpfungszuständen, Eisenmangel und Neigung zu Niederblutdruck.
Mezereum Komplex (Tropfen; Nestmann: enthält u.a. Hypericum D2)	Schmerzlinderndes Begleitmittel bei Nervenschmerzen im Rahmen einer Gürtelrose oder bei Trigeminusneuralgie.
Passiflora Nerventonikum (Sirup; Wala: enthält neben Hypericum D2 u.a. Hafer, Hopfen, Passionsblume)	Mildes Nervinum; bewährt bei Einschlafstörungen und nervöser Unruhe von Kindern.
Remifemin plus (Dragees; Schaper & Brümmer)	Bewährter Komplex für die Wechseljahre, vor allem bei Neigung zu depressiver Verstimmung, Schlafstörungen und leichteren Hitzewallungen.
Sedariston (Kapseln; Steiner Arzneimittel: enthält Baldrian und Johanniskraut)	Mildes Begleitmittel bei Ein- oder Durchschlafstörungen oder bei Erregungszuständen während der Suchtentwöhnung.

Auswahl an alchimistischen und spagirischen Zubereitungen

Hypericum Auro cultum (D2/D3 Dilution/Ampullen; Weleda: mit Gold gedüngtes Johanniskraut = vegetabilisiertes Metall)	Eignet sich zur Basis- und Langzeitbehandlung depressiver Verstimmungen, da kaum lichtsensibilisierend. Bewährt bei Nervenschmerzen (z.B. Injektion bei Trigeminusneuralgie).
Hypericum spag. Urtinktur (Spagyra)	Weil der Farbstoff Hypericin nicht in das Destillat übergeht, kann die spagirische Urtinktur hilfreich sein, wenn andere Johanniskrautzubereitungen wegen ausgeprägter Lichtempfindlichkeit oder aus sonstigen Gründen nicht vertragen werden.
Sanguisol Nr. 17 (Soluna: enthält neben Johanniskraut u.a. Weißdorn, Herzgespann, Rosmarin, Safran und Aurum chloratum spag. Essenz)	Sonnenmittel, Lebenselixier und Kreislauftonikum mit herzkräftigender, mild euphorisierender und stimmungsaufhellender Wirkung. Zur Dauereinnahme geeignet.
Styptik Nr. 21 (Soluna: enthält u.a. Brennnessel, Hirtentäschel, Johanniskraut, Frauenmantel, Wegerich)	Bewährt bei Myomblutungen, bei Nasen- und Zahnfleischbluten, bei blutiger Zystitis usw.
Trieno spag. (Tropfen; Pekana: enthält u.a. Hypericum Ø und Plantago)	Laut Hersteller bei Bettnässen und nervöser Reizblase indiziert.

Auswahl an Ölauszügen und Salben

Discmigon Massage-Balsam (Zilly: enthält u.a. Johanniskraut, Wacholder und Wurmfarn)	Erwärmender und schmerzlösender Massagebalsam bei Nackenverspannung und Nervenschmerz.
Nestmann Hautöl Nr. 335 (Olivenölauszug von Johanniskraut, Ringelblumen, Königskerzen- und weißen Taubnesselblüten)	Hautfunktionsöl zur Hautpflege bei Neurodermitis und Sonnenbrand.
Hypericum ex herba 5 %, Oleum (Wala)	Bewährt zur Behandlung leichter Verbrennungen sowie nach Sonnenbrand und zur Einreibung bei Neuralgien oder Rheuma wie auch zur Narbenpflege.
Johanniskrautöl (Lunasol: mit spagirischem Gold angereicherter Ölauszug)	Bei Verspannungen, Krämpfen, Neuralgien.
Oleum Hyperici (Caelo)	Kostengünstiger Olivenölauszug; eignet sich zur schmerzlindernden Einreibung bei Rheuma, Hexenschuss oder Nervenschmerzen wie auch zur Narbenbehandlung.
Primula Muskelnähröl (Wala: enthält u.a. Ölauszüge aus Bilsenkraut und Johanniskraut)	Zur erwärmenden und krampflösenden Einreibung bei Myalgie, Ischialgie, HWS-Syndrom usw.

Auswahl an hoch dosierten Johanniskrautpräparaten

Um die antidepressive Heilwirkung des Johanniskrauts zu erhalten, gilt die längerfristige tägliche Einnahme von 300 mg Hypericin als Schwellendosis. Weil der Wirkungseintritt erfahrungsgemäß mindestens zwei Wochen Dauereinnahme erfordert, sind zu Therapiebeginn hoch dosierte Präparate mit 600 bis 900 mg angezeigt. Zur Langzeiteinnahme, etwa über das Winterhalbjahr hinweg, genügt meist eine Tagesdosis um 400 bis 600 mg. Ab Frühlingsbeginn kann man dann mit Dosen um 250 mg ausschleichen. Bei Schmerzzuständen, etwa zu Beginn einer Migräneattacke oder bei Phantomschmerz, wirkt oft eine Stoßtherapie mit bis zu 1000 mg spontan schmerzlindernd.

Hyperforat 250 mg (Tabletten; Klein)
Esbericum 250 mg (Dragees; Schaper & Brümmer)
Neuroplant 300 mg (Tabletten; Schwabe)
Aristo (Kapseln; Steiner)
Cesradyston 425 mg (Kapseln; Cesra)
Jo-Sabona forte 425 mg (Kapseln; Sabona)
Laif 600 mg (Tabletten; Steigerwald)
Laif 900 mg (Tabletten; Steigerwald)

»Das Kraut Jageteufel, Teufelsflucht, Teufelsfuchtel (Hypericum perforatum), gewöhnlich Hartheu genannt, besitzt eine Kraft gegen Zauberei und gegen den Teufel wie sonst kaum ein anderes Kraut.« (Ritter von Perger, 1864)

Vom schutzmagischen Gebrauch der Perforata

Vermutlich hatte Paracelsus den Gebrauch von Johanniskraut bei Gemütsleiden der Volksmedizin abgeschaut, die seinerzeit noch vor Aberglauben und Magie strotzte. Vieles hatte er von Bauern gelernt, und gewiss hatte er sich während seiner Reisen auch mit Zigeunern ausgetauscht, die ihn vielleicht sogar in magischen Praktiken unterwiesen, denn Paracelsus wusste etwa, »dass der Arzt nicht alles, was er können und wissen soll, auf den hohen Schulen lernt und erfährt, sondern er muss auch zeitweise zu alten Weibern, Zigeunern, Schwarzkünstlern, Landfahrern, alten Bauersleuten und dergleichen (...) in die Schule gehen und von ihnen lernen« (IV/325).

Möglicherweise stammen aus dem Wissensschatz der Bauerndoktoren, Kräuterweiber oder Zigeuner, die einst seine Wege kreuzten, die präzisen Anweisungen zum Gebrauch des Johanniskrauts: »Dieses Kraut (Johanniskraut) soll immer unter dem Barettlein, am Busen als Kranz oder sonst in den Händen getragen werden, man soll oft daran

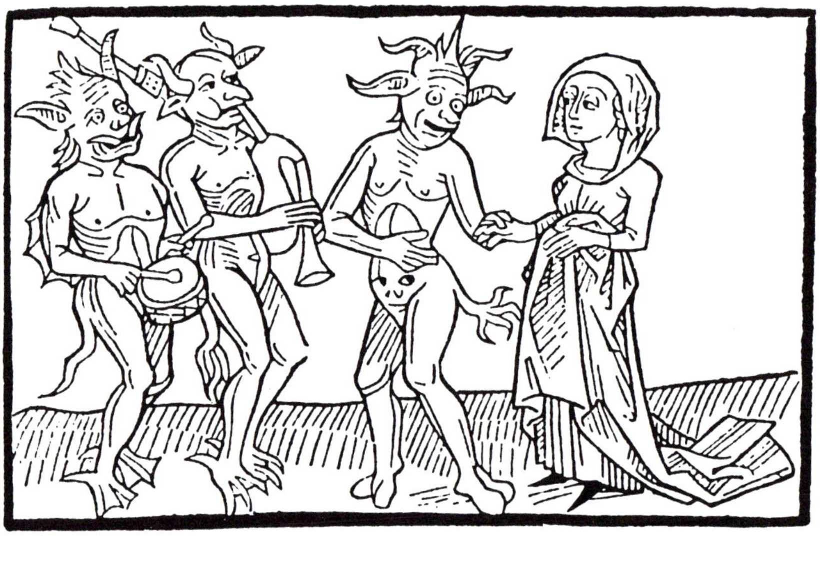

Teufel becircen eine holde Maid, um ihr die Tugend zu rauben. Zahlreiche Kräuter wie das Johanniskraut sollen dies verhindern können – es fragt sich nur, ob die Maid dies überhaupt will. Holzschnitt, 1486.

riechen, man soll es zur Nacht unter das Kissen tun, das Haus damit umstecken oder es an die Wände hängen« (III/633).

Wenn solche Angaben, Kräuter aufzuhängen oder daran zu riechen, dem aufgeklärten Menschen von heute abergläubisch erscheinen, dann sollte man bedenken, dass das Johanniskraut nach mehr als 500 Jahren immer noch in der Volksmagie als Schutzpflanze Verwendung findet. Das alte Wissen um die besonderen Kräfte des Johanniskrauts schwingt noch in so mancher Volksweisheit mit: »Dost, Harthaw und Wegscheyd (Wegwarte)/thun dem Teuffel vil Leidt« oder: »Nimm Dosten und Johannisblut/die sind für alle Krankheit gut«.

Von den schutzmagischen Kräften des Johanniskrauts berichtet auch eine alte Sage: »Zu Merbach im Badischen erzählte ein Mädchen seiner Mutter, es hätte von der Pathe gelernt, Mäuse und Gewitter zu machen. Da nahm die kluge Mutter Dosten und Johanniskraut und nähte sie der Tochter heimlich in die Kleider. Als das Mädchen wieder zur Pathe schlich, wartete schon der Teufel, um es als Beute fort zu führen, da er aber die Pflanzen im Kleide roch, schrie er wild: ›Dosten und Johanniskraut/verführen mir meine Braut!‹ Er entwich; denn er hatte nun keine Gewalt mehr über das Mädchen« (Ritter von Perger, 1864).

Rudimente des alten Abwehrzaubers sind vor allem im katholischen Brauchtum erhalten geblieben. So werden am 15. August zu Mariä Himmelfahrt in katholischen Gegenden immer noch magische Kräuterbüschel, die neben dem Johanniskraut einige weitere Heil- und Zauberpflanzen enthalten, kirchlich geweiht und anschließend in der Stube aufgehängt. In ländlichen Gegenden ist es bis heute üblich, bei drohendem Unwetter einen Teil dieser Zauberbüschel zu opfern, entweder in Form einer Räucherung oder indem man die Kräuter ins Herdfeuer wirft, um den Feuergeist zu besänftigen, damit der Blitz nicht ins Haus einschlägt. Bei Krankheiten von Mensch oder Tier streut man dem Kranken von den Buschenkräutern in die Speise oder in den Trank oder dem Vieh ins Futter. Gewiss sind es nur noch wenige Kräuterkundige, die solche Bräuche noch ernst nehmen und pflegen, aber mit ihrem Tun tragen sie zum Erhalt einer uralten Schutzmagie bei, deren Wurzeln sich in der heidnischen Vorzeit verlieren.

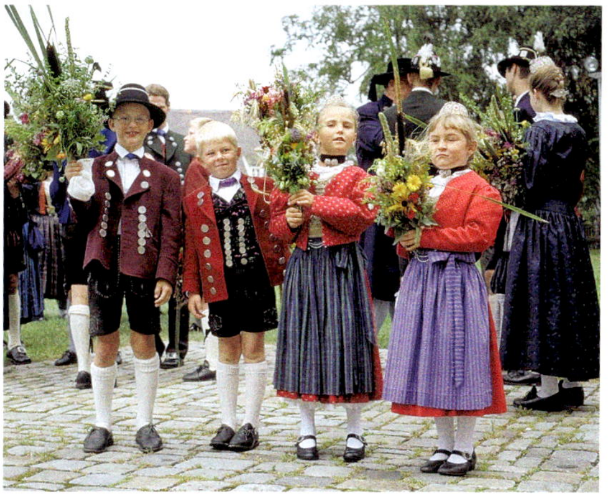

Schutzmagische Pflanzen wie das Johanniskraut finden sich bis heute in den traditionellen Kräuterbüscheln, die in katholischen Gegenden zu Mariä Himmelfahrt kirchlich geweiht werden. Im Herrgottswinkel aufgehängt oder bei Gewitter ins Herdfeuer gestreut, wenden solche Büschel Unglück aller Art ab. Kräuterweihe in Dießen am Ammersee. Foto: Margret Madejsky.

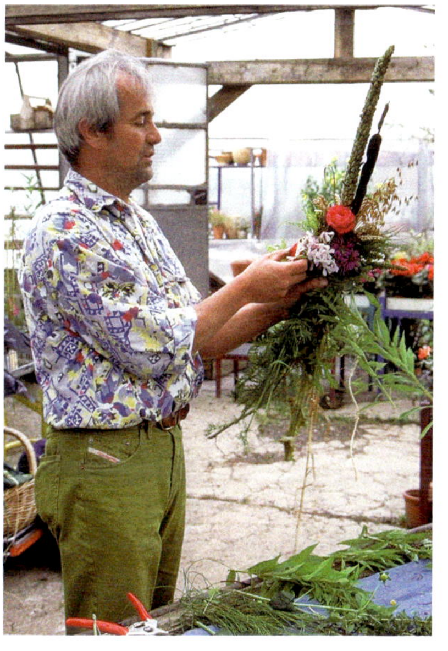

Rainer Engler von der Blumenschule Schongau fertigt einen Himmelfahrtsbuschen an. In der Mitte befindet sich häufig eine Königskerze, die als »Wetterkerze« vor Unwettern schützen soll. Foto: Margret Madejsky.

Noch ein weiterer Brauch konnte überdauern: So war es einst üblich, die Getränke zu entzaubern, indem man ein Säckchen mit Schutzkräutern in den Krug legte, damit alle schädlichen Einflüsse neutralisiert werden. In abgewandelter Form praktizieren vereinzelt und wiederum nur in ländlichen Gegenden einige Kräuterfrauen dies heute noch, indem sie alle Getränke mit einem eigens für diesen Zweck zu Johanni im Sonnenaufgang geernteten Johanniskrautstengel umrühren.

Ist das vielleicht nur Aberglaube? Man sollte lieber fragen, was sich denn hinter dem Aberglauben[53] eigentlich verbirgt. Das Wort »Aber« bedeutet nämlich nur »anders« – das heißt, dass es sich beim Aberglauben um einen anderen, viel älteren Glauben handelt, der im naturverbundenen Heidentum wurzelt. Ein Sprichwort lautet schließlich: Glaube versetzt Berge. Der moderne Mensch enthält sich dieses überaus wirksamen Instruments, indem er die Grenzen des Rationalen nicht zu überschreiten wagt und die Macht der Pflanzenwesen auf wissenschaftlich abgesicherte Wirkstofferkenntnisse reduziert. Vor allem die Angst, sich lächerlich zu machen, verhindert den unvoreingenommenen Umgang mit wohlwollenden Pflanzenwesen wie dem Johanniskraut. Wenn man jedoch bedenkt, dass nach neuester Erkenntnis ein Gebet oder eine Danksagung die Kristallstruktur von Wasser verändert (M. Emoto, 2002), dann kann man sich vielleicht vorstellen, dass etwas Materielles wie etwa der Stengel einer Sonnenpflanze ebenfalls Einfluss nehmen könnte – besonders dann, wenn die Handlung in dem Bewusstsein vollzogen wird, dass man das Getränk von schädlichen Einflüssen befreien möchte.

»Wirksam ist der Zauber zusammen mit dem Heilmittel, wirksam ist das Heilmittel zusammen mit dem Zauber.« (Papyrus Ebers, zit. n. Chr. Rätsch, 1995)

53 Jacques Gélis schrieb in *Das Geheimnis der Geburt* (1989) über diesen zweideutigen Begriff: »Aberglaube? Welch ein unseliges Wort: Es ist sowohl bequem, da es der Notwendigkeit des Nachdenkens enthebt, als auch verächtlichmachend, weshalb es jahrhundertelang im kirchlichen, medizinischen, ethnologischen und historischen Diskurs eine zentrale Stellung eingenommen hat. Als Aberglaube wurden alle diejenigen Überzeugungen und Praktiken gebrandmarkt, die der Klerus nach den Beschlüssen des Trienter Konzils ausradieren wollte, die Heilweisen, die die Ärzte jahrhundertelang angepriesen hatten, bevor sie sie verwarfen, und die Verhaltensweisen, die die Forscher am Ende des 19. Jahrhunderts nicht mehr verstanden. Indem man den ›Aberglauben‹ an den Pranger stellte, verzichtete man darauf, die Existenz eines anderen Denksystems in Erwägung zu ziehen, die Logik eines Verhaltens zu erkennen, das von anderen Prinzipien geleitet war, den Faden der Komplexitäten aufzunehmen, die die Grundlage einer jeden Kultur sind.«

Von der Macht der Imagination

Die von Paracelsus vertretene Psychoregulation mit Heilpflanzen wie dem Johanniskraut weist zumindest zwei schamanische Elemente auf: das Tragen von Schutzkräutern am Körper sowie die Verwendung derselben als Räucherung, worauf wir noch eingehen werden. Was für den Indianer der Zauberbeutel ist, der neben Bärenkrallen vielleicht Federn, Raubtierzähne und magische Steine sowie ein Räucheropfer wie den Beifuß enthält, sind heute in den Alpenländern die Kräuterbüschel und waren einst Praktiken wie das Einnähen von Kräutern in die Kleidung.

Wir haben selbst oft genug erfahren dürfen, wie wirksam solche magischen Handlungen sein können. So wurde uns z.B. immer wieder zugetragen, dass Leute, die Eisenkraut (Verbena officinalis) in die Jacken gesteckt oder wenige Tropfen der Urtinktur eingenommen hatten, sogar bei schwierigen Voraussetzungen erfolgreiche Gerichtsverhandlungen, Prüfungen oder Vorstellungsgespräche hatten. Die magische Verwendung des echten Eisenkrauts geht auf Plinius zurück, der über Verbena sinngemäß schrieb: Das ist die Pflanze, mit der unsere Gesandten zum Feinde gehen, mit der der Tisch des Jupiter abgestaubt wird, mit der unsere Häuser gereinigt und vor Unglück geschützt werden.

Vielleicht beruht die Wirkung solcher Handlungen auf Imagination, was jedoch nicht als abschätziges Werturteil zu verstehen ist, denn wie Paracelsus richtig bemerkte, ist die Imagination ein besonders wirksames Instrument des Geistes: »Kann Imagination Krankheit machen, kann Erschrecken Krankheit machen, so kann Freude Gesundheit machen. (...) Denn kann Imagio Krankheit machen, so kann Freude Gesundheit machen, und so Imagio gut oder böse sein mag, so mag sie auch ebenso gesund machen wie krank« (Paracelsus, zit. n. Jochen Quandt, 1999).

Diese Aussage lässt vermuten, dass Paracelsus möglicherweise sogar der Vater moderner psychologischer Verfahren wie der Autosuggestion gewesen sein könnte. Er war nämlich überzeugt davon, dass der Glaube eine Waffe des Geistes ist und dass sich ein Mensch »gesund glauben« könne: »Unser Glaube stellt also ein Instrument dar, das dieselben Dienste leisten kann, wie irgendeine Waffe«

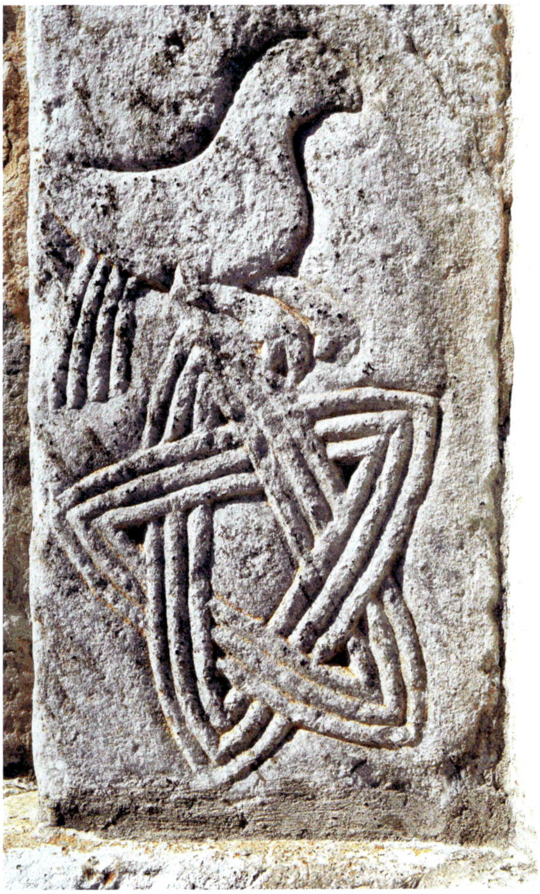

Das Pentagramm gilt seit ältester Zeit als Abwehrzeichen gegen das Böse. Es überrascht nicht, dass auch zahlreiche schutzmagisch wirkende Kräuter wie das Johanniskraut in der Blüte ein Pentagramm zeigen. Schutzzeichen an der Eingangstür einer romanischen Kirche am Gardasee. Foto: Olaf Rippe.

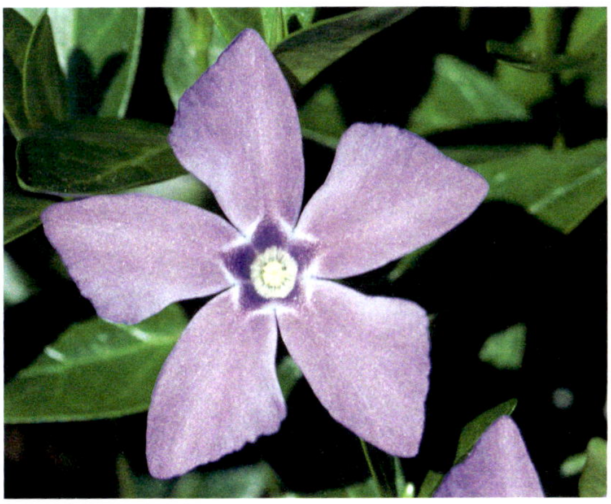

Immergrün zeigt deutlich ein Pentagramm in der Blüte. Paracelsus erwähnte es als Schutzmittel bei Besessenheit. Foto: Margret Madejsky.

(I/231). Doch diese Waffe half seiner Meinung nach nur dann, wenn der Mensch durch falschen Glauben krank geworden war, denn im Gegensatz zu seinen leichtgläubigen Zeitgenossen wusste Paracelsus, dass der Glaube keineswegs alle Krankheiten zu heilen vermag: »Man begeht auch den groben Fehler, nicht zu bedenken, dass sich kein Mensch durch den Glauben gesund machen kann, wenn er nicht durch den Missbrauch des Glaubens krank geworden ist« (I/236). Dies bekräftigte er an anderer Stelle nochmals: »Gegen eine körperliche Krankheit muss ein körperliches Arzneimittel angewandt werden, gegen eine geistige ein geistiges Arzneimittel« (II/55).

Sicherlich hätte die moderne Psychotherapie Vorteile davon, wenn sie ihr Behandlungsspektrum um einige der schutzmagischen Praktiken erweitern würde, wie sie uns von Paracelsus überliefert wurden. Weil sich jedoch die moderne Medizin und Psychotherapie dem Rationalismus verschrieben hat und somit entzaubert ist, ist ihre Macht auch nur noch sehr begrenzt. Aber nicht umsonst zeichnet sich in unserer Zeit deutlich ab, dass die Menschen nach Heilzauber und nach mystisch-religiöser Tiefe hungern. Die Zeit der Apparatemedizin, der synthetischen Arzneien und der Wissenschaftsgläubigkeit ist zwar noch nicht gänzlich abgelaufen – zu groß ist die Zahl derer, die daran verdienen wie auch derer, die einfach daran glauben wollen –, aber die breite Akzeptanz und das Vertrauen sinken doch zunehmend. Der Mensch ist eben ein magisches Geschöpf, und seine Seele kann nicht allein von den Früchten menschlicher Vernunft satt werden. Gerade das Unabwendbare im Leben wie Geburt, Krankheit und Tod, aber auch der Lebensraum oder die Schlafstätte, bedurften von jeher eines besonderen Schutzes. Daher verwundert es nicht, dass Paracelsus genaue Anweisung gab, wie z.B. ein Haus vor Blitzschlag oder Hagel zu schützen sei.

> *»(...) so ist zu merken, dass das Abwehrmittel nicht im Zentrum des Hauses, Gartens, Ackers usw., sondern auf den vier Ecken liegen soll, gegen Orient, Occident, Mittag und Mitternacht. Dann ist der betreffende Ort versorgt und sicher (...).«*
> *(Paracelsus IV/320)*

Schutz für Haus und Hof

Was den Schutz von Haus und Hof angeht, so ist bemerkenswert, dass Paracelsus explizit auf die vier »Ecken« einging, denn Ecken gelten im Aberglauben seit Urzeiten als Geistertore. Erfahrungsgemäß gibt es in jedem Raum eine Ecke, die doch irgendwie eine unheimliche Ausstrahlung hat. In der Regel bemerken dies aber nur medial begabte Menschen, Sterbende oder kleine Kinder, sofern diese wieder oder noch mit den Geisterwelten in Verbindung stehen. Jedenfalls befindet sich in der katholischen Bauernstube in ebensolchen Ecken traditionell der Herrgottswinkel mit Kreuz und geweihtem Kräuterbüschel. Je nach Jahreszeit findet man dort geweihte Palmkätzchen, Himmelfahrtsbuschen oder Adventsgestecke vor – allesamt schutzmagische Relikte aus der heidnischen Vorzeit. Dabei dienen Symbole wie das Kreuz als Botschaften, die sich ans Unterbewusstsein richten, und mit den Weihbüscheln ziehen die wohlwollenden Vegetationsgeister ins Haus ein.

Paracelsus gab auch die Anweisung, zum Schutz von Haus und Hof an den vier Ecken Säulen aus Abwehrmitteln zu errichten (IV/320). Überreste solcher magischer Praktiken sind heute beispielsweise Palmwedel, die in katholischen Gegenden nach der kirchlichen Weihe am Palmsonntag noch auf den Feldern oder vor dem Haus aufgestellt werden. Aber auch die Buchsbäumchen, die man oft links und rechts von Eingangstüren sieht, sowie über der Tür befestigte Kränze, Mistel- oder Tannenzweige dienten ursprünglich der Abwehr von Geistern. Damit keine Dämonen über die Türschwelle ins Haus eindringen konnten, versiegelte man diese magisch, z.B. mit der Raute, die auch von Paracelsus als Abwehrmittel für Haus und Hof angeführt wurde (IV/320). »Da der Rautensame das Bild eines Kreuzes zeigt, war die Pflanze nach christlich-mittelalterlicher Ansicht besonders wirksam gegen Zauberei, bösen Blick, Mahr und Alp. (...) Wenn man Raute und Benediktenkraut grub, musste man dazu sprechen:

Ich brech' euch edle Kräuter schon/Durch des himmlischen Vater Kron,/Und durch den heiligen Geist,/Dass ihr behaltet Kraft und Tugend mit ganzem Fleiß,/Dass ihr mir seiet ein Sicherheit/Vor dem Teufel und allen Zauberleut./Im Namen des Vaters, des Sohnes und des heiligen Geistes. Amen.

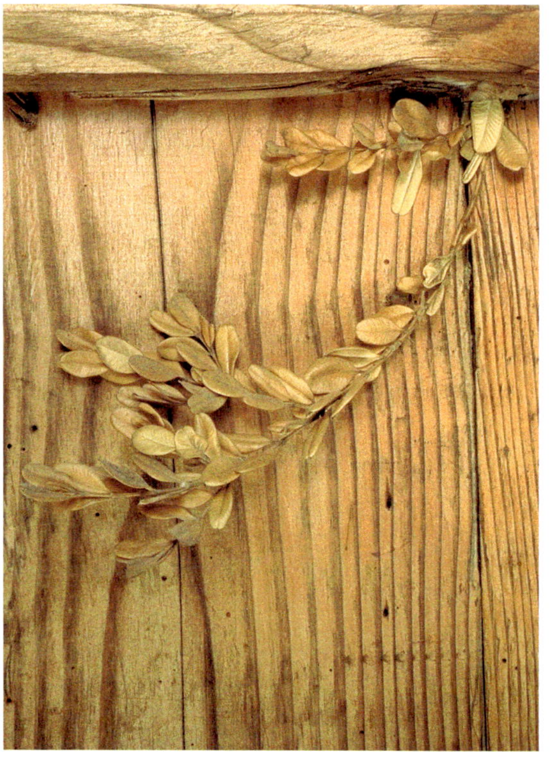

Auch der Buchsbaum gehört als immergrüne Pflanze zu den schutzmagischen Kräutern, weshalb er auch oft als Türwächter aufgestellt wird. Buchsbaumzweiglein in der Bohlenwand der Kaplanei Hergiswald (Luzern, Schweiz). Gefunden wurde dieses Relikt magisch-religiöser Vorstellung beim Entfernen der aus der 2. Hälfte des 19. Jahrhunderts stammenden Täfelung. Foto: Kurt Lussi.

Dann nimmt man die beiden Kräuter, Wachskerzen und Salz, bindet sie zusammen und lässt sie drei Mal weihen. Um dann vor dem Teufel und vor allem Zauber geschützt zu sein, macht man drei Stücke daraus, verbohrt sie unter die Schwelle und vernagelt diese« (S. Seligmann, 1996).

Eine schützende »Säule« lässt sich auch auf andere Weise herstellen. Zum einen kann man Holzstäbe oder geschälte Äste nehmen, diese mit Kräuterbüscheln schmücken und in den vier Ecken des Grundstücks aufstellen – oder man verarbeitet die Schutzkräuter mit Wachs oder Lehm zu Puppen und vergräbt sie in den Ecken, wodurch aller Zauber in die Puppe übergehen soll (IV/324).

Besonders schutzbedürftig sind außerdem die Schlafstätten, denn wer einschläft, befindet sich in einem Übergangsstadium zwischen Wachsein und

Schlafen und ist daher angreifbarer als im Wachzustand. Mediale Menschen können dies bestätigen, denn die Geisterwelten öffnen sich fast immer, wenn sich die Betroffenen im Zustand totaler Erschöpfung befinden und gerade in den erholsamen Schlaf gleiten wollen.

Die einen nehmen dann vielleicht schemenhaft Geistwesen wahr, für andere kann es wiederum so ähnlich sein, wie wenn das Radio auf Sendersuche zeitweilig Stimmen aus der Anderswelt oder vom Nachbarn übertragen würde – nur, dass dieses Radio keinen Ausknopf hat. In solchen Fällen kann es hilfreich sein, die vier Ecken des Bettes oder des Raumes nach der Vorstellung des Paracelsus mit metallischen oder mineralischen Abwehrmitteln wie etwa Silber und roter Koralle sowie mit Büscheln aus Schutzpflanzen wie dem Johanniskraut zu versehen (vergleiche Seite 49).

Bevor man Haus oder Schlafplatz magisch versiegelt, sollte man jedoch alle Räume mittels einer Räucherung gründlich reinigen. Das ist besonders dann erforderlich, wenn es in einem Haus unheilvolle Vorkommnisse gab und nun ein unguter Genius Loci darin wohnt. Dies macht sich manchmal bemerkbar, indem man sich an einem solchen Ort grundlos streitet oder auf unerklärliche Weise in Depressionen verfällt.

In jedem Fall sollte man vor dem Einzug die alten Geister erst einmal austreiben. Viele greifen dann instinktiv zu Weihrauch, weil ihnen dieser bereits in christlichen Ritualen begegnet ist.

Weihrauch wird im Christentum immer noch zum Exorzismus gebraucht. Doch hier belehrt uns Paracelsus eines Besseren: »O du einfältiger und törichter Priester, der du von diesen Dingen gar nichts weißt, weniger als nichts, da du hierin das Gegenteil lehrst und mit dem guten lieblichen Rauchwerk die bösen Geister vertreiben willst, so sie doch nichts lieber haben und ihnen nichts angenehmer ist, als sich zu dem guten Geruch hinzubegeben, seien es nun gute oder böse Geister. Wenn du aber anstatt Weihrauch und Myrrhe Asa foetida nähmest und daraus einen Rauch machtest, jetzt könntest du damit alle Geister vertreiben, gute und böse. Denn der gute Rauch von Myrrhe und Weihrauch und dergleichen mehr ist nichts anderes als ein Opfer für die Geister, wodurch wir sie zu uns bringen können« (IV/320).

Reinigende und schutzmagische Räuchermischung

Beifußkraut 1 Hand voll
Dost 1 EL
Engelwurzsamen 1 EL
Stinkasant ½ TL
Kiefernharz 2 TL
Wacholderbeeren 2–3 TL
Wacholdernadeln 1 EL

Alle Bestandteile vermischen und im Mörser so gut wie möglich miteinander verreiben. Zuerst das Kiefernharz im Mörser pulverisieren, dann nacheinander Engelwurzsamen, Beifuß, Dost und Wacholdernadeln darin stoßen und rühren, bis alles gut durchmengt ist. Zum Schluss noch Wacholderbeeren und Stinkasant zerstoßen und ebenso beimengen.

Zur Reinigung von Räumen etwa 1 EL der Mischung in einem feuerfesten Gefäß auf glühende Räucherkohle geben und den Rauch im geschlossenen Zimmer im Uhrzeigersinn von Ecke zu Ecke tragen. Erst nach der Räucherung darf gründlich gelüftet werden!

»Was aber die Abwehrmittel (...) betrifft, (...) so wisset, dass es ihrer etliche gibt, deren ein jedes für sich selbst diese Kraft hat und stark genug ist. So erstens Artemisia, Hypericon, Ingrien, Chelidonia, Raute, Abbiß und dergleichen Kräuter und Wurzeln mehr, insbesondere wenn sie auch in der rechten Influenz ausgegraben werden, wie in der Influenz des Jupiter und der Venus.« (Paracelsus IV/320)

Abwehrzauber mit Berufskräutern

Als magische Abwehrmittel für das Haus wie auch als Gegenmittel gegen Zauberei führte Paracelsus neben seinem geheimnisumwobenen Universalmittel Azoth und seinem Arcanum Johanniskraut insbesondere den Beifuß und die rote Koralle auf. Jedoch wies er darauf hin, dass es noch viele weitere Kräuter und Wurzeln gebe, die mit vergleichbaren Kräften ausgestattet seien. Zwar führte Paracelsus viele der traditionell verwendeten schutzmagischen Pflanzen nicht namentlich auf, aber gekannt hat er sie vermutlich ebenso gut wie die alten Weiber oder Zigeuner, von denen er diesen Abwehrzauber vermutlich erlernte. Die wahren Abwehrmittel und Schutzpflanzen sind aber ohnehin durch besondere Signaturen gekennzeichnet.

Kreuzwuchs

Kreuzförmig angeordnet sind die Blätter vieler Lippenblütler wie etwa die des Dosts (Origanum vulgare), der in der Volksmagie einst geschätzt wurde als das »Hauptmittel gegen Geistergesinde« (Ritter von Perger, 1864). Aber auch der Ziest (Stachys recta), das Johanniskraut (Hypericum perforatum), das Eisenkraut (Verbena officinalis) oder der kreuzblättrige Enzian (Gentiana cruciata) zeigen auf diese Weise ihr schützendes Wesen. Nicht zuletzt wachsen die Stengel der Mistel (Viscum album) kreuzförmig und hängen daher als »Drudenast« über Türen. In Kreuzform gesteckte Kräuter galten ebenfalls immer schon als schutzmagisch wirksam. Dabei handelt es sich keineswegs um ein christliches Symbol, denn das Kreuz muss gleichschenkelig sein, was eher auf eine Übereinstimmung mit den vier Himmelsrichtungen hindeutet und auf eine Art harmonisches Gitternetz, durch das unreine Schwingungen nicht durchdringen können.

Wehrhaftigkeit

Brennhaare, Dornen oder Stacheln zeichnen Brennnesseln (Urtica dioica), Disteln oder Rosengewächse wie den Weißdorn (Crataegus) als Schutzpflanzen aus. Letzterer wurde bereits von den Kelten als lebendiger »Zaun« um die Ansiedlungen gepflanzt, um wilde Tiere fernzuhalten. Disteln galten einst im Volksglauben als »Marensitze«: An ihnen sollten sich die Nachtgespenster aufspießen, so dass sie gebannt wären. Daher gehört stets auch eine Distel in die Krautweihbüschel, sofern diese Geister abwehren sollen.

Das einhüllende Prinzip

Wegen seiner mantelförmigen Blätter stand der Frauenmantel (Alchemilla vulgaris) im Mittelalter als Symbolpflanze für den Mantelschutz: Hatte ein Bedürftiger den Mantel eines hohen Herrn erhalten, so galt dies sogar bei Vogelfreien als Zeichen, dass er unter dessen Schutz stand. Doch das einhüllende Wesen des Frauenmantels versteht sich nicht nur symbolisch, es überträgt sich auch durch die Arznei, die speziell Frauen gelassener macht.

Eine besondere Signatur erblickt man noch in den drei Hüllblättern der Engelwurz (Angelica archangelica), die dem Doldengewächs vor der Blüte eine madonnenhafte Gestalt verleihen und nach christlicher Auffassung die göttliche Dreifaltigkeit widerspiegeln. In jedem Fall zählt die Angelika zu den stärksten schutzmagischen Pflanzen überhaupt.

Starker Duft

Knoblauch (Allium sativum), Lavendel (Lavandula officinalis), Rainfarn (Tanacetum vulgare), Stinkasant (Asa foetida) oder Thymian (Thymus vulgaris) sind Beispiele für Aromapflanzen, denen teufelswidrige Kräfte zugesprochen wurden.

Weil Hölle und Teufel stets mit Schwefelgeruch assoziiert wurden, gilt der nach Schwefel stinkende Knoblauch im Aberglauben seit jeher als Universalschutz vor Vampiren. Wegen seines erbärmlichen Gestanks heißt der Stinkasant auch »Teufelsdreck« und zählt laut Paracelsus in Form von Räucherungen zu den wirksamsten Abwehrmitteln überhaupt. Lavendel, Rainfarn und Thymian verbreiten dagegen Wohlgerüche, die wegen ihrer Kampfernote ernüchtern und den Geist klären, so dass man zu wach für die nebulösen Geistwelten ist.

Besondere Eigenschaften

Schließlich gilt noch der Sieg über die Vergänglichkeit im Winter als schutzmagisches Zeichen. Daher zählen Buchsbaum (Buxus sempervirens), Eibe (Taxus baccata), Immergrün (Vinca minor), Tanne (Abies alba) oder Widerton (Polytrichum vulgare) zu den Abwehrmitteln. Paracelsus führte speziell das Immergrün (»Ingrien«) als Abwehrmittel auf, dessen Ausläufer traditionell zu Kränzen gewunden und als herbalmagischer Schutz über den Türen aufgehängt werden. Man friedete mit immergrünen Pflanzen wie dem Buchs einst die Gräber ein oder

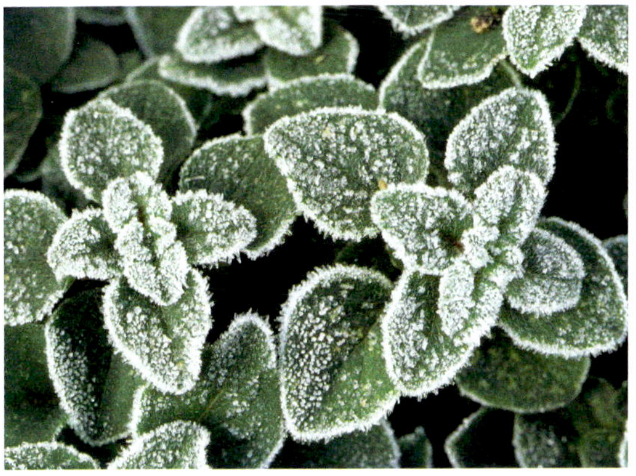

Kreuzwuchs und starker Duft zeichnen Lippenblütler wie den Majoran als Abwehrmittel aus. Foto: Margret Madejsky.

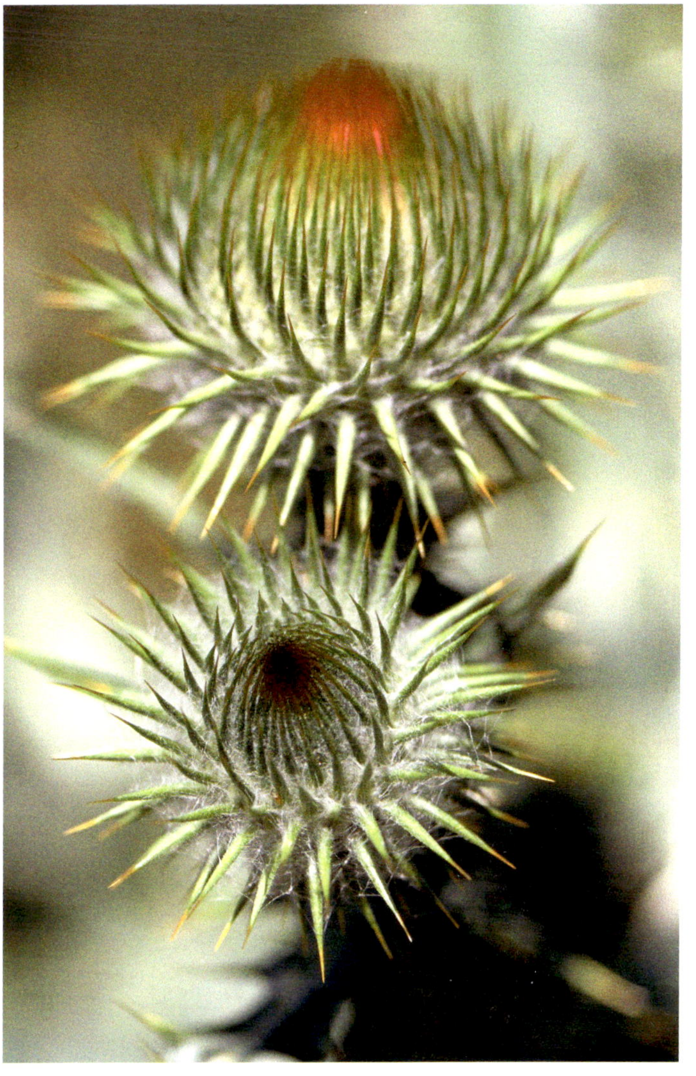

Disteln wie hier die Eselsdistel zählen zu den schutzmagischen Pflanzen: Nach altem Aberglauben spießen sich Geister an den Stacheln auf, sind dann dort gebannt und können keinen Unfug mehr treiben. Foto: Margret Madejsky.

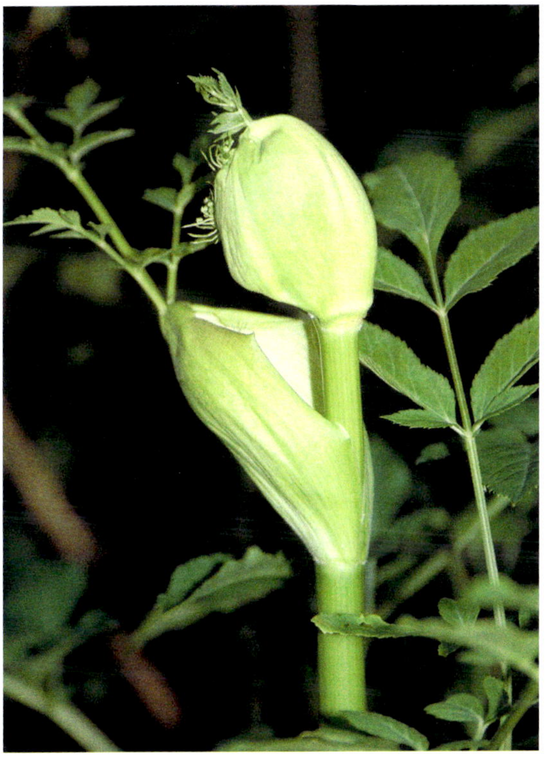

Die Schutzsignatur erblickt man in den drei Hüllblättern, die die Blüte vor dem Entfalten einhüllen und der Engelwurz vorübergehend ein madonnenhaftes Aussehen verleihen. Foto: Margret Madejsky.

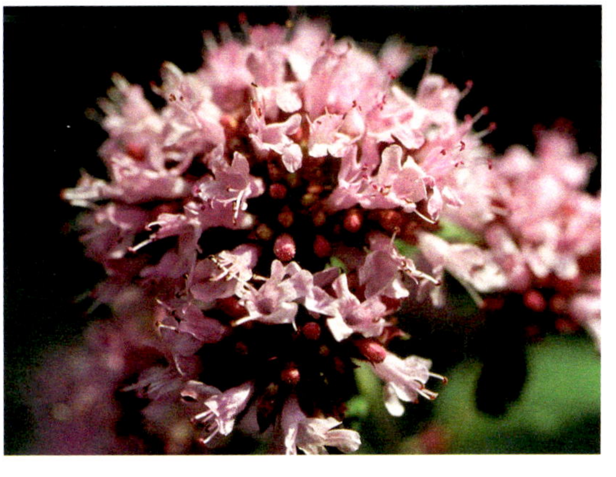

»Baldrian, Dill und Dost, des hat die Hexe net gewosst«, lautet eine der vielen Volksweisheiten, die auf den einstigen Gebrauch des duftenden Lippenblütlers im Abwehrzauber hinweisen. Im Volksmund nennt man den Dost auch Wohlgemut, als Hinweis auf seine balsamische Wirkung auf die Seele. Foto: Margret Madejsky.

legte Tannenzweige aufs Grab, damit die toten Seelen darin gebannt blieben.

Außerdem heißt es im Aberglauben, dass Hexen beim Anblick von Buchsbaum in Zählzwang verfallen: Sie müssen dann zwanghaft alle Blätter zählen und können keinen Unfug mehr treiben, da dies sehr viel Zeit in Anspruch nimmt.

»Berufen, beschreien (...) bedeutet: be- oder verzaubern, ist also ein Besprechen im bösen, Schaden zufügenden Sinn. Der bloße Wortzauber erscheint hier sehr häufig mit Blickzauber (dem bösen Blick) verbunden.« (Handwörterbuch des deutschen Aberglaubens, 1927/1987)

Über das Berufen und Verzaubern heute

Viel greifbarer als die Geister oder gar der Teufel, vor dessen Übergriffen die Abwehrmittel des Paracelsus schützen sollen, erscheinen uns heutzutage Begriffe wie Hexerei oder Verzauberung, auch, weil beide tief in der europäischen Mythologie verwurzelt sind. Zum Beispiel konnte der Nibelungenkönig Gunther Brunhild nur mit Hilfe Siegfrieds gewinnen, der unter einer Tarnkappe verborgen war. Die Begleiter des Odysseus wurden mit magischer Hilfe von der Zauberin Circe in Schweine verwandelt.

Und nicht zuletzt begegnet uns die böse Hexe in dem Märchen von Hänsel und Gretel ... Die Hexe, einst weise Kräuterfrau oder einflussreiche Priesterin, wird heute nur noch im Schimpfwort genannt. An die ursprüngliche Macht, die man den Frauen im Hag einst unterstellte, erinnern noch Redewendungen wie »Das ist ja wie verhext«.

Hier und da hört man vielleicht von einer betrogenen Frau, dass eine Nebenbuhlerin den Geliebten oder Gatten becirct oder verzaubert hätte. Wie real das Berufen oder Verzaubern heute noch ist, zeigt sich jedoch am deutlichsten in der Arbeitswelt, in der eine moderne Form des Berufens Einzug gehalten hat: das Mobbing. Seit mehr als einem Jahrzehnt beschäftigt dieses Phänomen die Psychologen.

Hass, Neid und Missgunst sind die hauptsächlichen Gründe dafür, dass man seinen Mitarbeitern oder Untergebenen das Leben schwer macht. Dass es sich dabei auch um eine Art Wortzauber handeln könnte, liegt vielleicht nicht unbedingt auf der Hand. Aber was ist es anderes als ein »Besprechen im schadenzufügenden Sinn«, wenn jemand sich vornimmt, einen Kollegen aus diesem oder jenem Grund das Leben schwer zu machen, wenn er durch üble Nachrede unter den Kollegen für Missgunst sorgt oder anderweitig Intrigen spinnt?

Während die Furcht vor dem bösen Blick eher unter den mediterranen Völkern üblich ist, beschäftigt den Mitteleuropäer mehr das Phänomen des Berufens. Die Magie oder Zauberkraft, die in Worten liegen kann, haben viele schon selbst erfahren. Jeder kennt doch eine böse Zunge, die vielleicht einmal versucht hat, mit Worten Unfrieden zu stiften. Jedenfalls erscheinen in der Praxis immer wieder Mobbingopfer von Chefs, Mitarbeitern, von Schwiegermüttern oder anderen Personen aus dem näheren Umfeld; man könnte sie auch »durch negativen Wortzauber geschädigt« nennen. Spätestens, wenn die bösen Worte einem nicht mehr aus dem Sinn gehen wollen, allmählich die Nerven zerrütten oder sogar schlaflose Nächte bereiten, sollte man sich der Abwehrmittel des Paracelsus erinnern, die allesamt zu den sogenannten Berufskräutern zählen. Das sind die alten schutzmagischen Heilpflanzen, die im Mittelalter wider das Berufen oder Verzaubern gebraucht wurden und auch heute noch gute Dienste leisten können. Allen voran sei das Johanniskraut genannt, das durch seine angstlösenden und stimmungsaufhellenden Eigenschaften Widerstandskraft gegen die magischen Angriffe spendet (z.B. in Form von Aurum/Apis regina comp. von Wala).

Noch vor dem Johanniskraut nannte Paracelsus allerdings den Beifuß (Artemisia vulgaris), der sich immer noch als sehr nützlich erweist, wenn ein böser Wortzauber in der Seele Schaden angerichtet hat. Wo auch immer Beifuß weltweit wächst, galt er schon vor Jahrhunderten und gilt noch bis heute so derart heil- und zauberkräftig, dass er in dem Ruf steht, Krankheitsgeister zu vertreiben, weshalb man ihn im Volksmund auch »Geisterbanner« nennt. Daher sind die aromatisch-würzigen Blüten wie auch das Kraut wichtige Bestandteile von Räuchermischungen, die zur rituellen Reinigung oder für Heilrituale gebraucht werden (siehe Rezept Seite 395).

Am bekanntesten ist diesbezüglich die Verwendung als Moxakraut in der Traditionellen Chinesischen Medizin. Beim echten Moxen werden entweder Moxakegel aus chinesischem Beifuß auf die Haut gesetzt und abgebrannt, oder der Akupunkturpunkt wird erhitzt, indem man von einer Moxazigarre aus Beifuß ein Stück abschneidet, auf die Akupunkturnadel setzt und abbrennt, oder indem die Akupunkturnadel mit einer glühenden Moxazigarre aus geringer Entfernung vorsichtig erhitzt wird.

Bei allen Methoden wird nicht nur Hitze in die Akupunkturpunkte geleitet, was neue Energie zuführt und die Punkte sozusagen auffüllt, sondern der Beifußrauch reinigt darüber hinaus auch die Aura und vertreibt Krankheitsdämonen aus dem Astralkörper. In der Praxis kann man manchmal deutlich spüren, wie die Dämonen im Laufe einer Moxabehandlung allmählich vom Patienten ablassen. Insbesondere das Moxen bestimmter Psychopunkte wie Magen 36 erweist sich als hilfreich, wenn in Lebenskrisen die Dämonen der Schlaflosigkeit oder des Selbstzweifels an einem nagen. In der chinesischen Medizin trägt der Akupunkturpunkt Magen 36, der sich knapp unterhalb des Knies befindet, nicht umsonst den viel versprechenden Namen »Meisterpunkt der göttlichen Gleichmut«. Ein chinesisches Sprichwort besagt auch, dass man niemals mit einer Person verreisen soll, die am M 36 keine Narbe hat, denn es handelt sich um einen Durchhaltepunkt. Nach einer solchen Moxabehandlung blicken die Patienten wieder viel zuversichtlicher in die Zukunft, haben neue Lebenskraft, können wieder essen und besser schlafen und sind der Lebenskrise nicht mehr ganz so ohnmächtig ausgesetzt.

Doch diese dämonenwidrigen Eigenschaften nutzten keineswegs nur die Chinesen; viele alten Völker, z.B. die Indianerstämme Nordamerikas, verwendeten Beifußarten vor allem in Form von Räucherungen als Abwehrmittel vor Behexung oder vor Krankheitsgeistern. Im Mittelalter war es auch in unseren Breiten üblich, Beifußbüschel unters Dach zu hängen, um damit den Blitz abzuwehren und Geister zu vertreiben. Dieser herbalmagischen Tradition folgte schließlich auch Paracelsus, der die Artemisia sogar als erstes Abwehrmittel für Haus, Hof und Acker nannte (IV/320).

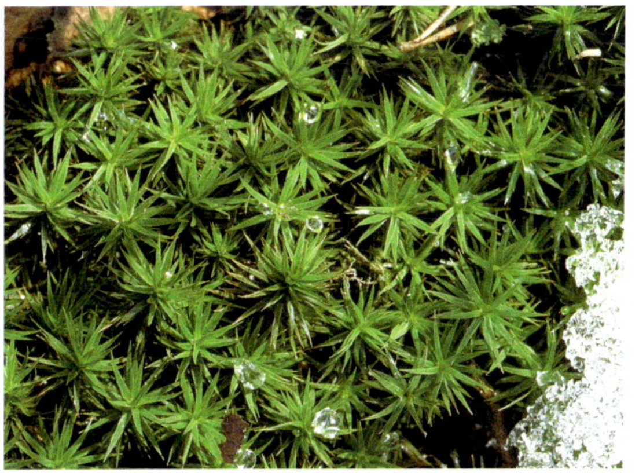

Wie alle immergrünen Gewächse siegt auch der Widerton über die todbringenden Kräfte des Winters und gilt daher in der Herbalmagie als Schutz vor Tod und Teufel. Dies klingt bereits im Namen an, der sich aus »wider« und »tun« zusammensetzt, was bedeutet, dass diese Moosart gegen das »Berufen« hilft. Foto: Margret Madejsky.

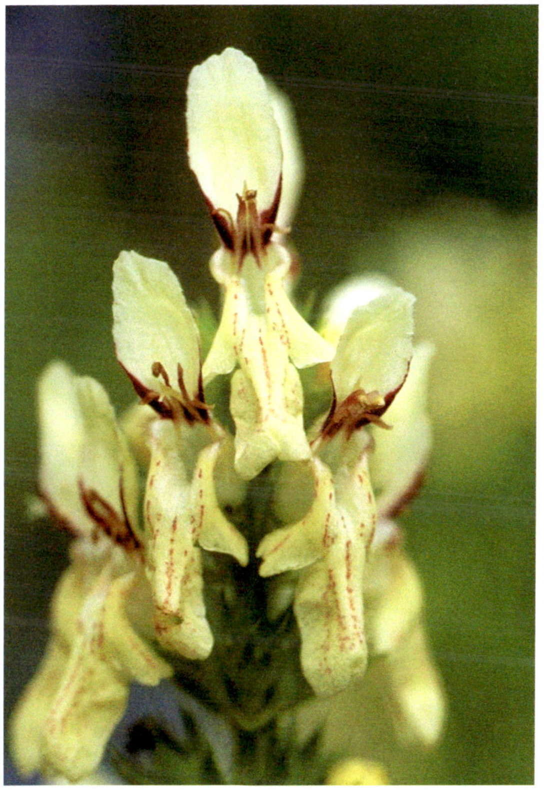

Der Aufrechte Ziest (Stachys recta) gehört in der Volksmedizin zu den wichtigsten Verschreikräutern; heilkundlich verwendet man ihn ähnlich wie den Heilziest (Betonie). Seine magische Wirkung zeigt sich in der hellgelben und braunvioletten Blütenfarbe, die man öfter auch bei Giftpflanzen findet. Wenn man jedoch die liebliche Gestalt der Blüte betrachtet, kann man die lichte Wirkung und die Ungiftigkeit leicht erkennen. Foto: Margret Madejsky.

Schutzmagischer Kräutertee

Angelikawurzel (Angelica archangelica) 50 g
Beifuß (Artemisia vulgaris) 20 g
Dost (Origanum vulgare) 20 g
Eisenkraut, echtes (Verbena officinalis) 20 g
Johanniskraut (Hypericum perforatum) 50 g
Labkraut, gelbes (Galium verum) 20 g
Melissenblätter (Melissa officinalis) 50 g
Rosenblüten (Rosa centifolia) 20 g

Alle Kräuter vermischen, pro Tasse 1–2 TL heiß überbrühen, 5–8 Minuten ziehen lassen; bei Bedarf täglich 2–3 Tassen trinken. Wichtig: Während einer längerfristigen Anwendung sollte man auf Höhensonne sowie auf Sonnenbäder verzichten.

»Diese Korallen (...) vertreiben den Teufel und seine Geister, die die Leute zu besitzen begehren und umschweifen.« (Paracelsus III/521)

Die besonderen Kräfte der roten Koralle

Als Arcanum und Ergänzungsmittel zu Beifuß und Johanniskraut schätzte Paracelsus vor allem noch die rote Koralle (Corallium rubrum), die er »Arbor maris«, Baum des Meeres, nannte und als Zwischenform zwischen Pflanze und Mineral beschrieb (III/341). Er sprach ihr weitreichende Kräfte gegen allerlei Gemütsleiden zu: »Die Tugenden der Korallen wirken bei (...) Incantatum, das ist, wenn einer verhext ist; Obsessum, wenn einer wahnsinnig ist; Timidum, wenn einer scheu ist« (III/196). An anderer Stelle schreibt er: »Ihr sollet von den Tugenden der schönen Korallen wissen, dass sie für Fantasie, Phantasmata, für Spektra und für Melancholie gut und nützlich sind« (III/519).

Unter Fantasie und Phantasmata verstand Paracelsus schädliche Einbildungen bis hin zu einer Art Besessenheit. Mit Spektra bezeichnete er dagegen die Wahrnehmung von Wiedergängern bzw. der »ätherischen Körper von gestorbenen Menschen«, die seiner Meinung zufolge nach dem Tod zuweilen in den Lüften und auf der Erde umherschweben (III/520). Gewiss gehören die Spektra nicht in den Erfahrungshorizont eines »normalen« Menschen, doch medial Begabte sind durch ihre Wahrnehmungen oft sehr geplagt. So berichten manche Medien, dass ihnen z.B. in Krankenhäusern Scharen von Untoten nachlaufen. Hier bieten die roten Korallen als Schmuck sowie als Arznei (z.B. als Corallium rubrum D6 Globuli Staufen-Pharma) gewissen Schutz.

Ferner lobte Paracelsus die rote Koralle, um die Kinder vor Erschrecken zu bewahren: »Ihr sehet auch, dass oft viele Leute durch Erschrecken sterben. Ihr sehet auch, dass man den Kindern Korallen um den Hals zu hängen pflegt, um sie vor dem Erschrecken zu schützen« (I/762). Er empfahl sie ebenso den Schwangeren und Wöchnerinnen: »Für Schwangere und Frauen im Wochenbett sind sie nützlich und gut. Denn die Frauen haben besonders viele Zufälle, mehr Betrübnis und Anfechtung als der Mann. Daraus folgt nun, dass die Frauen nicht ohne Korallen sein sollen, sondern die klarsten und schönsten ausgesucht haben sollen« (III/522).

Vermutlich hatte er das Wissen um den magischen Gebrauch der Koralle aus der Zigeunermedizin aufgegriffen. Ein Teil des heidnischen Abwehrzaubers konnte sich bis in unsere Zeit hinein in der Volksmedizin erhalten. Im Volksglauben gilt die Koralle noch immer als schutzmagischer Schmuck. Zum Beispiel tragen Frauen und Kinder in Tibet oft Kopfschmuck aus Silber mit Koralle und Türkis. Nach altem Glauben dient das Silber als Spiegel, in dem sich der Teufel sieht, woraufhin er erschrickt und vor sich selbst flieht. Im Alpengebiet finden sich beim Almabtrieb aus diesem Grund heute noch magische Spiegel am Kopfschmuck der Kühe, die verhindern sollen, dass böse Geister die Tiere in den Abgrund treiben. Als Stein der mystischen Liebe dient der Türkis, denn laut Paracelsus gibt es keinen wirksameren Schutz vor magischen Angriffen oder vor böser Zauberei als die Liebe und ein reines Gewissen. Starken Schutz bieten jedoch auch rote Korallen, denn sie sind durch Eiseneinlagerungen rot gefärbt und eignen sich daher – wie alle Eisenverbindungen – als magische Waffe in der Geisterwelt. Nach alter Vorstellung erdet das Eisen und vertreibt alle Geister.

Neben dem Tragen der Koralle führt Paracelsus sogar Rezepturen gegen Verhexung, Wahnsinn und Melancholie auf (III/197). Eines davon enthält rote

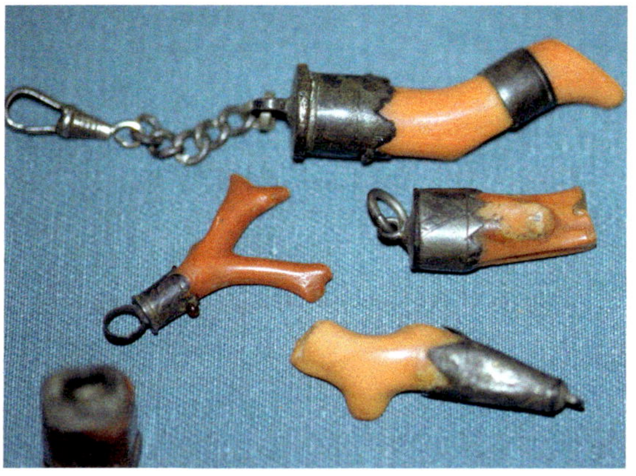

Korallenamulette gegen den bösen Blick. Zahlreiche Stellen im Werk des Paracelsus belegen, dass auch Paracelsus von dieser Wirkung überzeugt war. Pharmaziehistorisches Museum, Basel. Foto: Margret Madejsky.

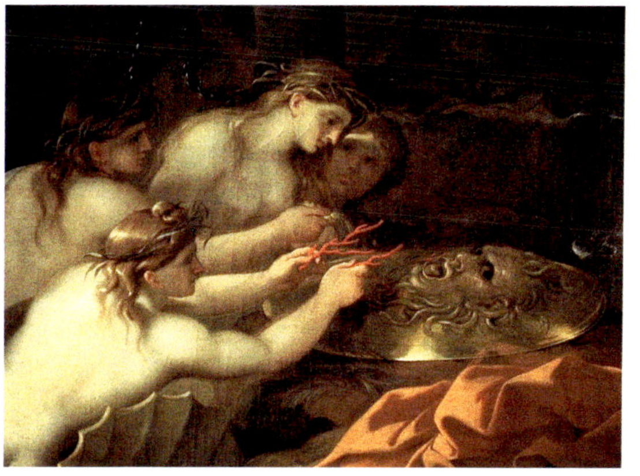

Meerjungfrauen halten eine rote Koralle in den Händen, die aus dem Blut der Medusa entstanden sein soll. Sebastian Bourdon (1616–1671), Befreiung der Andromeda (ca. 1650, Detail). Alte Pinakothek, München.

Koralle in Kombination mit Meisterwurz, Angelika, Eichenmistel[53] und Johanniskraut in spezieller Zubereitung (III/198). Diese Rezeptur kann man, etwas abgewandelt, homöopathisch zubereiten und als Schutzrezept für medial begabte Personen und Gemobbte anwenden:

Jeweils 20 ml
Angelica archangelica Dil. D1 (Erzengelwurz)
Corallium rubrum Dil. D6 (rote Koralle)
Hypericum spag. Urtinktur (Johanniskraut)
Loranthus europaeus D6 (Riemenblume)
Imperatoria ostruthium Dil. D1 (Meisterwurz)

Von Spagyra mischen lassen. Bei Bedarf 2–3 Mal täglich 5–15 Tropfen im Mund zergehen lassen (zur Rezepterstellung siehe Seite 429).

Nach der Signaturenlehre bergen rote Korallen viele weitere Heilkräfte in sich: Weil die Form an die Bronchien erinnert, gebrauchte man das Pulver bei Asthma oder Lungenschwäche. Außerdem zeigt die rote Farbe Sympathie zum Blut, weshalb rote Koralle von Paracelsus als blutstillendes Mittel empfohlen wurde (III/72 und 184) und sich bis heute bei Neigung zu Blutungen bewährt hat (z.B. Corallium rubrum D6 Pulver von Weleda, Styptik

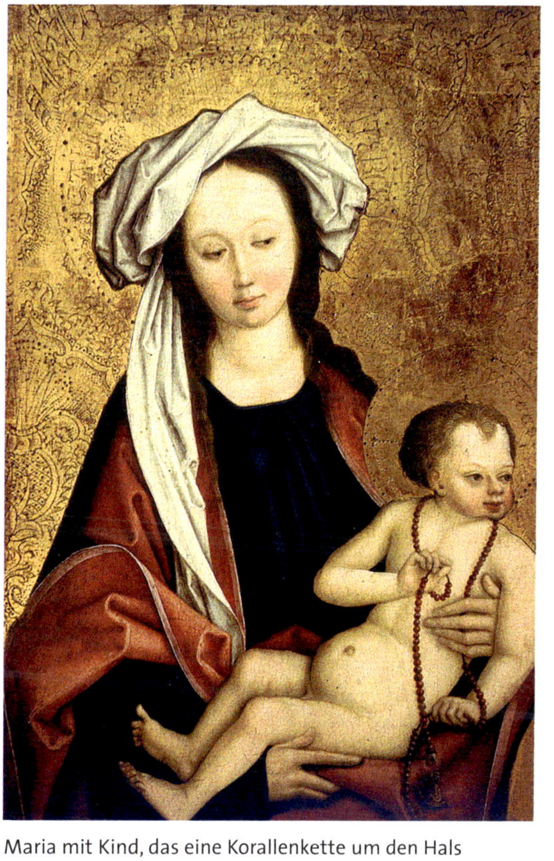

Maria mit Kind, das eine Korallenkette um den Hals trägt. Paracelsus war der Meinung, dass die Koralle Kinder vor dem Erschrecken schützen würde. Bernhard Strigel (1460–1528). Alte Pinakothek München.

53 Vermutlich meinte Paracelsus die Riemenblume (Loranthus europaeus), die mit der Mistel verwandt ist und auch Eichenmistel genannt wird. Im Gegensatz zur echten Eichenmistel ist die Riemenblume weit häufiger auf Eichen anzutreffen, vor allem im österreichischen Donaugebiet, wo sich Paracelsus des Öfteren aufhielt.

von Soluna). Er bemerkte auch, dass die Korallen »den Frauen bei der Geburt nützen, dass sie fröhlich niederkommen und mit Gesundheit gebären« (III/523). Nicht zuletzt lobte er die rote Koralle als Heilmittel für die Epilepsie (II/56 und 317) und empfahl sie zum Schutz vor der Pest (I/895 und 899) sowie gegen Infektionen im Allgemeinen (I/797).

»So hat die Siegwurz (Allium victorialis) ein Geflecht um sich wie einen Panzer. Das ist auch ein magisches Zeichen und hat die Bedeutung, dass sie vor Waffen behütet wie ein Panzer.« (Paracelsus IV/339)

Weitere Abwehrmittel des Paracelsus

Allermannsharnisch (Allium victorialis)

Beide Namen, die man mit »Harnisch für jedermann« und »siegreicher Lauch« übersetzen könnte, deuten die mittelalterliche Verwendung als Schutz bietendes und siegbringendes Zaubermittel an. Wer die Wurzel bei sich trägt, soll »hieb- und stichfest« sein, weil die Blätter schwertförmig sind und die Knolle von einem Fasernetz überzogen ist, das einem Panzer oder Harnisch gleicht. »Der Allermannsharnisch half aber nicht nur gegen den irdischen Feind, sondern auch gegen überirdische Kräfte, Verrufen, Behexen und Zauberei, gegen den Alp und gegen den Teufel, gegen Gespenster, Poltergeister und Bergmänner« (S. Seligmann, 1996).

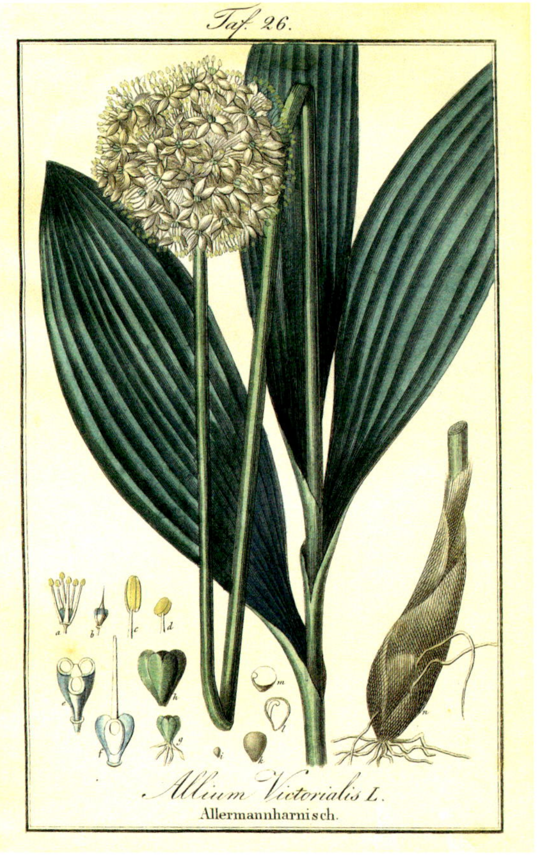

Allermannsharnisch, ein Verwandter des Knoblauchs, gilt in der alpenländischen Volksmedizin als Mittel gegen magische Angriffe. Kupferstich, um 1800.

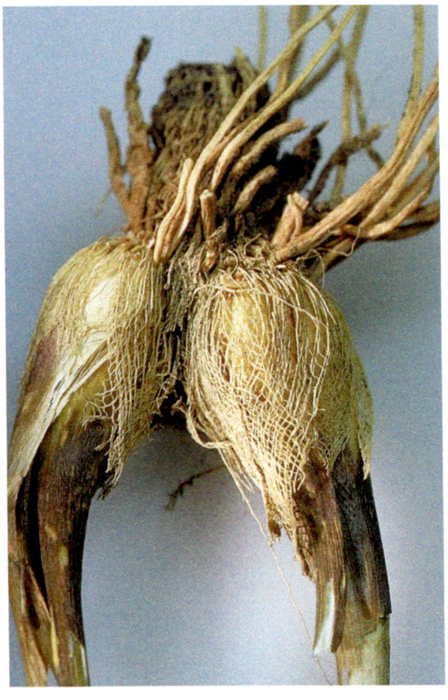

In dem kettenhemdartigen Geflecht, das die Wurzel umgibt, erblickt man die spezielle Schutzsignatur des Allermannsharnisch. Foto: Olaf Rippe.

Azoth

Vermutlich u.a. aus Quecksilber hergestellte Universalmedizin des Paracelsus, die er stets im Knauf seines Gehstocks bei sich getragen haben soll. Azoth soll alle Krankheiten heilen können und besten Schutz vor Behexung, Gespenstern, dem Teufel und Zauberei bieten (IV/321).

Eiche (Quercus)

Eichenlaub zählt laut Paracelsus zu den Magneten, die alle Hexerei und Zauberei an sich ziehen und unwirksam machen (IV/326). Von den Kelten

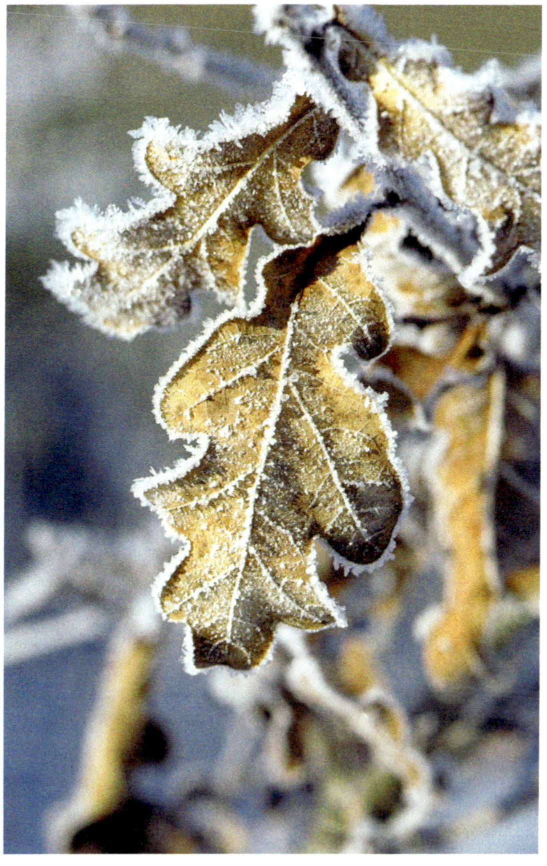

Einer Vinschgauer Legende zufolge ließ sich einst ein Bauer mit dem Teufel auf eine Wette ein. Er versprach ihm seine Seele, sobald die Eiche ihr Laub verlieren würde. Der Teufel wartete geduldig. Doch die Eichenblätter wollten im Winter nicht abfallen, und im Frühling kamen gleich neue Triebe hervor, so dass die Eiche nie kahl stand. Als der Teufel erkannte, dass er die Wette verloren hatte, zerfurchte er vor Wut die Blätter der Eiche. Seither gilt die Eiche im Volksglauben als magisches Schutzmittel vor dem Teufel. Foto: Margret Madejsky.

stammt der Brauch, einen Eichenblock so in den Herd zu legen, dass die Flammen immer ein wenig daran lecken, was »die Bezauberung von den auf dem Herde gekochten Speisen« abwenden soll (S. Seligmann, 1996).

Immergrün (Vinca minor)

Abwehrmittel für Haus und Hof (IV/320). Symbolisiert den Sieg über die todbringenden Kräfte des Winters. Wird traditionell zu Kränzen gewunden, die man ursprünglich zu magischen Zwecken über der Tür befestigte, um sich gegen Zauberei zu schützen. Kindern hängte man das Kraut gegen Behexung in Zauberbeuteln um den Hals. Ebenfalls üblich ist Immergrün als Grabbepflanzung. Zum einen dient die Pflanze als Schutz vor Wiedergängern, zum anderen blüht sie zu Ostern und ist somit auch ein Symbol der Auferstehung.

Die Blüte zeigt ein Pentagramm, das als besonders schutzmagisch gilt. In manchen Kräuterbüchern, z.B. bei Leonhard Fuchs, ist sogar ein Pentagramm in die Blüte gezeichnet. Der Wirkstoff Vincamin regt die Hirndurchblutung an und stimuliert den Hirnstoffwechsel; traditionelle Anwendungen zur Gedächtnisstütze oder zur Behandlung von Zerebralsklerose sind also durchaus berechtigt.

Meisterwurz (Peucedanum ostruthium)

»Peucedanum ist die beste Arznei zur Erhaltung des Lebensgeistes im Kopfe, auch gegen Mania, Phrenesis, Melancholia, Phantasia, Ebrietas und gegen die Krankheit des heiligen Veit« (III/466). In der Volksmagie gebrauchte man die aromatische Wurzel einst gegen den bösen Blick sowie gegen Verzauberung des Viehs. In Tirol galt sie als »Wurz aller Wurzen«, die fast alle Krankheiten heilt, gegen Gift und vor Verzauberung schützt (S. Seligmann, 1996). Eine vergleichbare Heil- und Schutzwirkung hat die Engelwurz (Angelica archangelica), die auch Angstwurz und Heiliggeistwurz heißt.

Raute (Ruta graveolens)

Dient laut Paracelsus als Abwehrmittel für Haus und Hof (IV/320), wurde ferner als Schutzmittel vor der Pest (I/726) sowie als universelles Gegengift von ihm erwähnt: »Ruta ohne Zusatz eingenommen ist bei jedem Gifte sehr gut« (III/545). In der Volksmagie gelten Rauten wegen ihres starken Aromas von jeher als dämonenfeindlich. Neben dem Geruch zeigt die Raute in der Kreuzform der Blüte eine schutzmagische Signatur.

Schöllkraut (Chelidonium majus)

Wenn das Kraut bei Neu- oder Vollmond gepflückt und als Amulett umgehängt wird, bewahrt es laut Paracelsus vor der Einbildung und vor dem bösen Blick (I/673). Außerdem zählt es zu seinen Abwehrmitteln für Haus und Hof (IV/320). Die schutzmagischen Kräfte leiten sich vermutlich von den großen Heilkräften ab, die volksmedizinisch bei Gelbsucht, bei Warzen sowie bei Augenleiden genutzt wurden. Die Letten gebrauchten das Kraut gegen Hexenzauber. Wieder findet man das schutzmagische Kreuz im Aufbau der Blüte.

Stinkasant (Ferula asa foetida)

Nach Paracelsus das beste Rauchwerk, um Geister zu vertreiben (IV/320). Beinamen wie Teufelsdreck deuten das kotartige Aussehen des Harzes und den widerlichen Geruch an. Wo immer Stinkasant zu haben war, wurde er zu exorzistischen oder schutzmagischen Zwecken gebraucht, entweder indem man etwas davon bei sich trug oder für Räucherungen gebrauchte: »Die tibetischen Bön-Schamanen verwenden Asa foetida als Räuchermittel für exorzistische Heilrituale. Zum einen inhalieren sie den Rauch, zum anderen beräuchern sie den besessenen Kranken, um ihn von einem zerstörerischen Dämonen zu befreien« (Chr. Rätsch, 1996).

In der Homöopathie verwendet man Asa foetida zur Behandlung von nervösen Verdauungsproblemen, Hypochondrie und Hysterie (D12).

Teufelsabbiss (Succisa pratensis)

Ein weiteres Abwehrmittel für Haus und Hof (IV/320). Die Signatur erblickt man in der Wurzel, die wie abgebissen aussieht. Laut Pflanzensage soll dies die Bissspur des Teufels sein, der so die magischen Kräfte der Pflanze schwächen wollte. Im Volksglauben galt die Wurzel als Universalschutz gegen Zauber.

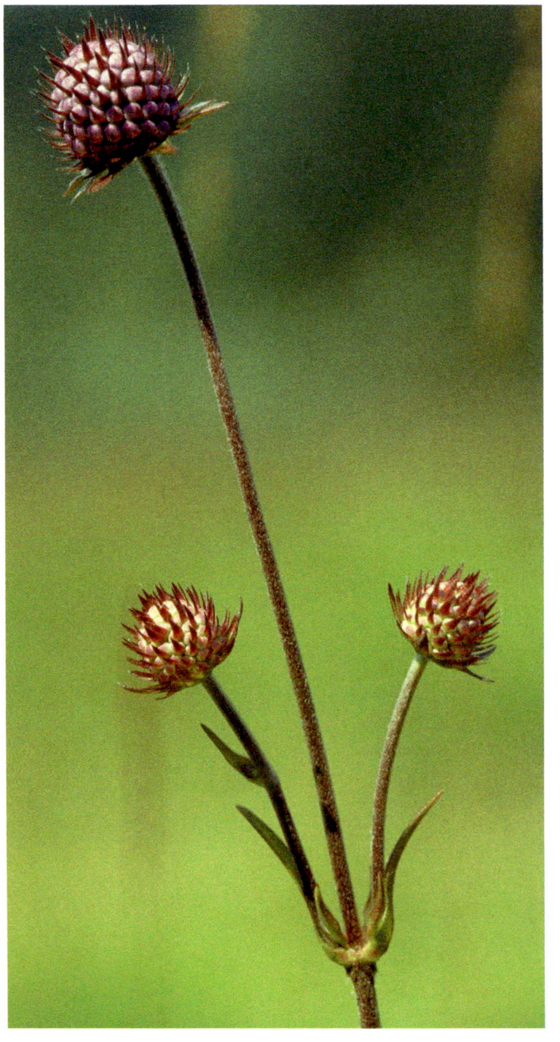

Die Wurzel des Teufelsabbisses sieht aus, als hätte der Teufel vor Wut hineingebissen, und auch die lanzettförmigen Blättchen im Blütenbereich erinnern an winzige Messerchen, die magische Angriffe abwehren. Nicht zuletzt ist auch die aufrechte Gestalt mit Kopf und erhobenen Armen eine Abwehrsignatur, die sich ebenso bei Baldrian, Engelwurz oder beim aufrechten Ziest findet. Foto: Margret Madejsky.

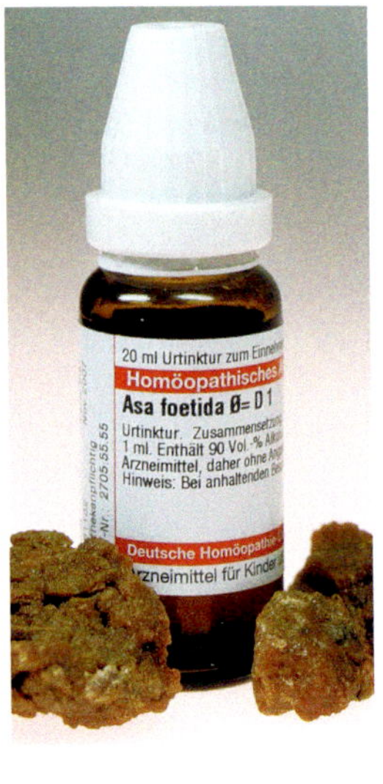

Stinkasant oder Teufelsdreck (Ferula asa foetida) ist heute noch in der Homöopathie ein wichtiges Mittel bei Hysterie und Hypochondrie. Foto: Olaf Rippe.

»Paeonienrosen: sehr dienstlich dem hirn/sonderlich für schwindel und die fallendtsucht/man braucht in solchem fall wurzel/blumen/und samen/ Conserva/pulver/und wasser davon breydt/oder alleyn die wurzel an hals gehenkt.«
(Walter Ryff über die Pfingstrose, 1544/1983)

Magische Pflanzen gegen Anfallsleiden

Die Firma Soluna liefert mit Polypathik N Nr. 14 Tropfen[54] eine »geistbewegende« Arznei, die im Wesentlichen auf Paracelsus zurückgeht. Das Präparat besteht aus sedierenden Bromverbindungen sowie aus Beifuß, Mistel, Nieswurz und Pfingstrose, die man alle seit Generationen als Nervenbalsame und zur Schutzmagie verwendet.

Beifuß haben wir schon des Öfteren als dämonenwidriges Mittel erwähnt. Die Kraftpflanze des Donnergottes Thor nannte man wie Johanniskraut »Fuga daemonum«. Sie ist eine der wenigen Pflanzen, die Paracelsus direkt als Waffe gegen die Mächte der Finsternis anführte (IV/320). Wenn diese dunklen Kräfte über einen Gewalt haben, kann es zu heftigen Anfallsleiden wie Apoplex, Epilepsie oder Herzinfarkt kommen. Wenn man von einem Schlaganfall spricht, dann ist dies der »Schlag« eines Albs, also eines Dämons, der auch für angsterfüllte Träume zuständig ist. Beifuß hat sich innerlich und als Räucherstoff bei psychischen Krisen bewährt, vor allem zusammen mit Engelwurz.

Schutzmagisch wirkt auch die Mistel, die wir bereits als krebswidrige Arznei und Geriatrikum kennen gelernt haben. Weil sie ganz dem Element Luft unterstellt ist, aber auch wegen ihrer sonstigen eigentümlichen Signaturen (siehe Seite 369) gebrauchte Paracelsus sie als magisches Mittel gegen Epilepsie und Fallsucht. Die Mistel fruchtet im Winter und kann sich damit ganz den salhaften Kräften der kalten Jahreszeit widersetzen. Ähnliche Signaturen finden wir bei der Schwarzen Nieswurz oder Christrose (Helleborus niger), einem Hahnenfußgewächs, das im Winter bereits blüht. Emil Schlegel (1915/1987) schrieb über die Nieswurz: »Dann gibt es die zeitlichen Variationen, Frühlings-, Herbst- und Winterblüher mit ihrer anderweitigen Symbolik, so z.B. die Christrose, um Weihnachten ihre schönen weißen Blumen entfaltend und dabei eine einzig dastehende Ökonomie aufweisend, indem die Blumenblätter in dieser lichtarmen Zeit nachträglich ergrünen und sich durch Gewebearbeit am Ausreifen der Samen betei-

54 Anwendungsgebiete: Krampfleiden wie Epilepsie, Migräne, Apoplex, Angst- und Erregungszustände, Schlafstörungen; Dosis: 2–5 x täglich 10 Tropfen.

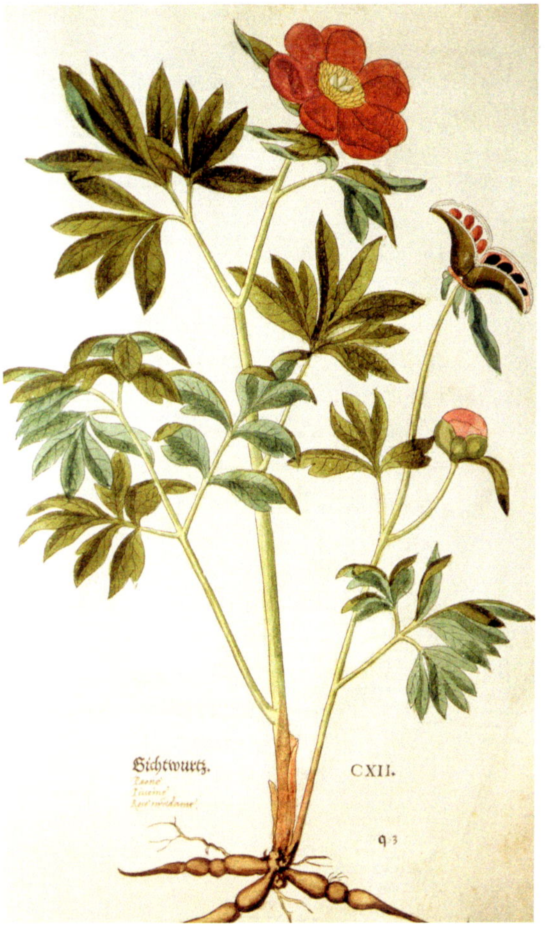

Zu Zeiten des Paracelsus fehlte die Pfingstrose in keinem Rezept mit Wirkung auf Seele und Geist. Kolorierter Holzschnitt aus dem Kräuterbuch des Leonhart Fuchs, 1543.

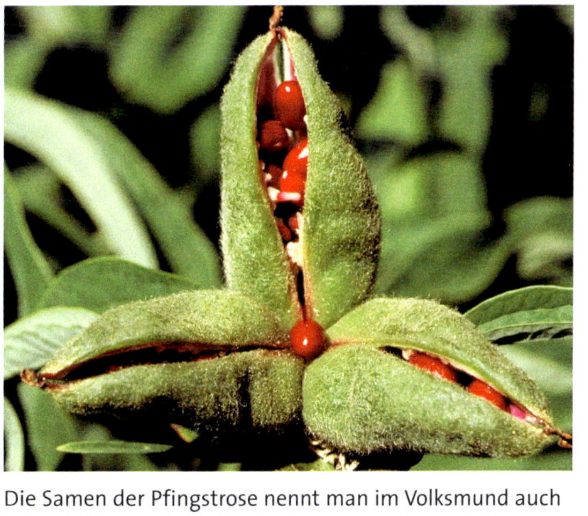

Die Samen der Pfingstrose nennt man im Volksmund auch Schreckkörner. Als Amulett sollen sie vor bösen Geistern und vor dem bösen Blick schützen. Eine Signatur dieser Wirkung ist die rote Farbe, die man dem Mars zuschreibt. Foto: Olaf Rippe.

ligen. Ja, man kann sagen: eine verrückte Pflanze, um diese Zeit zu fruchten, und so führt sie denn schon Hippokrates unter den Wahnsinnsmitteln auf.«

Genau diese Indikation finden wir auch bei Paracelsus, der die Wurzel bei Anfallsleiden und neurologischen Krankheiten verwendete, wobei er entweder die purgierende Wirkung als Giftpflanze nutzte oder vergeistigte Zubereitungen (Quintessenz), um gegen astrale Einflüsse zu wirken: »Um von der Wurzel zu reden, so wisset, dass sie vier Krankheiten zu vertreiben hat, nämlich die hinfallende Krankheit, das Podagra, den Schlag und die Wassersucht« (III/604). Zubereitungen aus den Blättern dienten ihm dagegen als lebensverlängernde Arznei (siehe Seite 369).

Er differenzierte in der Therapie zwischen dem Weißen Germer (Veratrum album) und der Schwarzen Nieswurz: So »soll die weiße Nieswurz die junge genannt werden und die schwarze die alte Nieswurz. Lateinisch die eine Junior alba, die andere Senior nigra. (...) Diese zwei Wurzeln haben einerlei Tugend, doch sie unterscheiden sich in der Weise, dass die junge Nieswurz nur für junge Leute unter fünfzig Jahren gebraucht werden soll. Denen, die über fünfzig Jahre alt sind, soll die alte Nieswurz gegeben werden« (III/601). Tatsächlich findet man in homöopathischen Arzneimittelbildern von Veratrum album den Hinweis auf eine Verwendung bei Aggressionen und Wahnvorstellungen von Jugendlichen.

Die Wirkung von Helleborus auf den Geist kannte man bereits in der Antike: »Von den griechischen Philosophen hieß es, dass sie die Wurzeln aßen, um besser denken zu können. Herakles wurde angeblich durch diese Heilpflanze von einem Wahnsinnsanfall geheilt, ebenso die rasenden Töchter des Königs Proitos. Hier wird sogar die Anwendungsart genau berichtet: Der Ziegenhirte Melampos gab ihnen Ziegenmilch zu trinken, nachdem die Ziegen Helleborus gefressen hatten« (W. Chr. Simonis, 1981).

Entsprechend wurde Nieswurz in der antiken Heilkunde gegen den Wahnsinn gebraucht. Dioskurides empfahl Helleborus als Abführmittel und als Emmenagogum, gegen Epilepsie, Melancholie, Wutanfälle, Gicht, Paralyse, Schwerhörigkeit und als Wundbalsam. Die Volksmedizin Norwegens verabreicht einen Wurzelabsud in Wein bei Geisteskrankheit (G. Madaus, 1987). In der Homöopathie kennt man Symptome wie religiösen Wahn, Angst und Trübsinn sowie Geistesverwirrung und Hysterie als Folge eines Ausbleibens der Menstruation (Amenorrhoe).

Die Heilwirkungen konnten durch pharmakologische Untersuchungen weitgehend bestätigt werden. Das in Helleborus niger enthaltene Helleborin wirkt erst reizend, dann lähmend auf das zentrale Nervensystem. Helleborus niger enthält außer dem Helleborin ein zweites Glykosid, das Helleborein. Es ist seiner Wirkung nach ein Digitalisglykosid, dem entspricht die Anwendung bei kardialen Ödemen. Das Helleborein gehört zu den Digitalisglykosiden zweiter Ordnung (siehe auch Seite 343). In kleinen, häufig wiederholten Dosen verursacht es eine Verlangsamung des Pulses, in großen Dosen dagegen eine Beschleunigung, in beiden Fällen aber eine ziemliche Erhöhung des Blutdrucks. Ähnlich wirkt es auf das Nervensystem: Kleine Dosen wirken tonisierend, große Dosen dagegen paralysierend. Die Symptome einer Helleborusvergiftung sind erhöhter Speichelfluss, Übelkeit, Schwindel, Herzklopfen, verlangsamter Puls, Erbrechen, Durchfall, Delirien und Kollaps. Samuel Hahnemann schrieb seinerzeit im *Hufeland Journal*: »Die Schwarzchristwurzel macht unter fortgesetztem Gebrauch beschwerliche Kopfschmerzen« (G. Madaus, 1987).

Obwohl relativ ungiftig, ist die Wirkung von Helleborus derjenigen der botanisch verwandten und völlig ungiftigen Pfingstrose in vielem ganz ähnlich (Paeonia officinalis, Blüten und Wurzeln). Volkmedizinisch verwendet man die prächtige Blütenpflanze bei entzündlichen Hautleiden, Neurasthenie, Neuralgien, Epilepsie, Migräne, Allergien, Rheuma, als Emmenagogum und als Sedativum bei Erregbarkeit und verschiedenen Krampfleiden, darunter auch Asthma und Keuchhusten (Chr. Jänicke/J. Grünwald/Th. Brendler, 2003).

Während die Nieswurz symbolhaft mit dem Mysterium der Wintersonnenwende verbunden ist, zeigt sich bei der Pfingstrose die Frühlingsgöttin Flora von ihrer schönsten Seite. Die Farbenpracht der Blüte in Kontrast zum dunklen saftigen Grün der Blätter ist unvergleichlich. Künstler wie Al-

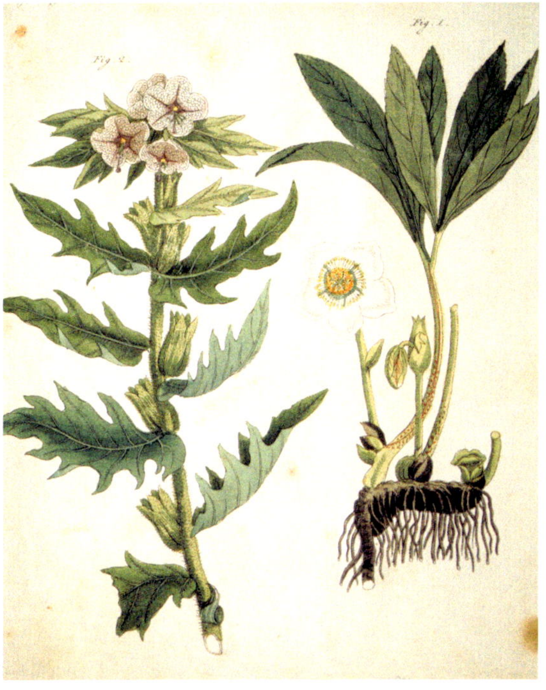

Darstellung von Nieswurz und Bilsenkraut aus dem Buch Giftgewächse in Bayern von 1842.

brecht Dürer oder Matthias Grünewald huldigten ihr auf ihren Gemälden. Man findet sie beispielsweise auf dem Isenheimer Altar neben Maria als Attribut ihrer Sanftmut, mit der sie den Kranken beisteht. In gleicher Weise wirkt die Pflanze selbst. Es gab zur Zeit des Paracelsus kein Rezept mit Wirkung auf Gemüt und Nerven, das nicht auch Blüten, Wurzeln oder Samen der Pfingstrose enthielt. Die Wurzel verwendete man wegen ihrer eigentümlichen Verdickungen vor allem bei Hämorrhoiden, was auch heute noch die gebräuchlichste Indikation ist.

Paracelsus schloss sich den allgemeinen Gepflogenheiten an und verwendete in erster Linie die Samen bei Epilepsie (I/974, II/57), auch zusammen mit Mistel oder Raute (III/458). Leider sind die Samen nicht im Handel, so dass man sich mit Blüte und Wurzel behelfen muss.

Besonders beliebt waren früher auch Amulette aus Pfingstrose; entweder verwendete man dafür Wurzelstücke, die man sich um den Hals hängte, oder die Samen, die man im Volksmund auch »Schreckkörner« nannte. Man findet sie als typischen Bestandteil von »Fraisenketten«, mit denen man früher Kinder vor Anfallsleiden schützen wollte. Schon Dioskurides und Plinius empfahlen übrigens Amulette aus Paeonienwurzeln gegen Dämonen, Nachtmahre, Gespenster und Alpdrücken (Gallwitz, 1996).

Bei Hildegard von Bingen (1993) findet man ähnliche Indikationen: »Und wenn der Mensch den Verstand verliert, tauche Paeonienkörner in Honig und lege sie ihm auf die Zunge, so steigen die Kräfte der Paeonie zu seinem Gehirn auf und erregen ihn so, dass er schnell wieder zu Verstand kommt und der Geist wiederkehrt.«

Die günstige Wirkung auf das Gemüt hat die Pflanze direkt von den Göttern erhalten: Homer nannte einen Gott der Heilkunst namens Paieon. Hades wurde von ihm geheilt, als er bei der Verteidigung des Tors zur Unterwelt durch einen Pfeil des Herakles verletzt wurde. Auch Ares wurde bei einer Verwundung durch Paieon geheilt. Später wurde Paieon generell ein Beiname für Götter der Heilkunst wie etwa Asklepios (Grant/Hazel, 1980). Die Pflanze enthält je nach Pflanzenteil Anthocyane, Gerbstoffe und Flavonoide; die heilkundlichen Wirkungen auf das Gemüt konnte man allerdings bis heute nicht pharmakologisch belegen.

> *»Denn der Schlaf ist ein solches Arcanum in der Arznei, dass ich gern, ohne etwas Irriges zu reden, wissen wollte, wo noch eine solche Arznei ist, oder welche es ist, die bei allen Krankheiten eine so allgemeine schnelle und behende Hilfe bringt und für den Leib zu aller Gesundheit so nützlich ist. Daher sollen die Somnifera groß und hoch von jedem Arzt betrachtet werden.« (Paracelsus II/720)*

Der Heilschlaf und die Somnifera bei Paracelsus

Bereits in der Antike wussten die Ärzte die Heilwirkung des Schlafes zu schätzen, wie aus einer Komödie des Dichters Eubulos aus dem 4. Jahrhundert v. Chr. hervorgeht: »Für vernünftige Leute bereite ich nur drei Mischkrüge vor: einen für die Gesundheit, den sie als erstes austrinken; den zweiten für die Liebe und das Vergnügen und den dritten für den Schlaf. Wenn der geleert ist, gehen die Leute, die man weise nennt, nach Hause« (zit. n. Chr. Rätsch, 1995).

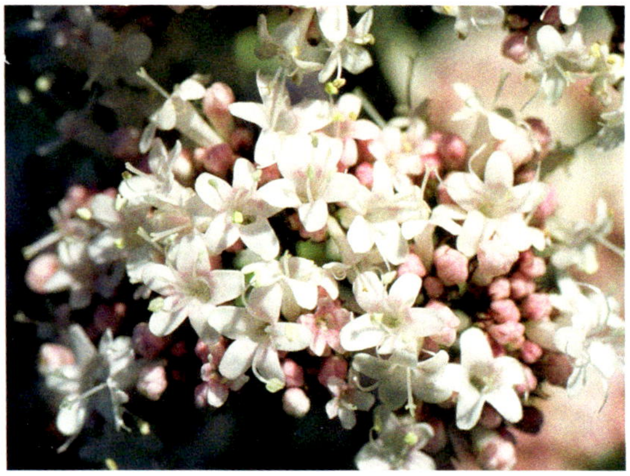

Baldrian, die heilige Pflanze des Lichtgottes Baldur, entspannt das unruhige Gemüt und hilft bei Einsamkeitsgefühlen und Schlafproblemen. Wegen des starken Geruchs gilt es auch als Berufs- und Verschreikraut. Foto: Olaf Rippe.

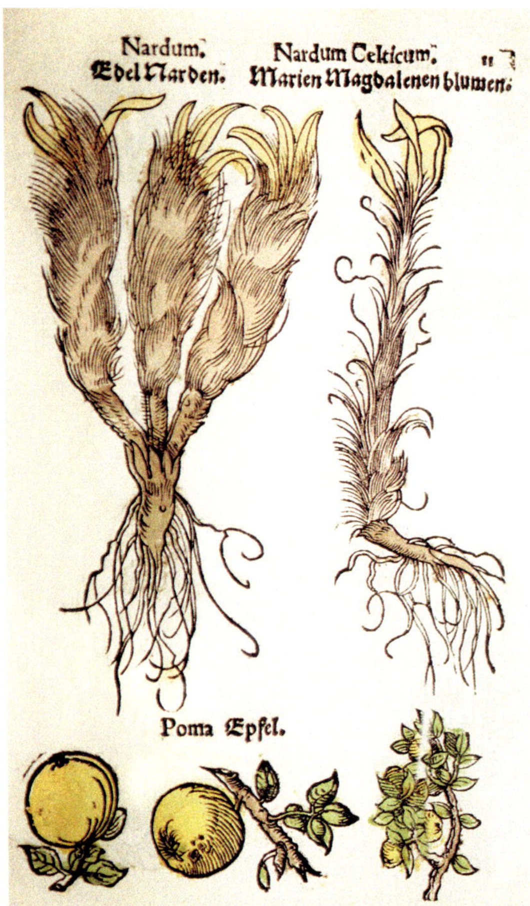

Die Narde, eine exotische Baldrianart, war zu Zeiten des Paracelsus ein häufig gebrauchtes Nervinum. Kolorierter Holzschnitt aus dem Herbarium von Engenolph, 1552.

Vor allem schwer oder unheilbar Kranke suchten den Tempel des Asklepios auf, um dem Heilgott zu opfern, und erhielten im Gegenzug einen Trank für den Heilschlaf. Wenn ihnen daraufhin der Gott im Traum etwa als Schlange erschien, dann galt dies bereits als Zeichen der Heilung.

Zwar ist die genaue Zubereitung der antiken Schlafträнke nicht bekannt, doch dürfte es sich im Wesentlichen um dieselben Heilpflanzen gehandelt haben, die sich später in den beruhigenden, schlafbringenden und schmerzlindernden Rezepten des Paracelsus als Sedativa (Beruhigungsmittel), Somnifera (Schlafmittel) und Narkotika (Betäubungsmittel) finden.

Sicherlich hatte es Paracelsus nicht einfacher mit der Heilung von Schlafstörungen, aber im Gegensatz zu den heutigen Pflanzenheilkundigen standen ihm Alraune, Bilsenkraut und Schlafmohn noch uneingeschränkt zur Verfügung. Inzwischen sind die einstigen Hexenkräuter Alraune und Bilsenkraut bis einschließlich D3 rezeptpflichtig, und der Schlafmohn unterliegt dem Betäubungsmittelgesetz (Papaver somniferum ab D4 und Opium ab D6 rezeptfrei), so dass es nur noch sehr wenige Möglichkeiten gibt, den Heilschlaf im Sinne des Paracelsus zu fördern. Das ist schade, wenn man bedenkt, dass mindestens jeder zweite Patient in der Naturheilpraxis über Schlafstörungen klagt. Diese reichen von Einschlaf- über Durchschlafstörungen bis hin zu absoluter Schlaflosigkeit, die die Lebenskraft lähmen und für die Nerven eine Zerreißprobe darstellen kann.

Für Paracelsus war der Heilschlaf eine der besten Arzneien überhaupt. Doch er warnte – wie bei allen Dingen – vor einem Zuviel: »So ist es auch mit dem Schlaf. Ist mehr, als notwendig ist, vorhanden, so ist er für den Menschen ein Schaden« (II/721). Paracelsus definierte genau, wie viel Schlaf gesund sei: »Denn die Sonne will das Wachen haben; solange sie wärmt, soll der Mensch wachen; wenn sie aber untergeht, soll auch der Mensch sich niederlegen und mit der Sonne wieder aufstehen und niedergehen und so fortan. (...) Wenn das nicht geschieht, entstehen fremde Krankheiten, die nicht nach der Ordnung der Natur, sondern wider die Natur sind« (II/721).

Diese »fremden Krankheiten«, die Paracelsus prophezeite, betreffen uns heute mehr denn je.

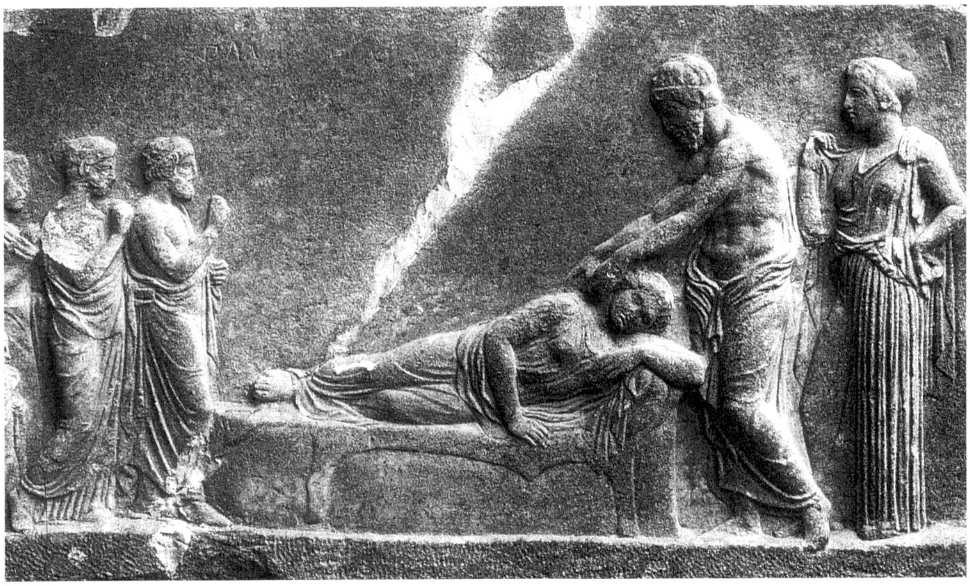

In der antiken Tempelmedizin versetzte man den Heilsuchenden mit einem berauschenden Trank aus Alraune, Bilsenkraut und Opium in Trance, so dass Asklepios im Traum eine Geistheilung vollziehen konnte. Weihrelief, 4. Jahrhundert v. Chr. Abguss, Medizinhistorisches Museum Zürich.

Denn Elektrosmog und Handystrahlen, Fernsehen, ständiger Lärm oder Dauerstress »sind wider die Natur« und rauben vielen Menschen den Schlaf, so dass die nötige Regeneration fehlt, um gesund zu bleiben. Ferner stören Kunstlicht oder Schichtarbeit die natürlichen Rhythmen und fördern langfristig Nervenleiden und Schlafstörungen, in deren Folge die Lebensgeister schwinden. In jedem Fall sollte nachdenklich stimmen, dass die meisten ernsten Erkrankungen mit Schlafstörungen beginnen oder einhergehen.

»Normaler« Schlaf ist für so manchen ein unerreichbares Ziel. Viele der gut gemeinten Ratschläge führen nämlich nur bei leichten Schlafstörungen zum Erfolg. So wirkt z.B. Baldrian (Valeriana officinalis), der derzeit das meistgekaufte Naturheilmittel zur Einschlafförderung ist, nur mild beruhigend und leicht muskelrelaxierend.

Im Gegenteil: Sofern man Baldrian überdosiert, putscht dieser den Schlafsuchenden manchmal sogar auf. Nicht wenige Betroffene saßen aus diesem Grund schon einmal senkrecht im Bett und wunderten sich, warum das Beruhigungs- und Einschlafmittel aus Baldrianwurzel keine oder sogar anregende Wirkung zeigt.

Wie man uns berichtete, nutzen Pharmakologiestudenten den aufputschenden Effekt hoher Dosen, um sich während der Prüfungsvorbereitung für einen nächtlichen Lernmarathon wach zu halten. Für diese paradoxe Wirkung sind nach neueren Erkenntnissen Valepotriate verantwortlich, die vor allem in mexikanischen und indischen Baldrianarten vorkommen. Doch auch heimische Arten enthalten diese pflanzlichen Wachmacher. Im Baldriantee wie auch in den Handelspräparaten überwiegen jedoch meist die ätherischen Öle sowie die Valerensäure mit leicht beruhigender und krampflösender Wirkung. »Es sollte jedenfalls streng getrennt werden zwischen der Anwendung der Droge (zur Teebereitung oder in Form der Tinktur) und der Anwendung der isolierten Valepotriate (z.B. die Fertigarzneimittel Valmane, Baldrisedon) die weniger als Sedativa, sondern eher als Psychostimulantien Anwendung finden« (M. Wichtl, 2002).

Die meisten sind dennoch erstaunt, wenn sie erfahren, dass Baldrian lange nicht das hält, was viele Apotheker und Heilmittelhersteller versprechen. Das dürfte auch der Grund sein, warum Paracelsus den Baldrian zwar als Arzneipflanze schätzte, ihn jedoch nicht im Zusammenhang mit Schlafstörungen erwähnte. Ihm diente die Wurzel mit dem eigentümlichen Geruch u.a. als Heilmittel für die Pest, weshalb sie Bestandteil eines Trankes war, der die Pest über den Schweiß austreiben sollte (I/724). Außerdem lobte er Valeriana zusammen mit Fenchel und Koriandersamen als Lebenselixier (III/560) und pries die Lebenskraft regenerierende Wirkung an: »Auch Quinta Essentia Ellebori, Chelidoniae, Melissae, Valerianae, Croci, Mannae und Bethonicae erneuern den Körper« (III/94).

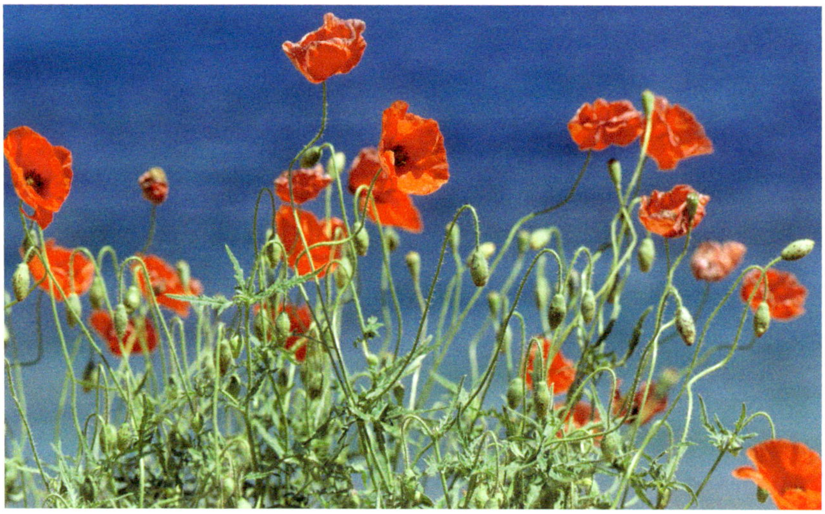

Der Klatschmohn ist der kleine Bruder des Schlafmohns; sein Milchsaft enthält nur Spuren von Alkaloiden. Volksmedizinisch werden die Blüten trotzdem ähnlich gebraucht, z.B. für beruhigende und krampflösende Tees oder als Badezusatz. Foto: Margret Madejsky.

»Mohnsamen macht gut schlafen.« (Paracelsus III/570)

Schlafmohn: Von der Blume des Hypnos zum Sedativum des Paracelsus

Was den Heilschlaf anging, so verließ sich Paracelsus lieber auf die wahren Beruhigungsmittel, auf die Sedativa (II/57), zu denen er im Wesentlichen folgende Pflanzen zählte: Opium (eingetrockneter Milchsaft aus der Schlafmohnkapsel), Papaver (Schlafmohn), Mandragora (Alraune), Lolium (Taumellolch), Jusquiamus (Bilsenkraut) und Uva versa (laut Aschner: Einbeere).

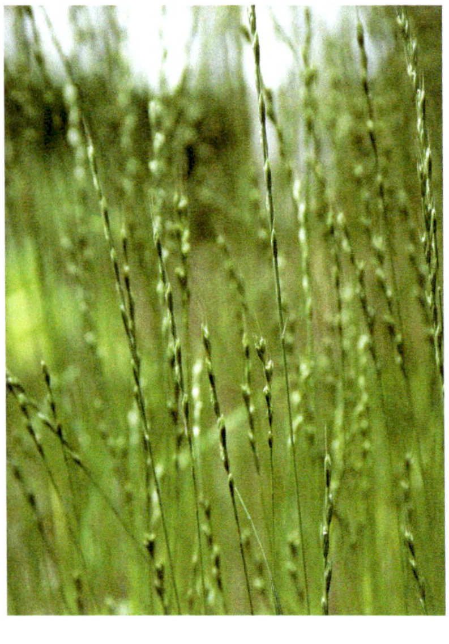

Der Taumellolch (Lolium temulentum), eine Süßgräserart, wurde von Paracelsus als Schmerzmittel und Sedativum bei Migräne und als zauberwidriges Mittel verwendet. Das durchaus giftige Gewächs wird heute noch in der Homöopathie bei Schwindel, Erbrechen (z.B. Reiseübelkeit), Neuralgien und Unruhezuständen verwendet (ab D4). Foto: Margret Madejsky.

Allen voran schätzte er jedoch die schlafbringenden und schmerzlindernden Kräfte des Schlafmohns (Papaver somniferum), der weltweit seit Jahrtausenden als Heil- und Nahrungspflanze in Gebrauch ist. Wegen ihres Samenreichtums galten Mohnblumen in der Antike als Attribut der Kornmutter Demeter und als Symbolpflanzen für Fruchtbarkeit. Obwohl aus den Samen seit Urzeiten Hochzeitsspeisen bereitet wurden, sprach ihnen Paracelsus eine unfruchtbar machende Wirkung zu: »Die Leute, die viel Mohnsamen gebrauchen, verlieren den Samen und werden unfruchtbar« (III/570). Dies steht im Widerspruch zur Signaturenlehre, da eine einzige Samenkapsel Hunderte von Samen enthalten kann. Aber auch die Farbsignatur ist widersprüchlich, denn die rote Blütenfarbe zeigt normalerweise das erhitzende Wesen an (III/448). Über die Farbe schreibt Paracelsus: »Die rote Rose und der Mohn sind von kalter Natur. Ihre Art ist narkotisch, sonst ist ihre angeborene Natur das Heiße« (III/438).

Wie der Name andeutet, zählte der Schlafmohn auch zu den Attributen von Morpheus und Hypnos, den Göttern für Traum und Schlaf. Ovid beschrieb den Wohnsitz des Schlafgottes Hypnos, der sich seiner Ansicht nach am Eingang zur Unterwelt befand: »Rings um die Pforte der Kluft sind wuchernde Blumen des Mohns und unzählige Kräuter, woraus sich Milch zur Betäubung sammelt für die Nacht« (1981). Seiner betäubenden Wirkung wegen stand der Schlafmohn vor allem für Schlaf und Vergessen. Weil der aus den angeritzten Sa-

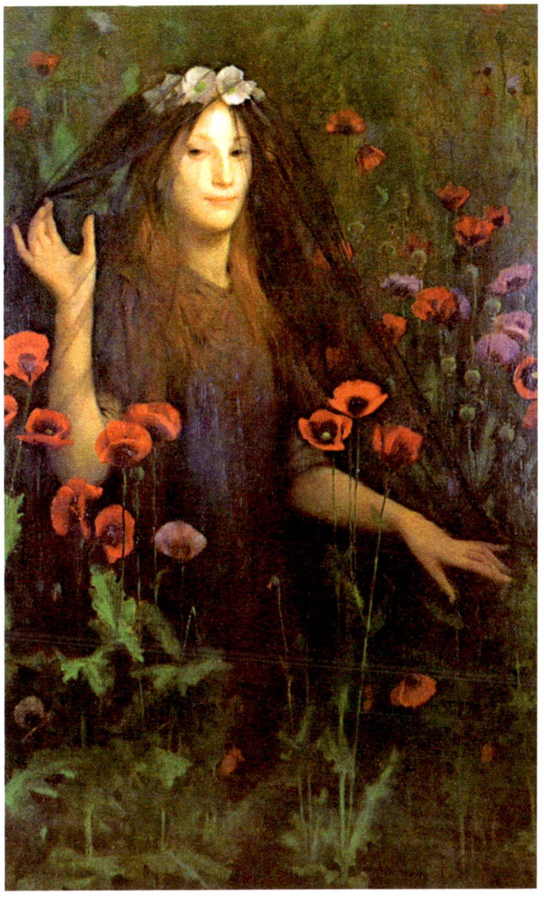

Der Tod als Braut inmitten von Schlafmohn. Ölbild von Thomas C. Gotch, 1895.

menkapseln gewonnene und kunstgerecht getrocknete Milchsaft, das Rohopium, mindestens seit der Antike auch als Bestandteil von Tötungsrezepten gebraucht wurde, vor allem, um dem Tod seinen Schrecken zu nehmen, sah man im Schlafmohn eine Totenblume; auch in Kunstwerken symbolisierte er zuweilen den nahenden Tod. In unseren Breiten hat sich der Schlafmohn bis ins 20. Jahrhundert hinein sogar im Ahnenkult erhalten können: Wenn in katholischen Gegenden zu Allerheiligen (1. November) die Gräber gereinigt wurden, streuten die Angehörigen manchmal Mohnsamen vom Friedhof bis nach Hause, um der verstorbenen Seele den Heimweg zu zeigen. Denn für diese eine Nacht durften die Toten heimkehren. Man heizte eigens für sie die Stube, stellte Hirsebrei und Wein auf, verhielt sich leise und ging früh zu Bett, um sie nicht zu stören.

Als Todesblume erwähnte Paracelsus den Schlafmohn nicht. Er gebrauchte ihn vorwiegend als Betäubungs- und Schmerzmittel: »Er ist eine Medizin, wenn jemand mit Brennen und Schmerz harnt. Dann soll Mohn gegeben werden, und er betäubt die Blase« (I/848). Im Grunde genommen lobte Paracelsus die Heilkräfte des Schlafmohns bei Schmerzzuständen aller Art, z.B. bei Sodbrennen (I/853), bei Leistenbruch (I/875), bei Zahnschmerzen (I/1010 und II/640), bei Gallenkoliken (II/575), bei Augen- oder Ohrenschmerz (II/641) und nicht zuletzt auch bei Magenleiden (III/482).

Bis heute finden die aus dem Schlafmohn gewonnenen Opiate medizinische Anwendung bei starken Schmerzzuständen, wie sie etwa bei Krebs vorkommen. Damit trifft das, was der anthroposophische Kräuterkundige Wilhelm Pelikan über den Hanf schrieb (nämlich dass Gut und Böse seinem Samen entspringe), wenn überhaupt, dann mehr auf den Schlafmohn zu. Mit seinen unzähligen Samen liefert er seit Urzeiten Nahrung, und aus dem Milchsaft der unreifen Samenkapseln lassen sich sowohl das berauschende Opium als auch die für die moderne Medizin unentbehrlichen Betäubungsmittel gewinnen. Somit vereint die Mohnblume gleich drei Wurzeln der Kräuterkunde in sich und verkörpert eigentlich alles, was den Menschen mit der Pflanze verbindet: Nahrung, Arznei und göttlicher Rausch. Doch das Rohopium liefert zugleich auch die Ursubstanz, die zur Herstellung von suchterzeugenden Rauschmitteln wie Heroin benötigt wird. Dieser Umstand gesellt die Pflanze allerdings noch lange nicht dem Bösen zu, denn erst durch den Menschen und durch die chemische Umwandlung im Labor wurde aus der Pflanze der Götter eine gefährliche »Rauschgiftdroge«.

Paracelsus kannte bereits verschiedene Zubereitungsarten: Er ging z.B. auf die Wirkung der als Nahrung zugeführten Samen ein (I/848, III/570, III/843). Ganz wirkungslos sind die Mohnsamen in der Tat nicht, denn es kommt »nach dem Genuss größerer Mengen mohnsamenhaltiger Backwaren noch zu einem positiven Morphinbefund im Urin-Drogen-Screening« (Frohne/Pfänder, 1987). Daher verwundert es nicht, dass Paracelsus bemerkte, manche Pflanzen hätten ihre Kraft in den Samen, »wie Papaver, Nux und dergleichen« (III/843). In den echten Schmerzrezepten des Paracelsus tauchen jedoch fast immer »Succi papaveris« (Milchsaft des Schlafmohns), Laudanum (Mixtur, die u.a.

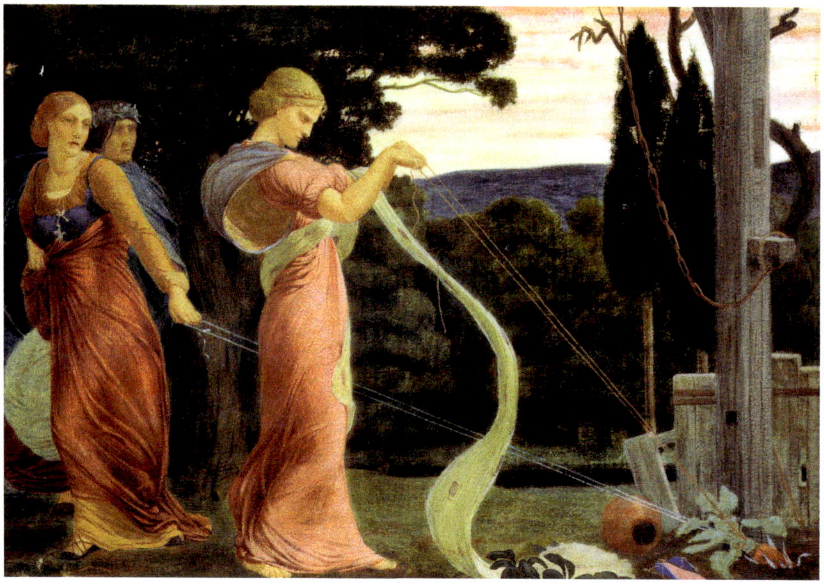

Die Nornen ziehen mit den Fäden des Schicksals eine Alraune aus der Erde, die unter einem Galgen gewachsen ist. Robert Bateman, 1870. Wellcome Institute Library, London.

Bilsenkraut und Opium enthält) oder Opium[55] selbst auf (vergleiche Chr. Rätsch, 2001).

Eine interessante, alchimistische Zubereitung ist auch folgende: »Der Mohn muss präpariert werden, und so bereitet liefert er eine Flüssigkeit. Jusquiamum (Bilsenkraut) und Papaver nimm mit dem Samen und der Pflanze. Stoße das Ganze und lege es in einen gut verschlossenen Topf. Lasse es ohne Sieden 3, 4, 5 Tage im Balneum Maris und dann seihe durch ein Tuch. Dann koche dies und lasse es abdampfen, bis es die Dichte von Honig erlangt. Das ist dann die Flüssigkeit von papavere, iusquiamo und anderen Pflanzen« (I/918).

Während Paracelsus noch zahlreiche Zubereitungsarten kannte und den Schlafmohn geradezu als Universalmittel gebrauchte, sind die heutigen Möglichkeiten aus rechtlichen Gründen sehr beschränkt. Nur in wenigen Ländern wird Opium im Ausnahmefall ohne Rezept weitergereicht; so ist es z.B. in der Schweiz in Apotheken grundsätzlich erlaubt – jedoch äußerst selten praktiziert –, am Wochenende bei therapieresistenten Durchfällen kleine Mengen Opiumtinktur im Akutfall abzugeben.

55 Die Opiumgewinnung »erfolgt in der Weise, dass zwischen dem 8. bis 10. Tag nach dem Abfallen der Blütenblätter die Kapselwand in den Nachmittags- oder Abendstunden mit Spezial-Messerchen quer oder schräg zur Längsachse angeritzt wird. Der austretende weiße Milchsaft erhärtet schon nach kurzer Zeit unter Braunfärbung. Am nächsten Tag wird die klebrige Masse abgekratzt und gesammelt. Pro Kapsel erhält man ca. 20–50 mg Rohopium« (H. Wagner, 1993).

Abgesehen von den opiathaltigen Betäubungsmitteln, die heute der ärztlichen Schmerzbekämpfung vorbehalten sind, verwendet man dieses Lieblingsmittel des Paracelsus in der Naturheilkunde fast nur noch homöopathisch.

So ist Papaver somniferum D3 Fructus (Samenkapsel des Schlafmohns) z.B. in den Fieber- und Zahnungszäpfchen für Kinder von Weleda enthalten (früher Chamomilla comp., Zäpfchen für Säuglinge und Kinder). Die krampflösenden Zäpfchen haben sich nicht nur bei fieberhaften Erkrankungen im Säuglings- und Kleinkindalter wie auch bei Zahnungsbeschwerden sehr bewährt, sie stehen außerdem ganz in der Tradition des Paracelsus, der dem Mohn nicht nur eine schlaffördernde Wirkung zusprach, sondern die alte Arzneipflanze vor allem bei Fieber über alles lobte: »Mohn vertreibt alle hitzigen Krankheiten, alle anderen Kräuter stehen dahinter zurück« (III/570).

Im Gegensatz zu den in der Schulmedizin üblichen Antibiotika fördern die Chamomilla-Zäpfchen von Weleda den Heilschlaf, so dass sich die Kinder von ihren Infekten rascher und grundlegender erholen.

Antibiotika bekämpfen zwar die Krankheitskeime schneller, aber die Kinder bekommen davon Folgeerkrankungen wie Darmpilz, leiden häufiger an Komplikationen wie Mittelohrentzündungen, und auch Rückfälle sind nach Antibiotikagaben geradezu vorprogrammiert.

»Von dieser Wurzel gessen/oder getruncken/macht so sehr schlaffen/dass man Glieder vom Leib schneiden kann/dass es der Patient nicht empfindet.« (Adam Lonitzer über die Alraune, 1557/1962)

Mandragora: Zauberwurzel und Narkotikum der Weisen

Neben dem Schlafmohn zählt die Alraune (Mandragora officinarum) zu den ältesten und berühmtesten Heilpflanzen der Menschheit. Die sagenumwobene Wurzel wurde bereits im Papyrus Ebers, einem der ältesten medizinischen Schriftstücke, unter dem Namen *djadja* erwähnt. Von den alten Ägyptern über Hippokrates, die Ärzteschule von Salerno und Hildegard von Bingen bis hin zu Paracelsus beschäftigten sich alle bedeutenden Heilkundigen vergangener Zeiten mit diesem Nachtschattengewächs.

Wegen ihrer menschenähnlichen Gestalt sprach man der Wurzel bereits in der Antike außergewöhnliche Zauberkräfte zu und verkaufte die daraus geschnitzten Puppen für teures Geld, denn sie galten als eine Art pflanzlicher Dienstgeist, als Homunculus, der dem Aberglauben zufolge Ratschläge erteilen, das Geld verdoppeln und nicht zuletzt sogar heilen konnte. Paracelsus erzürnte es über die Maßen, dass man die Alraune im Zusammenhang mit dem Homunculus nannte (III/149 und 175). Er fand auch nicht im Mindesten, dass die Wurzel Menschengestalt habe: »Es könnte hier auch ein Einfältiger fragen, warum die Wurzel Alraune eines Menschen Gestalt an Gesicht, Händen und Füßen habe (...). Dem gebe ich hier zur Antwort und sage, es sei nicht wahr, dass die Wurzel Alraune Menschengestalt hat, sondern es ist ein betrügerisches Werk und eine Gaukelei von Landfahrern (...). Denn es gibt gar keine Wurzel, die Menschengestalt hat, sie werde denn so geschnitzt und geformt« (IV/340).

Dagegen war Hildegard von Bingen noch der Ansicht, dass Gottes erster Versuch, den Menschen zu erschaffen, misslungen und daraus die menschenähnliche Alraunenwurzel hervorgegangen sei. In der Tat dürfte es sich bei den meisten der in Museen ausgestellten Alraunpuppen um beschnitzte Wurzeln handeln, aber es gibt auch naturbelassene Exemplare, die so gestaltet sind, dass man in der bizarr geformten, fleischigen Wurzel mit etwas Fantasie einen Rumpf mit Armen und Beinen und in den Blättern einen Haarschopf erkennen kann.

Was diese alte Zauberwurzel jedoch von anderen Pflanzen unterscheidet, sind ihre unbeschreibliche Ausstrahlung und auch ihre Inhaltsstoffe. In der Alraune und im Bilsenkraut kommen als Vorstufen von Tropanalkaloiden nämlich sogenannte Putrescine vor, die zu den Leichengiften zählen. Diese Inhaltsstoffe stellen auch die Verbindung zum Totenreich her, denn Alraune und Bilsenkraut gehören seit jeher zu den Pflanzen der Eingeweihten, zu den Hexenkräutern und Schamanenpflanzen.

Die erste heilkundliche Verwendung der Alraune dürfte die als Betäubungs- und Schmerzmittel gewesen sein: »Um die Schmerzen chirurgischer Operationen zu mildern, wurde frisch gebrochene Mandragora vor die Nase gehalten, es war also für die alten Ärzte dasselbe, was der Äther bzw. das Chloroform für die heutigen ist«, schrieb etwa Gerhard Madaus (1987). Sich die Pflanze nur vor die Nase zu halten, hätte den Patienten jedoch niemals vollständig betäubt oder im erwünschten Maß die Schmerzen gelindert, auch wenn die Wurzel über ein kraftvolles Wirkstoffgemisch verfügt. Vor operativen Eingriffen – und Paracelsus dürfte als Feldarzt Erfahrungen dieser Art gesammelt haben – gebrauchte man die narkotischen Säfte der Nachtschattengewächse z.B. in Form von Nasenschwämmchen: »In der Chirurgie verwendete man als Anästhetikum vor den Eingriffen einen sogenannten Schlafschwamm, Spongia somnifera. Ein Stückchen Schwamm wurde mit dem Saft von Nachtschattengewächsen, z.B. Tollkirsche, Bilsenkraut oder Alraune, getränkt; dazu kamen noch Extrakte aus Opium und Schierling. Der Schwamm wurde an der Sonne getrocknet und bei Bedarf eingeweicht und in die Nase tamponiert« (W. Daems, 2001). Über die Nasenschleimhäute erfolgte die rasche Resorption der narkotischen Nachtschattenalkaloide, die, wie man von den Hexensalben weiß, über Haut und Schleimhaut in den Blutkreislauf aufgenommen werden. Im Falle der Alraune handelt es sich vor allem um Scopolamin, das »bereits in niedriger Dosierung einen motorisch dämpfenden Einfluss ausübt, in größeren Dosen zu einem Dämmerschlaf führt« (Frohne/Pfänder, 1987).

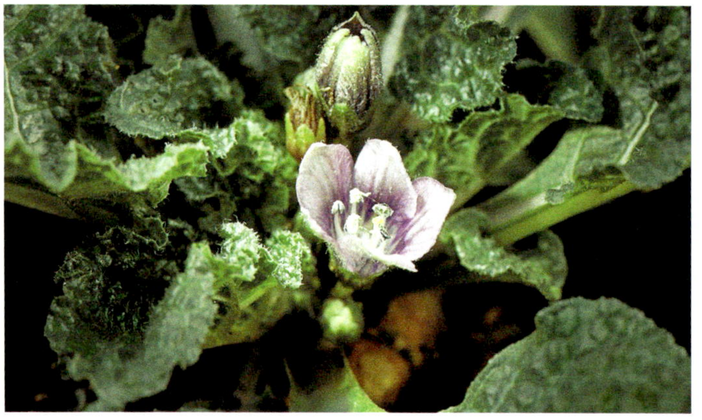

An den violetten Blüten erkennt man den Bezug zur Astralwelt, die man mit dieser alten Hexen- und Schamanenpflanze erblicken kann. Doch trotz der mangoldähnlichen Blätter ist äußerste Vorsicht geboten: Immer wieder bleiben unberufene Seelen auf Nachtschattentrip in den Geisterwelten gefangen. Foto: Margret Madejsky.

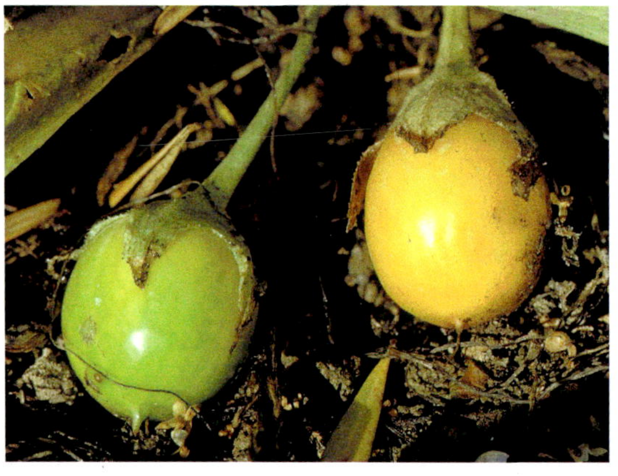

Die Alraunenfrüchte haben ein durchdringendes Aroma, das einerseits berauschend bis aphrodisierend ist, andererseits auch an Fäulnis und Tod denken lässt. Vermutlich dienten die Früchte einst der Hexe Circe zum Liebeszauber. Foto: Margret Madejsky.

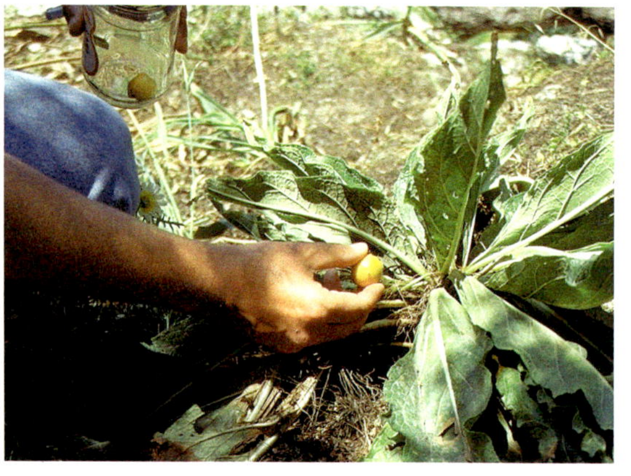

Alraunenfrüchte legt man am besten in Schnaps ein. Bis vor einigen Jahren war ein 10-prozentiger Extrakt als Schlafmittel frei verkäuflich im Handel. Foto: Margret Madejsky.

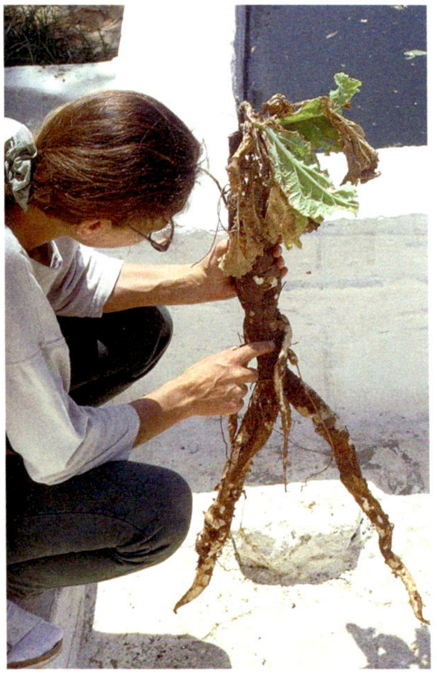

Auch wenn Paracelsus dies völlig von der Hand wies: Nicht alle Alraunen müssen beschnitzt werden, um eine menschähnliche Gestalt zu erhalten. Manche dieser Wurzeln haben von sich aus eine Form, die an einen Rumpf mit Armen und Beinen erinnert, während der Blattkranz einem Haarschopf gleicht. Foto: Olaf Rippe.

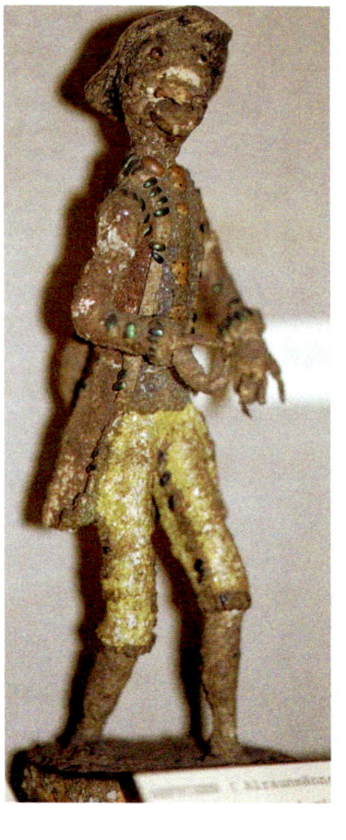

Im Mittelalter schnitzte man aus der Alraunenwurzel Zauberpuppen, die im Aberglauben als magische Dienstgeister galten. Berühmter Besitzer einer Mandragora war zum Beispiel Kaiser Rudolf II., der die Wurzel sehr teuer erwarb und auf besondere Weise pflegen ließ. Pharmaziehistorisches Museum, Basel. Foto: Margret Madejsky.

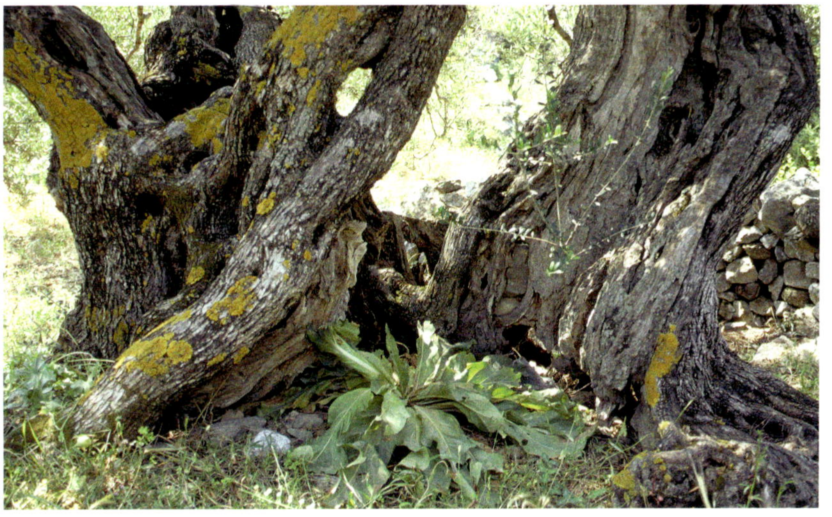

Uralter Olivenbaum mit einer mächtigen Alraune in seiner Mitte. Foto: Margret Madejsky.

Nachtschatten-Scopolamine werden wegen ihrer betäubenden und muskelrelaxierenden Wirkung noch heute in der Operationsvorbereitung sowie in der Schmerzbekämpfung verwendet (z.B. enthält das krampflösende Buscopan plus neben Paracetamol auch Butylscopolaminiumbromid).

Auch betäubende Tränke, die u.a. Alraunenwurzel enthielten, waren im Mittelalter gebräuchlich. Paracelsus führte gleich mehrere beruhigende, schlafbringende und schmerzlindernde Rezepte mit Mandragora auf. Zur Beruhigung von Gallenschmerz empfahl er etwa eine Mixtur aus Alraune, Bilsenkrautwurzel, Bilsensamen, Schlafmohn und Theriak (I/818). Einer seiner Schlaftrünke setzte sich u.a. zusammen aus Alraune, Ambra, Kampfer, Mastix, Mohnsamen, Opium und Zimt (II/60). Außerdem lobte er die betäubenden Kräfte der Alraune bei schweren Krankheiten und großen Schmerzen: ein »Mensch, der infolge großer Krankheit und leiblicher Schmerzen und der Leiden, die er hat, seinen natürlichen Schlaf verliert und gar nicht, weder bei Tag noch bei Nacht schlafen kann. Diesem ist der Schlaf mit etlichen Simplicien und Arzneien zu bringen. So erstens mit der Alraunwurzel, mit dem Papaver (Mohn) und seiner Wurzel« (IV/363).

Interessanterweise sind in den vorgenannten Rezepten u.a. Theriak oder Kampfer enthalten, obwohl deren Wirkungen eher als ernüchternd und kreislaufanregend beschrieben werden, weshalb der Theriak einst als universelles Gegengift diente und Kampfer in der Homöopathie bis heute in dem Ruf steht, ein universelles Gegengift zu sein. Nach heutigem Erkenntnisstand wäre es nicht ungefährlich, Nachtschattengewächse zusammen mit Opium anzuwenden, da es hier bei entsprechend hoher Dosierung zur Atemdepression bis hin zum Tod durch Atemstillstand kommen kann. Da stellt sich die Frage, ob Paracelsus die Wirkungen dieser Arzneipflanzen bereits so differenziert betrachtete, denn dass es sich um Giftpflanzen handelte, war ihm bewusst: »Opium, Mandragora, Jusquiamus. Wenn man es zu trinken gibt, ist es ein Gift und der Körper wird kalt« (III/532).

Nur wer die Pflanzen wirklich kennt, kann auch deren heilsame und unheilvolle Kräfte beherrschen. Als Alchimist verfügte Paracelsus nicht zuletzt auch über Kenntnisse der Arzneibereitung, durch welche sich die Giftwirkung zügeln und die Arzneikräfte befreien lassen. So erwähnte er z.B. des Öfteren die »Quintae Essentiae von Opium, von Mandragora, von Jusquiamus, von Papaverus« (II/64, II/74), bei der es sich um eine spezielle Zubereitung handelt, deren Heilkraft und Wirkung am ehesten einem Destillat oder einer spagirischen Urtinktur nahe kommt. Eben weil deren Wirkungen nicht vom Alkaloidgehalt abhängen, sondern mehr vergeistigter Natur sind, sind z.B. die spagirischen Urtinkturen von Belladonna, Hyoscyamus oder Mandragora von der Rezeptpflicht befreit. Jedenfalls warnte Paracelsus vor der Giftwirkung der Narkotika wie Bilsenkraut, Schlafmohn und Alraune: »Da wir Ärzte sehen, dass die Somnifera viel tun und große Dinge bewirken und dass in den Opiata ein Gift ist, so dass

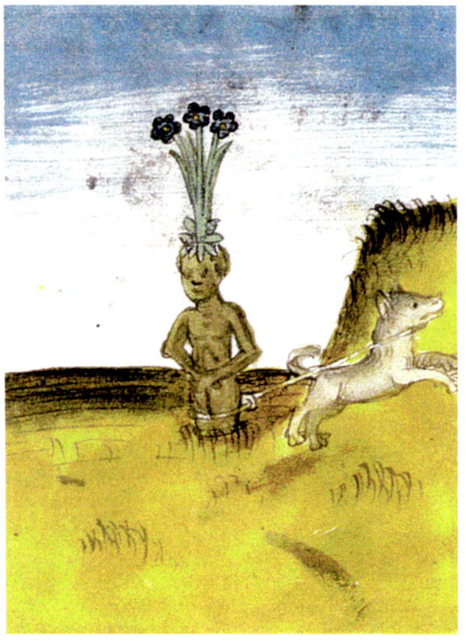

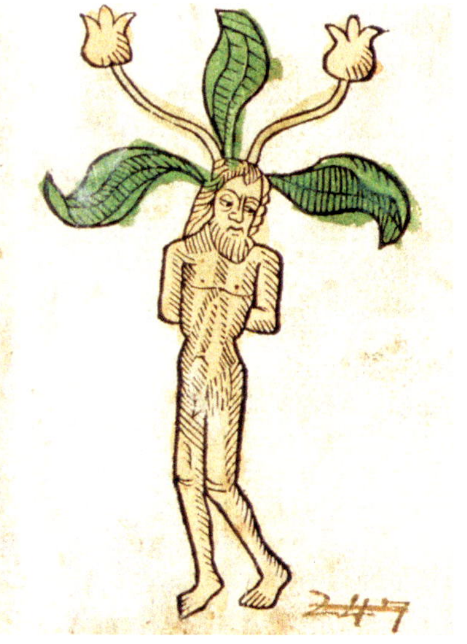

Eine Alraune wird von einem Hund aus der Erde gezogen. Das Tier ist Begleiter der Erdgottheiten, die beim Graben der Alraune behilflich sein sollten. Aus dem Anholter-Moyländer Kräuterbuch, Ende des 15. Jahrhunderts.

Darstellung der Alraune. Aus dem Kräuterbuch Gart der Gesundheit, 1487.

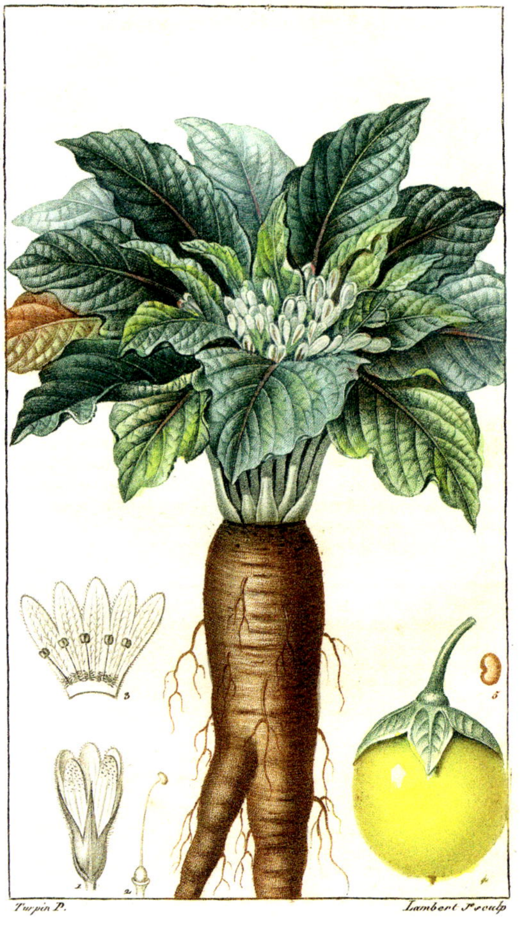

Neuzeitliche Darstellung der Alraune. Flore medical von Chammeton und Chamberet, Paris, 1814–1820.

sie nicht ohne die Gestalt der Quintae Essentiae zu gebrauchen sind, sollen wir unsere Zuflucht bei diesen Mitteln suchen« (III/644).

Abgesehen von den alchimistischen Zubereitungen gebrauchte Paracelsus die Mandragora auch in Form einer Salbe (II/68), die der Schmerzlinderung diente. Dies ist auch heute noch möglich, da der anthroposophische Heilmittelhersteller Weleda – vielleicht von Paracelsus inspiriert – die Alraunenwurzel gleich in mehrere Salben eingearbeitet hat (z.B. Arnica/Symphytum comp. Salbe oder Mandragora 5 % Salbe – leider zeitweise aus galenischen Gründen nicht lieferbar!), die bei Prellungen, Zerrungen oder Verstauchungen sowie bei Gelenkentzündungen oder Rheuma Schmerzen lindern. Ebenso bewährt sind z.B. bei Hexenschuss oder bei rheumatischen Schmerzen subkutane Injektionen mit Mandragora D4 Ampullen von Weleda oder Metasymphylen N (alraunenhaltige Tropfen von Meta Fackler).

»Der safft von dißem Kraut/und somen/macht schlaffen/würt auch zu solchen unguenten (Salben) gebraucht/und leget schmertzen.« (Otto Brunfels über Bilsenkraut, 1532/1964)

Bilsenkraut: Schlafkraut und Zahnwurzel des Paracelsus

Eines der wichtigen Schlaf- und Schmerzmittel des Paracelsus war das Bilsenkraut (Hyoscyamus niger), das wie die Alraune zu den Kulturfolgern zählt, jedoch im Gegensatz zu dieser auch nördlich der Alpen wild vorkommt. Beide Nachtschattengewächse haben als Hexenpflanzen Ruhm erlangt, die eine mehr als Zauberwurzel, die andere als »Hexensalbe« und Räucherdroge. Doch beide unterscheiden sich in ihren Signaturen: Während die oberirdischen Teile der Alraune einer flachen Rosette aus Mangoldblättern ähnlich sehen (was schon zu tödlichen Verwechslungen führte), erhebt sich das Bilsenkraut mit seinen blassgelben und violett geäderten Blüten, die der Volksmund einst »Teufelsauge« nannte, im Idealfall bis auf Augenhöhe. Die Alraune zieht daher eher hinab in die Unterwelt, erdet, wie es viele Wurzeln an sich haben, jedoch im extremen Maß, nämlich auf betäubende Weise, so dass man im Rausch wie tot ist und danach oft die Erinnerung fehlt. Dagegen stimuliert Bilsenkraut die Hirnrinde, führt zu heftigen Halluzinationen und geleitet den Berauschten in die Anderswelt.

Inzwischen hat man die verantwortlichen Wirkstoffe identifiziert: Bei der Alraune überwiegen die Scopolamine mit ihrer betäubenden und motorisch dämpfenden Wirkung. Beim Bilsenkraut überwiegt – wie auch in Stechapfel und Tollkirsche – das Hyoscyamin, das durch seine erregende Wirkung auf die Großhirnrinde charakterisiert ist. Ein Alkaloidrausch ist in beiden Fällen nicht harmlos: Für den Hexenpflanzenforscher Karl Kiesewetter endete der Selbstversuch gar tödlich! Immer wieder kommt es auch vor, dass sich eine Seele auf der Reise in die Anderswelt verirrt und den Weg in die Normalität nicht mehr zurückfindet. Manche dieser verlorenen Seelen trifft man in psychiatrischen Anstalten, wo sie noch Jahre nach ihrem Nachtschattentrip in den Zwischenwelten weilen. Nachtschattengewächse wie Alraune, Bilsenkraut, Stechapfel oder Tollkirsche öffnen eben manchmal Pforten, die sich nicht mehr so leicht schließen lassen. Denn es handelt sich um Schamanenpflanzen, also Pflanzen, die den Menschen rufen, um ihn einzuweihen, und nicht um Pflanzen, die der Mensch um des Kicks willen selbst wählt. Eine andere Lektion, die

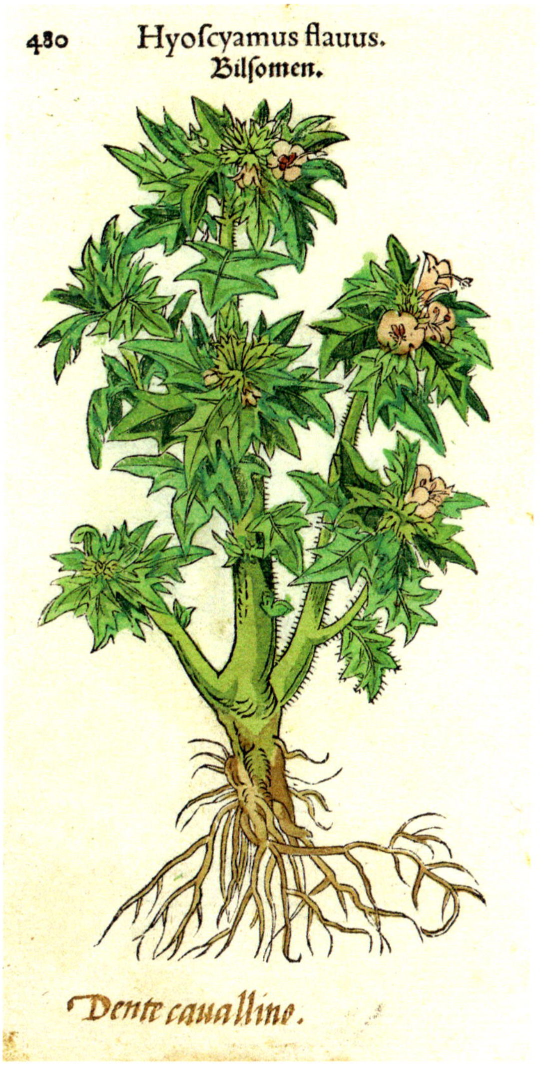

Bilsenkraut mit einer handschriftlichen Notiz »Zahnkraut«. Kolorierter Holzschnitt aus dem Kleinen Fuchs (Bestimmungsbuch nach Leonhart Fuchs), frühes 16. Jahrhundert.

uns Alraune, Bilsenkraut oder auch Tollkirsche lehren, ist die, dass Nachtschattengewächse bei jedem Menschen und zu jeder Zeit anders wirken. Die einen spüren nach drei Tollkirschen nichts, während andere bereits nach dem Genuss einer halben Tollkirsche weite Pupillen, Paranoia oder bizarre Träume bekommen.

Weil Paracelsus das Bilsenkraut rege gebrauchte – z.B. als Auflage gegen Kopfschmerz (I/722), als Salbe gegen Sodbrennen (I/854) oder als Zahnspülung (III/507) –, dürften ihm auch die berauschenden bis halluzinogenen Wirkungen nicht entgangen

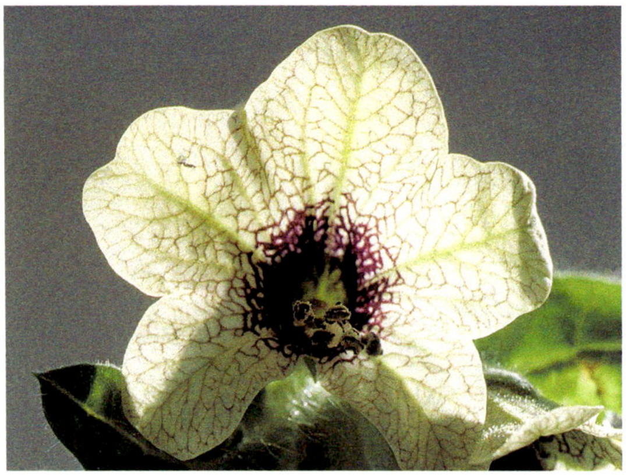

Die braunviolette Äderung der Blüten zeigt, wie auch bei anderen Nachtschattengewächsen, den Bezug zum Astralen an. Wer zu viel vom ursprünglich mit Bilsenkraut gewürzten »Pilsen« getrunken hatte, schloss sicherlich Bekanntschaft mit den gehörnten und bocksbeinigen Wesen der Zwischenwelten, die auch die Bilderwelt des Hieronymus Bosch bevölkern. Foto: Margret Madejsky.

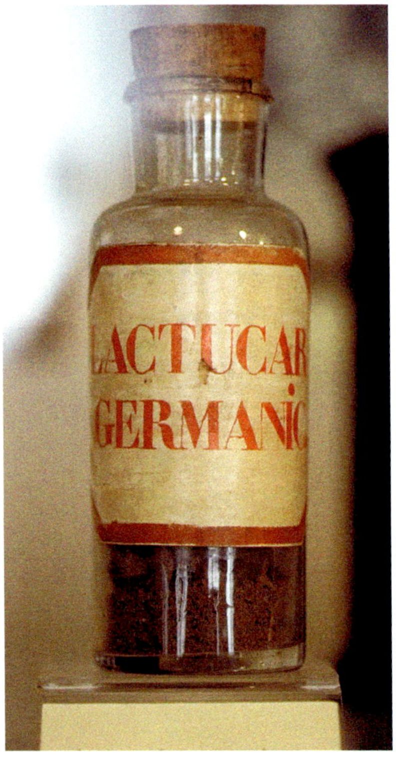

Giftlattich (Lactuca virosa) wurde von Paracelsus ähnlich wie Bilsenkraut als Sedativum und Schmerzmittel verwendet; die Pflanze ist heute noch in der Homöopathie gebräuchlich, z.B. bei Schlafstörungen, Kopfschmerz und als krampflösendes Mittel bei asthmatoidem Husten. »In Lactuca ist eine schlafbringende Tugend, (Lactuca) hat eine schmerzstillende Kraft in sich. Sie kühlt sehr. (...) Sie macht weichen Stuhl« (III/562). Altes Apothekergefäß. Pharmaziehistorisches Museum, Basel. Foto: Margret Madejsky.

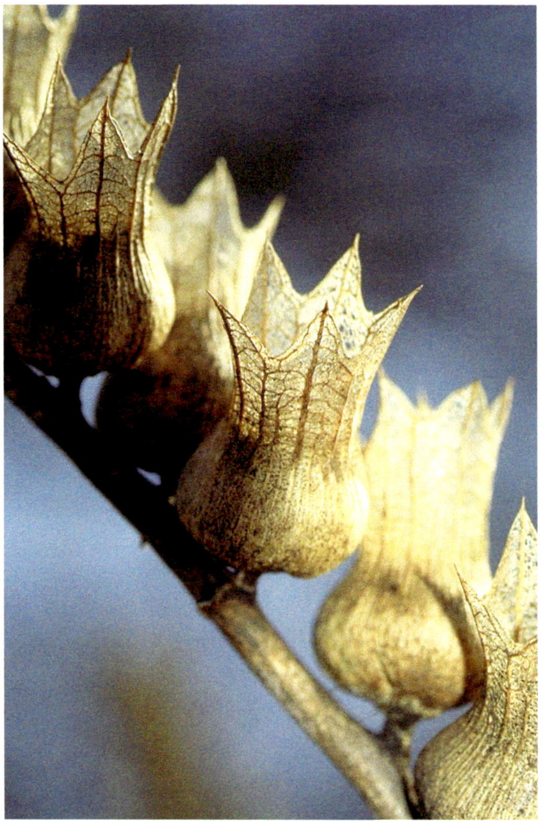

Die Samenkapseln reihen sich am Stengelrücken wie Backenzähne auf. Dies ist wohl die Signatur, die das Bilsenkraut zur Zahnarznei machte. Im Mittelalter leitete man bei Zahnschmerzen den Rauch an die Zähne oder gebrauchte die Pflanze wegen ihrer betäubenden Wirkung für Mundspülungen. Foto: Margret Madejsky.

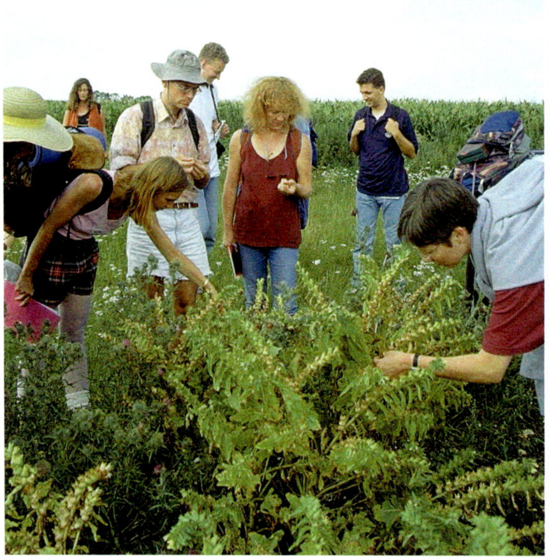

Teilnehmer einer Exkursion bewundern Bilsenkraut im Altmühltal. Foto: Olaf Rippe.

sein. Außerdem hat er Bilsenkraut in seiner Jugend sicherlich noch als Bierwürze erlebt. Erst 1516, als er bereits 23 Jahre alt war, wurde das deutsche Reinheitsgebot erlassen, das vorgab, dass das Bier fortan nur noch aus Wasser, Hopfen, Malz und mit Hilfe von Hefe gebraut werden durfte. Zuvor unterhielten die Brauereien noch Biergärten im buchstäblichen Sinn, in denen Bilsenkräuter sowie andere rauscherzeugende Gewächse gezogen wurden, um die Wirkung der Biere zu verstärken. Wie es seinerzeit in den Bierschänken wohl zugegangen sein muss, wenn bei den Gästen die halluzinogene Wirkung einsetzte?

Umso mehr erstaunt, dass Paracelsus ebenjene Pflanze, die geraucht, geräuchert, gesalbt oder getrunken paranoide bis schizophrene Zustände hervorruft, als Heilmittel gegen den Wahnsinn ins Feld führte: »Auf andere Weise kann die Manie geheilt werden durch (...) Quinta Essentia Iusquiami« (II/64).

Die »Quinta Essentia« oder Quintessenz, eine alchimistiche Zubereitung, die den Giftgeist der Pflanze zügelt, findet heute ihre Entsprechung in der Homöopathie. Das homöopathische Arzneimittelbild von Hyoscyamus umfasst jedenfalls eine bunte Palette wahnsinniger Geisteszustände: Charakteristisch sind Exhibitionismus und sexuelle Manie, religiöser Wahn, Verfolgungswahn oder auch der Hang zur Selbstverstümmelung. Ob man die genannten Zustände mit der Quinta Essentia oder auch mit einer homöopathischen Hochpotenz zu heilen vermag, sei dahingestellt, da eine vollständige Heilung psychischer Erkrankungen doch stets ein vielschichtiges Vorgehen erfordert; Voraussetzungen für eine Besserung sind z.B. Krankheitseinsicht von Seiten des Betroffenen und Miteinbeziehung des sozialen Umfeldes, um nur zwei Faktoren zu nennen. Begleitend zu psychologischen und/oder psychiatrischen Maßnahmen kann die Homöopathie sicherlich große Dienste leisten (z.B. Zwischengaben von Hyoscyamus C30) – Gerhard Madaus beschrieb in seinem *Lehrbuch der biologischen Heilmittel* einen Fall von Geistesstörung, der mit Hilfe von Hyoscyamus D6 geheilt wurde. Gemäß homöopathischem Grundsatz kann ohnehin nur eine solche Arznei helfen, die das Leiden auch hervorbringen könnte: Heilmittel und Krankheit müssen also vom Wesenskern her übereinstimmen.

An anderer Stelle führt Paracelsus »Jusquiamus« gegen ein Leiden namens *vesanitas* ins Feld (II/75), womit er die Beraubung der Sinne durch Speise oder Trank meinte. In der Mythologie begegnet uns *vesanitas* z.B. bei Odysseus, dessen Begleiter von der Erzhexe Circe durch einen Trank in Schweine verwandelt wurden. Laut Paracelsus verfügt das Gewächs somit über zweierlei Kräfte: eine, die krank macht, und eine, die heilt. Zubereitungen aus Nachtschattengewächsen werden mitunter als K.O.-Tropfen missbraucht; die Opfer solcher Tränke finden sich meist nicht nur ihrer Sinne, sondern auch ihrer Geldbörse beraubt und ohne jegliche Erinnerung wieder. Mit der Heilindikation »Vesanitas« bewies Paracelsus einmal mehr, dass Homöopathie bereits lange vor Hahnemann einen Pfeiler der Heilkunst darstellte.

Nicht zuletzt kannte und nutzte Paracelsus auch die schlafbringenden und schmerzlindernden Kräfte des Bilsenkrauts: »Klagt aber der Kranke über Kopfschmerzen und Schlaflosigkeit, so soll man ihm (...) folgende Arznei auf den Kopf legen: Nimm eine halbe Handvoll von der äußeren Rinde der Pillsamwurzel, Nachtschatten, Hauswurz, beides in der Menge, dass eine halbe Hand voll werde. Lasse sie in einem halben Maß Wein und in einem halben Maß Rosenessig auf den vierten Teil der Flüssigkeit einsieden. In diesem Essig mache ein Tuch aus Leinen nass und lege es warm um den Kopf« (I/722).

Seiner betäubenden Wirkung wegen trug das Bilsenkraut u.a. den Beinamen »Schlafkraut«. In kleinen Dosen eingenommen oder als Einreibung gebraucht, wirkt es spürbar entspannend, krampflösend und muskelrelaxierend, so dass es zeitweise gegen das Zittern bei Parkinsonismus oder in Form von Räucherungen auch gegen den Krampfhusten bei Asthma verwendet wurde. Bei Parkinsonismus bediente man sich kleinster Mengen der Urtinktur bis hin zu homöopathischen Tiefpotenzen (Hyoscyamus D4). Bei Asthma kommt heute ebenfalls die Tiefpotenz zum Einsatz. Madaus führte noch folgende Räuchermischung auf: Bilsenkrautblätter, Stechapfelblätter und Kaliumnitrat zu gleichen Teilen gemischt und im Mörser zu Granulat verarbeitet.

Kehren wir noch einmal zu den Signaturen zurück, einen der wichtigsten Erkenntniswege des Paracelsus: Die Samenkapseln des Bilsenkrauts zeigen

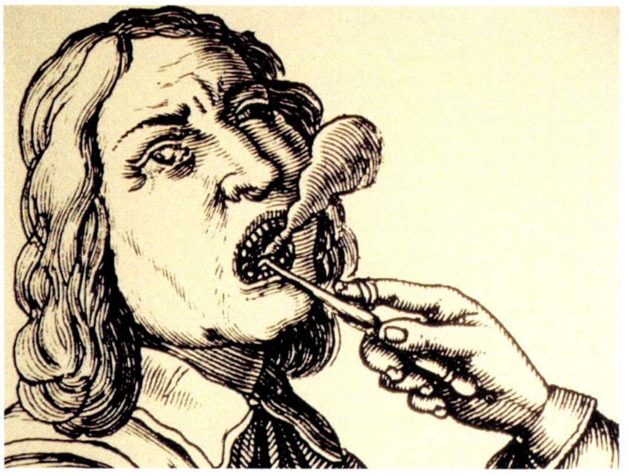

Ein »Zahnwurm« wird mit Bilsenkraut ausgeräuchert. Holzschnitt, ca. 16. Jahrhundert.

verblüffende Ähnlichkeit zu unseren Backenzähnen. Am Stengelrücken sind die Kapseln aufgereiht wie die Zähne in einem Gebiss. Vermutlich wegen dieser Formverwandtschaft sahen die Alten im Bilsenkraut eine Arznei für die Zähne. Namen wie »Zahnkraut« oder auch »Apolloniakraut« deuten diese Verwendung in der Volksmedizin an, denn die heilige Apollonia war die Patronin der Zahnleidenden. Bei Zahnschmerzen räucherte man vorwiegend die Samen und atmete einen Teil des Rauchs ein; einen anderen Teil leitete man an den kranken Zahn.

Paracelsus zeigte überhaupt bereits beachtlichen Sachverstand, was Zahnschmerzen anging. So bemerkte er z.B., dass es lebensgefährlich sei, wenn man bei manchen Zahnleiden nicht einen Ausgang offen lasse (III/507). An anderer Stelle weist er auf die zwei Wege der Zahnbehandlung hin: »Die Behandlung der Zähne ist zweifach, medizinisch und chirurgisch. Die medizinische ist so:

Rec. Tormentillae, Staphisagriae (Blutwurz, Stephanskörner)
Seminis plantaginis (Wegerichsamen)
Radicis exterioris iusquiami (Bilsenkrautwurzelrinde)
Succi papaveris (Milchsaft des Schlafmohns)
Reduc in decoctionem cum aceto
(in Essig eingekocht)
Fiat lavamentum calidum (zur warmen Mundspülung gebraucht) (I/1010)

Mit der chirurgischen Behandlung meinte er, wie bereits angedeutet, das Schaffen eines Ausgangs für krankhafte Sekrete – heute zieht man in solchen Fällen den Nerv und lässt den Eiter abfließen. Die medizinische Behandlung umfasst eine antibiotische wie auch eine den Zahnschmerz betäubende Komponente. Wegen ihrer Gerbstoffe wirkt die Blutwurz antibakteriell, und der Wegerich enthält den eiterwidrigen Wirkstoff Aucubin. Die Schmerzstillung erfolgt dagegen durch Mohnsaft,

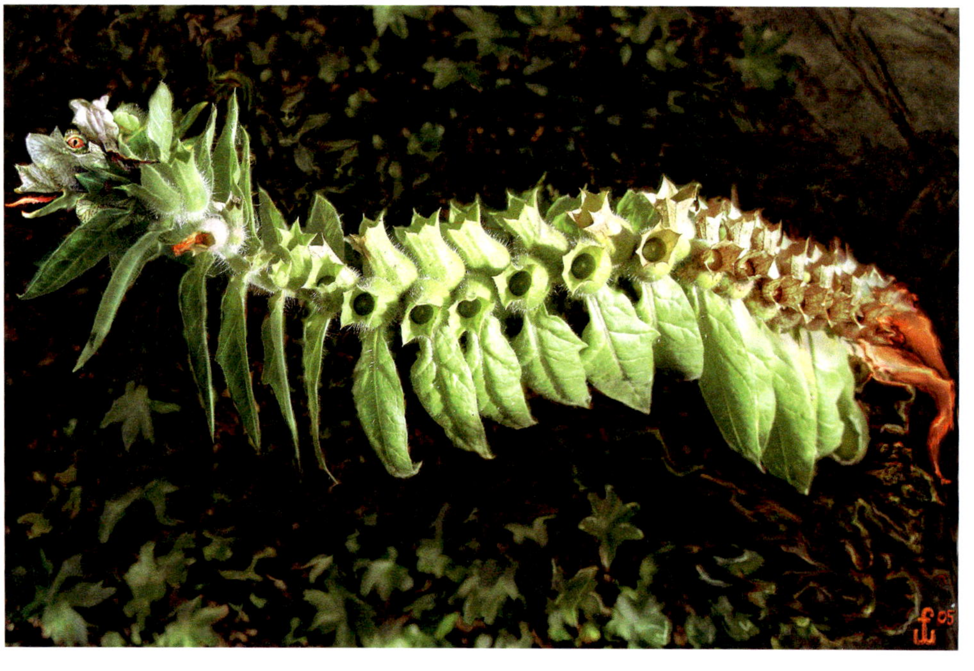

Bilsenkraut spielte wahrscheinlich im Orakelkult zu Delphi eine wichtige Rolle. Es galt in der Antike als heilige Pflanze des Apollon, den man auch Drachentöter nannte. Der Geist des Nachtschattengewächses öffnet die Sinne für die Anderswelt, wodurch die Natur wieder zu dem wird, was sie eigentlich ist: einem belebten Wesen voller Magie und Geheimnisse. »Drachengestalt«; Foto und Übermalung von Fred Weidmann, 2005.

Bilsenkraut und Staphisagria, wobei Letztere den Speichelfluss anregt und daher auch giftige Sekrete ausleitet.

Zur Nachahmung eignen sich solche mittelalterlichen Rezepte heute schon allein aus rechtlichen Gründen nicht mehr, und weder Schlafmohnsaft noch Bilsenkrautwurzel sind in den Apotheken erhältlich. Aber die homöopathischen Tiefpotenzen zeigen in vielen Fällen ebenfalls gute Heilwirkung, und in manchen Gärtnereien sind die Somnifera des Paracelsus wie Alraune oder Bilsenkraut inzwischen wieder als Topfpflanzen erhältlich, so dass man deren Signaturen studieren kann.

Rezepte für einen gesunden Schlaf

Schlaföl zur Einreibung

Bilsenkrautblätteröl 40 ml
Johanniskrautrotöl 20 ml
Mandelöl 40 ml
äth. Lavendelöl 4 ml
äth. Muskatnussöl 1 ml

Die Bestandteile miteinander vermischen und vor Gebrauch kräftig schütteln. Das Schlaföl kann abends nach dem Bad am ganzen Körper eingerieben werden. Bei sensiblen Personen genügt die Einreibung der Schläfen und der Armbeugen.

Anmerkung: Das Schlaföl ist nicht für Kinder oder Schwangere geeignet!

Schlaftropfen nach Paracelsus

»Wenn man jede Nacht Wermutwein trinkt, dem Mohnsamen zugesetzt ist, macht es wohl schlafen.« (Paracelsus III/535)

Je 20 ml
Artemisia absinthium Dil. D1 (Wermut)
Bromum Dil. D4 (Brom)
Corydalis cava Urtinktur (Hohlwurz = Lerchensporn)
Escholzia californica Urtinktur (Goldmohn)
Hyoscyamus niger Dil. D4 (Bilsenkraut)

Über die Apotheke von Spagyra mischen lassen. Bei Bedarf bis zu stündlich 10–15 Tropfen zur Einschlafförderung im Mund zergehen lassen (zur Rezepterstellung siehe Seite 429).

Anmerkung: Bilsenkraut, ein wichtiges Somniferum des Paracelsus, wirkt in der D4 leicht beruhigend und einschlaffördernd. Als Ersatz für den Schlafmohn dienen Goldmohn und Hohlwurz, die zu den Mohngewächsen gehören und deren Alkaloide krampflösend, mild betäubend und muskelrelaxierend wirken. Weil Paracelsus davon schreibt, dass bestimmte Bäder eine einschläfernde Wirkung wie Alraune und Bilsenkraut zeigen (III/722), ist Brom enthalten. Bromverbindungen sind für die schlafbringende Wirkung des Toten-Meer-Wassers verantwortlich und auch Bestandteile der Schlafhormone. Abgerundet wird die Rezeptur durch den magenberuhigenden und nervenstärkenden Wermut.

Silberarzneien für Heilschlaf und Traumerleben

»Denn das ist das Licht der Natur, das im Schlaf arbeitet.« (Paracelsus II/511)

Als Ergänzung zu den schlafbringenden Pflanzen lässt sich der Heilschlaf auch durch Silberarzneien fördern. Paracelsus, der im Silberbergwerk in Schwaz die Grundlagen der Metallurgie erlernte, bezeichnete Silber als das »Weiblein unter den Metallen« und unterstellte es astrologisch dem Mond. Das meiste Silber findet sich im Meerwasser gelöst und steht daher durch Ebbe und Flut in direkter Verbindung zum Mond. Laut Aberglauben nimmt das Silber in den Bergwerken je nach Mondphase zu oder ab. Zu den mondhaften Eigenschaften zählen z.B. die große Verformbarkeit sowie die Hitzeleitfähigkeit.

Wegen des guten Reflexionsvermögens und wegen der extremen Lichtempfindlichkeit werden Silberverbindungen seit langem zur Beschichtung von Spiegeln und in der Fotografie genutzt. Überträgt man diese Signatur auf die Heilkunst, dann wird verständlich, dass Silberarzneien das Erinnerungsvermögen steigern und das Tor zum Unbewussten öffnen, denn »das Gedächtnis reproduziert die Dinge, wie der Mond das Sonnenlicht spiegelt, oder der Silberspiegel getreu die Umwelt wiedergibt« (A. Selawry, 1985). Im Körper regiert der Mond über das Gehirn, das Unbewusste, das Traumerleben, über Wachstumsprozesse und die Fortpflanzungsorgane sowie über Haut, Schleimhaut und Lymphe.

Einige Silberarzneien, die unbewusste Prozesse wie Schlaf und Traumerinnerung beeinflussen und bei Schlafstörungen die Somnifera des Paracelsus sinnvoll ergänzen:

Argentum metallicum praeparatum (Tropfen, Ampullen, Trituration; Weleda): Der Metallspiegel wird durch eine Art Destillation gewonnen, wobei das Silber erhitzt wird, verdampft und nach Abkühlung auf Glas niederschlägt. Tiefe bis mittlere Potenzen (D6/D8/D12) vertiefen bei abendlicher Einnahme den Schlaf und öffnen die Tore des Unbewussten, so dass Träume oftmals intensiver erlebt und erinnert werden.

Argentum/Rohrzucker (Globuli; Wala): Diese Silberarznei wurde für die seelischen Folgen von Traumata entwickelt. Das Mittel unterstützt die Verarbeitung von Schockerlebnissen und bewährt sich daher besonders bei Kindern mit Schlafstörungen; z.B. bei Frühgeburten, Kaiserschnittgeburten oder bei frühkindlichen Krankenhausaufenthalten.

Bryophyllum Argento cultum (Tropfen, Ampullen; Weleda): Bryophyllum, auch Brutblatt oder Keimzumpe genannt, verkörpert das urmütterliche Prinzip in der Pflanzenwelt. Die Pflanze wurde mit Silber gedüngt und in der dritten Generation geerntet und verarbeitet. Entstanden ist ein sogenanntes vegetabilisiertes Metall, das nach Schock oder bei seelischen Ausnahmezuständen etwas Geborgenheit spendet und, in alkoholfreier Zubereitung, vor allem Schwangere, Frauen und Kinder in ruhigeren Schlaf geleitet.

Cerebretik Nr. 4 (Tropfen; Soluna): Zwei Silberverbindungen vereinen sich mit homöopathisch aufbereitetem Tabak zur mondhaften Arznei, die sich zur Anregung des Traumerlebens und der Traumerinnerung bewährt hat und sich daher zur Begleitung tiefenpsychologischer Therapien eignet. Die ursprüngliche Rezeptur enthielt ganz im Sinne des Paracelsus statt Tabak noch Bilsenkraut und Schlafmohn.

Fieber- und Zahnungszäpfchen für Kinder (Weleda): Bewährte Silberarznei zur Förderung des Heilschlafs bei akuten fieberhaften Infekten sowie bei Zahnungsbeschwerden; enthält neben Argentum metallicum praep. D19 u.a. Schlafmohn (Papaver somniferum, Fructus D3).

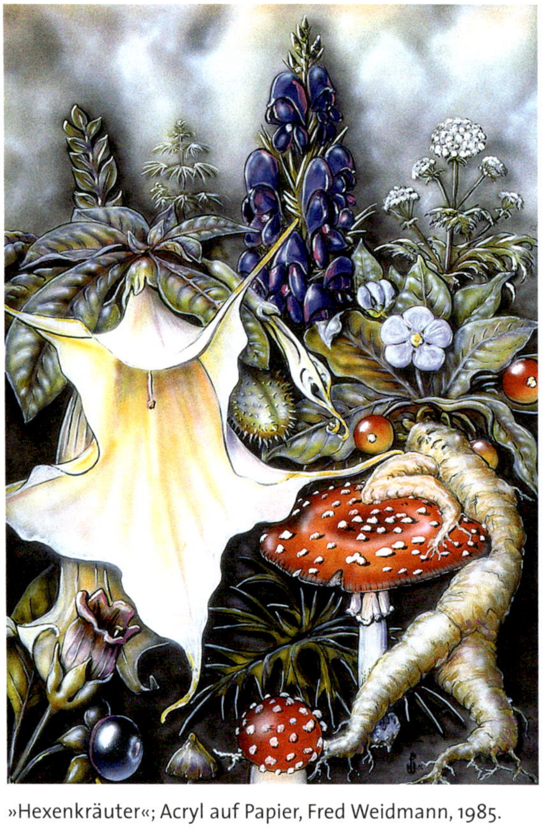

»Hexenkräuter«; Acryl auf Papier, Fred Weidmann, 1985.

Die Somnifera des Paracelsus in der modernen Naturheilkunde

Eine Auswahl bewährter Firmenpräparate mit Hyoscyamus, Mandragora und Papaver

Firmenpräparat	Inhaltsstoffe	Anmerkung
Apulo spag. (Saft; Pekana)	Bryonia D4, Cepa D4, Hedera helix D3, Hyoscyamus D4, Phosphorus D4, Senega D2, Tartarus stibiatus D4, Pulmonaria Ø	Homöopathisch-spagirischer Hustensaft; bewährt bei erschöpfendem Krampf-, Kitzel- oder Reizhusten sowie trockener Bronchitis mit nächtlichen Hustenattacken.
aspas spag. (Tropfen; Pekana)	Belladonna D4, Cuprum aceticum D4, Hyoscyamus D4, Ignatia D4, Secale D4, Tabacum D6, Ammi visnaga Ø, Potentilla anserina Ø	Homöopathisch-spagirischer Komplex mit krampflösender Wirkung; eignet sich z.B. bei Muskel- und Regelkrämpfen sowie als Begleitmittel bei Gallen- oder Magen-Darm-Koliken.
Archangelica comp. (Ampullen/Globuli; Wala)	Angelica D4/D2, Argentum nitricum D14, Hyoscyamus D6/3, Pyrit D6/D2, Salvia off. D2/Ø	Indiziert bei entzündlichen Prozessen im Hals- und Rachenbereich, die mit Reizhusten einhergehen (z.B. Laryngitis, Tracheitis usw.).
Arnica/Symphytum comp. (Salbe; Weleda)	Aconitum Ø, Arnica, Betula, Mandragora Ø, Symphytum, Rosmarinus, Resina laricis	Bewährte Salbe mit abschwellender, schmerzlindernder und regenerierender Wirkung nach Brüchen oder bei Prellungen, Zerrungen, Verstauchungen usw.
Asthma-Injektopas SL (Ampullen; Pascoe)	Cuprum aceticum D6, Drosera D1, Hyoscyamus D2, Eriodictyon D2	Zur Injektionsbehandlung (subkutan, intramuskulär oder intravenös) bei Asthma, Keuch- oder Krampfhusten.
Fieber- und Zahnungszäpfchen (Weleda)	Belladonna D3, Chamomilla D2, Echinacea Ø, Papaver somniferum D3, Argentum met. praep. D19	Bewährter anthroposophischer Komplex für Säuglinge und Kinder bei akut fieberhaften Prozessen (z.B. Kinderkrankheiten), Krämpfen oder Unruhezustände beim Zahnen.
Hyocyamus Komplex Nr. 4 (Tropfen; Nestmann)	Hyoscyamus D4, Lobelia D4, Anacardium D4	Bewährtes Begleitmittel bei nervösen Erregungszuständen mit Gedankenflucht, Verwirrtheit, Muskelzucken usw.
Mandragora 5 % (Salbe; Weleda)	Mandragora e radice 2,5 g, Mandragora Decoct. Ø 2,5 g	Bei schmerzhaften, degenerativen oder entzündlichen Gelenkserkrankungen bewährt, z.B. Tennisarm.
Mandragora comp. (Tropfen; Weleda)	Arnica D15, Betula D3, Equisetum D15, Formica D10, Mandragora D3, Meniscus genus D6	Wegen Mandragora D3 verschreibungspflichtige Mischung zur Linderung von Schmerzzuständen bei Arthrosen, Gicht, Gelenks- oder Muskelrheumatismus.
Metakaveron N (Tropfen; Meta Fackler)	Argentum nitricum D5, Mandragora D6, Piper methysticum D6, Sumbulus moschatus D2	Homöopathisches Anxiolytikum und milder Tranquilizer-Ersatz; eignet sich bei Prüfungsängsten, nervöser Erschöpfung, stressbedingten Herzbeschwerden usw.
Oleum Hyoscyami (Ölauszug; Caelo)	Fettes Bilsenkrautöl = rezeptfreier öliger Auszug aus den Blättern	Wirkt mild muskelrelaxierend und einschlaffördernd sowie entzündungswidrig und schmerzlindernd bei Hexenschuss, Myalgien, Mittelohrentzündung oder Hämorrhoiden.
Primula Muskelnähröl (Wala)	Hyoscyamus Ø, Myocardium D7, Oleum Hyperici, Primula veris e floribus, Quarz, Rosmarini aeth.	Zur Einreibung bei Muskelschwäche oder Muskelschwund infolge neurologischer und muskulärer Erkrankungen oder nach langer Ruhigstelleung, z.B. nach Traumen.
Rhus tox. comp. (Ampullen/Globuli; Wala)	Aconitum D5/D3, Gels. D3/D2, Granit D9, Leontopodium D3, Mandragora D5/D3, Rhus toxicodendron D5	Bewährt zur Linderung von Schmerzen und Entzündungen im Bewegungsapparat, z.B. bei Hexenschuss, Nervenentzündungen, Neuralgien, Myalgien.
Sedicelo N spag. (Tropfen; Pekana)	Acidum phosphoricum D4, Agaricus D6, Anacardium D4, Coffea D8, Hyoscyamus D4, Zincum valerianum. D4, Hypericum D2, Humulus lupulus	Mild beruhigender homöopathisch-spagirischer Komplex; eignet sich zur Begleitbehandlung von Hyperaktivität der Kinder sowie bei nervöser Erschöpfung, Einschlafstörungen, Erregungszuständen und bei motorischer Unruhe.

Biografische Notizen zu Paracelsus[56]

Geburtshoroskop des Paracelsus

Spekulatives Datum nach Bernd A. Mertz[57]: 10.11.1493, 10.40 h (Häuser nach Placidus); CH-Einsiedeln.

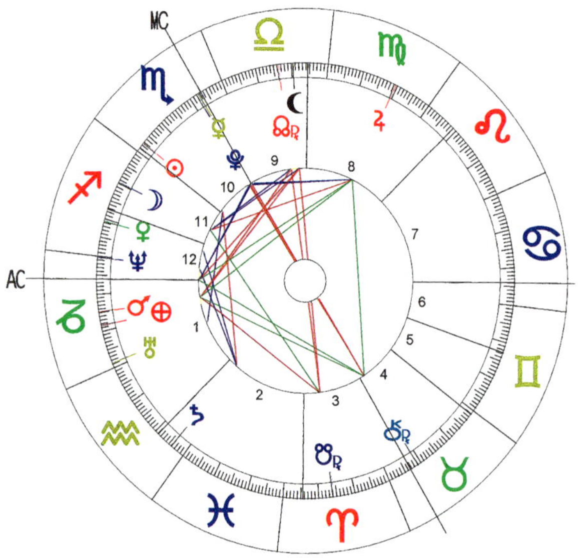

»Der seltsame Mann Philippus Aureolus Bombast von Hohenheim, genannt Theophrastus Paracelsus, wurde (...) im Jahre 1493 am 10. November geboren. Sein mittelalterlicher und doch so freisinniger Geist wird es uns nicht verdenken, wenn wir in höflicher Erinnerung an die Gepflogenheiten seiner Zeit zunächst einen kurzen Blick auf die Sonne, die seiner Geburt zu Gevatter stand, werfen. Seine Sonne stand im Zeichen des Skorpions, nach alter Tradition ein Zeichen gut für Ärzte, für Meister der Gifte und der Heilung. Des Skorpions Herr ist der stolze und streitbare Mars, der dem Starken kriegerischen Mut und dem Schwachen Händelsucht und Galligkeit verleiht. Und des Paracelsus späteres Leben hat diese Nativität wahrlich nicht verleugnet« (C.G. Jung, 2001).

»Er war ein gewaltiger Sturmwind, welcher alles auseinanderriss und alles zusammenwirbelte, was sich irgendwie von der Stelle rücken ließ. Wie ein Vulkanausbruch hat er gestört und zerstört, aber auch befruchtet und belebt. Man kann ihm nicht gerecht werden: Man kann ihn immer nur unter- oder überschätzen« (C.G. Jung, 2001).

1493 Theophrastus von Hohenheim, der sich später selber Paracelsus nannte, wird am 10.11. in der Nähe von Einsiedeln (Schweiz) geboren.

Seine Mutter ist eine Leibeigene des Klosters Einsiedeln. Sein Vater, Wilhelm Bombast von Hohenheim, entstammt als unehelicher Sohn einem schwäbischen Adelsgeschlecht. Er wirkt als Landarzt in der Region Einsiedeln. Der kleine Ort ist eine berühmte Marienwallfahrtsstätte, die in den wärmeren Monaten Tausende in das ansonsten einsame Hochtal oberhalb des Zürichsees lockt. Das Geburtshaus an der Teufelsbrücke liegt auf dem Jakobsweg nach Santiago de Compostela – viele Jakobspilger suchen beim Vater medizinischen Rat.

Paracelsus ist ein schmächtiges Kind. Auch als Erwachsener wird er alles andere als eine robuste Natur sein. Obwohl sehr jähzornig, ist er kleinwüchsig, kahlköpfig und mit einem Buckel gestraft. Zeitgenossen zufolge stottert er, und dies mit einer dünnen hohen Stimme in einem derben alemannischen Dialekt mit österreichischem Einschlag. Da er auch im Dialekt schreibt, führt dies später bei Übersetzungen regelmäßig zu Irrtümern (P. Meier, 1998).

Kolumbus unternimmt seine zweite Seereise nach Westen und entdeckt Puerto Rico und Jamaika.

Die Hexenprozesse nehmen in diesem Jahr deutlich zu. Bereits 1487 hatten die Dominikanermönche Heinrich Institoris und Jakob Sprenger den *Hexenhammer (Malleus maleficarum)* herausgebracht. Erst 1782 endete in der Schweiz der Hexenwahn mit der Hinrichtung von Anna Göldin.

56 Für Studien zur Biografie und als Einführung zum Werk sind vor allem die Bücher von Pirmin Meier, Frank Greek und Lucien Braun zu empfehlen (siehe Literaturverzeichnis).

57 In der Astrologie ist es durchaus üblich, anhand von Charaktereigenschaften und besonderen Ereignissen im Leben des Nativen ein Geburtshoroskop zu erstellen, auch wenn die genaue Geburtszeit nicht bekannt ist. Der 10.11. als möglicher Geburtstag geht auf die Angaben von Leonhardt Thurneysser zurück. Ein weiterer möglicher Geburtstag ist der 14.11., der Philipptag der alten Zeitrechnung, der in Einsiedeln aber am 6. Juni begangen wird (P. Meier, 1993).

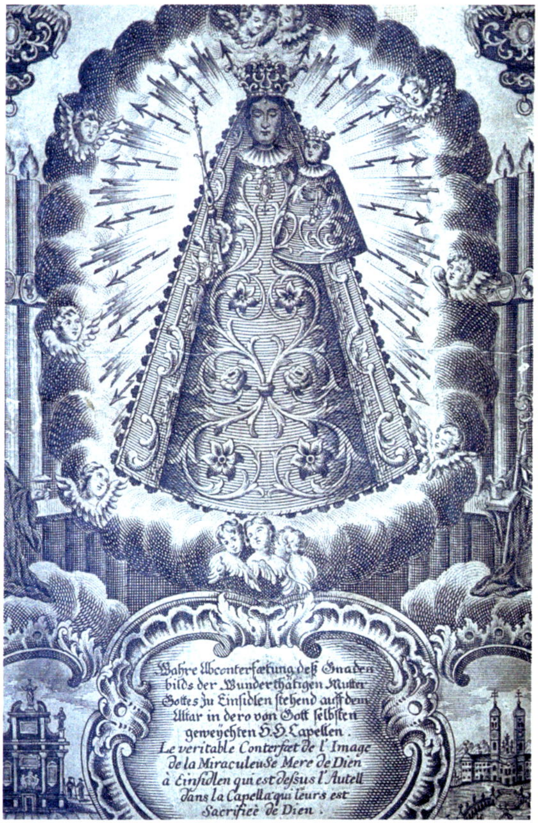
Wahre Abconterfætung deß Gnaden
bilds der Wunderthätigen Mutter
Gottes zu Einsidlen stehend auff dem
Altar in dero von Gott selbsten
geweyhten H.H. Capellen.
Le veritable Conterfaet de l'Image
de la Miraculeuse Mere de Dien
à Einsidlen qui est dessus l'Autell
dans la Capella qui leurs est
Sacrifieè de Dien.

Bereits zu Lebzeiten des Paracelsus war Einsiedeln berühmt für seine Schwarze Madonna. Sie ist ein Symbol für Mutter Erde und wurde als solches von Paracelsus besonders verehrt. Kupferstich, 18. Jahrhundert.

1494 Die Syphilis, auch »Franzosenkrankheit« genannt, breitet sich in einer verheerenden Epidemie in Europa aus.

1498 Der Prediger Savonarola wird am 23.5. in Florenz als Ketzer verbrannt, nachdem er 1494 die Familie Medici aus Florenz vertrieben hatte und der Maler Botticelli durch seinen Einfluss einige seiner Bilder verbrannte.

1499 Die Söhne Jakob Fuggers gründen die Welthandelsgesellschaft der Augsburger Fugger. Sie kontrollieren so gut wie alle Bergwerksbetriebe in Spanien, Tirol, Kärnten und Ungarn, später auch den Handel mit Kräutern, z.B. Guajak, von dem man sich eine Heilwirkung bei der Syphilis erhofft.

1500 Der Wundarzt Hieronymus Brunschwyck veröffentlicht sein *Destillierbuch*.

1502 Nach dem Tod seiner Mutter übersiedelt Paracelsus mit seinem Vater nach Villach in Kärnten; dort übernimmt sein Vater das Amt eines Stadtarztes und Scheidekünstlers[58] im Fuggerschen Bergbau. Neben der Ausbildung durch seinen Vater erhält Paracelsus in den metallverarbeitenden Betrieben der Gebrüder Fugger seine erste Ausbildung in Alchimie. »Unweit Villach liegen Bergwerke wie Bleiberg und Paternion, wo Blei, Eisenerze, Zink, auch Sulfate und Edelmetalle abgebaut werden« (P. Meier, 1998). Für Paracelsus wird sein Vater immer sein wichtigster Lehrer bleiben.

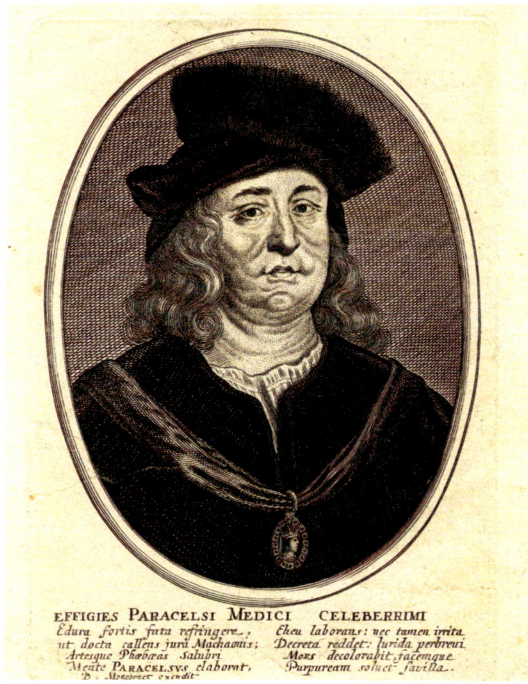
EFFIGIES PARACELSI MEDICI CELEBERRIMI
Edura fortis fata refringere,
ut docta callens jura Machaonis;
Artesque Phœbæas Salubri
Mente PARACELSVS elaborat,
Eheu laborans: nec tamen irrita
Decreta reddet: lurida perbrevi
Mors decolorabit, facemque
Purpuream soluet favilla.

Porträt des Paracelsus aus der Barockzeit. Pieter van Sompel nach Pieter Soutman, einem Schüler von Rubens, um 1620.

1503 Der Arzt und Visionär Michel de Notredame, genannt Nostradamus, wird geboren (gest. 1566).

1510 Paracelsus wird von verschiedenen geistlichen Lehrern unterwiesen und studiert an verschiedenen Universitäten in Deutschland und Italien. Vermutlich erhält er den Doktortitel in Medizin

58 Im metallverarbeitenden Gewerbe als Alchimist tätig.

1515 oder 1516 in Ferrara. Danach beginnen seine Lehr- und Wanderjahre.

Möglicherweise trifft er in seiner Studienzeit auch den berühmten Okkultisten und Lehrer des Agrippa von Nettesheim, Johannes Trithemius (1462–1516), Abt von Sponheim.

1516 Zwischen 1516 und 1524 wandert Paracelsus durch Europa und nimmt an verschiedenen Kriegen als Feldscher (Wund- und Militärarzt) teil. Ziemlich sicher bereist er Skandinavien, Litauen, Polen, Slowenien, Russland, verschiedene Balkanländer, Rhodos, Konstantinopel, Frankreich, Belgien, Holland, Spanien und Portugal. Er besucht wahrscheinlich auch verschiedene Mysterienstätten in Griechenland und Ägypten. Ansonsten hält er sich vornehmlich in Süddeutschland und den Alpenländern auf. Manche Biografen vermuten, dass Paracelsus in verschiedenen geheimen Bruderschaften in Magie und Alchimie unterwiesen und als Gefangener der Tartaren in den Schamanismus und Buddhismus eingeführt wurde.

Der Maler Hieronymus Bosch stirbt.

1517 Martin Luther schlägt am 31.10. seine Thesen ans Portal der Schlosskirche zu Wittenberg in Thüringen.

1518 Martin Luther wird vom Papst der Ketzerei angeklagt.

1519 Das Universalgenie Leonardo da Vinci (geb. 1452) stirbt am 2. Mai.

1521 Papst Leo X. spricht am 13.1. über Martin Luther den Kirchenbann aus. Luther übersetzt die Bibel ins Deutsche.

Paracelsus ist die Reformation zwar nicht unsympathisch, doch Bildersturm und Glaubenskrieg sind ihm als bekennendem Pazifisten zuwider. Er wird seinen katholischen Glauben nicht aufgeben. Ähnlich wie Erasmus von Rotterdam stellt er sich eine Kirchenreformation eher als »verinnerlichte« religiöse Praxis im Sinne einer christlichen Spiritualität und Ethik vor, ohne Pomp und steinerne Tempel. Für Paracelsus zeigt sich die Liebe Gottes in der Schöpfung selbst; den Sinnen offenbart sie sich als »Licht der Natur« und als Arznei.

Ein Großteil seiner späteren Schriften befasst sich mit religiösen Fragen. Außerdem ist Paracelsus ein glühender Marienverehrer. Er betätigt sich auch als Laienprediger. Dies ist wohl auch der eigentliche Grund für sein freiwilliges Zölibat und nicht eine vermeintliche Impotenz, wie manche Biografen vermuten. Außer als Patientinnen sind Frauen für Paracelsus jedenfalls zeitlebens kein Thema.

1524 Paracelsus versucht, sich in Salzburg niederzulassen. Da man ihn aber verdächtigt, aufständische Bauern zu unterstützen, muss er 1525 überstürzt fliehen.

Er schreibt das *Volumen paramirum* über die Ursachen der Krankheiten, arbeitet am *Herbarius* und an dem Buch *Von den natürlichen Dingen*.

1526 Paracelsus wandert durch Süddeutschland und lässt sich in Straßburg nieder. Er schreibt *De vita longa* (Über das lange Leben), *De mineralibus* und *Neun Bücher Archidoxis*.

1527 Paracelsus heilt den berühmten Basler Buchdrucker Johannes Frobenius, der zuvor über Jahre von Ärzten fast zu Tode therapiert wurde, und lernt Erasmus von Rotterdam kennen. Der Rat von Basel beruft Paracelsus nach Fürsprache von Frobenius zum Stadtarzt. Damit übernimmt er auch Vorlesungen an der dortigen Universität und die Oberaufsicht über die Apothekerzunft. Mit seinen Erfolgen und seiner unangepassten Lebens- und Denkweise macht er sich vor allem unter den Standesgenossen viele Feinde.

Er unterrichtet als Erster an einer Universität in deutscher Sprache. Seine Vorträge sind »eine revolutionäre Kriegserklärung an die herrschende Schulmedizin« (P. Meier, 1998). Er verwirft die Säftelehre, trägt seine eigenen Erfahrungen in der Krankenbehandlung vor und beschränkt sich nicht auf die Kommentare der überlieferten Schriften. Er unternimmt mit seinen Schülern, die ihn sehr verehren, Kräuterexkursionen. Zusammen verbrennen sie im Johannisfeuer die Schriften Avicennas, um ein Symbol für eine neue Epoche in der Medizin zu setzen.

»Ich hab die summa der bücher in sanct Johannis feuer geworfen, auf das alles unglück mit dem rauch in luft gang, und also ist gereinigt worden die mon-

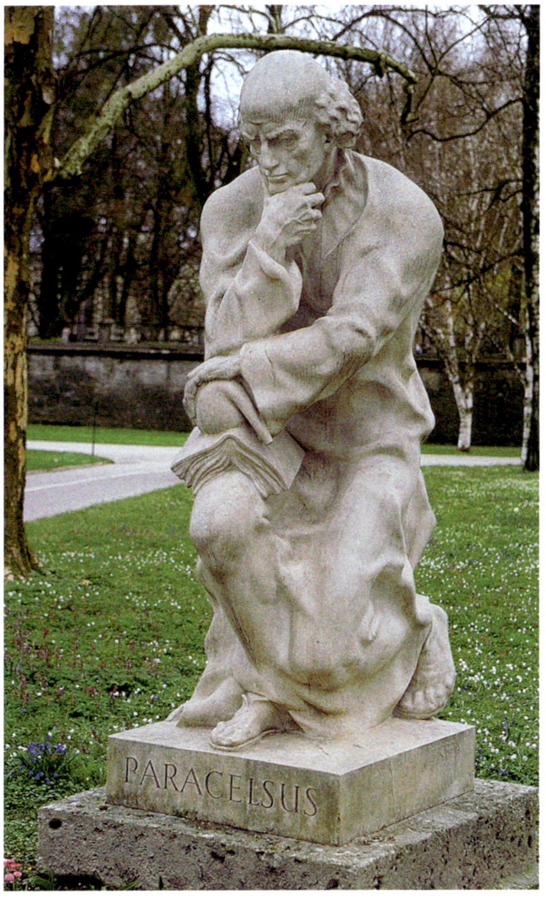

Paracelsus-Denkmal in Salzburg. Foto: Olaf Rippe.

archei und sie wird von keinem feuer mer gefressen werden« (Paracelsus, zit. n. P. Meier, 1998).

Der Magier und spätere Hofastrologe am englischen Königshofe, John Dee, wird geboren.

1528/29 Der Basler Domherr betrügt Paracelsus um sein Honorar, nachdem dieser ihn geheilt hat, und bekommt sogar vor Gericht Recht. Der Streit eskaliert, und Paracelsus kann sich einer drohenden Verhaftung, die ihn wohl den Kopf gekostet hätte, nur knapp durch Flucht entziehen. Damit beginnt wiederum eine jahrelange Wanderschaft durch Europa, die erst mit seinem Tod enden wird.

In den folgenden Jahren beschäftigt er sich hauptsächlich mit religiösen Fragen und verdient seinen Lebensunterhalt als fahrender Arzt und als Laienprediger. Er ist allerdings schon jetzt eine Legende: In einer veröffentlichten astrologischen Kalenderschrift *Practica gemacht auf Europen* erscheint zum ersten Mal der Name Paracelsus.

Neidische Ärzte aus Leipzig hintertreiben die Herausgabe seiner Bücher. Auch die Fugger drängen auf ein Verbot seiner Schriften, weil Paracelsus es wagt, Guajak als Heilmittel für die Syphilis in Frage zu stellen (*Vom Holz Guajaco* und *Vom Ursprung und Herkommen der Franzosen*, 1529). Die Fugger haben jedoch das Handelsmonopol auf Guajak und sehen sich geschäftlich geschädigt. Zeit seines Lebens wird Paracelsus Schwierigkeiten haben, Drucker für seine Schriften zu finden.

In Nürnberg stirbt am 6.4.1528 der Maler Albrecht Dürer (geb. 1471).

1530 Paracelsus beginnt mit dem *Opus paragranum* über die vier Säulen der Heilkunst, das er erst nach mehreren Jahren abschließt.

Publikationsverbot der paracelsischen Schriften in Nürnberg. Erst 1589 wird Johannes Huser mit der Veröffentlichung der Gesamtausgabe beginnen.

Agrippa von Nettesheim veröffentlicht sein Werk *De occulta philosophia*, das bis heute ein Kultklassiker zum Thema Hermetik und Magie geblieben ist.

1531/32 Paracelsus hält sich in St. Gallen auf. Der Halleysche »Große« Komet erscheint. Paracelsus schreibt über die unheilvollen Kräfte der »Himmelsgeschosse«.

Er verfasst das *Opus paramirum* und *Die Bücher von den unsichtbaren Krankheiten*.

Der Bildhauer Tilman Riemenschneider (geb. um 1460) stirbt am 7.7.1531.

Das Kräuterbuch des Otto Brunfels erscheint. Es ist das erste Buch seiner Art. Das Kräuterbuch des Hieronymus Bock erscheint 1539 und das von Leonhard Fuchs 1542. Brunfels, Bock und Fuchs gelten als die »Väter einer neuen Botanik«.

1533/34 Paracelsus schreibt *Von der Bergsucht und anderen Bergkrankheiten*. Das Buch gilt als erstes Werk der Weltliteratur, das sich mit Berufskrankheiten und deren Therapie beschäftigt.

Inzwischen völlig verarmt, wandert er nach Innsbruck, Sterzing und durch den Vinschgau. Er behandelt Pestkranke und schreibt über seine therapeutischen Erfahrungen.

Sein Vater stirbt 1534 in Villach.

1535 Paracelsus verfasst *Von des Bades Pfäfers Tugenden*. Er führt als Erster wissenschaftliche Untersuchungen über Heilwässer durch.

Der Arzt, Magier und Okkultist Agrippa von Nettesheim (geb. 1486) stirbt am 18.2. im Alter von 49 Jahren.

1536 Paracelsus schreibt die *Große Wundarznei*, die in Ulm auch gedruckt wird.

Der Philosoph Erasmus von Rotterdam (geb. 1466/1469) stirbt am 12.7.

1537/38 Paracelsus schreibt *Das Buch von den tartarischen Krankheiten*, seine Verteidigungsreden an die Ärzte (*Sieben Defensiones*), das Labyrinth der Ärzte (*Labyrinthus medicorum errantium*), die neun Bücher über die Natur (*De natura rerum*) und wichtige Werke zur Philosophie und Astrologie (z.B. *Philosophia magna*, *Astronomia magna* oder die *Philosophia Sagax der großen und kleinen Welt*). Nahezu alle seine Werke bleiben durch Intrigen seiner Standeskollegen ungedruckt.

1540 Erschöpft von seinem unruhigen Leben, zieht Paracelsus erneut nach Salzburg.

1541 Paracelsus stirbt am 24.9. in Salzburg. Kurz vor seinem Tod macht er noch sein Testament. »Der Tod in Salzburg trifft einen leidenschaftlichen Empiriker, der im Labyrinth ärztlichen Strebens und Irrens unbeirrt ganze Erdteile auf die Landkarte von Utopia gezeichnet hat« (P. Meier, 1998).

Um seinen Tod ranken sich bis heute zahlreiche Legenden. Manche meinen, er sei Opfer eines Anschlags geworden. »Äußerlich mag es eine Legende sein, was einem über den Tod berichtet wird, aber die Ärzte hatten einen solchen Hass auf ihn geworfen, dass es nicht unglaublich scheint, dass in Salzburg ihn ein Individuum einen Abhang hinunter und zu Tode stürzte, im Jahre 1541. Da Paracelsus ein durchaus temperamentvoller Mensch war und durchaus das, was er erlebte, mit seinem ganzen Enthusiasmus vertrat, so kann man sagen, dass dies eine innerliche Wahrheit hat (...): Der ist tragisch zugrunde gegangen, weil das, was sich in Größe auslebte in seiner Seele, sich nicht vertrug mit der Kleinheit seiner Zeit« (R. Steiner, 1912, zit. n. W. Daems, 2001).

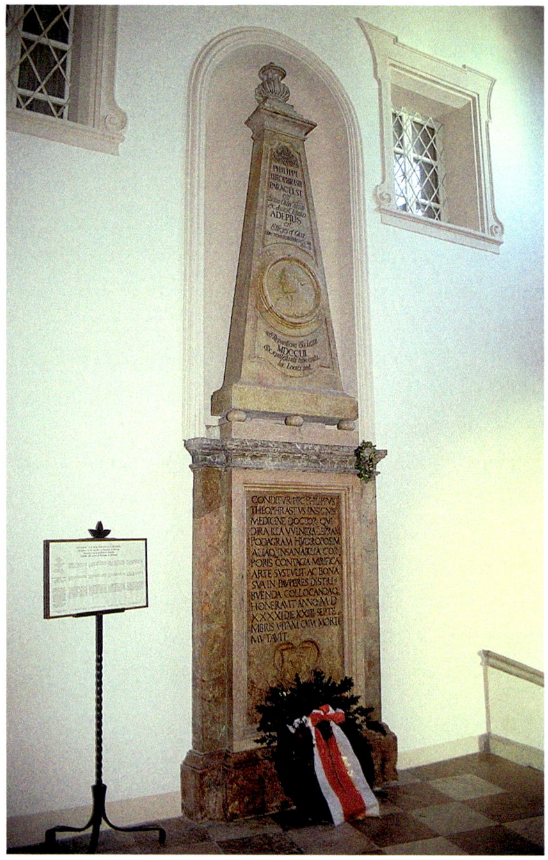

Grabmal des Paracelsus in Salzburg. Regelmäßig legen noch heute Verehrer dieses großen Meisters der Heilkunst Kränze am Grabmal nieder. Foto: Olaf Rippe.

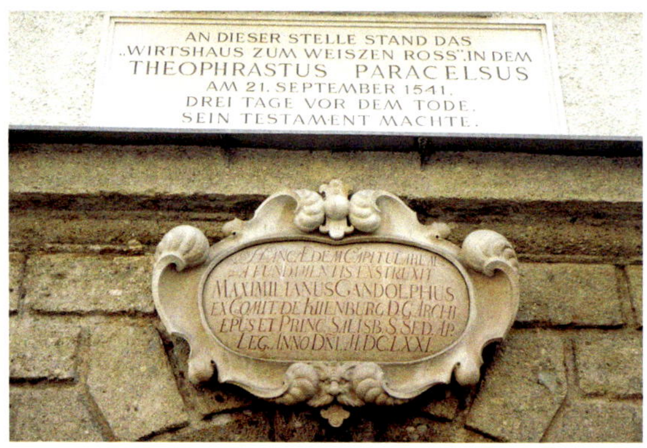
AN DIESER STELLE STAND DAS
„WIRTSHAUS ZUM WEISZEN ROSS", IN DEM
THEOPHRASTUS PARACELSUS
AM 21. SEPTEMBER 1541,
DREI TAGE VOR DEM TODE
SEIN TESTAMENT MACHTE.

Tafel zur Erinnerung an Paracelsus in Salzburg. Foto: Olaf Rippe.

Das Grab des Paracelsus befindet sich noch heute auf dem Sebastiansfriedhof in Salzburg. Die Grabinschrift lautet: »Des Philippus Theophrastus Paracelsus, der durch die Alchemie einen so großen Ruhm in der Welt erworben hat, Bildnis und Gebeine. Bis sie wieder mit ihrer Haut umgeben sein werden. Sie wurden bei der Instandsetzung der Kirche im Jahre 1752 aus dem Grabesmoder gehoben und hier beigesetzt. Hier liegt begraben Philippus Theophrastus, der berühmte Doktor der Medizin, welcher auch die schrecklichsten Wunden, Lepra, Podagra und Wassersucht und andere unheilbar scheinende Krankheiten durch seine wunderbare Kunst heilte. Und es brachte ihm auch Ehre ein, dass er sein Hab und Gut unter den Armen verteilen ließ. Im Jahre 1541 am 24. September vertauschte er das Leben mit dem Tode. Friede den Lebenden, ewige Ruhe den Toten.«

Zum Unmut seiner Gegner löst Paracelsus nach seinem Tod ein Versprechen ein, das er zuvor in seinen Schriften gemacht hatte: »Ich will mehr nach meinem Tode wider euch ausrichten als vorher, und ob ihr schon meinen Leib fresset, so habt ihr nur einen Dreck gefressen, der Theophrastus wird mit euch streiten ohne den Leib« (Paracelsus I/397).

Praktische Hinweise

Zur Einnahme von Naturheilmitteln

Erfahrungsgemäß lassen sich die genannten Heilmittel und Rezepte gut mit anderen Heilverfahren kombinieren. Sofern man gleichzeitig schulmedizinische Medikamente anwendet, sollte eine Absprache mit den behandelnden Therapeuten erfolgen. Einschränkungen von Gewohnheiten, z.B. der Genuss von Kaffee, sind nur nötig, sofern sie zum Krankheitsbild beitragen.

Zu den Rezepten

Obwohl wir uns bemüht haben, alle genannten homöopathischen und pflanzlichen Arzneien sowie Firmenmittel auf ihre Lieferbarkeit zu überprüfen, gibt es immer wieder Apotheken, die – zum Teil auch aus mangelnder Erfahrung mit Naturarzneien – behaupten, dies oder jenes gäbe es nicht oder nicht mehr. Leider unterliegt der Arzneimarkt derzeit unglaublich raschen Veränderungen, so dass die eine oder andere Arznei in der Tat in kürzester Zeit wiederum vom Markt verschwunden sein kann. Manches ist unter dem genannten Namen auch nur in Deutschland oder in der Schweiz erhältlich oder muss eigens aus Österreich bezogen werden.

Nicht selten handelt es sich aber um falsche Auskünfte! Daher ist es ratsam, sich nicht gleich mit der Absage eines Apothekers zufrieden zu geben, sondern sich im Zweifelsfall an unsere Vertrauensapotheker Roland Andre (Lindenapotheke in Pfaffenhofen, Tel. 0 84 41/7 64 64) oder Michael Aigner (Eversbusch Apotheke in München, Tel: 0 89/8 12 21 59) zu wenden, die gern für Sie herausfinden, ob ein Präparat vielleicht doch noch lieferbar ist, ob es ein Folgepräparat gibt oder ob Rezeptpflicht besteht und wie man gegebenenfalls einen Auslandsimport durchführt.

Der Import von Arzneimitteln aus den EU-Ländern nach Deutschland ist zwar nicht ganz billig, aber ohne Rezept möglich; hierunter fallen zum Beispiel die Mischrezepte von Spagyra Homöopathische Arzneimittel (Marktplatz 5a, A-5082 Grödig, Tel. 00 43 (0) 62 46/7 23 70, Fax 00 43 (0) 62 46/ 7 31 65, office@spagyra.at). Ein Import aus Nicht-EU-Ländern wie der Schweiz ist dagegen nur mit

Rezept möglich. Sollte ein Rezeptbestandteil nicht mehr lieferbar sein, ist es meistens möglich, sich mit der nächstlieferbaren Potenzstufe zu behelfen. Und falls ein Bestandteil überhaupt nicht lieferbar ist, kann man in der Regel von den anderen Bestandteilen mehr nehmen, so dass die Gesamtmenge sich nicht ändert.

Die Angabe, dass die Rezepte, sofern es sich um apothekenpflichtige Stoffe handelt, direkt bei den jeweils genannten Firmen gemischt werden sollten, macht das Rezept für den Endverbraucher erheblich billiger, als wenn der Apotheker die Rezeptur selbst mischen würde. Hierbei sendet dieser der genannten Firma das Rezept (meistens nur auf ausdrücklichen Kundenwunsch) und erhält das fertig gemischte Produkt nach einigen Tagen; dies ist nur möglich, sofern alle Mittel von derselben Firma stammen, was wir bei den Rezepten berücksichtigt haben (teilweise kann sogar der Verbraucher selbst den Firmen den Auftrag erteilen, z.B. der Firma Spagyra; seit 2009 ist dies auch in der Apotheke an der Weleda möglich, besonders wenn es sich um Arzneien dieser Firma handelt, www.apotheke-weleda. de).

Am billigsten ist es jedoch immer noch, sich die einzelnen Substanzen nicht als Mischung, sondern als Einzelpräparate zu besorgen (hier gibt es Mindestmengen, die man abnehmen muss; Dilution meistens 20 ml, Globuli 10 g) und diese dann selbst in einer Braunglasflasche nach Bedarf zu mischen.

Gefahren und Grenzen der Selbstbehandlung

Eine zielgerichtete Behandlung erfordert diagnostische, medizinische und naturheilkundliche Grundkenntnisse. Bitte bedenken Sie, dass Heilkundige (Ärzte und Heilpraktiker) in der Regel Risiken oder Nebenwirkungen am besten einschätzen können und Erfahrungen mit der Dosierung einer Arznei haben. Spätestens wenn sich ein Leiden nicht mehr beherrschen lässt, weil z.B. das Fieber weiterhin steigt, Schmerzen zunehmen oder weitere Beschwerden hinzukommen, ist die absolute Grenze der Selbsttherapie erreicht! Zu den Risikogruppen, die von einer Selbstbehandlung absehen sollten, gehören z.B. Alkoholkranke, Allergiker, Epileptiker, Hypertoniker, psychisch Kranke, Schwangere, sehr alte oder schwer kranke Menschen.

Adressen und Bezugsquellen

Homöopathische, spagirische oder die meisten pflanzlichen Arzneien wie auch viele der genannten Mischrezepte kann man nur über Apotheken beziehen. Da jedoch nicht alle Apotheken genügend Erfahrung mit Naturheilmitteln haben, sollte man sich vor allem bei Mischrezepten vorher nach dem Preis und der Lieferzeit erkundigen.

Bei Fragen zur Rohstoffbeschaffung und zur Rezepterstellung kann man sich an Roland Andre wenden: Lindenapotheke, Kellerstr. 38–40, 85276 Pfaffenhofen, Tel. 0 84 41/7 64 64, Fax 0 84 41/ 8 39 58. Die Lindenapotheke stellt seit 20 Jahren Hildegard-Arzneien her sowie viele der genannten Mischrezepte nach Paracelsus und versendet diese auf Anfrage.

Frischpflanzen werden von manchen Gärtnereien versandt, z.B. von der Blumenschule Engler, Augsburger Str. 62, 86956 Schongau, Tel. 0 88 61/ 73 73, Fax 0 88 61/12 72, www.blumenschule.de. Die Blumenschule hat sich auf Heilpflanzen sowie auf Raritäten wie Alraune oder Bilsenkraut spezialisiert und versendet kontrolliert biologisch angebaute Kräuter. Gegen einen Unkostenbeitrag sind auch Katalog und Seminarprogramm erhältlich.

Getrocknete Heilkräuter für Teemischungen und dergleichen bezieht man am besten über Kräuterläden. Die Ware ist dort meist viel frischer und preiswerter als in Apotheken und wird auch in kleinen Mengen abgegeben. Einziger Nachteil: Man muss die Einzelbestandteile einer Teemischung selbst mischen.

Folgende Kräuterläden versenden getrocknete Kräuter auf Anfrage:

Kräutergarten, Inhaberin Romana Auth, Pestalozzistr. 3, 80469 München, Tel./Fax 0 89/23 24 98 02, www.kraeutergarten-muenchen.de. Der Kräutergarten hat viele getrocknete Heilkräuter aus kontrolliert biologischem Anbau (kbA) im Sortiment.

Kräuterparadies Lindig, Blumenstr. 15, 80331 München, Tel. 0 89/26 57 26, Fax 0 89/23 26 98 57, www.phytofit.de

Literatur

Achelis, Johann Daniel:
»Paracelsische Therapie«, in: *Nova acta Paracelsica, Bd.* 8, hrsg. v. Schweizerische Paracelsus-Gesellschaft 1957.
Aigremont, Dr.:
Volkserotik und Pflanzenwelt, Berlin: Express Edition 1987 (Nachdruck).
Amann, Max:
»Pflanzen für ein langes Leben«, in: *Naturheilpraxis*, 02/1995.
»Die hermetischen Grundlagen der Spagirik«, in: *Naturheilpraxis*, 10/1997.
»Der Alchimist Paracelsus: Einige seiner Kunstgriffe zur Herstellung wirksamer Arzneien«, in: *Naturheilpraxis*, 05/1998.
»Nicholas Culpeper und die astrologische Heilkräuterkunde«, in: *Naturheilpraxis*, 10/1998.
»Die Lieblingsarzneien des Paracelsus«, in: *Naturheilpraxis*, 04/2001.
»Vergessene Heilpflanzen«, in: *Naturheilpraxis*, 05/2003.
Naturheilpraxis Spezial – 10 Jahre Artikel der Arbeitsgemeinschaft Natura Naturans, München: Pflaum-Verlag 2005.
Anholter-Moyländer Kräuterbuch:
Kräuterbuch (1470), Moyland: Stiftung Museum Schloss Moyland (Faksimile 2004).
Arroyo, Stephen:
Astrologie, Psychologie und die vier Elemente, Hamburg: Rowohlt Verlag 1989.
Aschner, Bernhard:
Paracelsus – Sämtliche Werke (1930), Anger: Verlag Eick 1993 (Nachdruck).
Lehrbuch der Konstitutionstherapie, Stuttgart/Leipzig: Hippokrates Verlag 1933.
Technik der Konstitutionstherapie, Heidelberg: Haug Verlag 1961.
Bachmann, Manuel/Hofmeier, Thomas:
Geheimnisse der Alchemie, Basel: Schwabe & Co. 1999.
Bächtold-Stäubli, Hanns:
Handwörterbuch des deutschen Aberglaubens (1927), 10 Bde., Berlin/New York: Walter de Gruyter 1987 (Nachdruck).
Banzhaf, Hajo:
Der Mensch in seinen Elementen: Feuer, Wasser, Luft und Erde, eine ganzheitliche Charakterkunde, München: Kailash 1993.
Bauer, Wolfgang/Dümotz, Irmtraud/Golowin, Sergius:
Lexikon der Symbole, Wiesbaden: Fourier Verlag 1980.
Behling, Lottlisa:
Die Pflanze in der mittelalterlichen Tafelmalerei, Weimar: Verlag Hermann Böhlau 1957.
Benedum, Jost/Loew, Dieter/Schilcher, Heinz:
Arzneipflanzen in der Traditionellen Medizin, Bonn: Kooperation Phytopharmaka 2000.
Benzenhöfer, Udo:
Paracelsus – Biographie, Hamburg: Rowohlt Verlag 1997.
»›De vita longa‹ – ein schwieriger Text des Paracelsus über das lange Leben«, in: *Nova acta Paracelsica*, Bd. 17, hrsg. v. Schweizerische Paracelsus-Gesellschaft 2003.
Bernus, Alexander von:
Alchymie und Heilkunst (1936), Dornach: Verlag am Goetheanum 1994 (Nachdruck).
Besler, Basilius:
Der Garten von Eichstätt (1613), Köln: Taschen Verlag 1999 (Nachdruck).
Betschart, Ildefons:
»Paracelsus und die moderne Psychologie«, in: *Nova acta Paracelsica*, Bd. 8, hrsg. v. Schweizerische Paracelsus-Gesellschaft 1957.
»Die Signaturenlehre des Paracelsus«, in: *Nova acta Paracelsica*, Bd. 9, hrsg. v. Schweizerische Paracelsus-Gesellschaft 1977.
Beuchert, Marianne:
Symbolik der Pflanzen, Frankfurt: Insel Verlag 1995.
Biegger Schwarz, Katharina:
»Paracelsus über Maria – Weiblichkeit und Heiligkeit«, in: *Nova acta Paracelsica*, Bd. 14, hrsg. v. Schweizerische Paracelsus-Gesellschaft 2000.
Biewer, Klaus (Übersetzung und Kommentar):
Albertus Magnus – De vegetabilibus VI, 2, Stuttgart: Wissenschaftliche Verlagsgesellschaft 1992.
Bingen, Hildegard von:
Heilkraft der Natur, »Physika«, Freiburg/Breisgau: Herder Verlag 1993.
Blöchlinger, Petra/Zemp, Guido:
»Das Hexenbild des Paracelsus«, in: *Nova acta Paracelsica*, Bd. 8, hrsg. v. Schweizerische Paracelsus-Gesellschaft 1994.
Bock, Hieronymus:
Kreütterbuch (1577), München: Verlag Konrad Kölbl 1964 (Nachdruck).
Bocksch, Manfred:
Heilpflanzen, München: BLV 1989.
Bockenmühl, Jochen:
Ein Leitfaden zur Heilpflanzenerkenntnis, Bd. 3: *Doldengewächse, Kreuzblütler, Hahnenfußgewächse*. Dornach: Verlag am Goetheanum 2003.
Boericke, William:
Homöopathische Mittel und ihre Wirkungen, Leer: Verlag Grundlagen und Praxis 1972.
Böhme, Gernot/Böhme, Hartmut:
Feuer – Wasser – Erde – Luft. Eine Kulturgeschichte der Elemente, München: C.H. Beck 1996.
Bott, Victor:
Anthroposophische Medizin, Bd I und II, Heidelberg: Haug Verlag 1982.
Bott, Victor/Schramm, Henning M.:
Mensch und Heilmittel, Schaffhausen: Novalis Verlag 1992.
Braun, Lucien:
Paracelsus. Eine Bildbiographie, Zürich: Schweizer Verlagshaus 1988.

»Magie bei Paracelsus«, in: *Nova acta Paracelsica*, Bd. 17, hrsg. v. Schweizerische Paracelsus-Gesellschaft 2003.
Brunschwyck (= Braunschweig), Hieronymus:
Ars Destillandi (1610). München: Kölbl Verlag 1963 (Nachdruck).
Broeckers, Mathias/Liggenstorfer, Roger:
Albert Hofmann und die Entdeckung des LSD, Baden: AT-Verlag 2006.
Brunfels, Otto:
Contrafayt Kreuterbuch (1532), München: Kölbl Verlag 1964 (Nachdruck).
Brunn, Walter v.:
Paracelsus und die Wundheilung, Sonderdruck aus *Historische Studien und Skizzen zu Natur- und Heilwissenschaft*, Berlin: Springer Verlag 1930.
Bruns, Margarete:
Das Rätsel Farbe. Materie und Mythos, Stuttgart: Reclam 1997.
Bürger, Thomas (Hrsg.):
Das Kräuterbuch des Johannes Kentmann von 1563, München: Prestel-Verlag 2004.
Carrichter, Bartholomaei:
Horn des heyls Menschlicher Blödigkeit oder Kreutterbuch darinn die Kräuter deß Teudschenlands/auß dem Licht der Natur/nach rechter art der himmlischen Einfließungen beschriben (1606), Grünwald: Kölbl Verlag 1981 (Nachdruck).
Chivian, Eric/McCally, Michael/HU Howerd/Haines, Andrew:
Krank durch Umweltgifte, München: C.H. Beck 1996.
Croll, Oswald:
Basilica Chymica, Frankfurt/Main: Johann Friderich Weissen und Gottfrid Tampach 1623.
Von den innerlichen Signaturen oder Zeichen aller Dinge, Frankfurt/Main: Johann Friderich Weissen und Gottfrid Tampach 1623.
Crowley, Aleister:
Astrologick. Basel: Sphinx-Verlag 1976.
Cube, Johannes Wonnecke von:
Hortus Sanitatis (1485), München: Kölbl Verlag 1966 (Nachdruck).
Czygan, F.-C.:
»Hirtentäschel – Capsella bursa-pastoris«, in: *Zeitschrift für Phytotherapie* 5/2004.
»Vom 2500 Jahre alten Apotropaikum zum aktuellen Antidepressivum – Kulturgeschichte und Mystik des Johanniskrauts«, in: *Pharmazie unserer Zeit*, 3/2003.
Daems, Willem F.:
»Sal-Merkur-Sulfur bei Paracelsus und das Buch der Heiligen Dreifaltigkeit«, in: *Nova acta Paracelsica*, Bd. 10, hrsg. v. Schweizerische Paracelsus-Gesellschaft 1982.
»Mensch und Heilpflanze«, in: William Thomson, *Heilpflanzen und ihre Kräfte*, Köln: Verlag Helmut Linden 1988, S. 185–199.
»Die Idee der Heilpflanze bei Paracelsus«, in: *Nova acta Paracelsica*, Bd. 3, hrsg. v. Schweizerische Paracelsus-Gesellschaft 1988.
Denn der Himmel ist der Mensch und der Mensch ist der Himmel, Dornach: Verlag am Goetheanum 1993.
»Der Chaos Begriff bei Paracelsus«, in: *Nova acta Paracelsica*, Bd. 9, hrsg. v. Schweizerische Paracelsus-Gesellschaft 1995.
Streifzüge durch die Medizin- und Pharmaziegeschichte, hrsg. v. Medizinische Sektion der Freien Hochschule für Geisteswissenschaft am Goetheanum, Persephone Nr. 15, Dornach: Verlag am Goetheanum 2001.
Darmstaedter, Ernst:
Die Alchimie des Geber (1922), Walluf-Nendeln: Martin Sändig 1978 (Nachdruck).
»Paracelsus und die Einführung chemischer Präparate als Heilmittel«, Sonderdruck aus *Historische Studien und Skizzen zu Natur- und Heilwissenschaft*, Berlin: Springer Verlag 1930.
»Arznei und Alchemie. Paracelsusstudien«, in: *Studien zur Geschichte der Medizin*, Heft 209, Leipzig: Verlag von Johann Ambrosius Barth 1931.
Deggeller, Lore:
Anthroposophische Medizin. Zeittypische Krankheitsbilder, Dornach: Verlag am Goetheanum 2005.
Diepgen, Paul:
»Paracelsus und das Problem der Frau«, in: *Nova acta Paracelsica*, Bd. 8, hrsg. v. Schweizerische Paracelsus-Gesellschaft 1957.
Dioskurides:
Kräuterbuch (1610), München: Kölbl Verlag 1968 (Nachdruck).
Arzneimittellehre in fünf Büchern (1902), hrsg. v. J. Berendes, Vaduz: Sändig Reprints Verlag 2002 (Nachdruck).
Dressendörfer, Werner:
Blüten, Kräuter und Essenzen. Heilkunst alter Kräuterbücher, Ostfildern: Jan Thorbecke Verlag 2003.
Emoto, Masaru:
Die Botschaft des Wassers, Burgrain: Koha-Verlag 2002.
Engel, Fritz-Martin:
Zauberpflanzen – Pflanzenzauber, Hannover: Landbuch-Verlag 1978.
Faust, V.:
Johanniskraut. Möglichkeiten und Grenzen der Therapie, Südwürttembergische Zentren für Psychiatrie, Ravensburg 2003.
Figala, Karin/Priesner, Claus:
Alchemie: Lexikon einer hermetischen Wissenschaft, München: C.H. Beck 1998.
Fink, Hans:
Verzaubertes Land. Volkskult und Ahnenbrauch in Südtirol, Innsbruck: Tyrolia-Verlag 1969.
Fischer, Hermann:
Mittelalterliche Pflanzenheilkunde, München: Verlag der Münchener Drucke 1929.
Helleborus im Altertum und bei Paracelsus, Zürich: Sonderdruck aus der Schweizerischen Medizinischen Wochenschrift 1936.

Frei, P.G.:
»Parapsychologisches bei Paracelsus«, in: *Nova acta Paracelsica*, Bd. 7, hrsg. v. Schweizerische Paracelsus-Gesellschaft 1954.
Fritschi, Hans-Josef:
Spagyrik: Lehr- und Arbeitsbuch, Ulm: G. Fischer 1997.
Frohne/Pfänder:
Giftpflanzen, Stuttgart: Wissenschaftliche Verlagsgesellschaft mbH 1987.
Fuchs, Leonhart:
Kreüterbuch (1543), München: Verlag Konrad Kölbl 1964 (Nachdruck).
Fucitz, Ester:
Ein wunderbarer Garten. Die Pflanzen des Genter Altars, Frankfurt/Main: Insel Verlag 1996.
Gantenbein, Urs Leo:
»Separatio puri ab impuro: Die Alchemie des Paracelsus«, in: *Nova acta Paracelsica*, Bd. 11, hrsg. v. Schweizerische Paracelsus-Gesellschaft 1997.
»Medicus ex Deo: Die ärztliche Ethik des Paracelsus im Licht antiker und mittelalterlicher Traditionen«, in: *Nova acta Paracelsica*, Bd. 12, hrsg. v. Schweizerische Paracelsus-Gesellschaft 1998.
»Similia Similibus – Samuel Hahnemann und sein Schatten Paracelsus«, in: *Nova acta Paracelsica*, Bd. 13., hrsg. v. Schweizerische Paracelsus-Gesellschaft 1999.
»Frauenheilkunde im Mittelalter und deren Kritik bei Paracelsus«, in: *Nova acta Paracelsica*, Bd. 14, hrsg. v. Schweizerische Paracelsus-Gesellschaft 2000.
Gebelein, Helmut:
Alchemie, München: Diederichs 1991.
Geerk, Frank:
Paracelsus – Arzt unserer Zeit, Zürich: Benziger Verlag 1993.
Gélis, Jacques:
Das Geheimnis der Geburt, München: Diederichs Verlag 1989.
Gerabek, Werner/Haage, Bernhard/Keil, Gundolf/Wegner, Wolfgang (Hrsg.):
Enzyklopädie Medizingeschichte, Berlin/New York: Walter de Gruyter 2005.
Gesellschaft für Salzburger Landeskunde:
Paracelsus und Salzburg. Vorträge bei den Internationalen Kongressen in Salzburg und Badgastein anlässlich des Paracelsus-Jahres 1993, hrsg. v. Heinz Dopsch/Peter F. Kramml, Salzburg: Eigenverlag der Gesellschaft 1994.
Geßmann, G.W.:
Die Geheimsymbole der Alchymie, Arzneikunde und Astrologie des Mittelalters, Ulm: Arkana 1964.
Geßner, Cunrat:
Von allerhand künstlichen und bewerten Ölen/Wasseren/und heimlichen Arzneyen (1583), Lindau: Antiqua-Verlag 1979 (Nachdruck).
Gichtel, Johann Georg:
Theosophia Practica (1779), Schwarzenburg: Ansata-Verlag 1979 (Nachdruck).
Gilchrist, Cherry:
Alchimie, Braunschweig: Aurum Verlag 1992.
Glauber, Johann Georg:
Glauberus Concentratus (1715), Ulm: Karl-Haug Verlag 1961 (Nachdruck).
Goedings, Peter (Hrsg.):
Wege zur Erkenntnis der Heilpflanze, Stuttgart: Verlag Freies Geistesleben 1996.
Goethe, Johann Wolfgang von:
Farbenlehre, Stuttgart: Verlag Freies Geistesleben 1979.
Goldammer, Kurt:
»Paracelsus in neuen Horizonten«, in: *Salzburger Beiträge zur Paracelsusforschung*, Bd. 24, 1986.
Golowin, Sergius:
Paracelsus. Mediziner – Heiler – Philosoph, München: Goldmann 1993.
Gottwald, Franz Theo/Rätsch, Christian (Hrsg.):
Rituale des Heilens. Ethnomedizin, Naturerkenntnis, Aarau: AT-Verlag 2000.
Grant, Michael/Hazel, John:
Lexikon der antiken Mythen und Gestalten, München: dtv-Verlag 1980.
Grünewald, Peter:
Der Stein der Weisen und der Merkurstab, hrsg. v. Medizinische Sektion der Freien Hochschule für Geisteswissenschaft am Goetheanum, Persephone Nr. 16, Dornach: Verlag am Goetheanum 2004.
Haage, Bernhard D.:
»Alchemische Arzneimittelherstellung vor Paracelsus«, in: *Nova acta Paracelsica*, Bd. 13, hrsg. v. Schweizerische Paracelsus-Gesellschaft 1999.
Haas, Alois M.:
»Vorstellungen von der Makrokosmos-Mikrokosmosbeziehung im Denken der Zeit vor Paracelsus«, in: *Nova acta Paracelsica*, Bd. 6, hrsg. v. Schweizerische Paracelsus-Gesellschaft 1991.
»Magie im Geiste des Mystik: ein Renaissancekonzept«, in: *Nova acta Paracelsica*, Bd. 17, hrsg. v. Schweizerische Paracelsus-Gesellschaft 2003.
Habrich, Christa:
»Paracelsus' Lehre von den tartarischen Krankheiten als Konzept zur Klärung von Stoffwechselstörungen«, in: *Nova acta Paracelsica*, Bd. 10, hrsg. v. Schweizerische Paracelsus-Gesellschaft 1996.
Hänsel, Rudolf:
Phytopharmaka, Berlin/Heidelberg: Springer-Verlag 1993.
Hänsel, Rudolf/Hölzl, Josef:
Lehrbuch der pharmazeutischen Biologie, Berlin: Springer Verlag 1996.
Hänsel, Rudolf/Steinegger, Ernst:
Pharmakognosie, Berlin/Heidelberg: Springer-Verlag 1992.
Hahnemann, Samuel:
Organon der Heilkunst (1810), Heidelberg: Haug Verlag 1987 (Neudruck).
Apothekerlexikon, Bd. I und II (1789), Heidelberg: Haug Verlag 1986 (Nachdruck).

Hartlaub, G.F.:
»Paracelsisches in der Kunst der Paracelsuszeit«, in: *Nova acta Paracelsica*, Bd. 7, hrsg. v. Schweizerische Paracelsus-Gesellschaft 1954.
Hartmann, Dr. Franz:
Theophrastus Paracelsus von Hohenheim, Calw: Schatzkammerverlag Hans Fändrich 1977.
Hauschka, Rudolf:
Substanzlehre, Frankfurt/Main: Klostermann Verlag 1950.
Heilmittellehre, Frankfurt/Main: Klostermann Verlag 1965.
Helmrich, Hermann Ernst:
»Paracelsus und die Spagyrik«, in: *Nova acta Paracelsica*, Bd. 6, hrsg. v. Schweizerische Paracelsus-Gesellschaft 1952.
»Die Arcana Paracelsi im Blickwinkel der heutigen Zeit«, in: *Nova acta Paracelsica*, Bd. 7, hrsg. v. Schweizerische Paracelsus-Gesellschaft 1954.
Das Herz im Kosmos und die Pharmakologie des Herzens bei Paracelsus, Heidelberg: Haug Verlag 1986.
Helmstädter, Axel:
Spagyrische Arzneimittel: Pharmazie und Alchemie der Neuzeit, Stuttgart: Wissenschaftliche Verlagsgesellschaft 1990.
Hertzka, Gottfried/Strehlow, Wighard:
Große Hildegard-Apotheke, Freiburg/Breisgau: Bauer Verlag 1989.
Höfler, Max:
Deutsches Krankheitsnamen-Buch (1899), Hildesheim: Georg Olms Verlag 1970 (Nachdruck).
Volksmedizinische Botanik der Germanen, Berlin: VWB 1990.
Hofmann, Albert/Schultes, Richard E.:
Pflanzen der Götter, Bern: Hallwag AG 1980.
Holenstein Weidmann, Pia:
»Sterne, Zeichen, Zukunft«, in: *Nova acta Paracelsica*, Bd. 8, hrsg. v. Schweizerische Paracelsus-Gesellschaft 1994.
Honegger, Heinrich:
Die antidyskratische Behandlung als Basistherapie chronischer Krankheiten, Heidelberg: Haug Verlag 1959.
Hoppmann, Jürgen G.:
Astrologie der Reformationszeit, Berlin: Clemens Zerling 1998.
Hornfisher, Daniel:
Löwe und Phönix: Das große Handbuch der praktischen Spagyrik und Alchemie, Braunschweig: Aurum-Verlag 1998.
Husemann, Friedrich/Wolff, Otto:
Das Bild des Menschen als Grundlage der Heilkunst, Bd. I–III, Stuttgart: Verlag Freies Geistesleben 1986.
Jacobi, Jolande:
Paracelsus – Arzt und Gottsucher an der Zeitenwende, Freiburg/Breisgau: Walter 1991.
Jaeckle, Erwin:
»Der Exodus der Elementargeister«, in: *Nova acta Paracelsica*, Bd. 2, hrsg. v. Schweizerische Paracelsus-Gesellschaft 1987.
Jänicke, Christof/Grünwald, Jörg/Brendler, Thomas:
Handbuch Phytotherapie, Stuttgart: Wissenschaftliche Verlagsgesellschaft 2003.
Johne, A./Roots, I.:
»Unerwünschte Arzneimittelwirkungen und -interaktionen: Woran sollte man denken bei der Gabe von Johanniskrautpräparaten?«, in: *Pharmazie unserer Zeit*, 3/2003.
Jones, Peter Murray:
Heilkunst des Mittelalters, Stuttgart: Belser AG 1999.
Jütte, Robert (Hrsg.):
Paracelsus heute – im Lichte der Natur, Heidelberg: Haug 1994.
Jung, C.G.:
Paracelsus – Alchemie und die Psychologie des Unbewussten, Klein Königsförde: Königsfurt Verlag 2001.
Psychologie und Alchemie, Olten: Walter 1972.
Junius, Manfred M.:
Praktisches Handbuch der Pflanzen-Alchemie, Interlaken: Ansata 1992.
Kästner, Ingrid:
»Spagyrik im medizinhistorischen Kontext«, in: *Nova acta Paracelsica*, Bd. 13, hrsg. v. Schweizerische Paracelsus-Gesellschaft 1999.
Kaufhold, Peter:
Phytomagister – Modernes und traditionelles Wissen der Pflanzenheilkunde, München: Pflaum Verlag 2002.
Keller, Frank Beat (Hrsg.):
Krank warum? Vorstellungen der Völker, Heiler, Mediziner, Ostfildern: Cantz Verlag 1995.
Keller, Hildegard Elisabeth:
»›zwo welt in einer haut‹ – Paracelsische ›Augenlehr‹ am Beispiel der Frau«, in: *Nova acta Paracelsica*, Bd. 14, hrsg. v. Schweizerische Paracelsus-Gesellschaft 2000.
Kent, James Tyler:
Kent's Arzneimittelbilder, Heidelberg: Haug Verlag 1958.
Zur Theorie der Homöopathie, Leer: Verlag Grundlagen und Praxis 1985.
Kestenholz, Veronika Maria:
»Paracelsus und die Koralle«, in: *Nova acta Paracelsica*, Bd. 3, hrsg. v. Schweizerische Paracelsus-Gesellschaft 1987.
Klossowski de Rola, Stanislas:
Alchemie, München: Droemer Knaur 1974.
The Golden Game: Alchemical Engravings of the Seventeenth Century, London: Thames and Hudson 1988.
Klutz, Monika:
Die Rezepte in Oswald Crolls Basilica Chymica und ihre Beziehungen zu Paracelsus, Braunschweig: Veröffentlichungen aus dem Pharmaziegeschichtlichen Seminar der TU-Braunschweig, Bd. 14, 1974.
Koch, Heinrich P./Hahn. Gottfried:
Knoblauch, München: Urban & Schwarzenberg 1988.
Korschunow, Nikolai:
Konzepte psychischer Störungen im Werk des Theophrast von Hohenheim, genannt Paracelsus, München: LMU 2000 (Dissertation).

Kranich, Ernst-Michael:
Die Formensprache der Pflanzen, Stuttgart: Verlag Freies Geistesleben 1976.
Krämer, K.:
ABC des Johanniskrauts, München: Verlag Peter Erd 1998.
Kräutermann, Valentino:
Der Curieuse und vernünfftige Zauber-Arzt (1725), Lindau: Antiqua Verlag 1979 (Nachdruck).
Kroeber, L.:
Das neuzeitliche Kräuterbuch, Stuttgart/Leipzig: Hippokrates Verlag GmbH 1937.
Künzle, Johann:
Chrut und Uchrut - Praktisches Heilkräuterbüchlein, Feldkirch: Verlagsbuchhandlung Unterberger 1935.
Kuhn, Michael:
De nomine et vocabulo. Der Begriff der medizinischen Fachsprache und die Krankheitsnamen bei Paracelsus, Heidelberg: Universitätsverlag C. Winter 1996.
Kuhlen, Franz-Josef:
Zur Geschichte der Schmerz-, Schlaf- und Betäubungsmittel in Mittelalter und früher Neuzeit, Stuttgart: Deutscher Apotheker Verlag 1983.
Kuper, Michael:
Johannes Trithemius. Der schwarze Abt, Berlin: Verlag Clemens Zerling 1998.
Kybalion:
Eine Studie über die hermetische Philosophie des alten Ägyptens und Griechenlands (1908), München: Akasha-Verlagsgesellschaft 1993 (Nachdruck).
Lack, Walter H.:
Ein Garten Eden. Meisterwerke der botanischen Illustration, Köln: Taschen-Verlag 2001.
Latz, Gottlieb:
Alchemie (1869), Wiesbaden. Fourier Verlag 1998 (Nachdruck).
Le Febure:
Neuvermehrter Chymischer Handleiter, Bd. 1–3 (1674), Nürnberg: Edition Hornfisher 1997 (Nachdruck).
Lehning, Susanne:
»Die Drei-Prinzipien-Theorie des Paracelsus«, in: *Nova acta Paracelsica*, Bd. 16, hrsg. v. Schweizerische Paracelsus-Gesellschaft 2002.
Leibbrand, Werner:
»Was sind die ›unsichtbaren Krankheiten‹ des Paracelsus?«, in: *Nova acta Paracelsica*, Bd. 8, hrsg. v. Schweizerische Paracelsus-Gesellschaft 1957.
Letter, Paul:
Paracelsus. Leben und Werk, Klein Königsförde: Königsfurt Verlag 2000.
Lewin, Prof. Dr. med.:
Gifte und Vergiftungen, Heidelberg: Haug Verlag 1962 (Nachdruck).
Libavius, Andreas:
Lehrbuch der Chemie (1597), hrsg. v. Gmelin-Institut Frankfurt/Main, Weinheim: Verlag Chemie 1964 (Nachdruck).
Liersch, Reinhard:
»Mandragora«, in: *Zeitschrift für Phytotherapie*, 2/2006.
Lippmann, Franz/Wegener, Tankred:
»Salbeiblütenextrakt bei Erschöpfungszuständen und bei Eisenmangelanämien«, in: *Zeitschrift für Phytotherapie*, 22/2001, S. 129–135.
Lonicer, Adam:
Kreuterbuch (1679, Erstauflage 1557), München: Verlag Konrad Kölbl 1962 (Nachdruck).
Lussi, Kurt:
Im Reich der Geister und tanzenden Hexen. Jenseitsglauben, Dämonen und Zauberglaube, Aarau: AT-Verlag 2002.
Madaus, Gerhard:
Lehrbuch der biologischen Heilmittel (1938), Ravensburg: Mediamed Verlag 1987 (Nachdruck).
Madejsky, Margret:
»Wider Pestilenz und faule Geschwär: Antibiotisch wirkende Pflanzen früher und heute«, in: *Naturheilpraxis*, 02/1996.
»Traumförderung: Mit Traumsteinen und Orakelpflanzen ins Land der Träume«, in: *Naturheilpraxis*, 08/1996, Pflaum Verlag 1996.
»Hexenpflanzen – oder: Über die Zauberkünste der weisen Frauen«, in: *Naturheilpraxis*, 10/1997.
»Schlangen in Mythos und Heilkunst«, in: *Naturheilpraxis*, 11/1997.
»Signaturlehre: Heilmittelerkenntnis aus der Zwiesprache mit der Natur«, in: *Naturheilpraxis*, 05/1998.
»Alchymilla – die Allhelferin unter den Frauenkräutern«, in: *Naturheilpraxis*, 10/1998.
Alchemilla. Eine ganzheitliche Kräuterheilkunde für Frauen, München: Goldmann Verlag 2000.
»Signaturenlehre: Botschaften der Zaunkräuter«, in: *Naturheilpraxis*, 04/2001.
»Die Signaturen der Leberheilpflanzen am Beispiel Schöllkraut«, in: *Naturheilpraxis*, 02/2002.
»Signaturlehre – Urweg der Heilpflanzenerkenntnis«, in: *Naturheilpraxis*, 05/2003.
Naturheilpraxis Spezial – 10 Jahre Artikel der Arbeitsgemeinschaft Natura Naturans, München: Pflaum-Verlag 2005.
Madejsky, Margret/Rippe, Olaf:
Heilmittel der Sonne, München: Erd Verlag 1997.
Martin, Michael:
Das Anholter-Moyländer Kräuterbuch und die Pflanzenheilkunde im Mittelalter, Museum Schloss Moyland 2004 (Ausstellungskatalog).
Marty, Peter:
»Paracelsus, der Retter der Geistesumnachteten«, in: *Nova acta Paracelsica*, Bd. 1, hrsg. v. Schweizerische Paracelsus-Gesellschaft 1987.
Marzell, Heinrich:
Die heimische Pflanzenwelt im Volksbrauch und Volksglauben, Leipzig: Verlag von Quelle & Meyer 1922.
Wörterbuch der deutschen Pflanzennamen, Leipzig: Verlag von S. Hirzel 1943.
Matthiolus, Petri Andrae:
Kreutterbuch (1562), Grünwald: Kölbl-Verlag 1963 (Nachdruck der Ausgabe von 1626).

Mayer, Gottfried/Goehl, Konrad (Hrsg.):
Höhepunkte der Klostermedizin/Der Macer floribus und das Herbarium des Vitus Auslasser, Leipzig: Reprint Verlag Leipzig 1832 (Nachdruck).
Mebs, Dietrich:
Tiergifte, Stuttgart: Wissenschaftliche Verlagsgesellschaft 2000.
Medicina Antiqua:
Glanzlichter der Buchkunst, Bd.6: *Codex Vindobonensis 93 der Östereichischen Nationalbibliothek*, Graz: Akademische Druck- und Verlagsanstalt 1996.
Medizinische Sektion der Freien Hochschule für Geisteswissenschaft am Goetheanum (Hrsg.):
Heilmittel für typische Krankheiten nach Angaben von Rudolf Steiner, Persephone Nr. 7, Dornach: Verlag am Goetheanum 1995.
Meier, Pirmin:
Paracelsus. Arzt und Prophet, Zürich: Pendo Verlag 1998.
Mertz, Bernd A.:
Das Handbuch der Astromedizin, Genf: Ariston 1991.
Paracelsus und seine Astrologie, Wettswil: Edition Astrodata 1993.
Mirandola, Giovanni Pico della:
Über die Würde des Menschen (1496), Stuttgart: Reclam Verlag 1997 (Nachdruck).
Müller, Ingo Wilhelm:
Humoralmedizin, Heidelberg: Haug Verlag 1993.
Müller-Grzenda, Astrid:
Pflanzenwässer und gebrannter Wein als Arzneimittel, Stuttgart. Deutscher Apotheker Verlag 1996.
Museum Schloss Moyland:
Pflanzenkunde im Mittelalter – das Kräuterbuch von 1470 der Wasserburgen Anholt und Moyland, Moyland: Stiftung Museum Schloss Moyland 2004 (Ausstellungskatalog).
Anholter – Moyländer Kräuterbuch (1470). Moyland: Stiftung Museum Schloss Moyland 2004 (Faksimile-Ausgabe).
Wissenschaftlicher Begleitband zur Faksimile-Ausgabe 1470, hrsg. v. Irmgard Müller/Michael Martin/Peter Wiehl, Moyland: Stiftung Museum Schloss Moyland 2004.
Neményi, G. von:
Heidnische Naturreligion, Bergen: Peyn und Schulze Verlag 1991.
Nettesheim von, Agrippa:
De Occulta Philosophia: Drei Bücher über die Magie (1533), Nördlingen: Greno 1987 (Neudruck).
Nörr, Heidrun:
Phytochemische und pharmakologische Untersuchungen der Adaptogendrogen Eleutherococcus senticosus, Ocimum sanctum, Codonopsis pilosula, Rhodiola rosea und Rhodiola crenulata, München: Ludwig-Maximilians-Universität 1993.
Novotny, Otto:
»Paracelsus, seine Pflanzenkenntnisse und die Botanik seiner Zeit«, in: *Salzburger Beiträge zur Paracelsusforschung*, Bd. 31, Salzburg: Internationale Paracelsus Gesellschaft 1997.
Ortega, Sanchez:
Anmerkungen zu den Miasmen oder chronischen Krankheiten im Sinne Hahnemanns, Heidelberg: Haug Verlag 1984.
Ovid:
Metamorphosen, München: Goldmann Verlag 1981.
Paracelsus:
Bücher und Schrifften, hrsg. v. Johannes Huser, Basel 1589–1591/1605.
Sämtliche Werke, hrsg. v. Karl Sudhoff, München/Berlin 1922–1933.
Sämtliche Werke, hrsg. v. Bernhard Aschner, 1926–1932, Anger: Anger-Verlag Eick 1993 (Nachdruck).
Paracelsus-Gesellschaft, Schweizerische:
Nova acta Paracelsica, bisher 14 Bde., 1944–2003.
Paracelsus 500 Jahre, Bern: Hallwag AG 1993.
Paris, Ernst-Günter:
Der Schlüssel zur esoterischen Astrologie, München: Urania 1984.
Pelikan, Wilhelm:
Heilpflanzenkunde, Bd. I–III, Dornach: Verlag am Goetheanum 1958.
Sieben Metalle, Dornach: Verlag am Goetheanum 1981.
Perger, Ritter von:
Deutsche Pflanzensagen, Stuttgart: Verlag von A. Schaber 1864.
Peters, Hermann:
Der Arzt und die Heilkunst in alten Zeiten (1900), Düsseldorf/Köln: Diederichs 1969 (Nachdruck).
Aus pharmazeutischer Vorzeit (1891), Vaduz: Sändig Reprint Verlag 1989 (Nachdruck).
Pöldinger, W.:
»Paracelsus und das Johanniskraut«; in: *Salzburger Beiträge zur Paracelsusforschung*, Österreichischer Kunst- und Kulturverlag, 33/1999.
Pörksen, Gunhild:
»Die Bewohner der Elemente nach Paracelsus' Liber des Nymphis«, in: *Nova acta Paracelsica*, Bd. 6, hrsg. v. Schweizerische Paracelsus-Gesellschaft 1991.
Das Buch von den Nymphen, Faksimileausgabe der Paracelsusschrift mit Übertragung ins Hochdeutsche und Nachwort, Marburg: Basilisken-Presse 1996.
«Microcosma. Der weibliche Leib. Zu einer Theorie der Frauenheilkunde bei Paracelsus«, in: *Nova acta Paracelsica*, Bd. 14, hrsg. v. Schweizerische Paracelsus-Gesellschaft 2000.
Probst, Christian:
Fahrende Heiler und Heilmittelhändler, Rosenheim: Rosenheimer Verlagshaus 1992.
Proff, Peter/Keil, Gundolf:
»Das Opodeltoch-Rezept in Handschrift 631c der Zentralbibliothek Zürich«, in: *Nova acta Paracelsica*, Bd. 10, hrsg. v. Schweizerische Paracelsus-Gesellschaft 1982.
Quandt, J.:
»Depression und Angst bei Paracelsus. Das Angstsyndrom aus der Sicht der Psychosomatik bei Paracelsus«, in: *Salzburger Beiträge zur Paracelsusforschung*, Österreichischer Kunst- und Kulturverlag, 33/1999.

Quercetanus, Josephus:
Drey Medicinische Tractätlein (1631), Straßburg: M. Thomas, Edition Hornfisher 1996 (Nachdruck).
Rademacher, Johann Gottfried:
Rechtfertigung der verstandesrechten Erfahrungsheillehre, Bd. 1 und 2 (1848), Köln: Scriba Verlag 1983 (Nachdruck).
Rätsch, Christian:
Lexikon der Zaubersteine, Graz: Akademische Druck- und Verlagsanstalt 1989.
Pflanzen der Liebe, Bern: Hallwag Verlag 1990.
Von den Wurzeln der Kultur, Basel: Sphinx Verlag 1991.
Heilkräuter der Antike in Ägypten, Griechenland und Rom – Mythologie und Anwendung einst und heute, München: Diederichs Verlag 1995.
Räucherstoffe – Der Atem des Drachen, Aarau: AT Verlag 1996.
Enzyklopädie der psychoaktiven Pflanzen, Aarau: AT Verlag 1998.
Rätsch, Christian (Hrsg.):
Naturverehrung und Heilkunst, Südergellersen: Verlag Bruno Martin 1993.
Rätsch, Christian/Müller-Ebeling, Claudia:
Lexikon der Liebesmittel, Aarau: AT-Verlag 2003.
Reckeweg, Hans-Heinrich:
Homöopathia antihomotoxica, Bd. I–II, Baden-Baden: Aurelia Verlag 1983.
Reich-Ranicki, Marcel:
»Aus vollem Herzen dichten«, in: *Die Waage*, I/1998.
Reichling, Jürgen/Müller-Jahncke, Wolf-Dieter:
Arzneimittel der besonderen Therapierichtungen: Historische Grundlagen und heutige Anwendung, Heidelberg: Haug Verlag 1996.
Retschlag, Max:
Die Alchimie und ihr großes Meisterwerk der Stein der Weisen, Leipzig: Richard Hummel Verlag 1934.
Ribi, Alfred:
»Magia naturalis als Ursprung der Homöopathie«, in: *Nova acta Paracelsica*, Bd. 13., hrsg. v. Schweizerische Paracelsus-Gesellschaft 1999.
»Gerhard Dorn: Ein verkannter Fortsetzer paracelsischer Philosophie: das Problem von Drei und Vier«, in: *Nova acta Paracelsica*, Bd. 16, hrsg. v. Schweizerische Paracelsus-Gesellschaft 2002.
Richter, Paul:
»Über Paracelsus und die tartarischen Krankheiten«, Sonderdruck aus der *Medizinischen Klinik*, Nr. 38/39. Berlin: Sittenfeld 1909.
Richter, C.:
»Der Beifuß – Mutter aller Kräuter«, in: *Zeitschrift für Phytotherapie*, 2/2002.
Righetti, Marco:
Forschung in der Homöopathie, Göttingen: Burgdorf Verlag 1988.
Rippe, Olaf:
»Pflanzen und ihre kosmischen Heilkräfte: Ein Beitrag zum Thema Astrologie und Phytotherapie«, in: *Naturheilpraxis*, 10/1997.
»Die fünf Entien des Paracelsus: Über die Ursachen der Krankheiten und die Wege zur Heilung«, in: *Naturheilpraxis*, 05/1998.
»Die vier göttlichen Wurzeln der Existenz: Die antike Vier-Elementen-Lehre und ihre Bedeutung in der Kräuterheilkunde«, in: *Naturheilpraxis*, 10/1998.
»Das Herz – Organ der Selbsterkenntnis«, in: *Naturheilpraxis*, 04/1999.
»Elementenlehre und Konstitution«, in: *Naturheilpraxis*, 4/2000.
»Heilen im Einklang mit den Sternen – Astromedizinische Therapiekonzepte bei Paracelsus«, in: *Naturheilpraxis*, 04/2001.
»Das Organ des Lebens – Die Leber in der Traditionellen Abendländischen Medizin«, in: *Naturheilpraxis*, 02/2002.
»Die Sonne im Menschen – Das Herz in der Traditionellen Abendländischen Medizin«, in: *Naturheilpraxis*, 06/2002.
»Silber und verwandte Heilmittel in der Psychotherapie«, in: *Naturheilpraxis*, 07/2002.
»Wenn einem etwas an die Nieren geht«, in: *Naturheilpraxis*, 09/2002.
»Entgiftung und Homöopathie«, in: *Naturheilpraxis*, 02/2003.
»Eisen – Inkarnationsmetall und Lebenselixier«, in: *Naturheilpraxis*, 03/2004.
»Das Geistartige der Arznei«, in: *Naturheilpraxis*, 06/2004.
»Die Idee der Ausleitung bei Paracelsus«, in: *Naturheilpraxis*, 09/2004.
Naturheilpraxis Spezial – 10 Jahre Artikel der Arbeitsgemeinschaft Natura Naturans, München: Pflaum-Verlag 2005.
»Die Wunderarznei des Paracelsus«, in: *Naturheilpraxis*, 10/2005.
»Die Signaturen entgiftender Heilkräuter«, in: *Naturheilpraxis*, 12/2005.
Rippe, Olaf/Madejsky, Margret/Amann, Max/Ochsner, Patricia/Rätsch, Christian:
Paracelsusmedizin. Altes Wissen in der Heilkunst von heute, Aarau: AT-Verlag 2001.
Roob, Alexander:
Alchemie und Mystik, Köln: Taschen-Verlag 1996.
Roscher, Michael:
Astrologie und Psychosomatik. Horoskopkonstellationen aus medizinischer Sicht, München: Droemer Knaur 1992.
Roth, L.:
Hypericum Hypericin. Botanik, Inhaltsstoffe, Wirkung, Arzneipflanzenmonographien Ecomed Verlagsgesellschaft mbH, Landsberg/Lech 1990.
Rovesti, Paolo/Fischer-Rizzi, Susanne (Hrsg.):
Auf der Suche nach den verlorenen Düften. Eine aromatische Kulturgeschichte, München: Irisiana Verlag 1995.
Rueb, Franz:
Mythos Paracelsus, Berlin/München: Quintessenz 1995.
Ryff, Walther:
Confect Büchlein und Hausz Apoteck (1544), Leipzig: Edition Leipzig 1983 (Nachdruck).

Sagan, Samuel:
Heilende Planetenkräfte, Freiburg/Breisgau: Ebertin 1998.
Internationale Paracelsus Gesellschaft:
Salzburger Beiträge zur Paracelsusforschung, bisher 36 Folgen, 1960–2002.
Schaffner, Willi:
Heilpflanzen und ihre Drogen, München: Mosaik Verlag 1992.
Schefer, Hubert:
»Das ärztliche Ethos bei Paracelsus«, in: *Nova acta Paracelsica*, Bd. 7, hrsg. v. Schweizerische Paracelsus-Gesellschaft 1993.
Scheidegger, E.:
»Die Pathologie des Paracelsus«, in: *Nova acta Paracelsica*, Bd. 3, hrsg. v. Schweizerische Paracelsus-Gesellschaft 1946.
Scheller, Emil Fritz:
Langlebigkeit mit Paracelsus-Arzneien. Versuch einer Geriatrie nach Paracelsus, Heidelberg: Haug Verlag 1977.
Schipperges, Heinrich:
Der Garten der Gesundheit, München/Zürich: Artemis-Verlag 1985.
Paracelsus heute. Seine Bedeutung für unsere Zeit, Frankfurt/Main: Verlag Josef Knecht 1994.
Die Welt der Hildegard von Bingen, Freiburg/Breisgau: Herder Verlag 1997.
Heilsamer Trunk, Freiburg/Breisgau: Rombach Druck- und Verlagshaus 2000.
Die Kunst zu leben – Eine Reise von Paracelsus zu Goethe, Münster: Daedalus 2001.
Schlegel, Emil:
Religion der Arznei (1915), Regensburg: Johannes Sonntag Verlag 1987 (Nachdruck).
Paracelsus in seiner Bedeutung für unsere Zeit, Tübingen: Heckenhauersche Buchhandlung 1922.
Schlüren, Erwin:
Homöopathie in Frauenheilkunde und Geburtshilfe, Heidelberg: Haug Verlag 1977.
Schmidt, Ulrich:
»Von der Pflanze zur Arznei – Phytotherapie bei Paracelsus und heute«, in: *Salzburger Beiträge zur Paracelsusforschung* (Bd. 31), Salzburg: Internationale Paracelsus Gesellschaft 1997.
Schmitt, Erich:
»Weinstein-Präparate DAB/HAB«, in: *Naturheilpraxis*, 06/2001 und 07/2001.
Schmieder, Karl Christoph:
Geschichte der Alchemie (1832), Ulm: Arkana-Verlag 1959 (Nachdruck).
Schneider, Walther:
»Hepatodoron«, in: *Korrespondenzblätter für Ärzte*, Weleda, 127/1990.
Schneider, Wolfgang:
Lexikon zur Arzneimittelgeschichte, Frankfurt/Main: Govi-Verlag 1974.
Mein Umgang mit Paracelsus und Paracelsisten, Frankfurt/Main: Govi-Verlag 1982.
Schöffling-Krause, Ursula:
Arzneiformenlehre, Stuttgart: Deutscher Apotheker Verlag 1993.
Schönfelder, Ingrid/Schönfelder, Peter:
Das neue Handbuch der Heilpflanzen, Stuttgart: Kosmos-Verlag/Wissenschaftliche Verlagsgesellschaft, 2004.
Schott, Heinz:
»Lebensgeist – Alchimist in unserem Bauch«, in: *Deutsches Ärzteblatt*, 7/2001.
Schramm, Henning M.:
Metalle und Mineralien in der Therapie, Schaffhausen: Novalis Verlag 1991.
Heilmittel-Fibel zur anthroposophischen Medizin, Schaffhausen: Novalis Verlag 1997.
Schröder, Johann:
Chymische Apotheke oder höchstköstlicher Arzney-Schatz (1685), München: Kölbl-Verlag 1963 (Nachdruck).
Schulte-Uebbing, Claus:
Angewandte Umweltmedizin, Stuttgart: Sonntag Verlag 1996.
Schulz, V.:
»Bieten Phytopharmaka ein Einsparpotenzial? Johanniskrautextrakte vs. Synthetika«, in: *Pharmazie unserer Zeit*, 3/2003.
Schwedt, Georg:
Paracelsus in Europa, München: Diederichs-Verlag 1993.
Selawry, Alla:
Metall-Funktionstypen in Psychologie und Medizin, Heidelberg: Haug Verlag 1985.
Seligmann, Siegfried:
Die magischen Heil- und Schutzmittel aus der belebten Natur, Bd. I: *Das Pflanzenreich*, Bd. II: *Das Tierreich*, Berlin: Dietrich Reimer Verlag 1996.
Sill-Fuchs, Martha:
Wiederkehr der Kelten, München: Dianus-Trikont Buchverlag GmbH 1983.
Simonis, Werner Christian:
Erde, Mensch und Krankheit, Stuttgart: J.Ch. Mellinger Verlag 1974.
Das verkannte Herz, Stuttgart: J.Ch. Mellinger Verlag 1975.
Heilpflanzen und Mysterienpflanzen, Schaffhausen: Novalis-Verlag 1981.
Soukup, Rudolf Werner/Mayer Helmut:
Alchemistisches Gold. Paracelsistische Pharmaka, Wien: Böhlau Verlag 1997.
Spinella, M.:
The Psychopharmacology of Herbal Medicine, Cambridge/London: The MIT Press 2001.
Spunda, Franz:
Paracelsus, Leipzig: Verlag Karl König 1926.
Stauffer, Karl:
Symptomenverzeichnis, Regensburg: Johannes Sonntag Verlag 1981.
Klinisch homöopathische Arzneimittellehre, Regensburg: Johannes Sonntag Verlag 1988.
Steiner, Rudolf:
Die Schwelle der geistigen Welt, Dornach: Rudolf Steiner Verlag 1972.

Physiologisch-Therapeutisches auf Grundlage der Geisteswissenschaft, Vorträge von 1920/24, Dornach: Rudolf Steiner Verlag 1975.
Geisteswissenschaft und Medizin, Vorträge von 1920, Dornach: Rudolf Steiner Verlag 1976.
Die Kunst des Heilens vom Gesichtspunkte der Geisteswissenschaft, Vorträge von 1923/24, Dornach: Rudolf Steiner Verlag 1980.
Mensch und Sterne, Stuttgart: Verlag Freies Geistesleben 1990.
Texte zur Medizin, Bd. I und II, hrsg. v. Peter Selg, Dornach: Rudolf Steiner Verlag 2004.
Steiner, Rudolf/Wegman, Ita:
Grundlegendes für eine Erweiterung der Heilkunst nach geisteswissenschaftlichen Erkenntnissen, Dornach: Verlag am Goetheanum 1925.
Stille, Günther:
Der Weg der Arznei, Karlsruhe: G. Braun Fachverlage 1994.
Stoffler, Hans-Dieter:
Der Hortulus des Walahfried Strabo, Sigmaringen: Jan Thorbecke Verlag 1989.
Kräuter aus dem Klostergarten. Wissen und Weisheit mittelalterlicher Mönche, Stuttgart: Jan Thorbecke Verlag 2002.
Stoltzenberg, Stoltzius v.:
Chymisches Lustgärtlein (1624), Darmstadt: Wissenschaftliche Buchgesellschaft 1964 (Nachdruck).
Storl, Wolf-Dieter:
Von Heilkräutern und Pflanzengottheiten, Braunschweig: Aurum Verlag 1993.
Heilkräuter und Zauberpflanzen zwischen Haustür und Gartentor, Aarau: AT-Verlag 1996.
Kräuterkunde, Braunschweig: Aurum Verlag 1996.
Pflanzendevas. Die Göttin und ihre Pflanzenengel, Aarau: AT-Verlag 1997.
Pflanzen der Kelten, Aarau: AT-Verlag 2000.
Naturrituale. Mit schamanischen Ritualen zu den eigenen Wurzeln finden, Aarau: AT-Verlag 2004.
Mit Pflanzen verbunden, Stuttgart: Kosmos Verlag 2005.
Strebel, Josef:
»Über Wesen und Zweck der sogenannten niederen Magie im Sinne von Paracelsus«, in: *Nova acta Paracelsica*, Bd. 3, hrsg. v. Schweizerische Paracelsus-Gesellschaft 1946.
»Paracelsus und die tartarischen Krankheiten«, in: *Nova acta Paracelsica*, Bd. 5, hrsg. v. Schweizerische Paracelsus-Gesellschaft 1948.
Stübler, Martin/Krug, Erich:
Leesers Lehrbuch der Homöopathie, 5 Bde., Heidelberg: Haug Verlag 1987.
Surya, G.W.:
Die verborgenen Heilkräfte der Pflanzen, Freiburg/Breisgau: Hermann Bauer Verlag 1960.
Paracelsus richtig gesehen (1922), Bietigheim: Rohm 1980 (Nachdruck).
Astrologie und Medizin (1921), Bietigheim: Rohm 1980 (Nachdruck).
Tabernaemontanus, Jakobus Theodorus:
Kräuterbuch (1731), München: Konrad Kölbl 1993 (Nachdruck).
Telepnef, Bailio de:
»Die Wanderwege des Paracelsus«, in: *Nova acta Paracelsica*, hrsg. v. Schweizerische Paracelsus-Gesellschaft 1946.
Thurneysser zum Thurn, Leonhard:
Beschreibung Influenzischer/Elementischer und natürlicher Wirckungen/Aller fremden und heimischen Erdgewechssen (1578), Grünwald: Kölbl Verlag 1981 (Nachdruck).
Titze, Olaf:
»Die Weleda Arzneimittel Kephalodoron und Kalium aceticum comp.«, in: *Korrespondenzblätter für Ärzte*, Weleda, 146/1998.
Tobyn, Graeme:
Culpeper's Medicine, Shaftesbury: Element Books Limited 1997.
Trismegistos, Hermes:
Erkenntnis der Natur und des darin sich offenbarenden großen Gottes (nach einer Vorlage von 1786), Sauerlach: Edis 1997.
Valentinus, Basilius:
Lapis Vegetabilis, Straßburg, 1681.
Triumph Wagen des Antimonii, mit Anmerkungen von Theodoris Kerckringii, Nürnberg: Adam Jonathan Felßecker 1724.
Microscopium Basilii Valentini (1790), Berlin: Edition Hornfisher 1993 (Nachdruck).
Tractatus Chymicus de Quinta Essentia – Das ist: Chymisches Werck von dem Fünfften Wesen (1738), Erfurt: Augustinus Crusius, Edition Hornfisher 1995 (Nachdruck).
Voegeli, Adolf:
Heilkunst in neuer Sicht, Heidelberg: Haug-Verlag 1955.
Vogel, Heinz-Hartmut:
Wege der Heilmittelfindung, Bd. I–II, Bad Boll: Natur-Mensch-Medizin Verlags GmbH 1994.
Die vier Hauptorgane, Bad Boll: Natur-Mensch-Medizin Verlags GmbH 1995.
Organe der Ich-Organisation, Bad Boll: Natur-Mensch-Medizin Verlags GmbH 1996.
Wagner, Hildebert:
Pharmazeutische Biologie, Bd. II: *Drogen und ihre Inhaltsstoffe*, Stuttgart: Gustav Fischer Verlag 1993.
Arzneidrogen und ihre Inhaltsstoffe, Stuttgart: Wissenschaftliche Verlagsgesellschaft mbH 1999.
Waltershausen, Bodo Sartorius:
Paracelsus. Am Eingang der deutschen Bildungsgeschichte, Leipzig: Felix Meiner 1935.
Weder, Katherine:
»›Das jenig das am subtilesten und am besten gewesen ist‹ – Zur Makrokosmos-Mikrokosmosbeziehung bei Paracelsus«, in: *Nova acta Paracelsica*, Bd. 13, hrsg. v. Schweizerische Paracelsus-Gesellschaft 1999.
Wehr, Gerhard:
Giordano Bruno, München: dtv-Verlag 1999.

Weiß, Rudolf Fritz:
Lehrbuch der Phytotherapie, Stuttgart: Hippokrates Verlag 1991.
Weidinger, H.-J.:
Kräuter für die Seele, Bozen: Athesia Verlag 1993.
Werle, Fritz:
»Die kosmische Weltanschauung des Paracelsus«, in: *Nova acta Paracelsica*, Bd. 4, hrsg. v. Schweizerische Paracelsus-Gesellschaft 1947.
Wichtl, Max (Hrsg.):
Teedrogen, Stuttgart: Wissenschaftliche Verlagsgesellschaft 2002.
Widmann, Martin/Mörgeli, Christoph:
Bader und Wunderarzt: Medizinisches Handwerk in vergangenen Tagen, Zürich: Medizinhistorisches Museum Zürich 1998.
Wies, Ernst W.:
Capitulare de villis et curtis imperialibus. Verordnung über die Krongüter und Reichshöfe und die Geheimnisse des Kräutergartens Karls des Großen, Aachen: Einhard Verlag 1992.
Wolfram, Elise:
Die Okkulten Ursachen der Krankheiten (1912), Dornach: Verlag am Goetheanum 1991.
Wurglics, M./Schubert-Zsilavecz, M.:
»Johanniskrautextrakt-Präparate im Vergleich«, in: *Pharmazie unserer Zeit*, 3/2003.
Zwiauer, Johannes:
»Zur Herstellung der Kalium-Präparate der Weleda«, in: *Korrespondenzblätter für Ärzte*, Weleda, 138/1994.

Internetadressen

www.alchemywebsite.com – Lapis philosophorum zum Thema Alchimie.
www.aroma-oase.de – Fachgeschäft für Aromastoffe und Räucherwerk.
www.artemisia.de – Heilpflanzengärtnerei.
www.aurorapharma.com – Schweizer Hersteller spagirischer Arzneien.
www.bibliomania.com/Nonfiction/Culpeper/Herbal – Englische Seite über Culpeper, den »englischen Paracelsus«.
www.blumenschule.de – Heilpflanzengärtnerei.
www.bombastus-ges.de – Deutsche Bombastus-Gesellschaft.
www.bunkahle.com – Allgemeines zu Astrologie und Medizin.
www.fk-alchemie.de – Forschungskreis zur Alchimie.
www.kraeuter.ch – Monographien aus dem Kräuterbuch des Tabernaemontanus.
www.kraeutergarten-muenchen.de – Fachgeschäft für Heilkräuter.
www.geocities.com/Athens/Agora/7850 – Alles über Agrippa von Nettesheim (in Englisch).
www.giftpflanzen.com – Allgemeines zu Giftpflanzen.
www.gudjons.com – Informationen zur Herstellung und Anwendung von Homöopathika.
www.levity.com – Zahlreiche Alchimietexte und -bilder (in Englisch).
www.lichtdernatur.de – Über Melissengeist und Destillation.
www.meta-fackler.de – Hersteller homöopathischer Arzneien.
www.mhiz.unizh.ch – Medizinhistorisches Museum, Zürich; Forschungsprojekt zu Paracelsus (Lexikon).
www.natura-naturans.de – Internetseite der Autoren Madejsky/Rippe mit Veranstaltungen und Texten.
www.naturheilpraxis.de – Fachzeitschrift für Naturheilkunde.
www.paracelsus-gesellschaft.ch – Schweizerische Paracelsus-Gesellschaft
www.paracelsus-ipg.com – Internationale Paracelsus Gesellschaft.
www.pekana.de – Hersteller spagirischer und homöopathischer Arzneien.
www.pharmaziemuseum.ch – Pharmazie-Historisches Museum in Basel.
www.phoenix-spagyrik.de – Hersteller spagirischer und homöopathischer Arzneien.
www.phytofit.de – Fachgeschäft für Heilkräuter.
www.phyto-lexikon.de – Allgemeines zu Heilpflanzen.
www.phytomagister.de – Allgemeines zu Heilpflanzen; Software zur Therapie mit Heilpflanzen.
www.phytotherapie-komitee.de – Seite zum Thema »rationale« Phytotherapie.
www.phytotherapy.org – Gesellschaft für Phytotherapie.
www.ritmanlibrary.nl – Alchimietexte (in Englisch).
www.soluna.de – Hersteller spagirischer Heilmittel.
www.spagyra.at – Hersteller homöopathischer und spagirischer Arzneien.
www.spagyrik-pharma.at - Hersteller spagirischer Arzneien.
www.staufen-pharma.de – Hersteller homöopathischer Präparate und von Spagirika nach Zimpel.
www.strath.de – Hersteller spagirischer Arzneien.
www.tiscalinet.ch/materiamedica – Schriften des Dioskurides.
www.wala.de – Hersteller von Arzneimitteln nach anthroposophischen Gesichtspunkten.
www.weleda.de – Hersteller von Arzneimitteln nach anthroposophischen Gesichtspunkten.

Über die Autoren

Olaf Rippe und Margret Madejsky leben und forschen seit 1987 zusammen. Sie sind Gründungsmitglieder von Natura Naturans, der Arbeitsgemeinschaft für Traditionelle Abendländische Medizin, darüber hinaus Heilpraktiker in eigener Praxis mit den Schwerpunkten Kräuterheilkunde, Homöopathie, Paracelsusmedizin, Astromedizin, Augen- und Handdiagnose. Bisher haben sie u.a. die Bücher *Heilmittel der Sonne*, *Alchemilla – Eine ganzheitliche Kräuterkunde für Frauen*, *Paracelsusmedizin*, *Lexikon der Frauenkräuter* und *Naturheilpraxis spezial – Traditionelle Abendländische Medizin* veröffentlicht und halten seit vielen Jahren Vorträge, Exkursionen, Fachfortbildungen und Ausbildungen zum Thema Kräuterheilkunde und Paracelsusmedizin ab.

Fortbildungen
Wer an Kräuterführungen, Seminaren oder Ausbildungen der Autoren teilnehmen möchte, kann unverbindlich ein kostenloses Veranstaltungsprogramm anfordern:

Natura Naturans
c/o M. Madejsky und O. Rippe
Angerfeldstr. 10a
82205 Gilching
Tel.: +49 (0)89 2 72 59 02
info@natura-naturans.de
www.natura-naturans.de (dort sind auch zahlreiche Veröffentlichungen der Autoren einzusehen und kostenlos abzurufen)

Informationen zur Praxistätigkeit der Autoren finden Sie unter:
www.margret-madejsky.de
www.olaf-rippe.de

Danksagung

Von ganzem Herzen bedanken sich die Autoren beim Team des AT-Verlages, vor allem bei Urs Hunziker, für seinen Mut zu ungewöhnlichen Buchprojekten, bei Adrian Pabst für sein untrügliches Gespür in Fragen der Ästhetik und bei Barbara Imgrund für das Lektorat.
Unser besonderer Dank gilt Michael Schmid, der uns nun schon zum wiederholten Mal mit seinen Recherchen unterstützte und uns besonders bei der Erstellung der Texte zum Thema Alchimie sehr behilflich war – nicht wenig davon stammt sogar aus seiner Feder.
Wir danken Max Amann für seine Anregungen und die vielen Jahre, die wir nun bereits gemeinsam die Gedankenwelt des Paracelsus erforschen.
Ferner danken wir Michael Aigner, Roland Andre, Juergen C. Bauer, Katharina Bodenstein, Wolfram Engel, Conwitha Lapke, Kurt Lussi, Monika Perselli, Karin Proeller, Christian Rätsch, Lotte Roth-Wölfle, Carole Scarzella, Angelika Vogel und Fred Weidmann für ihre Unterstützung.
Herzlichen Dank auch an die vielen Freunde von Natura Naturans sowie an unsere zahlreichen Seminarteilnehmer und Patienten für ihr Vertrauen und ihre Begeisterung, aus der wir viel Kraft für dieses Buchprojekt geschöpft haben.
Von Herzen möchten wir uns bei unserem Sohn Florian bedanken, der die letzten Monate, die wir an diesem Buch gearbeitet haben, im wahrsten Sinne des Wortes immer bei uns war und uns mit seinem ganzen Wesen liebevoll unterstützt hat. Inzwischen weilt er als neuer Erdenbürger unter uns – möge Dein Leben lange währen und glücklich sein!
Wir verneigen uns voller Dank vor dem Wunder der Schöpfung!

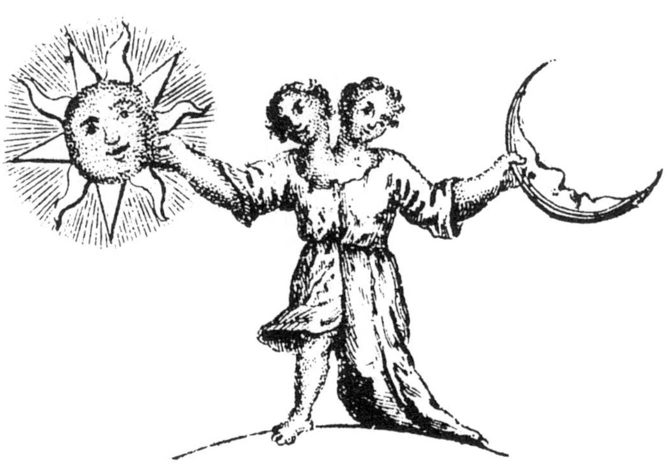

Stichwortindex

Die Stichworte beschränken sich im Wesentlichen auf Krankheiten, Therapiekonzepte und wichtige Begriffe aus der paracelsischen Medizin; Firmenpräparate oder Eigennamen sind nicht aufgeführt. Selten im Text genannte Stichworte sind zu Oberbegriffen zusammengefasst, auf ähnliche wird verwiesen.

Heilmittelindex

Heilpflanzen und die sieben Planetenmetalle sind i.d.R. mit ihrem deutschen Namen aufgeführt, gebräuchliche Homöopathika und sonstige Mineralien mit ihrem Fachbegriff.

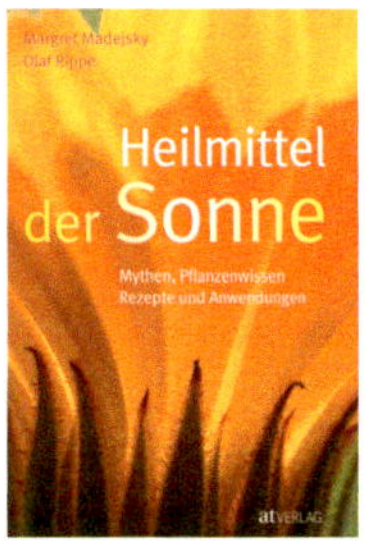

Margret Madejsky, Olaf Rippe
Heilmittel der Sonne
Mythen, Pflanzenwissen, Rezepte und Anwendungen

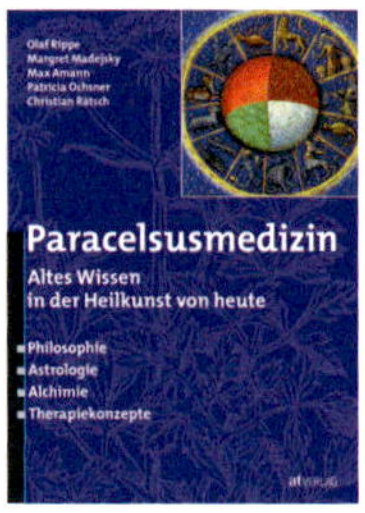

Olaf Rippe, Margret Madejsky, Max Amann,
Patricia Ochsner, Christian Rätsch
Paracelsusmedizin
Altes Wissen in der Heilkunst von heute
Philosophie, Astrologie, Alchimie, Therapiekonzepte

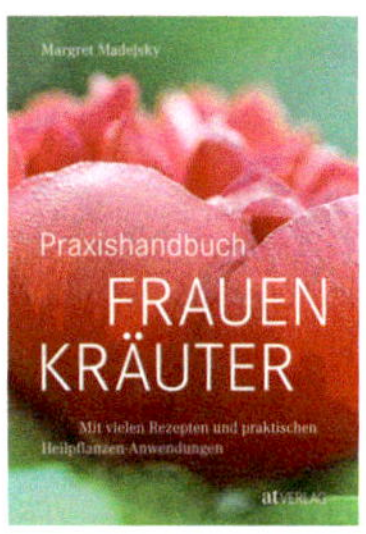

Margret Madejsky
Praxishandbuch Frauenkräuter
Mit vielen Rezepten und praktischen
Heilpflanzen-Anwendungen

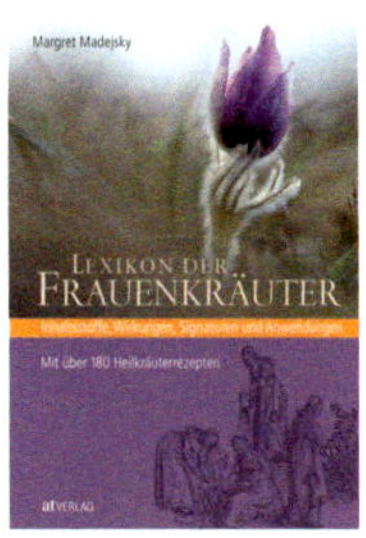

Margret Madejsky
Lexikon der Frauenkräuter
Inhaltsstoffe, Wirkungen, Signaturen und Anwendungen
Mit über 180 Heilkräuterrezepten

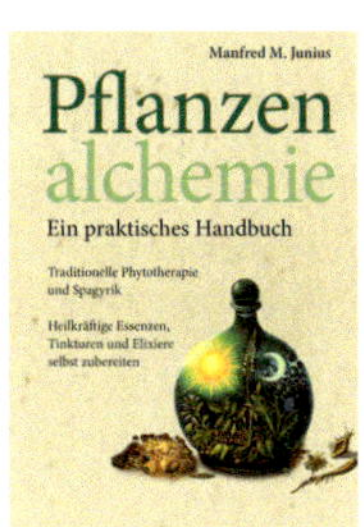

Manfred M. Junius
Herausgegeben von Olaf Rippe
Pflanzenalchemie - Ein praktisches Handbuch
Traditionelle Phytotherapie und Spagyrik
Heilkräftige Essenzen, Tinkturen und Elixiere selbst zubereiten

Einige dieser Titel sind auch als E-Book erhältlich.

AT Verlag
Bahnhofstraße 41
CH-5000 Aarau
Telefon +41 (0)58 501 63 10
info@at-verlag.ch
www.at-verlag.ch

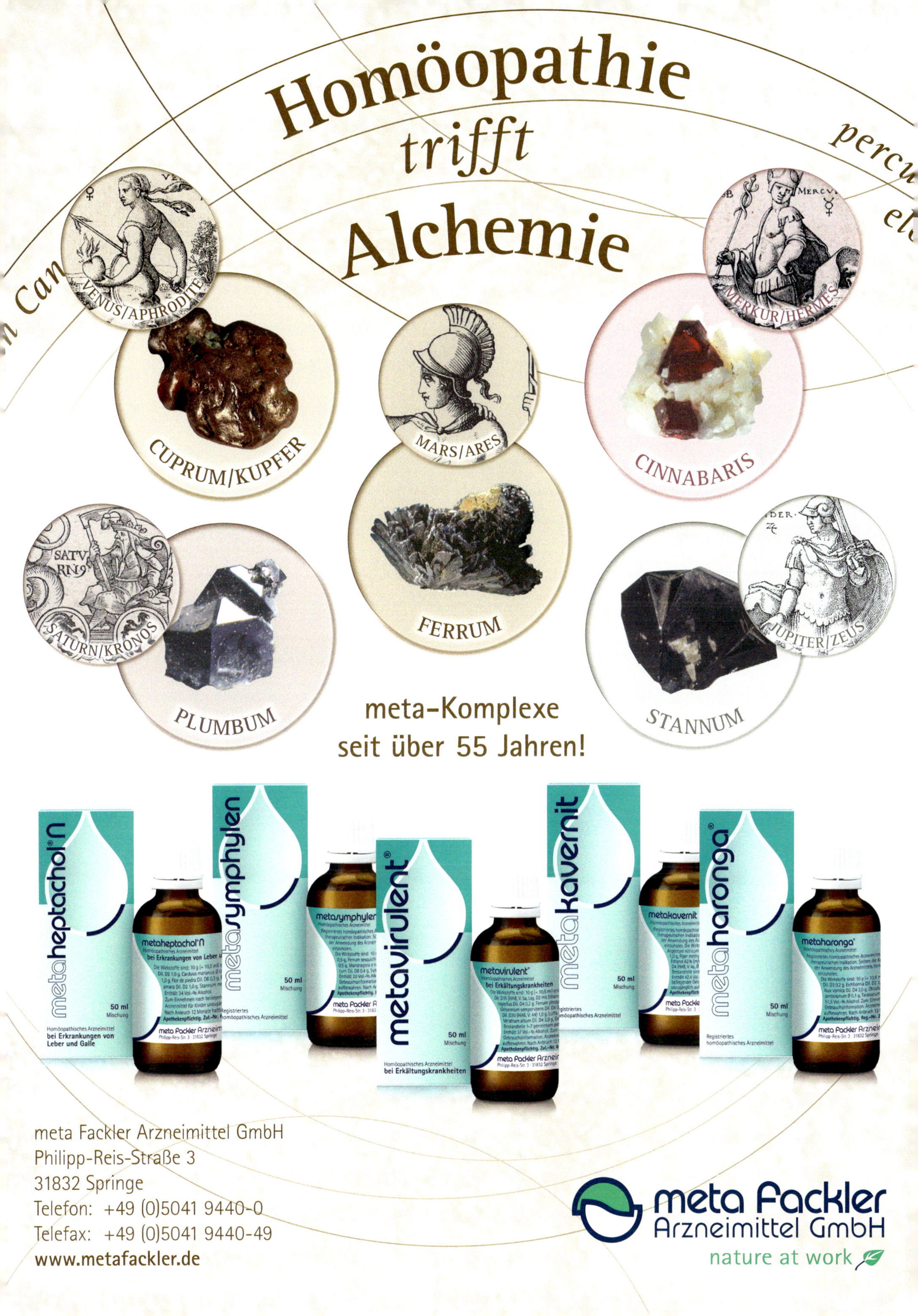
Homöopathie
trifft
Alchemie
VENUS/APHRODITE
CUPRUM/KUPFER
MARS/ARES
FERRUM
MERKUR/HERMES
CINNABARIS
SATURN/KRONOS
PLUMBUM
JUPITER/ZEUS
STANNUM
meta-Komplexe
seit über 55 Jahren!
metaheptachol® N
metasymphylen
metavirulent®
metakavernit
metaharonga®
Homöopathisches Arzneimittel
bei Erkrankungen von Leber und Galle
Homöopathisches Arzneimittel
bei Erkältungskrankheiten
meta Fackler Arzneimittel GmbH
Philipp-Reis-Straße 3
31832 Springe
Telefon: +49 (0)5041 9440-0
Telefax: +49 (0)5041 9440-49
www.metafackler.de
meta Fackler
Arzneimittel GmbH
nature at work